秘方求真

编著 程爵棠 程功文

参编 程美红 文 力

程 华 李春霞

新 苗 程 文

程 铭 程 平

學苑出版社

图书在版编目(CIP)数据

秘方求真/程爵棠,程功文主编. —北京:学苑出版社,2003.5
(2019.9 重印)
ISBN 978-7-5077-2135-5

Ⅰ.秘… Ⅱ.①程… ②程… Ⅲ.中医-秘方-汇编 Ⅳ.R289

中国版本图书馆 CIP 数据核字(2003)第 013766 号

责任编辑:付国英
出版发行:学苑出版社
社　　址:北京市丰台区南方庄 2 号院 1 号楼
邮政编码:100079
网　　址:www.book001.com
电子信箱:xueyuanpress@163.com
电　　话:010-67603091(总编室)、010-67601101(销售部)
经　　销:新华书店
印 刷 厂:山东百润本色印刷有限公司
开本尺寸:787×1092　1/16
印　　张:62
字　　数:1160 千字
版　　次:2003 年 5 月第 1 版
印　　次:2019 年 9 月第 10 次印刷
定　　价:168.00 元

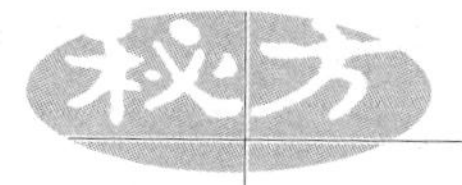

前 言

《秘方求真》是一本集百家名医经验之精华，成一家临床医疗之特色，具有较高实用价值的中医方剂专著。本书特点有四：①全国当代名医秘方之精华，医门绝招；②屡试屡验，疗效显著可靠；③理法方药兼备，便于临床运用；④药广价廉，使用安全而无毒副作用。若能熟读，前后互参，明乎于心，运乎于巧，便可触类旁通。一册在手，以备临床之用，于临证大有裨益。

我国名医众多，临床经验十分丰富，是祖国医学的宝贵财富。笔者临床40多年来，既继承家训，又博采众长，广集秘方，日积月累，至今已逾万首。应用于临床，既丰富了临床之用，又提高了治疗效果，获益匪浅。实践体会，效方固然甚多，但疗效平平者亦复不少。正如古人所言："千方易得，一效难求"。全国著名中医专家刘渡舟教授亦说："治病之法虽多，而良方效法难求。张长沙云：博采众方，良友以也。名医救人，一方一法重于千金，非同小可。蕴藏着诸多医家心血结晶与千锤百炼功夫。"所以名医名方（秘方），尤为方中珍宝。慧眼识方，重在验证；博采众方，贵在筛选。为此作者特将40多年来从全国出版的中医期刊、医著、医案和内部资料中搜集的名老中医秘方验方进行反复验证而确有实效者则随时笔之于章。再从旧章——《医学笔记》——《名医治验良方》《名医秘方汇萃》《集验百病良方》和《临床验方集》等手抄本中精选临床各科320多种常见多发病和部分疑症的有效秘方1700多首及笔者自订或家传师授的部分秘方验方，按“以科为目，以病统方”体例，本着“撷取精华，注重实效”原则加以归纳整理，历经十数载，四易其稿，始编著成册，名曰：“秘方求真”。

本书共分三篇十部分。上篇为内科秘验方，为本书重点；中篇为妇科、儿科和男科秘验方；下篇为骨伤科、外科、皮肤科、眼科、耳鼻喉科和肿瘤科秘验方。每选一方，均按组成、用法、功用、方解、主治、加减、疗效、附记等8项内容排列，并在方首注明方家姓名和来源。条分缕析，井然有序。

本书在编写过程中，思考再三，选方过多则难免驳杂，少则索骥无图。力求精而不简，博而不杂，内容简明扼要，方切实用，务求高效。

但由于笔者学识浅薄，经验不足，遗漏和错误之处在所难免，恳请同仁高贤和读者，不吝教言，批评赐正为幸！

程爵棠

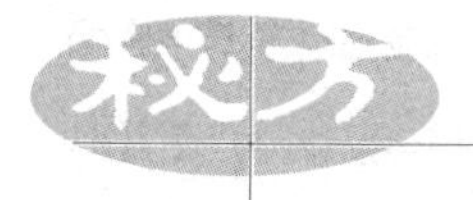

凡 例

一、《秘方求真》宗旨。古谓："千方易得，一效难求"。所以选方在于求真。求者，验也，选方犹如"大海淘金"，皆从临床验证中求之；真者，效也。本书系从近万首秘方中精心筛选而得，皆属良方。而且多为世代相传，医门绝招。是一部"集百家名医经验之精华，成一家临床医疗之特色"，具有较高实用价值的中医方剂专著。

二、本书是以中医，中西医结合临床医师，医药院校师生，中医爱好者及一般读者为对象的中医临床方剂书。全书以内科为主兼及妇科、儿科、男科、骨伤科、外科、皮肤科、眼科、耳鼻喉科和肿瘤科等各科。

三、本书所录之方，虽是从笔者40多年来临床所录手抄本《医学笔记》及《名医治验良方》《名医秘方汇萃》《集验百病良方》和《临床验方集》（祖传手抄本）中精心筛选出来的笔者40多年来临床验证的结晶，实是从中华人民共和国成立以来全国出版的中医期刊、医著、医案和内部资料中所抄录而得。多为全国名医秘方，少数为具主治医师职称的老中医之秘验方。考其来源，或为祖传、师授秘方，或为自订经验秘方或为古方加减化裁。且经临床长期使用，多方再验证而确有良效者。故可经得起临床重复验证，疗效确实。

四、本书收治临床各科疾病320多种，精选秘方1700多首。收治疾病适中，可备临床之需。只要熟读互参，巧思妙用，足可应临证无穷之变。于临床大有裨益。

五、本书体例特点，是以科为目，以病统方。病名以西医病名为主，无西医病名的，仍存中医病名，但方中均参以中医病名或西医病名。每选一方，均按“组成、用法、功用、方解、主治、加减、疗效、附记”等8项内容依次排列，如无则付阙如，来源冠于方首。条分缕析，井然有序。每病列方，有多有少，对复杂性疾病，且多列数方，以供临床选择之用。其选方多少系依据治疗之难易和现有资料情况而有所增减。

六、本书所录之方，有一病多方或一方多病，应前后互参，可疗之疾，必较本书收治为多。临证选方，应按方之适应范围，只要方符病证，灵活加减，其效必显。因此，临床使用，要辨证论治，对证选方。切不可执死方而治活病。所以用方在于人。活人在选方。有时用方无效，不是方无效，而是用方不对证。

七、为统一体例，节省篇幅，本书只列病名，未加论述。如对病症需详细了解，可参考各科专书。本书以方为主，因此对有的方作了一些必要的删节和增补，方后所附治案（个案），一律不录，仅以结果概之。

八、本书所录方中，有的方中用有国家禁令之品，用时，可根据与本品性味药性，相近之品以代之，效果亦佳。不要因某一禁品而废方之用。

九、本书所载方药，以内服汤剂为主，兼收载少数丸散膏丹或外用之方，均在“用法”和“附记”中一一作了说明。

十、方剂来源，均包括引用文献和方家姓名两项，余未加详列。有的方剂，因笔者《医学笔记》中当时记载不全，仅列方家姓名，未能详列，请见谅。

作　者

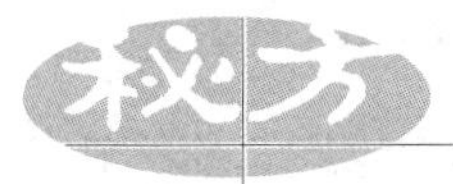

目 录

内科秘验方

妇 科 秘 验 方

儿 科 秘 验 方

男科秘验方

骨伤科秘验方

外科秘验方

皮肤科秘验方

眼 科 秘 验 方

耳鼻喉科秘验方

肿瘤科秘验方

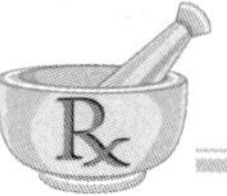

内科秘验方

§1 治感冒（附流行性感冒）秘方

1.1 特效感冒宁

来源 ◊ 宋健民，《名医治验良方》

组成 ◊ 苏叶、薄荷、藿香、防风、荆芥各 10 克，金银花 12 克，苍术、黄芪各 10 克，甘草 3 克。

用法 ◊ 每日 1 剂，水煎两次，日服 3 次。第 1 次用清水约 200 毫升，浸药半小时，煎取 100 毫升左右。第 2 次用清水 120 毫升，煎取 80 毫升左右，去渣。两次药汁混合后，分 3 次，早、中、晚温服。一般 3 剂、重症 6 剂即可。若遇集体感冒者，可按此比例同煎，分给每个病人服用即可。小儿用量酌减。

功用 ◊ 解邪固表。

方解 ◊ 本方是法取“九味羌活汤”的方义而组成。九味羌活汤是按六经而用药，本方是依六淫（风、寒、暑、湿、燥、火）外邪而立方。感冒虽系小病，治不如法，外邪郁而不散，常常反复发作，遗留后患，亦即古称：“伤风不醒便作劳也。”风为外邪之首，故先用防风、荆芥以祛风；再用苏叶以散风寒；薄荷以解风热；藿香以化湿邪；金银花以清暑火；甘草润燥而和诸药；黄芪以益气固表，使邪去而不复发也。

主治 ◊ 感冒时邪，鼻流清涕，咽痛，痰嗽或伴见恶心，大便稀，或有发热恶寒，舌苔白薄或微黄腻，脉多浮缓。适用于普通型、肠胃型感冒，流行性感冒，习惯性感冒，并有预防作用。

加减 ◊ 咽喉痛者，加桔梗 10 克，僵蚕 6 克；咳嗽痰多稠者，加浙贝母 10 克，清稀者加半夏 6 克（制），陈皮 9 克；头痛者，加白芷 9 克，川芎 9 克；夏季感冒，恶寒无汗加香薷 6 克；口渴汗出，小便短赤者，加滑石 15 克，石膏 20

克，荷叶 10 克。

疗效 ◊ 临床屡用，疗效满意。一般 3 剂即愈，重症可继服 3 剂。尤以肠胃型感冒者疗效尤佳。

附记 ◊ 本方是取九味羌活汤之意，采用海藏神术散及玉屏风散等方加味而组成。通过临床反复验证，疗效满意。

1.2 辛温解表汤

来源 ◊ 王季儒，《肘后积余集》

组成 ◊ 荆芥、防风、苏叶各 5 克，清半夏、广皮各 9 克，忍冬藤、连翘各 12 克。

用法 ◊ 每日 1 剂，水煎服，日服 2 次。

功用 ◊ 辛温解表。

方解 ◊ 风寒外束，治从外解，故方中以荆芥、防风、苏叶辛温解表；以清半夏、广皮化痰止嗽。风寒外袭，热必内郁，故加忍冬藤、连翘清热解毒。诸药合用，故奏辛温解表之功。服药后多饮热水，或吃热面汤一碗，趁热服之，促其发汗，可一汗而解，故奏效颇捷。

主治 ◊ 风寒感冒。症见恶寒发热、无汗、头痛、四肢酸痛、鼻塞声重、鼻流清涕、喉痒、咳嗽、痰多清稀、脉浮紧、舌苔薄白。

加减 ◊ 如咳嗽重加炙前胡、炙白前各 9 克，甘草 3 克；恶寒重加桂枝 5 克；周身痛楚加羌活、独活各 5 克；头痛加川芎 5 克，蔓荆子 3 克。

疗效 ◊ 屡用屡验，疗效颇佳。

附记 ◊ 笔者体会，若病初起，宜重用荆芥、防风、苏叶，一般各 9 克；忍冬藤、连翘少用或去之。或再加葱白、淡豆豉适量促其汗解。本方去忍冬藤、连翘加葱白、淡豆豉，用治伤风感冒。验之临床，效果尤佳。

1.3 羌蒡蒲薄汤

来源 ◊《中医方剂临床手册》

组成 ◊ 羌活、牛蒡子各 9 克，蒲公英 30 克，薄荷 6 克。

用法 ◊ 每日 1 剂，水煎服，日服 2 次。

功用 ◊ 祛风解表，清热解毒。

方解 ◊ 风热夹疠疫之邪外袭肌表，为病最烈。治宜辛凉解毒。故方中以羌活祛风解毒，除湿止痛；牛蒡子疏风透邪，利咽消肿；蒲公英清热消炎，解毒散结；薄荷辛凉解表，疏散风热，药仅四味，其效不凡，用治外感发热，最为合拍。

主治 ◊ 外感发热。适用于流行性感冒，上呼吸道感染，急性扁桃腺炎，腮腺炎等。

加减 ◊ 咳嗽加杏仁、桔梗、前胡各 9 克；咽痛加板蓝根 30 克，玄参 9 克，马勃 6 克；胸闷、纳呆、舌苔腻加厚朴、半夏、枳壳各 9 克。

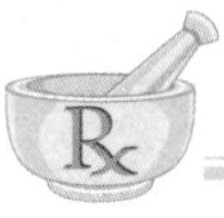

疗效 治验甚多，疗效显著。

附记 本方为上海曙光医院经验方。凡上感热毒偏重所引起的上述各病证，用之皆验。

1.4 清解表热方

来源 印会河，《中医内科新论》

组成 桑白皮、桑叶、菊花各9克，黄芩12克，山豆根、鱼腥草、生石膏（先煎）各30克，枇杷叶9克，芦根30克。

用法 每日1剂，水煎服，日服2次。

功用 清解表热。

方解 本方实质上是桑菊饮、银翘散的合方。温热之邪在表，亦须从皮毛开散。方中桑叶、菊花既开散皮毛，又有微发汗的作用，且性属凉润，力能散热，故宜用于清散表热；桑白皮、黄芩能清泄肺与上焦之热；山豆根、鱼腥草同为清热解毒之品，用以治上呼吸道感染，其作用似较金银花，连翘为优；生石膏本为解肌清热之药，但表热较甚时使用之，亦奏良效，因石膏能清肺热，而肺与皮毛相合；芦根，枇杷叶宣肺润肺，以兼顾肺与皮毛之间的关系。诸药配伍，恰中病机，故用之临床，每收良效。

主治 风热感冒。症见发热重，恶寒轻、头胀痛、口渴、鼻塞流涕、咳嗽、嗓子痛、舌边尖红、苔白或微黄、脉浮数。

加减 咽痛加桔梗、牛蒡子各9克，咳嗽甚者加杏仁9克；无汗恶寒甚者加荆芥9克，薄荷3克（后下）；身痛明显者加羌活、苏叶各9克。

疗效 屡用屡验，收效甚捷。

附记 印氏云：此方经多年使用，已列为"抓主症"之常用方剂。凡感冒发热以及上呼吸道感染明显者，即可用之。一般收效甚捷。笔者临床亦多使用，验之临床，效果确实。

1.5 三阳清解汤

来源 夏睿明，《医方新解》

组成 葛根、金银花、连翘各24克，石膏30克、柴胡24克，黄芩12克，大青叶、蒲公英各30克，甘草9克。

用法 每日1剂，水煎服，日服2次。

功用 辛凉透表，生津止渴，清热解毒，利咽散结。

方解 邪入三阳，其证必重，治从三阳分头并击。故方中以葛根、金银花、连翘凉散太阳表热；石青清解阳明湿热；柴胡、黄芩和解少阳邪热；大青叶，蒲公英清热解毒；甘草调和养胃，诸药配伍为方，其功甚著。

主治 三阳热盛。或温病热入气分，大头瘟毒等证。症见高热持续不退，头昏胀痛，口渴心烦，咽喉疼痛，或微恶风寒，有汗或无汗，项背强痛，或两颊肿痛，舌质红，苔浅黄而燥，脉浮洪数而有力等。临床常用于流行性感冒，急性扁桃体炎，腮腺炎，猩红热以及其他感染性疾病，证属“三阳”热盛者。

加减 若表证较重者可加荆芥、薄荷各 9 克，若见便秘、谵语，舌苔黄厚而燥者，可加生大黄 6 克，玄明粉 12 克（冲服）；若见吐血，衄血、发斑者可去柴胡，加生地 15 克，白茅根 30 克，丹皮 12 克，若咽喉肿痛甚者，可加土牛膝根 24 克。

疗效 临床用治急性感染性疾病均有较好疗效。

附记 凡证属三阳热盛、表里俱热之证，用之奏效颇捷。

1.6 退热汤

来源 许寿仁,《江西中医药》（5）1984 年

组成 秦艽、青蒿、桑叶、菊花、薄荷、钩藤、芦根、生薏苡仁、郁金、大贝母、白通草、大豆卷（剂量可随证酌用）。

用法 每日 1 剂，水煎服，日服 2 次。

功用 疏风解表，宣透风热，清热解暑，渗利湿热。

方解 本方系从《温病条辨》治疗外感风热的桑菊饮化裁而成。方用桑叶、菊花、薄荷、钩藤疏风解表，宣透风热；秦艽、青蒿、大豆卷（如缺可用扁豆衣代之）清热解暑，散风除湿；浙贝母、郁金清热止咳，化痰开郁；芦根清热生津止渴；薏苡仁健脾渗湿，诸药配伍为用，共奏上述之功。实为春、夏外感发热之良剂。

主治 外感风热、暑湿、伏暑、湿温（包括肠伤寒）等证。

加减 临床运用，宜随证加减，如一般湿重加藿香、蔻仁；恶心，呕吐加藿香梗、姜竹茹；咳嗽加枇杷叶；口渴加天花粉；大便秘结加大黄；素体虚弱，以及发热 1 周以上者加党参；久热有汗去薄荷，加党参。

疗效 屡用屡验，疗效显著。

附记 本方为已故南昌著名老中医许寿仁治疗外感发热的经验方。运用于上述诸证，再随证加减，疗效颇佳。又许秀平运用本方 10 余年，用治上述诸证，疗效显著。笔者验证信然。

1.7 石知柴葛汤

来源 初航,《辽宁中医杂志》（3）1984 年

组成 石膏 100 克，知母 25 克，葛根 15 克，柴胡 15 克。

用法 每日 2 剂，每剂煎两次，每次煎取 100 毫升，共混合 400 毫升，每 6 小时服 80~100 毫升，儿童约减。

功用 表里两解，解表退热。

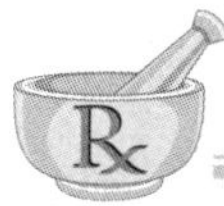

方解◊凡表邪未尽，邪气入里，郁阻遏于气分，卫气俱热，故方用石膏，其性辛甘大寒，辛能解肌热，寒能清里热，为方中之主药；以知母清热滋阴，与石膏伍用，有协同之效；葛根和柴胡能解表退热，而石膏虽有强而快的解热作用，但不持久；知母除有广谱抗菌作用外，且有明显而持久的解热作用，二者伍用，其退热效果强而持久，善清气分之热。药虽四味，但退热之功效显著。

主治◊上呼吸道感染，腮腺炎，传染性单核细胞增多症等病毒感染性发热。

疗效◊治疗病毒感染性发热 69 例，其中上呼吸道感染 66 例，腮腺炎 2 例，传染性单核细胞增多症 1 例。经用药 1~2 天，结果治愈 52 例，显效 8 例，无效 9 例。总有效率为 87%，痊愈率为 75.4%。

1.8 三花清解汤

来源◊张梦农，《临症会要》

组成◊忍冬藤、忍冬花、连翘各 15 克，杏仁、淡豆豉、栀子、玉竹、桔梗、前胡、菊花各 10 克，鲜桑枝 30 克，薄荷 5 克，六一散 15 克（包煎）

用法◊每日 1 剂，水煎，分 3 次服。重病可于一昼夜服 2 剂，亦可连续服至病退为止。

功用◊清热解毒，疏风宣湿，辛凉解表，扶正祛邪。

方解◊流感偏热者，以手足太阳、阳明、太阴诸经为多见，故用忍冬花、藤、连翘以清热、通络、败毒；玉竹、鲜桑枝、杏仁以治腰椎、骶骨，前额头痛；栀子、淡豆豉以解烦躁而泻三焦伏火，并散胸中郁热；桔梗、前胡以利肺气而平咳嗽；菊花、薄荷以清热熄风而散火邪；更佐六一散甘淡清热兼有利湿之功，综合为剂，以治温热型之流感最宜。

主治◊流行性感冒（温热型），症见恶寒发热，自汗，头痛以前额及眉棱骨痛为剧，腰背骶骨，及四肢皆痛，面赤、舌红、苔色灰白而干、口渴烦躁、咳嗽痰少，或带血丝，但脉反迟或缓。

加减◊本病一般以湿热型为多见，且容易并发其他变证，故临证用药宜随证加减：

(1) 咳引胸痛，呼吸迫促，带铁锈色痰，是病毒侵犯肺部，络脉受伤。宜本方加紫菀 15 克，润肺下气，鲜苇根 120 克甘寒滋阴。

(2) 呕吐腹痛，肠鸣泄泻，是病毒侵犯胃肠，运化失常。宜本方加黄芩 10 克，炒黄连 5 克，苦寒泻火坚阴厚肠止泻；大豆卷 15 克，陈皮 10 克，清胃散结理气。去栀子，杏仁以防泻降太过。

(3) 神昏谵语，角弓反张，是邪毒侵犯心包，肝风内动，宜本方去薄荷、桔梗、前胡等气分之药，加莲子心 15 克，白芍 15 克，钩藤 10 克，以清心、平肝、熄风；另加牛黄清心丸，每次服 1 粒，每日 3 次，或局方至宝丹，或安宫牛黄丸，每次服半粒，每日服 3 次，芳香通络，清神醒脑。

可续服数日，以神清病退为止。

(4) 肢体关节肿胀作痛，是病毒侵犯肢体，阻滞经络。宜本方加海桐皮15克，苡仁30克，五加皮15克，以祛风、利湿、逐瘀、止痛。去桔梗、前胡二味上焦气分之药。

(5) 常有一过性之麻疹状或如猩红热状之皮疹，虽非真正斑疹，也有烦躁不安，是病毒侵犯营分。宜本方加丹皮10克，生地15克，玄参15克，以清营分之热。去玉竹、薄荷、前胡气分之药。

疗效◊使用多年，治验甚多，并随证加减用药，疗效颇佳。

附记◊本方名为编者拟加。本证型脉反迟缓而浮数，是因病毒初犯人体，若延之数日，其脉必转数实，凡疫病初期多见此脉，不可不知。特附此说明，以免辨证失误。

本方对温热型流感，用之效果颇捷，经笔者一再验证，其效颇佳，果如斯言！

1.9 感冒立愈汤

来源◊陈有恒，《中国中医药报》1990年

组成◊桂枝、白芍各10克，厚朴5克，杏仁10克，莱菔子7.5克，白前10克，炙麻黄5克，蜈蚣2条，全蝎7个，生姜3片，大枣3枚。

用法◊取上药加水300毫升，武火煎至150毫升，日分2次口服。每日1剂。

功用◊宣肺豁痰，调和营卫，镇痉熄风。

方解◊陈云："北地高寒，冬气常在，寒风冷气四时皆有，令人毛窍常闭，肺气不宣，故外感初起，法宜辛温，务使肺气宣降，玄府开张，俾表里相通，邪有出路，能从外解，不致内闭；即使是温热之邪所伤，亦宜于辛凉药物中加入辛温之品，以利疏解，唯需注意中病即止，不可太过。"方中桂枝、厚朴、杏仁、麻黄、白前宣肺解表；莱菔子、蜈蚣、全蝎豁痰降逆；桂枝、白芍、生姜、大枣调和营卫，功专力宏，故见效甚捷。

外欲脱者，因其尚未致脱，参附龙牡不可骤用：何以防其致脱？唯有调和营卫，使营卫畅行则阴阳互根，无变脱之虑。方中之蜈蚣、全蝎最善追风祛痰，镇静解痉，凡风痰闭肺而致咳喘憋闷，见咳声不畅甚至痉咳者，用之皆宜。且虫药乃血肉有情之品，善升降而性灵。用补则峻而不腻，纳气固肺功可立见，填精塞隙，间不容发。凡先天不足，虚损痨怯及喘咳久嗽等证非此无功；用则迅而不猛，追风搜邪深可致骨，逐瘀破结无坚不摧，凡陈年痼疾，血凝痰结及行窜风证非此莫逮。其味大都甘淡咸平，虽非大苦大辛可疗大寒大热，且能升能降，能出能入，隧道皮窍无所不到，故表里皆可，内外咸宜。虽有的具有毒性，但亦不剧，正可以毒攻毒，故可收一剂轻、二剂已之功。

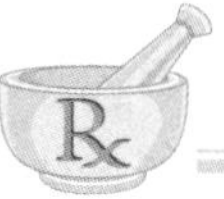

主治 ◊ 风寒感冒引起的高热，喘咳，抽搐。

加减 ◊ 凡外感缠绵难愈，或表虚不固，屡犯外感而症状前后相似，必有深藏隐匿之邪，宜于方中加入山甲、皂刺、蜂房、黄芪。黄芪一味，古人谓之“补虚，主小儿百病”。黄芪托邪外出，山甲，蜂房，皂刺则能搜剔无余，然后议补，方能百发百中。若不搜尽伏邪，病家必不受补。

小儿喘咳病恒多缠绵难愈，能知此法，可令速效。

疗效 ◊ 屡用屡验，见效甚捷。多一剂轻，二剂已。

附记 ◊ 陈氏认为五脏之中肺脏最娇……其他脏腑功能失调莫不累肺，六淫邪气所犯无不先伤于肺，儿科论治，首重调肺。肺虚易感，治必搜剔伏邪；外感初起，辛温宣散，力避寒凉抑遏：清金补肺、虫药性灵，表里咸宜。陈氏之论，诚为高见。验之临床，凡外感缠绵难愈之疾，或易感之人，在主治方中佐入一、二味虫类之品，奏效尤捷。

1.10 柴胡消食汤

来源 ◊ 龚志贤，《龚志贤临床经验集》

组成 ◊ 羌活、白芷、广木香各 10 克，山楂炭 12 克，瓜蒌仁 10 克，柴胡、黄芩、法半夏、苍术、茯苓各 12 克，炒枳实 10 克，生姜 12 克。

用法 ◊ 每日 1 剂，水煎服，日服 2 次。

功用 ◊ 消化胃脘积食，清解胸中结水，外解寒湿。

方解 ◊ 外感寒湿，内伤饮食，治宜表散内消。方中以小柴胡汤加除湿解表之羌活、白芷、苍术以增强表散寒湿之功，加楂炭，广木香、炒枳实、茯苓、瓜蒌仁、理气导滞，消食健脾和中以增强消导食积之功。此为表散内消同治之剂。诸药伍用，疗效颇佳。

主治 ◊ 积食感冒，症见往来寒热，头昏痛，或周身骨节酸痛，四肢软弱无力，或恶寒不发热，或发热汗出不恶寒，或鼻干燥，或流清涕，胃脘滞痛，不思食，嗳气，按之上腹作痛或胀硬，口苦咽干，或渴，或肠鸣，或呕，或欲吐，或咳，或心悸，矢气，大便二三日解 1 次，或溏或秘，小便量少色黄，体温偏高，舌苔白腻或淡黄，脉象右寸关尺浮数，或左寸关尺浮数，或左右关弦紧。

加减 ◊ 积食重者去白芷，加炒草果仁 10 克，结水多者去楂炭、白芷，加重瓜蒌仁为 12 克；寒湿重者加重白芷、羌活各为 12 克；风寒重者去白芷，加荆芥穗 12 克；便溏者去瓜蒌仁。

疗效 ◊ 临床运用多年，治验甚多，疗效显著。一般 1~3 剂即见显效或痊愈。

1.11 十神汤

来源 ◊ 张振榆，《中国中医秘方大全》

组成◇葛根、赤芍、香附各10克，升麻、陈皮、川芎、白芷各6克，紫苏7克，麻黄、甘草各3克。

用法◇每日1剂，水煎服，日服2次。

功用◇宣肺解表，祛风止痛，利咽止咳。

方解◇本方性略偏温，以麻黄、紫苏发汗解表；升麻、葛根宣肺止咳，退热生津；陈皮、香附理气宽中；川芎、白芷祛风止痛；赤芍、甘草清热解毒。此外，麻黄油有抑制流感病毒作用，赤芍有良好的镇静镇痛作用；且抗菌谱亦较广泛，因而对上呼吸道的感染能取得较为肯定的疗效。

主治◇上呼吸道感染（感冒偏于风寒型）。

加减◇春季加荆芥，夏季加藿香，秋季加黄芩，冬季加金银花。

疗效◇治疗618例，全部治愈。其中服药1剂治愈159例（占25.7%）；服2剂治愈427例（占69%）；服4剂治愈32例（占5.3%）。

附记◇本方辨证加减按季节用药经验，值得借鉴。

1.12 增免抗感方

来源◇孟仲法，《中国中医药报》1990年

组成◇太子参、黄芪、水仙草、地锦草各10~15克，黄芩4.5~6克，仙灵脾6克，五味子4.5~6克，黄精6克，生地9克，麦冬6克，白术9克，甘草4.5克。

用法◇每日1剂，水煎服。可连续服6~8周。

功用◇益气升阳，健脾补肾，清热祛邪，提高小儿抗病免疫能力。

方解◇本方以太子参、黄芪、水仙草、地锦草、黄芩为扶正祛邪主药。太子参、黄芪能益气升阳，健脾固表，有利肺卫之巩固、纳化之健运。水仙草、地锦草能提高网状内皮细胞吞噬能力，清热之中兼具扶正，地锦草有较为广谱的抑菌作用；黄芩能清上焦肺热，在着重控制呼吸道感染为主的基础上又能兼及其他感染，以达到祛邪务尽之旨。久病脾虚小儿，常有脾虚及肾气失旺、气血不足之症，故加仙灵脾、五味子、黄精三味以补肾固精，扶阳育阴而旺肾气，并以生地、麦冬生津养胃，并以白术、甘草健脾调胃，协同太子参、黄芩旺盛脾气，以达到本方在增免（免疫）抗感（感染）中，脾肾兼顾，虚实兼及，扶正祛邪的目的。

主治◇小儿因反复感染（主要为呼吸道感染）病程较久而引起的脾虚证。见消瘦乏力、纳食不佳、多汗虚羸、发热易咳、便溏或干结，扁桃体及颈部淋巴结肿大，面色萎黄，久则气血亏虚，生长发育落后，体重不增等。

加减◇病儿急性感染发热症状明显时，可去太子参、黄芪、五味子等药，加生石膏20克，知母、柴胡各9克。伴有咳喘或久咳无痰、肺阴不足证者，可加款冬花9克，缘梅花、天竹子、杏仁各6克，去黄芪，仙灵脾，五味子。如有

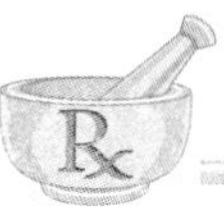

脾气急躁，多动不安，睡眠欠佳者，属心脾两虚，可加酸枣仁，远志各6克，夜交藤9克，去黄芪，仙灵脾。有口渴多饮，舌红唇干、厌食明显者属胃阴不足，可加重生地、麦冬用量，去黄芪，五味子，仙灵脾，加用石斛9克，乌梅，玄参各6克。有脾阳虚、肠滑便溏时去黄精、麦冬、生地，可加用白扁豆15克，芡实10克，炮姜3克，脾约肠燥时，大便秘结干燥，可加用郁李仁3~6克，重用生地，去五味子。

疗效 ◊ 经一千余例验证，有效率为96%。

附记 ◊ 本方为孟仲法氏治疗小儿感染后脾虚综合征之主方。对治疗因感染引起的“脾虚证”有明显疗效。

临证运用时，方中剂量可根据小儿的年龄及病情适当增减，不必置疑。

1.13 解毒清热饮

来源 ◊ 刘绍勋，《名医治验良方》

组成 ◊ 金银花、连翘、菊花各30克，桑叶20克，薄荷15克，柴胡10克，芦根20克，甘草、黄芩、蝉蜕各15克，生石膏20~30克（先煎）滑石20~30克。

用法 ◊ 先煎生石膏20~30分钟，然后下群药煎。每日1剂，水煎服，早晚各服1次。

功用 ◊ 清热解毒，辛凉透表。

方解 ◊ 本方是在银翘散、桑菊饮、六一散、白虎汤基础上，经临床摸索多年化裁而成。方用金银花、连翘清热解毒；薄荷、柴胡发汗解表、清解外邪；蝉蜕疏风清热、定惊解痉；桑叶宣通肺络，清泄风热；菊花明目疏风，清降肺火；甘草、芦根清上焦风热，兼养胃阴；生石膏清阳明之热，而无伤津之弊；滑石利窍，清热解肌，有发汗作用；黄芩清气泄热。据抗菌试验，金银花抗菌谱较广，连翘对流感病毒有抑制作用，于是使患者的邪热，一从汗解，一从便解，从而使邪退病除。

主治 ◊ 流行性感冒、病毒性感冒，无论高热或低热，均可服用。

加减 ◊ 如兼见咳嗽加前胡、杏仁各15克，橘红20克；痰多者加川贝母10~15克，海浮石20~30克。

疗效 ◊ 多年使用，屡试屡效，疗效满意。

附记 ◊ 刘氏根据多年的临床实践和个人心得体会认为，本方对高热感冒和一般伤风，感冒低热，皆宜服用，均有良好效果，屡试屡效。

1.14 健身固表散

来源 ◊ 赵清理，《名医治验良方》

组成 ◊ 黄芪40克，白术、防风各20克，桔梗30克，百合40克。

用法 ◊ 以上诸药共研细末，贮瓶备用。每次服9克，每日服2~3次，开水冲服，7

天为1疗程。或用汤剂，照上方剂量各减半，水煎服，每日1剂，日服2~3次。

功用◊益气固表，宣肺驱邪。

方解◊俗语说："感冒不用治，七天自然愈"，可见感冒更有易治的特点。但是，也有一部分患者长期被感冒所困扰，动辄感冒，自汗，乏力或鼻塞，咽痛，头痛等，服用一般感冒药效果不佳。赵氏认为脾肺气虚，表气（卫表）不固，则易感外邪而致病。治这类感冒，宜以益气固表为主，其病自愈。本方由玉屏风散加桔梗、百合而成。气虚不能卫外，则津液不固而自汗；卫气不固则腠理空疏，容易感受风寒。惟黄芪甘温益气，补三焦而固表，为防御风邪入侵之关键，且有汗能止，无汗能发，且补剂中之风药也；防风上行头面七窍，内除骨节疼痛，外解四肢挛急，称之为治风之仙药也；白术健脾胃，温分肉，培土而实卫。夫防风之善驱风，得黄芪以固表，则外有所卫，得白术以温里则内有所据，使风邪去而不复来，三药合用，即益气固表之玉屏风散，但因三药俱辛温之品，故加百合甘寒滋阴润肺，以救其燥烈过亢之弊，桔梗为舟楫之剂，可载诸药上行，且入手太阴肺经而开达肺气，肺主皮毛，肺之宣发肃降之令行，则皮毛得濡养而润泽，故能助玉屏风散固表之力。诸药合用，使补者得补，散者得散，以达燥湿相济，阴阳和顺，病邪自祛，体自康健。

主治◊气虚自汗，体弱感冒，气管炎以及因表虚卫阳不固而常常感冒，或感冒缠绵不愈者。

加减◊若素有慢性鼻炎而见鼻塞不通者，可加辛夷15克；若兼有头痛、身痛者，可加苏叶、羌活各10克；若见咳嗽吐白痰者，可加橘红、制半夏、杏仁各10克；若兼心慌气短者，可加太子参12克，麦冬、五味子各10克。

疗效◊临床多年验证，收效颇佳。一般服散剂，1~2个疗程即愈，汤剂3~5剂即可。

附记◊凡属习惯性感冒，或感冒多次发汗，汗出过多，损伤卫阳，致表虚不固，常自汗出，感冒时作，数月不愈者，皆可以用本方治之。

体虚感冒，且易屡发而缠绵不愈者，确为易治而成不易治疗之感冒。笔者用本方验证数例，效果果如斯言，确为治感冒经久不愈之良方妙药矣！

§2　治外感温热病秘方

2.1　宣肺疏风汤

来源◊王香石，《中国当代中医名人志》

组成◊桑叶12克，薄荷3克（焗），前胡、桔梗、牛蒡子、枇杷叶、北杏仁各9

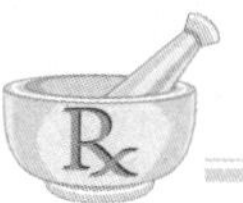

克，橘红 4.5 克，甘草 3 克。

用法 每日 1 剂，水煎服（加清水 3 碗，煎取 1 碗，下薄荷，再煎 3 分钟即可），日服 2 次。

功用 宣肺疏风。

主治 风温轻证。

疗效 屡用屡验，效佳。

附记 笔者验之临床，凡外感风温初起之轻证，用之皆验。若卫分不解，传入气分则用清解汤（王香石方）：桑白皮 6 克，栝蒌皮、连翘各 9 克，丹皮 6 克，山栀子 4 克，薄荷 3 克（后下），玄参 12 克，天花粉，牛蒡子各 9 克，淡竹叶 12 克。上药加清水 3 碗，煎取 1 碗，下薄荷焗 5 分钟后服，日服 2 次，每日 1 剂。本方具有解表邪、清气分之热为主之作用，佐以清营凉血之功效，主治：风温重症（气分型）。用之多验。

2.2 解热八味饮

来源 刘茂甫，《中国当代中医名人志》

组成 金银花、连翘各 15 克，荆芥、防风、柴胡、黄芩各 12 克，生石膏 20 克（先煎），知母 12 克。

用法 每日 1 剂，水煎服（先煎生石膏 20~30 分钟后，再下余药），日服 2~3 次。

功用 清热，疏风，透表。

主治 一切外感高热，恶寒，头痛，鼻塞，口渴喜饮等。

疗效 屡用效佳。

附记 临床应用，可随证加减。

2.3 清热饮

来源 李超，《名医治验良方》

组成 牛蒡子 10 克，葛根 15 克，黄芩、柴胡各 10 克，金银花、连翘各 20 克，桂枝 3 克，生姜 3 片。

用法 每日 1 剂，水煎服，日服 2 次。

功用 清热解肌。

主治 一切急性热性病初期。

疗效 多年使用，疗效甚佳。

附记 验之临床多效。临证应用，可随证加减。

2.4 疏风解表宁嗽汤

来源 李兴培，《名医治验良方》

组成 金银花、连翘各 10~15 克，杏仁、浙贝母、枳壳各 10 克，牛蒡子、僵蚕、前胡各6~9克，桔梗6克，蝉蜕3~6克，葱白20克（捣烂另后下），甘草3克。

用法◊每日1剂，水煎服，日服2次。

功用◊疏风解表，宣肺宁嗽。

主治◊风热初起，但热不寒，或微恶风寒、头痛、鼻塞、咳嗽、咽痛，口不渴或微渴者。

疗效◊屡用皆效。一般服2~5剂即愈。

附记◊忌食辛辣及油腻之品，戒烟酒。

2.5 和中解表汤

来源◊胡天雄，《中国当代中医名人志》

组成◊葛根15克，桔梗10克，芦根20克，党参10克，粳米10克，甘草5克。

用法◊每日1剂，水煎两次，两汁混合，1日2次分服。

功用◊升阳解表，除热止渴。

主治◊外感发热。或小儿表证失疏，反复发作多日不愈，口渴尿黄，甚至中气大伤，头倾视深者。

疗效◊临床治验甚多，疗效显著。

2.6 清气解毒汤

来源◊龚琼模，《名医治验良方》

组成◊生石膏30~60克（先煎20~30分钟），黄芩30克，大青叶、葛根、连翘各15克，板蓝根30克，徐长卿、青蒿各15克。

用法◊每日1~2剂，水煎两次后，将药汁混合，每4~6小时服1次，每次约100~200毫升，服用至热退身凉，诸症消失为止。

功用◊清热泻火，解毒。

主治◊温热病。肺胃大热，口渴，烦躁，脉洪大等症。可用于上感，肺炎，急性传染病初期。

疗效◊治验甚多，疗效显著。

2.7 新三仁汤

来源◊邢须林，《中国当代中医名人志》

组成◊炒杏仁10克，白蔻仁6克，薏苡仁30克，厚朴、枳壳、法半夏各12克，陈皮、通草各10克，竹叶15克，莱菔子20克，滑石、甘草各6克。

用法◊视病情每日1剂或两剂，水煎300毫升，多次分饮。

功用◊宽中理气，清利三焦湿热。

主治◊外感湿热症。

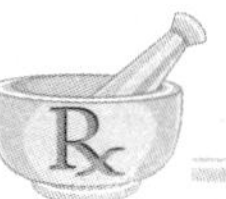

疗效◇多年使用，确有较好的治疗效果。

2.8 达原柴胡饮

来源◇郑惠伯，《名医治验良方》

组成◇柴胡、槟榔各 15 克，川厚朴、草果各 10 克，知母 12 克，赤芍、黄芩各 15 克，甘草 5 克。

用法◇每日 1 剂，水煎服，日服 2 次。儿童患者，当根据其年龄、病情而变化剂量。

功用◇和解表里，开达膜原，辟秽化浊，清热燥湿。

方解◇本方系在《瘟疫论》达原饮的基础上，加柴胡而成。方用柴胡、黄芩和解表里，清解邪热；槟榔、草果避秽化浊，达原截疟；知母养阴清热；赤芍凉血活血、厚朴宽中理气；甘草调和诸药之性。诸药合用，共奏双解表里，达原透邪之功。

主治◇凡因湿热秽浊内蕴膜原、表气不通、里气不和、气机不畅所致的湿遏热伏夹秽浊内阻之证。症见寒热似疟，甚感憎寒壮热，胸痞呕恶，苔白厚腻如积粉，舌红或舌质正常者。

加减◇临床应用，应辨证辨病结合。凡湿遏热伏夹秽浊内阻之证，均可选用本方加减。如诊断为：①流行性感冒加升降散（可详见《瘟疫论》）、板蓝根；②病毒性肺炎属湿热型的合麻杏石甘汤（可详见《伤寒论》）加僵蚕、草河车；③高热：无汗加苇根；有汗重用石膏、知母；④咳喘：喘重加苏子、射干；痰多加葶苈子、莱菔子、冬瓜子；咳重加百部、枇杷叶；⑤结核性胸膜炎，加白芥子、百部、夏枯草；胸胁痛甚加桃仁、元胡；咳嗽胸满，气急加葶苈子、桑白皮；潮热加青蒿、白薇、地骨皮；⑥传染性单核细胞增多症加大青叶、草河车，薏苡仁；⑦淋巴结肿大加僵蚕，夏枯草、连翘；⑧咽喉炎加僵蚕、蝉衣、桔梗、牛蒡子；⑨胆囊炎、胆石症加大黄、桃仁、郁金、金钱草、茵陈、虎杖；⑩热毒重加板蓝根、草河车、金银花；⑪呕吐加姜半夏，竹茹；⑫痛甚加元胡、川楝子；⑬便秘加大黄、玄明粉、虎杖；⑭湿温伤寒加黄连、茵陈、藿香；胸痞呕吐加姜半夏，或藿香、佩兰；热重加鱼腥草、穿心莲、白花蛇舌草；便秘加大黄；⑮急性肾盂肾炎加龙胆草、海金沙、黄柏；畏寒重，发热轻，头身痛加防风、羌活；高热汗出重用知母，加生石膏；呕吐加姜半夏；⑯阿米巴痢疾加白头翁、常山、鸦胆子、初起伴表证加葛根、防风；热毒重加金银花、黄连；湿浊重，胸闷，恶心加姜半夏，藿香。

疗效◇适用疾病甚多，若运用加减得法，多可收到较为满意的疗效。

附记◇本方可治疗多种疾病，根据中医辨证与西医辨病相结合原则，无论何种疾病，凡属湿遏热伏夹秽浊内阻之证者，均可采用此方加减，屡获良效。

§3 治流行性出血热秘方

3.1 加味银翘散

来源 ◊ 米伯让，《中国中医药报》

组成 ◊ 金银花、连翘各 17.5~35 克，薄荷、竹叶、淡豆豉、牛蒡子各 10.5 克，荆芥穗 7 克，桔梗 10.5 克，生甘草 14 克，鲜芦根 35 克，党参、杭芍、升麻各 10.5 克，葛根 14 克。

用法 ◊ 每日 1 剂，（病重者日服 2 剂）。每剂加水 600 毫升，大火煮沸，慢火煎煮 30 分钟，过滤取汁 200 毫升，煎二次总量 400 毫升，每服 200 毫升，一日 2 次，早、晚饭前温服。

功用 ◊ 辛凉解表，透热解毒，益气护阴，散血净血。

方解 ◊ 盖本病发病急，传变速，即病就有气血分的证候，故不能按常法施治。本方是由《温病条辨》银翘散加党参、杭芍、升麻、葛根所组成，不仅是治疗流行性出血热卫分证之主方，而且有明显的预防厥逆证（休克期）和越期而愈的作用。因本病与其他热性病不同，往往在发热期热将退时出现厥逆证，故应在解表药中加入补药以辅助机体抗邪机能，达到预防厥逆证出现之目的。方用金银花、连翘清热解毒；薄荷、荆芥穗、淡豆豉辛散表邪，透热外出；桔梗、牛蒡子开利肺气，祛风除痰；竹叶、甘草、芦根甘凉轻清，清热兼养胃阴；党参、杭芍益气护阴；升麻散热净血；葛根解肌生津、鼓舞胃气。诸药合用，具有祛邪扶正固本之功，是治疗流行性出血热的有效良方。

主治 ◊ 温毒发斑夹肾虚病，卫分证（流行性出血热发热期）。

加减 ◊ 口渴甚者，加天花粉 17.5~35 克，生津止渴；腰痛、阳虚者，加杜仲 14 克；阴虚者加知母 14 克，以顾肾气；咳者加杏仁 10.5 克，开利肺气；眼结膜及颜面轻微红肿者加知母 28 克，白茅根 35 克，凉血消肿利水；若胸腹斑疹隐隐，去淡豆豉、荆芥穗，加生地 14 克，丹皮、大青叶各 10.5 克，元参 35 克，以凉血解毒化斑；若兼见气分证：口渴、汗出、气喘者加知母 14 克，生石膏 14~28 克；若邪入营分，舌绛暮热，烦躁不安者加生地 28 克，元参 17.5 克，麦冬 21 克以保津液；衄血者，去荆芥穗，淡豆豉，加生地 28 克，元参 14 克，麦冬 21 克，玉竹 10.5 克，侧柏炭 14 克，焦山栀 14 克，白茅根 70 克，以凉血止血；项肿咽痛者加马勃、元参各 10.5 克，以散热解毒消肿；胸闷者加藿香、郁金各 10.5 克，以防邪犯心包；若干呕、舌苔白者加姜半夏 10.5 克，藿香 14 克，以化浊燥湿止呕；苔黄者，加竹茹、黄芩各 10.5 克，以清热和胃止呕。

疗效 ◊ 屡用效佳。1965 年，本方曾用于流行性出血热卫分证高热患者 50 例，均未

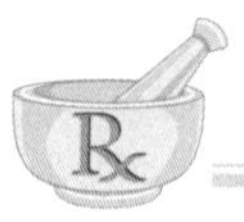

出现厥证现象而痊愈。

附记 笔者应用，若病邪兼入营血分者，方中杭芍改用赤芍，再随证加入凉血解毒之品。验之临床，收效颇著，确为治疗流行性出血热的有效良方。

3.2 出血热导泻汤

来源 徐德先，《江苏中医杂志》（4）1980年

组成 鲜生地、鲜茅根、广角粉、赤芍、丹皮、丹参、栀子、桃仁、大黄、元明粉、车前子、木通、枳实、麦冬、玄参（剂量可随证酌定）。

用法 水煎服，每日1剂，如病情需要，可一日2~3剂。口服困难者，行保留灌肠，亦能奏效。一般服药后3~5小时发生作用，排出稀便及尿液。

功用 清热解毒，凉血化瘀，通利二便。

方解 方中鲜生地、鲜茅根、广角粉、栀子为主药，用以凉血清热解毒；赤芍、丹皮、丹参、桃仁活血化瘀；大黄、元明粉、车前子、木通以疏通二便为辅；枳实行气以助活血化瘀之力；麦冬、玄参滋阴生津，为佐使。诸药合用，共奏清热解毒、活血化瘀、通利二便之作用。本方确为解决本病之高热、微循环障碍、急性肾功能衰竭、高血容量综合征和肺水肿等之良方。

主治 流行性出血热，除休克期外，其他各期均可使用。

加减 治疗456例，结果痊愈率为98.03%，死亡率为1.97%，对照组（西药组）535例，死亡率为4.11%。

疗效 临证运用，本方剂量可随证酌定。一是使用药剂量宜大，以免留邪生变，贻误病机；二为二便不通，要先通大便；三是宜行血，不宜止血。化瘀就是止血。诸药配伍，要随证而定，剂量随病情酌定，如此其效颇著。

§4 钩端螺旋体病秘方

4.1 银翘白虎增液汤

来源 米伯让，《名医治验良方》

组成 知母14~28克，生甘草10.5克，生地35克，粳米、金银花各17.5克，连翘19.5~35克，玄参35克，麦冬28克，鲜白茅根140克，生石膏28~70克。

用法 每日1剂，若病不减，可继服1~2剂，或一日服2剂，病势即减。每剂加水800毫升，先煎白茅根，去渣，再入诸药，大火煮沸，慢火煎煮30分钟，过滤出300毫升，煎二次共600毫升，每服200毫升，一日分3次温服。

功用 大清气分热，养阴解毒，壮水制火，预防出血。

方解 本方是由白虎汤、增液汤加金银花、连翘、白茅根所组成。应用本方之原

因，主要是根据本病伏暑证高热期病在气分阳明经证，随着机体强烈反应，导致气血两燔的机理，故决定预先选用气血两治之法，以制机体强烈反应偏盛偏热。故将大清气热，养阴和胃止血之白虎汤与增液通便、清血凉血之增液汤合用，再加甘凉保津利尿之白茅根，透热解毒之金银花、连翘以达壮水制火，预防出血之目的。方中石膏泻火透热；知母清热润燥；甘草、粳米益胃护津；玄参、麦冬、生地滋阴清热，生津润燥；金银花味甘微苦、性寒，有清血消炎、清热解毒，微有透表利尿之作用；连翘味苦，性平微寒，能清热消炎，活血化瘀；白茅根味甘性凉，有清热生津，利尿止血之作用。诸药合用，具有祛邪不伤正，扶正不恋邪和预防病情转危之效用。本方配伍精当，扶正祛邪兼施，不失为治疗钩端螺旋体病的良方。

主治◇秋温时疫，伏暑证（钩端螺旋体病）。

加减◇若舌质深红，暮热更甚，烦躁不安者加焦山栀 14 克，黄芩 10.5 克，丹皮、杭白芍各 17.5 克，以凉血解毒，清营透气，一般连服 1~2 剂，病势即退；若热结胃肠，腹痛胀满，大便二三日不下，或谵语者加芒硝、生大黄各 10.5 克，以增液通下，热随便解，但以大便通利为度；若舌苔黄厚，腹痛胀满不减，大便燥结，谵语，烦躁更甚者配服清热镇痉之紫雪丹，可根据病情轻重，酌加芒硝，生大黄适量，再加枳实 17.5 克，川厚朴 14 克。

疗效◇屡试屡效。本方曾用于钩端螺旋体病伏暑证高热患者 657 例，均治愈。

4.2 六一解毒汤

来源◇米伯让，《中国当代中医名人志》

组成◇滑石 21 克（包煎），生甘草 3.5 克，金银花、连翘、贯众各 17.5 克。

用法◇每日 1 剂，连服 3 日，1 周后再服 1 剂。每剂加水 600 毫升，大火煮沸，小火煎煮 30 分钟，过滤取汁 200 毫升，水煎两次，两汁混合共 400 毫升，每服 200 毫升，一日 2 次，早晚饭前温服。

功用◇清暑利湿，清热解毒。

主治◇秋温时疫（钩端螺旋体病）。

疗效◇多年使用，屡收佳效。

§5 治肺炎秘方

5.1 肺炎合剂

来源◇郑惠伯，《名医治验良方》

组成◇麻黄 6 克，杏仁 10 克，生石膏 40 克（先煎）、虎杖 15 克，金银花 20 克，大青叶、柴胡、黄芩各 15 克，鱼腥草 20 克，青蒿、贯众各 15 克，草河车

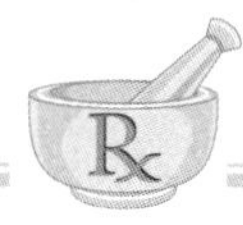

12克，地龙、僵蚕各10克，野菊花15克，甘草6克。

用法 每日1剂，水煎服，一日服2次。或制成合剂备用。以上为成人一日量，小儿酌减。

功用 清热解毒，宣肺平喘。

主治 肺炎，急性支气管炎（辨证属肺热喘咳者）。

疗效 于1977年3月至1978年5月在万县地区医院儿科病房，中西医结合治疗小儿肺炎232例，全部病例均系有呼吸道感染之症状及肺部体征，并X线胸透或摄片证实肺部有炎症者，其中186例辨证为卫气实热型（普通型），均采用肺炎合剂治疗，只有69例加用抗生素。平均退热时间为3.6天，啰音消失时间6.5天，阴影消失时间7.45天。此型无一例死亡，全部治愈。

5.2 清肺化痰汤

来源 张沛虬，《中国当代中医名人志》

组成 净麻黄6克，杏仁10克，败酱草、蚤休、大青叶各30克，黄芩24克，荞麦根、鱼腥草各30克，甘草5克，桔梗6克。

用法 每日1剂，水煎，日分2次温服；病情较重，可日服2剂，日分4次温服。

功用 清热、益肺、化痰。

主治 肺炎（痰热阻肺，邪毒结胸型）。

疗效 屡用屡验，效佳。

§6 治头痛秘方

6.1 加味乌星散

来源 任应秋，《任应秋论医集》

组成 制川乌、南星、细辛、地龙各3克，菊花6克，冰片0.9克（研细，分2次冲服）。

用法 先煎川乌、南星、细辛、地龙四味，后入菊花，稍煎即成，分2次服。冰片临服时分2份各冲入1份。服后稍事休息，头痛即止。

功用 升清阳，化浊气，止头痛。

方解 方中川乌、南星、细辛祛风散寒止痛；地龙通络镇痉；菊花疏风、清头目；冰片开窍散瘀，清热止痛。诸药合用，有通络止痛、疏风散邪之功。药专力宏，取效颇佳。

主治 慢性头痛。悠悠戚戚，迁延不愈，或在一侧，或在巅顶，诸如生气、受风、感寒以及天气变化都能引起发作。脉象往往沉细微弦。可用于神经性头痛。

疗效 屡用屡效，多1剂痛止而愈。

6.2 柔肝熄风方

来源◊潘兰坪，《新编经验方》

组成◊生地、熟地、天冬各9克，玉竹15克，黑芝麻12克，钩藤9克，白菊花6克，鲜莲叶20克，羚羊角0.5克（研细，分2次冲服），苦丁茶9克。

用法◊每日1剂，水煎服，日服2次。

功用◊清热熄风，滋阴益血。

方解◊方用鲜莲叶、菊花、羚羊角、钩藤、苦丁茶清肝热，熄肝风；地黄、天冬、玉竹、黑芝麻滋肝益肾。“此养肝体佐以清肝用法，阴虚火浮之头痛最宜。即偏正头风亦可治。叶案所谓育阴和亢阳，柔润熄内风者以也”。

主治◊阴虚火浮之头痛，偏正头风。可用于阴虚阳亢，血压上升引起的头痛。

疗效◊屡用屡验，效果颇佳。

6.3 头痛汤

来源◊岳美中，《岳美中医案集》

组成◊连翘、菊花、霜桑叶、黄芩各9克，苏薄荷3克，苦丁茶6克，夏枯草12克，藁本、白芷各3克，荷叶边半张，鲜白茅根12克。

用法◊每日1剂，水煎温服，日2次。

功用◊祛风散热，通窍止痛。

方解◊方中连翘轻浮，为解热清气分之炒品；菊花、薄荷消散上焦风热，清利头目；桑叶搜肝络之风邪；黄芩除中上焦之火邪；苦丁茶祛头部之热邪；夏枯草解散结热；荷叶边舒散邪热；鲜茅根消除痰热，更使以白芷通窍散发表邪，引以藁本上升直达头顶。共成祛风散热之方，以治风热上攻的偏正头痛，效果颇佳。

主治◊风热上攻引起的偏正头痛。

疗效◊屡用治正偏头痛，均获捷效。

附记◊本方记载罗芷园《医话》云：“治偏头痛极效，屡试屡验也。”岳氏医治一例，每一感冒，即出现剧烈性头痛，面红发热，多方治疗，均不过暂时缓解，不能根除，颇为苦恼。即投上方疗之，果1剂痛减大半，3剂痊愈，迄今5年未犯。后用治各种正偏头痛，亦均获捷效。本方名为编者拟加。

若寒厥或痰厥之头痛，不可滥投。

6.4 止痛散

来源◊韦文贵，《韦文贵眼科临床经验选》

组成◊瓜蒌根（即天花粉）、柴胡、甘草各10克，生地12克，黄芩10克，生姜2片，大枣5枚。

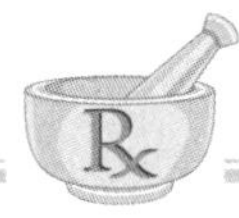

用法◊每日1剂，水煎服，日服2次。

功用◊疏肝清热，滋阴润燥，生津止痛。

方解◊方用柴胡疏肝解郁，配合黄芩能清肝火而止痛；生地、天花粉滋阴生津而润燥；大枣和脾健中；生姜散寒止痛，诸药配伍，共奏疏肝清热，滋阴润燥，生津止痛之功。

主治◊凡因肝郁气滞，久而化火，伤阴生燥；或肝火上炎，而犯清窍所致的头额部痛，眼胀痛，或目赤疼痛之虹膜睫状体炎，巩膜炎等症者均可用之。

疗效◊屡用屡验，效佳。

附记◊本方用治头痛、偏头痛、证属肝火上犯清窍者，用之每收良效。

6.5 头痛方

来源◊陈绪纶，《中国中医药报》1990年

组成◊黄芩（酒炒）8克，白芍、菊花各10克，蔓荆子6克，生地黄15克，当归10克，川芎5克，甘草6克。

用法◊水煎服，每日1剂，日服3次。

功用◊滋阴降火，清热祛风。

方解◊方中黄芩、白芍清降少阳、厥阴的热邪，为本方的主药；辅以菊花、蔓荆子的清宣风热以治标；生地黄、当归的滋阴活血以治本；以川芎的辛散以治风，甘草的甘缓治上，以充任本方的佐使。诸药配伍，组合成方，共奏滋阴降火、清热祛风的效用。

主治◊风热头痛，特别是对长期头痛、久治不愈的患者有较好的疗效。

加减◊两眼、巅顶胀痛加石决明15克；前额胀痛并见脉大、苔黄加生石膏30克；中焦有湿、脘闷腹胀，或肝旺风热犯胃作呕，去生地黄、甘草加法半夏8克，化橘红6克，茯苓10克；风热邪气宣降不解，加生龙骨15克，生牡蛎25克；风邪顽扰，头痛难忍加全蝎末6克（冲服）；风邪、实火循胆脉逆冲，颈侧、耳后筋脉胀痛，去生地黄、川芎、甘草、加胆南星6克，僵蚕、钩藤各10克。

疗效◊屡用均获捷效。

6.6 头痛散

来源◊章次公，《章次公医案》

组成◊淡附子、当归各30克，大川芎、甘枸杞、明天麻、藁本各18克，大蜈蚣10条，炙全蝎、制半夏各18克，绵黄芪30克，炒枣仁、茯苓、生白术各18克。

用法◊上药共研细末，贮瓶备用。每次服3克，一日3次，饭后用白开水冲服。

功用◊搜风通络，散寒止痛，健脾化瘀，扶正固本。

方解 久痛多因寒瘀气滞，瘀痰互结，经隧阻闭所致。故方中用淡附子大辛大热，其性善走，能祛表里之沉寒，通络脉之瘀闭，并能止痛；当归、川芎活血祛瘀；藁本香散，入巅顶，散风寒；黄芪、白术益气补脾以升阳；天麻配藁本以增强祛风止痛之功；枣仁、枸杞补肾安神；蜈蚣、全蝎搜风剔邪、开瘀通络，镇痉镇痛；半夏、茯苓化痰和胃，止呕逆。配伍丝丝入扣，故奏效颇捷。

主治 顽固性头痛，痛剧则呕吐频作，痛苦异常。

疗效 屡用屡验。坚持服用，多能根治。

6.7 曙光血管性头痛方

来源 《上海中医药杂志》（7）1983 年

组成 生石决 30 克（先下），大川芎 9 克，香白芷、北细辛各 4.5 克。

用法 水煎服，每日 1 剂，日服 3 次。

功用 活血通络、祛风散寒、平肝镇痛。

方解 方用生石决平肝镇痛，川芎辛温、入肝经，能活血止痛，近代药理研究发现川芎含挥发油及油状生物碱，能抑制大脑皮层活动及扩张周围血管，故有良好的镇静止痛作用；白芷能祛风散寒止痛，可兴奋血管运动中枢，调节血管的舒缩功能；细辛散寒止痛，并有局部麻痹、镇痛作用。药仅四味，配伍相得益彰，力宏效捷。

主治 血管性头痛。

加减 如病程长的慢性头痛，可加枸杞子 12 克，青陈皮各 4.5 克，以养肝扶正，保护胃气、利于久服。

疗效 治疗 100 例，其中典型血管性头痛 40 例，普通血管性头痛 52 例，群集性头痛 8 例，结果近期治愈 53 例，好转 46 例，无效 1 例，总有效率达 99.8%。

附记 本方为上海曙光医院经验方。马瑞寅氏云：20 多年临床应用于大批头痛病人，确实效果好，而且无副作用。本方不但对血管性头痛有良效，而且对高血压性、脑瘤性及炎症性头痛也均有良效。个别病人服药期间出现舌麻现象，可继续服药，不必停用，未见不良后果。

6.8 通窍蜈蚣汤

来源 蔡奇约，《中国中医秘方大全》

组成 赤芍、川芎、桃仁、红花各 9 克，老葱 3 根（切碎），鲜生姜、红枣各 9 克，麝香 0.5 克，蜈蚣 1 条。

用法 上药除麝香外，先用水煎成一碗，加黄酒半斤，再煎成 1 碗，用纱布包麝香入药汁中再煎，待麝香溶化后温服（或用药汁冲服麝香亦可）。无麝香也可用田七 6~9 克捣细，分 3 次冲服，每日 1 剂。

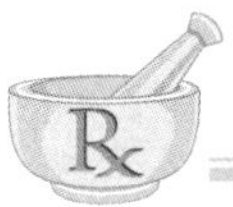

功用 活血化瘀，通窍止痛。

方解 瘀血头痛多由外感风寒，风热或风夹湿邪而致。外邪自表侵袭经脉，以致气血壅滞，瘀血内停，阻滞脉络，故其头痛经久不愈，痛有定处。当以活血化瘀通窍为治，方中红花、桃仁、赤芍、川芎活血祛瘀；大枣、青葱、生姜散达升腾，使行血之品达于巅顶，彻于皮肤孔窍中瘀血；蜈蚣搜剔络中之伏邪，熄风通络止痛。诸药合用，共奏活血化瘀通窍之功。

主治 瘀血头痛。

加减 临床应用，可随证伍以羌活、防风、苍术、白芷共奏祛风、散寒、胜湿、止痛之功。

疗效 治疗25例（全部病例均有头痛经久不愈，痛如锥刺，痛处固定不移，女性患者常伴有经前腹痛，经色紫暗有块，舌质紫或暗红或边光有瘀点，脉弦细或细涩），痊愈9例，显效11例，好转2例，无效3例。随访（1月~2年）14例，痊愈9例，显效4例，无效1例。

附记 本方对内伤阴虚阳亢及湿热酒毒夹痰之头痛，均不宜应用。

6.9 三石头痛汤

来源 关幼波，《名方汇录》

组成 首乌藤30克，旋覆花10克，生赭石15克，生石膏30克，钩藤15克，生地10克，白芍30克，当归、川芎、香附、木瓜、佩兰各10克，藕节、牛膝、石斛各15克。

用法 水煎服，每日1剂，日服3次。

功用 养血平肝，熄风止痛。

方解 方中用生石膏于内伤头痛，旨在有热可清，无热可平，与生地、川芎、当归、白芍配伍相反相成。香附、木瓜等诸药合用缓中有通，通中有充，体现了“若欲通之，必先充之”的治疗特点。诸药合用，共奏养血平肝、熄风止痛之功，故用之多效。

主治 顽固性头痛、神经性头痛。

疗效 治疗多例，一般服14~30剂后诸症消失而痊愈。对血管性头痛效果尤佳。

附记 本方名为编者拟加。

6.10 养血平肝汤

来源 关幼波，《名医名方录》（第一辑）

组成 旋覆花、生赭石、生石膏各10克，首乌藤30克，当归、杭白芍、川芎、生地、杭菊花、木瓜、香附、甘草各10克。

用法 每日1剂，水煎服，日分2次服。

功用 养血平肝，散风止痛。

方解◇“顽固性头痛”多以头痛时作时止，缠绵日久，经过各种治疗收效不大而名之。其病机是虚、滞、痰、瘀。故以补血而又活血的四物汤为主，取旋覆代赭汤的主药旋覆花、代赭石以平肝、降逆、理气、化痰；佐以酸涩而温的木瓜以调和肝脾，且与白芍、甘草配伍，酸甘化阴，育阴缓急止痛；方中加入生石膏旨在有热可清，无热可平可降，与四物汤配伍相反相成；另遣香附行气解郁；配以川芎气血双调；用首乌藤以养阴安神；菊花清肝平肝，共奏养血平肝、活血化痰之效。

主治◇久治不愈的顽固性头痛，包括神经性头痛，脑震荡后遗症等疾患。

加减◇血脉壅滞明显而见刺痛者，加红花 10 克，通血脉消瘀滞；属肝气上冲之头痛头晕者，加珍珠母、生石决明各 30 克，以镇潜之；面红目赤昏花等肝火较旺者，加钩藤 30 克，配合杭菊花、旋覆花以清利头目；若腰膝酸软加川断、枸杞子、牛膝各 10 克以补肾气；阴虚明显而见五心烦热、口干者，加北沙参 30 克，石斛 10 克以滋养阴液。

疗效◇经临床多年使用，效果甚佳。确为治疗顽固性头痛之良方。

6.11 头痛舒煎剂

来源◇孟澍江，《名医名方录》第一辑

组成◇细辛 4 克，吴茱萸 3 克，炙全蝎 5 克，白僵蚕 10 克，制南星 4 克，白附子 6 克，石决明 15 克，天麻 9 克，生石膏 20 克，红花 10 克，川芎 5 克，苦丁茶、生甘草各 3 克。

用法◇每日 1 剂，水煎 2 次，早、晚分服。

功用◇平肝潜阳，搜风镇痉，清化痰热，活血化瘀，通络止痛。

主治◇血管性头痛。其特点是头痛常开始于颞部、眼部或前额部，逐渐扩展至半侧头部。疼痛呈搏动性钻痛、钝痛或刺痛，在 1 小时左右达到高峰后转为持续性疼痛。痛剧时常伴恶心、呕吐等症。此病缠绵、颇难治疗。

加减◇应依据病情变化及轻重情况进行加减：痛作时情绪不畅，烦躁易怒、口苦、胁痛者，加丹皮 9 克，柴胡 6 克，香附 12 克；肝阳上亢、头晕目眩、左头胀痛明显者，加白芍 12 克，白蒺藜 15 克，钩藤 9 克（后下）；痰热壅盛、舌苔黄厚而腻、脉滑数者，加夏枯草 10 克，川黄连 3 克或天竺黄 10 克，竹茹 9~12 克；湿浊偏甚、头重痛、呕吐作恶，舌苔白厚腻者，加泽泻、制半夏各 9 克；病久瘀甚，痛为针刺，难以忍受，舌有紫气或瘀点瘀斑，脉弦涩者，加桃仁、赤芍、丹皮各 9 克；气血亏虚、失眠、眩晕、低血压、思虑则痛作者，加当归 10 克，白芍 12 克，生黄芪 9~12 克；伴外感风寒、头痛、恶寒明显、鼻塞流涕者，加荆芥 9 克，葱白 3 根，苏叶 9 克；伴风热侵袭、头痛、发热明显、咽痛者，加蔓荆子 10 克；大便秘结者，加生大黄 3~6 克（后下）；老年体虚者，改用制大黄 5~10 克。又前额痛甚加真珍珠母 30 克

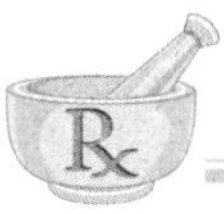

（先煎）丹皮 9 克；头右侧痛甚加酸枣仁 15 克；眉棱骨痛加蔓荆子 9～12 克。

疗效 ◊ 临床屡用，均获佳效。

附记 ◊ 本方系孟教授积数十年临床经验研究而成。通过长期临床观察，疗效颇佳。同时可配合综合调理，常可收到事半功倍之效。一是配合外治方药；二是配用针灸按摩；三是饮食调理，忌食辛辣刺激物；少食甘肥厚腻助湿之品，适当配用食疗方；四是勿过劳，避免情志刺激，适当休息等。

6.12 加味选奇汤

来源 ◊ 邓铁涛，《邓铁涛临床经验辑要》

组成 ◊ 防风、羌活、黄芩各 9 克，甘草 6 克，白芍、白蒺藜各 12 克，菊花 9 克。

用法 ◊ 每日 1 剂，水煎服，日服 2 次。

功用 ◊ 祛风，清热，止痛。

主治 ◊ 头痛，偏头痛，眉棱骨痛，三叉神经痛。

加减 ◊ 阴虚明显者生地易黄芩，或以磁朱丸与六味地黄丸治之。日服磁朱丸以镇摄其亢阳，晚服六味地黄丸以滋其肾阴。血瘀者加茺蔚子 10 克，牛膝、豨莶草各 15 克，或用血府逐瘀汤。

疗效 ◊ 临床屡用，效果甚佳。

附记 ◊ 磁朱丸本眼科用药，又名神曲丸，出自《备急千金要方》用 120 克神曲以配 60 克之磁石及 30 克之朱砂，磁石滋肾潜阳，重镇安神，朱砂清心安神，妙在用 120 克神曲以健运脾气，使石药不致有碍胃气，又能升清降浊。

§7 治偏头痛秘方

7.1 三生祛痛方

来源 ◊ 蒲辅周，《蒲辅周医疗经验》

组成 ◊ 生乌头、生南星、生白附子各等分。

用法 ◊ 上药共为细末，备用。每次服用 30 克，以连须葱白 7 茎，生姜 15 克，切碎共捣烂如泥，入药末和匀，用软布包好蒸热，包敷在痛处，每 1～2 日换药 1 次。

功用 ◊ 祛寒止痛。

方解 ◊ 本方原名“三生饮”，出自《太平惠民和剂局方》，原方有木香而无葱白，内服治卒中不识人，痰厥、气厥及气虚眩晕。蒲老另辟新径，改内服为外敷，以治偏风头痛，收效颇捷。方中“三生”不经炮制，药力迅猛，有较强的祛寒止痛作用；葱姜辛辣、温经通络，不仅有散寒之功，而且能助

"三生"药效的发挥。热敷患处，药力直达病所，故能解除患者头痛之苦，获效于顷刻之间。

主治 偏风头痛，久治不愈者。

疗效 屡用效捷，多1次痛止。

7.2 陈氏头痛散

来源 陈维国，《中国中医秘方大全》

组成 天麻、当归尾、白菊花、白芷、川芎、丹参各12克，红花10克，桃仁6克，生地10克，茯苓、白芍、蔓荆子各12克。

用法 水煎服，每日1剂，日服3次。

功用 活血祛瘀，驱风镇痛。

方解 方中当归尾、川芎、丹参、桃仁、红花、芍药、生地活血祛瘀；天麻、白菊花、蔓荆子、白芷驱风止痛；茯苓安正气，合而用之共奏活血祛瘀、驱风镇痛之功，因药对病机，故用之效若浮鼓。

主治 偏头痛，痛有定处。

疗效 治疗62例，痊愈24例，显效28例、有效10例。有效率达100%。服药最多为25剂、最少为5剂。

7.3 养血祛风汤

来源 王育群，《中国中医秘方大全》

组成 当归、川芎各30克，细辛5克，蔓荆子、辛夷花各10克。

用法 水煎服，每日1剂，日服3次。

功用 养血祛风。

方解 方用当归、川芎养血祛风，重用取其强效为主药、辅以细辛、蔓荆子、辛夷花治头痛之专药，载药上行，以增强祛风止痛之功。诸药相配，相得益彰，故用之多效。

主治 偏头痛。

加减 血虚生风头痛加白芷10克，生甘草5克，钩藤、潼蒺藜各15克，地龙10克，川牛膝15克；血虚风疹头痛加云苓15克，生甘草5克，钩藤15克，白芷、蝉蜕、白术、木香、防风、丹皮各10克，白蒺藜15克；血虚夹湿头痛加白芷、苍术、荷顶、升麻、木香、苏梗各10克，生甘草5克，中风之渐头痛加白芷、炙甘草各10克，枣仁20克，钩藤15克，僵蚕、地龙、黄芪各10克，白蒺藜、川牛膝各15克；瘀血头痛加地龙10克，川牛膝15克，自然铜30克，白芍10克，枣仁15克，莪术，僵蚕各10克，生甘草5克，焦山楂30克。

疗效 临床应用多例，皆获良效。

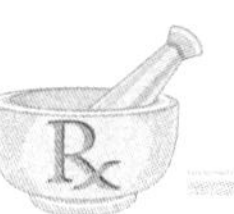

附记 ◊ 且因兼症不同而有所加减变化，足见之有板方而无板病，临床用药，宜师古而不泥于古，贵在圆融活变，辨证施治。

7.4 芷芎止痛散

来源 ◊ 程爵棠，《临床验方集》

组成 ◊ 香白芷 30 克，北细辛 6 克，川芎、茶子壳各 9 克，龙脑冰片 1.5 克。

用法 ◊ 先将前 4 味药晒干研细末，再入冰片同研极细、和匀，贮瓶备用，勿泄气。每日吹 3 次，每次取本散少许吹入鼻中（左痛吹右鼻，右痛吹左鼻，正头痛交替吹一鼻中），每次吹 2 下，以打喷嚏为度。一般 1 次。最多 3 次，无不立验。

功用 ◊ 疏风散寒，消炎醒脑，通窍止痛。

方解 ◊ 盖头为诸阳之会，古谓："高巅之上，惟风可到。"风有内外，每多兼夹，邪气外袭，阻遏清窍，"不通则痛"，故头面诸痛随作。病虽有上部（头部）诸痛名异之分，证有寒热虚实之辨。病有久暂，证有轻重，总因风扰空窍，脉络阻遏所致。治宜祛风泄热，通窍止痛。方中白芷，乃治"头面风疾之要药"，宜重用其祛风散寒、通络止痛之功始著，辅以细辛以增白芷之功；茶子壳尤善清脑醒神，开窍止痛；冰片芳香通窍，消炎止痛；川芎为血中气药，有行气活血、通络止痛之功，又其性上行，以载诸药之性直达病所。白芷配川芎尤为外治偏正头痛之要药，止痛效果甚佳。诸药合用，共奏疏风散寒，消炎醒脑，通窍止痛之功。

主治 ◊ 凡因风夹诸邪引起的头部痛证，如偏正头痛、眉棱骨痛、三叉神经痛、牙痛等，症见胀痛，或酸痛，或剧痛，或时痛时止，牵引作痛，或伴表证，且与气候，情绪变化及过食辛辣之物等因素有关。凡遇之每多诱发。

加减 ◊ 牙痛加荜茇、高良姜各 9 克；眉棱骨痛、偏头痛加蔓荆子 9 克，柴胡 6 克；头痛加藁本 9 克；久痛不愈，反复发作者（慢性）加蜈蚣 2 条，元胡 15 克。

疗效 ◊ 1975～1990 年外治 456 例，其中头痛 93 例中，痊愈 59 例，显效 31 例，有效 2 例，无效 1 例；偏头痛 217 例中，痊愈 152 例，显效 57 例，有效 7 例，无效 1 例；眉棱骨痛 57 例中，痊愈 38 例，显效 15 例，有效 3 例，无效 1 例；牙痛 89 例中，痊愈 69 例，显效 17 例，有效 3 例。总有效率为 99.35%。

附记 ◊ 本方为笔者祖传验方。据临床观察，本方对于上述各痛证均有较好的止痛效果，近期止痛有效率在 99%以上，远期止痛效果为 67%。

本方对于因肿瘤、外伤或器质性病变引起的上述痛证则无效。用药期间至少 1 个月内忌烟、酒和食油炸、辣椒及一切辛热之物，以免影响疗效。

7.5 滋潜止痛汤

来源 张梦侬，《临症会要》

组成 制首乌、女贞子、炒白芍各15克、杭菊花、石斛、苦丁茶、桑椹子各10克，制龟板、制鳖甲、磁石、真珠母粉各30克。

用法 水煎服，每日1剂，日服3次。

功用 滋阴潜阳。

方解 头痛有因六淫外袭、七情内伤及跌仆撞打之殊，部位有巅顶、前后两侧局部与满头之别，时间有昼夜早晚阴晴之异，痛有锐痛、钝痛、常痛、阵痛、轻痛、重痛之不同。本证属阴虚火旺者，其症外无寒热，内无呕吐，寐则痛止，寤则痛发。乃肝肾阴虚，相火过亢，循少阳之脉上犯于头所致。故方用制首乌、女贞子、桑椹子大补肝肾；鳖甲、龟板、磁石、真珠母平肝镇逆，益阴潜阳；白芍、菊花、苦丁茶、石斛敛阴增液，柔肝熄风，组合成剂，以治阴虚阳亢之偏头痛，效果颇佳。

前人云："头痛偏右者，属痰与气虚也，头痛偏左者，属血虚火盛也。"诚为经验之谈。故随左右加入补气养血之品。临床实践证明，疗效较好。

主治 头痛偏在一侧，或左或右，尤以额角及耳上发际，前起眉棱，后至枕骨一带最为显著，甚则牵引肩胛肘臂等处，寐则痛止，寤则痛发。证属阴虚阳亢。

加减 头痛偏右、兼夹气虚，可加黄芪、玉竹、北条参（南沙参）各15克，甘草10克；偏左头痛，多夹血虚，可加生地、阿胶、当归各15克。

疗效 屡用屡验，一般连服15剂左右即获显效或痊愈。

附记 本方名为编者拟加。服药期间，不可食鸡、鸽肉及辛辣刺激之物，更忌烦劳怒恼，否则其痛加剧。

7.6 祛瘀驱风汤

来源 张兆湘，《陕西中医》（7）1988年

组成 当归尾、丹参、延胡索、钩藤各15克、川芎、白芷、天麻、防风各10克、细辛、羌活各5克。

用法 每日1剂，水煎服，日服2次。

功用 活血祛瘀，驱风止痛。

方解 偏头痛，痛有定处是属瘀血之征，疼痛部位在上，以一侧为甚，乃高位之处，惟风可到，风邪侵袭，以一侧首先受邪之象，故与风有关，故方用丹参、归尾、延胡索，川芎活血祛瘀止痛；钩藤、羌活、防风、天麻、白芷、细辛驱风止痛，合而用之共奏祛瘀、驱风、止痛之功。因药切病机，故效果较佳。

主治 偏头痛。

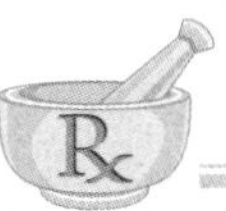

加减◊发热者加薄荷5克，白菊花10克；呕吐者加吴茱萸、生姜各5克；舌苔厚腻者加藿香20克。

疗效◊治疗120例，结果痊愈56例（头痛消失，追踪2年无复发）；显效52例（头痛基本消失，但2年内有轻微的复发）；有效12例（头痛基本消失或明显减轻，但2年内有明显复发）。总有效率达100%。服药最多者40剂，最少为8剂。

附记◊临床发现，本方对颈椎骨质增生、血沉增高者、脑动脉硬化、高血压病等引起的偏头痛亦有良效。

7.7 霹雳汤

来源◊沙星恒，《中医杂志》（11）1989年

组成◊全蝎2克，制川乌、制草乌各45克，白芷12克，川芎、白僵蚕各9克，生姜6克，甘草3克。

用法◊上药一剂，用500毫升清水，先入川乌、草乌煎煮30分钟，然后加入余药再煎20分钟，去渣，将2次煎出的药液混合，备用。每日1剂，分2次温服。

功用◊祛风除湿，通络止痛。

方解◊偏头痛一证，多为顽疾沉疴，缠绵难愈。本方以通行气血经络之药组成，药专力猛，尤其全蝎一味通络止痛之效尤专，治顽固性偏头痛单味研服，即可取效，古人谓之有“穿筋透骨”之功，为方中所不可缺少。川芎既可活血祛瘀止痛，且可引诸药上行头面，直达病所，为引经之使药。川乌、草乌有毒，一定要先煎30分钟，以去其毒性。本方走窜力强，故孕妇忌用，且因有二乌，应避免与半夏、瓜蒌、贝母、白及、白蔹等相反的药物同用。且二乌祛风湿，通络止痛之功尤著；白芷，白僵蚕祛风散结止痛；生姜温经散寒；甘草调和诸药之性，且生姜、甘草又可监制二乌之毒。配伍为用，药专力猛，故用之每获良效。

主治◊偏头痛。

加减◊病久体质偏于阴虚或血虚者，加当归、赤芍各9克；气虚不足者，加黄芪、党参各9克；痰多者加陈皮4.5克；久病风客空窍者，加菊花、桂枝各4.5克，牡蛎12克。

疗效◊屡用屡验。如治一十载沉疴，竟3剂收功而愈，至今已20余年未再发。

7.8 加味散偏汤

来源◊杜雨茂，《名医治验良方》

组成◊川芎30克，白芍15克，白芥子6克，香附、白芷各9克，郁李仁6克，柴胡9克，细辛3克，蔓荆子9克。

用法 ◊ 每日 1 剂。上药加入清水 500 毫升，浸泡 30 分钟后，文火煎煮两次，每次半小时，滤汁混匀，每日早、晚饭后服，痛剧者可日服一剂半，分 3 次服下。

功用 ◊ 祛风散寒，通络祛瘀，蠲痰利窍。

方解 ◊ 本方系根据清代陈士铎《辨证录》中散偏汤，经加味更量而成。方中川芎味辛性温祛风散寒止痛，且又辛香走窜，可上通于巅顶，下达于气海，祛瘀通络，集三任于一身，恰中病机，量（至 30 克）大力猛，止痛迅速，为方中之主药；白芷、细辛、蔓荆子辛散上行，祛风散寒，以加强川芎疏散之力，兼有调气之妙，用为辅药；柴胡引药入于少阳，且可载药升浮，直达头面；白芥子引药深入，直达病所，兼有通窍蠲痰之功；白芍敛阴而防辛散太过，又有缓急止痛之长，皆用为佐药；使以甘草缓解急迫，调和诸药。诸药合用，疏散风寒之中兼有通络祛瘀之长，疏达气血之内又寓祛痰通窍之力。且发中有收，通中有敛，相互为用，各展其长。又方中柴胡、白芍、香附兼可疏肝解郁，白芍、甘草又善缓急止痛，不但对感寒冒风而发者能疗，气郁不畅而致者亦效，即使是久治不愈，邪入窍络之顽疾，同样有痛止病愈之奇功。

主治 ◊ 风寒、瘀、或痰瘀交加为患所致的偏、正头风痛。症见头痛时作时止，或左或右，或前或后，或全头痛，或痛在一点。多因感寒冒风，或气郁不畅而诱发。发则疼痛剧烈，或掣及眉梢，如有牵引；甚或目不能开，头不能举，且头皮麻木，甚或肿胀，畏风寒，有的虽在盛夏，亦以棉帛裹头；痛剧则如刀割锥刺而难忍，甚至以头冲墙，几不欲生。

加减 ◊ 若因感受风寒而发，可加荆芥、防风；疼痛剧烈，可加羌活、元胡；阴血亏虚，可加生地、当归；拘挛掣痛，酌加胆南星、僵蚕、全蝎；若为血管扩张性头痛，宜加贯众；若兼有高血压，可加怀牛膝、桑寄生；若兼有内热，可加知母、丹皮等。

疗效 ◊ 屡用屡验，效果甚佳。治验甚多，均获良效。

附记 ◊ 验之临床，本方较原方—散偏汤疗效为优。方中川芎剂量一定要重用，若取常量（9~15 克）则效差矣。阴虚者不宜用。

7.9 偏头痛方

来源 ◊ 陆藏青，《名医治验良方》

组成 ◊ 珍珠母 30 克（先煎），龙胆草 2~3 克，滁菊花 9~12 克，防风 3~5 克，当归 6~9 克，白芍 9 克，生地 12~18 克，川芎 5 克，全蝎 2~4 只，䗪虫 5~9 克，干地龙、牛膝各 9 克。

用法 ◊ 每日 1 剂。上药除珍珠母外，用水浸泡 30 分钟，先将珍珠母加水放火上煎 20 分钟，再与余药同煎 30 分钟。水煎两次，取汁混合，一日分 2 次服。

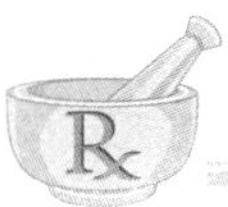

功用 ◊ 清肝潜阳，活血通络。

方解 ◊ 方中龙胆草善降肝胆火热；珍珠母平肝潜阳；菊花疏风清热，平降肝阳；白芍、生地滋阴柔肝，平肝清热，滋补肝体；防风散风止痛；当归、川芎、地龙养血活血、通络止痛；全蝎配地龙搜风通络；牛膝补肝肾、强筋骨，活血通脉，配以䗪虫则具有活血祛瘀之功。诸药合用，共奏清肝潜阳，活血通络之功，恰中肝火亢盛，上扰清窍之病机，因此临床应用，效用确凿。

主治 ◊ 凡因肝火亢盛，上扰清窍所致的偏头痛（血管神经性头痛）。以痛有定处，其痛暴作，痛势剧烈，或呈胀痛，跳痛，或呈刺痛，多因情感过激而诱发，可伴有面红目赤，口苦咽干，烦躁易怒等症状为本方辨证要点。

加减 ◊ 本方随证加减的规律为：如苔腻口甜者，加佩兰 5~9 克；食欲不振者，加焦六曲或谷芽、麦芽各 12 克；舌胖嫩，神疲乏力，加太子参 18 克；两目干涩者，加枸杞子 12 克；恶心者，加法半夏、干胆南星各 9 克，陈皮 5 克；舌边有瘀斑、瘀点者，易白芍为赤芍。

疗效 ◊ 临床屡用，疗效显著。

附记 ◊ 忌食辛辣之品。

7.10 偏头痛验方

来源 ◊ 王俐芳，《中国当代中医名人志》

组成 ◊ 当归、白芍、川芎、熟地各 12 克，细辛 3 克，元胡 15 克，夏枯草、钩藤、草决明、珍珠母、鸡血藤各 30 克。

用法 ◊ 每日 1 剂，水煎服（先煎珍珠母 30 分钟，再下余药同煎），日服 2 次。亦可制成丸剂或片剂服用。

功用 ◊ 滋阴养血，平肝潜阳，活络止痛。

主治 ◊ 偏头痛（包括血管性头痛——偏头痛型血管性头痛及非偏头痛型血管性头痛；神经性头痛及部分外伤性头痛）。

疗效 ◊ 多年使用，屡试屡验，疗效显著。

7.11 愈偏镇痛汤

来源 ◊ 王乃英，《名医治验良方》

组成 ◊ 天麻 10 克，钩藤 12 克，石决明 15 克（先煎），丹皮、赤芍、丹参、木瓜各 10 克，金银花 15 克，胆南星、炙甘草各 6 克。

用法 ◊ 每日 1 剂。上药和适量清水浸泡 30 分钟，大火煮沸，小火再煎 30 分钟。水煎两次，共取药汁 300 毫升混和均匀，早、晚各服 1 次，每次服 150 毫升。

功用 ◊ 清肝熄风，活血通络。

主治 ◊ 偏头痛。

加减 ◊ 血虚肝热者，加当归、白芍、牡蛎；肝胆火郁者，加龙胆草、桑叶、薄荷；

疼痛剧烈者，加地龙、全蝎。

疗效 ◊ 用本方治偏头痛，疗效颇佳，一般服药7~15剂后即获痊愈或显效。

§8 治三叉神经痛秘方

8.1 通络头风汤

来源 ◊ 李寿山，《名医治验良方》

组成 ◊ 川芎10~30克，当归10~20克，细辛5克，蜈蚣2条。

用法 ◊ 每日1~2剂。先将上药用冷水浸泡15分钟，浸透后煎煮。首煎沸后文火煎30分钟；二煎沸后文火煎20分钟。煮好后两煎药汁混匀，总量以200毫升为宜、早晚分服，或6小时服1次。

功用 ◊ 活血化瘀，通络祛风止痛。

方解 ◊ 本方系《卫生宝鉴》芎归汤加细辛、蜈蚣组成。方中川芎为主药，辛温味薄气雄，功擅疏通，上行头目，下行血海，擅理气活血，搜风止痛；当归养血活血，功专通经止痛。辅川芎增强止痛之效，抑川芎辛窜太过之弊；细辛祛寒止痛，蜈蚣搜风通络，二味虽为佐使之药，然不可缺，乃本方行军破敌之先行，为止痛之上品。二则量大而专，有的放矢。前人以为川芎辛温香窜不可过用，其实不然。顽症痼疾，不用足量，难以获效。余用川芎，最小剂量起于15克，以后递增其量，对头痛剧烈者，常用之30克以上，实践证明并无伤阴香窜之弊。当然与当归性柔而润防止副作用有关，此君臣佐使配伍之妙也。另外，细辛不过钱之说，亦不足信。余于细辛止痛，最少起步于3克，递增至9克，并无不良反应；蜈蚣有毒，人皆畏之，但治瘀血头痛，确有祛风镇痛、搜风通络、逐瘀止痛之效，一剂药用2条或3条，并无毒性反应，研末冲服其效更著。再者随证加减，伍以适当引经药，更能提高疗效。

主治 ◊ 血管神经性头痛，三叉神经痛，良性颅内压增高症等病。症见剧烈的偏正头痛，甚则泛恶呕吐，用止痛药或麻醉剂难以止痛，舌偏淡紫，舌下络脉多呈淡紫而长，脉弦或涩，妇女常在经期前发作。中医辨证属于风痰血瘀阻滞清窍络脉所致之偏正头痛顽症。

加减 ◊ 头部冷痛加白芷；头部热痛加甘菊、苍耳子；头痛如锥如刺如灼加僵蚕、生石膏、蜈蚣（研末冲服）；三叉神经痛加生白芍、白芥子、白芷；妇女经期头痛则当归量应大于川芎；后头痛加羌活；前头痛加白芷；偏头痛加柴胡；巅顶痛加藁本。

疗效 ◊ 多年使用，效果甚佳。

附记 ◊ 一般宜在头痛发作时服药，效果更好。但服此汤剂（本方），一般不需用其他止痛剂。因方中药物多辛香燥烈，故阴虚血亏者不宜用之。患感冒时也不

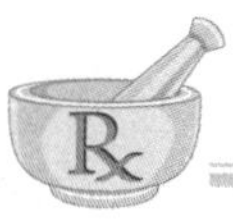

宜服此药。本方药少而精，针对性强，恰切病机，故用之效佳。对寒瘀头痛效果尤佳。

8.2 四味芍药汤

来源 夏度衡，《名医治验良方》

组成 白芍、生牡蛎各30克，丹参、甘草各15克。

用法 每日1剂。水煎服，日服3次。

功用 柔肝潜阳、活络熄风。

方解 本病是一种常见的难治病。一般多责之于风（内风）、火、痰、瘀、虚（气阴两虚）。根据本病发病，病情特点，夏老认为系由肝血不足，肝阳偏亢，化风上扰所致。治宜柔肝潜阳，和络熄风为法。自拟四味芍药汤，恰中这一病机，用之临床，效果颇佳。方中重用白芍、牡蛎柔肝潜阳熄风；白芍、甘草酸甘化阴，使阴复阳潜，并可缓急止痛；丹参养血活络，四药合用，共奏柔肝潜阳，活络熄风之效。

主治 三叉神经痛。

加减 本病之治，多主以本方，并结合症状稍事加减，则左右逢源。如兼风、烦躁易怒，口苦，面赤，大便干结者，均加龙胆草、大黄、黄芩；若鼻塞，鼻窦部胀痛则颜面疼痛（三叉神经痛）加重者，加辛夷、苍耳子、白芷、薄荷；兼见牙龈红肿疼痛；或龈部溢脓、渗血者，酌加葛根、生石膏、生黄芪、蒲公英；兼见腹胀纳呆者，酌加神曲、藿香、茯苓、白术、党参；若兼见前额眉棱骨痛、项背强、头胀、恶风者，酌加防风、白芷、桂枝；兼见胸闷、咳嗽、口流涎沫者，酌加茯苓、苍术；兼见潮热、心烦、咽干、口燥不多饮、舌红少苔，脉细数者，酌加生地、鳖甲、丹皮、栀子仁清热养阴等。

疗效 临床屡用，疗效显著。

8.3 治痛缓急汤

来源 于鹄忱，《名医治验良方》

组成 白芍30~50克，甘草10克，川芎、牛膝各30克，柴胡、僵蚕各10克。

用法 每日1剂，水煎服，日服2~3次。

功用 养营和血，祛风镇静，舒筋止痛。

方解 方中以白芍养营和血、柔肝止痛，与甘草合用，酸甘化阴，使阴血平复，筋得气养则挛急自解。川芎辛温升浮，为血中气药，上行头目，为少阳经引药，能治诸经头痛，活血散郁祛风；牛膝舒筋通脉，可缓川芎升浮之势，以冀升降相得，勿失其度；柴胡疏泄足少阳胆经之邪，治头晕目眩，耳鸣；僵蚕祛风散寒，燥湿化痰，温行血脉。诸药合用，共奏养营和血，祛风镇静，舒筋止痛之功。由于方药切中病机，故能药到病除。

主治◊三叉神经痛。

加减◊如因风热而诱发伏邪者，加姜黄，生大黄；湿热内蕴者，加白蔻仁、杏仁、苡米、黄芩等；对因风寒而诱发者，加附子、细辛之属，随证选用，不可偏颇。

疗效◊临床屡用，疗效颇佳。

附记◊本方用于治疗偏头痛（神经性头痛）疗效亦佳。

8.4 芩葛石膏汤

来源◊赵太岩，《中国当代知名中医特色医疗辞典》

组成◊黄芩15克，葛根30克，生石膏40克（打碎，先煎），荆芥穗15克，赤芍20克，钩藤20克，苍耳子20克，薄荷10克，蔓荆子20克，全蝎10克，蜈蚣3条，柴胡20克，甘草15克。

用法◊每日1剂，水煎服，日服2~3次。

功用◊清肝熄风止痛。

主治◊三叉神经痛。

加减◊目痛加桑叶、菊花各15克；牙痛甚者加细辛5克，牛膝15克；大便秘结加大黄15克。

疗效◊屡用效佳，一般轻症3~4剂，重症7~14剂即可治愈。

附记◊服药期间，停用其他治疗方法。

8.5 五白汤

来源◊雍履平，《脑病辨治》

组成◊白芷、白蒺藜、白僵蚕各10克，白附子、全蝎、川芎、肉桂各6克，白芍、地龙各15克，蜈蚣2克。

用法◊每日1剂，水煎服，日服2次。2周为1疗程。

功用◊祛风，通络，止痛。

主治◊三叉神经痛。

加减◊因寒触发者，加大白芷用量，并加制川乌、制草乌各3~6克；因热而诱发者加菊花18克，石决明30克（先煎20~30分钟）。

疗效◊一般5剂见效，1~2个疗程可愈。

8.6 止头痛方

来源◊卢芳，《中国当代中医名人志》

组成◊川芎、白芷各50克，羌活、菊花、藁本各15克，荜茇50克。

用法◊每日1剂，水煎服，早、晚分服。

功用◊祛风止痛。

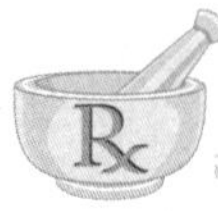

主治 ◊ 因风邪所致的偏正头痛，巅顶头痛，齿槽痛等，相当于现代医学的三叉神经痛、偏头痛、枕神经痛。

疗效 ◊ 屡用效佳，一般服药5剂见效，1个月左右可愈。

8.7 十味止痛汤

来源 ◊ 张家鹏，《名医治验良方》

组成 ◊ 生石膏30克（先煎），黄芩10克，葛根15克，荆芥穗10克，钩藤、苍耳子、蔓荆子各12克，全蝎6克，蜈蚣3条，生地10克。

用法 ◊ 每日1剂，水煎服，日服2~3次。

功用 ◊ 清热解痉，驱风散火。

主治 ◊ 三叉神经痛。

疗效 ◊ 多年使用，屡试屡验，效果甚佳。

附记 ◊ 方名为笔者拟加。验之临床，屡获良效。

8.8 八味止痛汤

来源 ◊ 包松年，《中国当代中医名人志》

组成 ◊ 当归、赤芍、白芍各10克，潼、白蒺藜各12克，白芷10克，细辛4克，钩藤12克（后下），全蝎粉2克（分2次吞服）。

用法 ◊ 每日1剂，水煎服，早、晚各服1次。

功用 ◊ 养血活血，熄风止痛。

主治 ◊ 三叉神经痛。

疗效 ◊ 屡用效佳，一般10~30剂即可见效或痊愈。

附记 ◊ 方名为笔者拟加。验之临床，效果甚佳。

§9 治脑震荡后遗症秘方

9.1 四子定晕汤

来源 ◊ 刘懿，《福建中医药》（1）1984年

组成 ◊ 女贞子、枸杞子、桑椹子、菟丝子各12克，党参、枣仁、黄芪各15克，当归、蒺藜各10克，川芎、远志各6克，牡蛎18克，甘草3克。

用法 ◊ 水煎服，每日1剂，日服3次。

功用 ◊ 养肝益髓，补气活血，营脑安神。

方解 ◊ 盖头为诸阳之会，位居至高，内涵脑髓，以统全身，为“元神之府”。脑部受伤，致气血逆乱，元神无主，脉络瘀阻，清窍不通，若迁延日久，必虚而不复，气血受损，穷病及肾，水不涵木，风阳上越，神志扰乱而作。本着

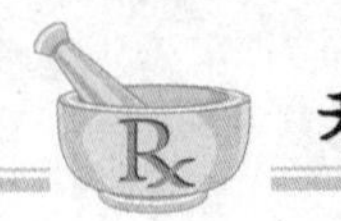

"精血同源"之旨，治宜补肝肾，益精髓，气血双补。故方用四子补益肝肾，党参、黄芪补中益气；当归、川芎养血活血，枣仁、远志安神定志，牡蛎，蒺藜镇潜止晕，甘草调和诸药。诸药配伍成方，共奏养肝益髓，补气活血，营脑安神之功，因药中病机，故收效颇捷。

主治◇脑震荡后遗症。

加减◇一般宜守本方如一，方能奏效。若合并他症，则当加减使用。

疗效◇治疗多例，均获良效。

9.2 健脑散

来源◇朱良春，《中医杂志》(1) 1989 年

组成◇红人参 15 克，(参须 30 克可代)，地鳖虫、当归、甘枸杞子各 21 克，制马钱子、川芎各 15 克，地龙、制乳香、制没药、炙全蝎各 12 克，紫河车、鸡内金各 24 克，血竭、甘草各 9 克。

用法◇马钱子有剧毒，需经炮制，一般先用水浸一日，刮去毛，晒干，放麻油中炸，应掌握火候，如油炸时间太短，则内心呈白色，服后易引起呕吐等中毒反应；如油炸时间过长，则内心发黑而炭化，往往失效。所以在炮制中，可取 1 枚切开，以里面呈紫红色最为合度。以上诸药晒干，共研极细末，胶囊装盛亦可。备用。每次服 4. 5 克，每日早、晚各 1 次，开水送服。可连续服用 2~3 个月。

功用◇攻补兼施，通络止痛。

方解◇本证多呈现虚中夹实之征，因其虚，必须大补气血，滋养肝肾，因其实，气血瘀滞，又须化瘀活血。方取红参、枸杞子、紫河车、当归养血益气，滋补肝肾，精血旺，则髓海充。选地鳖虫、地龙、乳香、没药、全蝎、鸡内金、血竭化瘀通络，疗伤定痛。马钱子制后毒即大减，善于通络止痛，消肿散结，尤有强壮神经之功，对此症之恢复，有促进之作用。川芎既能行气活血，又能载药直达病所。攻补兼施，标本结合，故奏效较佳。

主治◇脑震荡后遗症，症见头晕而痛，健忘神疲，视力减退，周身酸痛，天气变化时则更甚；有时食欲不振，睡眠欠佳，易于急躁冲动，面色黧黑，舌有瘀斑，脉多沉涩或细涩者，均可用之。严重神经官能症患者，亦可用之。

加减◇如有阴虚或阳虚或痰浊内阻者，应配合辨治之汤剂以助之。

疗效◇屡用屡验。一般用药 1~2 周始见效机，以后持续服用 2~3 个月，多能治愈。

9.3 活血温胆汤

来源◇郭国栋，《中国中医秘方大全》

组成◇丹参、桃仁、远志、菖蒲、枳实各 12 克，制香附、红花、竹茹、半夏、陈

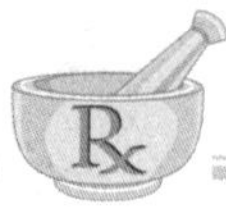

皮各 9 克，茯苓、木通、厚朴各 15 克，车前子 30 克，胆星、大黄（后下）各 9 克。

用法◊水煎服，每日 1 剂，日服 3 次。

功用◊活血化瘀，祛痰利湿，清窍攻下。

方解◊颅脑损伤的主要病理改变为脑组织不同程度的缺氧、水肿、出血及微循环障碍，导致脑压升高，以气滞血瘀，痰湿内阻为多见，故方用丹参、桃仁、红花活血化瘀，改善脑组织的微循环和缺氧状态；竹茹、半夏、陈皮、茯苓、木通、车前子、胆星清热祛痰利湿，能消除脑组织水肿；厚朴、枳实、大黄通里攻下，可使病理产物——瘀血、痰湿等邪有出路，兼醒后天脾胃改善体质；远志、菖蒲清窍安神；佐以香附、陈皮等理气药加强活血祛瘀之功，互相配合，疗效较著。

主治◊脑震荡和轻、中度脑挫伤。症见头晕、头痛、恶心呕吐、烦躁或嗜睡，便干纳差，甚至肢体活动障碍等一系列症状。

疗效◊治疗脑外伤 15 例，（其中脑震荡 6 例，轻、中度脑挫伤 9 例），结果：各种主要症状明显缓解，体征消失者 9 例，有效 5 例，无效 1 例。有效者一般服药 2~3 剂症状即明显减轻。

附记◊本症单用广西田七粉，每服 3 克，温开水冲服，日服 2~3 次，用于轻型脑外伤，效果亦佳。

§10　治急性支气管炎秘方

10.1　疏表止嗽汤

来源◊王季儒，《肘后积余集》

组成◊桑叶、菊花各 10 克，杏仁、炙白前、炙前胡各 9 克，广皮 6 克，荆芥 5 克，竹茹、生枇杷叶、连翘各 12 克，甘草 3 克。

用法◊水煎服，每日 1 剂，日服 2 次。

功用◊散邪降逆，化痰止咳。

方解◊外感咳嗽，邪气必由皮毛而入。皮毛为风寒所闭，内热不得外达，热为寒束，治宜解表以散寒，清里以肃肺，表解里清则咳嗽自止，方用桑叶、菊花、荆芥解表以散邪；杏仁、枇杷叶、前胡、白前、广皮降逆化痰以止嗽；竹茹清胃以化痰；连翘清热以消炎，合而用之，共奏解表清热、降逆化痰之功。

主治◊感冒后引起的咳嗽。

加减◊如表寒郁闭较重者加苏叶 5 克；咳痰稀白者加清半夏 9 克，云茯苓 12 克；如痰不易咯出是为肺燥，加款冬花 12 克或加梨膏 30 克，化入汤药中，肺得润则痰易出，痰出则咳自止。

疗效◇屡用屡验，疗效颇佳。

10.2 辛温止咳方

来源◇文子源，《临症见解》

组成◇荆芥、前胡、桔梗、杏仁各 9 克，百部、紫菀、白前各 12 克，茯苓 15 克，橘红 6 克，甘草 3 克。

用法◇水煎服，每日 1 剂，日服 2 次。

功用◇辛温宣肺，化痰降气止咳。

方解◇风寒外感，寒束皮毛，故方用荆芥散寒祛风，使风寒之邪由表而出；以桔梗、前胡宣肺疏表，一升一降，气得通畅，则咳嗽可止；杏仁宣肺降气；百部、紫菀、白前温肺通络，降气止咳；茯苓、橘红、甘草健脾和中，行气化痰。全方配合，既有疏表祛风、宣肺散寒，复有健脾化痰、降气止咳之功。

主治◇风寒咳嗽，症见咳嗽声重，口唾痰涎，痰多稀白，鼻流清涕，头胀头痛，或喉痒气喘，过食清凉，久咳不止，夜咳频多。舌淡，苔薄白或淡黄，脉浮缓或濡滑，或细弱。

加减◇证有偏胜兼夹，体有强弱，宜随证加减。如痰盛加法半复 12 克；气逆喘咳甚加旋覆花 12 克、麻黄 3 克；肺气虚寒，脾胃虚弱，本方去荆芥，加党参、白术各 12 克，春砂仁 6 克；恶风畏寒，表邪外困，加防风、紫苏叶各 9 克；头胀头痛加川芎、白芷各 6 克；风寒化热，苔微黄白加柴胡 6 克，黄芩、连翘各 9 克；湿热夹痰交蒸，痰涎稠黏，苔白腻，脉弦滑加法半夏 12 克，桑白皮 9 克，瓜蒌皮 12 克；痰热阻气，清窍不利，咳而喉中作梗，加牛蒡子、射干各 9 克；胸膈闷，腹胀满，苔白腻，加枳壳、瓜蒌皮、郁金各 9 克，川朴 6 克；伤食嗳气加神曲 6 克，枳壳 9 克；咳引胁痛加柴胡 6 克，青皮 9 克，枳壳 6 克；寒饮停留胸膈，口淡、吐稀涎沫，加细辛 3 克，干姜 9 克，法半夏 12 克，白芥子 6 克；胃逆呕吐夹水加法半夏 12 克，生姜 9 克，白蔻仁 4.5 克；寒甚四肢清冷加附子、干姜各 9 克；脾虚肾水上泛，咳甚痰涎壅盛，加附子 15 克，干姜 12 克，白术 15 克，法半夏 12 克；心悸怵惕、头目眩晕、痰水凌心加桂枝 9 克，白术 15 克、炙甘草、干姜各 9 克；气喘上逆，咳嗽痰盛加旋覆花 12 克，代赭石 30 克，党参 12 克，法半夏 12 克；肾虚久咳不止，腰骶酸痛，气喘加补骨脂、菟丝子各 12 克，胡桃肉 15 克。

疗效◇屡用皆效。随证加减，疗效颇佳。

附记◇本方重在“温散”，不管是外感风寒，肺寒咳嗽，还是内伤虚寒性咳嗽，若能随证加减得法，用之临床，均有良效。

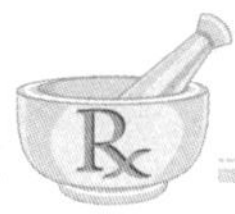

10.3 辛凉疏咳方

来源◇文子源，《临症见解》

组成◇薄荷梗6克，牛蒡子、前胡、桔梗、杏仁、桑叶各9克，瓜蒌皮、枇杷叶各12克，甘草3克。

用法◇水煎服，每日1剂，日服2次。

功用◇辛凉疏表，宣肺降气，豁痰止咳。

方解◇咳嗽由于风热外感，邪气束表，表邪未解，当先解表，风热为阳邪，法宜辛凉。方以薄荷梗、牛蒡子、前胡、桔梗、桑叶辛凉疏表；杏仁、枇杷叶、瓜蒌皮宣肺降气，豁痰止咳。诸药配伍为用，共奏辛凉疏表，宣肺降气，豁痰止咳之功。

主治◇风热咳嗽、痰路不爽、口干，初起或身热头痛，或微恶风寒，舌红苔薄白，或薄白而干、脉浮滑数。

加减◇随证加减，如痰盛加贝母9克，热盛加黄芩9克；初起微恶风寒，加防风、荆芥各9克；表邪化热，或肺热炽盛，身热较高。加连翘12克，黄芩9克；热伤津液口渴，加芦根15克，知母9克，天花粉12克；肺热盛气上逆，咳频气促，加黄芩9克，桑白皮12克，苇茎15克，热灼肺津成痰，痰黄稠黏，加贝母12克，冬瓜仁15克，海浮石18克，千层纸6克，苇茎18克；肺热上蒸咽喉，咽红肿作痛，加大青叶、黄芩各9克，土牛膝根15克，玄参12克；脾湿内蕴，夹痰饮上逆，痰稀呕吐，加法半夏9克，橘红3克，盐水炒竹茹6克，吴茱萸水炒川连4.5克。

疗效◇屡用效佳。

10.4 张氏止嗽散

来源◇张梦侬，《临症会要》

组成◇冬桑叶、杏仁泥、炒枳壳、前胡、甘草各10克，桔梗6克。

用法◇水煎服，每日1剂，日服3次。可续服3~5剂。

功用◇辛凉轻清宣散。

方解◇因肺所生病，为咳嗽上气、喘渴、烦心、胸满等证，故方用冬桑叶之气味甘寒，祛风燥湿，走肺络而宣肺气；同杏仁之气味辛甘苦温而利，除风散寒，解肌泻肺，降气行痰为主，佐以桔梗之气味苦辛而平入肺，泻热散寒，开胸利膈，行气消痰，合前胡之气味辛甘苦微寒，畅肺气，解风寒，理胸腹，下气降火，消痰止咳，加枳壳之气味甘苦微寒，化痰行气，止喘散结，消胀治咳，更用甘草之气味甘平中和，泻心火而补脾胃，以资肺气生化之源而保护肺脏。本方药仅6味，是合桑杏汤、甘橘汤、枳桔汤等方加减组合而成。配伍为用，共奏辛凉疏表，理气化痰，降逆止咳之功。

主治◊咳嗽、气逆、作呛、喉痒。无论外感六淫，或内伤等各种原因犯肺所致的咳嗽均可用之。

加减◊随证加减，可通治各种咳嗽。

⑴ 风咳：咳声清高，痰少，舌红苔白薄，脉浮数，加薄荷6克，牛蒡子10克（炒打），辛凉以散风邪。

⑵ 寒咳：咳声稍重，痰不易出，色白，苔白薄，脉浮紧，或有头痛；加紫苏、陈皮各10克，辛温以散寒。

⑶ 湿咳：咳声重浊，痰白不稠，或头闷身重，苔白厚腻滑，脉缓细，加苍术6克，厚朴、陈皮、茯苓、法半夏各10克，辛温甘淡以祛湿。

⑷ 热咳：痰胶黏稠，色黄，或胸中隐痛，舌红苔白或黄，脉洪数，加马兜铃、天花粉各10克，鲜苇根30克，川贝母6克（研冲），轻苦微辛微寒以清热。

⑸ 燥咳：咳声清扬，痰少难出，多有喉舌干燥，津液不足，舌红，苔少不润，脉浮涩，加沙参、贝母、瓜蒌皮、知母、陈皮各10克，甘微苦寒轻剂以化痰生津润燥。

⑹ 火咳：干咳无痰，气上冲喉，口干，舌燥，苔白薄或黄而不润，脉多洪数，加天门冬、玄参、知母、天花粉各12克，生石膏15克，苦、甘寒以泻火滋阴。

⑺ 瘀血咳：咳嗽痰少，痰中时带血丝或血点，胸肋及胁间时发刺痛，舌尖或舌边有明显瘀血点，加紫菀、茜草、降香、鹿角霜各10克，桃仁泥6克，血竭粉、三七粉各3~6克（冲服）等味，以消瘀活血。

⑻ 老痰咳：痰胶色黑凝结成团，咳不易出，如吐在水中即沉于水底，口燥咽干，若饮开水则痰易出，老年及平时有吸烟嗜好者，多有此痰。加旋覆花、芒硝、捣瓜蒌子各10克，青黛拌蛤粉、海浮石粉各15克。亦可在每日饭后吞服礞石滚痰丸3克，每日1次。切忌辛温燥热之药，只宜用此等咸寒、辛甘寒之味，逐渐化除。

⑼ 寒湿咳：痰稀色白，咳不易出，得热则咳缓，遇寒则咳剧，苔白舌淡，肺浮紧或沉迟，加陈皮、法半夏、白茯苓各9克，干姜、桂枝各5克，辛温甘淡以散寒除湿。

疗效◊长期使用，疗效颇佳。

附记◊本方名为编者拟加。本方为治一般咳嗽的通用方，亦可作为治疗各种咳嗽的基本方，随证加减，可适用于各种咳嗽。验之临床，确有良效。

10.5 清肺理脾镇咳汤

来源◊熊寥笙，《中国中医药报》1990年

组成◊杏仁、茯苓、法半夏、陈皮各12克，甘草3克，桔梗9克，前胡12克，苏

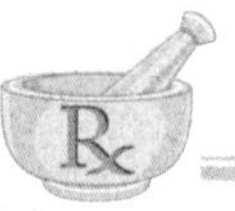

梗 9 克，炙枇杷叶 12 克。

用法 ◊ 用水适量煎药，每日 1 剂，日服 3 次，早、中、晚各服 1 次，空腹服。

功用 ◊ 清肺理脾，镇咳豁痰。

方解 ◊ 本方以杏仁宣肺清天气，法半夏燥脾洁地气，茯苓健脾利湿；陈皮理气化痰；甘草、桔梗利咽祛痰；前胡、苏梗疏风降气；枇杷叶清肺和胃，共奏清肺、理脾、镇咳、豁痰之功。张三锡云："诸病易治，咳嗽难医。"徐大春著《咳嗽难医论》："诣其研求咳嗽治法，40 余年而后稍能措手。"可见咳嗽之治，实为棘手。不佞治医六十余载，因咳嗽病为四季之常见病，积六十余年之经验，深知五脏六腑皆令人咳，而以治肺治脾为关键，以肺为金主天气，脾为土主地气，如能保持天洁地洁，肺脾二脏气化调和，卫气固密，则脾不生痰，肺不贮痰，外邪难侵，何咳嗽之有？夫治病求本，辨证论治，为中医治咳之特色，咳嗽辨证要点，在于以脾湿、肺燥两端溯其源，六淫七情所伤探其因，人体之阴阳虚实究其本，病之寒热虚实辨其证，循此制方用药，则药随病变，病随药除，而无一成不变之方可寻。如以一方一法统治咳嗽，不加辨证，必致病随药变，药不对症，遂致迁延时日，历久难愈，咳嗽难医，职是故耳。

主治 ◊ 风寒侵肺，咳嗽气逆，口干咽痒，咳吐痰涎。

加减 ◊ 往来寒热去苏梗，加柴胡 12 克；口苦加黄芩 9 克；胸闷加枳壳 12 克；气喘去柴胡加苏梗 9 克，厚朴 12 克；痰稠加海蛤粉，海浮石各 9 克；久咳加紫菀，款冬花各 12 克。

疗效 ◊ 屡用屡验，效果甚佳。

附记 ◊ 熊氏用药经验：本方探讨了治咳之机理，提供治咳参考。愚者千虑或有一得，非敢言经验也。尤有言者，治咳之要，务须辨证选方，辨证用药，一般套方套药，切忌迷信服用。制方用药大法，外感咳嗽药不宜静，静者留邪不解，变生他病。内伤咳嗽药不宜动，动则虚火不宁，燥咳愈甚。外感风寒宜辛甘疏邪，忌寒凉收敛。内伤燥热宜甘寒润肺，忌辛香燥烈。外感久咳则火热，内伤久咳则火炎。俱宜开郁润燥，凡此均宜详审，不可粗心大意。

10.6 鱼蛤石花汤

来源 ◊ 马荫笃，《中国中医药报》1990 年

组成 ◊ 生石膏 30 克，鱼腥草、双花各 15 克，海蛤粉、北沙参、杏仁、前胡各 10 克，川贝母、木蝴蝶、橘红各 6 克。

用法 ◊ 水煎服、每日 1 剂，日服 3 次。

功用 ◊ 清热宣肺，化痰止咳。

方解 ◊ 方中鱼腥草味辛性微寒，有清热解毒、化痰止咳之功，凡因肺热而引起咳喘、吐脓痰者（肺炎、肺脓疡），用之皆有特效；双花、生石膏清热泻火、

止渴除烦；海蛤粉，川贝母化痰散结，善治痰喘火咳；前胡、杏仁宣散风热，止咳平喘；沙参润肺生津；橘红理气祛痰，兼除喉中之痒；木蝴蝶清肺开窍，理气利水而止咳，亦是治疗百日咳的有效药物。诸药配伍为用，共奏清热宣肺，化痰止咳之功。

主治 小儿咳嗽、实热哮喘、肺炎，尤其是病毒性肺炎疗效更佳。

疗效 临床屡用，效果甚好。

附记 凡虚寒证禁用本方。

10.7 解郁宣肺止咳方

来源 汪新象，《中国中医药报》1990年

组成 柴胡、黄芩各12克，半夏10克，细辛6克，五味子、生姜（或干姜）、杏仁、枳壳各10克，甘草6克。

用法 水煎服，每日1剂，日服3次。

功用 解郁散邪，宣肺止咳。

方解 本方适应证以咳嗽，病程较长，夜咳为甚，吐清稀泡沫痰，苔薄白（黄）而稠，脉弦等为主要证候的患者，其病机乃邪郁少阳、导致三焦气机郁遏、肺气失宣，故法当疏畅三焦气机，解郁散邪，宣肺止咳为治。方用柴胡、黄芩、枳壳和解少阳，疏畅气机，解郁散火；半夏、生姜、细辛、五味子温肺散寒，化痰止咳；杏仁降肺气平喘咳；甘草和中。全方意在解郁、宣肺、止咳。气郁解而邪散，外邪散则肺气宣而咳嗽自止。肺主宣降，肝主疏泄，三焦乃气机水火的升降，而肺的宣降靠肝的疏泄和三焦遏降调节。肝胆互为表里，胆与三焦同属少阳而司相火，其气机郁遏，相火不得泄越，化为邪火上逆于肺，则咳嗽作矣。故有“久咳不已，三焦受之”，“夜咳三焦火”之说，故当以清解三焦郁火，温肺散寒为法。

本证属外感咳嗽，故“小柴胡汤”去参、枣之外，加枳壳助柴芩以宣畅气机而清解郁火，加杏仁降肺气，配柴胡降浊升清。清稀泡沫痰属肺通水道功能失调的表现，故加细辛，配姜、夏既能温化清稀泡沫之寒痰，又助通调水道之功；再加五味子之酸敛以防姜、辛之辛散，且姜、辛，味同用，收散并举，相反相成，发挥温肺化痰，敛肺止咳之作用。

主治 外感咳嗽，症见夜间咳甚或昼夜阵咳，吐泡沫痰，或清稀痰，苔薄白或薄黄而润，舌质正常或偏红，脉弦细、弦数或弦。病程一周以上，伴有“少阳病，但见一证”的患者其效颇佳。

加减 春加荆芥、薄荷、防风；夏加香薷、厚朴、陈皮；秋加苏叶、前胡、桔梗；冬加麻黄、桂枝；久咳不已加罂粟壳、丹参、桃仁；咳而遗溺者加黄芪、益智仁；喉痒者加牛蒡子、蝉衣。

疗效 临床屡用，其效颇佳。

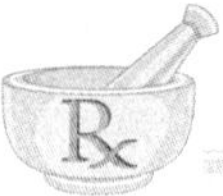

10.8 桑薄清宣汤

来源◇张珍玉，《中国中医药报》1990 年

组成◇霜桑叶 6 克，薄荷 4 克，炒杏仁 3 克，桔梗、陈皮、枳壳、紫菀各 4 克，生白芍、甘草各 3 克。

用法◇上药用 300 毫升水煎至头开时加薄荷再煎 15 分钟，倒出，再加水 150~200 毫升煎 15 分钟倒出，与头煎混合，分服。本方剂量适合于 6 岁以下，周岁以上患儿。3 岁以下每服 1 勺（约 20 毫升），每日 3~4 次，每隔 4~6 小时一次。3 岁以上每服 2 勺，日二次。

功用◇清宣外邪，化痰止咳。

方解◇今日小儿，饮食多肥甘有余，而致积痰内生；衣着多温厚太过，易郁闷生热；其体质多偏阳盛，故风寒外袭，虽为阴邪，但易以热化，内闭肺气，引发伏痰。因此，小儿咳嗽当以清宣化痰为主。据今日小儿特点，一般不宜辛温宣发，故而以桑叶，薄荷轻清宣透，达邪而不伤阴；配以宣肺祛痰止咳杏仁、桔梗，使宣降适宜，紫菀性温而不热，质油而不燥，辛发苦降，既助桑叶、薄荷之宣，又佐杏仁、枳壳之降，宣不伤阴，降不耗气，痰消邪去，枳壳与桔梗为伍，一升一降，则痰消气降。枳壳虽味苦性寒合陈皮之辛温芳香，辛温与苦寒相抑配伍，意在避其芳香化燥、苦寒败胃之害，而彰其行气化痰之效，及断生痰之源之功。生白芍一味，味酸敛阴，与桑叶、薄荷为伍，宣散祛邪而不动摇稚阴，且敛阴益阴而不敛邪，兼能清热。故本方组成宣中寓降，降中主宣，共奏轻宣清肺、消痰止咳之效。

主治◇小儿外感咳嗽。

加减◇若发热可加金银花 9 克；咽喉痛加牛蒡子 4 克，川贝母 3 克；不思饮食加炒麦芽 6 克。

疗效◇临床屡用，奏效颇捷，多 1 剂知，2 剂已。

附记◇本方配伍丝丝入扣，切合病情，是治疗小儿感冒咳嗽的有效方剂。验之临床，多应手取效。用治成人外感咳嗽，依本方酌加剂量，效果亦佳。

10.9 锄云止咳汤

来源◇岳美中，《岳美中医案》

组成◇荆芥 6 克，前胡 9 克，白前 6 克，杏仁、贝母各 9 克，化橘红 6 克，连翘、百部草、紫菀各 9 克，桔梗 6 克，甘草 3 克，芦根 24 克。

用法◇水煎服，每日 1 剂，日服 3 次。

功用◇疏风清肺，化痰止嗽。

方解◇气管炎，多由感冒引起，治不得法，或强制其咳，或兜涩其痰，往往造成慢性，久咳不愈。此方之义，以荆芥疏散积久之风痰；前胡下气除痰；白前祛深在之痰；浙贝母治外感咳嗽，合杏仁利肺气，有互相促进作用；橘红咳而喉痒者必用；连翘、甘草解毒；百部草镇咳；桔梗利膈排痰；茅根清肺热；紫菀治伤风痰咳。诸药合力共奏止嗽之功。

主治 气管炎，咳嗽夜甚，喉痒，胸闷，多痰，日久不愈。

加减 痰多微喘，加海浮石 9 克，紫苏子 9 克。

疗效 屡用屡验，效果甚佳。

10.10 锄云利肺汤

来源 岳美中，《岳美中医案》

组成 沙参 9 克，马兜铃 6 克，山药 9 克，牛蒡子、桔梗、枳壳各 6 克，化橘红 4.5 克，杏仁、贝母各 9 克，白薇 6 克，甘草 3 克。

用法 水煎服，每日 1 剂，日服 3 次。

功用 益肺疏瀹、豁痰、止嗽。

方解 方用沙参补益肺气，马兜铃开豁结痰，是一阖一辟；用山药补虚羸，牛蒡子散结气，是一补一泻；用桔梗引气排痰，枳壳下气止逆，是一升一降，这六味药相反相成，在相互制约之下能起到相互促进的作用。更用橘红止喉痒；白薇通鼻塞；杏仁、贝母止咳化痰；甘草亦有祛痰功效。所以对咯痰不爽、久不能愈之咳嗽症，服之如沟渠壅塞而得到疏通，气展痰豁，指日而咳症得愈。

主治 感冒后咳嗽，咯痰不爽，喉一痒，咳即作，早起尤甚，胸闷鼻塞，脉数舌红。

疗效 屡用神验。

10.11 七味清肺饮

来源 吴圣农，《名医特色经验精华》

组成 黄连 3 克，黄芩 6 克，冬瓜子 15 克，黛蛤散 30 克，鱼腥草 30 克，生川军 6 克。

用法 水煎服，每日 1 剂，日服 3 次。

功用 清热消炎，化痰止咳。

方解 本证皆因肺部感染而致，故方用黄连、黄芩、鱼腥草清热解毒抗感染；冬瓜子清肺化痰；黛蛤散（青黛、蛤粉）降肝火，泄肺火，化痰止咳；生川军通腑泻热，肺与大肠相表里，通利大肠，肺热可降。诸药合用，有较强的清热消炎作用，用于肺部感染诸症最为得宜。

主治 以发热、剧咳、痰多、胸闷、气急为主症的慢性支气管炎继发感染。

疗效 多年使用，效果甚佳。

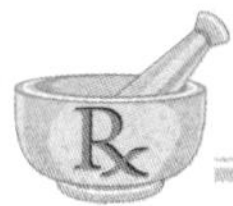

10.12 前芒汤

来源◇李雪丽，《新中医》（7）1987 年

组成◇芒果核（或叶）30 克，布渣叶 15 克，前胡、杏仁、桃仁各 12 克，桔梗、款冬花、浙贝母各 10 克，枳壳 10 克，冬瓜仁 20 克，鱼腥草、莱菔子各 25 克。

用法◇上药加水三碗半煎至八分，3 小时后药渣加水再煎，每日 1 剂，日服 3 次。

功用◇清热宣肺，化痰理气，消滞止咳。

方解◇本证多因外感咳嗽，或经治后尚有余邪，此时又进辛燥、肥腻、液补食物，使外邪停滞肺胃，致脾不能为胃行其津液，积液为痰，积湿为浊，痰浊阻滞胸阳，凝聚三焦，肺络不宣，气道不畅，上逆而咳，又因素嗜辛热、肥腻，肺胃多有蕴热藏湿，一旦风邪入侵，肺俞受之，留连不解，引动伏邪，酿成本证。本证多见于青壮年，且男多于女。此与一般风寒、风热等咳嗽有不同之处，每逢民间节日之后，为犯甚多。本方治疗此类咳嗽针对性强。方用芒果核（或叶）、布渣叶入肺胃二经，能消食痰；前胡、桔梗、浙贝母、鱼腥草、杏仁宣清肺热，化痰止咳；桃仁、枳壳、莱菔子疏通三焦气机，宣透肺络，使痰浊速向上下排出，从而达到清热宣肺、化痰理气、消滞止咳之功效。

主治◇外感咳嗽夹食滞。症见咳嗽、胸闷。痰黄黏稠，咯而不爽，厌食口苦，大便积臭或硬结，小便黄或微有恶风、发热、舌偏红、苔黄腻或白厚、脉浮滑。

加减◇若发热者加黄芩、连翘；痰浓稠难咳出者加栝蒌仁；咳甚加百部、桑白皮；舌苔黄腻，大便硬者加大黄、花粉；白细胞偏高者，加红条紫草 15 克。

疗效◇治疗 300 例，均获痊愈。一般服药 4~6 剂即可痊愈。

附记◇红条紫草既能透疹，清热解毒、滑肠，必能宣透肺络，经数年临床观察使用，本品对邪热内闭肺络（白细胞偏高的）确有明显效果。

10.13 麻杏地鱼汤

来源◇孔炳耀，《新中医》（4）1991 年

组成◇麻黄 3~10 克，北杏仁、地龙各 6~12 克，鱼腥草 12~50 克。

用法◇水煎服，每日 1 剂，日服 3 次。

功用◇解表散寒，清热解毒，止咳除痰。

方解◇多因小儿脏气未固，老人脏气已衰，均易受风寒侵袭；小儿纯阳之体，邪易化热，老人阴阳平衡功能相对虚弱，邪亦易寒化或热化，一旦风寒外束，宣泄失调而邪困化热。因此，少儿和老人最易形成外寒内热之证。方中以麻黄、杏仁解表散寒，宣肺止咳；地龙咸寒，有解热镇静、舒张支气管作用，临床上有单味用于支气管喘息的治疗；鱼腥草辛寒，清热解毒止咳，对多种

致病菌有抑制作用。全方辛温、辛寒并用，以辛寒为主，加入麻黄辛温，使表寒得解，配合地龙舒张支气管作用，解痉止咳，以助除痰，使内蕴邪热得以驱除，达到轻可去实的功效。

主治 ◊ 急、慢性支气管炎，即中医的外感咳嗽（风寒、风热咳嗽）和内伤咳嗽（痰湿，肺肾虚咳嗽）。

加减 ◊ 如属风寒加款冬花、紫菀、白前、射干等；风热加连翘、桑叶、枇杷叶、前胡等；痰热加黄芩、栝蒌皮、桑白皮、芦根等；痰饮加法半夏、陈皮、白芥子、细辛等；肺阴虚加沙参、麦冬、芦根、百合等；肺气虚加党参、白术、款冬花、百部等；肾虚加苏子、党参、陈皮、巴戟天等。

疗效 ◊ 治疗100例（其中外感咳嗽77例，内伤咳嗽23例），服药一周后，结果痊愈68例，有效24例，无效8例，总有效率为92.2%。其中风热咳嗽有效率100%，痰热咳嗽有效率为91.7%，而其他类型的咳嗽效果稍差。因本方辛开解痉，以助邪热宣泄，因此对风热咳嗽效果最佳。

10.14 速效止咳方

来源 ◊ 张孟林，《中国中医秘方大全》

组成 ◊ 炙款冬花，炙僵蚕各8~12克，川贝母、炙罂粟壳各4~6克，桔梗6~8克，炙全蝎1~2克。

用法 ◊ 水煎服，每日1剂，日服3次。

功用 ◊ 祛风化痰，止咳利咽。

方解 ◊ 本方对寒热虚实的咳嗽均能治疗，尤以久咳不止更为适合。方中款冬花、川贝母止咳化痰作用较强，虚实咳嗽均宜；僵蚕、全蝎具有熄风解痉，化痰散结之功；桔梗祛痰止咳，利咽开音；罂粟壳收敛肺气，不因久咳而耗散，对久咳虚嗽堪称良药。

主治 ◊ 各种类型的咳嗽。

加减 ◊ 风寒咳嗽加杏仁、生姜；风热咳嗽加桑叶、连翘；风痰咳嗽加制南星、天竺黄；肺虚咳嗽加太子参、百合；肾虚咳嗽加仙茅、核桃肉。

疗效 ◊ 治疗198例，结果表明1~2天咳止的有136例（占68.6%）；3~5天咳止的有60例（占30.3%），无效2例（占1.1%），总有效率达98.9%。

附记 ◊ 对急性支气管炎，方中罂粟壳一味可除之或少用为宜。

10.15 沙参银菊汤

来源 ◊ 钟一棠，《名医治验良方》

组成 ◊ 南、北沙参各15克，金银花20克，菊花10克，薄荷6克（后下），杏仁10克，清甘草2克。

用法 ◊ 每日1剂，水煎两次，头煎用冷水约500毫升，先浸泡20分钟，然后煮沸

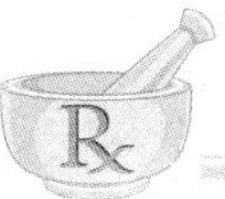

5~6分钟即可；二煎加冷水约400毫升，煮沸5分钟，勿过煮。两汁混合，日分2~3次服。亦可将药物放入热水瓶中，用沸水冲泡1小时后代茶饮服。

功用◊疏散风热，养阴清肺。

方解◊本方所治之证乃风热外邪入侵肺系所致。风热之邪最易犯肺伤津，致口干，咽痛，喉痒，舌红；肺失宣降则咳嗽气急；初起邪正相争，故有发热恶风寒、头痛等。治宜轻宣风热，清肺养阴之法，使风热之邪疏散，肺气得以宣畅，则诸症自愈。方中南、北沙参清肺养阴，化痰止咳；金银花、菊花甘凉轻宣，疏散风热，同为主药；薄荷、杏仁、甘草清热透散，宣肺止咳，共为辅佐药。诸药配伍，共奏轻宣透表，疏散风热，养阴清肺，化痰止咳之功。

主治◊上呼吸道感染，气管—支气管炎，慢性支气管炎伴感染等。症见发热恶寒，头痛口干，喉痒咽痛，咳嗽或气急，舌质偏红，脉数。

加减◊咽喉肿痛者，去杏仁，加元参20克，桔梗6克，蝉衣10克；肺热偏盛，体温较高可加重沙参、金银花、菊花用量，或改用野菊花15克，或加黄芩15克，蒲公英30克；咳嗽较剧去薄荷加前胡、象贝各15克；气急较甚去薄荷，加枇杷叶15克（包），地龙10克；宿有痰饮去薄荷，加清半夏20克，茯苓18克，芦根20克。

疗效◊多年使用，屡试屡验，疗效较为满意。

附记◊钟氏提出可采用“沸水冲泡服法”值得效法。因解表剂多数清香易挥发，久煎会影响药效，此一改中药煎煮常法，既方便病家，又可提高疗效。笔者在验证中，证明法简效优，试数例均愈。

10.16 止咳定喘汤

来源◊俞慎初，《名医治验良方》

组成◊蜜麻黄6克，光杏仁5克，炙甘草3克，紫苏子10克，白芥子、葶苈子（布包）、蜜款冬花各6克，蜜橘红5克，结茯苓10克，清半夏6克。

用法◊每日1剂，水煎服，日服2~3次。

功用◊宣肺平喘，止咳祛痰。

方解◊咳喘的发病，每因感受外邪引起。肺主皮毛，为五脏六腑之华盖，外邪袭表，首先犯肺，致清肃失司；若触动内蕴痰浊，痰阻气道，肺失宣降，从而因痰而咳，因咳而喘，咳喘并见。临床上除了出现反复咳嗽外，且伴有呼吸急促，气喘痰鸣。其治从宣肺祛痰入手。方中以麻黄、杏仁、甘草（三拗汤）辛温散邪，宣肺平喘；葶苈子、紫苏子、白芥子三味是取三子养亲汤降气消痰之意。用葶苈子易莱菔子，旨在增强降气消痰平喘之效，与三拗汤配合，一开一降，疗效益彰。古人认为葶苈子是泻肺的峻品，不能轻易使用，但俞氏常以白芥子、紫苏子配合治疗痰多咳喘症，每获良效，亦未发现有任何副作用。方中又增入化痰止咳的款冬花和燥湿化痰的二陈汤诸药，目的是祛除气道痰浊，以达止咳平喘之目的。本方集宣肺、平喘、降气、祛痰、止咳诸法同用于一方，故治风寒咳喘有较好的止咳平喘功效。

主治 急、慢性支气管炎，支气管哮喘或轻度肺气肿，尤对风寒咳喘痰多者有较好的疗效。

加减 若恶寒发热，鼻塞流涕，表证明显者，可酌加荆芥、防风、紫苏叶等；痰黏稠，咯吐不爽者，加桑白皮，浙贝母；胸闷不舒者，加瓜蒌，郁金；如痰黄之咳喘者，可加条黄芩、桑白皮、浙贝母等。

疗效 临床屡用，疗效显著。

附记 本方以外邪束表（尤其风寒束表），痰浊壅肺致肺气不利之咳喘为的据，凡急、慢性支气管炎，支气管哮喘，喘息性支气管炎及轻度肺气肿等，且符合上述病机者，均可选用本方治之。风热，肺热者忌用。

10.17 治咳嗽方

来源 邓铁涛，《邓铁涛临床经验辑要》

组成 百部、紫菀、橘络、海浮石、冬瓜仁、北杏仁各 10 克，五爪龙 20 克，紫苏子、莱菔子各 10 克，甘草 5 克。

用法 每日 1 剂，水煎服，日服 2 次。

功用 降气化痰，宣肺止咳。

主治 咳嗽（支气管炎）。

加减 外感咳嗽加豨莶草 15 克，桑叶 10 克，薄荷 6 克（后下）；食滞咳嗽加布渣叶 15 克，芒果核 10 克；脾虚咳嗽合四君子汤培土生金；暑热咳嗽加莲叶 10 克，扁豆花 10 克，西瓜皮 15 克；秋燥咳嗽加雪梨皮、沙参各 15 克；过食生冷之咳嗽加藿香 10 克，苏叶 6 克，生姜 3 片；痰热咳嗽加黄芩 12 克，瓜蒌 15 克，天竺黄 10 克。

疗效 临床屡用，常获良效。

10.18 辛润理肺汤

来源 丁光迪，《百病中医集验高效良方》

组成 带节麻黄 4 克，带皮杏仁 10 克（去尖），炙甘草 6 克，桔梗 5 克，佛耳草 10 克（包），橘红 5 克，当归 10 克，炮姜 4 克，生姜 1 片。

用法 上药先用清水浸泡 30 分钟，然后煎煮 30 分钟，每剂水煎两次，将两次煎出的药液混合。每日 1 剂，分 2 次温服。

功用 辛凉润肺。

主治 凉燥束肺，气逆干咳。症见干咳无痰，喉中燥痒，痒甚咳甚，晨晚为剧，甚时咳则遗尿，胸膺隐痛，喉声嘶急，或见咯血。舌净苔薄有津，脉细或弦。

加减 如喉中燥痒，频咳不止者，为凉燥郁闭清窍，宜加炒荆芥 5 克，枇杷叶 10

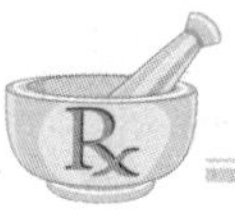

克；如咳而遗尿，为肺气失于收敛，宜加五味子 3 克；如咳引胸痛，是肺气郁闭，宜加广郁金 10 克，桃仁泥 5 克；如兼见咳血者，非火为患，乃频繁咳嗽，震伤络脉，宜加荆芥炭 5 克，广郁金 10 克；由干咳变为咳而有痰，为病情好转之兆，是肺气畅达，驱邪外出的表现，不必加药，若痰多者可加姜半夏 5 克。病情好转，逐渐减少辛散之品。

疗效 ◊ 临床屡用，疗效确凿。一般服 5 剂见效，10~15 剂可愈。

附记 ◊ 本方辨证要点是舌净苔薄，不糙不腻，有津液敷布，脉细或弦，而无数象，虽为干咳，但绝无燥热伤阴之证。笔者验证数例，均在服药 5~15 剂不等而愈。确不失为治疗凉燥干咳的良方。

§11　治慢性支气管炎秘方

11.1　黛麦养肺止咳汤

来源 ◊ 黎炳南，《名医治验良方》

组成 ◊ 青黛 5 克，海蛤粉 30 克，人参 10 克（或党参 20 克），麦冬、五味子各 10 克，细辛 3 克，炙甘草 10 克（小儿用量酌减）。

用法 ◊ 每日 1 剂。上药加清水 3 碗，煎取 1 碗，药渣重煎 1 次。日分 2~3 次服。

功用 ◊ 益气生津，清咽止咳。

方解 ◊ 本方为黛蛤散合生脉散加味而成。生脉散方载《内外伤辨惑论》，有生津养阴之效，对热病后期气津两伤者每可广泛应用。黛蛤散方载《卫生宝鉴》，有清咽除热，化痰去烦之功。方中人参味甘，微苦，性温，能补益元气，固脱生津，李杲称其能补肺中之气，肺气旺则四脏之气皆旺，肺主诸气故也。麦冬气味甘凉，能养阴润肺，清心除烦，是治阴虚咳嗽的要药。五味子味酸性温，可敛肺生津，治咳逆上气，《本草求真》指其为治诸种咳嗽之要药。以上三味，一补、一清、一敛，相辅相成，功效益彰。青黛性味咸寒，有清热，凉血，解毒之能。海蛤粉为咸寒之品，得之则火自降，痰结自消，善治热痰、老痰、顽痰。细辛气味辛温，功在搜剔阴络之邪，祛风止喉痒，增强镇咳之效。咳久者邪据阴络，深潜难除，投之每获捷效。炙甘草益气化痰，调和诸药，尚可合五味子以酸甘化阴。诸药合用，共奏益气养阴、清咽除痰、祛风止咳之功。

主治 ◊ 气阴虚咳嗽（外感后咳嗽），慢性咽喉炎，气管炎等。症见气短神疲，面色苍白，久咳不止，甚或呛咳频频，痰难排出，纳呆多汗，舌淡或嫩红，脉细无力。

加减 ◊ 痰多而稀白，纳呆苔白者，加白术、陈皮、法半夏；咽红，扁桃体增大者，加射干、板蓝根、金银花；其中兼便结者，再加胖大海；素有喘咳（哮喘、痉支）气逆痰多者，加麻黄、桂枝、苏子、葶苈子；若见阵发痉咳，状若百日咳者，加百部，马兜铃；时有低热者，加青蒿、鳖甲；自汗明显者可加黄芪、防风；咽痒甚者，加僵蚕、胆南星、细辛用量酌加；血虚心悸，舌淡脉细者，酌加当归、熟地、丹参。

疗效◊屡用效佳，一般服5剂见效，10~15剂可愈。

附记◊久咳不愈，常见于素体虚弱，或外感病后，此多因气阴不足，正虚邪恋故也。小儿阴阳稚弱之体，尤易罹患。长期咳嗽者，咽部常见充血，但多呈暗红，与外感风热有所不同。若误投苦寒，愈服清凉，则其咳愈甚，不可不知也！

11.2 阳和平喘汤

来源◊胡翘武，《名医治验良方》

组成◊熟地30克，淫羊藿20克，当归10克，麻黄6克，紫石英30克，肉桂3克，白芥子6克，鹿角片20克，五味子4克，桃仁10克，皂角3克。

用法◊每日1剂，水煎服，日分两次温服。

功用◊温肾纳气，化痰调营。

方解◊咳喘之症不离乎肺，缠绵经久，无不由气及血而瘀阻脉络，与瘀血为祟互结一体，阻塞气道，影响气体出入，曰：咳喘益甚而重笃难以向愈也。气主于肺而根于肾，且肺肾又为金水相生之脏，经久咳喘又无不虚体害正，穷必归肾，伤及下元，损及气根，气体吐纳失节，此咳喘又不止于肺也。故老慢支患者无不为痰壅络阻于上，元精内夺于下。肺肾同病，虚实相因诚为其必然也。考王洪绪《外科全生集》之阳和汤，具温阳补虚、散寒通滞之用，虽为阴疽效方，但从其组方配伍观之，于督脉阳虚，寒痰凝滞之咳喘，有补虚泻实，上下同疗之意。然化痰调营尚嫌不足，温纳肾气也需增添。本方以熟地、鹿角片、淫羊藿、肉桂温养肾督，峻补下元，易鹿角胶为鹿角片者，以胶者凝滞有助痰浊之弊。鹿角除秉温补肾督功用外，更具活血通络散滞之用，与熟地相伍、温补精血，可减少胶、地同用黏滞碍膈之嫌；淫羊藿补肾壮阳，肉桂温养命火；紫石英质重色赤，性味甘温，功擅温养下元，主咳逆痰喘，与五味子配用镇摄之力更显，合此六味温而不燥，补而不腻，既摄纳又重镇，为补虚填精求本培元之道。当归养血活血，更具"主咳逆上气"（《本经》）之用；桃仁破血行瘀，是"止咳逆上气"（《别录》）佳品。以此合鹿角片、紫石英，既调营通络，又止咳平喘，皆一药而二得其用之品，为咳喘由气及血，络脉瘀阻不可缺如之味也。白芥子理气豁痰，皂角滑痰通窍，皆辛温入肺之品，为寒痰壅肺痹阻气道首选之药。麻黄宣闭通滞、止咳平喘，与五味子配对，又可一开一合，启闭肺气。且肺金得肾督之温养，治节宣肃之权有复，协同麻黄、五味子，更利气体出纳，痰浊排送。全方虚实

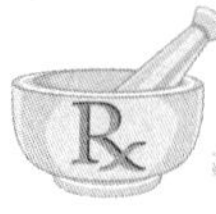

补泻得宜，肺肾上下同疗，为下元虚寒、肺金痰瘀咳喘之良方。

主治◇慢性气管炎，喘息性支气管炎，肺气肿之属肾督虚冷，痰瘀凝滞而致咳喘经久不已者。

加减◇阳虚及阴者，去肉桂，加怀山药20克，山茱萸10克；寒痰化热者，去白芥子，加葶苈子10克，泽漆15克；气急喘甚者，加苏子10克，沉香3克（后下）；大便秘结者加肉苁蓉20克，紫菀20克；胃脘饱满，纳食不馨者，加砂仁6克，二芽（谷芽、麦芽）各30克；痰浊消减者，去白芥子、皂角、加橘红10克，茯苓20克。

疗效◇临床屡用，疗效显著。一般服药5~10剂见效，30剂以上可愈。

11.3 止咳汤

来源◇程爵棠，《临床验方集》

组成◇党参、法半夏、南祝子、紫菀各9克，炒白术、马兜铃、白茯苓各15克，陈皮、干姜各6克，北细辛3克，五味子5克。

用法◇每日1剂，水煎两次，取汁混合，分3次温服。

功用◇健脾益气，化痰止咳。

方解◇本症多因素体气虚，卫外不固，或年老体弱，易受风寒侵袭，郁闭肺窍，而致肺失宣降所引起的咳嗽，或久咳不止，或伴胸闷喘促，或兼风寒表证。本症尤以中老年人和体质肥胖人为多见，且易罹感冒。治宜健脾益气，化痰止咳；方用六君子汤去甘草健脾益气，化痰止咳为君；干姜、细辛、五味子三味为小青龙汤中化痰止咳之主药，共用之为臣，助君药以增强健脾益气，化痰止咳之功，佐以南祝子、紫菀化痰止咳，且紫菀善能降气化痰，又能清肺泄热；马兜铃清热化痰，善降逆气，止咳嗽，故兼之为使。诸药配伍为用，共奏健脾益气、化痰止咳之功。

主治◇气虚咳嗽、咳喘（慢性支气管炎、喘息性支气管炎），症见咳嗽，或咳喘，日久不止，或伴有头痛，发热恶寒，或胸闷喘促，或一身尽痛，脉浮缓无力，舌淡苔薄白或白腻。

加减◇若风寒表证偏重，去紫菀，南祝子，加荆芥、紫苏叶、防风各9克；胸闷去五味子、加炒枳壳、苏梗各9克；若伴见喘促，去南祝子，加苏子6~9克；偏风寒者，加炙麻黄6克，荆芥9克；伴一身尽痛可选加秦艽、桂枝、羌活、独活各9克。

疗效◇治验颇多，疗效显著。如1985年用本方加减治疗气虚咳嗽35例（其中伴喘促者8例），结果，痊愈30例，显效5例，有效率达100%。

附记◇本方系由六君子汤去甘草，加干姜、细辛、五味子、紫菀、南祝子、马兜铃所组成。通过临床反复验证修订而成。据临床观察，二十年来，本人用本方加减治疗气虚咳嗽（慢性支气管炎），气虚咳喘（喘息性支气管炎），治验颇多，一般服5~10剂后即可见效或痊愈，其中治愈率达85%以上。又本方治疗气虚感冒或老年性感冒，只须略作加减，效果亦佳。

11.4 温肾蠲饮汤

来源 龚志贤，《龚志贤临床经验集》

组成 制附片30~60克（先煎1~2小时），干姜、桂枝、法半夏各10克，细辛6克，炙甘草10克。

用法 水煎，日2服。宜温凉服，不宜热服，一剂分2天服完。

功用 暖脾肾，通心阳，温肺化饮，止咳平喘。

方解 此方系从四逆汤加味而来。方中附片温肾阳，散寒湿；干姜温肺化痰；桂枝通阳化气；祛风湿，通经络；法半夏燥湿祛痰，下气散结；细辛温肺祛痰；甘草调和诸药。本方药专力宏，用治老年咳嗽，效果颇佳。

主治 老年咳嗽，反复发作，经年不愈，咳吐白泡沫痰，气喘，短气，不能平卧，动则尤甚，遇冷加剧，舌苔白滑，脉偏弦，两尺不足。

加减 临床多年使用，治验甚多，效果颇佳。

11.5 润燥益阴汤

来源 陈朴庵，《医方新解》

组成 南北沙参各15克，天冬、知母、玄参、生地、枸杞各12克，百部9克，甘草6克。

用法 水煎服，每日1剂，日服2~3次。

功用 清肺祛痰，润肺止咳，滋养肝肾。本方祛痰镇咳作用显著，有一定的解热效力，并有补益和降血糖作用。

方解 病为肺燥，肺阴虚，“阴虚生内热”所致，故方用南沙参清肺祛痰，北沙参润肺生津，共为主药；天冬、百部润肺止咳，均为辅药，生地、知母、枸杞滋肾养肝、皆为佐药；甘草协调诸药为使。诸药合用，共奏清肺祛痰、润肺止咳、滋养肝肾之功效。

主治 肺燥咳嗽，症见发热或午后潮热，咳痰不畅，或痰中带血，心烦口燥，舌红少苔，脉细而数；亦治肝肾阴虚，症见头晕目眩，失眠多梦，腰膝酸软，耳鸣尿频，口渴心烦，苔少脉细等。

疗效 屡用屡验，疗效甚佳。

附记 临床实践观察，本方用于治疗百日咳等外感病症，肺结核、糖尿病等内伤疾患和因化学疗法及放射治疗所引起的白细胞下降，或血小板减少等病症，效果亦佳。

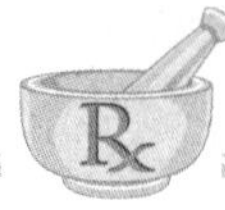

11.6 久咳丸

来源 朱良春，《名医特色经验精华》

组成 五味子 50 克，罂粟壳 600 克，枯矾 30 克，杏仁 72 克。

用法 上药共研细末，炼蜜为丸如绿豆大，贮瓶备用。每服 10～15 粒，1 日服 2 次，白糖开水送服。如有外邪发热者，暂勿用之。

功用 定喘止咳，收敛肺气。

方解 本方系根据《卫生宝鉴》五味子丸及《普济方》治痰嗽并喘方加味而成。方中五味子敛肺、滋肾、生津、止咳；罂粟壳收敛肺气；枯矾长于消炎燥湿；杏仁专能止咳润肺。四药合用，有相辅相成之功、力专效宏之用。凡慢性气管炎久咳不已者，用之多效。

主治 慢性久咳。

疗效 屡用神效。

11.7 降气化痰汤

来源 王季儒，《肘后积余集》

组成 杏仁 10 克，苏子 9 克，瓜蒌 30 克，川楝子 6 克，元胡 9 克，龙胆草 6 克，石斛 12 克，旋覆花、代赭石各 9 克，甘草 3 克，枳壳 5 克。

用法 水煎服，每日 1 剂，日服 3 次。

功用 止咳降逆。

方解 肝火犯肺之咳嗽必须降气平肝以止咳。方用杏仁、苏子降气止咳；瓜蒌、枳壳宽胸化痰；旋覆花、代赭石、川楝子、元胡平肝止痛；龙胆草清肝热；石斛养肝阴；甘草缓肝急，合之共奏止咳降逆之功效。

主治 肝火犯肺，气逆咳嗽，咳则胁下作痛，舌红咽干，脉弦数。

疗效 屡用皆有良效。

附记 《素问·咳论》云："肝咳之状，咳则两胁下痛。"此为肝火犯肺所致，治宜疏肝清热，止咳化痰，本方正符合病机，故用之多效。

11.8 清肺宁咳方

来源 文子源，《临症见解》

组成 黄芩、马兜铃各 9 克，桑白皮、瓜蒌皮各 12 克，杏仁 9 克，枇杷叶 12 克，桔梗、牛蒡子各 9 克，甘草 3 克。

用法 水煎服，每日 1 剂，日服 3 次。

功用 清肺化痰，降气止咳。

方解 肺为娇脏，若肺热内炽，热灼肺金，气不宣降而上逆而致咳嗽，故方中以黄芩、马兜铃苦寒以清肺热；桑白皮、瓜蒌皮、杏仁、枇杷叶宣肺降气止咳；

牛蒡子、桔梗、甘草辛凉宣开疏肺利咽。诸药配伍为用，共奏清肺化痰、降气止咳之功。

主治 ◊ 肺热咳嗽，症见咳嗽、痰黄稠黏、喉干咽痛、胸烦闷热、呼吸粗促、咳声高亢、舌红、苔黄糙、脉滑数或洪大而数。

加减 ◊ 若热盛气喘、肺热内困，加葶苈9克，苇茎30克，冬瓜仁18克，生薏仁15克，生石膏18克；夹有表邪，发热头痛，加荆芥9克，野菊花15克，连翘，金银花各12克；肺胃蕴热，痰气不利，痰黄胶黏，加山栀9克，冬瓜仁18克，海浮石、海蛤壳各30克，莱菔子9克，千层纸6克；热邪夹痰、郁结肺络，胸胁间闷痛，加郁金9克，冬瓜仁12克，枳壳9克，橘红1.5克；热盛伤及肺络，咳痰带血，加黑山栀12克，白茅根18克，仙鹤草15克，侧柏叶12克；肺热咽喉肿痛，加玄参12克，土牛膝根21克，板蓝根15克，金银花12克；热毒炽盛，内壅肺胃，侵入营分，舌红绛，苔少，脉细数，加生地15克，青天葵12克，川黄连9克，金银花12克；肺热下行大肠，下痢腹泻，加煨葛根9克，大豆卷12克，火炭母15克；大便秘结，数天未解，加大黄9克（后下），玄参12克；肺热下输膀胱，小便黄赤短少，加生薏仁15克，木通9克，滑石15克。

疗效 ◊ 临床屡用，疗效显著。

11.9 滋阴宣肺汤

来源 ◊ 陈德才，《中国中医秘方大全》

组成 ◊ 南北沙参各20克，法半夏7克，天冬、麦冬各20克，杏仁、麻黄、川朴各7克，桔梗6克。

用法 ◊ 水煎服，每日1剂，日服3次。

功用 ◊ 滋阴，宣肺，化痰止咳。

方解 ◊ 病证属阴虚，故方用南北沙参，天麦冬养肺阴；麻黄，桔梗宣肺化痰；杏仁止咳化痰；川朴、法半夏燥湿化痰，合而用之，共奏滋阴宣肺，化痰止咳之功。

主治 ◊ 慢性支气管炎（阴虚型慢性咳嗽）。

加减 ◊ 神疲乏力加太子参15克；舌苔黄干，渴欲冷饮，加连翘、鱼腥草各15克；久咳不止无痰者加罂粟壳、枣仁各10克。

疗效 ◊ 治疗68例小儿气管炎，用3剂而愈者17例，5剂而愈者33例，8剂而愈者13例，无效者5例。

附记 ◊ 方中罂粟壳，对非久咳无痰者不用，其用量也应根据年龄、体质、病情有所增减。

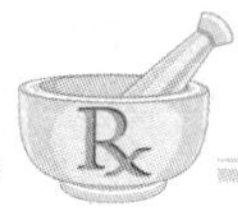

11.10 补气化痰汤

来源 李绍南,《中国中医药报》

组成 黄芪45~60克,桔梗、杏仁、紫菀、甘草各9克,沙参24克,云茯苓10克,百合、半夏各12克。

用法 水煎服,每日1剂,日服2次。

功用 补气平喘,止咳化痰。

方解 方名取义于丹溪谓“善治痰者不治痰而治气,气顺则一身之津液随气而顺矣”。方用黄芪补气而固表,得桔梗、沙参能滋补肺虚而不黏腻,并使肺气肃降而痰化;紫菀,百合养肺而降气逆,杏仁利肺止咳,半夏、甘草化痰而和中。总之本方是一张清肃滋养,运行两施,补而不滞之良方。

主治 慢性支气管炎、肺气肿、肺肾亏损、缠绵不愈者。

加减 咳嗽痰稀,舌苔白滑,加白术12克,桂枝6克,橘红9克;咳嗽痰稠而黄,加苏子、前胡各9克,蛤粉15克,川贝母6克;干咳无痰,加枇杷叶12克,百部9克;憋轻喘重,加枸杞子15克,补骨脂10克,五味子9克,胡桃肉30克,有时合苓桂术甘汤以化饮,或合都气丸,以纳气归肾,使子母均健,从而达到治肺的目的。

疗效 临床屡用,疗效颇著。

附记 李氏通过临床实践,找出久咳痰喘的发病规律,冬日加重,夏天即轻(但也有夏日加重),认为气温的高低与肺脏生理功能活动有莫大关系,暑天气温几乎与常人体温相等,而肺在这种无外寒侵袭威胁,气温适宜情况下,宜休息滋养,根据虚则补其母或母子兼顾及春夏养阳,秋冬养阴,治实必顾虚,治虚必顾实,实喘治肺,虚喘治肾的原则,治标用补气化痰汤,治本用三补汤(见下方)。补气化痰汤平时可常服,或冬春之季服用,夏季发作时亦可加减服此方,疗效较佳。三补汤主要用于冬病夏治法,于“三伏天”服用,需长期坚持服药,方能达到止咳化痰、平喘根治之目的。

11.11 三补汤

来源 李绍南,《中国中医药报》

组成 熟地24克,山药、白术、天冬各15克,半夏、紫菀各9克,百合12克,龙、牡各24克,五味子12克,枣仁15克,莲子肉、补骨脂各12克,白芍、沙参、枸杞子各15克,川贝母6克,云苓12克,冬虫草9克,胡桃肉30克,磁石、甘草、人参(单煎兑入)、鹿角胶(单煎兑入)各9克。

用法 “三伏天”服用。水煎服,每日1剂,日服3次,连服15~20剂。

功用 止咳、化痰、平喘。

方解 方中以天冬、半夏、紫菀、百合、沙参、冬虫草、川贝母养肺化痰止咳;党参、云苓、白术、山药、砂仁健脾和胃，化饮祛痰；熟地、枸杞、补骨脂、鹿角胶、五味子、胡桃肉、磁石补肾纳气；白芍、龙牡、莲子肉、枣仁、甘草助心阳而敛肝阴，潜纳浮越之气，使肾气归元，而不上浮以定喘也。

主治◊慢性支气管炎、支气管哮喘、肺气肿及肺心病等。

疗效◊临床屡用，疗效颇著。

11.12 清肺润燥方

来源◊文子源，《临症见解》

组成◊桑叶、杏仁各9克，雪梨干15克，山栀皮6克，桔梗、龙利叶各9克，甘草3克，川贝母9克，枇杷叶12克。

用法◊水煎服，每日1剂，日服3次。

功用◊清肺润燥，利气止咳。

方解◊清代叶香岩说："燥自上伤，肺气受病。"沈光峰说："火未有不燥，而燥未有不从火来。"肺受燥气而致咳。由于燥热伤津，肺津液耗损，或过食干燥食物，胃热蒸肺，肺燥津伤，清气不降，反而上逆作咳，经云："燥者润之"。治宜清热润燥，宣肺降气。故方中以桑叶、山栀皮、桔梗辛凉微苦，清热宣肺。雪梨干、龙利叶、甘草甘凉清肺润燥；杏仁、枇杷叶、川贝母利气止咳。诸药配伍为用，共奏清肺润燥，利气止咳之功效。

主治◊肺燥干咳无痰，咳声高亢短促，舌红干或红绛，苔薄黄干，脉弦数。

加减◊若燥热盛，口干渴，加生石膏、黄芩各9克；热盛肺燥，灼液成痰，咳嗽痰黏稠，难以咯出，口干，舌绛苔黄，脉滑数，加黄芩、青天葵各9克；气逆，咳短促无痰，声高音哑，加黄芩、马兜铃各9克，荠尼12克，竹蜂6只，蜂房6克；久咳气促痰稠，燥与痰凝，肺失清降，反而上逆，加苏子9克，蜜蒸百部12克，蜜炙款冬花、旋覆花各9克；久咳肺燥脾虚，干咳无痰，面色㿠白，胃纳减少，加怀山药15克，莲肉12克，西洋参9克（重用孩儿参或党参亦可），茯苓9克。

疗效◊临床屡用，疗效显著。

11.13 温肺润燥方

来源◊文子源，《临症见解》

组成◊蒸百部12克，蜜炙紫菀、蜜炙款冬花各9克，杏仁12克，橘络1.5克，桔梗9克，甘草3克，冰糖9克。

用法◊水煎服，每日1剂，日服3次。

功用◊温肺润燥，降气止咳。

方解◊燥在四季属于秋，秋伤于燥，多生咳嗽。但燥咳有两种。受秋凉之气，入肺而致咳嗽，属凉燥，与风寒咳嗽相似，即本症；如至秋天继夏天之后，火之

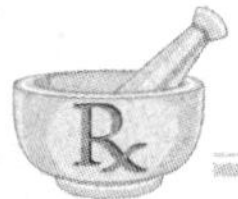

余热未熄，入肺而致咳嗽，属温燥，与肺热咳嗽相似，即上症。经云："凉者温之。""燥者润之。"治宜温肺润燥。肺恶寒冷而喜温润，久咳肺气虚弱，燥咳不止，故方中以百部、紫菀、款冬花温肺润燥；以杏仁、桔梗、甘草开气利气；冰糖甘润利气。冰糖、款冬花为治干咳单方，合温润降气止咳各药，则肺得温润，气得通降，则咳自止。合而用之，共奏温肺润燥、降气止咳之功。

主治 肺燥干咳无痰，或痰稀而少，喉间干痒，咳甚胸肋掣痛，脉弦数，舌淡红，苔白而干。

加减 如脾虚胃纳减少，加天生术 9 克，怀山药 15 克，生扁豆、莲肉各 12 克；痰较稀白而少，加川贝母 9 克，云茯苓、瓜蒌皮各 12 克；肺燥咳甚，气逆上冲，加苏子 12 克，旋覆花 9 克。

疗效 临床屡用，疗效显著。

11.14 补肾定喘汤

来源 蒋天佑，《中国当代中医名人志》

组成 熟地、补骨脂、五味子各 9~12 克，炙黄芪、炒山药各 15~30 克，炙麻黄 6~9 克，炒地龙 9~12 克，葶苈子 9 克，代赭石 9~12 克，丝瓜络、露蜂房各 9 克。

用法 水煎两次，早晚分服，每天服 1 剂，10 天为 1 疗程。

功用 补肾纳气，降气通络，化痰定喘。

主治 慢性支气管炎慢性迁延期、急性支气管炎、阻塞性肺气肿、支气管哮喘、慢性肺源性心脏病、支气管肺炎、风湿性心脏病、冠状动脉粥样硬化性心脏病、纤维增殖型肺结核等病中，出现虚喘兼实证者均可用之。

加减 喘甚实证加川椒目 9~15 克；若伴大便干秘加大黄 9~12 克；喘甚虚证加黑锡丹，每服 3~9 克；咳甚加炙款冬花 30 克，或炙百部 15 克；痰多加炙紫菀 15~30 克；恶麻黄或血压较高者改用细辛 3~6 克；便溏者赭石改沉香 9 克，或加菟丝子 10~15 克；有热加鱼腥草 15~30 克；有寒加肉桂 6~9 克，附子 9~12 克；咽痒加荆芥 9 克；腰痛者加炒杜仲 10~15 克；浮肿小便不利者加北五加皮 6~9 克，或葶苈子加至 15~30 克；夜尿特多加覆盆子 10~15 克，桑螵蛸 10~15 克。

疗效 临床屡用，疗效较高。

11.15 降气泻肺汤

来源 王明辉，《中国当代中医名人志》

组成 前胡 20 克，瓜蒌壳、桔梗各 15 克，杏仁 12 克，柴胡、枳壳、半夏、黄芩各 15 克，黄连、甘草各 10 克。

用法 上药用冷水浸泡10分钟后文火煎煮，煮沸15~20分钟后取汁温服，每日1剂，日服3~4次。

功用 降气利肺，宣散风热，清热化痰。

主治 慢性支气管炎伴发感染。

加减 胸闷加郁金；心下痞满，或按之痛改用全瓜蒌，加少量酒川军；小便热赤加焦山栀；便秘改用瓜蒌仁、枳实、加大黄；两颧潮红，加连翘、丹皮；咳引胁痛加旋覆花，橘络；咳而喘促加苏子、厚朴；痰如泡沫加葶苈子；痰黄稠黏选加天竺黄、胆星、浙贝母、紫菀、款冬花；痰如结块选加青礞石、海浮石；舌红无苔加沙参、麦冬；舌质紫暗加丹参；舌苔厚腻而滑或灰加肉桂。

疗效 屡用屡验，效果甚佳。

11.16 健脾祛痰汤

来源 蒋天佑，《中国当代中医名人志》

组成 土炒白术、制苍术、党参、茯苓各9~12克，法半夏9克，白芥子9~12克，炒莱菔子9~15克，川芎、红花各6~9克。

用法 水煎两次，早晚分服，每天服1剂，10天为1疗程。

功用 健脾燥湿，运通血络，祛除痰湿。

主治 慢性支气管炎慢性迁延期及阻塞性肺气肿（辨证属脾虚痰湿症）。

加减 若痰不利者加葶苈子10~15克；气喘加川椒目9~12克；气短著者加黄芪9~15克；纳差著者加鸡内金9~15克，或干姜9~12克，便溏甚者加菟丝子15克；腹胀甚者加大腹皮9~12克；有寒者加制附子、肉桂各9克；有热者加黄芩6~9克，风燥致痒者，加荆芥9克。

疗效 临床屡用，效果甚佳。

§12 治喘息性支气管炎（咳喘）秘方

12.1 加味麦味地黄汤

来源 董建华，《名医治验良方》

组成 麦冬、五味子、山萸肉各10克，紫石英15克（先煎），熟地、怀山药、丹皮、茯苓、泽泻各10克，肉桂3~6克。

用法 每日1剂，文火久煎，日分两次温服。

功用 补肾纳气平喘。

方解 肾主纳气，故久病喘咳，根源在于肾虚。喘咳为临床常见病，而老年性肺肾两虚的喘咳多难速效。肺主肃降司呼吸，肾主封藏而纳气，有升有降，则病无所生。年高之人，阴阳并衰，咳喘病久，肺肾两虚。故本方药用麦冬滋阴

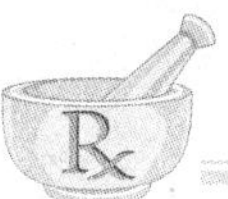

润肺，清热止咳；五味子补肾固精、收敛肺气；紫石英温补肾阳，纳气定喘；肉桂引火归元，纳气归肾，与六味地黄丸相配，既能收敛肺气，又能双补肾之阴阳。本方补而不腻，温而不燥，以此纳气平喘之法，故于肾气亏虚之喘咳，每获良效。

主治 老年性喘咳。

疗效 余在临床，治疗多例老年喘咳患者，病史多在二三十年之上，用清肺化痰、平喘止咳之常法屡不见效者，以本方从肺肾入手，纳气平喘，疗效甚佳。

12.2 消痰治咳汤

来源 张海峰，《豫章医萃——名老中医临床经验精选》

组成 炙猪牙皂3~6克，法半夏6~10克，制南星6~10克，浙贝母6~10克，橘络6~12克，生姜3~6克。

用法 每日1剂，水煎服，日服2次。

功用 消痰，通络，制咳。

方解 本方源出古方，原由法半夏、制南星、皂角、甘草、生姜、大枣组成。主治："风痰壅盛，喘促不能睡"。今去甘草、大枣之甘缓，加浙贝母、橘络增强化痰通络之力；猪牙皂辛散走窜，能治顽痰胶固，喘急胀满；南星苦温辛烈，开泄走窜，主治经络风痰顽痰；半夏辛开苦降，燥湿化痰。功专力宏，对于风痰、顽痰痼疾，用之恰当，确有良效。

主治 顽痰咳喘，风疹，痰多色白，质黏如丝，不易咯出，胸闷胸痛，舌淡苔白，脉紧者。

加减 若心烦口苦者，可加礞石；咽痛者，加射干；胸痛者，加瓜蒌皮。

疗效 屡用效佳。一般服8~15剂后即效或痊愈。

附记 本方对痰热咳嗽者不宜用。

12.3 四子平喘汤

来源 陆芷青，《名医治验良方》

组成 葶苈子12克，炙苏子、莱菔子各9克，白芥子2克，苦杏仁9克，浙贝母12克，制半夏9克，陈皮5克，沉香5克（后下），大生地12克，当归5克，紫丹参15克。

用法 每日1剂，文火水煎两次，日分2次温服。

功用 化痰止咳，纳气平喘。

方解 本方取《局方》苏子降气汤方意，合三子养亲汤（《韩氏医通》），金水六君煎（《景岳全书》）化裁而来。肺为气之主，肾为气之根，肺主呼气，肾主纳气，咳喘之因，在肺为实，实则气逆，多因痰浊壅阻；在肾为虚，虚不纳气，多因精气亏虚，而致肺肾出纳失常。故咳喘之病主要在肺，又关乎

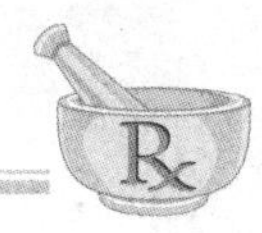

肾，其治不离肺肾。又脾为生痰之源，治痰应不忘理脾。因津血同源，治疗又当痰瘀同治，临床方能显效。本方以四子为君，苏子降气化痰平喘，白芥子温肺利膈豁痰，莱菔子利气行滞消痰，葶苈子泻肺化痰利水，四味共奏化痰之功；沉香，生地为臣，取沉香温肾纳气平喘，生地滋肾培本，且制诸药之燥；佐以杏仁、浙贝母化痰止咳，半夏、陈皮、燥湿健脾；更用当归，一则《本经》谓治咳逆上气；再则合丹参以增养血活血化瘀作用，共为使药。全方配伍，有行有补，有燥有润，降纳并施，标本兼顾，是一首治疗肺实肾虚咳喘的效方。

主治◊肾虚失纳，痰饮停肺之咳喘，症见胸膈满闷，咳喘短气，痰多色白，苔白腻，脉沉细滑等。

加减◊畏寒肢冷加肉桂；咳嗽甚者加百部、前胡；咳痰黄稠去沉香、生地，加黄芩、焦山栀；咯痰不畅加竹沥、瓜蒌皮。

疗效◊经临床数十年使用，效验确实。

附记◊本方不仅治疗肺实肾虚咳喘的效果好；而且对慢性支气管炎、支气管哮喘、肺气肿及慢性肺源性心脏病，症见咳嗽气急，痰多稀白及胸闷心悸者，用本方化裁即可控制病情而获康复，有效率可达90%以上。

12.4 肺热喘咳汤

来源◊王香石，《中国当代中医名人志》

组成◊生石膏30克（先煎），麻黄4克，北杏仁、甜葶苈各15克，人造牛黄1克（冲服），桑白皮12克，矮地茶30~60克，白花蛇舌草、虎杖、鱼腥草各30克，甘草3克。（小儿剂量视年龄酌减。）

用法◊每日1剂。用清水5碗先煎石膏，煎至4碗水后纳余药，再煎至1碗。再煎1次，取汁混合，冲入人造牛黄，拌匀后，分2次服。

功用◊清热、化痰、平喘。

主治◊肺热喘咳。

加减◊高热、胸痛、咯血痰者加苇茎汤；咳喘较剧、喉中痰鸣甚者加马兜铃、地龙干、毛冬青。

疗效◊临床屡用，效果甚佳。

12.5 七子定喘汤

来源◊覃义昌，《四川中医》（3）1985年

组成◊葶苈子10克，莱菔子9克，苍耳子8克，五味子5克，黄荆子9克，白芥子8克，紫苏子9克。

用法◊布包水煎服，每日1剂，日服2次。

功用◊理气降逆，化痰消食。

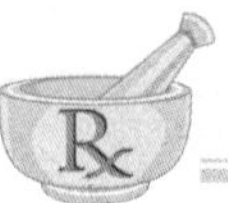

方解◇咳喘者，治痰为先，治痰者，理气为上，治痰不理气，非其治也。治痰先理气，气顺则痰消。咳嗽不宁，脾湿也，以治脾为急。脾有生肺之能，肺无扶脾之力，理脾则湿化，而痰无由生，故方用莱菔子消食化痰行气；葶苈子祛痰定喘散壅；苏子降气行痰；五味子滋肾、敛肺、止咳；白芥子祛痰、行气、散结；苍耳子治过敏、通窍、除湿、止咳；黄荆子清热止咳、消食平喘。本方不寒不热，不温不燥，有理气降逆、化痰消食之功。气顺痰自降，脾阳得振，运化有权，则痰浊得化，肺气复降，则咳喘自平，诸证随之而解，故用之多效。

主治◇咳喘（喘息性支气管炎）。

加减◇寒喘加麻黄、杏仁；热喘加苇茎、苡仁、桃仁、鱼腥草；燥喘加桑叶、杏仁、栀子、寸冬；湿喘加陈皮、法夏、川苓；虚喘加党参、黄芪、熟地。

疗效◇多年使用，疗效满意。

附记◇临床运用，以本方加减以治病之标，待诸症缓解，咳喘自平后，当以香砂六君子汤加减收功以治其本，巩固疗效，方能根治。

12.6 清肺化痰汤

来源◇郭中元，《中国中医药报》1990 年

组成◇板蓝根 20 克，黄芩、浙贝母、橘红各 10 克，天竺黄 15 克，元参 12 克、炒杏仁、白前各 10 克，鱼腥草 15 克，芦根 20 克，炙紫菀 12 克，甘草 10 克。

用法◇水煎服，每日 1 剂，日服 2 次。重者，日服 2 剂，分 4~6 次服。

功用◇清热化痰，降逆止咳。

方解◇本方系从《千金方》苇茎汤，《温病条辨》桑菊饮，《清太医院配方》太极丸等方化裁制成。方中以芦根、板蓝根、天竺黄三药为君。芦根性味甘寒，清肺胃之热，生津止渴，并能透邪外出；板蓝根性味寒，功能清热解毒，近代药理实验研究，证实其对多种革兰氏阴性、阳性细菌及流感病毒均有抑制作用；天竺黄性味甘寒，为清热化痰要药，对于痰热壅盛的喘咳尤为擅长。辅以黄芩、元参、鱼腥草清肺泻火；紫菀、杏仁、白前降逆止咳；浙贝母清热化痰；橘红理气化痰；甘草泻火和中。全方用药以清热化痰为主，佐以降逆止咳之品。邪热清，肺金清肃，气机通畅，咳喘自宁。故适用于温邪犯肺之咳喘。随证加减得当，常获卓效。

主治◇咳喘（由风温、冬温、春温，温邪犯肺所致者）。

加减◇病初起具有表证者，应根据发热情况酌加解表药，使邪以外解。如发热轻，微恶风寒，有汗加薄荷、蝉衣、芥穗以疏风解表；如发热较重、少汗、口苦，加柴胡、葛根以发表解肌；如连日阴雨，天气潮湿，表为湿郁，热虽不甚，但肢体酸困拘热，加浮萍、桑枝以解表祛湿。如邪入气分后，高热汗出而热不解，加生石膏、知母、金银花以清气透热；热痰壅肺、高热喘促，加

生石膏、麻黄以清热宣肺平喘；如病人汗多，或平素肝阳上亢不宜使用麻黄，加地龙、桑白皮以泻肺平喘；热邪灼液，痰稠不易咯出，加桔梗，海浮石以祛痰软坚；热邪伤津、口干欲饮，加天花粉、麦冬以生津润肺；如肺移热于大肠，肠腑热结，大便数日不畅，加大黄、元明粉、瓜蒌以泻热通便；肺与大肠相表里，腑结通，热得外泄，肺热亦常随之减轻。

疗效◊屡用卓效。

12.7 咳喘冲剂

来源◊赵吉顺，《名医特色经验精华》

组成◊桔梗、贝母各30克，杏仁40克，地龙50克，白芥子30克，洋金花2克，黄芩30克，罂粟壳15克，山药30克。

用法◊上药共研细末，共257克，制成60袋，每袋约4克。1日服3次，每次1~2袋，白开水冲服。如痰热壅盛者或服此药胸胁满闷不适者可停服。

功用◊止咳平喘。

方解◊方中以桔梗清咽、利膈、化痰；杏仁、贝母宣肺止咳平喘；白芥子、洋金花利气豁痰，降逆平喘；黄芩清肺解毒，消炎退热；罂粟壳敛肺止咳；地龙止痉平喘；山药补肾纳气。诸药配伍为用，其止咳平喘之功甚著。本方不仅适用于年老久咳虚嗽（老年性慢性支气管炎），而且可用于外感咳喘患者（喘息性支气管炎）。

主治◊老年人久咳虚嗽及痰喘痼疾。

疗效◊经长期临床观察，效果较好。

12.8 前胡汤

来源◊郑侨，《老中医经验汇编》（1）

组成◊前胡、杏仁、桑叶、知母、麦冬、黄芩、金银花、甘草（剂量可随证酌用）。

用法◊水煎服，每日1剂，日服2次。

功用◊清热化痰，止咳平喘。

方解◊方中前胡性阴而降，功专下气，气下则火降痰消，“气有余便是火”，火则生痰，能除肺中之实热，治痰热哮喘咳嗽；杏仁利肺降气行痰，治咳逆上气，烦热喘促；桑叶苦寒入手足阳明经，能凉血清胃与大肠之热，因肺与大肠相表里，以助肺气肃降；生甘草泻火调中。此四味为必用之品。辅以知母、黄芩、金银花清肺热；麦冬养肺阴，共奏清热化痰，止咳平喘之功。

主治◊肺热喘嗽证（包括急性、慢性气管炎、支气管扩张继发感染、喘息性支气管炎及支气管哮喘等），以及小儿肺闭喘咳（包括肺炎初期或中期）。症见咳嗽，或咳喘、哮喘、痰黄黏稠、苔黄或兼腻、脉数。无论肺脏本身受外邪

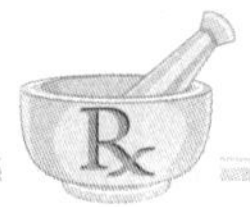

侵袭，或他脏累及肺脏而致者，均可用之。

加减 ◊ 若喘嗽痰中带血，加藕节以凉血散瘀止血；伴惊悸不安，手足颤动似抽，加钩藤、蝉蜕、僵蚕以清热平肝、镇痉熄风；若麻后喘嗽是麻毒内陷，毒火犯肺，加板蓝根、玄参以清热解毒，滋阴降火；若痰火犯肺哮喘证，可加枇杷叶、款冬花以泻热、润肺、降火；若喘嗽、证属湿蕴痰结化热犯肺，可加葶苈子、瓜蒌、木通、茯苓以泻肺逐水利小便。

疗效 ◊ 临床屡用，效果卓著。

附记 ◊ 成年人的痰热犯肺，或肝火犯肺，痰湿化热犯肺咳嗽，服原方均可收效；痰火犯肺，或肝火犯肺，毒火犯肺，湿蕴痰结等所致的咳喘证，痰火犯肺哮喘证，随证加减用之，同样收效。

对小儿肺闭喘咳（包括肺炎初期或中期），本方用小剂量，即杏仁，甘草各1.5克，金银花6克，余药各3克，白开水浸泡15~20分钟，频服2~3日即可治愈。

§13　治肺结核（肺痨）秘方

13.1　空洞型肺结核效方

来源 ◊ 黄一峰，《中医杂志》（6）1989年

组成 ◊ 南沙参15克，天麦冬各10克，炙百部10克，炙紫菀、桔梗各3克，肥玉竹15克，茯苓10克，生甘草3克，地骨皮10克，生牡蛎30克（先煎），十大功劳叶10克，母鸡1只（约500多克）

用法 ◊ 取母鸡净身之肉，不放盐、酒等佐料，文火煮浓汁6杯。余药用水浸泡30分钟，文火煎煮40分钟，作取药液，加水再煎30分钟过滤，将两次药液混合成两杯（约400毫升），备用。每日2次服中药、鸡汁各1杯。

功用 ◊ 补虚杀虫。

方解 ◊ 空洞型肺结核形精俱不足，非血肉有情之品，难以康复。故方中以鸡汁大补五脏为主，培元固本；以百部、紫菀、桔梗、玉竹、地骨皮、甘草、生牡蛎、功劳叶等养阴润肺、止嗽化痰、降火凉血，兼除虚热，且有杀虫之功，现代药理研究也证明，以上药味均有不同程度的抗痨作用。合而用之，共奏补虚、杀虫之功。本方具有两大作用，一方面培补正气，增强抗病能力；一方面杀虫。是针对病因治疗，以标本兼治。若长期坚持服用，可获良效。

主治 ◊ 空洞型肺结核，属阴虚火旺、形瘦潮热、口干舌绛少津或见痰血者。

疗效 ◊ 屡用屡验，一般连服2个月即可痊愈。

13.2 抗痨弥洞散

来源◇谢明福，《四川中医》（1）1986年

组成◇蜈蚣84克，冬虫夏草70克，百部、山药各100克，黄芪200克，鸡子28枚。

用法◇先将蜈蚣、冬虫夏草分研细末和匀，再平分为28等分。另将黄芪、百部、山药等药同时浓煎后冷却，再入鸡子，以文火煮熟，连同药渣浸泡10天。每日服2次，每次服药鸡蛋1枚，药粉1包。（此法宜于冬季，若在夏季可将鸡子和药渣放入冰箱内储存，以免霉烂变质。）14天为1疗程。

功用◇补虚杀虫。

方解◇本方的制方原则是，一则杀其虫以绝其根本，一则补其虚以复其真元，故方中用蜈蚣味辛有毒，能攻毒散结；百部润肺止咳、杀虫；冬虫夏草补虚损、益精气、止咳化痰、治虚喘痨嗽。以上三药据中药大辞典记载，对结核杆菌均有明显的抑制作用。黄芪益气固表托毒生肌，补肺弥洞；山药滋脾阴，以利土生金。取药补不如食补之意，仿大小定风珠之滋阴潜阳法而入鸡子。诸药配伍为用，共奏补虚杀虫之功，故用之多效。

主治◇肺结核，无论是浸润性肺结核，慢性粟粒性肺结核，还是慢性纤维空洞型肺结核，均可用之。

加减◇纤维空洞型者加白及100克，五倍子10克；病重者再加蟾酥少许。

疗效◇治疗肺痨10例，结果痊愈7例，明显好转3例。

13.3 月华消瘰汤

来源◇宋光铸，《新中医》（2）1987年

组成◇牡蛎30克，夏枯草、浙贝母、玄参、白及、天冬、北沙参各15克，百部10克，甘草6克。

用法◇水煎服，每日1剂，日服2次。

功用◇滋阴降火，散结软坚，化痰止咳。

方解◇本方系从《医学心悟》月华丸和消瘰丸化裁而成。方用月华丸，其作用是滋阴降火，消痰祛瘀，止咳定喘，保肺平肝，消风杀尸虫；消瘰丸的作用是清热散结软坚，加夏枯草作用更强，由痨虫引起的“息贲”、“风消”，二方合用有标本同治之妙。

主治◇浸润或空洞型肺结核。

加减◇吐血加生地、阿胶（烊）各15克，田三七6克；阴虚加百合30克，麦冬、怀山药各15克；潮热盗汗加青蒿、地骨皮各15克；血瘀加当归10克，丹参20克，赤芍15克；纳呆加鸡内金10克。

疗效◇治疗46例，用药3~4疗程（以40天为1疗程，休息一周，进行下1疗

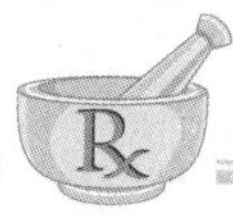

程），结果：痊愈 26 例（肺部一切正常），显效 16 例（空洞愈合，浸润吸收，尚有少量斑片状阴影）好转 2 例（空洞缩小，浸洞部分吸收），无效 2 例。

13.4 和解宣化汤

来源 程门雪，《程门雪医案》

组成 银柴胡（水炒）、远志各 3 克，炙鳖甲、甜杏仁、象贝母、炒谷芽、炒麦芽各 9 克，竹沥、半夏、紫菀各 6 克，黄芩（酒炒）、知母（酒炒）、橘红各 4. 5 克，生薏苡仁 12 克。

用法 水煎服，每日 1 剂，日服 2 次。

功用 和解宣化，凉营退热。

方解 方中柴胡，鳖甲滋阴清虚热；杏仁、贝母、柴菀宣肺止咳；谷芽、麦芽健胃消食；竹沥、半夏化痰降逆；黄芩、知母清热凉血；远志安神除烦；橘红宽胸理气；薏苡渗湿利水。诸药配伍为用，共奏和解宣化，凉营退热之功，故对阴虚潮热诸证，有较好的疗效。

主治 阴虚潮热，缠绵不愈，或肺痨发热、口苦、咳嗽有痰、胃纳不香等。

加减 咳嗽重加款冬花 6 克，炙枇杷叶 9 克。

疗效 屡用均有较好疗效。

13.5 清肺活肝理痨汤

来源 武明钦，《中国中医药报》1990 年

组成 黄芩、青蒿各 10 克，制鳖甲 15 克，地骨皮 10 克，知母、山慈菇各 15 克，川贝母 10 克，生白芍 25 克，干生地 15 克，郁金 10 克，玉竹 15 克，仙鹤草 30 克。

用法 上药加水文火煎，每日 1 剂，分两次温服。

功用 清肺止咳，滋肾活肝。

方解 痨证每由火起，此阴火也。禀赋不足或后天失调，或情志不遂，致肝郁化火，耗伤气阴，外邪侵袭，肺主皮毛为之藩篱，内则肝火上侮肺金，下耗肾液，肺内外合邪，宣降失司而为肺痨咳嗽，故方用仙鹤草、生白芍、干生地、玉竹，山慈菇滋肾活肝以固其本；知母、鳖甲、青蒿、地骨皮，黄芩育阴清热；郁金、川贝母活肝解郁，共奏清肺活肝理痨之效。

主治 肺痨咳嗽，肝咳。

加减 胸胁疼痛，呛咳加竹茹、橘络、川楝子、元胡；心烦易怒，左关脉弦而有力者为肝郁火盛，加羚羊角粉、琥珀粉；痰中带血或吐血，右关脉数者多为肺胃火盛，本方去青蒿、鳖甲，加生石膏、百部、三七粉、京墨；咳血吐血暴急者加生龙牡，龟板以收敛阴气；腰痛腿软加枸杞、怀牛膝，炒杜仲以补

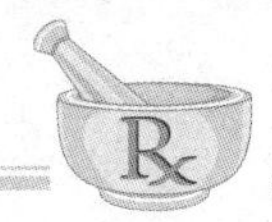

肾气。

疗效 ◊ 经多年临床应用，效果良好。

13.6 紫侧功劳方

来源 ◊《中国中医秘方大全》

组成 ◊ 紫金牛 60 克，侧柏叶 24 克，十大功劳叶 30 克，五指毛桃 60 克，百合 18 克。

用法 ◊ 上药共研细末，加适量蜜糖，制成蜜丸。每日 3 次，每次服 2 丸。

功用 ◊ 益气固表，止血除嗽。

方解 ◊ 方中以紫金牛、侧柏叶为主祛瘀解毒止血，体外试验有一定的抑制结核杆菌作用；五指毛桃可健脾化湿，行气止痛，除痰止咳；十大功劳叶能补益肝肾；百合滋养强壮、镇咳。各药协同能增强体质，调节机体抗病能力。

主治 ◊ 浸润型肺结核，或在抗痨治疗过程中对第一、二类抗痨物产生副作用而不能耐受者，均可用之。

疗效 ◊ 治疗 105 例肺结核病人，治疗 62~310 天（平均疗程 131 天），结果显效 26 例（病灶吸收 2/3 范围以上，空洞闭合，痰菌转阴，血沉下降 20 毫米以上），有效 52 例（病灶吸收小于 2/3，空洞缩小，痰菌“G”号级数降低，血沉下降 5~20 毫米），总有效率为 74.3%；无效 20 例（19%），恶化 7 例（6.7%）。其中 100 例浸润性肺结核患者，显效 26 例，有效 51 例，总有效率 77%。亚急性血行播散型 1 例有效。纤维空洞型 4 例，经治疗均未见效。

附记 ◊ 本方为广州市结核病医院经验方。临床实践观察：本方对浸润型肺结核的疗效比其他类型要好，而且对接受长期其他抗痨药物治疗的病人，其疗效并不亚于初治者。用本方治疗后，能改善食欲，增加体重，保护预防药物性肝功能损害。药后可略有便溏。

13.7 二麻四仁汤

来源 ◊ 陈苏生，《中国中医秘方大全》

组成 ◊ 净麻黄（带节蜜炙）、麻黄根各 4.5 克，苦杏仁（去皮）、白果仁（打碎）、桃仁、郁李仁各 9 克。

用法 ◊ 水煎服，每日 1 剂，日服 2 次。

功用 ◊ 开肺达邪，润燥涤痰。

方解 ◊ 本方在重视整体治疗的同时，运用辨证祛邪扶正之法，独辟蹊径。方用麻黄开肺定喘，发散肺经之邪；麻黄根止汗固表，无肺气开泄之弊；杏仁降气化痰而宁嗽；桃仁活血润燥以止咳；郁李仁泄浊解凝以利疾；白果仁敛肺抗炎以制菌。本方二麻一开一合，四仁一气一血一滑一涩，互补短长，相得益彰。诸药合用，达邪而不发汗，涤痰而不伤肺，有顺气宁嗽，宽胸定喘之功

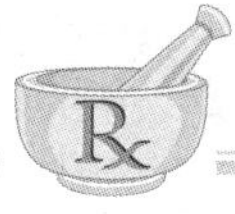

效。确为治疗重症肺结核虚中夹实证之良方。

主治◊重症肺结核。

加减◊有外感发热者加土茯苓、连翘、忍冬藤；呛咳不止者加百部、款冬花、车前草；食欲不振者加夜交藤，合欢皮；胸膈痞满者加柴胡、牡蛎、菖蒲；气阴两亏、舌光口干者加党参、沙参、麦冬；心气不振、足肘浮肿者加附子、干地黄、酸枣仁；阳浮于上、烦躁失眠、下肢不温者加附子、活磁石、补骨脂。

疗效◊本方治疗患者多为经长期西药治疗而病变好转不多，持续排菌，并经常合并感染的重症肺结核，服用本方 3~6 个月，临床症状多见消失或缓解、痰菌转阴、胸片复查病灶明显吸收或空洞关闭，疗效显著。

13.8 托里内消汤

来源◊郑侨，《千家妙方·上》

组成◊金银花 45 克，当归 12 克，玄参 15 克，车前子 12 克，蒲公英 30 克，甘草 6 克，肉苁蓉 15 克。

用法◊水煎服，每日 1 剂，分早晚服用。

功用◊清热解毒，消痈散结。

方解◊病由阴虚火旺，灼伤肺阴而起，以及宿食化热，侵入腹膜，热郁成毒而致腹皮痈症。故方用金银花清热解毒，仍必须重用，方可收效；当归活血生新；玄参养阴制火；车前子利尿，使毒从便解；蒲公英消痈散结；因大便燥结，用肉苁蓉增液润肠，使热清，毒解，阴充，病必自愈。

主治◊浸润性肺结核，合并结核性腹膜炎。

加减◊随证加减必效。

疗效◊多年来余本方用治疗肺结核，收到满意的效果。

附记◊临床实践体会到，方中金银花必须重用，方可收效，一般可用至 60~90 克。

13.9 抗结核合剂

来源◊陈茂梧，《豫章医萃——名老中医临床经验精选》

组成◊猫爪草 40 克，天葵子 20 克，苡米仁 30 克，蒸百部 15 克，生牡蛎 30 克（先煎），天龙末 3 克（冲服）。

用法◊每日 1 剂，水煎服，日服 2 次。亦可煎水外洗，3 个月为 1 疗程。

功用◊清热祛痰，软坚散结，抗痨杀虫。

主治◊全身内外各个部位（各种）结核病。

加减◊结核性脑膜炎加藏红花、珍珠粉（冲）；肺结核加麦冬、北沙参；淋巴结核加元宝草、浙贝母；结核性胸膜炎加葶苈子、大枣；结核性腹膜炎加制附片、败酱草；肾与膀胱结核加水芦根、冬瓜子；骨结核加黄芪、鹿角胶；皮肤结核加升麻、乌梢蛇；喉结核加甘草、僵蚕、红花、桃仁；肠结核加怀山药、芡实、黄芪、升麻；子宫内膜结核加红花、桃仁、田三七（冲）。

疗效◊共治疗各种结核病千余例，疗效较理想。

附记◊又邓铁涛教授治疗肺结核方，药用：党参、黄芪、怀山药、知母、玄参、生龙骨、生牡蛎各 15 克，丹参 9 克，三棱、莪术各 10 克。每日 1 剂，水煎服。功能补气养阴，活血化瘀。故屡用效佳。

§14　治肺脓疡（肺痈）秘方

14.1　苇茎排脓汤

来源◊马有度，《医方新解》

组成◊苇茎 30 克，桃仁 12 克，冬瓜仁 24 克，桔梗 12 克，甘草 9 克，鱼腥草 60 克，柴胡 24 克，金银花 18 克。

用法◊水煎服，每日 1 剂，日服 3 次。

功用◊清肺泄热，解毒排脓。

方解◊方用苇茎、柴胡辛凉泄热；金银花、鱼腥草清热解毒；冬瓜仁、桔梗祛痰排脓；桃仁活血祛瘀；甘草解毒调和，合而为方，共奏清肺泄热、解毒排脓之功。

主治◊肺痈。

疗效◊临床屡用，效果颇佳。

14.2　肺痈验方

来源◊沈仲圭，《新编经验方》

组成◊金银花 30 克，薏苡仁 18 克，葶苈子、桔梗、白及、生甘草各 9 克，黄芪 15 克，生姜 3 片。

用法◊水煎服，每日 1 剂，日服 2 次。

功用◊清热毒、化痰浊、止咳逆。

方解◊方用金银花清热解毒，善治痈疽；苡仁清肺热，治肺痈咳吐脓血；桔梗开痰，治肺痈干咳；甘草泻热，止痛生肌；葶苈子除痰下气；白及去腐生新，治痈肿；黄芪、生姜排脓生肌。诸药配伍巧妙，确为治疗肺痈之有效良方。

主治◊肺痈已溃，胸中隐痛，时出浊唾腥臭，吐脓如米粥者。

疗效◊屡用屡验，效果显著。

14.3　小儿肺痈方

来源◊王鹏飞，《中医杂志》（11）1980 年

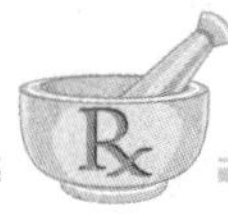

组成 青黛3克，紫草、寒水石、乳香各9克，牙皂6克，天竺黄9克。

用法 水煎服。服用量：3岁以上，日服2次，每次100毫升；1~3岁，日服2次，每次50~80毫升，1岁以下，日服2~3次，每次15~30毫升，上述1剂，2日服完。

功用 清热解毒、活血化瘀、消肿排脓。

方解 方中青黛清热解毒，兼能凉血；紫草凉血活血，清利湿热；寒水石清热降火，利窍消肿；乳香调气活血，定痛追毒；牙皂祛风消肿，拔毒排脓；天竺黄清热豁痰，凉心定惊。诸药合用，有较强的清热解毒之功，消肿排脓之效，是治疗小儿肺痈的有效良方。

主治 小儿肺痈（肺脓疡）。

加减 持续高热不退，加地骨皮9克，或竹沥汁30克（兑入汤剂）；咳甚或胸痛，加栝蒌，银杏各9克，枳壳3克；咳脓血、痰多，加白及9克，白芷6克。若体温渐复正常，痰量减少或消失，但神疲纳呆者，改用青黛、儿茶各3克，银杏、黄精、焦山楂各9克，草豆蔻6克，水煎服，体虚者加百合、木瓜各9克。

疗效 屡用神效。

14.4 宣肺解毒汤

来源 王季儒，《肘后积余集》

组成 金银花30克，连翘18克，鲜苇根30克，桑叶10克，薄荷5克，冬瓜仁15克，杏仁10克，瓜蒌仁12克，苦桔梗、生甘草各5克。

用法 水煎服，每日1剂，日服3次。

功用 辛凉解表，清热宣肺。

方解 肺痈初期与风温相同，故以解表清里、宣肺解毒之法。方用苇根、桑叶、薄荷辛凉解表；金银花、连翘清热解毒；冬瓜仁、杏仁、瓜蒌仁润肺止咳，且消痈肿；桔梗、甘草宣肺止痛，为肺痈专药；再参以加减，俾表里两消，则痈肿消于无形。

主治 肺痈（未溃期），症见发病急，恶寒发热，咳嗽胸满，痰黏或黄或白，舌质红，苔薄白，脉数。病变部位叩诊呈浊音。听诊：呼吸音浅，有湿性啰音。X光检查，早期见炎性阴影，与肺炎基本相同，惟肺炎阴影密度较淡，肺脓肿阴影较局限，密度较深。

加减 胸痛加犀黄丸3克（吞服）。痰多加黛蛤粉30克。恶寒重者加荆芥3克；不恶寒但发热，脉数大者，加生石膏30克，知母、栀子各10克。

疗效 屡用屡验，效果颇佳。治愈率达100%。

附记 《金匮要略》云："始萌可救，脓成则死。"《兰台轨范》则云："肺痈之疾，脓成亦有愈者，全在用药变化，汉时治法，或未全耳。"王氏经验：肺痈初期易治，十全十，百全百，如已成脓，轻者尚能治愈，重得则难保十全。

14.5 加减苇根汤

来源◊王季儒，《肘后积余集》

组成◊鲜苇根、金银花、紫花地丁、蒲公英各30克，连翘15克，鱼腥草、冬瓜仁各30克，薏苡仁15克，桃仁、杏仁各10克，苦桔梗5克，甘草节3克，川贝母10克，犀黄丸3克（吞）。

用法◊水煎服，每日1剂，日服2~3次。

功用◊清热解毒，宣肺排脓。

方解◊肺痈已溃与治疮疡无异，故方用金银花、紫地丁、蒲公英、连翘清热解毒以消痈疡；鱼腥草为肺痈专药，治肺痈吐脓血；苇根、贝母清肺散结；苡仁、冬瓜仁清肺化湿，排脓生肌；甘草节解毒；苦桔梗散郁；桃仁、杏仁活血散结；犀黄丸为治痈疡第一药，无论已溃未溃皆可用，其效甚著。

主治◊肺痈（已溃期），症见发热胸痛、胸胁胀满，咳出腥臭脓液，或痰中滞血（脓痰如臭鸡蛋样，吐在水中，浮者为痰，沉者为脓）。脉数，舌苔黄。听诊：可闻管状呼吸者，如脓腔大可闻及空甕音。X光检查：可见液平面，周围有大量炎性病变。

加减◊痰中带血加白茅根30克，藕节炭30克，白及、三七各2克（冲下）；胸痛憋气加甜葶苈12克，瓜蒌20克；病程较久，加合欢皮30克。

疗效◊临床屡用，皆有良效。

14.6 清肺化痈汤

来源◊言庚孚，《言庚孚医疗经验集》

组成◊鱼腥草15克，大青叶12克，金银花、净连翘各10克，生石膏12克，川雅连3克，干芦根15克，单桃仁10克，冬瓜仁15克，苦杏仁10克，瓜蒌仁12克，浙贝母10克，玉桔梗10克，生甘草5克。

用法◊水煎服，每日1剂，日服2次。

功用◊解毒泻热，清肺排脓。

方解◊风温毒邪，其势炎炎，故方用鱼腥草配大青叶、川雅连、金银花、净连翘、生石膏清热解毒，直折温邪之功；且尚有辛凉解表、驱邪外解；配芦根、桃仁、冬瓜仁、杏仁、瓜蒌仁、浙贝母、玉桔梗、生甘草清肺排脓，止咳化痰，通腑泻热。诸药配伍为用，有用重兵直捣砍杀之力，又给残寇败退之路，歼驱并施，故用之取效颇捷。

主治◊肺痈。

加减◊尿赤或痰中带血，加白茅根15克。

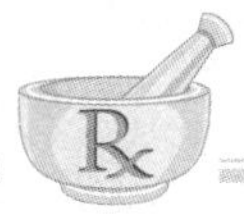

疗效 屡用效捷。

附记 若病势减轻，当改用小剂，或更方调理，以巩固疗效。

14.7 清热解毒汤

来源 赵永兴，《中国中医秘方大全》

组成 金银花、蒲公英、芦根、败酱草、紫菀、紫花地丁、薏苡仁、鱼腥草各30克，桔梗20克，知母、连翘各15克，桃仁10克，甘草6克。

用法 水煎服，每日1剂，日服3次。

功用 清热解毒。

主治 急性肺脓肿。

加减 有发热恶寒表证者加荆芥、牛蒡子各10克；热毒炽盛，体温高达39℃以上者加生石膏30克（先煎），黄芩15克，栀子10克；胸胁疼痛者加乳香、没药各10克，合欢皮15克；咯血、咳嗽带血者加三七粉3克（冲服），白及、血余炭、藕节炭各10克；气虚多汗者加黄芪30克，麻黄根20克，党参15克。

治疗后期高热已退，脓痰消失，X线胸片显示病变基本吸收，白细胞总数接近正常时，改服益气养阴、清解余热的副方：沙参、麦冬各15克，黄芪30克，党参15克，地骨皮、丹皮各10克，山药6克，百合10克，水煎服。

疗效 治疗32例，痊愈率87.5%（体温正常，咳嗽、咯痰、胸痛消失，白细胞总数少于10000/立方毫米，X线胸片显示病变完全吸收或留残余阴影），好转6.3%（脓痰减少或变为泡沫样痰，白细胞总数略有下降，X线胸片显示炎性病变吸收1/2者）；无效6.2%（脓腔不改变）。

附记 对有液化脓溃者，在服药过程中可配合体位引流排脓。

又用单味干金荞麦根茎250克，一般肺脓疡，水煎服；如肺脓疡病情迁移、脓包不易破溃者，临床表现高热持续，臭脓排不出或排不尽，则用黄酒1250毫升，密封蒸煮3小时，取净汁1000毫升（加防腐剂备用），每日3次，每次服40毫升。小儿酌减，痊愈率为91.3%。

14.8 肺脓疡合剂

来源 金如寿，《中国当代中医名人志》

组成 半枝莲、金银花各15克，鱼腥草15~30克，虎杖、黄芩、桔梗各12克。

用法 每日1剂（病重者2剂），水煎服，日服3~6次。

功用 清热透邪，化瘀排脓，清肺养阴。

主治 急性肺脓疡（肺痈）初期发热。

加减 如高热不退，加生石膏30克（先煎），知母10克；痰中带血，加白茅根30

克，旱莲草15克；如热退吐大量脓臭痰（排脓期）时，加桃仁9克，生薏苡仁18克，以祛痰、化瘀、排脓。如经X线检查，液面消失，脓腔全部显露时，加黄精、白及各15克，以养阴补肺，促进脓腔闭合。

疗效◊通过长期临床实践证明，本方治愈率为68%，有效率达100%。

附记◊本方具有退热快、排脓多、空洞闭合迅速的效果。

§15 治肺气肿、支气管扩张（气喘）秘方

15.1 温肾纳气方

来源◊丁甘仁，《新编经验方》

组成◊桂枝6克，茯苓、白术（土炒）各9克，炙甘草4.5克，补骨脂、胡桃肉各9克，熟地15克，山萸肉、附块（制附子）各9克，五味子3克，半夏9克，远志6克，麝香1.5克（冲）。

用法◊水煎服，每日1剂，日服3次。

功用◊补肾纳气，温化痰饮。

方解◊方中补骨脂、胡桃肉有温肾纳气之功；黄、桂、术、甘健脾渗湿、温化痰饮；半夏化痰；熟地、山萸肉补肾阴；附子补命门；五味子敛肾气；沉香降逆气；远志定心神，诸药合用，其效不同凡响。

主治◊素有痰饮、肾气上逆之喘证。

疗效◊屡用屡验，坚持服用，每收良效。

15.2 宿喘验方

来源◊董建华，《中医杂志》（6）1990年

组成◊生熟地各12克，山萸肉10克，冬虫夏草5克，紫石英15克，沉香粉0.9克（冲），川芎6克，全蝎3克，五味子6克，杏仁10克，砂仁3克（后下）。

用法◊水煎服，每日1剂，日服2次。

功用◊益肾填精，纳气归原。

方解◊肺为娇脏，不耐寒热，若未得到及时治疗或治疗失宜，则痰浊匿于体内窠臼，偶有七情之犯，饮食所伤，或外有时令之风寒，则喘发作。若经久频作，终成宿喘之证，导致肺气日益耗损，肺虚而高源化竭，脾虚不能化生精微，均造成肾虚精亏。肺主呼气，肾主纳气，肾为气之根，肾虚失纳，气浮游于上，动则喘甚。虽喘在肺，但其根在肾，治当益肾填精、纳气归原，亦渐向愈。方中冬虫夏草性温，既补肾阳，又益肺阴，配以生熟地、山萸肉以益精填髓，补肾纳气；紫石英质重，起重镇降气而平喘作用，配以温肾纳

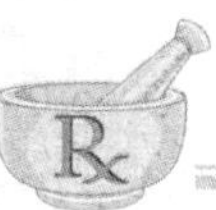

气，降逆调中之沉香，可纳气归丹田。气为血帅，血为气母，喘虽属气机升降失调，但须方中参入川芎、全蝎入血分之药，确能使气道畅通，达到活络解痉之效。宿喘之证，肺肾之气耗散太过，可用少许五味子收敛之。杏仁宣肺利气，此乃肺肾同治之理。另少佐砂仁，醒脾，兼防补肾之剂过于滋腻，助湿生痰。

主治◊宿喘、气急，不能平卧，动则尤甚。

加减◊若新加外感，痰多，加桑白皮、苏子、海浮石等，宣肺化痰，防引动宿喘；腰膝酸软、畏寒肢冷明显，加肉桂、制附片等温肾助阳；倦怠、乏力、动则汗出，加生黄芪、牡蛎以益气固表止汗；喘憋气急，可增入地龙、生蛤壳解痉纳气平喘；大便偏干，数日一行，加酒军、全瓜蒌等，通利大肠而起到宣肺降气之作用。

疗效◊临床用之，疗效颇佳。

15.3 止咳平喘汤

来源◊陈少明，《新中医》（2）1984 年

组成◊石菖蒲 1 克，川僵蚕 3 克，北杏仁、牛蒡子、鱼腥草各 15 克，马勃、甘草各 5 克，赤芍 10 克。

用法◊水煎服，每日 1 剂，日服 2 次。

功用◊宣肺清热，止咳平喘。

方解◊《临证指南医案》云：“在肺为实，在肾为虚。”实喘，为邪气壅肺，当以祛邪为主，故方用石菖蒲，性味辛温，功能芳香化湿，开窍宁神。近代药理研究证明有解除肠管平滑肌痉挛作用。川僵蚕性味咸辛平，功能息风止痉、祛风止痛、化痰散结，两药配伍为用，能缓解支气管平滑肌痉挛，止喘作用较好。北杏仁宣肺止咳平喘；牛蒡子、马勃疏风清肺利咽；赤芍清热凉血祛瘀；鱼腥草善清肺热、解毒散痈。全方配合，具有宣肺清热、止咳平喘功效。

主治◊各种咳喘。可用于小儿痉挛性支气管炎、喘息性慢性支气管炎、支气管哮喘、肺气肿等，“在肺为实”之证。

加减◊热重酌加紫花地丁、半枝莲、大青叶、连翘、金银花；营分郁滞者加当归、川芎、桃仁、红花；气虚加党参、远志、陈皮；痰多加冬瓜仁，橘红。

疗效◊屡用屡验。临床投之对证，应手奏效。

附记◊本方名为编者拟加。心肺同属上焦，心为肺之主。本病反复发作，必累及于心。因此，咳喘缓解时，更进养心法至为必要，方用复脉汤去姜、桂之辛热，加熟枣仁、远志、云茯苓以调理，若脾虚纳少，则清寒滋腻之药在所不用。务必掌握病机，灵活运用，或重于益气健脾，或摄纳肾气，为善后之要务。

15.4 温阳化饮方

来源 邵长荣，《中国中医秘方大全》

组成 附子、姜竹茹、葶苈子各9克，细辛3克，五加皮、茯苓各9克，陈葫芦18克，白术9克，米仁根18克，蔓荆子12克。

用法 水煎服，每日1剂，日服2次。

功用 温肺化饮，除痰祛湿。

方解 本病多由长期的慢性支气管炎发展而成，所以久病必虚，又以阴虚为主。祖国医学认为：肺、脾、肾三脏与人体内部水液调节有关，当人体久病，阳气虚弱时，水液就会停留在某一部位，称为“阳虚停饮”。方中附子、细辛、五加皮配合以扶阳温肾；白术、茯苓相合以健脾；姜竹茹，葶苈子祛痰止咳；米仁根、陈葫芦利水消肿；蔓荆子体轻而浮，性上行而宣发，有利于肺气的通降。诸药合用，共奏温肺化饮、降痰祛湿之功。

主治 阳虚型阻塞性肺气肿。

疗效 治疗22例，经1个月治疗后，显效3例，好转10例，无明显好转者9例。

附记 本方不仅能治疗阻塞性肺气肿，而且对慢性支气管炎也有较好的疗效。

15.5 保肺汤

来源 岳美中，《岳美中医案》

组成 党参12克，黄芪18克，麦冬12克，五味子6克（打碎），贝母12克，百部6克，苏子9克，葶苈子4.5克（炒打），前胡9克，桔梗6克，半夏9克，枳壳6克，橘仁9克，山药18克，炙甘草6克，红枣4枚（去核）。

用法 水煎服，每日1剂。

功用 健脾益气，保肺平喘。

方解 肺气肿以慢性支气管炎为病因者，有多年的咳嗽、咳痰。随着肺气肿的进展，气急的程度不断增加。严冬时支气管分泌物增加，咳痰多呈黏液性，喘促夜重昼轻。舌苔白，脉虚者，属本虚标实之喘嗽，治宜扶正固本、止咳平喘，故方中用参、芪、山药、枣、草健脾益气；麦冬、五味子养阴敛肺；百部、半夏、贝母固肺化痰；苏子、葶苈子降气平喘；前胡、杏仁宣肺止嗽；枳壳、桔梗宽胸理气。坚持服用，有肯定疗效。

主治 肺气肿、喘促、夜重昼轻、舌苔白、脉虚者。

疗效 临床屡用，坚持服用，疗效满意。

15.6 五白定金片

来源 冉雪峰，《冉氏经验方》

组成 百合300克，天冬50在，桔梗100克，白及200克，南沙参、黄连各50

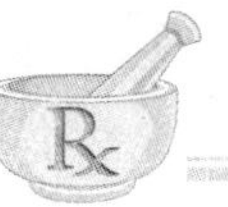

克，鱼腥草200克，硇砂3克。

用法◊先将百合研粉，过100目筛。天冬、桔梗、白及、沙参、黄连、鱼腥草水煎3次，去渣，滤液，文火浓缩成膏状，加入百合粉中搅匀，分成小块，于70℃以下温度干燥研粉，过100目筛。置于搅拌机内，用75%乙醇（将硇砂溶于其中），作炼合剂，制以颗粒，于50℃以下温度干燥，压片，片重0.3克，装入玻璃瓶中备用。每次服4~6片，日服2~3次，常服。

功用◊止咳化痰、润肺滋阴、止血。

方解◊方中百合保肺安神；天冬、沙参养阴润肺；桔梗、硇砂祛痰；白及止血；黄连、鱼腥草消炎清热。诸药配伍，丝丝入扣，都是针对主要症状而设。药中病机，故用之多效。

主治◊支气管扩张症。

疗效◊长期服用，可在不同程度上减轻症状，控制病情发展，均有良效。

15.7 八味止喘散

来源◊程爵棠，《浙江中医学院学报》（3）1990年

组成◊制皂角2条，制杏仁、制半夏、炒苏子、炒莱菔子、炒白芥子各9克，炒五味子6克，细辛3克。

用法◊先依法炮制，即：①制皂角法：将皂角剖开为两边，去子，每孔纳入巴豆1粒后，再将两边皂角合拢为原状，用棉线扎紧，放入童便（以健康儿童的小便为佳）中浸泡一宿后，取出皂角，置于一块新土瓦上，炙令成焦黄色为度，取出冷却，除去巴豆肉不用。将皂角研末备用；②制杏仁、半夏法：将杏仁、半夏放入麻油中煎之，令拆裂为度，分别研末备用；③将苏子、莱菔子、白芥子分别炒干，研末；④将细辛、五味子分别研末。制成两种剂型，一是散剂，即分别将上药按剂量称准，再混合研细，过80~100目筛，再研过筛为度，和匀，入瓶收贮备用，勿泄气；一是丸剂，即将散剂用生姜汁、竹茹（各适量）调和为丸如梧桐子大，贮瓶备用。嘱每晚临睡前，取本散（热喘用丸剂）3~6克，用干柿饼1~2只或白糖裹之，1次入口细嚼，徐徐吞服。服药后切忌饮汤水等一切饮料。每日1次。

功用◊温肺化痰，降逆止喘。

方解◊明代张景岳云：“喘证最为危候，……欲辨之者，亦惟二证而已。所谓二证者，一曰实喘，一曰虚喘……盖实喘者有邪，邪气实也；虚喘者无邪，元气虚也。实喘者，气长而有余；虚喘者，气短而不续。”《临证指南》云：“喘证之因，在肺为实，在肾为虚。”盖肺为气之主，性主肃降，肾为气之根，性主纳气。喘非一日，其本多虚，肺失肃降，肾气不纳，终有邪扰，多形成本虚标实之证。不惟虚，不惟实，二者仅孰轻孰重之别矣！治宜温肺化痰，降逆止喘，故方用制皂角，其性善通窍降气，擅祛风痰喘满，妙在经巴豆

肉、童便相制，使之可升可降，能行能止，使郁满之气得顺，上逆之气得平，气顺则痰消喘平，故为主药；辅以制半夏配制杏仁，既有发散风寒之功，又有化痰、降气、止喘之力；苏子、白芥子、莱菔子合用，其化痰止喘、降气宽中之功尤著；佐五味子益气益肺，纳肾平喘；五味子配细辛其镇咳止喘之功甚著。童便咸寒而监诸制诸药之性，且导热最速，入竹茹、姜汁更助消炎化痰之力。诸药配伍为用，其温肺化痰、降逆止喘作用尤强。

主治◊气喘（支气管扩张、肺气肿、支气管哮喘、心源性哮喘），症见呼吸急促，甚则张口抬肩而不得平卧、善太息、胸满、气急声粗或气短声微，或伴水鸡声、唇舌青紫、痰多清稀或泡沫样痰，咯痰较易或不爽，或痰少或干咳无痰。舌淡苔白或少苔，或黄厚腻，脉浮紧而弦，或沉细滑。

疗效◊用本方为主治疗气喘病 87 例，结果痊愈 58 例，显效 15 例，有效 11 例，无效 3 例，总有效率为 96.55%。

附记◊一般仅守本方，坚持服用，多能获效或痊愈，若病情或兼证严重者，应随证辅以对症汤剂内服，则奏效尤捷。

临床长期观察，本方屡用效佳，在用药过程中未发现任何毒副作用，确为治疗气喘病的有效秘方。

15.8 蒌贝定喘汤

来源◊程爵棠，《浙江中医学院学报》（3）1990 年

组成◊栝蒌仁、浙贝母、党参、炒白术各 9~15 克，茯苓 12~15 克，干姜 6 克，细辛 3 克，五味子 6 克，炙紫菀、炙款冬花、杏仁各 9 克。

用法◊水煎服，每日 1 剂（重 2 剂），日服 3~6 次。

功用◊益气健脾，温肺化痰，降逆止喘。

方解◊气喘之病，病有缓急，证有虚实，临床所见，虚证之中，气虚十居八九；而实证之中，风寒、痰湿居多。治宜益气健脾，温肺化痰，降逆止喘。方用党参益气健脾，补肺定喘；以白术燥湿健脾，化痰止喘；茯苓渗湿健脾，宁心安神；三药配用，其益气健脾之功尤著，辅以栝蒌仁、浙贝母消炎化痰，尤善止咳平喘；且栝蒌仁兼能通腑，浙贝母降逆，佐干姜、细辛、五味子温肺化痰，纳肾平喘；紫菀、款冬花润肺化痰，下气平喘；杏仁消痰降逆。诸药配伍合用，共奏益气健脾，温肺化痰，降逆止喘之功。本方寒热并用，攻补兼施，于本证尤宜。故用之多效。

主治◊气喘病（支气管哮喘、支气管扩张、肺气肿），证属寒证、虚证，或虚寒证者，均可用之。

加减◊若因外感风寒或遇寒冷而诱发者，加炙麻黄 6~9 克，荆芥 9 克，甘草 6 克；外感风寒，郁热在里者，本方去干姜，加炙麻黄 3 克，生石膏 15 克，黄芩 9 克；外寒内饮，本方重用茯苓，加炙麻黄 3 克，荆芥 9 克；肾虚失纳加补

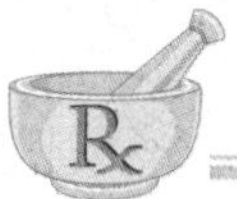

骨脂，胡桃肉，蛤蚧粉（冲）各9克；病重加黑锡；偏肾阴虚者，本方去干姜，加熟地、山萸肉各9克；脾肾阳虚者，本方去浙贝母，加制附子、肉桂各3~9克；肺阴虚加沙参、麦冬、玉竹各9克；喉中有水鸡声者加炙麻黄6克，射干9克；痰中带血或咯血者，本方去干姜、白术、党参，加生侧柏叶、生地炭、金银花炭各9~15克。

疗效 多年使用，治验颇多，疗效显著，有效率在95%以上，一般连服5~10剂即可见效。

附记 据临床观察，本方用于治疗寒喘、虚喘、或虚寒喘，用之无不立验。本人临证多配服八味止喘散，故奏效尤捷。热喘忌用。

15.9 治肺气肿方

来源 邓铁涛，《邓铁涛临床经验辑要》

组成 五爪龙、太子参各30克，白术、云茯苓各15克，甘草5克，苏子、莱菔子、白芥子各10克，鹅管石30克（先煎）。

用法 每日1剂，水煎服，日服2~3次。

功用 培土生金，降气降痰。

主治 肺气肿，哮喘之缓解期，慢性支气管炎。

加减 咳嗽甚者，加百部、紫菀、橘络各10克；喘甚者，加麻黄6克，地龙10克；兼食滞者，加芒果核10克，布渣叶15克。

疗效 临床屡用，每获良效。

附记 邓教授还介绍了一张治支气管扩张症方，药用百合30克，百部15克，海蛤壳、白及各30克。每日1剂，水煎服。主治支气管扩张症、肺结核、百日咳、久咳、咳唾痰血。功能固肺敛肺，止咳止血。临床验证效佳。此方为上海验方。

15.10 胶蛤汤

来源 董建华，《千家名老中医妙方秘典》

组成 生地15克，阿胶珠、玄参各10克，川贝母5克，海蛤壳12克，紫菀、款冬花、当归、白芍各10克，丹参12克，丹皮10克，炙甘草6克，蜂蜜1匙（冲）。

用法 每日1剂，水煎两次，每日服2次，早、晚饭后1小时服。

功用 养阴润肺，宁咳化痰，止血。

主治 支气管扩张，肺阴不足，表现咳嗽、少痰，咯血较多，并有颧红、手足心热者。

疗效 屡用屡验，效果甚佳。

§16 治咯血秘方

16.1 三炭止血汤

来源◊龚志贤，《龚志贤临床经验集》

组成◊黑姜炭6克，侧柏炭50克，陈艾炭9克，仙鹤草30克，大小蓟各25克，白茅根30克。

用法◊每日1剂水煎服，用童便兑服。重症则可日夜服2剂，连续服至血完全止后才停药。

功用◊凉血止血。

方解◊本方系从《金匮要略》柏叶汤（柏叶、姜、艾、马通汁）加味而来。方用姜炭、艾炭、马通汁（童便代之），引火归元，行血止血；柏叶炭、大小蓟、白茅根、仙鹤草凉血止血。方中温清并用，血止而不致瘀，方效著而性平，咯血者可放心用之，其效必著。考童便性味微温、微咸，功可引火归元，导血下行，单用亦可止血，故《血证论》云："吐血咯血者饮童便，百无不生。"极称道童便之神效也。

主治◊肺痨大量咯血。

疗效◊屡用神效，多服2~3剂咯血可止。

附记◊本方名为编者拟加。应嘱病人卧床休息，消除思想恐惧和焦虑，善自调摄护理，并严密观察病情变化，及时对证处理。

16.2 加味柏叶汤

来源◊龚志贤，《龚志贤临床经验集》

组成◊侧柏叶30克，陈艾叶9克，姜炭6克，白茅根30克，大小蓟各25克，旱莲草、仙鹤草各30克。

用法◊水煎服，每日1剂，日服2次。病重者日进2剂。

功用◊凉血活血，收敛止血。

方解◊本方亦是从《金匮要略》柏叶汤加味而成。方用侧柏叶清热凉血为主药；艾叶微温，活血止血；姜一定要用姜炭，姜炭面不燥热，善能止血；仙鹤草性温味涩，为收敛止血之要药；茅根性平，能清肺热、血热，凡咳血、咯血、吐血、衄血、尿血均可用之，用量宜重，鲜者尤佳。支气管扩张咯血，多系气不摄血，络破血溢，营血大伤，须急用收敛止血法治疗。本方温清并用，能行血中之气，凉血清热，故可收迅速止血而不致瘀的功效。

主治◊支气管扩张咯血。

疗效◊屡用屡验，患者一般服此方2~3剂即可止血。

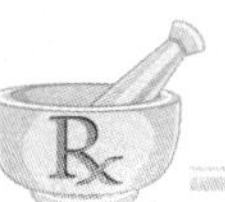

附记◊血止之后，再辨证治其本。

16.3 泻白化血汤

来源◊任达然，《中医杂志》（12）1989年

组成◊桑白皮15~20克，地骨皮10克，甘草5克，花蕊石15克，三七粉3克（吞服），血余炭10克。

用法◊上药除三七粉外，加水浸泡30分钟，煎煮30分钟，每剂煎2次，将两次煎出的药液混合，备用。症状较轻者，每日1剂，上、下午各服1次；症状较重者，每日2剂，每4小时服1次。三七粉用药汤分2次冲服。

功用◊泻肺凉血、活血止血。

方解◊本方系由泻白散合张锡纯的化血丹（花蕊石、血余炭、三七粉）化裁而成。方用桑白皮、甘草泻肺泄热；地骨皮凉血清热；花蕊石、血余炭、三七粉活血化瘀止血。诸药配伍为用，共奏凉血清肺、活血止血之功。对肺热咯血不失为有效良方。

主治◊支气管扩张咯血。

加减◊如有风热表证，去地骨皮，加桑叶、菊花、牛蒡子各10克；若兼有燥火，加养阴润肺之沙参、麦冬、天花粉；痰多黄稠、发热，加鱼腥草、黄芩、大贝母；心烦易怒、胸胁引痛、脉弦数者，加黛蛤散、山栀；大便秘结，加大黄。

疗效◊屡用屡验，效果颇佳。

16.4 宁肺止血汤

来源◊姚岳，《福建中医药》（6）1984年

组成◊生地12~30克，玄参18~30克，天冬、麦冬各12~18克，生侧柏叶18~30克，白及12~30克，制附子1.5~4.5克，白蔻仁1.5~3克（后下），参三七粉3~6克（分冲），阿胶12~30克（烊冲）。

用法◊水煎服，每日1剂，日服3次。

功用◊滋阴降火、宁肺止血。

方解◊肺结核咯血多由真阴不足，虚火妄动所致。血热火动，滋阴可愈。方用玄参、生地、天麦冬养肺肾之阴，清血中之热，降浮游之火，滋阴碍瘀，故辅以白及、生侧柏叶、三七。白及为补肺逐瘀、生新之品，柏叶有破血之功，三七为止血化瘀之佳品。三药合用，能直入肺经，逐瘀生新；佐阿胶补肺养血止血；入少量附子，引元阳归其下宅，补其肾阳而化真阴。本方以阴药为主，少佐附子，其辛燥之性，不必多虑，其引火归元之功，有间接宁血之效。本方配伍严谨，药切病机，故用之多效。

主治◊肺结核咯血。

加减 ◊ 若口苦低热，盗汗明显者，加青蒿10~15克，炒黄芩3~6克；或用醋调五倍子粉10克敷脐部，胶布封贴；大便秘结，加大黄、栝蒌仁；咳剧者加罂粟壳、百部、贝母；气虚明显去天冬，加党参12~30克，或红参3~6克（研末吞服）。

疗效 ◊ 临床验证，确有疗效。

附记 ◊ 凡脾虚泄泻者，禁用本方。

16.5 咳血方

来源 ◊ 熊玮，《中国中医秘方大全》

组成 ◊ 青黛6克（另包兑服），诃子6克，瓜蒌仁（去油）、炒山栀各9克，白及、白茅根各30克，三七1.5克，阿胶12克（兑服），茜草12克，仙鹤草9克。

用法 ◊ 水煎服，每日1剂，日服2次。

功用 ◊ 清肝宁肺、化痰止血。

方解 ◊ 咯血是肺结核的主要并发症，属临床急证，方用青黛、山栀泄肝火，清肺热；瓜蒌润肺滑痰；诃子敛肺止咳，加入止血活血化瘀之品，增强了止血作用。本方有止血之功，而无留瘀之弊。

主治 ◊ 肺结核咯血。

疗效 ◊ 治疗肺结核咯血30例，其中浸润型肺结核26例，慢性纤维空洞型肺结核3例，结核型肺炎1例。一般服药1~3剂，咯血即止，治愈（咯血止，1年内无复发）27例，显效（咯血未完全停止，但咯血量及次数明显减少）3例。

16.6 参白止血汤

来源 ◊ 张梦侬，《临证会要》

组成 ◊ 北条参、生黄芪、白术、白茯苓、甘草、陈皮、半夏曲、炒黄芩、五味子、生地、丹皮、山药、薏苡仁、百合各10克。

用法 ◊ 水煎，分3次温服，每日1剂，5剂为1疗程。

功用 ◊ 益气健脾、泻火润肺、凉血止血。

方解 ◊ 临床类似证情甚多，根据脉浮无力为气虚之象，脉数为火盛之征，咯血为络伤所致。方用六君子汤加山药、百合、黄芪、苡仁以补中益气，健胃润肺，佐以丹皮泻血中伏火；黄芩泻火坚阴；生地凉血滋阴；五味敛肺止血。诸药配伍为用，共奏益气健脾，泻火润肺，凉血止血之功。

主治 ◊ 支气管扩张咯血。

加减 ◊ 配用食物疗法：鲜百合90克（干品60克），冰糖60克，活鲫鱼一尾（大者佳），半斤以上可用。将百合洗净，分片，鲫鱼去鳞、肠杂及腮，洗净，

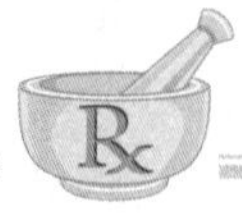

将冰糖放入鱼肚内，同百合放入锅中加适量冷水，火上煮熟，不加油盐酱醋，吃鱼、百合，并喝汤，能在一月内吃5~7次为好。

疗效 ◊ 屡用屡验，疗效颇佳。

附记 ◊ 本方名为编者拟加。临床长期实践观察，本方用于临床，不仅治支气管扩张咯血有良效，即肺痨虚损吐血，胃病络伤呕血，也能收到一定效果。
忌食鸡、鸽、牛、羊、狗肉、猪头、猪蹄、虾、蟹、鲤、鲇、河豚、黄颡鱼、葱、蒜、姜、椒等发物，更不能喝酒。

16.7 咳喘止血汤

来源 ◊ 陈国藩，《千家妙方·上》

组成 ◊ 生地、功劳叶、仙鹤草、百部草各25克，白及15克，百合50克，天冬25克，沙参、煅花蕊石各20克，秋石10克，三七粉7.5克（分3次冲服）。

用法 ◊ 水煎服，每日1剂，日服3次。

功用 ◊ 养阴、清肺、宁络止血。

方解 ◊ 肺主降气，肾主纳气，肺失宣降，肾不纳气而出现咳嗽。脾失健运，水湿不化，聚而生痰，咳喘伤及肺阴，阴伤络破则咯血，口燥咽干，胸胁疼痛等证乃生。方中百合、生地、天冬养阴清肺；秋石润肺；花蕊石，白及收敛止血；功劳叶，仙鹤草消炎止血宁络。诸药合力，共收捷效。

主治 ◊ 支气管扩张咯血。

加减 ◊ 一般仅守本方或随证加减。

疗效 ◊ 临床屡用，效果颇佳。

附记 ◊ 再介绍数方，以备临床之用：

16.7.1 百冬止血汤

来源 ◊ 姜春华，《集验百病良方》

组成 ◊ 野百合、蛤粉（包），百部、麦门冬、天门冬各9克，白及15克。

用法 ◊ 水煎服，每日1剂。

功用 ◊ 滋阴润肺，生津止血。

主治 ◊ 支气管扩张各期。

疗效 ◊ 临床应用30余载，治疗病例逾万，效果颇佳。

附记 ◊ 本方名为编者拟加。本方的特点是发作时用于治疗，休止时能改善和防止肺局部的病理变化，并对肺结核也有良效。

16.7.2 黄白止血汤

来源 ◊ 姜春华，《集验百病良方》（本方名为编者拟加）

组成 ◊ 鲜小蓟草60克（干品15~30克），白及、生蒲黄各15克，参三七、蛤粉

(包)、阿胶(烊)各9克。

用法◊水煎服,每日1剂。

功用◊补虚泻实,清热止血。

主治◊支气管扩张伴各种类型出血者,尤宜于病大出血者。

疗效◊临床应用30余载,治疗病例逾万,效果颇捷。轻证一般服1~3剂即可止血,中度3~7剂即可止血。重症7~14剂可见效。

16.7.3 石白止血汤

来源◊姜春华,《集验百病良方》(本方名为编者拟加)

组成◊煅花蕊石、蒲黄炭各9克,人中白、天花粉各3克,血余炭6克。

用法◊水煎服,每日1剂。

功用◊凉血止血,祛瘀生新。

主治◊支气管扩张咯血痰者,尤宜于新病轻证出血量不多者。

疗效◊屡用屡验,效佳。

16.7.4 柴胡茜降汤

来源◊朱进忠,《中国当代中医名人志》

组成◊柴胡、茜草、降香、黄芩、枳壳各10克。

用法◊水煎服,每日1剂。

功用◊疏肝理气、活血止血。

主治◊气滞血瘀、血不归经、咯血吐血、或乳衄、舌苔白或黄白、舌质正常或有瘀斑、脉沉弦者。

加减◊若咽喉不利,逆气上冲,甚或微喘者,加射干10克;气阴俱虚,气短乏力者,加冬虫夏草10克;舌质嫩红者,加百合30克;药后咯血难止者,加白及粉6克(冲服)。

疗效◊屡用效佳。

§17 治胸胁痛(气胸)秘方

17.1 补肾纳气方

来源◊吕云剑,《中国中医秘方大全》

组成◊熟地、山萸肉、党参各15克,山药20克,苏子、茯苓各10克,五味子、磁石各12克,肉桂5克,沉香3克,蛤蚧6克,炙甘草6克。

用法◊水煎服,每日1剂。

功用◊补肾纳气。

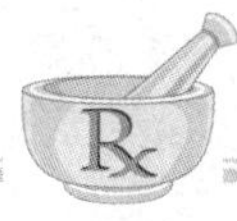

方解 ◊ 方中蛤蚧、肉桂、党参温肾补气；山萸肉、熟地、磁石、五味子滋肾纳气；沉香、苏子降气平喘；山药、茯苓参湿健脾、宁心安神；诸药配伍为用，重在摄纳肾气、收敛肺气，使气降喘平。故用之多效。

主治 ◊ 自发性气胸。

加减 ◊ 严重者可配合给氧和抽气。

疗效 ◊ 治疗 15 例，其中 12 例是慢性支气管炎合并肺气肿而致自发性气胸；3 例是肺结核并发气胸，均收到满意效果，恢复肺组织压力，使肺复张。

17.2 疗伤理气汤

来源 ◊ 丁锷，《中国中医秘方大全》

组成 ◊ 苏子、陈皮、半夏、前胡、厚朴、旋覆花、甘草、川牛膝各 10 克，五味子 10~15 克，山萸肉 10~20 克，代赭石 30 克。

用法 ◊ 水煎服，每日 1 剂。

功用 ◊ 肃降肺气、摄纳肾气。

方解 ◊ 方中苏子、半夏、前胡、厚朴、陈皮理气化痰；旋覆花，代赭石降逆镇咳，牛膝引药下行；山萸肉，五味子酸涩收敛，可敛肺纳气，有利于胸腔气体的消散吸收。

主治 ◊ 损伤性闭合性气胸。

加减 ◊ 胸腔积液加葶苈子 10 克，桑白皮 15 克；肺热加桑白皮 15 克，连翘 15~20 克，金银花、鱼腥草各 30 克；咯痰加川贝 10 克，枇杷叶 15~20 克；便秘加生大黄 5~12 克，苦杏仁 10 克；气阴不足加太子参 15 克，麦冬 10~20 克，沙参 15~20 克；胸痛加三七 3~5 克（研末吞服、酒送），郁金 15~20 克。

疗效 ◊ 治疗 13 例，伴有肋骨骨折，少量胸腔积液和严重慢性支气管炎。经 1~2 周治疗，全部治愈。

17.3 瓜蒌枳橘汤

来源 ◊ 麦少卿，《中国中医秘方大全》

组成 ◊ 瓜蒌 12 克，枳壳、茯苓、半夏各 10 克，陈皮 6 克，甘草 3 克，青皮、桔梗各 6 克。

用法 ◊ 水煎服，每日 1 剂。

功用 ◊ 宣肺化痰、行气止痛。

主治 ◊ 肋骨骨折引起的血气胸。

加减 ◊ 痰多咳甚加蜜冬花，蜜枇杷叶各 10 克；咳痰血加白及 6 克，藕节炭 10 克；痛甚加元胡 6 克，郁金 10 克；合并血胸加桃仁 10 克，川红花 6 克，丹参 15 克，葶苈子 10 克。

疗效 ◊ 治疗34例，其中气胸6例，血胸5例，血气胸并存23例。经本方治疗气胸消失时间为6~12天，平均9天；血胸消失时间14~40天，平均32天。全部治愈。

§18　治脑血管意外（中风）秘方

18.1　通脉汤

来源 ◊ 杨百茀，《名医治验良方》

组成 ◊ 黄芪30克，当归、白芍各15克，桃仁10克，生地15克，川芎、丹皮、桂枝、茯苓各10克。

用法 ◊ 每日1剂，水煎两次，分3次温服。

功用 ◊ 益气活血、逐瘀通络。

方解 ◊ 主治症状，均属“中风”的范畴，古今皆称重症，对其发病原因及其机理的认识，历代争论颇大。唐、宋以前侧重于外风，多从外风立论；从金、元起侧重于内风，多从内风立论。如刘河间主“心火暴甚”；李东垣主“正气自虚”；朱丹溪主“湿痰生热”；张景岳主“内伤积损”；尤在泾则进一步主张：“无论贼风邪气，从外来者，必先有肝风为之内应”，从内外二因立论，这与《内经》所说的“邪之所凑，其气必虚”的理论是一致的；王清任则认为中风“实因气亏”。当然，中风并非只因气亏，治疗时还必须活血化瘀。

本方是从张仲景之桂枝茯苓丸和王清任之补阳还五汤二方化裁而来，根据气为血帅，血随气行的理论，以黄芪为君，重在补气；配桂枝、桃仁、川芎、丹皮为臣，以活血通脉；用当归、生地、白芍、茯苓为佐使，以养血安正，使瘀去而不伤正，活血而无耗血之虑，共奏益气活血之效。

主治 ◊ 半身不遂，口眼歪斜，语言蹇涩，口角流涎，脉迟缓或浮弱，舌苔薄白。

加减 ◊ 气血亏虚者，加党参，丹参；神志不清者加石菖蒲、远志；口眼歪斜较甚者加全蝎，蜈蚣；头昏者加菊花、蔓荆子；失眠者加酸枣仁、女贞子、旱莲草；语言不利较甚者加胆南星、石菖蒲；血压偏高者可倍用黄芪，再加入龙骨、牡蛎、磁石、珍珠母之属以重镇熄风（均为先煎）。

疗效 ◊ 临床屡用，对中风后遗症属气虚者有良效。

附记 ◊ 凡中风初期实证者忌用。

18.2　加味补阳还五汤

来源 ◊ 邓铁涛，《邓铁涛临床经验辑要》

组成 ◊ 黄芪120~240克，赤芍15克，归尾、川芎、桃仁各10克，红花5克，地龙

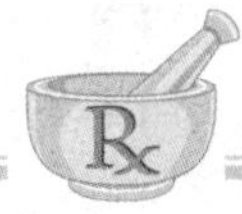

10克，丹参24克，水蛭10克。

用法 每日1剂，水煎服，日服2~3次。

功用 益气活血。

主治 中风后遗症（偏瘫），外伤性截瘫。

疗效 临床屡用，多获良效。

附记 又《中国当代中医名人志》载周信有的愈瘫汤：大黄芪40克，赤芍9克，淫羊藿20克，红花、秦艽、僵蚕、广地龙、归尾、川芎、续断、川牛膝、桑寄生、骨碎补各9克。每日1剂，水煎服。主治偏瘫，语蹇，口眼歪斜，见于脑血栓者。用之多效。

上列二方，组成各有侧重，一重在益气活血，一重在兼补肾虚、祛风湿，故附方主治偏瘫复感风湿之邪而又肾虚者，用之为宜。

18.3 豨莶至阳汤

来源 任应秋，《中医专题讲座选（二）》

组成 九制豨莶草30克，黄芪9克，天南星、白附子、川附片各6克，川芎、红花各3克，细辛1.5克，防风、牛膝各6克，僵蚕3克，苏木6克。

用法 水煎服，每日1剂，日服2次。

功用 扶阳熄风，活血通络。

方解 阳虚证有阴盛、有阴不盛的。大抵治疗阳虚，药取其气，气重在辛。因为阳虚血必凝，不活血无以拨其机，是为紧要处。故方以九制豨莶合芪附汤扶先后天之阳气为主；再以细辛领天南星、白附子、防风、僵蚕行气分以熄风；川芎引红花、苏木、牛膝行血分以熄风，则三阴三阳诸经气调血畅，从根本上改变了中风的病变。故而用之多效。

主治 中风（阳虚证），多见突然口眼歪斜，皮肤麻木，言语失利，口角流涎，半身不遂，甚至卒然昏仆，不省人事，目合口张，汗出肢凉，呼吸微弱。

加减 如见清窍闭塞（牙关紧急），先用辛温开窍法。以细辛3克，煎汤化开苏合香丸3克。灌服，3小时内灌两次，待清醒并有饥饿感时，再进本方。

疗效 屡用屡验，效果甚佳。

18.4 豨莶至阴汤

来源 任应秋，《中医专题讲座选（二）》

组成 制豨莶30克，干地黄9克，盐知母12克，当归、枸杞子各9克，炒赤芍12克，龟板6克，牛膝、甘菊花、郁金、丹参各9克，黄柏3克。

用法 水煎服，每日1剂，日服2次。

功用 滋阴降火，活血通络。

方解 阴虚有阳盛、有阳不盛的，大抵治疗阴虚，药取其味，味重在酸。阴虚血必凝，不活血无以通其经。方用豨莶草合大补阴丸以滋养肾脏亏损的阴精为主；并以当归、枸杞、牛膝温养阴经外泄之气；赤芍、郁金、丹参、甘菊花以活血平肝；庶几阴精复，阳气固，火以宁，风以息矣。故用之多效。

主治 中风（阴虚证），多见头晕耳鸣、目眩少寐、突然发生舌强言蹇、口眼歪斜、半身不遂、两手握固、肢体强直、时或抽搐、面赤身热、烦躁不宁，甚则也呈突然昏迷状态、言语失利，尿闭，便秘等。

疗效 屡用屡验，效果甚佳。

18.5 涤痰熄风汤

来源 谭日强，《谭日强医案》

组成 法半夏、胆南星、云茯苓、明天麻、白僵蚕各9克，建菖蒲、远志肉、广陈皮各5克，双钩藤15克，水牛角30克（刨片、先煎）、水竹沥2匙（兑服），生姜汁1匙（兑），生甘草3克。

用法 水煎服，每日1剂，2~3次分服。

功用 涤痰开窍，镇痉熄风。

方解 本方主治痰热阻窍之中风，故方用半夏、南星、白僵蚕、竹沥化痰散结；陈皮理气，气顺则痰降；茯苓健脾渗湿，湿化而痰无由生；生姜降逆化痰，兼制半夏之毒；天麻，钩藤清热平肝，熄风定惊；水牛角可代犀角之用，有较强的平肝熄风作用，又善清热；菖蒲、远志清心宁神，开窍豁痰。诸药配伍恰当，丝丝入扣，临床投之，对挽救痰热阻窍的危重病人有一定效果。

主治 中风偏瘫。症见痰涎壅盛、神志不清、舌强不语、一侧偏瘫、舌苔黄腻、脉象弦滑，证属风阳内扰、痰热阻窍之证。

疗效 屡用效佳。

18.6 通络活血汤

来源 王季儒，《肘后积余集》

组成 生石决明、黛蛤粉各30克，旋覆花、代赭石各9克，桑寄生30克，威灵仙、地龙各10克，生穿山甲、僵蚕各9克，豨莶草、竹茹各12克，鸡血藤20克，知母、黄柏各9克，䗪虫、全蝎各3克。

用法 水煎服，每日1剂，日服3次。

功用 平肝豁痰、通络活血。

方解 方中桑寄生、威灵仙、豨莶草皆为疏通活络之品。鸡血藤活血通络，加入穿山甲、地龙、䗪虫等活血通络之力更强；石决明镇肝熄风；旋覆花，代赭石平肝降逆；竹茹、黛蛤粉清热化痰；知母、黄柏滋水泻火；全蝎、僵蚕专熄肝风而治口眼歪斜。如再加羚羊角粉、牛黄清心丸、活络丹等效果更好。此方活血之味较多，古人虽有治风先治血，血行风自灭之说，其实活血通络，

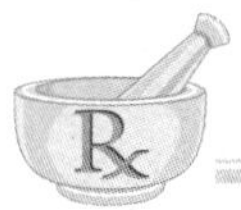

使血栓疏散，血脉流通无阻，偏瘫自能痊愈。

主治 中经络为中风证之较轻者，多为脑血栓形成。实证多见半身不遂、口眼歪斜、言语蹇涩、脉象弦滑而数。

加减 若湿痰盛，加清半夏9克，广皮6克，茯苓12克；言语不利，加羚羊角粉1克，九节菖蒲、天竺黄、川郁金各9克；如不语或兼饮水即呛者，为会厌麻痹，除加上四味外，再加入天麻、白附子各3克；脉数大有力，加生石膏30克，龙胆草、栀子各9克；头重脚轻，加白蒺藜10克，钩藤12克（后下），杭菊花、龙胆草、牛膝各9克，羚羊角粉0.6克（冲服）。

疗效 临床屡用屡验，效果甚佳。

18.7 通络益气汤

来源 王季儒，《肘后积余集》

组成 黄芪、党参、鸡血藤各18~30克，桑寄生30克，威灵仙10克，豨莶草12克，当归、白术、地龙、僵蚕各9克，熟地、杭白芍各12克，全蝎3克，白附子2克。

用法 水煎服，每日1剂，日服3次。

功用 补气养血、宣通经络。

方解 古人曾说，气为血之帅，血为气之母，也就是说血为气的物质基础，气为血的循行动力。气为阳主动，血为阴主静。血必须由气的推动才能循环不息，营养全身，然又必须有脾的健运，肝的条达疏泄，这样才能维持其正常的生理功能。若患者体质素弱，气血不足，必大补气血方能收功。方用党参、黄芪、白术补气以健脾；当归、杭白芍、熟地养血以柔肝；再配以活血通络之品，俾正气充足，循环旺盛，其病自易恢复。

主治 中风（中经络虚证），多见半身不遂，四肢麻木等证。脉象弦软无力或濡滑。

加减 若头晕，加生海蛤30克，白蒺藜10克，菊花9克，何首乌10克，或加麻桑丸30克（布包同煎），或加鹿角胶9克（烊化）。腰腿无力，加川续断、狗脊、枸杞子各12克，虎骨1克（研细冲服）；口干，加石斛30克，麦冬12克；大便干燥，加肉苁蓉30克，或加郁李仁、桃仁各9克；精神倦怠，加白人参（或西洋参）、鹿角胶（烊化）各9克，何首乌12克；湿痰盛，加清半夏9克，广皮6克，茯苓12克；言语不利或声音低微，加九节菖蒲、巴戟天、山茱萸各10克，远志6克，天麻3克，麦冬10克，五味子5克。

疗效 屡用皆有良效。

18.8 中风先兆汤

来源 张梦侬，《临证会要》

组成 ◊ 生黄芪、童子参（即太子参）、茯苓、白芍、生地、玉竹、竹茹各 15 克，白术、甘草、当归、牛膝各 10 克，白茅根、鲜桑枝、赭石粉各 30 克。

用法 ◊ 水煎服，每日 1 剂，分 3 次温服。5 剂为 1 疗程。

功用 ◊ 益气、凉血、泻火、消瘀、降逆、化痰。

方解 ◊ 前人以风从外入，发生半身偏瘫为真中风，如风自内生，发病为类中风。无论真中风或类中风，皆以气血亏虚、痰多热伏所致。故方用参、术、苓、草、黄芪、玉竹以补气；归、芍、生地以养血；白茅根凉血消瘀；赭石平肝镇逆；牛膝添精益髓，强筋补肝；鲜桑枝治风气拘挛，久服可预防偏风；淡竹茹凉血除热，寒滑利窍，清燥化痰等药为剂。本方系从十全大补汤化裁而成，若能及时按方药连服数剂，多能收到预防之效，但须注意休息。

主治 ◊ 中风先兆。

疗效 ◊ 屡用皆效，一般连服 5 剂即安然无恙。

附记 ◊ 本方名为编者拟加。凡人过五十或六十后，自觉手指或单侧上肢或上下肢半身发麻或木，皆为中风先兆，当急为预防，不可忽视。从师传经验及临床体会，无论左手或右手，自觉一指发生麻木，五年之内须防中风；两指麻木，应在四年内；三指麻木，应在三年内；四肢麻木，应在二年内；如五指俱麻，应在一年内；若半身上下（或左或右）手指和脚趾连肢体麻木，更加头目眩晕，上重下轻，行动飘然不稳，应在短期一月、长则半年之内；倘再加舌蹇、语涩、唇舌发麻，应在数日之内，如能及时治疗，尚可防止，否则必然中风，累见不爽。

18.9 通脉舒络汤

来源 ◊ 张学文，《中国中医药报》1990 年

组成 ◊ 黄芪 30 克，红花、川芎各 10 克，地龙、川牛膝各 15 克，丹参 30 克，桂枝 6 克，山楂 30 克。

用法 ◊ 水煎服，每日 1 剂，日服 3 次。

功用 ◊ 益气活血、通脉舒络、排滞荡邪、祛瘀生新。

方解 ◊ 本方从清代王清任之补阳还五汤加减而成。方中黄芪为补气要药，健脾益肺，补气通阳，配合诸活血之品，其行气、补气活血之功更甚，乃方中君药。川芎为血中之气药，其性辛香走窜，可温通脉络，活血行气，祛风止痛，走而不守，既能上行头目，又可外彻皮毛、旁达四肢，更可通行血海。红花活血祛瘀行滞之力甚强，二者相得益彰，共司臣职。地龙咸寒走窜，入络剔邪，畅通血气，熄风止痉；川牛膝味苦重于甘，攻破之力甚强，非但可活血通络，祛瘀，亦可引血下行，走而能补；丹参功似“四物”，善活血凉血，养血益心，祛瘀生新，安神定志；桂枝则可温经行瘀，通阳化气，此四者相伍，可佐君臣，增其活血祛瘀止痛之效。山楂入血分，不但消食化积之

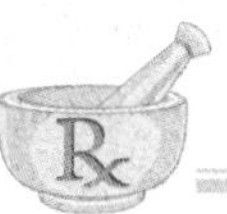

功甚强，且其活血散瘀消肿之力亦佳。故而独领使命，该方能补能攻，能下能上，且寒温之品并施，以防辛温走窜之品伤及阴血，共奏益气活血，通脉舒络，排荡滞邪，祛瘀生新之功。同时一味山楂既可奏活血散瘀之效，又可消解诸药之腻，健脾和胃。

主治 中风、痹证等偏于气虚血瘀者。

加减 如意识、语言障碍明显，属气郁或痰湿内阻者，加郁金12克，菖蒲、法半夏各10克，茯苓15克；语言障碍，吞咽困难者，原方去桂枝，加胆南星、郁金各10克；头痛甚者去桂枝、红花，加僵蚕10克，菊花15克；眩晕明显，属肝阳上亢者，去桂枝、川芎、黄芪，加珍珠母30克（先煎），茺蔚子10克；纳呆胸闷、舌苔白腻、湿浊明显者，加白术、茯苓各10克，苡仁20克或藿香、佩兰各10克；呕吐者，加竹茹、姜半夏各10克；便秘、口臭者，加大黄12克（后下）；抽搐者去桂枝，加僵蚕、钩藤各10克。

疗效 临证屡用，每获显效。

18.10 发郁通络汤

来源 田成庆，《中国中医药报》1990年

组成 羌活3～6克，葛根15～30克，川芎15～30克，地龙10～15克，白附6～12克。

用法 水煎服，每日1剂，日服3次。

功用 发郁化痰、通络祛瘀、熄风解痉。

方解 中风之源不外是“痰、瘀、风”三者凝聚郁结阻塞经络脉道，郁生诸病、经络区域广泛，《内经》言：“火郁者发之，木郁者达之。”心属火，主血脉，心脑一体，血郁发之；肝属木，风象肝，风郁达之，古有“发郁汤”、“达郁汤”方中有羌活、葛根、川芎诸药，故以二方化裁变通。葛根通经络、化瘀滞、疏阳明、理筋脉为君；川芎化瘀血、透巅脑、通经隧为臣；地龙柔血脉、达气机、熄风热；白附入经络、化痰结、解痉挛，熄风掣为佐；羌活达太阳、透营卫、行气血、消结滞，通畅周身，发挥发郁通络以致熄风之最高效用为使。田教授用此方加减治疗中风各期及所谓心脑血管系统疾患不下数百例，得心应手。

主治 风眩、风厥、风瘫等中风各期之证，包括心脑血管系统疾病。

加减 风眩眩晕、风阳上亢、高血压者，加牛膝、车前子、肉桂引火归元，导龙入海；热者加夏枯草、菊花、元参；痰湿盛加南星、半夏；风盛者加代赭石、磁石、龟板；阴虚加元参、草决明；阳虚加淫羊藿、仙茅；瘀血者加桃仁、红花、当归、赤芍、郁金、土元、水蛭诸物；风厥期昏迷、高热者加牛黄安宫丸，寒者加苏合香丸。风瘫期加白薇、泽兰、甲珠、全虫、蜈蚣。本方有四味药常常加入，作用各异。菊花，清头目、散风热、柔血脉、益肝肾、解

毒气、降血压；淫羊藿，补肾壮阳，祛风除湿，扩张血管、降低血压、治冠心病、气管炎；郁金，入心化瘀、舒肝利胆、开郁行气、宽胸止疼，降低血脂、胆固醇；山楂消内积、柔血脉、溶血脂、降血压、进食减肥。

疗效◊临床屡用，疗效颇佳。

18.11 丁氏七妙汤

来源◊丁伯荪，《浙江中医杂志》（11~12）1982 年

组成◊生黄芪 30 克，生石决明（先煎）20 克，金银花 15 克，夏枯草 12 克，全当归、赤芍、防风各 9 克，生甘草 5 克，鲜桑枝 1 尺。

用法◊水煎服，每日 1 剂，日服 3 次。

功用◊益气扶正、抑制血热沸腾。

方解◊中风一证，致因诸说纷纭，丁氏认为：本病多由气虚不摄、血热沸腾、痰瘀胶结，导致机体阴阳平衡失调，甚至离决，故当以益气摄血、凉血泻火、化痰消瘀为治疗原则。此方系由黄芪赤风汤合四物汤复方加减而成。方用黄芪、甘草补中益气，气壮自能摄血；当归养血抚乱；赤芍凉血散瘀；石决明平肝潜阳；夏枯草清泄肝火，缓肝之急；金银花清络中风火湿热；桑枝、防风祛风通络。合奏益气扶正、抑制血热沸腾之功。其中黄芪一味，别有妙用，看似与中风之证相悖，实则根据有关实验证明，本品具有镇静降压作用，故用为主药。对于气虚患者尤宜。

主治◊中风，或中风先兆。

加减◊若血热甚者，加丹皮 9 克，倍夏枯草；手足麻甚者，加太子参 30 克，豨莶草 15 克；手足木甚者，加牛膝 15 克，淡竹茹 12 克；口干舌燥者，加大生地 30 克，石斛 9 克；气不顺者，加沉香 3 克（冲）；心悸不寐者，加枣仁 9 克，珍珠母（先煎）30 克；便秘者，加生大黄 6 克（后入）。

疗效◊临床屡用，颇有良效，对中风之预防，尤有妙用，轻证每月服 3~5 剂，重症可酌情加服数剂，自可防止中风之发生，效佳。

18.12 山花汤

来源◊叶仕宏，《新中医》（6）1991 年

组成◊山楂、赤芍、玉竹、路路通各 12 克，红花 3 克，地龙、当归尾各 10 克，丹参 15 克。

用法◊水煎服，每日 1 剂。15 剂为 1 疗程。

功用◊活血化瘀，祛风通络。

方解◊本病之因，概之为“瘀、风、痰”，三者而以瘀为主，即血失度。本方具有改善血液循环，特别是微循环的改善，降低血中黏稠度，溶解血液中的固体物质，改善血管弹性等作用。方中山楂活血化瘀，且有扩张血管，降低血脂

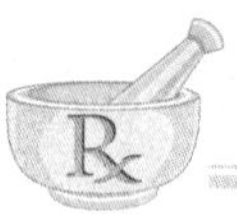

的作用；红花活血化瘀而质轻上行；赤芍活血而凉血；路路通祛风通络；地龙滋液通络；玉竹养阴增液，津血同源，能缓解血中黏稠度。并随证加减，共奏活血化瘀、祛风通络之功。血瘀得化、邪风得祛、脉络调和、血流通畅则筋脉得养，故用之疗效满意。

主治◇中风先兆（小中风），类似现代医学的高凝血症。

加减◇若脾虚纳差加茯苓 15 克；血压偏高加桑寄生 15 克，天麻 10 克；血压偏低加川芎、升麻各 10 克；手足麻木加鸡血藤、牛大力各 40 克；舌蹇、语言不利加蜈蚣 3 克，僵蚕 9 克；反应迟钝和记忆力减退，加石菖蒲 10 克；久病体虚加黄芪 30 克。

疗效◇治疗 189 例，用药 1 疗程，最多 2 疗程后，没有出现停药后的反跳现象，并随访 1 年多，无一例出现缺血性脑中风。

18.13 二仙芎归汤

来源◇汤宗明，《中国中医秘方大全》

组成◇仙茅 15 克，仙灵脾、巴戟天、川芎各 12 克，当归 18 克，知母 15 克，黄柏 12 克，牛膝 24 克。

用法◇水煎服，每日 1 剂，日服 3 次。

功用◇补肾和血。

方解◇方中仙茅、仙灵脾、巴戟天温而不燥，滋而不腻，阴阳双补，填补精血，为温柔之品，可使精血得充、肝肾得养则肢体不酸；当归养血补血，配血中气药川芎以上行头目，下行血海；牛膝补肝肾，引血下行，与川芎一升一降，调和气机；知母、黄柏既可润燥滋阴，又可防止过温，补中有泻，泻寓于补中。诸药配伍为用，共奏补肾和血之功。

主治◇中风后遗症。

加减◇气虚加黄芪、党参；小便多加益智仁；肢体疼痛加鸡血藤、赤芍；重着或肿胀加苡仁、防己；拘挛加龟板、鳖甲、白芍；语言不利加天竺黄，石菖蒲；血压增高加夏枯草、钩藤、石决明，或复方罗布麻片；舌苔变黄腻加竹茹，重用黄柏。

疗效◇治疗 48 例，基本治愈（症状消失，肌力正常，并能自理生活）21 例（占 44%）；好转（症状基本消失，肌力未完全正常）19 例（占 39%），无效 8 例，总有效率达 83%。

18.14 镇肝益阴汤

来源◇王季儒，《肘后积余集》

组成◇生石膏、生石决明、黛蛤粉各 30 克，龙胆草、栀子、天竺黄、九节菖蒲、旋覆花、代赭石、知母、黄柏、牛膝、川郁金各 9 克，竹茹、滑石、磁石各

12 克，安宫牛黄丸 1 粒（吞服），羚羊角粉 0.6 克（冲服），犀角粉 0.6 克（冲服，如无犀角粉则用广角粉或水牛角粉代之）。

用法◊水煎服，每日 1 剂，日服 3 次。

功用◊清热镇肝，豁痰开窍。

方解◊中腑、中脏多同时出现，因此合为一型。然中脏腑必然兼中经络，而中经络可以不兼中脏腑。如属闭证，治宜清热镇肝、豁痰开窍，故方用石决明、龙胆草、羚羊角粉镇肝熄风，泻肝胆之火；旋覆花、赭石镇肝潜阳，牛膝引热下行；生石膏专清胃热，胃为五脏六腑之海，胃热清则五脏六腑自无热邪熏蒸；栀子泻三焦火，能引热从小便而解；知柏育阴兼清下焦。以上皆是清热泻火、镇肝熄风之药。火性炎上，使火不上炎，则气血自不上行，且泻火即所以育阴。黛蛤粉清热化痰；竹茹和胃降逆；天竺黄清热豁痰，凉心安神；郁金入心，凉血解郁；犀角粉凉血解毒，再配以石菖蒲、安宫牛黄丸之类芳香通窍，可清神志而化痰涎。本方以清热育阴为主，镇肝豁痰为辅，芳香开窍，宣通经络，以为佐使，俾热净则风熄，阴复则肝平，豁痰开窍以清神志，宣通经络以利偏瘫，平肝潜阳以降血压，补肾强筋以健腰膝。但必须灵活运用，辨证加减，如稍露虚象，此方即当禁用。

主治◊中风闭证（中脏腑即为脑出血之类），多见突然倒仆，不省人事，牙关紧闭，两手握固，面赤气粗，痰涎壅盛，口眼歪斜，半身瘫痪，脉弦滑而数，或沉弦而缓。

加减◊如突然昏仆，脉沉弦而缓者，必然四肢不温，面色苍白，此为气血郁闭之象，可先用苏合香丸以开之，或于方内去安宫牛黄丸，加入苏合香丸，如服后脉转滑数，面转红润，再去苏合香丸，改用安宫牛黄丸。如患者牙关紧闭，不能服药者，可用乌梅一个，温水泡软，塞于腮内，牙关即开。如肥胖人湿痰素盛者，加清半夏 9 克，广皮 6 克，茯苓 12 克；如痰涎壅盛，加竹沥水 30 克（兑服），猴枣 0.6 克（冲服），或先用稀涎散（白矾、皂角）1.5 克，白开水送下，痰涎即顺口流出。神志清醒后，去安宫牛黄丸、犀角粉，加桑寄生 30 克，威灵仙 10 克，鸡血藤 30 克，地龙、生穿山甲各 9 克，䗪虫 3 克以及大活络丹等，活血通络以治偏瘫；脉弦滑有力、头晕甚者，石决明可用至 60~90 克，加菊花、白蒺藜各 9 克，天麻 1.5 克；面赤烦躁不安，脉数大有力者，生石膏可用至 60~90 克；舌强言蹇，加全蝎 3 克，僵蚕 9 克；大便燥结，加瓜蒌 30 克，大黄、芒硝各 9 克；大便溏加黄连 6 克，芡实 30 克；如四肢已灵活，腰膝尚觉无力，加狗脊 18 克，续断、杜仲各 12 克；若偏瘫部已见活动，惟觉无力，脉象滑大之象已衰，可加黄芪 30~120 克，党参 30 克，以及活血通络之类。然必须风痰已净，热势已平，方可加入参芪，以免闭邪于内，而遗终身之累；舌赤少苔，为阴液不足，加川石斛 20 克，北沙参、麦冬各 15 克；如热势不重，脉弦滑而不数，去石

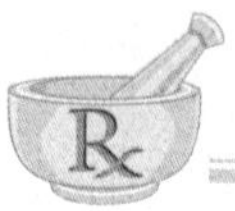

膏、石决明，改用生龙骨、生牡蛎各 15 克，珍珠母 30 克。

疗效◊屡用屡验，疗效甚佳。

附记◊余治疗此类病例，皆是分两个阶段，第一阶段，先以救急恢复神志为主，第二阶段，神志已清，再以治疗偏瘫为主。在临床上闭证病例比较多见，故用本方的机会亦较多。

18.15 固脱保元汤

来源◊王季儒，《肘后积余集》

组成◊黄芪、党参、熟地、山萸肉、桂圆肉、山药各 30 克，枸杞子 15 克，茯神、枣仁各 12 克，白术 9 克，生龙骨、生牡蛎各 12~30 克，甘草 3 克。

用法◊水煎服，每日 1 剂，日服 3 次。

功用◊补气固脱。

方解◊方用党参、黄芪、甘草大补元气；熟地、枸杞、山茱萸、山药大补肾阴；桂圆肉、茯神、熟枣仁强心；山药、白术健脾；生龙牡敛精固脱。共奏补气固脱之功。

主治◊中风脱证，多见卒然昏仆不语、口开、眼合、手撒、遗尿、鼾声，或四肢厥冷，汗出如油，或面赤如妆，脉浮大无力，或沉细欲绝。凡五绝俱全者死不治。五绝之中心脾两绝（口开、手撒）最为严重。如再兼四肢逆冷，汗出如油，危在顷刻。为了挽救万一，可用参附汤以回阳救逆，扶正固脱。凡五绝中出现肝（眼合）、脾（手撒）、肾（遗尿）三绝者均可用之。

加减◊如四肢清冷，汗出如油，脉微细者，加附子 15 克（先煎），干姜 5 克，待四肢转温即去之；药后病情好转，但仍昏迷时，加十香丹 1 粒（方见《肘后积余集》），分 2~3 次服；如天柱骨倒（症见头不能直竖），系督脉虚损，加鹿茸 0.6 克（冲服），或用人参鹿茸丸 1 粒，分 2~4 次；大便燥，加肉苁蓉 30 克，或火麻仁 20~30 克。

疗效◊屡用皆效。

18.16 克瘫灵丸

来源◊程爵棠，《临床验方集》

组成◊蜈蚣 3 条，全蝎 6 克，乌梢蛇（蕲蛇尤佳）、土鳖虫、穿山甲、桑枝、桂枝各 9 克，干地龙 15 克，水蛭粉 3 克，丹参、鸡血藤各 30 克，桃仁、红花各 9 克，黄芪 90 克，赤芍、海桐皮各 15 克。

用法◊上药共研细末，以冷开水、白酒各半调和搓丸如梧桐子大，晒干贮瓶备用。每日服 3 次，每次服 5~10 克，温开水送服，如用对证汤药送服更佳。

功用◊益气活血、搜风通络。

方解◊中风之病，致因虽有气、血、瘀、火等因不同，皆可化生内风，故前人有

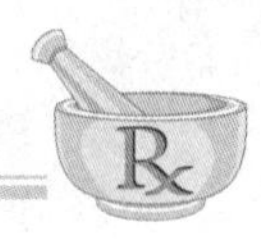

"风自内生"之说。内风相召，风邪乘虚而入所致。至其中风后遗所致的偏瘫、失语、口眼歪斜等症，与肝主筋膜有关，其主要原因是气血运行不畅，风入经隧，血行受到障碍所致，治宜益气活血、搜风通络为主。故方用蜈蚣、全蝎、乌梢蛇、土鳖虫、干地龙、穿山甲、水蛭等大队虫类之品，性善走窜，合用之，其搜风活络、活血化瘀、软化血管、疏通经隧之作用甚强，故以为君；臣以黄芪，宜重用，通过补气来加强活血行血；又用丹参、鸡血藤、赤芍、红花、桃仁活血行血化瘀，"血行风自灭"，佐以桑枝祛风湿、利关节，治偏瘫尤宜；海桐皮祛风湿、通经络；又桂枝温经散寒，活血通络，且横通肢节，故兼之为使。诸药配伍为用，共奏益气活血、搜风通络之功。

主治 中风偏瘫（脑血栓形成所致偏瘫），症见半身不遂或偏瘫，神志清而语言不利、口角舌体向对侧歪斜、鼻唇沟变浅、肌体肥肉松弛、握力消失、足软无力，甚则不能提，舌质瘀点或瘀紫斑，苔白或腻，脉弦滑或涩。

加减 若症状或兼证严重者可加用对证汤剂内服。

疗效 笔者验证30例，病程在3个月~3年左右，疗程在30天~1年之间，结果痊愈25例，显效2例，有效2例，无效1例。总有效率为96.67%，其中痊愈率为83.33%。

附记 本方为程氏祖传秘方。据临床观察，本方对于中风偏瘫康复和伴随症状的改善均有肯定的治疗效果。三十多年来，本人治验甚多，疗效显著。临证一般应用本方服用即可。若有高血压病史，或证兼阴虚阳亢者，本方去黄芪、桂枝，加生石决明、珍珠母各30克，知母、黄柏各9克，熟地30克。待阳亢潜降，阴复证平后再用原方疗之。只要坚持用药，多能奏效或痊愈。

18.17 正舌散

来源 程爵棠，《临床验方集》

组成 白附子、石菖蒲、茯苓各15克，远志、川芎、广郁金、胆南星各9克，蜈蚣3条，全蝎3克，冰片15克。

用法 共研细末，贮瓶备用，勿泄气。每日服3次，每服3~5克，以温开水（或温白酒）送服。或取本散（适量）外擦牙颊处，每日搽5次。

功用 祛风化痰、活血熄风、通络开窍。

方解 中风不语之症，属脑血栓形成范畴，主要是风邪中于经络，导致脑血管血行受到障碍阻遏清窍所致。与肝主筋膜有关。治宜祛风化痰，活血熄风通窍，方中君以白附子善祛头面之风疾，臣以石菖蒲善宣气祛痰、开通心窍、聪耳目、发声音；远志祛痰开窍安神；佐以茯苓健脾渗湿，以消生痰之源，又能宁心安神；川芎、广郁金解气郁、散血瘀、活血通络；胆南星善化经络之风痰；蜈蚣配全蝎，性善走窜，其熄风止痉、舒经活络、软化血管的作用尤

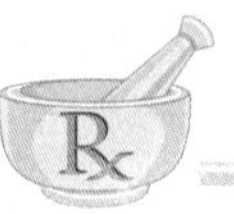

著；冰片芳香开窍，又能醒脑解毒，故兼之为使。诸药配伍，共奏祛风化痰、活血熄风、通络开窍之功。

主治 ◊ 中风失语（脑血栓形成），症见中风舌强不语，或言语不利。

疗效 ◊ 治疗中风后遗失语或言语不利 35 例，结果痊愈 32 例，显效 2 例，无效 1 例，总有效率为 97%，其中痊愈率 91%。

附记 ◊ 本方为程氏祖传秘方。

18.18 秘方虎骨丸

来源 ◊ 李浩安，《四川中医》（9）1987 年

组成 ◊ 虎骨（炙酥）15 克（或倍豹骨代之），朱砂、血竭、乳香（去油）、没药（去油）各 15 克，金钱白花蛇 2 条，全蝎 18 克，马钱子 200 克，大枣 500 克。

用法 ◊ 先将马钱子加水 1500 毫升，加小黑豆 50 克共入砂锅内，用火煮至易剥去马钱子皮时为度，去净马钱子外面的皮毛及生长点，晒干用砂或土炒焦，同上诸药共研细末。再将大枣加米醋 1500 毫升，入砂锅内以火煮至醋尽枣熟为度，去净皮核，取肉捣烂如泥，和入上药末调和成丸如黄豆粒大小，晒干密封，勿泄气备用。每日早、晚各服 3~4 丸，女用黄（米）酒，男用白酒为引，不会饮酒者用开水送下，但药力稍弱。如常服 3~4 丸无知觉可渐增至 6~8 丸。

功用 ◊ 祛风寒湿邪、健脾活血、通络止痛。

方解 ◊ 方中以虎骨、马钱子、白花蛇、全蝎祛风活络止痛；血竭、乳香、没药、朱砂有活血化瘀，熄风镇痛的作用；食醋、小黑豆壮筋骨滋补肝肾；大枣补中益气健脾和胃固其中。诸药合用，使风寒湿邪得祛；脾健血活经络通畅，故用之每收良效。

主治 ◊ 中风不语、瘫痪、麻木不仁及风湿性关节炎、坐骨神经痛，无论病程长短均可用之。

疗效 ◊ 临床屡用，收效甚佳。

附记 ◊ 服药期间，忌食大蒜、猪头肉、母猪肉、公种猪肉及鸡、鱼、虾、白糖、甘草、绿豆等。此药有毒性，服用一定不要过量，如见牙关过紧、四肢抽动、烦躁不安等症状，可急服白糖凉开水或甘草水，一饮即解。

此药对风湿热证效果不佳。

18.19 化痰通腑饮

来源 ◊ 王永炎，《名医治验良方》

组成 ◊ 全瓜蒌 30~40 克，胆南星 6~10 克，生大黄 10~15 克（后下），芒硝 10~15 克（分冲）。

用法◊每日1剂，水煎服，日服2次。或改制成冲剂。

功用◊化痰通腑。

方解◊中风之因，从古至今，代有论述，不外“风、火、虚、瘀”四端。王老对中风研究有素，临床经验丰富，独辟蹊径，提出了对中风病机的新见解——痰热腑实。用自创化痰通腑饮取得了满意疗效，从而为治疗中风病创立了全新治法。本方系从大承气汤化裁而成，并以全瓜蒌、胆南星代厚朴、枳实。方中全瓜蒌清热化痰散结，利大肠，使痰热下行；胆南星熄风解痉，也有清化痰热的作用。二味合用，能清化痰热，散结宽中；生大黄苦寒峻下，荡涤胃肠积滞；芒硝咸寒软坚，润燥散结，助大黄以通腑导滞。诸药合用，共奏化痰通腑，清热熄风之功。

主治◊中风，若证兼见便干便秘、舌苔黄腻、脉弦滑者均可用之。

加减◊临证应用，硝黄用量一般掌握在10~15克左右，以大便通泻，涤除痰热积滞为度，不宜过量，等腑气通后，再予清化痰热活络之剂，如全瓜蒌、胆南星、丹参、赤芍、鸡血藤、威灵仙等，针对中脏腑而见痰热腑实证的重症病人，还可加用竹沥、清开灵等。竹沥苦微寒，具清热化痰之功，可单用或兑入汤剂中服，每服30~60毫升，日服2~3次。清开灵针剂40毫升加入250毫升5%葡萄糖溶液中静脉点滴，每日1~2次。

疗效◊临床屡用，疗效显著。如用本方治疗中风急症患者158例，治疗半个月以内，结果痊愈39例，显效者42例，有效者49例，无效28例，总有效率为82.3%。

18.20 三化复遂汤

来源◊焦树德，《名医秘方汇萃》

组成◊生大黄3~10克，枳实、川厚朴、羌活、半夏、防风、桃仁泥各10克，全瓜蒌30克，钩藤20~30克，元明粉6~9克（分冲）。

用法◊每日1剂，水煎服，日服2次。

功用◊通腑化痰，活血通络。

方解◊仲圣有“邪在于经，即重不胜”之说，后世医家又有邪中于经，必归于腑之论。证之临床，中风病，邪中于经者，除半身肢体不遂，不能自己活动外，又多出现大便秘结，阳明经痰热结滞，腑气不通之证。常须同时通其阳明腑气，使大便通畅，半身不遂之情也常随大便的通利，而随之明显好转，活动度一日比一日增强，而渐恢复正常。如大便不通，腑气闭阻，全身气血运行也因之不畅，故半身不遂之症也多不见好转，所以前人制订了三化汤（大黄、枳实、厚朴、羌活）以专主此症。然而本证不仅腑气不通，而且还有痰浊瘀血阻滞，经络血脉不通之证，故在三化汤中加入化痰降浊，活瘀通络之品，而成本方。方中以大黄荡涤肠胃，下燥结，除瘀热推陈致新；枳实

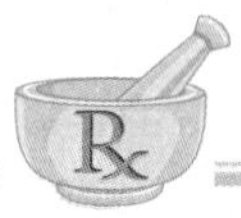

行气降痰，除痞消积，二药一走血，一走气，共为主药；以厚朴行气除满，消痰化食；半夏除湿化痰，下逆止呕；羌活搜肝风，理游风，共为辅药；以全瓜蒌降气化痰，润肺滑肠；桃仁泥活血润燥，通大便血秘；防风搜肝散风行滞气；钩藤舒筋活络，平肝熄风，共为佐药；元明粉咸能软坚，通腑泻热为使药。诸药合用，共奏通腑化痰，活血通络之功，故用之有效。

主治◇中风病（中经证）。表现为神志清楚，半身不遂病侧肢体不能活动，肌力0度或1度。大便秘结，数日甚至十余日不能自行排大便。可兼见口中有热腐气味，舌苔厚腻而黄，脉沉滑，重按有力等症。或渐渐出现神识恍惚，有欲向中腑证转化趋势。

加减◇上肢不遂者，加桑枝30克，片姜黄、红花各10克；下肢不遂者，加桑寄生30克，怀牛膝12~15克，川断15克；大便通畅后，去元明粉；去元明粉后大便仍一日二三次者，可减少大黄用量，但不可去掉；去元明粉后，大便虽能一日1次，但感到排便不太通畅，腹部略感胀满者，可另加焦槟榔10~12克消滞行痰，通降腑气。时日稍久，病入血分，瘀血症明显者，加红花10克，鸡血藤15克，川芎6克，患肢感到有感痛者，加红花10克，地龙9克，地鳖虫6克，络石藤20~30克，伸筋草20~30克；舌苔厚腻，食纳不香者，加苍术9克，藿香、佩兰各10克，陈皮3~6克，茯苓10克；兼有言语不利者，加全蝎6~9克（或蝎尾10~20条），菖蒲、远志各10克；有欲向中腑证转化者（神识有些恍惚），加菖蒲、远志各12克，天竺黄10克，或再加服牛黄清心丸。

疗效◇临床屡用，随证加减，每收良效。

18.21 镇肝复遂汤

来源◇焦树德，《名医秘方汇萃》

组成◇生石决明25~35克（先煎），生牡蛎、生代赭石各20~30克（均先煎），胆南星、制半夏各10克，化橘红12克，茯苓15克，钩藤30克（血压高者后下），全蝎6~9克，桑枝30克，红花、桃仁各10克，赤白芍各12克，菖蒲、郁金各10克，炙山甲6~9克，竹沥汁50~60毫升（临服前滴入生姜汁二三滴），分2次随汤药同服。羚羊角粉1~1.5克（分冲）。

用法◇每日1剂，水煎服，日服2~3次。

功用◇镇肝熄风，化痰结络。

方解◇本方系由安魂汤和导痰汤加减化裁而成。方中以生代赭石镇肝降逆；生石决、生牡蛎养肝阴，潜肝阳，共为主药；以南星、半夏、钩藤、全蝎、羚羊角化痰熄风；牛膝（配代赭石）引风阳下行，以交于阴中，共为辅药；白芍养血柔肝；郁金舒郁化风；橘红、茯苓健脾化湿；菖蒲开窍涤痰；红花、桃仁、赤芍活血行瘀，以应血行风自灭之理；桑枝祛风活络，通达四肢，竹沥善祛经络之痰（滴入生姜汁既助辛通之力，又防寒滑伤胃），共为佐药；以炙山甲通经活络，直达病所为使药。诸药合用，共奏镇肝熄风，化痰活络之功，故用之效佳。

主治 卒然中风，神情烦躁，半身不遂，口面歪斜，言语不利，神志尚清楚，或兼患肢抽动拘挛，属肝阳旺，肝风盛之证。适用于西医之脑血栓形成刚发病后，或突患脑溢血轻症（出血量少，未出现神志昏迷者），可即服此方。

加减 半身不遂主要在上肢者，减郁金、赤芍、加片姜黄 9～12 克，葛根 10 克，羌活 6 克；半身不遂主要在下肢者，减药同上，加桑寄生 30 克，怀牛膝、川续断各 15 克，地龙 9 克；言语不利明者，加羌活 6 克，改全蝎为 9～12 克；口眼歪斜较重者减药同上，加白僵蚕 9～12 克，白附子 6 克，白芷 6 克；大便不畅通者，加川军 3～6 克，全瓜蒌 30 克，把桃仁改为桃仁泥；患肢有时拘挛者，加伸筋草，生苡仁各 30 克，鸡血藤 15 克。

疗效 屡用屡验，效果甚佳。

18.22 活瘀复遂汤

来源 焦树德，《名医秘方汇萃》

组成 桑枝 30 克，地鳖虫 6～9 克，红花、桃仁各 10 克，皂刺 6～9 克，赤芍 9～12 克，蜈蚣 2～3 条，钩藤 30 克，半夏 10 克，化橘红 12 克，茯苓 15 克，地龙 6～9 克，川续断 15～18 克，怀牛膝 15 克，炙山甲 6～9 克。

用法 每日 1 剂，水煎服，日服 3 次。

功用 活血通络，化痰熄风。

方解 方中以桑枝通利四肢关节，祛风活络；地鳖虫破血逐瘀，搜剔血积，通经活络，共为主药；红花，桃仁破瘀通经，行血润燥；皂刺搜风通络，溃散壅结；赤芍散瘀，行血中之滞；蜈蚣入肝经祛风，并善走散；钩藤除风舒筋，共为辅药；半夏、化橘红、茯苓化痰祛湿和胃健脾；地龙性寒，祛湿清热，以防瘀血久郁化热，并善通下肢经络；川断补肾肝，壮筋骨；怀牛膝益肝肾，强筋骨，起足痿，共为佐药；炙山甲活血通络，引药直达病所为使药。因久病入血，故用多种破瘀，行血，活络，祛风之品；同时又配以化痰祛湿，健脾胃、补肝肾之品，使之祛风不燥血，破瘀不伤正，标本同治，提高疗效。

主治 中风病（中经证）恢复期。症以半身不遂为主，其他症状不明显，中风后已数月（或更长时间），半身不遂之症迟迟不见恢复者。

加减 大便经常干燥者，加全瓜蒌 30 克，酒军 5 克，或加当归 9 克，生军 3～5 克（体胖痰盛者，用前者，体瘦、血虚者，用后者）；上肢不遂明显者，去地龙，加片姜黄 9～12，桂枝 6～12 克；言语不利者，去蜈蚣，加羌活 6～9 克，全蝎 6～9 克；兼有头晕者，去地龙，加天麻 9～12 克，泽泻 25～30 克；症

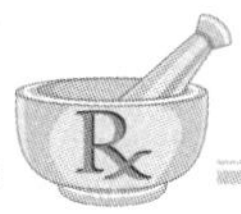

情较痼者，加水蛭3~6克；下肢不遂明显者，加重川断，牛膝用量，另加杜仲15克，补骨脂（或巴戟天）9~12克；足部浮肿者，加重地龙、茯苓用量；患侧脉象明显小于健侧脉象者加黄芪15~30克，当归9克；见人易哭者，去赤芍、地龙，加天竺黄9克，合欢花6克，节菖蒲9克，远志9克；吞咽时容易发呛咳者，去赤芍、蜈蚣加代赭石15~25克9（先煎），旋覆花10克（布包），羌活、全蝎各9克；健忘者，去地龙、赤芍、蜈蚣，加菖蒲、运志肉各9~12克，生龙骨15克（先煎），炙鳖甲15克（先煎），水蛭3克；肢体沉重，舌苔厚腻，痰浊壅盛者，加竹沥汁60毫升（兑入生姜汁二三滴）分冲。

疗效 屡用屡验，效果甚佳。

§19 治面神经麻痹（面瘫）秘方

19.1 牵正四物合剂

来源 印会河，《中医内科新论》

组成 白附子12克，僵蚕9克，全蝎6克，生地、赤芍各15克、川芎9克，当归15克，桑枝50克，丝瓜络9克，鸡血藤30克。

用法 水煎服，每日1剂，日服3次。

功用 祛风活血。

方解 方中以白附子去头面之风；僵蚕祛经络之风，全蝎熄风解痉；以生地、赤芍、当归、鸡血藤、川芎、桑枝、丝瓜络活血祛风通络。合而用之，共奏祛风活血之功。

主治 面神经瘫痪。

加减 面麻痹甚者，加苏木9克；并以醋炒白附120克，盛于布袋之中，乘热熨麻痹之处。

疗效 多年使用，疗效颇佳。

附记 凡颜面神经麻痹，瘫痪出现之口眼歪斜，以及半身麻痹，半身疼痛，半身冷暖，半身汗出等中医所称之中络证，率先用此，效果良好。

19.2 二石复正汤

来源 王季儒，《肘后积余集》

组成 生石膏20克，石决明30克，麻黄1克，细辛2克，僵蚕9克，全蝎3克，白附子2克，䗪虫3克，生穿山甲6克，桑寄生30克，威灵仙10克，龙胆草6克，羚羊角粉0.6克（分冲），活络丹1粒（分吞），苏合香丸1粒（分吞）。

用法◊水煎服，每日1剂，日服2次。

功用◊清肝热、熄肝风、驱风散寒、活血通络。

方解◊方中麻黄、细辛以驱表皮之风寒，轻可去实，用量不能过多，僵蚕、全蝎、白附子为牵正散，为治口歪专药，但白附子燥热上升，用量亦不宜多，苏合香丸开闭以驱风寒，活络丹通络而治麻痹。惟以上诸药多为辛温燥热之品，故重用石膏、生石决明以清镇之；龙胆草、羚羊角粉清肝热而熄风；穿山甲、䗪虫、桑寄生、威灵仙活血通络，合之共奏清肝热、熄肝风、驱风散寒、活血通络之功。

主治◊颜面神经麻痹。

疗效◊余每以此方治颜面神经麻痹，颇有捷效，一般服7剂见效，30例痊愈。

19.3 复正散

来源◊程爵棠，《临床验方集》

组成◊白附子15克，全蝎6克，白僵蚕、川芎、干地龙、明天麻、双钩藤、鸡血藤、胆南星、丹皮各9克，防风、白芍各15克，蜈蚣2条，甘草5克。

用法◊上药共研细末，贮瓶备用。每日3次，每次服3~6克，温开水送服。若病重者改用水煎服，每日1剂，日服3次。

功用◊祛风化痰、熄风止痉、活血通络。

方解◊面瘫多因风邪中络所致。盖风邪中络，必先有“肝风内动之相召”，大抵外风乘虚而入，二风相搏，阻遏经络，郁而生痰，痰气交结，气机失畅，内痰壅滞，“风性善行而数变”，其性主动，故症见口眼歪斜证。治宜祛风化痰，熄风止痉，活血通络。方中君以白附子，善清头面之风痰；臣以全蝎、蜈蚣、地龙搜风通络，熄风止痉；且蜈蚣还有良好的舒筋活络，软化血管的作用；合地龙、全蝎其功甚著；佐以防风祛风解痉，僵蚕、胆南星善祛经络之风痰；天麻、钩藤平肝熄风，化痰止痉；丹皮、鸡血藤、白芍、甘草、川芎活血通络，缓急止痛，又川芎为血中气药，善行气活血，开郁搜风，并引诸药上行，直达病所，故兼之为使。诸药合用，共奏祛风化痰、熄风止痉、活血通络之功。

主治◊面瘫（周围性面神经麻痹），症见口眼歪斜、半面麻痹、面颊痛、咀嚼食物不自如、眉毛不扬、眼睑不能闭合、溢泪、口角流涎、鼻唇沟变浅、口淡乏味、苔薄白、脉弦紧。

疗效◊本方使用30多年，治验甚多，疗效卓著，如以1975年~1985年治疗50例为例，用药5~10天，均告痊愈。

附记◊据临床长期观察，本方对于单纯性面瘫，或因中风后遗所引起的面瘫，均有良好的治疗效果。

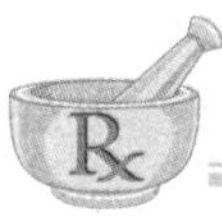

19.4 蜈蚣朱砂散

来源 王应萱，《陕西中医》(2) 1991 年

组成 蜈蚣 18 条，朱砂 9 克。

用法 上药共研细末，分为 18 包，每日服 3 次，每次服 1 包，用防风 15 克，煎汤送服。小儿用量酌减。6 天为 1 疗程。

功用 益气祛风、搜风通络、止痉。

方解 方中蜈蚣除风攻毒，善搜经络之风毒，朱砂通血脉益精神，能增蜈蚣搜风之效；更佐防风煎汤以益气祛风，3 味合用，药简力宏而效彰。

主治 面瘫。

疗效 自 1970 年以来，多获良验。据有详细病历记载的 141 例临床疗效观察，有效率达 96.4%，治愈率达 84.4%。

附记 长期的临床实践，认为影响面瘫疗效的因素有：①气血不足，可加黄芪 30 克煎汤送服；②瘀血停积，可加当归、红花、川芎各 5～6 克煎汤送服；③肌肉萎缩，可加黄芪 60 克以上煎汤送服，如此随证加用引药，有利于提高治疗效果。

19.5 乌附星香汤

来源 李仲愚，《名医治验良方》

组成 制川乌、制白附子、制南星、木香各 10 克。

用法 每日 1 剂，水煎服，1 日 3 次，饭后服。制川乌，制白附子、制南星应先煎 1 小时，待药液不麻口后再加其他药物煎 10 分钟即可。

功用 祛风散寒，通经活络。

方解 面瘫，面痛，中风偏瘫，痹证等疾病，其病因病机都是由于感受了风寒。如《张氏医通》中说："面痛……不能开口言语，手触之即痛，此是阳明经脉受风毒，……自凝滞而不行。"《素问·痹论》也说："风寒湿之气杂至，合而为痹也。"本方中制川乌、制白附子、制南星都是辛温之品，有祛风通络、散寒止痛、燥湿化痰作用；木香以助理气通经，四药配伍，相得益彰，并可以此方作基础，随证加减。

主治 面瘫，面痛，中风偏瘫，痹证等。

加减 血虚者加当归、川芎、生地、白芍（即四物汤）以养血祛风；有瘀血阻滞者加桃仁、红花、赤芍、丹皮以活血祛瘀；筋脉痉挛抽搐者加僵蚕、全蝎、蝉衣、蜈蚣以熄风止痉；有热者加金银花、连翘、黄芩、黄连等以清热；有气虚者加黄芪、潞党参、白术等以益气；头昏，眩晕者加钩藤、桑叶、菊花、草决明以清利头目；大便秘结者加酒川军、火麻仁、郁李仁、蜂蜜等以润肠通便。

疗效 ◊ 屡用屡验，效果甚佳。对寒痰瘀血痹阻经络者有卓效。

附记 ◊ 本方是李氏在长期的医疗实践中总结出来的自制有效方剂。临床上广泛适用于面瘫、面痛、中风偏瘫、痹证等疾病，均能收到满意的效果。笔者临床验证有良效。本方对体质虚弱患者慎用。

19.6 疏风通络汤

来源 ◊ 雍履平，《脑病辨治》

组成 ◊ 荆芥、防风、全蝎、制南星、甘草各6克，白芷、白附子、白蒺藜、乌药、豨莶草、僵蚕各10克，当归、白芍、玉竹各30克。

用法 ◊ 每日1剂，水煎服，日服2~3次。

功用 ◊ 疏风通络。

主治 ◊ 面瘫。

加减 ◊ 病重者加蜈蚣3克；热重者加黄芩、钩藤、蝉蜕各10克；风寒偏盛者加桂枝；体虚气弱加党参30克。

疗效 ◊ 屡用效佳。一般5剂见效，30余剂可愈。

附记 ◊ 亦可用本病专方——新加牵正散：白附子、全蝎、僵蚕、牛蒡子、天麻各10克，蜈蚣2克，川芎、当归、白芍各30克，可改散为汤，水煎服，日服1剂，2周为1疗程。风寒重，加防风、白芷各6克；血虚甚加鸡血藤30~60克；痰湿加陈皮6克。屡用有效。

19.7 正颜汤

来源 ◊ 焦树德，《名医秘方汇萃》

组成 ◊ 荆芥、防风各9克，全蝎6~9克，白僵蚕10克，白附子6克，蜈蚣2~3条，白芷10克，钩藤20~30克，葛根12克，桃仁、红花各10克，炙山甲6克。

用法 ◊ 每日1剂，水煎服，日服2~3次。

功用 ◊ 散风活络，化痰解痉。

方解 ◊ 方中以荆芥祛散皮里膜外之风，且兼入血分；防风宣表祛风，兼散头目滞气，共为主药；全蝎入肝祛风，善治口眼㖞斜；白僵蚕祛风化痰，其气轻浮，善活面齿咽喉等上部之风痰结滞；白附子祛风燥痰，引药力上行，善治面部百病，合全蝎、僵蚕为治口眼㖞斜（名方牵正散）；再配白芷芳香上达，入阳明经（其经络走头面部）散风除热；钩藤祛风舒筋，清心凉肝；蜈蚣祛风止痉，以加强药力之效。共为辅药；葛根轻扬升发，入阳明经，解肌开腠，以利风邪外达，桃仁、红花活血散结，以奏“治风先治血，血行风自灭”之效，共为佐药；炙山甲通行经络，引药直达病所为使药。诸药相合，共奏散风活络，化痰解痉之功，善治颜面不正，口眼㖞斜之有效

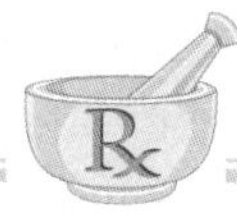

方剂。

主治 颜面神经麻痹（面瘫）。

加减 兼偏头痛者，加生石决明 20~30 克（先煎），蔓荆子 10 克，川芎 6~9 克；舌苔黄，口鼻发干，咽部微痛，口渴者，加生地、玄参各 15 克；急躁易怒，胸胁闷痛，脉弦数者，加炒黄芩、香附各 10 克，生白芍 12 克；大便干结，数日一行者，加全瓜蒌 30 克，酒军 3~6 克，枳实 10 克。

疗效 多年使用，效果甚佳。

§20 治高血压病秘方

20.1 八味降压汤

来源 周次清，《名医治验良方》

组成 何首乌 15 克，白芍 12 克，当归 9 克，川芎 5 克，炒杜仲 18 克，黄芪 30 克，黄柏 6 克，钩藤 30 克。

用法 每日 1 剂，先将药物用适量水浸泡 1 小时左右，煎两次，首煎 10~15 分钟，以只留药物的易挥发成分；二煎 30~50 分钟文火。煎好后将两汁混合，总量为 250~300 毫升，日分 2~3 次服用，饭后 2 小时左右温服。

功用 益气养血，滋阴泻火。

方解 高血压病的病因不一，发展到一定程度，其基本病机是阴阳失调，营血亏损，血行不畅。故治以益气养血，滋阴泻火为法。本方系根据日人大敬节之经验方“八物降下汤”化裁而来。因而方用首乌、白芍、杜仲养其阴血；川芎、当归行其血滞；阴血滋润有赖于阳气的温煦，故用黄芪益气配阳以助阴；“阴虚而阳盛，先补其阴，而后泻其阳以和之”。黄柏、钩藤之用意就在于此。诸药合用，使肾有所滋，脑有所养，肝有所平，从而达到肝养风熄、血压得降的目的。

主治 凡表现为阴血亏虚、头痛、眩晕、神疲乏力、耳鸣、心悸等症状的原发性高血压病、肾性高血压以及更年期综合征，心脏神经官能症等，均可用本方治疗。

加减 伴失眠、烦躁者，加炒枣仁、夜交藤各 30 克，栀子 9 克；便稀苔腻、手足肿胀者，加半夏 9 克，白术 12 克，泽泻 30 克；大便干燥加生地 30 克，仙灵脾 18 克；上热下寒、舌红口干、面热、足冷加黄连、肉桂各 5 克。

疗效 多年使用，治验甚多，疗效显著。

20.2 益心健脑汤

来源 周次清，《名医治验良方》

组成 ◊ 黄芪30~60克，葛根15~30克，丹参20~40克，生山楂9~15克，桑寄生15~30克。

用法 ◊ 每日1剂，将上药用适量水浸泡30分钟左右，煎两次，取汁共300~400毫升，日分2~3次温服。

功用 ◊ 补气活血，益心健脑。

方解 ◊ 心脑血管疾病的致病原理较为复杂，但患者多为老年人，其病机主要为“气虚血瘀”。本方以“益气活血”为宗旨，方中黄芪、葛根、桑寄生以益气为主；丹参、生山楂、川芎活血为辅，取其“气不虚不阻，血得气而不滞”之意。

人体是一个气血相依，脏腑相关的有机整体，心脑血管气虚血瘀之病变会影响到整体机能，同时也是整体病变在局部的反映。如“心舍脉，其主在肾”，“肝藏血，心行之”，“食气入胃，浊气归心，淫精于脉，脉气流精。”因此，本方在“益气活血”的宗旨下，既着眼于整体机能，又考虑到局部病变，力求达到整体与局部统筹兼顾的治疗目的。在补气药中，黄芪补心肺之气，葛根升脾胃之气，桑寄生益肾气；在活血药中，丹参活心血，生山楂消中积，川芎行肝血。诸药合伍，益诸脏之气，活一身之血，使气旺血活，心脉得通，脑以得养，从而达到益心健脑之功能。据现代药理研究，以上诸药有不同程度的扩张心脑血管，增加血流量，降血脂、降血压以及抗心律失常的功能。

主治 ◊ 高血压病、脑栓塞、脑血栓形成、脑动脉硬化以及心律失常、高血脂等心脑血管疾病。

加减 ◊ 主要根据病证的变化和兼证的多少而进行相应的加减。如出现畏寒肢冷，加桂枝6克，炮附子9克；出现口干、舌红少苔、大便干结等阴虚证，加麦冬12克，生首乌15克；体倦，神疲、气短等气虚证明显者，加党参30克，五味子6克；血瘀气滞疼痛明显者，加香附12克，元胡9克；失眠多梦者，加炒枣仁5克，夜交藤30克。

本方在用量上，可根据病情适当调整，如气虚明显者，补气药可用大量，活血药用小量；如久病体弱或初病患者，可先从小量开始，逐渐加大剂量。总之要使药物主次分明，剂量适中，才能取得满意的临床疗效。

疗效 ◊ 经用本方治疗冠心病336例，临床取得显著疗效，其中心绞痛显效率53%，总有效率87%；心电图显效率30%，总有效率63%，同时，对高血压显效率53%，总有效率94%；高血脂显效率42%，总有效率77%。

20.3 黄精四草汤

来源 ◊ 董建华，《名医治验良方》

组成 ◊ 黄精20克，夏枯草、益母草、车前草、豨莶草各15克。

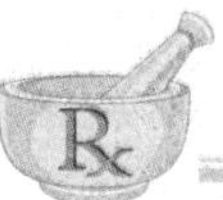

用法◇每日1剂，水煎服，日服2次。

功用◇平肝补脾，通络降压。

方解◇高血压属中医眩晕病症，多由脾肾不足，肝阳偏亢所致，为虚实夹杂之症。本方以黄精益脾肾、润心肺；夏枯草清肝火、平肝阳；益母草活血，车前草利水，豨莶草通络。诸药相配，能补脾、平肝、通络以降血压，宜于脑血管硬化、肾病水肿兼有高血压者，用之皆宜。本方药少功著，效果非凡。

主治◇眩晕、手麻、肿胀兼有高血压者。

疗效◇临床屡用，多获良效。

20.4 养血降压汤

来源◇史方奇，《益智健脑效验方精选》

组成◇生牡蛎（先煎）、珍珠母（先煎）、桑椹子各30克，白芍24克，木防己、黄芩、菊花各12克，刺蒺藜15克，地骨皮20克。

用法◇每日1剂，上药中以生牡蛎、珍珠母加水先煎30分钟后，再加入预先浸泡30分钟的余药同煎20分钟，每剂煎3次。然后，将3次煎汁混合，于早、中、晚饭后各服1次。

功用◇平肝潜阳，泻火宁心。

方解◇原发性高血压病Ⅱ期，因血压持续升高，心、脑、肾已有器质性损伤，临床表现除头痛，眩晕外、常有记忆力减退，头昏眼花、耳鸣、失眠、心悸、夜尿频数等心、脑、肾功能减退之表现。辨证属肝肾不足、肝阳上亢者颇多。方中以生牡蛎、珍珠母平肝潜阳；黄芩、地骨皮、蒺藜、菊花、清肝泻火；白芍、桑椹子柔肝养阴；又加入有祛风、除湿、消肿作用的木防己以去痰浊，调气机。诸药配伍为用，具有平肝潜阳、清肝泻火、柔肝养阴之功。用之临床，对高血压确有良效。

主治◇原发性高血压病Ⅱ期，症见头昏、头痛、心悸、目昏、耳鸣、记忆力减退、夜尿频数、失眠等。

加减◇如头昏易怒者，加夏枯草30克，天麻12克；失眠者，加生龙骨30克（先煎），茯苓15克；目涩尿频者，加枸杞子、山茱萸各15克；肢麻肉惕者，加地龙12克，川芎2克。

疗效◇曾将本方制成冲剂，治疗高血压82例，总有效率66.7%。本方作用缓和而持久，服药后血压缓慢下降，但停药后药效维持时间较长。

20.5 调络饮

来源◇王乐善，《名医治验良方》

组成◇桑寄生、生地、丹皮、白芍、黄芩、菊花各15克，夏枯草30克，杜仲、牛膝、桑枝、桂枝各15克，生石决明30克（先煎），甘草15克。

用法◇每日1剂，水煎服，每日早、晚各服1次。

功用◇调和脉络，降压清眩。

方解◇缓进型高血压，亦称良性高血压，起病隐匿，病程进展缓慢，近半数病人可无症状，血压增高常在体格检查或因其他疾病就医时才得发现，少数病人则突然在脑血管意外（中风）时发现，由此可见本病与血脉直接相关。故方中以桑寄生助筋骨、益血脉；生地平血逆；丹皮和血凉血而生血；白芍泻肝火，和血脉；黄芩养阴清热；菊花治头目眩晕；夏枯草补肝血，除虚烦；杜仲益精气，坚筋骨，久服轻身耐老；牛膝益肝肾，强筋骨，引诸药下行；桑枝久服终身不患偏风；桂枝调和营卫；生石决明久服益精轻身；甘草通经脉，利血气，调和诸药。诸药合用有益血脉，平血逆，凉血生血，补肝血，益精气，调和营卫，养阴清热之效，使阴平阳秘，血脉调和，尤适合于缓进型高血压病。

主治◇缓进型高血压病。症见头晕、目眩，甚则头痛且胀，每因烦劳恼怒而加剧，脉象弦数有力，严重时手足麻木。

加减◇手足麻木加黄芪30克。

疗效◇临床屡用，对本病确有一定疗效。

20.6 双降汤

来源◇赵尚久，《名医治验良方》

组成◇黄精、首乌、桑寄生、泽泻各20克，菊花10克，生山楂、草决明、丹参、豨莶草各15克。

用法◇每日1剂，水煎服，日服3次。

功用◇补益肝肾，行滞通脉，泄浊洁腑，降脂降压。

方解◇本病多责之于肝肾阴亏、木少滋荣，故肝阳偏亢，肝风内动，血压升高，而肾气不足，蒸化无力，脾失健运，精化为浊，痰浊入血，久必成瘀，浊瘀交着，痼结难解，又可导致血脂升高。故方中以首乌补肝肾，益精血，除风眩；黄精“补诸虚，止寒热，填精髓”（《本草纲目》）。而且本品“平补气血而润”（《本草从新》），其性偏走，与首乌合用，能使精中生气；菊花、草决明平肝潜阳，以降肝气之上逆。四药合用，标本同治，效果较佳。且经药理研究证实，以上四药均有明显的降压作用。豨莶草祛风除湿、利筋骨，本品凉燥搜风通络，燥湿行血，且能入肝肾，养阴血，平降气逆，治疗内外风皆宜；泽泻甘寒，《本经》载其“消水，养五脏，益气力”，《主治秘诀》谓本品“去旧水，养新水，利小便，消水肿”；山楂酸甘，“化食积，行结气，健胃健膈，消血痞气块。”（《日用本草》）述之泽泻，其利湿化浊之力虽逊，而活血通脉之力尤盛，本品活血和络，消痰化浊，善治瘀浊闭络，以其味酸甘，善化阴气，配泽泻、豨莶草活血而不伤阴，泻浊而不伤正。实践

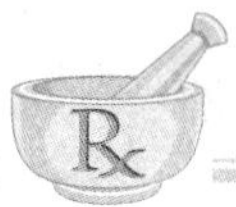

证明，此三药确有降压消脂等多种药理作用。更用丹参活血，与山楂相伍达行气解郁活血，斡旋阴阳之功。桑寄生与首乌、黄精相伍达补肝肾、固精气之效。诸药相伍，补中有行，补而不滞，固而不涩，行而不散，共奏补益肝肾、行滞通脉、泄浊洁腑、降脂降压之功效。故用于肝肾阴虚、瘀浊阻滞之高血压病、高脂血症，效果颇佳。

主治 ◊ 高血压、高脂血症，常见头痛头晕、颈胀、腰酸肢软、四肢麻木等症，属中医眩晕、头痛范畴。

疗效 ◊ 临床屡用，疗效满意。

20.7 治高血压方

来源 ◊ 龚志贤，《龚志贤临床经验集》

组成 ◊ 川芎 12 克，菊花 20 克，地龙 10 克，川牛膝 15 克，夏枯草 30 克，地骨皮 15 克，玉米须 30 克。

用法 ◊ 水煎服，每日 1 剂，日服 2 次。

功用 ◊ 平肝清热、通络止痛。

方解 ◊ 方中川芎行气活血、祛风止痛；菊花疏风明目；地龙平肝熄风；川牛膝活血祛瘀；夏枯草清肝散风；地骨皮清泄肝热；玉米须平肝泄热；川芎配菊花、夏枯草、玉米须、地骨皮，则清肝祛风之力更强；牛膝引火下行；加地龙则祛风之力更著。

主治 ◊ 因肝阳上亢所致的头痛、眩晕、耳鸣脉眩实等证。

疗效 ◊ 多年使用，疗效颇著。

20.8 柔肝熄风方

来源 ◊ 潘兰坪，《新编经验方》

组成 ◊ 生地、熟地、天冬各 9 克，玉竹 15 克，黑芝麻 12 克，钩藤 9 克，白菊花 6 克，鲜莲叶 20 克，羚羊角 0.5 克，苦丁茶 9 克。

用法 ◊ 水煎服，每日 1 剂，日服 2 次。

功用 ◊ 清热熄风、滋阴益血。

方解 ◊ 本方用菊花、羚羊角、钩藤、苦丁茶清肝热、熄肝风；地黄、天冬、玉竹、芝麻滋肝益肾，“此养肝体，佐以清肝用法，阴虚火浮之头痛最宜，即偏正头痛风可治。叶案所谓育阴和元阳、柔润内风者此也”。

主治 ◊ 阴虚火浮之头痛、偏正头风。可用于阴虚阳亢、血压上升引起的头痛。

疗效 ◊ 临床屡用，效果甚佳。

20.9 熄风汤

来源 ◊ 吴颂康，《名医特色经验精华》

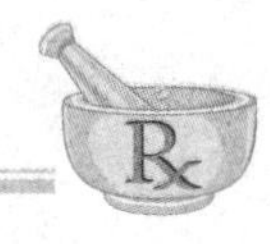

组成◇地龙12克，槐米20克，川芎、僵蚕各10克，白蒺藜20克。

用法◇水煎服，每日1剂，日服2次。

功用◇平肝、潜阳、熄风。

方解◇方中地龙通络、镇痉、降压；槐米清热凉血、解痉降压；川芎活血行气、散风降压；僵蚕止痉熄风；白蒺藜平肝疏肝降压。合而为方，加减化裁，对各种类型的高血压，均能收到明显的效果。

主治◇肝阳上亢，可用于高血压病。

加减◇在用熄风汤时，常加青葙子30克，昆布20克，对降压有明显的效果。肝肾阴虚，风火相煽，加山栀、丹皮、钩藤、黄芩、茜草根各9克；气阴亏虚，筋脉失养，加黄芪12克，丹皮9克，防风6克，桑枝12克，二至丸；痰湿至络，熄风汤合黄连温胆汤；阴虚凡有胸痹症者，可合枳实薤白桂枝汤；妇人冲任失调，引起高血压，可合二仙汤。

疗效◇临床屡用，疗效显著。

20.10 柔肝熄风汤

来源◇赵金锋，《中国中医药报》1990年

组成◇枸杞子、杭菊花、夏枯草各12克，桑寄生15克，刺蒺藜、何首乌各12克，全当归9克，赤芍、白芍、大元参、怀牛膝各12克，净钩藤、广地龙各9克，珍珠母24克。

用法◇方中珍珠母一味，煎药时用炒布包好，先煎15分钟；再钩藤一味，煎药时要后下，即头煎不下，二煎再下，两煎药汁兑在一起，约350毫升左右，分两次早、晚饭后一小时温服。每日1剂。

功用◇柔肝熄风、清热、降压、解痉。

方解◇眩晕一证（含高血压），中医认为无虚不晕、无风不晕、无热不晕、无痰不晕，本方所治之眩晕，是属肝肾阴虚、肝阳偏亢、化热生风的高血压及中风先兆症。方中枸杞子、桑寄生、当归、白芍、制首乌滋补肝肾之阴，起滋水涵木作用。菊花、钩藤、赤芍、夏枯草、元参具有凉血、平肝清热、熄风解痉的功效；怀牛膝壮腰膝，并能引气血及浮越之火下行；珍珠母平肝滋阳，安神定惊；刺蒺藜，地龙具有降压作用。共同组成方剂，则具有柔肝熄风、清热、降血压、解痉的作用。

主治◇肝肾阴虚，水不涵木，肝阳偏亢所致之眩晕（高血压、中风先兆），口干舌燥、腰膝无力、头重脚轻之证。

加减◇语涩加寸菖蒲；有痰或舌苔微黄而腻，加鲜竹沥50毫升，先入药液中，分2次服下；大便干，加炒决明子15克，也可泡开水当茶饮。

疗效◇临床屡用，效果良好。

附记◇本方的特点是，补而不腻，清而不寒，行中有补，潜中有安，临床实践证

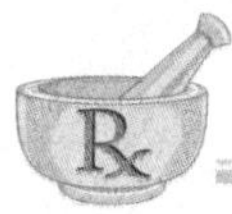

明，对上述类型的眩晕（高血压、中风先兆），效果良好。临床验之，果如斯言。

20.11 加减天麻钩藤饮

来源◊印会河，《中医内科新论》

组成◊天麻9克，钩藤15克，珍珠母（先下）30克，菊花、龙胆草各9克，赤芍15克，川续断9克，夏枯草、青葙子各15克，苦丁茶9克。

用法◊水煎服，每日1剂，日服3次。

功用◊平肝潜阳。

方解◊肝阳上亢，为有余之证，方用天麻、钩藤、菊花、夏枯草、龙胆草、苦丁茶、青葙子平肝熄风；珍珠母镇肝定风治眩晕；川断补肾，引气下行。诸药合用，共奏平肝潜阳之功。方切病机，效果颇佳。

主治◊肝阳上亢之高血压病。

疗效◊临床屡用，效果良好。

附记◊本方为印老“抓主症”之方，经常用之于临床，凡高血压见有头热足冷、头重脚轻、面赤心烦者，类多用此，效果良好。在高血压病中，此型最为多见。

20.12 降压延寿汤

来源◊吕志杰，《新中医》（11）1990年

组成◊制首乌、生地、熟地、白芍、枸杞子、菟丝子、杜仲、桑叶、菊花、钩藤、石决明、怀牛膝、丹参、丹皮、茯苓、泽泻（一般用10~15克，可重用15~30克，滋补药用量应较大，其他药视病情而定，以中病为宜）。

用法◊水煎服，每日1剂，日服3次。

功用◊滋阴平肝。

方解◊本病的基本病机是本虚标实，上盛下虚，治以滋阴、平肝，视病情而有侧重，再随证加减，以定方中用药之君臣佐使为治。

主治◊高血压病。

加减◊若血虚肝热者，白芍为君，加天麻、玄参、地骨皮等；肾虚有热者，生地为君，加女贞子、旱莲草；肝肾不足，无热象者，若以肝虚为主，首乌为君；以肾虚为主，熟地为君；肝阳上亢者，石决明为君，加生牡蛎、珍珠母；肝火较盛者，去首乌、枸杞子、菟丝子等，而以丹皮为君，加黄芩、夏枯草、青葙子；火盛须用龙胆草、山栀子；大便燥结加大黄；肝肾阴虚，肝阳化风者，去温阳、渗利，活血药，加鳖甲、龟板、阿胶、羚羊角等滋阴清潜药；夹有血瘀者，以丹参为君，白芍易赤芍，酌加当归、川芎、鸡血藤、红花、茺蔚子等；痰湿较盛者，去生地、熟地等，以茯苓为君，加陈皮、半夏、石

菖蒲、远志；痰湿化热，宜加竹茹、竹沥、栝蒌；脾胃虚弱者，则生地、熟地、首乌、牛膝等碍胃滑肠之药应慎用，宜加党参、黄芪、白术；阴损及阳，阳气不足者，重用首乌、熟地、枸杞子、菟丝子，并可加肉苁蓉、巴戟天、淫羊藿等；阳虚甚者，应加制附子。对证用药：如肢麻加豨莶草、桑枝；手颤加地龙、僵蚕；项强加葛根等。辨病用药，具有“一举两得”之功。如首乌既养血，又降脂；钩藤既熄风，又降压；黄芩、夏枯草既清肝，又降压等。

疗效 ◊ 治疗 87 例，结果显效 53 例，有效 25 例，无效 9 例。

附记 ◊ 本方是在田乃庚教授指导下，拟定的治疗常规用药——延寿降压汤，运用于临床，并随证加减，疗效满意。

20.13 逍遥降压汤

来源 ◊ 张文高，《中国中医秘方大全》

组成 ◊ 丹皮、栀子、黄芩、菊花（或野菊花）各 12~15 克，柴胡 15 克，白芍 30 克，茯苓、钩藤、夏枯草各 15 克，当归 9~12 克，薄荷 9 克。

用法 ◊ 水煎服，每日 1 剂，日服 2 次。

功用 ◊ 清肝解郁，平肝降压。

方解 ◊ 因高血压之肝郁化火者，多无脾虚之候，故方用黄芩、菊花、钩藤、夏枯草以加强清肝泄火之力，以求尽速缓解症状，降低血压；柴胡用中等量，取其疏解之功效；白芍用量大于柴胡，取其柔肝益阴，既监制柴胡辛散升发之性，又有预防火盛伤阴之意。合而用之，共奏清肝解郁，平肝降压之功。

主治 ◊ 高血压病。

加减 ◊ 肝气郁滞者酌加香附、郁金或甘松；失眠多梦者加炒枣仁或夜交藤；心悸明显者加柏子仁或莲子心；头痛项强者加川芎、葛根；若有伤阳之象，症见两目干涩、口干咽燥，加玄参、知母；腰膝酸软者，加桑寄生、牛膝；浮肿者，加泽泻；肝阳上亢者酌加代赭石，或生龙骨、生牡蛎。

疗效 ◊ 治疗 33 例，多为起病 6 年以内的早期高血压患者，总有效率为 78.79%。

20.14 三草汤

来源 ◊ 刘渡舟，《中国中医秘方大全》

组成 ◊ 夏枯草 12 克，龙胆草 6 克，益母草 9 克，芍药 9 克，甘草 6 克。

用法 ◊ 水煎服，每日 1 剂，日服 2 次。

功用 ◊ 清热、平肝、降压。

方解 ◊ 方用夏枯草清肝散结；龙胆草清泄肝经之火；益母草为厥阴血分之圣药，性善行走，能行血通经；重用芍药，和营敛阴，缓急解痉；以甘草调和诸药。合而用之，共奏清热，平肝，降压之功。故用之效佳。

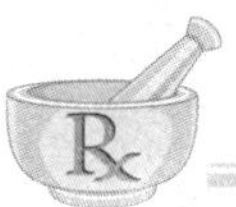

主治 ◊ 肝火上炎型高血压病。

疗效 ◊ 治疗1例典型病例，对缓解高血压病头痛诸症效果颇为显著，且血压也有所下降。

20.15 黄石降压汤

来源 ◊ 程爵棠，《临床验方集》

组成 ◊ 炒黄芩9克，石决明、生西瓜子（打碎）各15~30克，夏枯草、桑寄生、元参、干地龙各9~15克，黑芝麻12~15克，益母草9~30克，怀牛膝6克。

用法 ◊ 水煎服，每日1剂，日服3次。

功用 ◊ 滋阴潜阳，平肝熄风，降压。

方解 ◊ 引起高血压病之因甚多，概括起来，主要是下虚上实，即肝肾阴虚、肝阳上亢或夹痰瘀所致。又"阴虚生内热"，故每见肝火上冲之象。治宜滋阴潜阳、平肝熄风，故方用炒黄芩、石决明为君，二者合用，其清肝潜阳之作用甚著。且黄芩炒后苦寒之性大减，而清热降压之力尤著，又有扩张血管的作用；石决明清肝而不伤阴，且潜阳作用大而持久。臣以黑芝麻、桑寄生、元参滋阴以助君药潜阳之力，且3味合用，既可潜降已亢之阳，又可制肝火上冲之势，阴充则肝火自熄。佐以夏枯草、生西瓜子清肝化痰散结；干地龙熄风止痉、化瘀通络；益母草清肝平逆、活血化瘀，且对久病或产后高血压尤宜，而且有较好的降压作用；怀牛膝活血降压而引诸药之性下行以增强降压之效用，故兼之为使。诸药配伍严谨，丝丝入扣，药中病机，奏效颇捷。而且本方降压作用稳定、持久、反跳现象少。

主治 ◊ 高血压病，血压持续在150/95mmHg以上，症见头昏头胀、急躁易怒、面红目赤而胀、失眠易惊、或口燥咽干、虚烦不安、五心烦热、多梦、健忘、耳鸣、目眩、胫骨跟痛，或嗜睡、胸闷纳呆、口腻、渴不多饮、恶心、面色黄滞、体型较肥；或心悸，或肢冷神萎，便溏或便秘，小便清长或黄赤，或气短、阳痿，舌质红或淡红，苔黄或黄燥，黄腻，脉弦数或细数，或弦滑。

加减 ◊ 若眩晕甚、血压偏高者，加代赭石、珍珠母、生地各15克；偏肾阴虚加熟地、二至丸各9~15克；偏肾阳虚加肉桂、制附子各3~6克；肝阳上亢甚者，重用石决明，加珍珠母15~30克；头痛项强者加葛根9克；失眠多梦加夜交藤15克，酸枣仁9克；瘀血偏甚或动脉硬化者，重用益母草，加丹参15克，桃仁、苏木各9克；血脂偏高，加泽泻、首乌、生地各9~15克。恶心加竹茹、姜半夏各6~9克；肝火偏甚加杭菊花、蔓荆子各9克，或加龙胆草15克，羚羊角粉0.6~2克（冲服）；鼻衄加生地、丹皮、生藕节各9克；大便秘结加生大黄9克（后下），体虚改用栝蒌仁、火麻仁各9克；痰湿甚加陈皮、法半夏、茯苓各9克；白带多，加党参、白术、茯苓、芡实各

9克；或去牛膝；遗精，去牛膝加金樱子、五倍子、益智仁各9克。

疗效 治疗300例，治后基本痊愈235例，显效35例，有效22例，无效8例。总有效率达97.33%。

附记 长期临床观察，本方对高血压病各型的降压和伴随症状的改善均有肯定效果，尤以肝阳上亢、阴虚阳亢二型效果更佳。且降压作用稳定、持久、反跳现象少。未发现毒副作用，确为治疗高血压病的有效良方。

20.16 镇肝潜阳汤

来源 王季儒，《肘后积余集》

组成 生石决明30克，菊花、龙胆草、白蒺藜、知母、黄柏、旋覆花各10克，赭石20克，牛膝10克，钩藤12克。

用法 水煎服，每日1剂，日服2次。

功用 平肝潜阳，苦降泄热。

方解 素体阳盛、肝邪偏旺而致肝阳上亢，故方用石决明镇肝潜阳；旋覆花、赭石、龙胆草平肝降逆；知母、黄柏苦寒泄热；白蒺藜、菊花、钩藤滋肾阴而熄肝风；牛膝引热下行。再参考加减法化裁运用，可治肝阳上亢之高血压病。

主治 高血压病（肝阳上亢型），症见头晕、头痛、烦躁易怒、少寐多梦，每因精神刺激增剧，脉弦数有力。

加减 若湿痰盛，加清半夏10克，广皮6克，茯苓12克，黛蛤粉20克；四肢麻木，加桑寄生30克，威灵仙、苏地龙各10克；大便燥，加大黄10克；面赤、口干加生石膏30克；血压过高、头晕甚者，加羚羊角粉0.6克（冲服）；舌强，加僵蚕10克，全蝎5克，九节菖蒲、天竺黄各10克；目视两歧，加滋朱丸15克，羚羊角粉0.6克（冲服）。

疗效 多年使用，效果甚佳。

附记 高血压病除积极治疗外，下列注意事项亦很重要。①凡高血压患者，如遇感冒，血压往往升高，此时不必治血压，以辛凉解表，感冒愈，血压高随之降；②饮食方面必须注意，如羊肉、海鱼、海虾之类皆能助热升阳，白酒性烈，升阳更甚，皆非高血压患者所宜；③高血压患者最忌大怒，大怒则血压升，易于引起脑溢血症。

20.17 育阴潜阳汤

来源 王季儒，《肘后积余集》

组成 生海蛤壳30克，生牡蛎15克，生龙骨12克，白蒺藜、杭菊花各10克，桑寄生30克，杜仲12克，磁石15克，何首乌12克。

用法 水煎服，每日1剂，日服2次。

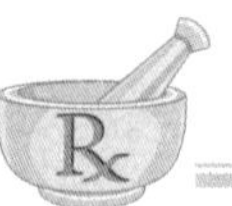

功用◊育阴潜阳。

方解◊肝肾阴虚、水不涵木以致肝阳偏亢，故方用石决明、海蛤壳、牡蛎，三者虽同属介类，然石决明入肝，功能镇肝潜阳；而海蛤壳、牡蛎入肾，功能育阴柔肝，故本方只取海蛤、牡蛎而不用石决明。龙骨、磁石益肾而潜浮阳；白蒺藜、菊花滋肾而清头目；桑寄生、杜仲补肾而降血压；何首乌补肝肾、益阴精，俾水能涵木则浮阳不致上亢矣。

主治◊高血压病（阴虚阳亢型），症见眩晕耳鸣、腰酸腿软、失眠、精神不振，脉弦滑无力或细弱。

加减◊精神不振，加合欢皮 12 克，人参须 5 克；头晕甚加桑叶 9 克，黑芝麻 12 克；失眠，加首乌藤 30 克，熟枣仁 10 克；腰酸腿软，加续断 12 克，熟地 20 克；心悸，加柏子霜 10 克，茯神 10 克；同时还可参照“镇肝潜阳汤”加减法。

疗效◊屡用效佳。

§21 低血压（眩晕）秘方

21.1 益气健脑汤

来源◊刘绍安，《益智健脑效验方精选》

组成◊潞党参、黄芪各 30 克，炙升麻、柴胡、陈皮、当归各 10 克，炙甘草 9 克，朱生地、朱麦冬、焦白术、炒枣仁、朱茯神、怀山药、生龙骨（先煎）生牡蛎（先煎）各 20 克，明天麻、姜半夏各 15 克。

用法◊每日 1 剂，上药加水煎取汁，连煎 2 次。然后，取 2 次药汁混合，日分 2 次温服。

功用◊益气健脑。

方解◊本方主治病证属于心脾气虚，究其因多由思虑伤脾，运化之官失职所致。故方用党参、黄芪、白术、陈皮、炙甘草、怀山药益气健脾；当归、生地、麦冬、酸枣仁补血养心；复配以龙骨、牡蛎，微寒潜镇以安心神；升麻、柴胡升发清阳；茯神、朱砂镇心宁心；天麻、半夏化痰祛浊，合而为用，对头痛健忘症属心脾气虚者较为适宜。

主治◊头晕头痛，耳鸣脑鸣，短气懒言，心悸，健忘，自汗嗜睡，肢软神疲，脉细缓无力，口干不渴，舌淡苔少，血压偏低之心脾气虚患者。

疗效◊临床屡用，效果甚佳。

附记◊凡阴虚火旺者慎服本方。

21.2 加味扶正升压汤

来源◇张三合，《千家妙方·上册》

组成◇人参 10 克（或用南五加皮 15 克代之），麦冬 15 克，五味子 12 克，生地 20~30 克，炙甘草、陈皮各 15 克，枳壳 10 克，阿胶 15 克（烊化兑服），黄芪 30 克。

用法◇每日 1 剂，水煎服，日服 3 次。

功用◇益气养阴。

主治◇低血压。

疗效◇临床屡用，效果甚佳。一般连服 10 剂左右即获显效或痊愈。

21.3 升压汤

来源◇李以松，《福建中医药》（5）1984 年

组成◇黄芪、党参各 30 克，五味子 20 克，麦冬 10 克，北柴胡 3 克。

用法◇水煎服，每日 1 剂，日服 2 次，15 剂为 1 疗程。

功用◇益气升压、安神定志、增强机体免疫力。

方解◇本病多因气血亏虚、阴虚火旺、脾肾阳虚、心阳不足，心无力鼓动血脉运行，脑髓及五脏失养所致，治以补益气血为主，故方用黄芪、党参补气生血，升压强心；麦冬、五味子安神定惊；柴胡引诸药上行，并有镇静、镇痛作用。气血足，血脉运行有力，则诸证自愈。

主治◇原发性低血压。

加减◇心阳虚加桂枝 10 克，龙骨 15 克，甘草 6 克；气血两虚，加熟地、当归各 15 克；阴虚火旺加生地、玄参各 10 克，黄连 3 克。

疗效◇治疗 34 例，服药 1 疗程，结果痊愈 31 例，好转 2 例，无效 1 列。

21.4 参芪升压汤

来源◇张梦侬，《临证会要》

组成◇生黄芪、玉竹、党参、北条参、白术各 15 克，炙甘草、炒白芍、当归、白茯苓各 10 克，熟地 15 克，炒谷芽、陈皮各 10 克。

用法◇水煎服，每日 1 剂，分 3 次温服，30 剂为 1 疗程。

功用◇大补气血，理气健脾。

方解◇凡血压降低，无论何种原因所致，皆因气血俱虚为主因。故方用黄芪、党参、白术、茯苓、炙甘草以补阳气；沙参、麦冬以补阴气；熟地、当归、白芍以补血；陈皮以调中利膈而理气，谷芽以扶脾、健胃以行气。诸药配伍为用，共奏大补气血、理气健脾之功。

主治◇低血压，无论男女老少均可用之。

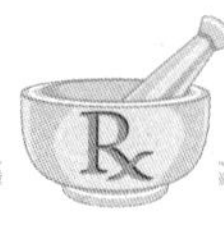

加减 ◊ 先服上方，再配以丸方收功，药用黄芪、熟地、南沙参、北条参、党参、白术、泽泻、玉竹各 90 克，茯苓、当归、川芎、陈皮、甘草、谷芽、炒白芍各 60 克，桂枝 30 克，太子参 90 克。上药炒干，共研细末，蜜丸为梧桐子大。每次服 40 丸，日服 2 次，空腹开水送服。服后有效或无不良反应，可继续服用。

疗效 ◊ 屡用屡验，效果甚佳。

附记 ◊ 坚持服用，均获良效。但本方须服至初愈，再服丸方巩固疗效。服药期间，禁食萝卜、大蒜以及破气耗血药物，并节制房事自可收到事半功倍之效。

21.5 桂枝甘附汤

来源 ◊ 杨万林，《中国中医秘方大全》

组成 ◊ 桂枝、甘草、川附子各 15 克。

用法 ◊ 水煎服，每日 1 剂，频频代茶饮。

功用 ◊ 温阳升运。

方解 ◊ 多因心阳不振，阳气不能达于四末所致。方用升阳温经之桂枝、附子配以甘草调和药性，用之效果颇佳。用开水泡服，免去煎药麻烦。

主治 ◊ 低血压症。

加减 ◊ 睡眠差者加夜交藤 50~70 克；若证情较重者加红参 15~25 克，附子增至 30 克（先煎 1 小时）。

疗效 ◊ 治疗 38 例，一般服 4~10 剂，最多 12 剂，血压都有不同程度上升。85%以上病例疗效巩固。

附记 ◊ 又王兴国用桂枝 9 克，桂心 3 克，甘草 9 克，每日 1 剂，泡开水代茶饮，治慢性低血压症，效果亦佳。

§22 治高脂血症秘方

22.1 宁脂方

来源 ◊ 张镜人，《中华名中医治病囊秘·张镜人卷》

组成 ◊ 太子参、白术各 9 克，制半夏、陈皮各 6 克，泽泻、丹参、山楂各 9 克，玄明粉 3 克，荷叶 15 克。

用法 ◊ 每日 1 剂，水煎服，日服 2~3 次。

功用 ◊ 健脾化痰，消积导滞，活血化瘀，降脂减肥。

方解 ◊ 脾胃为仓廪之官，在体为肌，开窍于口，胃主受纳，腐熟水谷，脾主运化，输布精微，升清降浊，为气血生化之源。然平素饮食失节，过食甘肥之品，久则困扰脾胃，必致运化乏力，输布失职，饮食不化精微所成痰湿，脂肪壅阻，形成躯体肥胖。方中以太子参补益太阴，升清降浊；玄明粉泄利阳明，推陈致新；白术合泽泻以行水渗湿；半夏配陈皮，除痰理气；丹参活血调营；山楂清积行滞；荷叶出淤泥而不染，升清阳而减肥。

主治◇高脂血症、肥胖病、脂肪肝、痰湿型闭经、脂溢性皮炎等。

疗效◇屡试屡验，效果甚佳。

22.2 桑椹方

来源◇柏仲英，《名医治验良方》

组成◇桑椹15克，五味子6克，党参15克，怀山药、丹参各30克，生山楂、泽泻、枳壳各15克。

用法◇每日1剂，水煎服，日服2次。

功用◇滋肾生精，健脾补气，降浊通络。

方解◇老年性白内障与老年性高脂血症，二者病虽不同，但病机相似。人到更年，肾精始亏，渐而上实下虚，脾胃告惫，精血少承，浊阴内留，晶体先行失泽，继而混浊，目始不明；浊留血液则血流胀腻，输布缓慢；浊滞血管则脉管细窄，宽紧失度，营血失于上濡，相当于现代医学之老年性高脂血及动脉硬化症。治疗养阴益气，健脾生津，泽养睛珠，降浊升清，柔络通脉，以期延缓衰老，治障毓光。方中桑椹甘寒，入心、肝、肾经，益血除热补五脏，益阴生精而明目；又五味子气温味酸，补虚敛肺，益肾涩精，生津止渴，滋润脾胃，抗衰延老；党参甘平，入脾、肺经，补中益气，健脾助运；山药甘平，入脾肺，补脾胃，益肺肾，培补先后天之本；丹参微苦寒，入手少阴、手厥阴二经，活血行气，祛瘀生新，通达脉络；山楂味酸入脾胃经，破气散瘀，化痰涎，现代药理研究有降低血脂的作用；枳壳微苦寒，入脾胃经，行气安胃，散痰滞，消胀满；泽泻甘寒，入肾、膀胱经，利水而不伤阴，渗浊存清。诸药合用，有益肾生精，健脾补气，降浊通络而达抗老驻明之功。

主治◇老年性高脂血症及白内障（初、中期）。

加减◇若兼见肾阳虚、肢体寒冷者，加锁阳；肾阴虚内热者，加黄柏、细生地；脾虚纳少者，加焦山楂、焦白术、焦六曲；血压高者，加桑寄生、槐米；糖尿病患者，加山萸肉、粉葛根。

疗效◇临床屡用，收效颇著。

22.3 桂星降脂汤

来源◇白洪龙，《中国中医秘方大全》

组成◇肉桂、制南星、决明子、蚕蛹、黑大豆皮。

用法◇水煎服，每日1剂，或制成片剂，每服4~6片，日服3~4次，1个月为1疗程。

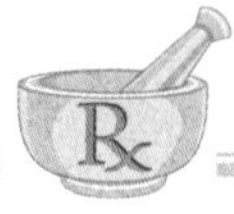

功用◊温化痰湿，养肝祛风。

方解◊方中肉桂辛甘大热，可益火消阴，温补肾阳，行血通脉，温补命门，引火归元。根据临床经验，本品配合很重要，如配辛温药则有祛寒作用，配补气药有补虚作用，配寒凉药有清湿热作用等。本方配以南星，蚕蛹有化痰祛风作用，加决明子清肝明目，故用治痰湿型高脂血症有一定疗效。

主治◊痰湿型高脂血症。

疗效◊治疗 158 例，其中胆固醇升高 158 例，治疗后平均下降 58mg%，有效率为 90.5%；甘油三酯升高 132 例，治疗后平均下降 56mg%，有效率为 90.5%，β 脂蛋白升高 116 例，平均下降 165 毫升%，有效率为 83.62%。总有效率为 88.08%。治疗前后比较，经统计后处理，$P>0.01$，有显著性差异。

22.4 山丹方

来源◊张青宝，《中国中医秘方大全》

组成◊山楂 50 克，丹参 30 克，玄胡索、菊花、红花各 15 克，麦芽 40 克。

用法◊水煎服，每日 1 剂，日服 3 次。

功用◊消食积，化瘀血，理肝气。

方解◊方用山楂柔肝；玄胡索利气活血；丹参、红花活血化瘀；菊花养肝明目；麦芽消食和胃。山楂动物实验有降脂降压作用。

主治◊高脂血症。

疗效◊治疗 51 例，结果显效 20 例（占 39.2%）；有效 18 例（占 35.3%）；无效 13 例。总有效率为 74.5%。

§23 治眩晕秘方

23.1 气虚眩晕煎

来源◊施治全，《中国中医药报》1990 年

组成◊炙黄芪 20 克，别直参 10 克，老鹿角 15 克（先煎），桂枝、川芎、柴胡（酒炒）各 10 克，炙甘草 5 克。

用法◊将上药放入容器内，加冷水浸过药面，浸泡 15 分钟后进行煎煮，待沸后改用微火，再煎 15 分钟，滤取药汁；药渣再加少量冷水，如上法煎煮，沸后 15 分钟滤取药汁倾入前药汁中，分 3 次服（一日量）。每日 1 剂。

功用◊益气壮阳。

方解◊眩晕之症，显于头目，患者如坐舟车而旋转也，甚则卒倒而不能坐立。盖头为诸阳之首，清阳出上窍，而目在其中。清阳者，气也。气不足则血不能上

奏于脑，以致头目空虚而眩晕作矣。其脉多沉、弱、微，口不渴、舌淡、苔白润，以益气升阳为治，方中黄芪味甘气温，为补气助阳主药；伍以别直参则补气助阳之力益强，协以川芎辛香走窜，上行头目，通达气血；鹿角益气补虚、散瘀活血，且血肉有情之品，生于头角，用于巅顶之族，其效弥彰；桂枝、甘草辛甘而气温，补助心阳；酒炒柴胡，味薄气升，鼓动胃气，以达清阳上行。全方配伍，具益气升阳、诱导气血上达头目之功。力专效宏，效果颇佳。

主治 ◊ 气虚眩晕。

加减 ◊ 伴肢冷畏寒者，加制附片 20 克，干姜 10 克，以扶阳祛寒；伴呕吐者，加姜半夏、生姜各 10 克，茯苓 15 克，以和胃降逆；伴大便不实者，加苍术 10 克，茯苓 15 克，腹毛 10 克，以振奋脾阳；伴脘痞者，加炒炽壳 15 克，桔梗 10 克，以升降气机而除痞。

疗效 ◊ 余 20 年来，创用此方治气虚眩晕，屡收治效。

23.2 定眩汤

来源 ◊ 张笑平，《中国中医药报》1990 年

组成 ◊ 姜竹茹、姜半夏、广陈皮、云茯苓、炙甘草各 10 克，炒枳实 5 克，干葛根、紫丹参、双钩藤、生磁石（打碎、先煎）各 15 克。

用法 ◊ 水煎服，每日 1 剂，日服 3 次。

功用 ◊ 豁痰泄火，平肝和络，升清降浊，开壅和中。

方解 ◊ 本方实即加味温胆汤，从各种反复发作性眩晕的临床表现来看，其病机总不越风、火、痰、瘀、虚五字，本虚标实，虚实夹杂，而其发作期又多为本缓标急之证，故借温胆汤豁痰泄火、开壅宣痹、降逆和中；配干葛根，以升清，协紫丹参以和络；佐钩藤扩张血管，增加脑及内耳血液灌注量，从而迅速收取晕止呕除之效。

主治 ◊ 以耳源性眩晕、晕动病、椎——基底动脉供血不足为代表的各种反复发作性眩晕的发作期。

加减 ◊ 痰涎壅盛者加广郁金 10 克，陈胆星 5 克；肝阳亢甚者，加明天麻 10 克，生石决明（打碎、先煎）15 克；络脉瘀甚者，加三七 4 克（研末；分冲），桑枝 15 克。

疗效 ◊ 临床屡用，均获得满意的疗效。

23.3 川芎白芫汤

来源 ◊ 冉雪峰，《冉氏经验方》

组成 ◊ 白芷、川芎、秦艽、半夏、钩藤、石决明、泽泻各 9 克，枣仁 12 克，刺蒺藜、五味子各 9 克，细辛 2 克。

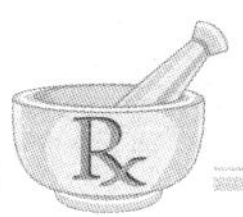

用法 ◊ 水煎服，每日 1 剂，3 次分服。

功用 ◊ 祛风活血，镇静安神。

方解 ◊ 方中以川芎、白芷善治头晕头痛；秦艽祛风兼活血；细辛香窜，助芎、芷之功；半夏降逆止呕；钩藤、石决明、蒺藜、五味子、枣仁安神镇静；泽泻通利小便。诸药配伍为用，用治头风眩晕，有较好疗效。

主治 ◊ 眩晕。可用于美尼尔氏综合征。

疗效 ◊ 临床屡用，疗效较佳。

23.4 清肝汤

来源 ◊ 郭士魁，《中医杂志》（2）1986 年

组成 ◊ 葛根、钩藤、白薇、黄芩、茺蔚子、白蒺藜、桑寄生各 12 克，磁石 30 克，牛膝、泽泻、川芎、野菊花各 12 克。

用法 ◊ 水煎服，每日 1 剂，日服 2 次。

功用 ◊ 平肝熄风，清利头目。

方解 ◊ 方用茺蔚子、白蒺藜、桑寄生、磁石滋阴潜阳；钩藤、野菊花、黄芩、白薇平肝熄风、清利头目；葛根祛风升清，泽泻清利小便；川芎活血通络，载药上行；牛膝活血通络，引热下行。诸药配伍为用，具有平肝熄风、清利头目之功。

主治 ◊ 眩晕，证属阴虚阳亢者。

加减 ◊ 阳亢症状明显，加生龙骨；失眠，加合欢皮，柏子仁；肾阴虚症状明显，加女贞子、川断；腹胀纳差，肝胃不和，加陈皮，木香。

疗效 ◊ 临床屡用，效果较为满意。

23.5 定眩汤

来源 ◊ 杨笃权，《陕西中医》（7）1988 年

组成 ◊ 天麻、半夏、全蝎、僵蚕各 9 克，白芍、夜交藤各 24 克，钩藤 20 克（另包，后下），茯苓 15 克，丹参 30 克。

用法 ◊ 水煎服，每日 1 剂，日服 2~3 次。

功用 ◊ 平肝定眩，舒颈醒脑。

方解 ◊ 本病多因颈部慢性软组织劳损而随着年龄的增长，机体的衰老，肝肾精血不足，筋脉骨与关节失去濡养而发生退行性改变，经络阻滞，血脉不通，髓海失充，肝风内动，风火上扰神明所致。本方系以天麻钩藤饮和半夏、白术、天麻汤化裁而成。方用天麻、钩藤、白芍养阴清热，平肝熄风，解痉止痛；丹参、夜交藤养血活血，补肾安神；半复、茯苓降痰浊、健脾胃；全蝎、僵蚕通络活血、平肝熄风。全方具有平肝定眩、舒颈醒脑之功效。

主治 ◊ 椎动脉型颈椎病（眩晕）。

疗效 ◊ 治疗 60 例，治愈 36 例，显效 18 例，有效 4 例，无效 2 例，总有效率为 96.7%。

23.6 平肝清晕汤

来源 ◊ 张子琳，《张子琳临床经验选辑》

组成 ◊ 生白芍 12 克，石决明 15 克，蒺藜 12 克，菊花 9 克，生地 12 克，龙骨、牡蛎各 15 克。

用法 ◊ 水煎服，每日 1 剂。

功用 ◊ 平肝清热。

主治 ◊ 肝阳上亢致眩晕，每逢用脑过多，或情绪激动，神经紧张而增剧。伴有目糊，口干、少寐、心慌等症。脉弦数。

加减 ◊ 如眩晕甚者，加天麻、钩藤、玉竹等柔肝熄风之品；耳鸣甚者加磁石；大便干者，加当归、火麻仁；手足心烧者，加丹皮、地骨皮；恶心者，加竹茹、赭石；失眠者，加远志、炒枣仁；食少纳呆者，去生地。

疗效 ◊ 屡用屡验。

23.7 大黄导瘀汤

来源 ◊ 萧熙，《中国当代中医名人志》

组成 ◊ 大黄 15 克，红花、桃仁各 9 克，钩藤 15 克，白芷、甘草各 6 克。

用法 ◊ 水煎服，每日 1 剂。

功用 ◊ 泻实导瘀，祛风止痛。

主治 ◊ 各种疾病临床表现眩晕、头部胀痛、食欲不振、大便干结，舌苔黄厚，脉实大等。

加减 ◊ 头胀痛剧烈者加川芎、僵蚕、全蝎；后颈麻木或渴者加葛根；呕吐者加姜竹茹；小便赤涩者加滑石；服药后大便畅下，诸症减轻时减少大黄用量，或随症改用他药。

疗效 ◊ 屡用皆效。尤以外伤性脑震荡后遗症头昏、头目胀痛、睡眠欠佳等效著。

§24 治贫血（虚劳）秘方

24.1 益气补血汤

来源 ◊ 周信有，《名医治验良方》

组成 ◊ 党参、黄芪、黄精、山萸肉各 20 克，女贞子、淫羊藿各 15 克，巴戟天 20 克，丹参 15 克，鸡血藤 20 克，龟板 30 克，鹿角胶 9 克（烊化），大枣 10 枚，干地黄 15 克。

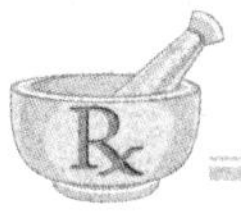

用法 ◊ 每日 1 剂，水煎服，日服 3 次。另外，人参研粉每服 1.5 克，早、晚 2 次吞服。

功用 ◊ 培补脾肾，益气养血。

方解 ◊ 再生障碍性贫血是严重的血液疾病。西医认为是骨髓造血功能障碍引起严重贫血。中医认为肾主藏精，脾肾虚损，气血生化无源，再生障碍性贫血主要是由于脾肾虚损，气血生化无源，因致气血虚损不足。故本方的设计，突出增补脾肾，补益气血这一基本原则。根据《内经》“阳生阴长”的理论观点，培补脾肾，补益气血，又当以温阳益气为先。故本方把健脾益气之党参、黄精、黄芪与补肾助阳之淫羊藿、巴戟天、山萸肉、鹿角胶等作为基本药于疾病之全过程。据临床观察，这类药似对红细胞系统的造血功能有促进作用，这与中医观点是一致的。根据“血以和为补”的原则，加入功兼补血与和血作用的丹参、鸡血藤，这类药有改善微循环及清降病损处代谢障碍的作用；加入干地黄滋阴补肾凉血，大枣健脾益气。共奏补脾肾，益气血之功。

主治 ◊ 再生障碍性贫血表现为阴阳气血两虚者。也可用以治疗各种贫血症和化疗后骨髓抑制所出现的贫血，白细胞减少，血小板减少等。可作为临床常用的基本方剂。

疗效 ◊ 多年使用，均获良效。一般服 10 剂以上即效。

附记 ◊ 再生障碍性贫血，目前尚无特效药物，中药也只能改善症状，难以根治。

24.2 生血增白汤

来源 ◊ 梁贻俊，《中国中医药报》1990 年

组成 ◊ 人参 10~15 克，白术 15 克，当归 10 克，首乌、仙灵脾、菟丝子各 20 克，肉桂 3~6 克，枸杞子、女贞子各 20 克，赤芍 30 克。

用法 ◊ 人参另煎兑服，余药以水 900 毫升浸泡 2 小时，用中小火煎 40 分钟倒出，二煎以水 700 毫升，煎 30 分钟倒出，早晚空腹温服各 1 次，每日 1 剂。

功用 ◊ 补脾肾，养血活血。

方解 ◊ 本方以仙灵脾、菟丝子、肉桂为君，温补脾肾之阳气，促其功能旺盛使精化为血；首乌，枸杞子，女贞子为臣、滋补肝肾之阴，益精血，充实肾中阴精；人参、白术为佐，补脾肺之气，以利营卫化生，精血之间转化；当归，赤芍为使，补血活血，将化生之血能迅速运达诸脏。全方根据营出中焦，卫出下焦，精血可以转化的理论而制方剂，仙灵脾、菟丝子、肉桂三药补肾阳；首乌、枸杞子、女贞子三药补肾阴；人参、白术补后天肺脾之气，增强中焦受气取汁变化之功能，再以归芍药为使，引生成之血直达其所，充养脏腑及四肢百骸。

本方治虚劳、血虚、贫血及因放化疗损伤精血所致白细胞减少均有著效。是

本着治虚劳当“逐补先后天之根”，“理虚当本脾肺肾”之理而制订的。方中均以补药为主，加入活血药，使其补而不滞，补中有行，是运用补药与活血药治疗虚损病人之妙处。

主治 虚劳、血劳，症见面色㿠白、身倦懒言、动则气短，食少便溏、腰脊酸冷、两足痿弱。包括贫血、慢性再生障碍性贫血、白细胞减少诸病。

加减 气虚甚者加黄芪；血虚甚者加阿胶；肾阳虚甚者，加巴戟天、仙茅；食少者加砂仁、陈皮；阴虚甚者重用枸杞子、女贞子；瘀血重者减肉桂，加丹参，以上加减药用量，黄芪可重用，余则均为常量。

疗效 临床屡用，均有著效。

24.3 苍玉潜龙汤

来源 宗维新，《北京市老中医经验选编》

组成 生地30克，龟板9克，生石膏18克，龙齿24克，天花粉、丹皮各9克，沙参15克，白芍18克，藕节炭、白茅根各30克，牛膝9克，十灰散24克（包），羚羊角面3克（冲服）。

用法 水煎服，每日1剂，2次分服。

功用 养血、凉血、止血、滋阴潜阳。

方解 本方原为清代费伯雄方，今宗维新医生加减化裁应用，使疗效有所提高。方中以生地、花粉、沙参、白芍、牛膝养阴；石膏、丹皮、茅根凉血；龟板、龙齿、羚羊角面潜阳，再佐以藕节炭，十灰散止血。用于治疗阴阳两虚，阴不敛阳，虚阳上亢型再生障碍性贫血，最为恰切。长期服用，其效自显。

主治 再生障碍性贫血（虚阳上亢型）。

加减 服药后若低热退、出血减，表明浮阳上亢已潜，可减石膏、羚羊角，逐渐加入阿胶、鹿角胶、当归、党参、生黄芪、人参、胎盘粉等补气养血药。

疗效 临床屡用，若坚持服用，每取良效。

24.4 参芪二仙汤

来源 邱祖萍，《辽宁中医杂志》（4）1984年

组成 上党参30克，绵黄芪60克，仙灵脾15克，仙茅10克，补骨脂15克，鹿角胶、阿胶珠各10克，制黄精30克，枸杞子15克。

用法 水煎服，每日1剂，日服3次。

功用 益肾填精，益气补血。

方解 再生障碍性贫血，以红骨髓显著减少，造血功能衰竭而引起的综合病症。病以脾肾两虚为主证，盖脾肾先后天的依赖关系，因此治疗以温肾补脾，填精养血为原则，故方中以参芪甘温益气，补阳和阴；二仙温肾助阳；鹿角胶，补骨脂填精益肾；制黄精，甘枸杞；阿胶珠补血养血，以达到脾肾复健，精

血自生之功效。

主治◇再生障碍性贫血。

加减◇若兼潮热盗汗，口干咽燥等阴虚火旺证，加生鳖甲、生地、丹皮、女贞子；血热妄行而致出血，去仙茅，加旱莲草、仙鹤草、侧柏叶；热甚加金银花，大青叶；阳虚阴盛加附子。

疗效◇临床屡用，均获得较为满意的疗效。

24.5 健脾益气汤

来源◇孙新华，《中医杂志》(1) 1985 年

组成◇人参 9~12 克，黄芪 20~30 克，炙甘草 9~12 克，白术 12 克，山药 15 克，大枣 10 枚，生姜 9 克，桂枝、五味子、砂仁各 6~9 克。

用法◇水煎服，每日 1 剂，日服 3 次。

功用◇益气生血，健脾摄血。

方解◇盖脾虚是本病的主要病理特点，故方用人参、黄芪、白术、山药、大枣、炙甘草大补中焦，受气取汁；加桂枳启导心火，以助其化赤为血；配五味子，敛气束血，使营行脉道而不外散；佐生姜、砂仁，温中醒脾以运中气。全方具有益气生血、健脾摄血之功。

主治◇贫血，症见头昏、心慌，面色苍白为多见，或伴有不同程度出血（如齿衄、鼻衄、黑便及月经过多等）。

加减◇兼痰湿者加茯苓、法半夏、薏苡仁；伴气血瘀滞者加丹参、赤芍、姜黄、血竭；伴血溢络外，配用藕节、侧柏叶、三七粉；寒甚者伍以高良姜、吴茱萸。

疗效◇治疗 34 例（其中巨幼细胞性贫血 12 例，继发性贫血 10 例，再生障碍性贫血 7 例，溶血性贫血 5 例）结果显效 16 例，有效 13 例，无效 5 例，总有效率为 85.3%。

24.6 二仙温肾汤

来源◇史亦廉，《中国中医秘方大全》

组成◇仙茅、仙灵脾各 9 克，人参 6 克，黄芪 12 克，龟鹿二仙胶、当归、陈皮各 9 克，甘草 3 克。

用法◇水煎服，每日 1 剂，日服 3 次。

功用◇温补脾肾。

方解◇史氏认为，止血药中的仙鹤草、藕节、紫草等，只有与扶正固本、补气摄血药同用才有效，温补脾肾药以秋冬季节获效显著，因此隆冬季节应加重温补脾药的剂量。故方用仙茅、仙灵脾以温补肾阳；以参芪益气健脾，配二仙以温补脾肾；以龟鹿二仙胶补肾；当归养血活血；陈皮理气化痰；甘草和中以

调诸药之药，配伍为用，本方补而不滞，补中有通，而具温补脾肾之功。

主治 各种原因引起的贫血。

加减 再生障碍性贫血的脾肾阳虚兼肾阴虚者，加巴戟天，补骨脂、杞子、五味子；缺铁性贫血的脾肾阳虚者有中气虚、胃阴不足时，加木香、白术、乌梅；溶血性贫血，见脾肾阳虚者，加黄芪桂枝五物汤；巨幼细胞性贫血及原因不明的贫血，因激素而影响肝功能者，加五味子，赤小豆。

疗效 治疗再生障碍性贫血 82 例，总有效率为 89.3%；治疗缺铁性贫血 46 例，总有效率 95.7%；治疗溶血性贫血 14 例，血红蛋白升高都在 3 克以上，症状明显改善。

附记 服用本方时，除上述加减外，还应随男女患者而增减用药。如属青年男性患者应配加知母、黄柏以防久服温药而引动相火；女子月经过多者，经前可加重温补、益气养血之品，经来时加党参、黄芪、蒲黄、木香，有缩短经行时间或减少经量的作用。

24.7 温补脾肾汤

来源 王作人，《中国中医秘方大全》

组成 人参 9 克，炙甘草、炮姜各 6 克，白术、核桃仁、桑寄生、川续断、桑椹、枸杞、女贞子、菟丝子、五味子各 14 克。

用法 水煎服，每日 1 剂，日服 3 次。

功用 温补脾肾。

方解 王氏认为：肝阳上亢只是标，脾肾阳虚才是本。因此方用人参，炮姜等大队温补脾肾药以温补脾肾，配以桑椹、枸杞、女贞子等滋肾养肝；五味子敛气归源，因而收效颇佳。

主治 再生障碍性贫血的脾肾阳虚型。

加减 若大便溏频者加补骨脂、肉蔻；脉微细、大汗出，四肢厥冷者加附子、麦冬；脊背酸疼、冷甚者加鹿茸；出血过多，头晕、心悸、失眠者加当归、黄芪、桂圆肉；有肢冷、脊背恶寒而兼心中灼热感或兼见口舌溃烂者加生龟板；病情缓解稳定后改服生血丸：炒皂矽 30 克，鹿茸 30 克，胎盘（焙干）4 具，共研细末，大枣去核炒热，共碾成泥状为丸（每丸 6 克），每日服 2 次，每次服 1 丸。

疗效 治疗 18 例，均基本治愈或缓解，随访 1~5 年未复发。

附记 现代药物实验研究认为，补肾药物能改善造血功能和体液，可提高机体免疫功能和机体的应激能力，有利于骨髓造血的作用。临床发现有些再生障碍性贫血病人虽表现为阴虚阳亢之证，给以滋阴潜阳之剂，则出现阴冷泄泻、腰膝酸软等脾肾阳虚之证，说明肝阳上亢只是标，脾肾阳虚才是本。治疗中须根据疾病各阶段的主要矛盾，灵活变通。临床还发现：脾肾阳虚型再生障碍

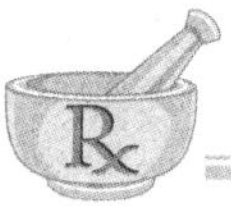

性贫血，证属肾阴虚久，延至脾肾双虚，又转为肾阳虚，其预后为顺为轻；若脾虚日久，延至脾肾双虚，其预后为逆为重，且变证多端，若病人临床脉证不合，证为阴分之表现，而脉为大为弦数，则为病机转化或趋恶化。执此则可应变于心中，临证用药方不致误。

24.8 生血丸

来源 王晋源，《中国中医秘方大全》

组成 生地、熟地、山茱萸、旱莲草、地骨皮、丹皮、山药、枸杞子、首乌、白芍、牛膝各15克，阿胶、当归、知母、补骨脂、丹参各9克，女贞子、黄芪各30克，红参、三七各6克，黄柏4克。

用法 上药共研为细末，炼蜜为丸，每丸重10克，备用。每日服3次，每次1丸。

功用 补肾填精、健脾益气。

方解 方中以生熟地、山茱萸、山药等滋阴补肾；女贞子、枸杞子、旱莲草均入肾经，助上药滋阴补肾之力；知母、黄柏、丹皮、地骨皮以清阴虚内热；加补骨脂助阳以生阴；首乌、阿胶、当归、白芍有滋肝肾、补阴血、敛精气、治阴虚血枯之效；人参、黄芪健脾益气；虚可留瘀，故佐以丹参、牛膝、三七活血散瘀。本方药味虽繁，但组方严谨，可奏脾肾双补、精血充裕之功。

主治 单纯红细胞再生障碍性贫血。

疗效 治疗2例，诸症渐减至消失，血红蛋白由7.8g%，4.8g%，分别升高至13.2g%，8.4g%，骨髓大都恢复正常。

24.9 复方鹿胎膏

来源 谢志豪，《中国中医秘方大全》

组成 鹿胎膏、当归各10克，党参30克（或红参6克），苡米仁、生黄芪各30克，淡附片、川桂枝各6克（或肉桂3克），茯苓12克，生地、熟地、白芍、川续断、桑寄生各15克，黄精20克，鸡内金5克。

用法 水煎服，每日1剂，日服3次。

功用 益肾壮阳，填精生血。

方解 谢氏认为，本病治疗应以补肾为主，重在补肾阳而辅以益气血，若单用大补气血则收效甚微。方中鹿胎膏性甘咸温，入肝、肾、心三经，有益肾壮阳、补虚生精之奇功，辅以党参、黄芪补气生血；当归、白芍、生熟地滋阴养血；附片、桂枝（肉桂）、川断、桑寄生补肾助阳；更佐茯苓、米仁、鸡内金补脾化湿，以资化源，共奏补肾壮阳，填精生血之功。

主治 再生障碍性贫血。

加减 阴虚者加女贞子10克，制首乌15克，枸杞子12克；鼻衄者加丹皮炭6克，炒山栀10克，白茅根30克；皮肤紫癜者加水牛角10克，玄参20克，紫草

15 克，茜草 12 克。

疗效 ◊ 治疗 3 例，均获痊愈。

24.10 益肾双补汤

来源 ◊ 曹风城，《四川中医》(12) 1987 年

组成 ◊ 黄芪 20 克，太子参、当归、熟地、枸杞、巴戟天、仙灵脾各 15 克，白芍 20 克，白术、连翘、山萸肉各 10 克，五味子、肉桂、黑附子各 6 克，阿胶 3 克（烊化冲服）。

用法 ◊ 水煎服，每日 1 剂，日服 3 次。

功用 ◊ 滋肾壮阳，阴阳双补。

方解 ◊ 本病以肾阴阳两虚型为多见，治疗以益肾为根本大法，临床用药既补肾阴，又助肾阳，同时注重气血双补，切不可偏执，故方用巴戟天、仙灵脾、肉桂、黑附子温补肾阳，又配用枸杞、山萸肉、熟地、白芍以滋肾柔肝；黄芪、太子参、当归、阿胶补气生血；辅以五味子敛肾，连翘止血。诸药配伍为用，使得机体藏精、生髓，气化机能旺盛，生血、统血、藏血功能协调，再生障碍性贫血自愈。方中连翘一味，为笔者所必用，疗效确切，远超出止血之一用，其机理有待探讨之。

主治 ◊ 再生障碍性贫血。

加减 ◊ 若肾阳虚偏重可重用巴戟天、仙灵脾、黑附子、肉桂，酌加补骨脂 6 克，菟丝子 9 克；阴虚偏重，则重用枸杞、山萸肉、五味子、熟地；酌加女贞子、旱莲草各 6 克；出血现象明显者加金银花炭、大黄炭各 6 克；热象较重者加知母 6 克。

疗效 ◊ 治疗 27 例，疗程最短 64 天，最长 395 天，平均 155.1 天，结果基本治愈 6 例，缓解 11 例，明显进步 5 例，无效 3 例，死亡 2 例，总有效率为 81.48%。

附记 ◊ 本病若出现釜沸怪脉则表示正衰已极，多预后不良。

24.11 加味举元煎

来源 ◊ 张海峰，《豫章医萃——名老中医临床经验精选》

组成 ◊ 人参 3～10 克，黄芪 15～30 克，升麻 6～15 克，白术 10～15 克，红孩儿 15～30 克，醋炒针砂 30～60 克，炙甘草 6～10 克。

用法 ◊ 每日 1 剂，水煎服（针砂加水先煎 30～60 分钟），日服 2 次。

功用 ◊ 益气生血，气血双补。

方解 ◊ 缺铁性贫血，白细胞减少，血小板减少等，多以气血两虚证候为主，单纯表现为血虚者较少见。故治疗这类疾病以益气养血为主要法则。脾为后天之本、气血生化之源，故补气尤重于补中气，中气健运，则能生血、统血。本

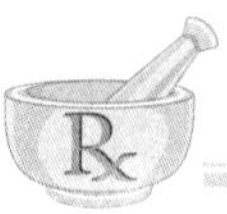

方为《景岳全书》举元煎加味，举元煎以人参、黄芪益气固脱；升麻升陷；白术，炙甘草健脾。为升阳固脱、益气健脾之剂，为治疗气虚下陷、血崩、血脱而设，加红孩儿助消化，止吐衄；醋炒针砂（即铁落）补血镇静。两药加入举元煎，即成益气生血、气血双补之方，对气血两虚和血虚兼有脾虚不运者更为适合。

主治 缺铁性贫血，白细胞减少，血小板减少等。

加减 临床应用可随证加减。

疗效 多年使用，疗效颇佳。

24.12 参芪仙补汤

来源 梁冰，《名医治验良方》

组成 人参 6 克，黄芪 24 克，补骨脂 15 克，仙鹤草 24 克。

用法 每日 1 剂，水煎服，日服 3 次。

功用 益气补肾，凉血止血。

方解 方用人参、黄芪、补骨脂益气补肾以生血；佐仙鹤草凉血以解血毒而止血。本方药简功著，其效非凡。

主治 慢性再生障碍性贫血。

加减 临床应用，应结合病人不同时期的证候，进行辨证加减：病人若以畏寒肢冷，大便溏薄，舌质淡白，六脉沉细而属脾肾阳虚为主证时，加仙茅、仙灵脾各 15 克，肉桂 6 克，淡附片 10 克，鹿角胶 9 克；病人若以五心烦热、口干舌燥、虚烦不眠、盗汗、齿鼻衄血，舌质淡干而少津，脉细弱而属肝肾阴虚为主证时，加二冬（即天门冬、麦门冬）各 24 克，二地（即熟地、生地）各 42 克，青蒿、知母各 9 克，地骨皮 12 克，白茅根、炙龟板各 24 克，参三七 1 克（研冲），方中人参易西洋参为佳。若出现肾阴阳俱虚证时，则加天门冬、生地各 24 克，黄柏、知母、砂仁、女贞子各 10 克，肉苁蓉 15 克；若无明显出血倾向，常规加养血活血的全当归、鸡血藤各 10 克；妇女出血过多或崩漏不止，加收敛固涩的煅龙骨、煅牡蛎、赤石脂各 24 克，血见愁 15 克，参三七 2 克（冲服）；消化道出血，加用四味止血散（白及 12 克，参三七 2 克，蒲黄炭、阿胶珠各 3 克，共研极细末，备用），一次用 20 克，加等量藕粉和水适量，熬成糊状温服，经抢救 20 余例，多能在 24 小时内起止血效果。若配合雄性激素时，为避免肝脏损伤和黄疸出现，方中要加青蒿利胆。

疗效 临床屡用，效果甚佳。

附记 验之临床，坚持服用，确有良效。又身体虚弱，上肢无力，食欲不振，大便下血过多，日久不止而贫血者，王芳林用自拟升提止血汤［黄芪、炒白术、炒槐花、党参各 15 克，茯苓、当归、地榆炭各 9 克，升麻、甘草、三七

（冲服）各3克，白茅根15克。上药加水2碗，煎至0.5碗，饭前温服]。功能补气升阳，补血止血。一般服3剂即可见效。如有虚热，大便干燥者，方中加槐角、生地各15克，黄连6克（《中国当代中医名人志》）。

§25 治虚损秘方

25.1 黄精补脑汤

来源 ◇ 翁工清，《广西中医药》（3）1985年

组成 ◇ 制黄精、首乌、玉竹、沙参各15克，白芍6克，当归3克，郁金6克，山楂10克，茯苓12克，泽泻10克，大枣15枚。

用法 ◇ 水煎服，每日1剂，日服3次。

功用 ◇ 补脑宁心，荣养气血，延年益寿。

方解 ◇ 祖国医学虽把神、魂、魄、意、志分别归属于五脏，但实际上人的意识思维活动都统归于脑。正如《颅囟经序》所说："太乙元真在脑，曰泥丸，总众神也。"《春秋元命苞》有载："人精在于脑。"所以五脏六腑之虚损皆损及脑，补脑有益于五脏六腑正常功能的恢复。因而立黄精补脑剂主治阴阳气血诸般虚损杂症。方中含九转黄精丹的成分黄精、当归。据《蒲辅周医疗经验》，该方是平补方，久服能促进脑功能恢复；沙参、玉竹能代人参用，补益五脏，滋养气血，宁心安神。《博物志》载："太阳之草，名曰黄精，饵而食之，可以长生。"说明黄精有推迟衰老之功。何首乌能养血益肝、固精补肾、乌须发、延年抗衰老。白芍养血保肝，是肝病要药。茯苓补脾渗湿；泽泻利尿降压而不伤阴，与山楂皆能降血脂。山楂合郁金活血脉、消积滞；配大枣甘酸开胃。诸药配伍为用，有补脑宁心、荣养气血、延年益寿之妙用。

主治 ◇ 虚损，症见精神不振、全身乏力、反应迟钝、记忆力减退等。无论何病，若见上述虚损症状者，均可用之。

加减 ◇ 若血气虚者，加黄芪15克，红参3克；阴虚者，加百合、麦冬各15克，甘菊花10克；阳虚者，加枸杞子6克，淫羊藿15克，或去沙参；欲减肥者，可加荷叶8克；若血压高者，应重用泽泻（50克以上）。

疗效 ◇ 治疗36例，治愈30例（上述虚损症状消失），好转5例（上述虚损症状减轻），中断治疗1例。

附记 ◇ 本方亦可用浸酒，早晚饮用。效同。

25.2 珠母补益方

来源 ◇ 张阶平，《临症见解》

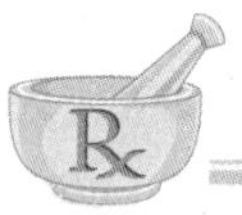

组成◇珍珠母60克，龙骨30克，酸枣仁9克，五味子6克，女贞子、熟地各15克，白芍12克。

用法◇水煎服（珍珠母先煎，再入余药），每日1剂，日服3次。

功用◇育阴潜阳、养血宁神、益肾固精。

方解◇所谓虚损是指气血不足、五脏亏损。因病而致虚损的，调之可复，补之可足。大抵虚损之病，五脏都有，但多见于心肾不交、肝阳上亢。盖肾气虚则起于下，心气虚则火炎于上，肝气虚则风火内动，水火不交，肝阳上扰而成虚损。这都是生于心肝肾的。所以治法应当补心养肝益肾，以交水火，潜浮阳。水火交，浮阳降，则五脏之阴不会再受影响，虚损也就治愈。故方用珍珠母为君。珠母性甘咸寒无毒，入心肝二经，功能滋肝阴、清肝火、潜阳安神；配龙骨、酸枣仁，助君药以加强潜阳安神之功；女贞子、白芍养血柔肝；熟地、五味子益肾固精。合而用之，具有育阴潜阳、养血宁神、益肾固精之功。

主治◇心、肝、肾虚损诸症，如失眠症、阴虚阳亢的高血压、水少火旺头痛症、癫痫病、诸痛症、瘿瘤病、瘰疬病、肝虚血少的肝炎病、盗汗症、肾虚症等病。

加减◇本方随症加味，治疗心、肝、肾虚损等病的运用：

(1) 失眠症：气虚而倦怠甚者，加党参，黄芪；血虚而头晕，心悸者，加何首乌、桑寄生；神志不宁者，加茯神、柏子仁、远志。

(2) 阴虚阳亢的高血压：有肝火炽旺而烦躁善怒，面红赤者，加旱莲草、夏枯草、栀子；肝风甚而眩晕明显者，加钩藤、天麻；肾虚而腰酸倦、舌红者，加桑寄生、杜仲；肾阳不足而口干、舌红苔净者，加玄参、麦冬；头痛甚者，加牛膝、地龙干。

(3) 水少火旺头痛证：肾火旺盛、头痛、舌红面赤者，加黄柏、知母；肾水不足而口干、舌红苔净者，加玄参、麦冬；阴虚阳浮而面色潮红者，加龟板、牛膝；风火俱盛而头晕、头痛、耳鸣者，加钩藤。

(4) 癫痫病：痰涎壅盛，加贝母、法半夏、胆南星；风盛而抽搐盛兼有呕吐者，加地龙干、僵蚕、全蝎、天麻、钩藤；神乱者，加灵磁石、牡蛎；惊悸，加朱砂、茯神、远志；气血虚者，加党参，当归。

(5) 诸痛症：气滞而胁闷痛、精神抑郁者，加牡蛎、素馨花、郁金；胁肋痛，加金樱子、延胡索；胸痛，加桔梗、瓜蒌皮、枳壳；头痛，加牛膝。

(6) 瘿瘤症：火气盛而烦躁善怒者，加夏枯草、昆布、海藻；痰多，加半夏、贝母、海蛤壳；心悸，加党参。

(7) 瘰疬病：局部无红肿之痰结者，加玄参、牡蛎、贝母、瓜蒌、法半夏；痰火气盛则局部红、肿、痛者，加蒲公英、昆布、海藻；肝火旺而面赤者，加龙胆草，夏枯草。

⑻ 肝虚血少的肝炎病：血虚者，加当归、何首乌、桑寄生、桑椹子、乌豆衣；气弱，加党参、黄芪；肝虚之胁部隐痛，面色暗淡者，加丹参、山萸肉、玉竹、郁金；晕悸者，加牡蛎。

⑼ 盗汗症：气虚者，加党参、黄芪；湿多者，加茯苓、白术；汗多、心悸者，加浮小麦、糯稻根，牡蛎。

⑽ 肾虚症：腰痛，加杜仲、菟丝子、川续断；耳鸣，加灵磁石、牡蛎、石菖蒲；梦遗，加金樱子、山萸肉、莲须。

疗效 临床屡用，随病（证）加味投治，每获良效。

25.3 加味生脉散

来源 郑侨，《老中医经验汇编》（第一集）

组成 党参、麦冬、五味子、龙骨、牡蛎、当归、白芍、枸杞子、甘草（剂量可随证酌定）。

用法 水煎服，每日 1 剂，早晚各服 1 次。

功用 益气生血，镇痉安神，滋补肝肾，敛心气。

方解 本方系从《内外伤辨惑论》生脉散加味而成。方用生脉散益气生津、养阴收敛；加龙骨平肝潜阳、固涩收敛；牡蛎益阴潜阳、软坚散结、固涩收敛；钩藤清热平肝、镇痉熄风；当归补血活血；白芍养血调经，柔肝敛阴；枸杞滋补肝肾，益精；甘草和中养胃，组合成方，用之多效。

主治 气血两亏虚损证（包括风湿性心脏病或二尖瓣狭窄），症见心悸、心短、失眠、多梦、舌淡无苔、脉弦涩有间歇，或细数无力。

加减 若唇紫为虚中夹实，血虚停瘀，加苏木、九节菖蒲；五心烦热，喜凉饮为心胃阴虚，加知母、山药、炒枣仁；食少、白带多，为心脾虚，加山药、白术、炒枣仁；伴有精神不正常，为肝郁心脾虚，加九节菖蒲、炙远志、山药、柴胡、青皮。

疗效 多年使用，效果颇佳。

§26 治冠心病（胸痹）秘方

26.1 养心定志汤

来源 高辉远，《名医治验良方》

组成 太子参 15 克，茯神（茯苓）、菖蒲、远志、丹参各 10 克，桂枝 8 克，炙甘草 5 克，麦门冬、川芎各 10 克。

用法 每日 1 剂，水煎服，日服 2 次。

功用 益心气、补心阳、养心阴、定心志。

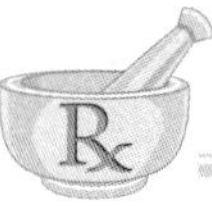

方解◇冠心病，属胸痹，心悸，真心痛范畴。多见于老年患者，临床常呈现心动悸，脉结代，心绞痛，疲倦乏力，胸闷气短或烦躁汗出等证候，乃本虚标实之为病。本虚则心气不足，心阳虚损，心脉失养，心志不宁；标实则气滞血瘀，痰饮阻滞，故治疗宜标本兼顾，以治本为要。本方系以定志丸、桂枝甘草汤、生脉饮加丹参、川芎、延胡索而成，是治疗冠心病的通用方剂。根据《千金方》之定志丸，用太子参益心气；苓佐参调心脾；菖蒲、远志通心窍以定志；龙骨镇静以安心神，立意有"补心强志"的作用。桂枝、甘草辛甘化阳以补心之阳。生脉饮酸甘化阴以养心之阴。合而为用，有治虚为本的功效。再加丹参、川芎以活血化瘀，延胡以理气止痛，以收治标之用。

主治◇冠心病。

加减◇胸闷憋气，胸阳痹阻较甚者，加瓜蒌、薤白；心痛剧烈，痛引肩背，气血瘀滞重者，加三七、金铃子；心烦易怒，心慌汗出，心肝失调者，加小麦、大枣；若高血压性心脏病，亦可用此方去龙骨，加决明子、川牛膝、杜仲；肺源性心脏病，可加银杏、天冬、生地、杏仁、去川芎等。

疗效◇经多年的临床验证，效果较为满意。

26.2 加味四妙勇安汤

来源◇郑惠伯，《名医治验良方》

组成◇当归、玄参、金银花、丹参、甘草各 30 克。

用法◇每日 1 剂，水煎服，日服 2 次。

功用◇活血化瘀，解痉止痛。

方解◇本方系《验方新编》"四妙勇安汤"加丹参而成。方中以当归养血和血；丹参养血散瘀；玄参养阴凉血化瘀；金银花、甘草解毒止痛。诸药合用，共奏养血和血、化瘀止痛之功。

主治◇冠心病，胸痞气短、心痛、脉结代，能治疗肝区刺痛及肾绞痛。

加减◇⑴ 冠心病：上方加毛冬青、太阳草以扩张血管；若兼气虚者，加黄芪、生脉散以补益心气；若心血瘀阻甚者，加冠心二号以活血化瘀。

⑵ 病毒性心肌炎：上方加郁金、板蓝根、草河车以清热解毒活血。

⑶ 植物神经功能紊乱心律失常：上方配合甘麦大枣汤或百合知母汤，以养心安神，和中缓急。

疗效◇郑氏亲身尝试四妙勇安汤加丹参对冠心病有显著疗效。自此以后，20 余年来郑氏应用本方治疗冠心病心绞痛以及肝肾区绞痛，疗效满意。

26.3 益神方

来源◇张镜人，《中华名中医治病囊秘·张镜人卷》

组成◇野生灵芝 15 克，制黄精、炙黄芪各 10 克，炒当归 6 克，制首乌 10 克。

用法 ◊ 每日 1 剂，水煎服，日服 3 次。

功用 ◊ 益神延年，养颜黑发，润肺固卫，宁心安眠，健脾悦胃，补肾强身。

方解 ◊ 方中灵芝、黄精性味相同，甘平无毒，惟灵芝益神而养精气，黄精补中而安五脏。本方采用野生灵芝与黄精配合，其效更彰，增以黄芪固表卫、实皮毛。当归理营血、和络脉。首乌滋肝肾、悦颜发。五味共投，可奏保健强身之功。

主治 ◊ 肺虚常易感冒，冠心病胸闷心悸，神经衰弱，失眠酸乏，胃肠功能障碍食欲不振，白细胞减少，妇女更年期综合征，产后、病后、术后身体虚弱，及老年黄褐斑等多种病症。

疗效 ◊ 本方为康复剂，坚持服用，确有良效。

26.4 冠心通痹汤

来源 ◊ 柯雪帆，《中国中医药报》1990 年

组成 ◊ 全瓜蒌 30 克，桂枝 18 克，炙甘草、枳壳、川厚朴、熟附块各 10 克，川象贝母各 6 克，法半夏 10 克，党参 18 克，生牡蛎 30 克。

用法 ◊ 水煎服，取头汁 400~600 毫升，分 2~3 次服；如煎二汁，应与头汁混合后分服。

功用 ◊ 温通阳气、开胸顺气、散结聚、化痰浊。

方解 ◊ 本方以《金匮要略》栝蒌薤白桂枝汤为基础，加减变化而成。本方可分温阳与化痰两个部分。温阳部分用附子、桂枝配伍甘草，辛与甘合，既能温振阳气，又能温通阳气，酌加甘平之党参以助甘草，气虚严重者宜用人参。化痰部分是本方的重点，化痰、散结、顺气以开胸中之痹阻。瓜蒌兼有化痰、散结、开胸顺气之功，为化痰部分之要药，用量最重。贝母化痰散结；半夏化痰降气；牡蛎软坚散结；枳壳、厚朴顺气降浊，作为配伍。本方配伍的特点在于用了三对反药，即十八反中的瓜蒌反附子，贝母反附子，半夏反附子。今人大多忌用反药，而古人用反药者屡见不鲜。仲景方中亦用反药，如附子粳米汤中附子与半夏同用，赤丸中乌头与半夏同用，甘遂甘夏汤中甘遂与甘草同用。这三方所治病证，有一个共同点，都是病邪痼结。附子粳米汤证为寒邪严重结于肠胃，赤丸所治为寒饮痼结于心，甘遂半夏汤之证为留饮结聚难除。利用反药，激越药性，冲击病邪，以驱除锢结之寒水痰饮瘀浊等。这三方在应用反药的同时，都适当配用和缓安正之药，以防反药激越过分，有损正气。如赤丸中用人参、蜂蜜；附子粳米汤中用甘草、大枣、粳米：甘遂半夏汤中用芍药、蜂蜜。本方效仲景配伍之法，在应用反药开通痹阻的同时，配用甘草、党参益气和中。本方药仅 10 味，意有三层，虽为今用，谨遵古法。

主治 ◊ 冠心病，证属痰气交结、胸阳痹阻、实多虚少，症见心悸、胸闷、胸痛、头

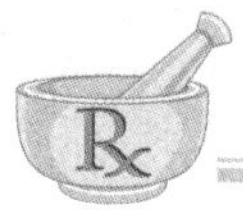

晕、神疲乏力、少气短气，苔腻脉弦，或有停搏，血压不高者。

加减◊短气明显加人参；胸闷甚加沉香粉；痰多加天竺黄、菖蒲；有瘀血加川芎或桃仁；有热象加黄连或莲子心；停搏明显者加玳瑁、龙骨；睡眠不安加枣仁或琥珀。

疗效◊屡用屡验，疗效满意。

26.5 调和肺胃汤

来源◊蒲辅周，《蒲辅周医疗经验》

组成◊全栝蒌 12 克，薤白、法半夏各 9 克，厚朴、炒枳壳、苏梗、陈皮、生姜、麦芽各 12 克。

用法◊水煎服。每日 1 剂，2 次分服。

功用◊调和肺胃，温化痰湿。

方解◊本方由栝蒌薤白半夏汤加味而成。而理气和和胃作用较原方更胜一筹。方中括蒌善于祛痰、开胸散结；薤白温通滑利、通阳散气止痛。二药相合，一除痰结，一通气机，相辅相成，为治胸痹要药。半夏燥湿化痰、和胃止呕，与栝蒌配合，祛痰作用更强。厚朴、枳壳、陈皮宽胸理气，助薤白通阳散结止痛。生姜发表散寒，消痰下气，温中健胃；麦芽开胃消食疏肝理气。诸药配伍，可使肺胃调和，痰消气调，胸痹渐除。

主治◊胸痹，证属痰滞胸膈、肺胃不和型。症见胸部闷痛、咳痰不多、消化力弱，舌苔白腻，脉浮取缓、中取弦滑、沉取有力。可用于冠心病而有上述症状者。

疗效◊屡用皆效。

26.6 参七散

来源◊任应秋，《任应秋论医集》

组成◊白人参 15 克，三七、川附片各 9 克，川郁金 12 克，山楂、五灵脂各 9 克，肉桂 6 克，降香 9 克，乳香 3 克，炙甘草 15 克。

用法◊上药共研细末，贮瓶备用。每服 6 克，用米酒或温热黄酒送服。

功用◊扶助心阳、理气止痛。

方解◊胸痹，是因心阳之气滞而不畅所致，其心痛，是因心阳之气衰竭而成，故方中用人参、甘草补气强心；附子、肉桂温通心阳；三七、山楂、五灵脂活血散瘀止痛；郁金行气破瘀；乳香，降香降气散瘀、活血通痹。诸药合用，有补有通，重点在理气止痛，可使气阳之气畅行无阻，达到“通则不痛”的目的。

主治◊胸痹，真心痛。可用于心绞痛。

疗效◊屡用效捷。

26.7 心绞痛方

来源 孙一民，《临证医案医方》

组成 丹参 30 克，白檀香 5 克，郁金、茯神、远志、麦冬、炙甘草各 9 克。

用法 水煎服。每日 1 剂，早、晚分服。

功用 活血化瘀，理气止痛。

方解 本方所治的心绞痛，是因血瘀气滞而产生的“不通则痛，通则不痛”，故方中重用丹参，委以重任，活血化瘀，通心包络；白檀香芳香通窍、理气止痛；郁金行气解郁，“治血气心腹痛”（《本草纲目》）；远志、茯神宁心安神；麦冬养阴、清心除烦；炙甘草“通血脉、利血气”（《名医别录》）。诸药配合，可使瘀血行而心气通、神志宁而疼痛止。

主治 心绞痛（血瘀气滞型），症见胸骨后或前心区阵发性、绞窄性疼痛，向左侧肩臂放射，有压迫感和窒息感。舌质紫，苔白或黄，脉细涩或有间隙。

疗效 临床屡用，奏效颇捷。

26.8 龙牡安神汤

来源 王季儒，《肘后积余集》

组成 生牡蛎、生龙骨各 12 克，石决明 30 克，杭菊花 9 克，白蒺藜 12 克，桑寄生 30 克，丹参 20 克，川郁金、乌药各 9 克，百合 6 克，枸杞子、生地各 12 克。

用法 水煎服，每日 1 剂，日服 2 次。

功用 育阴潜阳，疏肝理气。

方解 方中用生龙牡、石决明育阴平肝潜阳；白蒺藜、菊花养肝阴而舒肝；桑寄生、枸杞子、生地入肾养血以柔肝，以上药味，皆有降压作用。百合、乌药同用专走上焦而理气机，丹参、郁金同用专能行血中之气。俾气血和畅而无阻闭之患则胸闷心痛自除。

主治 冠心病（阴虚阳亢型），症见头晕、心跳、失眠、胸中烦闷、心前区痛、血压高，脉弦细而数，舌质红。

加减 心悸加茯神 10 克，朱砂 1 克（冲服）；心烦加栀子 9 克；失眠加首乌藤 30 克，朱砂 1 克（冲服）。

疗效 临床屡用，多获良效。

26.9 加味冠通汤

来源 岳美中，《岳美中医案集》

组成 党参、当归各 12 克，薤白 18 克，红花 9 克，延胡索 12 克，广郁金 9 克，丹参 12 克，全栝蒌 24 克，鸡血藤 24 克。

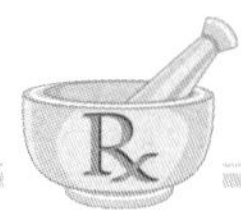

用法 ◊ 水煎服，每日 1 剂，分 2 次温服。

功用 ◊ 通阳化痰、开胸理气、活血化瘀。

方解 ◊ 《素问·痹论》谓：人体阳气少阴气盛，则容易得痹证，即阳气功能减弱，脏腑功能不足，尤其是上焦多产生阴寒证候。寒凝气滞，寒是阴邪，寒凝则在气液易成痰浊，在血则凝滞为瘀。仲景治胸痹是温通气液，祛逐痰涎。《证治准绳》治心痛是温化死血，流通血脉，是在《金匮》治法的基础上有所发展。本方的拟制合两法而一之。方中栝蒌性润，用以涤垢腻之痰；薤白臭秽，用以通秽浊之气；合以党参补气，当归和血，使胸痹得开、心痛得止。更入化瘀生新之品，以理宿疾，如：丹参走心经，为理血之专品；红花能行散，破瘀活血；桃仁性平而润，治血闭血瘀。加郁金辛香，延胡索辛温，均为血中气药，郁金宣气化痰，入上焦，能祛心窍中之痰涎恶血；玄胡行血中之气滞，使气顺而血调。仲景治胸痹证，多用栝蒌薤白剂，王肯堂《证治准绳》认为心痛是死血作痛，脉必涩，作时饮水下，或作呃，壮人用桃仁承气汤下，弱人用归尾、川芎、牡丹皮、苏木、红花、元胡、桂心、桃仁泥、赤曲、真降香、通草、大麦芽、穿山甲之属，煎成，入童便、酒、韭汁，大剂饮之。本方师《金匮》《准绳》方义，对证用药，缓以持之，其效自可期待。

主治 ◊ 胸痹，胸闷气短，天阴时更觉胸膺发憋，性情急躁。脉左滑。

疗效 ◊ 屡用皆效，缓以持之，其效必著。

26.10 通痹消胀汤

来源 ◊ 沈祖法，《中医杂志》（3）1985 年

组成 ◊ 厚朴 15 克，枳壳 10 克，槟榔 15 克，莱菔子 30 克，大腹皮 15 克，大黄 10 克（后下），半夏、木通各 10 克，瓜蒌皮 15 克，桃仁、薤白、全当归各 10 克。

用法 ◊ 水煎服。服药时间为出现腹胀后 0.5～1.5 小时。必要时隔 0.2～2 小时再服 1 剂。兼服苏合香丸 1 粒。

功用 ◊ 调理气机，开上导下，标本兼顾。

方解 ◊ 临床表现为胸痹（胸闷或痛、气促）——心肌梗塞、腑闭（腹胀，二便闭）两大症候特点。《素问·六微旨大论》曰：“出入痰则神机化灭，升降息则气立孤危。”故其治了宜宣痹通腑，畅通气机。本方由明。秦景明家秘消胀散合瓜蒌薤白半夏汤化减而成，方中瓜蒌皮、薤白、半夏通阳宣痹；大黄、厚朴、枳壳、槟榔、莱菔子、大腹皮理气消胀，佐以桃仁、全当归活血通腑，木通利尿，全方具调理气机，开上导下，标本兼顾之功。

主治 ◊ 心肌梗塞并发腹胀。

加减 ◊ 饱餐后发病者加六曲、山楂、麦芽；呃逆，恶心呕吐加生赭石、沉香、降

香；习惯性便秘加芒硝10克（冲服）。

疗效◇治疗9例，服药后全部病例自觉症状及外观腹部隆起均消失，肠鸣音恢复，二便通畅。

26.11 早搏宁汤

来源◇张笑平，《新中医》（8）1987年

组成◇常山3~12克，苦参15~30克，姜半夏9克，茵陈、栝蒌皮、虎杖各9~15克，丹参、炙黄芪、炙甘草各9~30克。

用法◇水煎服，每日1剂，日服2次。凡早搏在10次/分以上者，均予2剂/日；6~10次/分者，均予1.5剂/日；5次/分以下者，均予1剂/日，并一直服至心电图检查示早搏消失。在服用本方期间，一律停用其他方法和药物，一旦结代脉消失，即予心电图复查。

功用◇清热化湿，补气活血。

方解◇脉结代原出《伤寒论》177条并归纳发病机理为阴阳两虚。张氏临床体会，其病机可归纳为本虚、标实两个方面，而本虚不外阳虚、气耗、阴伤等不足；标实不离停湿、郁热、瘀血等抑遏胸阳；其中本虚又主要在于阳虚，标实主要在于停湿，并以标实为总的倾向；可见由内湿诸邪所致心胸阳气的抑遏或不足，而成为此脉证的病因病机。故当以清热化湿、补气活血之法为其基本治则。方用功专化湿除痰的常山、栝蒌皮、茵陈、姜半夏；苦寒燥湿的苦参；清热活血的虎杖；活血和络的丹参，益气补虚的炙黄芪、炙甘草。方中的常山、苦参、姜半夏、炙甘草四药，乃针对异位起搏点自律性或应激性、暂时性地升高的导致各种类型早搏发生的共同病理基础而拟定的，而其余五药，因冠状动脉供血不足，并应降血脂，扩张冠状动脉，增强代谢，提高心肌收缩率而配入方中，共奏清热化痰、补气活血之功。

主治◇心动悸，脉结代（频发性早搏）。

加减◇方中惟常山、苦参需从小剂量用起，凡药效不著，且未出现呕吐、流涎之类毒副反应者，可递增用量，若出现反应者，兑入适量蜜汁，或减量。若心衰明显者，可加熟附片、党参、枳壳等；胸痛较剧者，可加姜黄、川芎、檀香等；血压过高者，可加珍珠母、苦丁茶、粉干葛等；心率高于130次/分者，可加远志、莲子、生大黄等；心率低于50次/分者，可加麻黄、桂枝、白芍等。

疗效◇治疗91例，经治疗后，心电图检查示早搏消失，且在3个月内无反复者为显效，计57例；心电图检查示早搏已降至1~3次/分，或虽消失，但在3个月内复发者为进步，计26例，无效8例，总有效率为91.2%。疗程为7~60天，一般3~5天即见效。在服药过程中未发现有任何毒副反应。

附记◇服药后，如取效，可继续服用至显效，或痊愈，不可中断治疗。

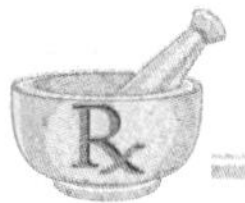

26.12 强心饮

来源 朱锡祺，《辽宁中医杂志》（2）1984 年

组成 党参、黄芪、丹参各 15 克，益母草 30 克，附块 9~15 克，仙灵脾、黄精各 12 克，麦冬 15 克，甘草 6 克。

用法 水煎服，每日 1 剂，日服 2 次。

功用 温阳益气，活血强心。

方解 本方主要从益气、温阳、活血三个角度而制订的。证属气阳两虚，故温阳益气诚属一定不易之法。用了气药，又须配合活血药，才能相得益彰，使气血流通。方用参芪补气，当无疑义；温阳选用附子、仙灵脾，主要考虑肾阳为诸阳之本，犹似能源之所。尤其附子为温壮肾阳要药，能下补肾阳以益火，中温脾阳以健运，上助心阳以强心。选用丹参，益母草活血，是因二药功效可靠，药性平和，久服无流弊。丹参功同“四物”，而益母草一味，行血而不伤新血，养血而不滞瘀血，又能散风、降压、利水，故各种心脏病均可选用。惟剂量需用至 30 克，少则效果不显。入麦冬，既从“无阴则阳无以化”着眼，又有明显的降压作用；诸药配伍为用，共奏温阳益气，活血强心之功。

主治 胸闷气短、心悸怔忡、面色无华，畏寒怯冷，舌质淡胖，脉细，或沉迟，或结代。证属气阳两虚证。一般适用于病窦综合征、房室及束支传导阻滞、心率偏慢的冠心病及窦性心动过缓者。

加减 ①胸闷胸痛，因痰浊壅塞所致者（苔腻、脉滑、形体胖，自觉痰多等辨证要点），可选加半夏 6~9 克，瓜蒌、薤白各 9 克；因气滞不利所致者（部位不固定，长叹息，有情志忧郁诱因，苔一般不腻等为辨证要点），可选加郁金、旋覆梗各 9~12 克，紫菀 9 克；②心悸怔忡，属心阳亏损、心血不足者，加桂枝 6~9 克，当归、枣仁各 9 克，桂枝配方中原有的甘草，即桂枝甘草汤，对心阳虚的心悸怔忡有较好疗效。若因痰饮留居所致者，则选用豁痰蠲饮的半夏、茯苓等，不治心悸而心悸自已。适应本汤证的患者的心率大多缓慢，故重镇平悸药，如磁石、龙牡等一般不用；③伴大便溏薄者，往往是脾气脾阳亦虚，可配加补骨脂 9 克，炮姜 6 克；④畏寒明显，加肉桂 3~4.5 克，鹿角片 9 克；⑤汗多淋漓，参、附重用，另加五味子 6 克。

疗效 多年使用，效果颇佳。

26.13 宁心饮

来源 朱锡祺，《辽宁中医杂志》（2）1984 年

组成 太子参 15~30 克，麦冬 15 克，五味子 6 克，浮小麦 30 克，甘草 6 克，大枣 7 枚，丹参、百合各 15 克，生龙骨、牡蛎、磁石各 30 克。

用法◇水煎服，每日1剂，日2次。

功用◇益气养阴，宁心调神。

方解◇本方由生脉散和甘麦大枣汤加味而成。方用生脉散益气养阴生脉，治疗心脏病使用机会较多，并能有效改善汗出心悸、口干津少，舌红脉虚数等症状。甘麦大枣汤是张仲景创制治疗情志疾患的专方，有养心缓急之功；看似平淡而效验不凡。百合滋养心肺之阴，配合丹参，有较强的养心宁神作用。龙骨、牡蛎、磁石针对虚阳上浮的病机，取其重镇镇静。诸药相合，对功能性、神经性为主，以虚性兴奋为主要特征的心脏疾病有满意疗效。

主治◇心悸难宁、胸闷烦热、口干津少、少寐多梦，或伴汗出，苔少、质红，脉细数，或有间歇。证属气阴两虚证。多用于窦性心动过速、阵发性心动过速、心脏神经官能症等。

加减◇心悸明显加生铁落30克，天王补心丹12克（吞服）；梦多心烦加景天三七30克，柏子仁12克，莲子心6克。景天三七功效类似丹参，而安神作用有过之而无不及。单味景天三七30克，加红枣10枚煎服，治疗失眠，效果尚好。口干津少，苔少或光加石斛15克，天花粉15~30克；便秘（青年女性多见）加生大黄3~4.5克（虚火上扰明显者改用酒大黄）；咽痛加玄参12克。

疗效◇多年使用，效果颇佳。

附记◇临床实践证明依本方加昆布、海藻各12克，牡蛎60克，治疗甲亢；或加生地12克，白金丸9克，治疗神经官能症及精神分裂症；或加知母、仙灵脾各9克，治疗植物神经功能紊乱（包括更年期综合征），也有较好疗效。

26.14 益心汤

来源◇颜德馨，《名医治验良方》

组成◇党参、黄芪各15克，葛根、赤芍、川芎各9克，丹参15克，山楂、决明子各30克，菖蒲4.5克，降香3克。

用法◇每日1剂，上药加水浓煎两次，日服2次。

功用◇益气养心、行气活血、祛瘀止痛。

方解◇本病的病因病机是本虚标实。以心气虚为本，瘀血为标。方中重用党参、黄芪养心益气为君；辅以葛根、川芎、丹参、赤芍、降香、山楂活血通脉为臣，居臣相伍旨在益气活血。俾气足则助血行，血行则瘀血除。佐以决明子疏通上下气机，以增活血之力，使以菖蒲引诸药入心，开窍通络。诸药同用，共奏益气养心、行气活血、祛瘀止痛之功。

主治◇胸闷心痛，神疲气短，劳则易发，汗出，形寒喜暖，舌淡有瘀点，苔薄白，脉细弱或结代等症。

加减◇如瘀阻心脉，胸痛剧烈者，可加参三七粉、血竭粉等量和匀，每次服1.5

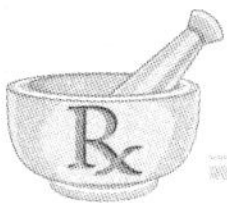

克，或加失笑散、乳香、没药各 4.5 克；症状剧烈者，可加麝香 0.03 克（另吞），开导经脉，活血定痛；胸部窒闷者，加枳壳、牛膝各 4.5 克，一升一降，调畅气机，以开通胸阳；痰壅气滞，胸痹及背者，加瓜蒌 15 克，薤白 9 克，以宣痹化饮；气虚及阳，面青唇紫，汗出肢冷者，加人参 9 克，附子 6 克，以温阳通脉；气血两亏，口干苔少者，加麦冬、玉竹各 12 克，五味子 5 克，或配生脉饮，天王补心丹以益气养阴，复脉安神。

疗效 临床屡用，颇有效验。

26.15 张氏冠心方

来源 张秀琴，《名医治验良方》

组成 ①丹参 30 克，赤、白芍各 10 克，川芎 5 克，当归、香附各 10 克，瓜蒌 15 克，薤白、石菖蒲各 6 克，远志 10 克，葛根 30 克；②女贞子、旱莲草、紫石英，灵磁石各 12 克，丹参 30 克，赤、白芍各 10 克，瓜蒌 12 克，薤白、石菖蒲、远志各 6 克，葛根 30 克。

用法 随证选用，每日 1 剂，水煎服，日服 2~3 次。

功用 滋阴养血，通阳化瘀。

方解 病属本虚标实之候，治疗当以滋阴养血为本，通阳化瘀为标。①号方取丹参养血为主，赤白芍、当归、川芎养血活血；香附为气中血药，以疏肝理气；川芎为血中气药，二味相伍或理气活血，相辅相成作用。瓜蒌宽胸理膈；菖蒲、薤白温通胸阳，取瓜蒌薤白白酒汤方义；远志安神定志；葛根取其能缓筋脉拘急，缓解心绞痛作用。②号方即①号方中加女贞子、旱莲草滋阴养液；紫石英、磁石以平肝潜阳，故用于合并高血压为宜。

主治 冠心病（本虚标实型）。②号方适用于合并高血压患者。

加减 临证应用，可随证加减，如兼有气短者，加生脉散；心绞痛，或胸闷甚者，加三七粉 6 克（冲服），野菊花 12 克；惊悸不寐者，加琥珀粉 3 克（冲服）；痰浊盛者，加半夏 10 克；属血瘀甚者，加失笑散；属心肌梗塞、心绞痛甚、四肢厥冷欲脱者，加参附汤。

疗效 临床屡用，恒多效验。

26.16 速效活心丹

来源 车家生，《中国当代知名中医特色医疗辞典》

组成 麝香 5 克，苏合香油 10 克，冰片 5 克，三七 50 克，生蒲黄、甲珠各 30 克，当归、薤白、五味子各 50 克，川芎 30 克，丹参 150 克，生山楂 100 克，葛根 75 克，香附 30 克，元胡、瓜蒌各 50 克，郁金 30 克，生甘草 50 克。

用法 先将甲珠前 6 味药共研极细末；再将当归后余药，经炮炙后，水煎浓缩成膏，与上述药末混合均匀后干燥，研细和匀，分装入胶囊内，备用。每日服

4次，每次服4~6粒，用白开水送下。

功用◊活血化瘀，通经止痛，降脂降压，开窍宁神。

方解◊本方是由疏肝理气和大量活血化瘀，通经止痛的中药组成。特别是三七、丹参、当归、生蒲黄、郁金均有良好的活血化瘀、通经止痛作用，不宜单服，须配合补气养血之剂。山楂、葛根等药能增强心肌收缩力，扩张冠状动脉，增强血流量，并有降血脂、降血压作用。麝香、苏合、香油、冰片、甲珠均能通关窍、省神、复苏并能改善末梢微循环。故用之多效。

主治◊冠心病（气滞血瘀型）。

疗效◊临床屡用，奏效颇捷，效佳。

又邓铁涛教授所拟的治冠心病方，药用党参（或太子参）18克，竹茹、法半夏、橘红各10克，云苓15克，枳壳6克，丹参18克，甘草5克。每日1剂，水煎服。功能益气祛痰以通心阳。临证应用，可随证加减：如气阴两虚者，合生脉散；血瘀胸痛甚者加田七末，豨莶草或失笑散；气虚甚者合四君子汤或重用黄芪；血压高加草决明、代赭石、钩藤、牛膝；血脂高加山楂、布渣叶、草决明、首乌。屡用屡验，效佳。

§27 治风湿性心脏病秘方

27.1 银翘白虎汤

来源◊朱良春，《中国中医秘方大全》

组成◊连翘20克，金银花、防己、木瓜、知母、粳米各25克，生石膏100克，甘草10克。

用法◊水煎服，每日1剂，日服2次。

功用◊清热解毒，祛风胜湿。

方解◊本方所治疗乃属风湿病邪侵犯心脏引起急性变态反应非瓣膜受损阶段。方用辛凉清热的金银花、连翘；祛风湿的防己；舒筋通络的木瓜和专清气分大热的白虎汤组合成方，因而用之多收良效。

主治◊风湿性心脏病。

加减◊湿重加苍术25克，苡米40克，厚朴10克；热重加栀子，黄柏各15克，黄连5克；心前区闷痛加全瓜蒌25克，远志15克，柏子仁25克。

疗效◊治疗风湿性心脏病12例，全部治愈。治疗时必须坚持服药6~8周。

27.2 通脉饮

来源◊朱锡祺，《辽宁中医杂志》（2）1984年

组成◊桂枝6~12克，赤芍9克，桃仁12克，川芎6克，益母草30克，红花6~9

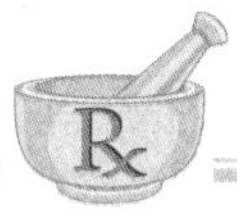

克，丹参、麦冬各 15 克，黄芪 15～30 克，甘草 6 克。

用法 水煎服，每日 1 剂，日服 2 次。

功用 益气活血通脉。

方解 风心瓣膜病或慢性心衰，其主要病机都系循环障碍，脏器郁血。故治疗原则及组方配伍、都围绕活血化瘀、益气通脉两个方面，所以方中用大队活血化瘀药，其中桂枝是活血通脉之要药。历来都以舌红及血证为用桂枝之禁忌。但朱氏则认为：舌红只要舌上有津，而又具桂枝适应证者，照样可用。至于血证禁用桂枝，亦非一概而论。如风心肺郁血而致咳血者，用桂枝非但无害而且有益。因此症“心功能障碍”是本，肺郁血是“标”，咳血及标中之标，故用桂枝改善循环障碍，能减轻郁血而起到止血作用。当然，血热妄行之血证则禁。否则真有“桂枝下咽，阳盛立毙”之虑。单用活血药不行，必须配合益气。补气用黄芪，因其作用过于党参，而且善补胸中大气。大气壮旺，则气滞者行，血瘀者通，痰浊者化，此即“大气一转，其结乃散”之谓。今之黄芪、枝细力薄，用量常需至 15～30 克，其功始显。配甘草补气和中；桂枝配赤芍、桃仁、川芎、益母草、红花、丹参活血化瘀；麦冬滋阴强心。诸药配伍成方，共奏活血化瘀，益气通脉之功。

主治 胸闷气急，心悸咳嗽，颧红唇绀，舌质暗或有瘀斑，脉细弦带涩。证属虚实相杂，血气瘀滞。主要用于风心瓣膜病变及慢性心衰者。

加减 ①伴有肺部感染加鱼腥草 30 克，开金锁、山海螺各 15 克。三药合用，有广谱抗菌作用，药力较强；②并发心衰，出现肺水肿征象，选加附子 9～15 克，万年青根 15～30 克，葶苈子 12 克，泽泻 15 克，槟榔 9～12 克等。附子、万年青根有强心利尿作用。附子不论心率快慢都能用，而万年青根在心率慢于 60 次/分以下则不用。葶苈子、泽泻、槟榔功能泄肺下气，利水消肿，对心衰出现肺水肿征象常有改善作用。尤其葶苈子一味，作用颇佳，过去多认为药性峻烈，不可轻用，现证之临床，并非如此。肺与大肠相表里，用槟榔旨在破大肠气而助泻肺行水之功；③伴见心源性肝肿大或肝硬化，加三棱 9～12 克，莪术 9～12 克。张锡钝谓二药用治瘀血癥瘕，“性非猛烈而建功甚速”，确系经验之谈。虽然此类病人多病程历久，形体羸瘦，但只要配伍恰当，用之并无流弊。“瘀血有所留藏，病久至羸，似乎不足，不知病本未除，还当治本”。张景岳此论，可资印证。

疗效 多年使用，疗效颇佳。

27.3 双仁养心散

来源 田宝忠，《中国中医秘方大全》

组成 山药 960 克，黑芝麻、赤小豆各 360 克，鸡内金 30 克，炒枣仁 480 克，柏子仁 360 克。

用法 ◊ 上药共研细末，每天早晚饭前各取30克，以开水调为糊状服之。

功用 ◊ 养心安神，健脾化湿。

方解 ◊ 脾为生化之源，统血之脏；心为主血之君，肾为藏精之脏，精血同源。故方用山药、赤小豆健脾利湿；黑芝麻养血滋肾；柏子仁、枣仁养心。实则以养血生血为宗旨，诸药配伍成方，共奏养心安神，健脾化湿之功。

主治 ◊ 风湿性心脏病。

疗效 ◊ 治疗风湿性心脏病男女患者各1例，分别服药3~5剂，症状皆消失。

27.4 四合一方

来源 ◊ 秦家泰，《名医治验良方》

组成 ◊ 党参15克，麦冬10克，五味子6克，桂枝10克，炙甘草5克，附子10克，北黄芪15克，当归10克。

用法 ◊ 每日1剂，水煎服，日分2次温服。

功用 ◊ 温通血脉，强心助阳。

方解 ◊ 本方以生脉散、桂枝甘草汤、当归补血汤、参附汤四方合方而成，故名四合一方。方中之生脉散，以其人参甘温补气，麦冬养阴补水之源，五味子敛肺生津，全方可益气生津，敛阴止汗，此即张景岳谓“善补阳者，必于阴中求阳，则阳得阴助而生化无穷”之意；桂枝甘草汤之温通心阳，专治心阳虚之心悸证，《伤寒论》以本方治“其人叉手自冒心，心下悸，欲得按者”；当归补血汤以黄芪大补脾肺之气，以资生化，当归养血通脉，共奏补气生血之功；参附汤之附子可强心壮阳，温通血脉。四方合一，温通血脉，强心补阳。盖心主血脉，心血不足则心失所养而见心悸气短，怔忡不安等症。肾为元阴元阳所寄之处，肾阳虚，阳失敷布，则气血运行受阻，故见面色白而肢冷，脉结代等。凡心律失常，传导阻滞，心房纤颤等病，中医辨证皆责之于心阳虚而心血不足，故治用本方可应手取效。

主治 ◊ 心阳虚损，心血不足所致的胸闷不舒，心悸怔忡，气短汗出，喘息乏力，动则加甚，面白肢冷，脉象细涩或结代。现代医学包括风心病，窦性心动过速、期前收缩（过早搏动），心房颤动等各种心律失常病症。

加减 ◊ 若阳虚肢冷较甚者可加淫羊藿15克；若心阳虚，血脉瘀阻，舌质有瘀点，唇紫者，加丹参12克；若痰热痹阻，心痛彻背，背痛彻心者，合瓜蒌薤白半夏汤；善后调理宜加生姜10克，大枣12克，以调和营卫。

疗效 ◊ 临床屡用，收效颇著。

27.5 治风湿性心脏病方

来源 ◊ 邓铁涛，《邓铁涛临床经验辑要》

组成 ◊ 太子参30克，白术、云苓各15克，甘草5克，桃仁10克，红花5克，五

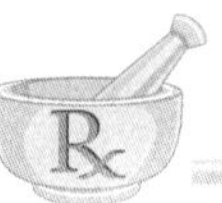

爪龙30克，鸡血藤24克，桑寄生30克。

用法 每日1剂，水煎服，日服2~3次。

功用 益气活血。

主治 风湿性心脏病。

疗效 临床屡用，坚持治疗，效果甚佳。

附记 又一风心救逆汤，治疗风湿性心脏病（心血瘀阻，寒凝湿滞型）。药用川桂枝、王不留行、三棱、莪术各15~30克，炙甘草、生香附、石菖蒲各9~15克，当归尾30~60克，桃仁、丹参各30~45克，红花10~24克，广、川郁金各30克，失笑散15~24克，远志10~15克。水煎服，日服3次，每日1剂。此方为老中医沈宝善所传。方中破瘀温通之品用量要足，对于咯血病人予以破瘀不必顾虑，因风心病之咯血为腔内瘀血而引起，破瘀反能止血，然也可加三七以修补出血之创口。沈锦波临床验证，观察治疗300例，达到近期病状改善及病情好转者为84%。

§28 治肺源性心脏病秘方

28.1 温肾救心汤

来源 查玉明，《名医治验良方》

组成 炙附子7.5克，白术、茯苓各25克，白芍15克，生黄芪、五加皮各25克，细辛5克，桂枝7.5克，五味子、甘草各10克，生姜15克。

用法 先将药加水浸泡半小时后，水煎服。首煎煎沸后慢火煎30分钟，二煎沸后慢火煎20分钟，两煎汁混合一起，分4次服，每次服100毫升，早晚餐后1小时左右服用。

功用 温阳益气，化湿利水。

方解 本方系真武汤衍化。寒淫所胜，治以辛热，附子壮阳益肾，温散水气；选黄芪益气利水；桂枝温阳化水；细辛平喘行水；五加皮消肿去水，使气化水去而肿消。配五味子收敛肺气，以益心气，使心肺得补，相得益彰。阳复而水化，改善循环，心阳得振，心衰可解。

盖“风心”及“肺心”两病，一是外邪内侵，留恋血脉，内舍于心，心肌受累；一是内伤痰饮，肺气先伤，痰浊壅塞，水邪内伏，累及心阳。两病始发病因虽然不同，但殊途同归，最终转化为心阳衰竭。本方在于温补，温补可以化气，从而达到阳复阴化，水行悸安的目的。故病名虽异，其治则一，此之谓也。

主治 阴盛于阳，水湿内停，上凌心肺引起心悸怔忡，尿少浮肿，喘不得卧，口唇发青之水气病（肺心病、风心病）。

加减◇下肢肿甚加防己15克；上感咽痛，加鱼腥草25克；咳喘加车前子25克，杏仁15克；呕逆不食加砂仁10克，藿香4.5克。

疗效◇屡用屡验，效果甚佳。

附记◇查氏认为，本病首先应扶正为主，正复则邪去，气充则血行，若心衰尚未改善，切不可化瘀攻邪，徒伤其正也。

28.2 加味小青龙汤

来源◇印会河，《中医内科新论》

组成◇麻黄、桂枝、白芍各9克，细辛、干姜各6克，五味子、半夏各9克，生石膏30克，甘草6克。

用法◇水煎服，每日1剂，日服2次。

功用◇温散水饮。

方解◇方用麻黄、桂枝宣肺平喘，发汗利小便，以消水饮肿胀；干姜、细辛温化水饮；半夏除痰蠲饮；五味子、白芍敛肺气以治喘，并控制温热药不使过于温散，以损耗肺气；生石膏配麻黄、桂枝以降肺平喘。配伍为用，共奏温散水饮，降肺平喘之功。

主治◇心肺停饮之肺心病，症见咳喘年久，痰稀量多，吐出甚爽，倚息不能平卧，心悸气短，胸闷干呕，头面及四肢部有轻度浮肿，舌淡苔白，脉弦。

疗效◇多年使用，疗效颇佳。

附记◇本方已为印氏“抓主证”的常用方，凡咳喘痰多清稀，吐出爽利者，即投此方，即肺气肿、肺心病亦不例外。

28.3 肺肾同治汤

来源◇郭士魁，《杂病证治》

组成◇①麻黄3~6克，杏仁、川贝母各10~12克，生石膏15~30克，瓜蒌15~20克，桑白皮、地骨皮各10~12克，紫菀10~15克，苏子10~12克；②党参15~20克，白术、陈皮、当归、半夏、补骨脂各10~12克，茯苓10~15克，女贞子、枸杞子各12~15克。

用法◇水煎服，每日2剂，上午服①方，下午服②方。

功用◇①宣肺化痰，降逆平喘；②健脾补肾。

方解◇咳嗽兼脾肾阳虚，宜肺肾同治。一方分二，方①中用麻黄、杏仁宣肺化痰；川贝母、石膏、瓜蒌清热化痰；桑白皮泻肺平喘；地骨皮清虚热；紫菀、苏子降逆平喘，合而用之，共奏宣肺化痰，降逆平喘之功，上午，服用以治标实。复方用②中之党参、白术、茯苓益气健脾、陈皮、半夏燥湿化痰，以助健脾之功；以当归、补骨脂、女贞子、枸杞子补肾，共奏健脾补肾之功，下午服用以治其本。肺肾同治，标本兼顾，故用之效果颇佳。一方分用，先标

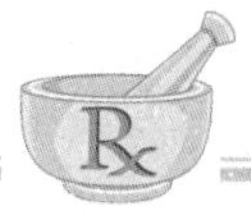

后本，可谓良方妙用。

主治 咳嗽兼脾肾阳虚之肺心病，症见喘息咳嗽、气短、活动后气短加重，腹胀纳差，腰酸腿软，或有轻度浮肿。

疗效 多年使用，效果较好。

28.4 纳气平喘饮

来源 周龙，《千家妙方·上》

组成 人参3~9克（另煎兑服），熟附子6克，熟地15克，胡桃肉（连衣）3个，山萸肉12克，生山药30克，五味子9克，紫石英（先煎），磁石（先煎）各15克，冬虫夏草9克，沉香1.5~3克（冲服），胎盘粉9克（分两次用药汁送服）。

用法 水煎服，每日1剂，日服2次。

功用 温肾培元，纳气平喘。

主治 肺源性心脏病（肾不纳气型）。

加减 喘息，水肿较重者，可酌加肉桂、白术、茯苓；消化不良者加香橼，鸡内金。

疗效 多年使用，疗效颇佳。

附记 又肺源性心脏病验方（李中庸），药用：茯苓20克，白术10克，白芍、黑附子（去皮脐）各15克，正北干姜10克，正北细辛、正北五味子各5克，黄芪30克。水适量煎服，每日1剂，日服2次。第1疗程，连服3剂3天，停药3天，持续接服2~6个疗程，前后体会、观察、对比，直至喘平悸定，仍可适当酌服，巩固疗效（《中国当代中医名人志》）。

§29 治病态窦房结综合征、心律失常秘方

29.1 温阳益气复脉汤

来源 李介鸣，《名医治验良方》

组成 人参15克，黄芪20克，北细辛6~15克，制附片10克，炙麻黄6克，麦冬12，丹参18克，五味子12克，桂枝、甘草各10克。

用法 每日1剂，水煎两次，早、晚各服1次。

功用 温阳益气、和络复脉。

方解 本方系仲景方“麻黄附子细辛汤”变改君臣佐使加味而成。本病多生于年老体弱、久病过劳者，其心肾阳气亏损，心阳不运，胸中阴霾不散，则脉络受阻，心血失养，即可出现心悸怔忡，脉迟结代之诸症。故方中以人参、黄芪、附子益气壮阳以为君；细辛、麻黄、桂枝通阳以为臣；甘草益气兼和诸

药；丹参活血通脉兼以养心；麦冬、五味子滋阴敛气，是遵景岳“善补阳者，必于阴中求阳，则阳得阴助而生化无穷”之训，辅阳气之生，制阳药之燥。诸药合用，共奏温阳益气，活血复脉之效。

主治◇心肾阳虚、心阳不运所致脉象迟滞结代，心悸怔忡，胸憋气短等症。包括现代医学的病窦综合征以缓慢为主者，及窦性心动过缓（单纯性）。

加减◇有房颤者加珍珠母、百合、琥珀末安神敛气，去附子、麻黄、桂枝，减细辛用量；心痛者加元胡、生蒲黄、檀香活血行气；胸憋者加瓜蒌、薤白宣痹通阳，或用菖蒲、郁金解郁理气；头晕者加菖蒲、磁石开窍通阳；气喘者加重人参用量，补元固脱。

疗效◇临床应用，多获良效。

29.2 健心汤

来源◇陈泽霖，《名医特色经验精华》

组成◇党参 12 克（最好用生晒参 4.5~6 克），淡附片、枳实、桂枝、炙甘草、丹参、川芎、桃仁、红花各 9 克。

用法◇水煎服，每日 1 剂，日服 2 次。

功用◇温通心阳、兼通心气。

方解◇方用党参补心气；附片、桂枝温通心阳；炙甘草益气复脉；枳实行气导滞；丹参、川芎、桃仁、红花活血化瘀。诸药相辅相成，有助宗气推动之力，对加快心率有很好的作用。

主治◇由于病态窦房综合征引起的心动过缓。

加减◇对心房纤维性颤动，其脉律绝对不规则，时快时慢，时虽时弱，时有时无，此病属元阳虚微，心气大伤，可加淮小麦 30 克，龙齿 15 克，珍珠母 30 克，柏子仁 9 克，丹参 30 克，白边万年青 9 克。

疗效◇屡用屡验，效果甚佳。

附记◇笔者依方验证数例，确有良效。

29.3 灵芝甘草汤

来源◇郭仁旭，《陕西中医》（2）1988 年

组成◇菌灵芝、生地、淫羊藿、鸡血藤、大枣各 30 克，炙甘草、玄参各 15 克，阿胶 6 克（烊化），生姜、党参、桂枝、麦冬、麻仁、红花各 10 克。

用法◇水煎服，每日 1 剂，日服 2 次。

功用◇益气养阴、通阳化气、活血通脉。

方解◇方用菌灵芝、生地、淫羊藿补肾以培先天之根；党参、大枣补脾益气以培后天之源；炙甘草、玄参、阿胶、麦冬养心定神，复以鸡血藤、红花活血通脉；桂枝通阳化气以通血脉；麻仁通腑导滞。诸药配伍为用，共奏益气养

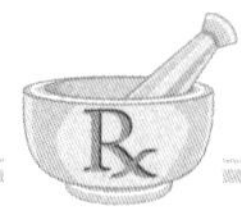

阴、通阳化气、活血通脉之功。故用之多效。

主治 ◊ 过早搏动（心律失常），症见心悸、胸闷胸痛、气短无力、头晕，或五心烦热、失眠多梦，或畏寒肢冷，舌质淡红或偏红，少有瘀斑，苔薄，脉细弦而滑，兼见结、代、促脉。

加减 ◊ 若气虚者加黄芪 15 克；阴虚者加沙参、天花粉各 25 克；阳虚者加川、草乌、附子各 10 克；血虚者加当归 15 克，白芍 12 克；胸阳不振者加全瓜蒌、郁金各 15 克，枳壳 10 克；心血瘀阻加赤芍 12 克，三棱、莪术各 10 克，丹参 30 克；胸痛者加乳香、没药、蒲黄各 10 克，五灵脂 15 克；心神不宁加辰茯苓 12 克，辰远志 6 克，辰灯心 0.5 克；惊恐不安加龙骨、牡蛎各 24 克，磁石 30 克，琥珀粉 3 克（冲服）；阴虚火旺加黄连 6 克，知母 12 克，竹叶 5 克。一般在加减变化中，每证仅选择 1~2 味药物。

疗效 ◊ 治疗 118 例，其中病毒性心肌炎及后遗症者 28 例，高血压病 20 例，冠心病 15 例，高血压伴冠心病 18 例，风心病 8 例，其他 29 例。结果：显效（症状明显改善，早搏消失持续在 1 个月以上）72 例，有效（主要症状有改善，早搏明显减少，但一分钟有 0~3 次，持续 1 个月以上者）34 例，无效 12 例，总有效率为 89.9%。

附记 ◊ 本病病机是本虚标实。本虚有阴虚、气虚、阳虚、气阴虚、气阳虚和阴阳两虚之分，标实多为气滞、血瘀。互为因果，终成虚多实少之证。本证多见于多种心血管疾病。

29.4 调心汤

来源 ◊ 薛中理，《中国中医秘方大全》

组成 ◊ 丹参 15~30 克，紫石英 20~30 克，党参、生地各 15~30 克，麦冬、川芎各 10~15 克，炙甘草 9 克，连翘 10 克，桂枝 3~6 克。

用法 ◊ 水煎服。症状重或开始时，每日 1.5 剂，减轻后，每日 1 剂，恢复期每 2 日 1 剂。

功用 ◊ 活血清营，镇心安神。

方解 ◊ 方中桂枝用量独轻，借其通阳之性，更有助气阴恢复；紫石英性味甘温无毒，能镇心安神，降逆气、暖子宫、补心气不足，可治虚劳惊悸、心腹痛、咳逆上气；丹参、生地、川芎、连翘活血清营；党参补气；麦冬、炙甘草养心安神。诸药合用，共奏活血清营、镇心安神之功，故用之多效。

主治 ◊ 各种早搏。

疗效 ◊ 治疗各种早搏 18 例，治愈 16 例，有效 1 例，无效 1 例。

29.5 稳心灵

来源 ◊ 周玉萍，《中医杂志》（7）1987 年

组成◊党参30克，黄精30克，缬草15克，琥珀粉、三七末各1克。

用法◊上药共研细末。每日服3次，每服18克，温开水冲服，连服6~8周为1疗程。

功用◊益气养阴、活血化瘀、复脉宁神。

方解◊本病的病机为气虚血瘀。故方中用党参补气生血，健中气以资化源；黄精益气养阴，补而不滞；三七甘微苦温，为治体虚有瘀之良药；琥珀粉活血利水、宁心安神。四药相伍，共奏益气活血化瘀、宁神通络之功。又加辛甘温之缬草（异名甘松）。有安神镇静、驱风解毒、生肌止血的功效。与诸药相伍，自可令瘀祛络通，血气流畅，脉律复常。药虽5味，力专效宏，为益气化瘀之良剂。

主治◊各种心律失常。

疗效◊治疗各种心律失常45例，结果显效16例，有效25例，无效4例，总有效率为91.1%。

29.6 阴阳调和汤

来源◊何立人，《中国中医秘方大全》

组成◊熟地15克，肉桂3克，麻黄5克，鹿角胶10克（可以鹿角片，或鹿角粉、鹿角霜代用），白芥子10克，炮姜炭5克，生甘草10克。

用法◊每日1剂，分2次煎，每煎又分2~3次服完。

功用◊调和阴阳气血。

方解◊方中熟地能安五脏、和血脉、养心神；鹿角胶填精补髓，助熟地养血，据现代药理研究，本药对节律不齐的心脏可使节律恢复正常；麻黄走心经，兴奋心脏，加快心率，增加心搏（心率较快者禁用麻黄根），取其兴奋高位起搏点的可能，从整体着手，心肾并治，心脾共调，故用之多效。

主治◊各种心律失常。

加减◊口干，口苦黏，舌苔黄腻，舌质红，舌尖起刺而溲赤，心中热者，加黄连，山豆根；寐中不宁，心悸易发者，加淮小麦、琥珀、龙骨、牡蛎；口渴喜饮，易汗，舌红脉细数者，加生地、麦冬、阿胶、五味子、柏子仁等；畏寒肢冷，脉沉缓者，加附子、紫石英、赤石脂；气短、面色少华，舌淡脉弱者，加党参、黄芪、当归；胸闷痛者，加薤白、瓜蒌皮、郁金、茶树根；舌边有瘀斑，或舌质紫暗而胸部剧痛如刺者，加桃仁、失笑散；泛恶或咯吐黏痰，胸脘闷胀，舌苔黄腻，脉滑数者，加竹沥、半夏、石菖蒲、茵陈等。

疗效◊治疗由冠心病、风心病、肺心病、心肌炎等所致的心律失常者33例，其中自觉症状消失，脉诊与听珍改善者30例，余3例因未坚持服药而作无效，心电图恢复明显。

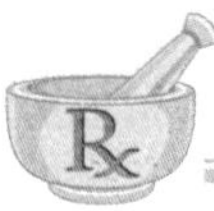

29.7 养阴宁心汤

来源◇苏庆英，《中国中医秘方大全》

组成◇太子参30克，麦冬14克，玉竹10克，天花粉15克，生甘草10克，桂圆肉15克，仙鹤草、卧蛋草、珍珠母各30克。

用法◇水煎服，每日1剂，日服2次。

功用◇益气养阴，潜阳安神。

方解◇证属阳忧阴虚，治以益气养阴、潜阳安神之法。方用太子参、麦冬、玉竹、花粉、生甘草益气养阴，配用仙鹤草凉血强心、调整心律，具有清补作用，疏而不滞；卧蛋草清热解毒、散血止血；桂圆肉养心安神、补血养脾，三味相配，治心动过速，是北京名医施今墨之经验用药。珍珠母潜阳安神。诸药配伍为用，共奏益气养阴，潜阳安神之功。

主治◇气阴两虚型之心动过速。

加减◇气虚不甚者，去太子参，改用沙参；头晕甚者，加白蒺藜10克；胸闷便秘，加全瓜蒌30克；虚火者加玄参15克；烦躁加酒芩10克、竹叶5克或莲子心4克；寐差加首乌藤30克。

疗效◇治疗2例甲亢心动过速患者，服本方1月，心动过速症状消失，未再发。

29.8 宁心饮

来源◇翟惟凯，《千家妙方·上》

组成◇生黄芪、玉竹各30克，苦参15克，丹参12克，炙甘草2克，灵磁石60克（先煎）

用法◇水煎服，每日1剂，日服2次。

功用◇益气养阴，安神宁心。

方解◇证属气虚阴亏，心神不宁，故方用黄芪、玉竹补气养阴，改善心肌营养，增强心肌收缩力，提高肌体对疾病及外界环境的抵抗力和适应性，以利心律的恢复；丹参养血活血化瘀，扩张血管，增加冠状动脉的血流量，改善心肌代谢；苦参清热燥湿，对快速心律失常有效；灵磁石镇静宁心除烦，能抑制心脏异位兴奋灶的应激性，有利于心律的恢复；炙甘草有补益心气之功。诸药合用，共奏益气养阴，安神宁心之功，故用之多效。

主治◇心律失常（气虚阴亏型）。

加减◇快速型心律失常可重用苦参，量大至30克；若心律缓慢型心律失常可去苦参；失眠者加柏子仁、夜交藤；胸闷痰多加全瓜蒌、广郁金。

疗效◇多年使用，效果甚佳。

附记◇本方药简力宏，验之临床，确有良效。

29.9 加味八味安神丸

来源 郑侨，《千家妙方·上》

组成 熟地、山萸肉、茯神各 15 克，九节菖蒲、琥珀各 12 克，炒枣仁 30 克，白人参 12 克，炙甘草 9 克，龙骨 30 克，当归 12 克，枸杞 15 克，肉苁蓉 12 克。

用法 上药共研细末，炼蜜为丸，每丸重 9 克。每日服 2 次，每次服 1 丸。

功用 益精补肾，益气生血，养心安神。

方解 本证心动过速，乃肾阴亏耗不能上济于心，阴阳不交泰，神不守舍，即为刘河间所云："水衰火旺，心胸燥动"之义。因肾阴亏损，阴阳互根失调，虚阳上越，上扰心神，故而眩晕、心悸、失眠、健忘、怔忡；肾阴不能上济心阳，心阳独旺则心阴伤、心气损，故脉急数无力。故方用甘酸咸温性平之熟地、萸肉、枸杞、肉苁蓉滋阴益精以补肾；当归、白人参补血益气以养心；甘酸微辛性平之龙骨、枣仁、菖蒲、琥珀养心安神。肾阴充盈，水火既济则病自愈。综上所述，对于肾阴亏损，累及心脏之疾，属于虚证，"虚者宜补之"，虽然虚阳上越，是阴亏不能制阳，治疗则必须以甘温性平之剂滋阴益精补肾，佐以养心安神之药，阴充则阳平神安。且慎用性寒之品，以防伤阳之弊也。

主治 心动过速。

疗效 屡用屡验，一般服两料即愈。

29.10 整脉饮

来源 朱锡祺，《辽宁中医杂志》（2）1984 年

组成 生地 15 克，桂枝 6~12 克，麦冬 12 克，甘草 6 克，丹参、黄芪、大青叶各 15 克，苦参 12 克，茶树根 15 克。

用法 水煎服，每日 1 剂，日服 2 次。

功用 助心阳，养心阴，清邪热，整心脉。

方解 方中生地、桂枝、麦冬、炙甘草四味，取炙甘草汤意。炙甘草汤是仲景治疗心动悸、脉结代的专方。因其疗效确凿，故一直受到后世医家的赏用。黄芪、丹参益气和营；大青叶、苦参、茶树根三味从辨病角度选入。大青叶、苦参旨在控制病毒或扫除原发病灶，以利心肌功能的恢复。同时苦参、茶树根相配，又有较强的纠正心律作用。茶树根又能强心，不论心率快慢都可应用。但重用碍胃，可酌配和胃药。诸药合用，共奏助心阳、养心阴、清邪热、整心脉之功，故用之多效。

主治 胸闷心悸、心烦少寐、口干咽痛、舌质偏红、时有歇止。主要用于病毒性心肌炎，及其后遗症伴见心律失常者。

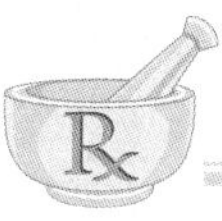

加减 ①咽痛明显、病毒感染较重者，加蒲公英、地丁草各 15 克。此时咽痛多系病毒所致，故重用清热解毒药；如系虚火上扰所致咽痛，多以玄参养阴泄热为主；②口腔溃疡，加野蔷薇根 15~30 克，《千金方》云：“蔷薇根……为口疮之神药，人不知之”；③若阴虚症状不明显而气虚症状突出（舌质淡胖，或边有齿痕，咽不痛等为辨证要点），可去大青叶，加党参 12 克，桂枝剂量亦可酌情加重。

疗效 多年使用，治验颇多，取效甚佳。

§30 治心力衰竭秘方

30.1 健心合剂

来源 龚传鼎，《中国中医秘方大全》

组成 葶苈子、桑白皮、丹参各 15 克，红花、桃仁、赤芍各 10 克。

用法 水煎服，每日 1 剂，日服 2 次。

功用 利水化饮，活血消瘀。

方解 方用葶苈子，桑白皮利水化饮消肿；配用丹参、红花、桃仁、赤芍活血化瘀，诸药合用，共奏利水化饮，活血消瘀之功，再结合辨证加减，故临床用之，颇为灵验。

主治 充血性心力衰竭。

加减 若阴（血）虚，可选加太子参、沙参、麦冬、生地、熟地、玄参、五味子、柏子仁、枣仁、珍珠母、阿胶、龟板胶等；阳（气）虚，可选加熟附子、桂枝、仙灵脾、巴戟天、菟丝子、党参、枸杞等；浮肿，可选加茯苓、猪苓、泽泻、车前子、玉米须等；肾虚喘甚者，可选加五味子、坎炁、紫河车、蛤蚧等；脉结代，可选加苦参、炙甘草、磁石、珍珠母、琥珀、生龙骨、生牡蛎等。

疗效 治疗充血性心力衰竭 6 例，结果显效 3 例，有效 3 例，总有效率为 100%。

30.2 五泽强心汤

来源 赵绍琴，《中国中医秘方大全》

组成 黄芪 10~15 克，党参 10 克，益母草 10~12 克，泽兰 10 克，炙附片 6~10 克，制半夏 10 克，北五加皮 4~10 克。

用法 水煎服，每日 1 剂，日服 2 次。

功用 益气活血，温阳利水。

方解 方用黄芪、党参补气；附子温阳；益母草、泽兰、五加皮活血利水。且泽兰入脾行水，入肝活血；而五加皮用量宜小到大，视症情相应而递增。半夏燥湿化痰。诸药合用，共奏益气活血、温阳利水之功。现代药理研究认为，本方剂有强心作用。

主治 ◊ 心力衰竭。

加减 ◊ 吐甚加竹茹、生姜；咳嗽叹息不得卧，加苏子、白果、炙麻黄等；水肿明显，伴咳吐稀白泡沫痰，加白术、茯苓、车前子、苏子、白芥子等；阳虚明显加菟丝子、补骨脂等；阴虚明显去附子，加麦冬、五味子。

疗效 ◊ 临床应用多例，一般3~5剂后，心力衰竭诸症状基本缓解。

附记 ◊ 笔者验证数例，确有良效，信然！坚持服用，多可恢复而愈。

30.3 化瘀强心汤

来源 ◊ 吴燊荣，《中国中医秘方大全》

组成 ◊ 黄芪40克，当归、赤芍、川芎各15克，桃仁、红花各12克，地龙10克。

用法 ◊ 水煎服，每日1剂，日服2次。

功用 ◊ 益气、活血、强心。

方解 ◊ 本病病机，一方面是气血虚弱以致心阳不振；另一方面是心血瘀阻以致气机不畅，二者又互为因果。气血虚则宜补，心瘀血则宜消。纯补则瘀不去，纯消则正更虚，故治宜补消兼施。方中重用黄芪补气，配以当归、川芎、赤芍、桃仁、红花以活血化瘀；地龙搜风通络；又及时加入附子、人参为取得较好疗效提供了保证。诸药合用，共奏益气活血强心之功。

主治 ◊ 慢性风湿性心脏病顽固性心力衰竭。

加减 ◊ 阴虚血燥者加女贞子、旱莲草；热咳者，加车前子；亡阳欲脱者加人参、附子；心功能改善后，夜寐不宁者，去赤芍、地龙，加熟枣仁、知母。

疗效 ◊ 治疗15例，其中伴二尖瓣狭窄兼闭锁不全者9例，联合瓣膜病6例。服药后心功能均恢复到Ⅱ级。服药最少15剂，最多25例。

30.4 治心衰方

来源 ◊ 张大荣，《中国当代中医名人志》

组成 ◊ ①桑白皮12克，金银花15克，前胡、浙贝母各12克，葶苈子15克，车前子、茯苓各30克，鱼腥草20克，黄精15克，麦冬、黄芩、虎杖各12克；②黄芪15~30克，党参15克，车前子30克，赤芍15克，麦冬12克，石菖蒲10克，远志6克，炙甘草9克。

用法 ◊ 随症选用，每日1剂，水煎服，日服2~3次。

功用 ◊ ①解毒泻肺，强心化痰，止咳平喘。②益气利水，养阴生脉。

主治 ◊ 慢性充血性心力衰竭，合并肺部感染，症见心悸气促、咳嗽喘憋痰多黄白、身热不退、肢体浮肿、不能平卧，舌暗红苔黄腻，脉细数或滑数（用方①）；不伴感染，症见心悸怔忡、胸闷气短、不能平卧、形寒肢冷、肢体浮

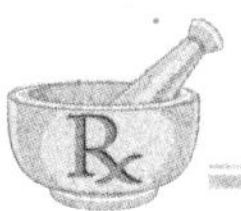

肿或腹水、小便不利，舌淡暗苔白（用方②）。

疗效◊多年应用，多获良效。一般服5剂即可见效。

30.5 治慢性心衰方

来源◊邓铁涛，《邓铁涛临床经验辑要》

组成◊花旗参10克（另炖），麦冬10克，炙甘草6克，大枣4枚，太子参30克。

用法◊每日1剂，水煎服，日服2~3次。

功用◊益气生脉。

主治◊慢性心功能衰竭。

加减◊心阳虚者用暖心方（红参、熟附子、薏苡仁、橘红等），心阴虚者用养心方（生晒参、麦冬、法半夏、云苓、田三七等）；除二方外，阳虚亦可用四君子汤合桂枝甘草汤或参附汤，加五爪龙、北芪、酸枣仁、柏子仁等；阴虚用生脉散加沙参、玉竹、女贞子、旱莲草、桑椹子等。血瘀加用桃仁饮（桃仁、红花、当归尾、川芎、威灵仙）或失笑散；水肿甚者加用五苓散，五皮饮；兼外感咳嗽者加豨莶草、北杏、紫菀、百部；喘咳痰多者加苏子、白芥子、胆南星、浮海石；湿重苔厚者加苡米、扁豆衣；喘咳欲脱之危症则用高丽参合真武汤浓煎频服，配合静脉注射高丽参针，参附针，或参麦针以补气固脱。

疗效◊屡用皆效。

附记◊此方出于黄省三加以化裁。

§31 治病毒性心肌炎秘方

31.1 清心生脉饮

来源◊陆藏青，《名医治验良方》

组成◊川黄连3克，潞党参15~30克，麦冬12~15克，丹参30克，北沙参15~30克，元参9~12克，五味子3~5克，郁金12克，降香5~9克，瓜蒌皮9克，薤白5~9克，苦参10克。

用法◊每日1剂，水煎服，日服2~3次。

功用◊益气养阴，豁痰化瘀，清心定悸。

方解◊本方取川黄连、苦参苦寒泻心火、清热毒而定悸；党参、麦冬、五味子益气养阴生津；北沙参、元参养阴清肺，解毒利咽，与生脉饮同用，养阴之力增强，又制黄连之燥；丹参与降香、郁金同用，行气活血散瘀，又清心经血分之热；瓜蒌皮、薤白通阳散结、豁痰下气。诸药合用、有益气养阴、清心定悸、通阳豁痰、化瘀行滞之功效。本方滋而不腻，寒而不峻，清热不伤阳，益阴不恋邪，通心阳、振心气而无刚燥之弊，且化瘀不伤血，涤痰不损阴，融益气养阴、清心解毒、化瘀涤痰为一炉。以上药物经现代药理证实有强心与改善心肌营养的作用，川连还有抑制流感病毒的作用。实为治疗病毒性心肌炎的妙方。

主治 病毒性心肌炎，胸痹之气阴两虚兼痰浊瘀滞者。症见胸闷心悸心烦，舌尖红，舌下瘀紫，苔黄，脉细数。

加减 咽痛红，选加金果榄、射干、板蓝根、金银花、木蝴蝶；低热不退加白薇、地骨皮；苔黄腻去北沙参、元参，加竹茹、陈皮；舌红绛少津加生地、玉竹；舌淡胖加生黄芪；脉结代加茵陈、山楂。

疗效 经十余年的临床使用，对气阴两虚夹痰瘀者效果显著，有效率达93%以上。

附记 本方还可用于冠心病气阴两虚夹痰瘀者。

31.2 复方四参饮

来源 张镜人，《中华名中医治病囊秘·张镜人卷》

组成 孩儿参、丹参各12克，南沙参、苦参各9克，水炙甘草3克，炒枣仁9克，水炙远志3克，广郁金9克，莲子芯3克。

用法 每日1剂，水煎服，日服2~3次。

功用 益气养阴、清热活血、安神宁心。

方解 本方常用于病毒性心肌炎后遗症，而其他心脏疾患见是症者亦可选用。病毒性心肌炎多由外感引起，急性期后表邪虽散，湿热未清，内舍于心，犯及心脉，心神受扰则惊悸怔忡乃作，邪热久羁，则气阴暗耗，脉道失于宣畅，则血流瘀滞，病情经常反复，缠绵日久不解。方中以孩儿参益心气、南沙参养心阴为君；丹参调心血，苦参清心热，甘草缓心脉，郁金通心滞为臣；枣仁宁心神，远志定心悸为佐；莲子芯除心烦为使而组成。以益气养阴扶正治本，活血清热祛邪治标。共奏益气养阴、清热活血、安神宁心之功。

主治 心悸怔忡，胸闷胸痛，或见气短乏力、烦躁失眠，脉细、细数或结代，舌苔薄黄或薄腻、质红。

疗效 在临床应用中，取得明显疗效。

31.3 治心肌炎方

来源 徐承秋，《中国当代中医名人志》

组成 ①金银花、连翘各12克，栀子、黄芩各10克，麦冬、知母各12克，生石膏20克，元参、炒枣仁、蒲公英各12克，甘草10克；②生地、麦冬、沙参各12克、莲心10克，板蓝根12克，五味子、远志各10克，蒲公英12克，琥珀粉3克（冲服），茯苓20克，甘草10克；③人参、五味子各10克，生黄芪15克，沙参、麦冬各12克，附片、桂枝各10克，柏子仁12

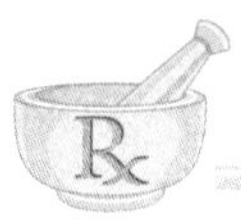

克，珍珠母30克（先煎），紫石英12克（先煎），甘草10克。

用法◇随证选用，每日1剂，水煎服，日服2~3次。

功用◇①清热泻火，补养心阴；②养阴清热，镇静复脉；③益气扶阳，清心安神。

主治◇病毒性心肌炎。辨证选方，如邪热犯心：症见发热心烦、心悸、胸闷痛、便干尿黄，脉数，心律不齐，苔黄厚腻、舌尖红，可选用方①；心阴虚损：心悸气短、胸闷口干、手心热、心动过速，脉细数，心律不齐，舌红无苔或有黄薄苔，可选用方②；阴阳两虚：心悸气促、动则更甚、肢冷畏寒、乏力浮肿、心脏扩大、心律不齐，脉细弱、结代。可选用方③。

疗效◇在长期临床实践中，随证选用，常收良效。

31.4 心肌炎方

来源◇毛来法，《中国当代中医名人志》

组成◇板蓝根20克，大青叶15克，黄芩、沙参、麦冬各10克，生地6克，茯神15克，柏子仁10克，珍珠母15克（先煎），元胡、木香各6克，炙甘草3克。

用法◇每日1剂，水煎服，日服3次。10~15天为1疗程。

功用◇清热解毒，扶正宁心。

主治◇病毒性心肌炎。

加减◇病情好转或第1疗程后，去板蓝根、大青叶、黄芩、生地等，加玄参、玉竹、莲心各10克，仙灵脾15克，丹参15克，川芎、郁金各10克；心气虚加人参5克（或党参15克），炙黄芪15克；心悸甚加琥珀粉1克（冲服），炒枣仁15克；脉结（或大）加桂枝10克，远志3克，五味子6克；纳呆加内金、建曲、焦楂各10克。

疗效◇屡用效佳。一般服1~3疗程可愈。

31.5 解毒汤

来源◇王羲明，《名医治验良方》

组成◇忍冬藤30克，紫花地丁、蒲公英、野菊花、大青叶、板蓝根、大蓟、小蓟、连翘各15克，黄芩18克，甘草9克。

用法◇每日1剂，水煎服，日服2次。

功用◇清热解毒，凉血止血。

主治◇亚急性细菌性心内膜炎出现发热及皮肤瘀点者。

疗效◇多年应用，效果甚佳。

附记◇方名为笔者拟加。临床验证有效。本病与心肌炎不属同一疾病，但同类，特附于此，供参考。

31.6 二胡丹参汤

来源 ◊ 张大荣,《中国当代中医名人志》

组成 ◊ 柴胡、前胡各 12 克,丹参 15~20 克,枳实 10 克,当归 12 克,郁金 15 克,桃仁 9 克,赤芍 15 克,菖蒲 12 克,桔梗 9 克,甘草 6 克。

用法 ◊ 每日 1 剂,水煎服,日服 2 次。

功用 ◊ 理气活血,宣肺通窍。

主治 ◊ 肥厚性心肌病。

疗效 ◊ 屡用屡验,效果甚佳。

附记 ◊ 方名为笔者拟加。经临床验证有效。本病与心肌炎相似。特附于此,供参考。

§32 治风湿性与类风湿性关节炎秘方

32.1 行痹主方

来源 ◊ 顾靖远,《新编经验方》

组成 ◊ 秦艽、续断、当归、没药、威灵仙各 6 克,松节、晚蚕砂、虎骨(炙酥)各 12 克,羌活、防风各 3 克,桑枝 150 克(煎汤代水)。

用法 ◊ 水煎服,每日 1 剂。

功用 ◊ 祛风祛湿、通经活血、止痛。

方解 ◊ 风寒湿邪合而为痹,风气胜者为行痹,故方以祛风为主。羌活、防风、秦艽、续断皆祛风除湿之品;当归、川断、乳香、蚕砂活血定痛;虎骨祛风湿、健筋骨、止痹痛;威灵仙、松节、桑枝通络止痛,祛风除湿。诸药合用,能使风湿除而痹痛止,经络通而肿胀消,是治疗行痹的效方。其中虎骨一味价钱昂贵,且不易得,可用豹骨、熊骨或狗骨代之。

主治 ◊ 行痹(风气胜者为行痹),症见骨节游走性疼痛,日轻夜重,或红或肿,按之极热,甚而恶寒喜热。

加减 ◊ 头目痛者,加甘菊、川芎;肩背痛者,加桔梗,倍羌活;手臂痛者,加片姜黄;腰、膝、脚痛者,加牛膝、杜仲、川萆薢;筋脉挛急者,加羚羊角、羊胫骨;红肿疼痛者,加生地、黄芩。

痛痹(痛在一处,固定不移,属寒气偏重),加桂枝、倍当归,宜酒煎。外用蚕砂炒热,绢包熨之。或用牛皮胶同姜汁烊化贴之。

着痹(又名著痹)(肢体重着、不能移动、疼痛麻木,此湿气偏甚)加苍术、茯苓、泽泻、天麻,甚者加白鲜皮。

疗效 ◊ 屡用屡验,效果颇著。

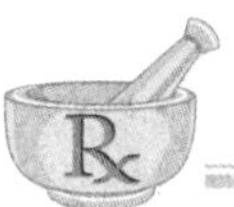

32.2 三消饮子

来源◇任应秋，《任应秋论医集》

组成◇生川乌（先煎至不麻口为度）12 克，北细辛 6 克，苍术、独活、牛膝各 9 克，全当归 12 克，穿山龙、千年健、追地风各 30 克，威灵仙 18 克，乳香、没药各 3 克（均去油）。

用法◇水煎服，每日 1 剂，日服 2 次趁热服，服时可滴酒数滴。

功用◇温经散寒、祛风渗湿。

方解◇风寒湿邪合而为痹，经络闭阻，故而肿痛。方中以川乌、细辛祛风散寒止痛；苍术、独活散风祛湿止痛；牛膝，当归养血活血；乳香、没药散瘀散肿定痛；穿山龙、追地风、千年健、威灵仙祛风除湿，通络止痛。诸药合用，有祛风、散寒、除湿之功，可铲除致病之因，有活血、通络、止痛之效，能消散痹痛诸症。加酒服用，可助药力速达病所，取效甚捷。

主治◇痹证。可用于风湿性关节炎。

疗效◇临床屡用，疗效满意。

附记◇笔者临床验证 15 例，并随证加减，服药 10~20 剂，全部治愈，随访 2 年未复发。

32.3 化瘀通痹汤

来源◇娄多峰，《中国中医药报》1990 年

组成◇当归 18 克，丹参 30 克，鸡血藤 21 克，制乳香、制没药各 9 克，香附、延胡索各 12 克，透骨草 30 克。

用法◇水煎服。每日 1 剂，日服 2~3 次。

功用◇活血化瘀，行气通络。

方解◇瘀血痹，系由于局部闪扭、外力损伤、慢性劳伤等引起经络损伤、血行不畅或血溢脉外，留滞局部，筋脉肌肉失养，抗御外邪能力低下，风寒湿热之邪乘虚而入，从而加重脉络闭阻，逐致痹证。此类病证局部疼痛明显，且与气候变化及寒热有关。治疗时若单用祛风湿药，收效甚微；而以活血化瘀为主，佐以祛风除湿药物则收效甚捷。方中乳香、没药，前者活血，后者散瘀，相得益彰，为治本要药。延胡索行血中气滞，气中血滞；香附理气解郁，为血中之气药，气行则血行，加强活血祛瘀之功；当归、丹参、鸡血藤活血养血，祛病而不伤正；透骨草祛风除湿，通络以治标。诸药相合，共同达到活血化瘀，行气通络之目的。

主治◇瘀血痹（损伤后遗症、网球肘、肩周炎症等）。

加减◇偏寒者加桂枝、细辛、制川、草乌；偏热者加败酱草、丹皮；气虚者加黄芪；久痹骨节肿大变形者加穿山甲、全虫、乌梢蛇等虫类药，以搜风通络

止痛。

疗效 临床屡用，收效甚佳，一般服 10~20 剂即可见效或痊愈。

32.4 补益风湿汤

来源 王为兰，《中国中医药报》

组成 菟丝子、制狗脊、炒杜仲、生川断各 10~15 克，大熟地 15~20 克，怀牛膝 10~15 克，肉桂 5~10 克，党参、炒白术、当归、炒白芍各 10~15 克，炙川乌 6~15 克，细辛 3~15 克，独活、防风各 6~12 克，威灵仙 10~15 克。

用法 水煎服。每日 1 剂，日服 2 次温服。

功用 温补肝肾，益气养血，佐以祛风散寒燥湿。

方解 久病风湿必伤及肝肾，或损耗气血，体质越虚，病邪越不得解，因此有一些久病不愈的风湿病，越用祛风散寒除湿的药物，燥血伤阴疼痛越重，形成一个恶性循环。本方是从《千金要方》中独活寄生汤化裁而成，若运用得当，左右逢源，恰到好处，疗效显著。方用菟丝子、制狗脊、炒杜仲、生川断、肉桂温补肝肾之阳；大熟地、怀牛膝滋补肝肾之阴；党参、炒白术健脾益气；当归、炒白芍养肝补血；炙川乌、细辛温经散寒以止痛；独活、防风、威灵仙祛风湿以止痛。诸药合用，共奏补正祛邪的作用。

主治 慢性风湿性关节痛、风湿肌肉痛、腰痛、坐骨神经痛。

加减 气虚加黄芪 15~30 克，炙甘草 6~10 克，茯苓 10~15 克；血虚加川芎 8~12 克，炒阿胶 10~15 克；风胜加赤芍 15~20 克，鸡血藤 20~30 克；寒甚加炮附子 10~30 克，草乌 10 克；湿甚加苍术 10~15 克，生苡米 15~25 克；上肢痛重去独活，加羌活 10 克，肉桂改桂枝 10~15 克；或桑枝 30 克；下肢痛重，加木瓜 15~18 克，千年健 10~15 克；肝血不足加阿胶 10~15 克，炙首乌 15~25 克；肾阳虚甚加巴戟肉 10~15 克，鹿角胶 10 克；大便秘结加肉苁蓉 30 克；肾阴虚甚加盐龟板 15 克，山萸肉 10 克；大便干燥加元参 30 克。

疗效 多年使用，治验甚多，疗效显著。

附记 王老行医五十余年，治疗一些慢性风湿痛、风湿肌肉痛、老年风湿病、产后风湿病、部分神经痛，和一些久治不愈的风湿病患者，即在这个方剂的理论指导下，进行辨证论治每每获得良效。然而，并不是把方剂的药物全部罗列上，以大围攻的方式治疗，而是气不虚不用“四君”，血不虚不用“四物”，无风象不用风药，无湿证不用燥湿药，要依据体质的强弱、病邪的盛衰，有选择性地用药，且要了解每味药物特性，用每味药都应有的放矢，药物的性味、归经、用量、炮炼炙煨或生用，方剂的配伍、煎法、服法、禁忌等相互发挥着协同作用，这与治愈疾病密切相关，因此，组方不在全而在当，用药不在多而在精，药量不在大而在恰。

补益风湿汤是一个既可补肝肾，又能益气血，再佐以祛风散寒除湿药物，为治疗虚中夹实风湿病的比较有效的方剂。在临床应用中，务要扶正不碍邪，祛邪不伤正，总之要看正虚邪实的偏颇，而定治疗方案，每每效捷。

32.5 通络熄风汤

来源 欧阳锜，《中国中医药报》

组成 桑枝、忍冬藤、白芍、萆薢各12克，秦艽、当归尾、蚕砂各10克，豨莶草、薏苡仁、防己各15克，甘草1.5克。

用法 水煎服，每日1剂，日服3次。

功用 活络祛湿、熄风缓痛。

方解 风湿性关节炎，古称“痹病”，致病之因是由于“风寒湿三气杂至”所致。初起多有恶寒无汗、酸痛不已，或自汗恶风、走痛无定，或沉重疼痛、著而不移。治此多用麻、桂、羌、独、二术、二乌等辛燥温散之剂。若痹久不愈，反复发作，关节疼痛日增，屈伸不利，而外无风寒湿滞之象，内有郁热瘀阻之证，前人称为“久痛入络”，其证已非风寒湿邪痹阻肌肉关节可比，故当活络祛湿、熄风缓痛，辛燥温散之剂皆当禁忌。

久痛入络、清，陈修园主“柔润熄肝风”一法。本方方用忍冬藤、苡仁清热祛湿；佐以归尾活血行滞；白芍和营敛阴，能清理络中郁热瘀阻；防己祛湿消肿，通行十二经；萆薢行血通痹，遂经隧之湿；蚕砂导浊清络，疏导诸经之凝滞，为痹病偏于瘀热者所必用。用桑枝、豨莶草通经活络；秦艽舒筋缓痉，配合甘草协调诸药，共奏通络缓痉之效。肝藏血，主筋血不濡络或妄用辛燥劫液之剂，筋络失养而拘急，此久痛之由也。方中不但多柔润之品，且桑枝、秦艽、白芍、蚕砂均属肝经要药，故能很好发挥柔肝熄风、通络缓痉的作用。以非外风，故名通络熄风汤。

主治 慢性风湿性关节炎、类风湿性关节炎、关节疼痛不利、日久不愈或反复发作者。

加减 有恶风寒、无汗身痛等证者，加苏叶、防风；关节肿大，屈伸不利者，加松节、竹节；小指关节肿大僵硬者，加僵蚕、蜈蚣、白花蛇；手足心热，关节肿胀热痛者，加生地、丹皮；心悸短气、自汗恶风者，加丹参、炙远志、黄芪。

疗效 长期使用，治验甚多，疗效显著。

32.6 热痹镇痛汤

来源 王季儒，《肘后积余集》

组成 生石膏30克，细辛、麻黄各2.4克，羌活、独活各5克，桑寄生20克，知母、黄柏、僵蚕、栀子各10克，忍冬藤30克，赤芍10克，鸡血藤15克，羚羊角粉0.6克分2次冲。

用法◇水煎服，每日1剂，日服2次。

功用◇清热散风，活血通络。

方解◇热痹发病急，肿痛剧烈，兼有发烧。王肯堂说："痛属火，肿属湿，兼受风寒而发。"方中重用生石膏、知母、黄柏、栀子之辛凉苦寒，以煞其火焰之势，火熄疼痛自减；麻黄、细辛、羌独活散风透邪、开闭止痛，且能胜湿，散风即能祛湿，祛湿即能消肿，虽为热痹，必然受风寒而发，故仍须用散风祛寒之味；桑寄生、忍冬藤通经络而祛凝滞；鸡血藤、赤芍活血通络，所谓治风先治血，血行风自灭。尤在泾《金匮翼》中说："风痹云者，以阳邪入于阴分之谓也，故虽驱散风邪，又必兼以行血之剂"。羚羊角，清热镇肝熄风而走经络，黄宫绣《本草求真》中说："历节掣痛，羚羊角能舒之。"张锡纯《衷中参西录·羚羊辨》中称其"最能清大热，兼能解热中之大毒，且既善清里，又善透表，能行脏腑间之热毒，达于肌肤而外出"。刘河间治热痹之升麻汤亦重用羚羊角、犀角。故凡急性风湿性关节炎之属于热痹者，此方能消肿止痛，药下即减。其所以收效迅速，似有赖于羚羊角清热透邪之力，以其善走经络而行邪外出也。余曾治数例，肿痛极剧者，皆以此方，药下即安，效力之捷，诚有不可思议者。

主治◇热痹。风湿性关节炎之偏于热者。

疗效◇多年使用，取效颇捷，效佳。

32.7 寄生慢痹汤

来源◇王季儒，《肘后积余集》

组成◇桑寄生30克，威灵仙、苏地龙各10克，祁蛇6克，鸡血藤20克，乳香5克。

用法◇水煎服，每日1剂，日服3次。

功用◇搜风活血，通络止痛。

方解◇本病常常在不知不觉中由轻而重，逐渐变成慢性。原因不一，有的属于寒湿凝聚，或热灼，或湿痰瘀阻。故其治亦因因而异。今以搜风活血、通络止痛为法，方用桑寄生、威灵仙、地龙通络止痛，祁蛇走窜搜风，无处不到，其止痛之力颇速；鸡血藤，乳香活血通络以止痛，诸药合用，共奏搜风活血，通络止痛之功。

主治◇慢性风湿性关节炎。

加减◇若寒邪偏甚，加附子6克，细辛3克，麻黄3克，桂枝6克，当归10克，川芎6克。寒则凝滞，故加辛热之味，散寒开闭；热偏甚者，加生石膏、忍冬藤各30克，知母、黄柏各10克，羚羊角粉0.6克。热则血气沸腾，故加辛凉苦寒以清镇之；湿偏甚者，加川萆薢15克，炒秫术12克，苍术、黄

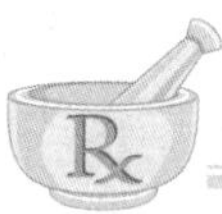

柏、防风、羌活、独活各10克。膝关节有积液者加木通，防己各10克，甘草3克。湿甚加风药、风能胜湿；风偏甚者，加羌独活各10克，桂枝6克，穿山甲10克，䗪虫3克。风胜加虫类活血药，以血行风自灭也。如脉滑数再加生石膏、忍冬藤各30克，知母、黄柏各10克，羚羊角粉0.6克。如脉迟加附子10克；上肢痛，加桂枝；肩关节痛加片姜黄10克；下肢痛加牛膝10克，青、海风藤各12克，松节20克，或加川乌、草乌各5克。腰痛加杜仲炭，续断，狗脊各12克，或加云茯苓，川萆薢各12克。

疗效◊多年使用，疗效颇佳。

附记◊本方名为编者拟加。笔者验之临床，确有良效。

32.8 热痹二合汤

来源◊言庚孚，《言庚孚医疗经验集》

组成◊犀角屑3克，生地12克，赤芍药，粉丹皮、净麻黄、苦杏仁各10克，薏苡仁30克，生甘草6克。

用法◊犀角蘸水磨汁，分2次兑服；麻黄后下，余药共水煎服，每日2剂，早晚各1服。

功用◊清热化湿，活络止痛。

方解◊热痹，《内经》称之痹热，并明示热邪致痹证常与湿邪有关。如经云：“其热者，阳气多，阴邪少，故为痹热，其多汗而濡者，此其逢湿也。”故方用犀角地黄汤以清热，配以麻杏苡甘汤以化湿，合而用之，共奏清热化湿，活络止痛之功。临床每每投以本方，治热痹，确有一定疗效。

主治◊热痹。

疗效◊多年使用，疗效颇佳。

32.9 补肾祛寒治尪汤

来源◊焦树德，《湖北中医杂志》（4）1982年

组成◊川断、熟地各12~15克，补骨脂、淫羊藿、桂枝、赤、白芍各9~12克，制附片6~12克，骨碎补10克，独活、牛膝、知母各9克，苍术6克，威灵仙、炙虎骨（另煎兑入）各12克，防风、炙山甲各6~9克，伸筋草20~30克，麻黄3克，松节10~15克。一方去知母、独活，加地鳖虫6~10克。

用法◊水煎服，每日1剂，日服2次。

功用◊补肾祛寒，散风祛湿，活血通络。

方解◊本方是从桂枝芍药知母汤和简易方——虎骨散为基础加减化裁而成。方中用补骨脂、川断、制附片、熟地，配以麻黄补肾祛寒为主药；配用桂枝、赤、白芍和营卫、通阳气；骨碎补、炙虎骨祛骨风，壮筋骨；淫羊藿、独活、威

灵仙益肾阳、祛风湿为辅药；用防风、麻黄散风；炙山甲、伸筋草、松节活血通络，舒筋利节；苍术化湿、健脾、升阳；知母防桂附之热为佐药，更用牛膝引药入肾，并能活血为使药。诸药合用，共奏补肾祛寒、散风祛湿、活血通络之功。

主治 尪痹肾虚寒盛证。其中包括现代医学的类风湿性关节炎（尪痹）、强直性脊柱炎，结核性关节炎，大骨节病等有关节肿痛变形，骨质棉害经久不愈。

加减 上肢关节较重者，去牛膝，加片姜黄、羌活各 9 克；病程久，病入血分或瘀血者，加血竭 0.7~0.9 克（分冲），皂刺 5~6 克，乳香、没药各 6 克，或加苏木 20 克；骨质疏松变形严重者，可去伸筋草，加透骨草、寻骨风各 10~20 克，自然铜 10 克（醋淬先煎）；兼有低热，或自觉关节发热者，去淫羊藿，加黄柏（黄酒浸泡 2 小时以上入煎）10~12 克，地骨皮 10 克；腰腿痛明显者，可去苍术、松节，加桑寄生 15~30 克，并加重川断、补骨脂、牛膝的用量；筋挛过甚，肢体挛缩者，去苍术、防风、松节，加生苡仁、木瓜；脊椎僵直关节不利者，去牛膝、苍术，加金毛狗脊 12~15 克，鹿角胶 9 克（鹿角片、鹿角霜亦可），白僵蚕、羌活各 12 克；舌苔白厚腻者，去熟地，或加砂仁 3~5 克，藿香 10 克。中运不健，脘胀纳呆者，可加陈皮、焦麦芽、焦神曲各 10 克；出现热象者，可减少桂附用量，可加黄柏 10~15 克，秦艽 15~20 克，生地 20 克。

疗效 治疗尪痹 32 例，显效 4 例，有效 24 例，无效 4 例，总有效率为 87%以上。

附记 1. 方中制附片用到 15 克时，需先煎 10~30 分钟。方中炙虎骨可用豹骨、熊骨代，如三骨均配不到，可用透骨草 20 克，寻骨风 15 克，自然铜（醋淬，先煎）6~9 克，三药同用，以代虎骨。2. 注意事项：①本方以治本为主，往往需服 4~6 周才出现疗效，故需耐心坚持服用，不可仅服一二剂即改方；②达到显效后，可将此方共研细末，每次服 3 克，日服 2~3 次，温开水或温黄酒送服，长期服用，以防复发而渐达痊愈。

32.10 蛇归类风汤

来源 张琪，《当代名医临证精华·痹证专辑》

组成 蕲蛇 20 克，当归 20 克，蜈蚣 2 条，全蝎、苏土虫各 5 克，山甲 7.5 克，仙灵脾 15 克，熟地、白芍各 25 克，秦艽 15 克。

用法 水煎服，每日 1 剂，分 2 次温服。

功用 祛风镇痛，活血通络，补肾养血。

方解 方中蕲蛇（或白花蛇）祛风湿、通经络，《本草经疏》谓其“性走窜，善行而无处不到，故能引诸风药至病所，自脏腑而达皮毛也”。亟言其搜剔风邪之力。蝎子治中风湿痹不仁、筋脉拘急、骨节疼痛；蜈蚣驱风镇痉止痛；穿山甲散瘀，通经络；苏土虫活血散瘀止痛。数种虫类药配合，有较强的祛风

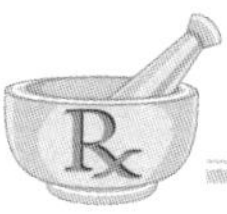

镇痛，活血通络作用。当归、白芍、熟地、仙灵脾补肝肾养血、营筋骨、利关节，相互配伍，体现了扶正祛邪的治疗原则。

主治 类风湿性关节炎、关节肿痛、变形、僵直、手指足趾关节呈棱形、疼痛如锥刺，严重者功能丧失，几成残废，肌肉消瘦，或萎缩，皮肤枯燥等。

疗效 屡用屡验，效果颇佳。

32.11 类风湿汤

来源 史鸿涛，《当代名医临证精华·痹证专辑》

组成 黄芪200克，秦艽20克，防己、红花、桃仁各15克，青风藤、海风藤各20克，地龙、桂枝、甲珠、白芷、白鲜皮、甘草各15克。

用法 水煎服，每日1剂，早晚温服。

功用 驱风散寒，除湿清热，活血通络。

方解 方中秦艽，一药多能，治疗痹证，风寒湿热，皆可应用，并且病发无问新久，病情无问轻重，均可用之，实为治疗痹证之要药。防己善除风寒湿邪，长于消肿。二药相配，行除风湿肿痛病变。青风藤、海风藤取藤之通络之功，通利经络，为治疗关节不利、麻木拘挛之要药。四药合用，驱风散寒，除湿清热，舒筋活络，解麻止痛，为治疗类风湿之要药。痹者，闭也，气血经络，闭阻无疑，故以桃仁、红花、活血化瘀，通络止痛，为必用之品；桂枝辛温，温经通阳；地龙咸寒，又善走窜，四药合用，通痹行瘀，活血利络。更兼地龙为血肉有情之品，对顽固性痹证尤为适宜。白芷能解热解毒止痛；白鲜皮能清热燥湿除痹，二药合用，专治热痹之痒痛不适。黄芪补一身之气，卫外而行内，尤其经久不愈，体弱气虚者更宜（今用200克，似嫌过重，一般以20~60克为宜）；牛膝善通经活血，补肝肾、强筋骨，甲珠破坚通闭，其力甚强，甘草调和诸药而缓急止痛。四药相伍，鼓舞正气，强健筋骨，调达气血，合取纠正关节变形之功。

主治 类风湿性关节炎。

加减 若热盛为主，可加漏芦30克，清热而不伤阴；以寒为主者，可加制附子10克以增强散寒止痛之力；顽痹正虚、关节变形者，可加当归20克，制附子10克，伸筋草15克，并改甲珠为30克，以加强温补穿透之力。

疗效 屡用效佳。

32.12 蠲痹饮

来源 栾炯，《辽宁中医杂志》（6）1991年

组成 制川乌18克，制附片12克，麻黄6克。黄芪30克，苍术、细辛各10克，苡仁、桂枝、仙灵脾、威灵仙、制南星、地鳖虫、虎杖各15克，雷公藤2片，日服3次（湖北黄石市制药厂生产）。

用法 ◊ 方中川乌、附片要久煎以除其毒副作用。水煎服，每日1剂，日服2次，30天为1疗程。

功用 ◊ 温肾蠲痹，散风祛湿，化痰通络。

方解 ◊ 祖国医学认为类风湿性关节炎，属痹证范畴。其病因由气血痹阻不通，筋脉关节失于濡养所致。方中以川乌、附片温阳通经；麻黄、桂枝、细辛、威灵仙散风宣痹；黄芪、仙灵脾益气补肾；苍术、苡仁、南星燥湿化痰；虎杖、地鳖虫化瘀通络；雷公藤有祛瘀通络、清络热、除络毒之功。诸药合用，共奏温肾蠲痹，散风除湿，化痰通络之功。

主治 ◊ 类风湿性关节炎，功能障碍，关节畸形，不能坚持工作，或生活不能自理等。

加减 ◊ 如风甚者加羌活、独活、防风、秦艽；湿甚者，加防己、萆薢、泽泻、蚕砂；肿甚者，加木通、茯苓、皂角刺；寒甚者，加肉桂、干姜、草乌；化热者，加石膏、知母、寒水石、黄芩、黄柏、忍冬藤、生地、赤芍、丹皮；痰瘀互结者，加半夏、白芥子、山甲片、桃仁、红花、丹参、制乳没；气血不足者，加熟地、桑寄生、续断、狗脊、杜仲、骨碎补、牛膝；肾阳虚者，加肉桂、鹿角片、巴戟天。

疗效 ◊ 治疗76例，近期控制：经治疗后受累关节肿痛消失，关节功能改善或恢复正常，类风湿因子，血沉恢复正常，且停药后可维持3个月以上，计35例（占46.09）；显效，受累关节肿痛明显好转或消失，血沉、类风湿因子滴度降低或恢复正常，但关节肿痛尚未消失，计27例（占35.5%）；有效，受累关节疼痛，或肿痛好转，计12例（占15.8%）；无效2例。总有效率为97.4%。

32.13 蠲痹通络汤

来源 ◊ 张祥德，《中国医药学报》（3）1988年

组成 ◊ 生黄芪30~60克，制乳香、制没药各12克，当归、白芍、地龙各15克，桂枝12克，制川乌12~15克，生甘草10克（与川乌先煎40分钟），天南星12克，土茯苓30~90克，五虎追风散3~5粒（吞服）。

用法 ◊ 上药水煎服，每日1剂，分2~3次温服，五虎追风散，每日2次，每次服3~5粒（每粒合散剂约0.25克左右）。外用十味散热敷患处。

功用 ◊ 温阳散寒、蠲痹搜风、通络止痛。

方解 ◊ 张氏认为风寒湿热虽为痹证的病因，但营卫先虚，腠理不固，才是成痹的关键，因此，温阳、补虚为治疗本病的基本大法。方用桂枝、川乌温阳散寒；制乳没、当归活血通络，止痛；黄芪益气护卫；白芍、甘草缓急止痛；地龙、五虎追风散搜风通络止痛；天南星、土茯苓化痰除湿；诸药合用，共奏温阳散寒，蠲痹搜风，通络止痛之功。

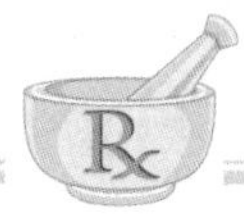

主治 ◊ 类风湿性关节炎。

加减 ◊ 风湿热痹加生石膏 30~90 克（先煎），知母 12~15 克；风湿寒痹，加制草乌 12~15 克（先煎 40 分钟），生麻黄 9~12 克，细辛 6~9 克；寒热夹杂痹，加知母；痰凝血瘀痹，加白芥子、甲珠、露蜂房各 12 克，土鳖虫 12~15 克；大便秘结，加生大黄；咽喉肿痛，加山豆根、板蓝根；风盛窜痛，加防风、威灵仙；骨节肿甚，加萆薢、苍术；病在上肢加桑枝、羌活；病在下肢加牛膝、独活；病在肩颈加葛根、姜黄；病在腰脊加续断、桑寄生；肝肾亏虚加熟地、枸杞子。风寒湿和痰凝血瘀两型配用十味散外治。

疗效 ◊ 治疗 103 例，结果近期缓解 42 例（占 40.7%），显效 35 例（占 33.98%），好转 21 例（占 20.39%），无效 5 例。总有效率为 95.15%。远期疗效，追访 88 例（占 80.58%），3 年内仍保持缓解标准者 29 例（占 34.94%），显效者 27 例（占 33.53%），好转者 25 例（占 30.12%），无效者 2 例，总有效率为 97.59%。

附记 ◊ 方中五虎追风散（自拟方）由生马钱子（云南产）、全蝎各 60 克，大蜈蚣 30 条，白花蛇 5 条（亦可用乌梢蛇 60 克代替），冰片 10 克等 5 味药组成。取砂子置锅内，炒热后加入生马钱子，约在 180℃温度下炒 8 分钟左右，或观马钱子炒至表面鼓起，内部略变黄色为度，取出去毛，与全蝎、蜈蚣、白花蛇一并粉碎，过 100~120 目筛；冰片另研细末，与上药混匀，分装入 0 号胶囊内（每粒含散剂约 0.25 克左右）。每日 2 次，每次服 3~5 粒（马钱子总量约为 0.45~0.75 克/日）。

十味散（李春樾验方）：由生川乌、生草乌、生附子、生麻黄、肉桂、干姜各 30 克，生南星、生乳香、生没药、细辛各 20 克等 10 味药组成。上药共研为粗末，每取适量，用白酒或 95%酒精调湿，纱布包敷患病关节处，上盖一塑料薄膜，以防药物渗漏，后用绷带固定。每晚睡前外敷，次晨取下。一般敷药后 10 分钟左右局部即有热感，疼痛随即逐渐减轻。亦可外敷热水袋，促使药物进一步发挥作用。本方对寒湿筋骨痹痛疗效颇佳。本方系李氏原方去豨莶草加生麻黄，宣透皮毛腠理，温经散寒，消肿止痛之功更加卓著。一般药后无不良反应，仅有个别患者局部皮肤轻度潮红瘙痒，停药后即可消失。

肾功能不全者，忌服五虎追风散。

本病非朝夕能愈，应坚持服用，疗效始著。在治疗过程中，还要注意调摄，慎寒保暖，勿过劳累，避免感冒，及时治疗感染病灶，适时参加医疗体育锻炼，对于促进关节功能的恢复十分有益，有利于提高临床治疗效果。

32.14 益气通痹汤

来源 ◊ 张选志，《中医杂志》（5）1990 年

组成 附片、桂枝各15克、黄芪、党参各30克，川芎20克，没药、乳香、防风、羌活、独活、甘草各15克。

用法 上药用冷水浸泡1~2小时，沸水文火煎约2小时，每剂煎约300毫升，日分3次温服。

功用 益气温阳，活血通痹。

方解 高原大自然中清气缺乏，宗气化源不足，则一身之气虚；高原四季气俱寒冷，世居的藏族民众有生食、冷食的习惯，从而使寒冷之邪易内伤外感；气虚，寒冷均可使血行不畅，阳气阻遏，加重病情。因此、气滞、多寒、多瘀是高原痹证的主要病理机制。方用附片、桂枝温阳祛寒；黄芪、党参补中益气；川芎、乳香、没药活血通痹止痛；防风祛风胜湿；羌活、独活除湿通痹；甘草调和药性。诸药合用，共奏益气温阳，活血通痹之功。故用之疗效满意。又高原气压低，蒸发量大，在煎药时宜久泡久煎，方能使药物的有效成分释出。

主治 高原痹证（包括急性风湿热、风湿性关节炎、类风湿性关节炎、痛风性关节炎）。

加减 行痹加苍耳子、天麻各10克；痛痹加麻黄12克，细辛6克；着痹加苍术15克，苡仁30克；气血双亏加鸡血藤30克，当归15克；肝肾阴亏加女贞子、旱莲草各30克；肾阳虚加仙茅、仙灵脾各15克；热痹加忍冬藤、红藤各30克；痛风加威灵仙、防己各15克。

疗效 治疗122例，服药最少6剂，最多135剂，平均服37.5剂，结果治愈26例（占21.3%），显效34例（占27.9%），好转58例（占45.9%），无效6例。总有效率为95.1%。

32.15 流气止痛汤

来源 孟琳昇，《浙江中医药》（3）1979年

组成 木瓜、乌药、陈皮、香附、郁金、钩藤各12克，鸡血藤30克，川芎、柴胡、乳香、没药、丝瓜络各9克，木香、蜂房各6克，白芷3克。

用法 水煎服，每日1剂，日服2次。

功用 理肝气、通络道、止痹痛。

方解 本证型的痛、麻、酸，呈流窜样，似属行痹范畴，但“风”的表现缺如，而每与情志有关，当另有一名，气痹是也。其病机在于肝气郁结。肝主疏泄，凡人体气机的升降，流布与调畅，“经气”的舒展，调畅受肝主疏泄功能的支配。若肝气横逆络道，气机不畅，气滞则血滞，“不通则痛”。肝主筋为罢极之本，《素问·痿论》所谓，“肝主身之筋膜”。就是说明肝有联络关节、肌肉和主司运动的作用。肝气逆乱，必然致使“主筋膜”的功能障碍，因而痹证形成。肝气横窜于筋隧络道之间，成为病邪，直接侵扰了经络

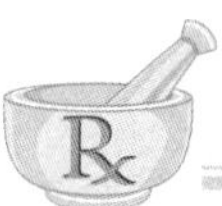

的正常活动功能，所以产生“肝气胜者，为气痹”的证型。实为七情失调所致。其治故以疏肝理气、通络定痛为法，方用木香、乌药、陈皮、香附、柴胡、郁金疏肝理气，直达病所，使三焦气机不壅，则经络自能通利，所谓“气行则血活”。鸡血藤、丝瓜络、川芎、钩藤活血通络，俾血行不碍，则络道通而气自行，所谓“通则不痛”；木瓜、乳香、没药，既通络又定痛，更以蜂房搜剔，白芷香开，使经隧窜畅，纵有余邪，亦有外达之枢，从而共奏理肝气、通络道、止痹痛之功。

主治 气痹，症见肢体关节酸楚、麻木、重着、疼痛或兼胸满胁痛、头眩嗳恶，或泛酸苦等。脉沉弦细滑为多，痛剧则弦紧，舌质淡红或紫，或夹紫斑，苔薄腻或灰，但以润滑为主。可见于多种痹痛，如风湿性、类风湿性关节炎、滑囊炎、腱鞘炎，以及未消神经炎、神经根炎、坐骨神经痛、闭孔神经痛、周围神经挫伤、低血钙、腰肌劳损等。

加减 如见阴虚兆，舌绛苔少者，加元参 20 克；肝气犯脾胃者，加青皮、枳壳或佛手、香橼各 12 克；瘀象明显者，加土鳖虫 6 克，桃仁 12 克；麻木为主者，加木耳 12 克；夹风者，加海桐皮 12 克。

疗效 治疗 62 例，痊愈（肝郁症状消失，痛、麻、酸基本控制，一年内无复发者）33 例，显效（肝郁症状基本消失，痛、麻大部分控制，或虽有复发，再经治疗仍有效者）21 例；好转（肝郁症状消失，痛、麻症状有所减轻）8 例，总有效率达 100%。其中治愈显效率为 87.1%。

附记 首次服用本方，大都药后半日内疼痛反见加重，周身烦躁，或腹中鸣响，或轻度腹泻，均为药效之征。半日后，此反应消失，原有证情开始缓解。

本方对神经痛疗效较佳。对关节已有变形（单纯肿大者除外）者，疗效不够理想。

32.16 补肾活血汤

来源 程昭寰，《辽宁中医杂志》（5）1983 年

组成 当归、赤芍各 10 克，生地 15 克，桃仁、红花各 6 克，茯苓 12 克，泽泻 10 克，川芎 6 克，丹皮 9 克，木瓜 10 克，露蜂房、桂枝各 6 克。

用法 水煎服，每日 1 剂，日服 2 次。待基本治愈后，应改汤为丸，徐徐善后。

功用 滋肾养肝。

方解 本病病在筋骨关节，但无不累及肝肾。精血同源，损则同损，虚则同虚。虽病变复杂，症状不一，但正虚是主要矛盾。治疗重点是滋肾养肝。滋肾要用温柔之品，不可温燥；养肝意在养血活血，不可峻猛克伐。若兼湿热痰瘀诸证，又应适当兼顾。补血之法，求之肝肾。肝肾同治，求补精血。本方是桃红四物汤合六味地黄丸加减衍化而成。血虚多滞，四物汤中以赤芍易白芍，更配入少量桃仁、红花，意在行瘀而不破血；六味地黄丸妙在三补三泻，病

不在脾，故去山药，以木瓜易山萸肉，酸入肝以柔筋。蜂房味苦平，用治痹证，能凉血祛风除湿；桂枝辛甘，通络和阳。通络有行血之能，和阳有通气之功。阴柔之剂佐入阳刚之品，使药能直达病所。药虽平淡，效果尚好。

主治◊类风湿性关节炎。

加减◊瘀血明显加土鳖虫、地龙；兼湿热加苍术、黄柏、苡仁；上肢疼甚，加威灵仙、片姜黄；下肢疼甚加牛膝、五加皮；腰痛甚加豨莶草、桑寄生；气虚加黄芪、党参；阳虚去生地、丹皮、加仙茅、仙灵脾；血虚加丹参、鸡血藤、何首乌；阴虚去茯苓、泽泻，加女贞子、旱莲草。

疗效◊多年使用，屡验屡效。

附记◊对关节变形的病人，难求速效，宜本方改用丸药缓图，其效方显。

32.17 加减痛风方

来源◊汪履秋，《江苏中医》（2）1990 年

组成◊生麻黄 8 克，制苍术 10 克，桂枝 8 克，防风、防己、威灵仙、制南星各 10 克，鸡血藤 15 克，桃仁、红花各 10 克，全蝎 3 克，雷公藤 15 克。

用法◊水煎服，每日 1 剂，日服 2 次。

功用◊散风渗湿，散寒通络，化痰消瘀。

方解◊病由风湿痰瘀所致，治以祛风，宣湿，化痰，消瘀之法。此四法合为一体，缺一不可。而朱丹溪“上中下通用痛风方”，熔此四法于一炉，对本病甚为合柏。本方即以此方为基础化裁而成。方用麻黄发散风寒；苍术苦温燥湿；防风祛风散寒；桂枝除在上之风；防己除在下之湿；威灵仙通行十二经而祛风通络；制南星化痰燥湿；桃仁、红花活血消瘀；鸡血藤活血养血兼制他药温燥太过；全蝎搜风剔络；雷公藤祛风解毒。综观全方，既能散风邪于上，又能渗湿邪于下，还可散寒通络，化痰消瘀，因而用之多效。

主治◊类风湿性关节炎。

加减◊若寒邪偏甚者，加熟附子、制川乌各 10 克；热邪偏甚者，加生石膏 30 克（先煎），知母 10 克，忍冬藤、虎杖各 30 克；气血亏虚者，加黄芪 15 克，当归、白芍各 10 克；肝肾不足者，加熟地、鹿角片各 12 克；风胜游走加白芷、羌活；湿盛漫肿，加苡仁、大腹皮；周身关节疼痛，加千年健、伸筋草、络石藤等，同时按部位加引经药。

疗效◊治疗 50 例，服药 60～180 天，结果痊愈 1 例，显效 21 例，好转 25 例，无效 3 例，总有效率为 94%。39 例为类风湿因子阳性中、阴转率为 35.9%。

32.18 王氏热痹方

来源◊王士相，《天津中医》（1）1987 年

组成◊桂枝 3～6 克，防己 12～15 克，海桐皮 9～12 克，生石膏 15～30 克，黄柏

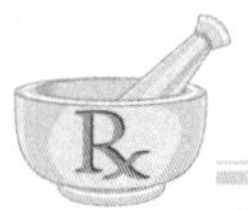

6~9克，木通6~9克，生薏米30克。

用法 ◇ 水煎服，每日1剂，日服2次。

功用 ◇ 清热祛湿。

方解 ◇ 本方系从吴氏加减木防己汤加减化裁而成。方中桂枝本为辛温之品，原非温热所宜，此用其意有二：湿为阴邪，非温不解，此其一；桂枝有通血脉，调营卫之功，以化血脉中阴浊之气，此其二。生石膏、桂枝合用以辛散；防己苦寒通经络之湿邪；黄柏、木通苦寒清利湿热；海桐皮苦平，入血分；薏苡仁甘淡，主湿热挛痹。合用则清热祛湿作用尤著。

本方中桂枝、防己、黄柏、木通为治疗风湿热的主要药物，尤以木通为最。这不但是临床经验，而且也有文献记载：如朱丹溪"潜行散"即用木通一味；《古今医鉴》的"神通饮"即用木通二两水煎服；《景岳全书》中的"抽薪饮"治热盛挛痹，亦用木通配合黄芩、石斛、栀子、黄柏、枳壳、泽泻、甘草。

主治 ◇ 热痹。发热多急骤、高热、多汗、大关节明显红肿热痛、皮肤环形红斑。脉滑数。

加减 ◇ 若无汗者，加独活1.5~3克，汗出热退者则去之；木通、黄柏苦寒伤胃，尤以木通易引起呕吐，本方加生甘草、橘皮各3~6克可解木通之致呕；关节红肿热痛、高热，尤以环形红斑、结节红斑者，可酌加清热凉血，去血中毒热之品，如广角、丹皮、赤芍、大黄（勿后下）；关节红肿痛极重，伴发热者，可酌用羚羊角、山栀、胆草等。羚羊角治热痹掣痛，极效（观叶天士医案自知）；发热渐退、关节红肿渐消，此时生石膏、木通、黄柏逐渐减量，最后停用生石膏。方剂变化为：桂枝、防己、海桐皮、黄柏、木通、生薏米，酌加桑枝、桑寄生、秦艽、赤白芍、当归、甘草。如诸证消失，血沉，抗链"O"正常，此时以上方可配丸药，每丸重9克，每次1丸，日服2次。服用时间最少不能低于3~4个月，最好以半年为度。

疗效 ◇ 临床屡用，多有良效。

附记 ◇ 王氏治阴虚热痹，则用阴虚热痹方（自拟经验方）：忍冬藤、连翘、牛蒡子各9克，栀子3克，知母、桔梗各6克，麦冬9克，生地、元参各6克，桑枝30克，桑寄生12克，海桐皮、防己各9克。水煎服，每日1剂，日服2次，同时口服六神丸（中成药）1~2次，每次10粒，吞服，并用锡类散吹喉，疗效甚捷。

32.19 桂枝活络汤

来源 ◇ 徐心仁，《新中医》（4）1987年

组成 ◇ 桂枝、赤芍各15克，白芍、丹参各30克，当归12克，乳香、没药、炒穿山甲各10克、蜈蚣2条，秦艽20克，甘草3克。

用法◇水煎服，每日1剂，日服2次。

功用◇调和营卫、温经通络，活血祛瘀、止痛。

方解◇本病之起，内由正气不足，营卫气血失调，外由风寒湿、温热、痰浊、瘀血而致痹阻经络所致。本方由桂枝汤合活络效灵丹加味组成。方用白芍养血缓急，赤芍活血通络，二药配用，俾补而不碍邪，通而不伤血；伍以甘草酸甘化阴，缓急止痛，对于肢体关节之拘挛疼痛更为合适。配以丹参、当归、乳香、没药活血化瘀，通络止痛；桂枝通血脉、活经络，和营卫；秦艽祛风湿、通经络；更加蜈蚣、穿山甲尤善走窜，性专行散、搜风止痛，可以增加原方疗效、缩短疗程，防止关节僵直畸形。诸药配伍为用，共奏调和营卫、温经通络、活血祛瘀止痛之功，故用之多效。

主治◇痹证。

加减◇如寒湿阻络，加制川乌、制附子、麻黄、细辛；湿热阻络，去当归、白芍、穿山甲，加石膏、知母、金银花藤、黄柏、防己、牛膝、苍术、苡仁、地龙；寒热错杂，加制附子、制川乌、石膏、滑石；口干加生地；口苦加黄柏；瘀血阻络，加红花、松节、元胡、炙水蛭；肝肾两虚，加杜仲、熟地、续断、巴戟、补骨脂；痰湿阻络，去白芍，加苡仁、萆薢、半夏、茯苓、白芥子；关节肿胀积液，加麻黄、白芥子；气虚加黄芪、党参；血虚加鸡血藤、当归、首乌；气阴（血）两虚，加黄芪、太子参、麦冬、五味子、制首乌。此外，结合病变部位及症状特点加减：上肢痛加羌活、桑枝、威灵仙；肩关节痛加防风、姜黄；下肢痛加牛膝、独活、千年健、海桐皮；腰痛加杜仲，枸杞、巴戟；足跟痛加肉苁蓉、补骨脂、枸杞，重用白芍；四肢痛加羌活、独活、防风、姜黄、千年健；肢体麻木加黄芪、鸡血藤、天麻、栝蒌、胆星；但麻不木为气虚，重用黄芪，但不痳为湿痰死血，加风化硝、姜汁、半夏；关节僵直畸形，加全蝎、骨碎补、虎骨（或豹骨、猴骨）、鹿角胶；皮下红斑加生地、丹皮。

同时随证配用外治方：①熏洗方：川乌、草乌、威灵仙、甘松、舒筋草、防风、白芷。上肢加姜黄、桑枝；下肢加牛膝、千年健、五加皮。煎水趁热熏洗患处（湿热痹忌用）；②外洗方：黄柏、苍术、牛膝、苡仁、金银花藤。煎水待温洗患处，适用于湿热痹；③止痛擦剂：生半夏、生南星、生川乌、生草乌，加50%酒精浸泡1周，外擦患处。有明显消肿止痛作用。

疗效◇治疗130例，临床治愈67例，显效28例，好转24例，无效11例。总有效率达91.5%。疗程：最长186天，最短3天，平均21天。

32.20 石藤热痹汤

来源◇张梦侬，《临证会要》

组成◇生石膏粉、忍冬藤各30克，鲜桑枝、白茅根各60克，夜交藤、鲜石斛、白

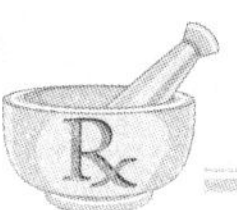

芍、生地各15克，知母、黄柏、甘草、竹茹各10克，白粳米1撮。

用法 上药加水2500毫升，煎熬成1000毫升，分两日6次温服。病重可一日服完。

功用 清热滋阴、熄风通络。

方解 本病因风热合邪，故方用石膏清热、降火生津；黄柏清热坚阴；生地凉血泻火清热；知母消肿泻火滋阴；白芍泻火敛阴止痛；忍冬藤散热解毒消肿；夜交藤滋肝肾之阴而通络；白茅根清血分中之热而消瘀；桑枝利关节治风热臂痛；竹茹除烦热，而寒滑利窍；石斛除邪热治风痹骨痛；甘草解百毒而缓中止痛；白粳米滋胃液以清热除烦。组合成剂，用治此病，屡试皆效。

主治 热痹，症见上下肢肩、肘、腕、指、髀枢、踝、趾诸关节，游走作痛。痛处热灼，微现红肿，痛如锥刺、不能动。但持续0.5~1日，此处痛减，红肿消退。又走窜彼处关节，引起肿痛，循环往复，交替不已。多有炽热、汗出、舌红、脉数、食少、形瘦等象。常数日或数十日不愈。

疗效 多年使用，屡验屡效，效果甚佳。

32.21 蠲痹六虫汤

来源 程爵棠，《江苏中医》(1) 1982年

组成 炙全蝎（研冲）、炙蜈蚣（研冲）各1.5~3克，炙蕲蛇4.5克，炙䗪虫6克，鹿含草、寻骨风、制川乌、制草乌各9克，僵蚕10克，制附子、桂枝各6克，甘草5克。

用法 水煎服，每日1剂（重则2剂），日服3~6次，温服。

功用 祛风散寒、通络止痛。

方解 《金匮要略》云："诸肢节疼痛，身体尫羸……"《济生方》云："风寒湿三气杂至，合而为痹。皆因体虚腠理空疏，受风寒湿气而成痹也。痹之为病，寒甚则痛，风多则行，湿多则著。"由此说明体虚为病之本，风寒湿三气杂至为病之标。病有久暂，证有虚实。质言之，用"不通则痛"，和"不荣则痛"二条来概括痹证的病机足矣。治宜祛风散寒、通络止痛。方用炙全蝎、炙蜈蚣，搜风通络、蠲痹止痛；佐以蕲蛇（或白花蛇），祛风湿、通经络；䗪虫（地鳖虫）化瘀止痛。以制附子、制川、草乌温经散寒、通经止痛；僵蚕、鹿含草、寻骨风祛风湿、通经络；甘草解百毒，并能协调诸药之性；桂枝调和营卫、通络散寒，又能横通四肢关节，故兼之为使。诸药配伍为用，共奏祛风散寒、通络止痛之功，故用之多效。

主治 痹证（风湿性关节炎、类风湿性关节炎、肥大性脊椎炎等），症见肢体关节疼痛，遇阴雨或寒冷天气疼痛尤著，或肿胀疼痛，甚则关节屈伸、转侧不利，或肢体关节功能活动严重受限，或强硬僵直、筋缩内卷、关节变形，手不能抬举提物，足不能履步，脉弦细或沉弦。

加减 病初起，去全蝎、蜈蚣、附子，加秦艽、威灵仙、羌活、防风；病发上肢者加羌活、片姜黄；发于下肢者加独活、牛膝、木瓜；关节肿胀不红，或关节变形者，重用寻骨风，加钻地风、炙蜣螂、狗脊、鹿角胶、伸筋草；或减制川草乌；筋脉挛急或兼阴虚者，加炒白芍、枸杞；脉细、舌淡红而嫩者或兼血虚者，加鸡血藤、首乌、地骨皮；肢冷畏寒，脉沉迟而紧者加仙灵脾，重用附子、桂枝。

疗效 治疗顽痹 157 例，年龄均在 40 岁以上，病程 1~10 年不等。其中痊愈 141 例，显效 12 例，有效 3 例，无效 1 例，总有效率为 99.4%。

附记 本方系根据名医朱良春之经验方——六虫汤减炙蜣螂、钻地风，加制附子、制川乌、制草乌、桂枝而成。六虫汤用治顽痹，极效，用于风寒湿痹，反而疗效不佳，可能是药重病轻之故。后得一名医指教：即在治痹对证方中加入制附子、制川乌、制草乌、能增强疗效。后经反复验证筛选化裁而成本方。若能随证加减，能通治风寒湿痹和顽痹。尤其顽痹，贵在守方，其效始著。待病初愈，可将汤药改为丸药缓图，巩固疗效。若遇卒病，要先治卒病，后治本证，否则必然影响疗效。

32.22 补肾清热治尪汤

来源 焦树德，《名医治验良方》

组成 生地 15~20 克，桑寄生 20~30 克，桑枝 30 克，地骨皮 10~15 克，酒浸黄柏、知母各 12 克，川断骨碎补各 15~18 克，白芍 15 克，威灵仙 12~15 克，羌活、独活各 9 克，忍冬藤 30 克，桂枝 6~9 克，红花 9 克，制乳香、没药各 6 克，炙山甲 9 克，炙虎骨（或豹骨、熊骨）12 克（另煎兑入）。

用法 每日 1 剂，水煎服，日服 2~3 次。

功用 补肾清热，疏风化湿，活络散瘀，强筋壮骨。

方解 本方取丹溪潜行散合自拟的清热散痹汤和补肾强筋之品组合而成。方中以生地补肾壮水；黄柏坚肾清热；川断补肾壮筋骨；骨碎补补肾祛骨风为主药；以桑寄生补肾强腰，除风通络；地骨皮益肾除劳热；威灵仙祛风湿、除痹痛；羌独活搜肾、膀胱二经之风湿；虎骨祛风壮骨，以骨治骨为辅药；以白芍养血以缓急；知母降火清热，除蒸清烦；忍冬藤通经络，祛风湿；红花活血通经；乳没化瘀定痛；炙山甲通经络，有虫蚁搜剔之能；桂枝温阳宣痹，配羌、独活之辛温，可以免除方中大队凉药抑阳涩滞之弊为佐药；以桑枝通达四肢，祛风湿，利关节为使药。

主治 尪痹，肾虚标热重症。痹，病程较长，再兼体质、年龄、地域等不同，有的则可寒郁化热，或从阳化热而出现热证。但这是其标，其本仍是肾虚受寒所致，故称肾虚标热证。热象轻者为轻证，热象重者为重症。本方所治证为：关节肿痛，不怕冷，夜间喜把病肢放在被外，但时间过长又会加重疼痛，或

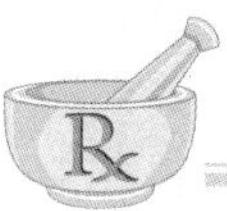

有五心烦热、低热、咽干牙肿，大便干秘，舌苔黄、舌质红、脉细数、尺弱小等。

加减 ◊ 有低热或下午体温升高，五心烦热者，加秦艽 20~30 克；关节，筋肉痛重者，加蚕砂 10~15 克，海桐皮 15 克；晨僵明显或关节僵直、挛缩严重者，可加白僵蚕 10~12 克，木瓜 10 克，生苡米 30 克，地鳖虫 9 克；上肢痛重者，加片姜黄 9~12 克；尚兼有受凉痛增症状者，可加草乌 3~6 克，地鳖虫 6~9 克；肿痛关节略现轻度发红，用手扪之局部略热者，可加皂刺 6~9 克，连翘 10~15 克，白芷 6~9 克；瘀血证明显者，可减地骨皮、白芍、加赤芍 15 克，桃仁 10 克，活血止痛散 1 克，1 日 2 次，装胶囊，随汤药冲服；下肢病重者，加牛膝、泽兰各 10~15 克；大便干结者，可加桃仁泥 10 克，酒大黄 3~6 克；口渴思冷饮者加生石膏 30 克。

疗效 ◊ 长期应用，坚持治疗，疗效显著。

附记 ◊ 1. 本方巧妙之处在于先用黄酒浸泡黄柏 3~4 小时，然后入煎，可增强药效；2. 注意事项：①肾虚标热重症因为是标热，所以多数病人服本方一段时间后，热证消除而又出现肾虚寒盛证，这时则须投以补肾祛寒治尪汤而渐致痊愈收功。此时可参考补肾祛寒治尪汤的注意事项；②本方中的黄柏须用黄酒浸泡 3 小时以上，捞出入煎药中同煎。

32.23 乌头二仙黄酒汤

来源 ◊ 董建华，《中国当代名医验方大全》

组成 ◊ 川乌 5 克，淫羊藿、仙茅、牛膝各 15 克，当归、防己、桂枝、赤、白芍、五加皮、苍术各 10 克，黄酒 60 毫升（冲）。

用法 ◊ 每日 1 剂，水煎两次，早、晚各服 1 次。

功用 ◊ 祛风除湿，温经通络。

主治 ◊ 类风湿性关节炎。

加减 ◊ 上肢痛甚加羌活 10 克；下肢痛甚加独活 10 克；关节红肿热痛加水牛角 30 克（先煎），赤芍、丹皮各 10 克。

疗效 ◊ 多年应用，疗效显著。

附记 ◊ “类风湿”是一种常见而难治之症，见症又较为复杂，故再选各地名医秘方数则，以备临床选用。

⑴ 痹痛宁（谢海洲）：鹿角霜、防己、当归各 15 克，附子、桂枝、羌活、独活、赤芍、白芍、地龙、乌蛇肉、甘草各 10 克，生地、薏苡仁、黄芪各 30 克，蜈蚣 3 条。每日 1 剂，水煎服，早、晚分服。

⑵ 益气活络汤（黄家勖）：黄芪、桑枝各 30 克，党参、白术、当归、白芍各 15 克，桂枝、羌活、独活、防己、炙甘草各 10 克。每日 1 剂，水煎两次，早、晚空腹服。临床应用时又可加些虫类药如蜈蚣、地龙或白花

蛇等，其效更佳。

⑶ 热痹饮（刘志明）：当归、忍冬藤、防己、海桐皮各15克，黄芩、连翘、防风、甘草各10克，薏苡仁25克。每日1剂，水煎2次，早、晚饭后1小时服。此方适用于类风湿而显热象者，如关节红肿热痛等。

⑷ 钱氏类风湿方（钱今阳）：桂枝、白芍、白术、知母、防风、海桐皮、威灵仙、甘草各10克，伸筋草15克。每日1剂，水煎2次，早、晚分服，久服无害。

§33　治痛风性关节炎（白虎历节）秘方

33.1　消痛饮

来源◊叶伟洪，《中医杂志》（4）1990年

组成◊当归12克，牛膝15克，防风12克，防己15克，泽泻18克，钩藤15克，忍冬藤25克，赤芍18克，木瓜25克，老桑枝30克，甘草5克。

用法◊水煎服，每日1剂，日服2次。

功用◊清热通络，消肿止痛。

方解◊多因脏腑经络先有蓄热，复感风寒湿邪所致。方中以当归、赤芍、牛膝凉血活血止痛；钩藤、忍冬藤、桑枝清热解毒通络；防风、防己、泽泻、木瓜、祛风利湿消肿，配合祛风渗湿止痛之剂局部熏洗，内外同治，共奏清热通络，消肿止痛之功。

主治◊痛风性关节炎。

加减◊关节红肿甚者，加黄柏、地龙；大便燥加大黄（便软则同煎，便结则后下）；痛甚加田三七、乳香、没药。同时用下列药物煎汤熏洗；马钱子20克，红花15克，生半夏20克，王不留行40克，大黄30克，海桐皮30克，葱须3根，艾叶20克。煎水熏洗患处，每天1剂2次。

疗效◊治疗18例，显效15例，有效3例，总有效率达100%。

附记◊为了巩固疗效，防止复发，必须注意节制饮食，不可暴饮暴食，不吃高嘌呤饮食（如动物肝、肾、脑、心等内脏，以及虾、蟹、鸡汤、鱼卵等），避免饮酒（尤其啤酒），防止受凉、劳累和过度肥胖，平时多饮水。待关节肿痛消失后，每周仍需要服3剂，坚持两个月，可促进尿酸排出，降低血中尿酸的浓度，巩固治疗效果。

33.2　痛风方

来源◊张瑞仪，《中国中医秘方大全》

组成◊苍术、黄柏各15克，蚕砂12克，木瓜10克，牛膝6克，丹参15克，白

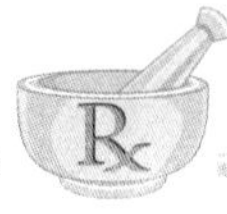

芍、桑枝各 12 克，灵脂 9 克，延胡索、路路通各 15 克，槟榔 10 克，云苓 15 克，升麻、甘草各 3 克。

用法 水煎服，每日 1 剂，日服 3 次。另局部外敷金黄散、活血散。

功用 清利湿热、行气豁痰。

方解 本方用苍术、黄柏、蚕砂祛风除湿；路路通、灵脂、桑枝、丹参祛瘀通络；槟榔祛热燥湿，云苓、泽泻、利水除湿，使浊邪从小便而去。在牛膝与升麻的用量上，使牛膝倍升麻，一升一降，活动气机，以调整气机升降平衡，共奏疗效。

主治 痛风。

加减 热甚加金银花、蒲公英、丹皮等；肿甚加泽泻、防己、瞿麦等；后期补肝肾，加龟板、枸杞、淫羊藿、锁阳等，豁痰散结加南星、法半夏、浙贝等；体虚加黄芪、人参等。

疗效 治疗痛风 300 例，均取得良好疗效。

33.3 泄浊化瘀汤

来源 朱良春，《江苏中医》（3）1990 年

组成 土茯苓 45 克，萆薢 15 克，威灵仙 30 克，桃仁 10 克，红花 10 克，泽兰 10 克，生苡仁 30 克，全当归 10 克，车前子 10 克，泽泻 10 克。

用法 水煎服，每日 1 剂，日服 2 次。

功用 降浊泄毒，活血化瘀。

方解 痛风乃浊毒瘀滞所致。故方用土茯苓、萆薢、威灵仙、桃仁、红花、泽兰、泽泻、生苡仁、全当归、车前子等为基础方。土茯苓泄浊解毒、健胃燥湿、通利关节；萆薢分清泄浊。此二味恒为主药，可使血尿酸减低、关节肿痛解除。威灵仙通络止痛、溶解尿酸；泽兰、桃仁、红花、当归活血化瘀，推陈致新；生苡仁、泽泻、车前子泄浊利尿、排泄尿酸。诸药相伍，每使浊毒得以泄化，瘀结得以清除。

主治 急慢性痛风性关节炎和痛风性肾病。

加减 急性期以关节红肿灼痛为主症，于法中酌加清热通络之品，如忍冬藤、鸡血藤、半枝莲之类；慢性间歇期，关节漫肿剧痛、僵硬、畸形，皮下结节，或流脂浊，往往以浊邪夹湿、夹瘀、夹痰等虚实夹杂为多见，故宜参用虫蚁搜剔、化痰、消瘀之品。至于痛风性肾结石和痛风性肾病，前者酌加通淋排石，后者酌加健脾益肾，往往屡收佳效。

疗效 屡用屡验，效果满意。

§34 治肩周炎秘方

34.1 肩凝汤

来源 ◇ 类多峰，《中国中医秘方大全》

组成 ◇ 当归、丹参各 30 克，桂枝 15 克，透骨草 30 克，羌活 18 克，生地 30 克，香附 15 克。

用法 ◇ 水煎服，每日 1 剂，日服 2 次。

功用 ◇ 活血通络、祛风解凝。

方解 ◇ 方中当归、丹参、生地养血活血、散瘀止痛；桂枝上行肩臂，可舒筋脉之挛急、利关节之壅滞；配羌活、透骨草以通络祛风寒湿邪；香附乃血中之气药，可行气活血，气行则血行，诸药配伍，肩凝可除。

主治 ◇ 肩周炎。

加减 ◇ 冷痛较剧者，加制川草乌各 9 克；热痛者加忍冬藤、桑枝各 60 克；刺痛者加制乳香、制没药各 6 克；气虚者加黄芪 18 克；顽固难愈者加蜈蚣、地龙各 9 克。

疗效 ◇ 治疗 100 例，以服药 30 剂为标准，治愈（疼痛消失、肩关节活动自如，半年未复发者）56 例；基本治愈（疼痛消失，肩关节活动轻度受限）35 例；有效（肩痛减轻，活动有进步者）8 例；无效 1 例。总有效率达 99%。

34.2 温经通络汤

来源 ◇ 程爵棠，《临床验方集》

组成 ◇ 制川乌、丹参、生香附、透骨草、延胡索各 15 克，桂枝、干地龙、寻骨风、片姜黄各 9 克。

用法 ◇ 水煎服，每日 1 剂，日服 2 次。

功用 ◇ 温经散寒、祛风湿、活血通络止痛。

方解 ◇ 肩凝症，属中医痹证范畴。多因睡时露肩，或着地而卧，外感风寒湿三气杂至所致。治宜温经散寒、祛风除湿、活血通络止痛。故方用制川乌温经散寒、祛风湿，与痹证尤宜；配用桂枝温经散寒、通络止痛；丹参、延胡索活血化瘀、通络止痛，且延胡索为血中气药，尤善治一身上下内外各种疼痛之证；干地龙驱风通络、活络止痛；辅以生香附行气通滞，又为气中血药，合延胡索其通滞止痛之力尤著；透骨草、寻骨风祛风湿、通络止痛；片姜黄破血行气，合桂枝横通肢节，引诸药直达病所。诸药相伍，共奏温经散寒祛风湿、活血通络止痛之功。

主治 ◇ 肩凝症（肩周炎），症见关节疼痛或酸楚、活动受限、屈伸不利，日久不

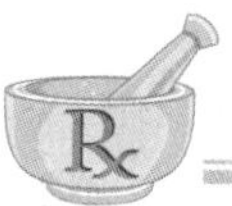

愈。得温稍舒，遇寒冷天气尤著。

加减 ◊ 临床运用，可随症加减。

疗效 ◊ 治疗 150 例，结果痊愈 122 例，显效 21 例，有效 7 例。总有效率达 100%。

附记 ◊ 一般用本方即可，若兼症严重，宜随症加减，多能应手取效。如配用名医董漱六熏洗验方，治疗痛肩风（即肩周炎），效果尤佳。药用：鬼箭羽 15 克，桂枝 9 克，红花 9 克，木瓜 9 克，蚕砂 15 克，黄酒 250 克。上药水浸 15 分钟，再加水半面盆，黄酒 250 克煎汁，熏洗肩关节痛处，待药汁冷后，不要例掉，将原药汁再加水适量煎汁，再熏洗患处。每剂可连用 3 天，每天熏洗 2 次，共 6 次，再用第 2 剂，用法同前。功能祛风散寒，活血化瘀，通经和络，并治风湿痹痛（《中国当代中医名人志》）。

34.3 加味逍遥散

来源 ◊ 葛植厚，《中国中医秘方大全》

组成 ◊ 柴胡、当归、炒白芍、云苓、秦艽、黄芩、制附片、陈皮、法半夏各 9 克，甘草、白芥子各 6 克。

用法 ◊ 水煎服，每日 1 剂，日服 2 次，白酒为引。

功用 ◊ 驱风除痰、温经止痛、舒肝和脾。

主治 ◊ 肩周炎。

加减 ◊ 寒气盛去黄芩加干姜；痛连背膈酸困不止加羌活、威灵仙；气虚加黄芪；湿重加苡仁、防己、白术。

疗效 ◊ 治疗 50 例，服药 20 剂，治愈 44 例（占 88%），好转 5 例（占 10%），无效 1 例（占 2%），总有效率为 98%。

§35 治坐骨神经痛秘方

35.1 蠲痛汤

来源 ◊ 万良政，《陕西中医》（10）1988 年

组成 ◊ 熟地、鸡血藤各 15～30 克，川续断、川独活、威灵仙、鹿衔草、全当归、川牛膝、生甘草各 10～15 克，金狗脊 10～30 克，炒白芍 15～60 克。

用法 ◊ 水煎服，每日 1 剂，日服 2 次。

功用 ◊ 补益肝肾、祛风除湿、散寒通络。

方解 ◊ 方中熟地、狗脊、续断补益肝肾；强筋壮骨；独活、威灵仙、鹿衔草祛风除湿、散寒止痛；当归、白芍、鸡血藤养血和营、活血通络；白芍配甘草酸甘化阴、养阴益血、缓急止痛；牛膝活血通络、祛瘀上痛、引药下行直达病所。诸药相伍，共奏补益肝肾、祛风除湿、散寒通络之功。若能辨证论治，

恰当增减，对于各种病因、证型的坐骨神经痛都能取得显著效果。

主治 坐骨神经痛。

加减 若兼风寒者，加制川乌、川桂枝各10克；兼湿重者，加炒苍术、川黄柏各10克，晚蚕砂15克；气虚者加生黄芪30克；阳虚者加制附片、肉苁蓉、淫羊藿、巴戟天各10克；刺痛明显者，加制乳没、川红花、桃仁各10克；痛剧者加露蜂房10克，蜈蚣2条。

疗效 治疗79例，结果痊愈（临床症状消失，体征阴性，活动自如，能参加正常工作者）59例；显效（临床症状显著好转或基本消失，体征有所恢复，能参加一般活动和体力劳动）17例；无效3例。总有效率为96%。疗程最短5天，最长52天，平均治愈时间为16.5天。

35.2 四虫蠲痹汤

来源 郑跃进，《新中医》（12）1990年

组成 全蝎3~6克，蜈蚣2条，地鳖虫6克，地龙、天麻、当归、柴胡、牛膝各10克，薏苡仁45~60克，葛根30克，鹿衔草、熟地各15克，白芍18克。

用法 水煎服，每日1剂，早、晚各服1次。6日为1疗程。

功用 攻补兼施，标本同治。

方解 方中全蝎善于走窜，有开气血之瘀、祛风活络之功；蜈蚣走窜搜风通络；地鳖虫活血散瘀、疗伤定痛；地龙通络止痛疗痹。四虫合用，祛风蠲痹，活血定痛之功显著。葛根解肌舒筋，生津液而濡养筋脉；当归、熟地、白芍养血柔筋，缓急止痛；鹿衔草祛风除湿、强筋壮骨；苡仁舒筋除痹止痛。加天麻、柴胡入肝经，养筋疏肝；牛膝引药下行，直达病所。全方攻补兼施，标本同治，故获良效。

主治 干性坐骨神经痛。

加减 偏寒者，患肢怕冷，遇冷痛甚，得暖痛减，加制川乌、制草乌各15~30克（先煎1小时）；瘀血者，有闪扭伤史，痛如针刺，夜间加剧，舌质暗红或有瘀斑，加乳香、没药各6克，田三七2克；湿热者见口干，舌质红，苔黄，脉弦数，加忍冬藤、土茯苓各15~30克，川黄柏10克。

疗效 治疗124例，服药最少3剂，最多60剂，平均14.3剂。结果：痊愈（疼痛消失、直腿抬高试验阴性、压痛点消失、恢复病前工作和劳动强度）72例（占58.1%）；显效（疼痛基本消失、试验阴性，但小腿外侧、后侧，或足背有不适感，恢复原来工作和劳动）38例（占30.6%）；有效（疼痛，体征减轻，阴雨天或劳累加重）11例（占8.9%）；无效3例。总有效率为97.6%。

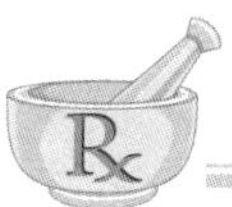

35.3 通经止痛汤

来源 李治方，《中国中医秘方大全》

组成 制南星、白芷、黄柏、川芎、红花、羌活各10克，威灵仙25克，苍术、桃仁、木防己、元胡、独活各15克，龙胆草6克，神曲、桂枝各12克。

用法 水煎服，每日1剂，日服2次。

功用 祛风除湿、活血化瘀、涤痰通络。

方解 多因风寒湿气侵入肌肤，流注经络，则津液为之浊滞、气血失畅而致血停为瘀，湿凝为痰。痰瘀互结，闭塞通道所致。治宜祛风除湿、活血化瘀、涤痰通络之法。方中威灵仙、羌活、独活、木防己、桂枝通经活络；南星燥湿活络祛风；桃仁、红花、川芎、元胡以化经络中之瘀，血行风灭以止痛；白芷行营卫；少佐黄柏、龙胆草既能疏通下焦湿热，又能缓风药之燥；苍术健脾燥湿，绝痰湿生化之源；神曲消食和中，蠲痹而不伤胃腑。合而用之，则祛风、燥湿、涤痰、清热、通络诸法俱存，祛邪而不伤正，故用之效捷。

主治 坐骨神经痛。

加减 急性发作者加川牛膝15克；慢性者加木瓜15克；痛甚者加乳香、没药各10克，白芍60克；热重者加忍冬藤35克；偏寒者加制川乌15克，减黄柏、龙胆草之用量；湿重者加苡仁30克，通草6克；下肢麻木者加全蝎6克（研末吞服）；腰痛者加杜仲10克，续断30克；患肢屈伸不利者加木瓜15克。

疗效 治疗53例，平均治疗2个疗程（3天为1疗程）以上，结果痊愈38例，显效6例，有效7例，无效2例。总有效率为96.22%。

35.4 缓急阳和汤

来源 鲁国良，《中国中医秘方大全》

组成 桂枝10克，麻黄9克，木瓜、当归、牛膝、白芍、白芥子各15克，甘草8克，制川乌、制草乌各6克，首乌、熟地各30克，鹿角胶12克。

用法 水煎服，每日1剂，日服2次。

功用 温经散寒，柔肝养血，活络止痛。

方解 本方以阳和汤加减化裁而成。因其温峻内守难达病所，取麻黄、桂枝功专散寒；加牛膝引药下行；增制川、草乌合白芥子祛痰开结、散寒止痛；益首乌配鹿角胶补益肝肾；当归合熟地养血柔肝；白芍、木瓜、甘草酸甘化阴，有柔肝舒筋之妙。合而用之，具有温而不燥，通而不伤，补而不滞，柔而不凝的优点。从临床观察，疗效满意。

主治 坐骨神经痛之虚寒型。

加减 畏寒甚加黄芪、炮姜；瘀血明显加乳香、没药、红花、桃仁；瘀阻经络加蜈蚣、露蜂房；肌肉萎缩去辛燥耗散之麻黄、白芥子、制川、草乌，合四君子汤加怀山药、龟板。

疗效 治疗38例，结果痊愈17例，显效15例，好转5例，无效1例。总有效率为97.4%。

35.5 舒筋止痛汤

来源 邱幸凡，《中国当代中医名人志》

组成 白芍30克，炙甘草10克，木瓜、怀牛膝、伸筋草各30克，蜈蚣2条，鸡血藤30克，当归10克。

用法 水煎服，每日1剂。

功用 养血柔肝，舒筋止痛。

主治 坐骨神经痛，偏于阴血不足者，症见下肢挛急、抽掣疼痛、屈伸不利。

加减 疼痛剧烈，加制乳香、制没药各6克；局部发冷，遇寒痛重，加细辛6克，制附片10克，制川、草乌各6克；下肢酸软无力，加杜仲15克，桑寄生30克，狗脊15克。

疗效 屡用效佳。

35.6 通经行痹汤

来源 林沛湘，《名医治验良方》

组成 桂枝10克，白芍30克，炙甘草8克，生姜7克，威灵仙10克，独活8克，徐长卿20克，牛膝10克，苏木、大枣各15克。

用法 每日1剂，水煎服，日服2~3次。5天为1疗程，可连服2~3个疗程。

功用 散寒祛湿，调和气血，通经行痹。

方解 坐骨神经痛，中医多按痹证辨治。痹证的病因早在《内经》已有定论。此多因风寒湿邪留连筋骨、气血凝滞、营卫行涩、经脉不通所致。与痹证病机大致相同，然治疗有异。林氏根据痹证的病位，与足太阳经脉走向相似，其症多属寒湿，且与筋骨肌肉失养相关，故治疗宜温，宜通，宜养。本方以《伤寒论》太阳经方——桂枝汤加味，桂枝性温味辛，入足太阳经，可温通经络而达营郁，开痹涩而利关节，方中用之专通太阳经脉之阻滞；遣大量白芍配炙甘草，以缓经脉肌肉之拘急；合大枣益养胃气而为通阳之资，且能助桂、芍、姜、草等调和营卫气血之运行；独活长于祛腰以下之风寒湿邪，合威灵仙、徐长卿更能祛寒散湿、活络止痛；苏木、牛膝共有行血散瘀、强筋健骨之功；其中牛膝、独活引药下行，使桂枝汤成为有的放矢。观全方对证对症对位，峻而不燥，故用之效佳。

主治 原发性坐骨神经痛，证属寒湿痹阻，气血凝滞者。又凡太阳经脉不通所致之痹痛，证候偏寒者，亦可用本方化裁治疗。

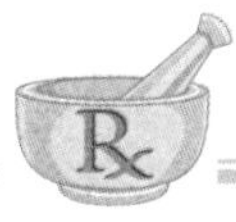

加减 ◊ 气虚加黄芪 15 克；寒凝痛甚去徐长卿，加制乌头 6~10 克（先煎）；腰痛酌加川断、杜仲、桑寄生；服药后偏热者加知母、黄柏各 10 克；如颊、项、肩胛痹痛，可去独活、牛膝，加葛根、羌活、片姜黄等。又因于腰椎骨质增生继发的坐骨神经痛，应酌加鹿含草、桑寄生、骨碎补等壮腰健肾之品。

疗效 ◊ 多年应用，疗效甚佳。一般服 10~30 剂，即愈或显效。

附记 ◊ 又冯彦臣副教授用自拟的升降定痛汤治疗坐骨神经痛，颇有效验。药用：黄芪、川断、桑寄生、怀牛膝、土元各 30 克，白术、升麻、桃仁、红花、广木香、独活、小茴香各 10 克，补骨脂、当归各 12 克，甘草 6 克。每日 1 剂，水煎服。功能健脾补肾，升降通络。验之临床多效。

35.7 通络镇痉汤

来源 ◊ 彭述宪，《千家妙方·上册》

组成 ◊ 丹参 30~45 克，钩藤 30 克，血竭 5 克，豨莶草 15 克，蜈蚣 2 条，地龙 12 克，柴胡 6 克。

用法 ◊ 水煎服，每日 1 剂。

功用 ◊ 祛风胜湿、通经止痛。

主治 ◊ 坐骨神经痛。

加减 ◊ 若症见口渴、口苦、苔黄、脉数者，可加金银花 30 克，黄柏 9 克，苍术 6 克等；偏寒者，可加桂枝 10 克，附片 6 克等；偏湿重者，且患肢麻木酸胀者，可加苡仁 30 克，通草 6 克，桑枝 15 克等；患肢屈伸不利加九节风、续断各 15 克，木瓜 6 克等；有外伤史证兼瘀血内阻者，加红花 6 克，骨碎补 15 克等。

疗效 ◊ 治疗 36 例，有 24 例获愈，8 例好转，4 例无效。

§36 治肋间神经痛（胁痛）秘方

36.1 乙癸同源饮

来源 ◊ 周兰若，《浙江中医杂志》（6）1964 年

组成 ◊ 北沙参（米炒）、生地、生鳖甲、制首乌各 12 克，麦冬、枸杞子、金铃子、生白芍各 9 克，酒炒当归 6 克，牡蛎 24 克，藏红花 1.5 克（后下）。

用法 ◊ 水煎服，每日 1 剂，日服 3 次。

功用 ◊ 滋肾养肝，活血软坚消肿。

方解 ◊ 本方系根据内经“乙癸同源”之理，参合前贤学说，采用魏玉璜一贯煎，并叶天士治肝郁之法，结合临证实践经验，从育肾水以涵肝木，消肝肿入手制订而成。方用北沙参、生地、麦冬、枸杞子滋肾阴；首乌、白芍、当归养

肝血；生鳖甲、牡蛎软坚潜阳；金铃子理肝气；配合红花、当归活血化瘀。诸药配伍为用，共奏滋肾养血、活血化瘀、软坚消肿之功。

主治 ◊ 右胁肿痛，症见胁脘瞀闷、噫嗳矢气、右胁痞硬有形，遇劳即疼，或按之压痛、纳少、神疲、溲时清时混、便时鞕时溏，脉弦细或濡细，舌苔薄腻，或质红而苔白糙。

加减 ◊ 阴虚及阳，症见畏冷、早泄、阳痿者，加鹿角霜、巴戟肉、锁阳等；腰膂酸楚、俯仰不利者，加续断、杜仲、狗脊、龟板、菟丝子等；若肝病传脾、脾虚失运，症见纳少、脘闷者，去首乌，加白术、茯苓、神曲，砂仁、蔻仁、陈皮、川朴、合欢皮等；若胁脘掣痛、大便时溏者，去首乌、麦冬，加乌梅、姜汁炒川连、党参、白术等；倘肝阴久虚、五志之火偏旺、君火妄动，症见心悸、不寐者，加枣仁、远志、丹参、防己、五味子等；如有夜热、盗汗、脉弦数者，加阿胶，银柴胡、橹豆衣等；如兼夹外感，症见发热、头胀、头痛、脉数者，加荆芥穗、菊花、金银花、银柴胡、黄芩、青蒿梗、连翘等；如湿阻气滞，症见身热、溲赤、口苦腻，脉濡或细数者，去麦冬、首乌，加茵陈、滑石、黑山栀、龙胆草、黄芩、泽泻、赤苓、清宁丸等；胸痹窒闷者，加栝蒌皮、杏仁、薤白头等。其余随证加减药物，不再一一举列，可随证加减，灵活运用。

疗效 ◊ 屡用屡验，效果较好。

附记 ◊ 本方为陆文彬之师传秘方，用治右胁肿痛，确有效验。

36.2 薤蒌四逆散

来源 ◊ 汪慎之，《浙江中医杂志》（6）1964 年

组成 ◊ 酒炒薤白头、炒栝蒌皮、杭白芍各 9 克，柴胡、炒枳壳、炙甘草、广郁金各 4.5 克，桃仁、制香附各 6 克。

用法 ◊ 水煎服，每日 1 剂，日服 2 次。

功用 ◊ 疏肝理气，和血定痛。

方解 ◊ 本方以薤白通阳逐秽、解痉止痛；柴胡疏肝解郁为君；芍药和血止痛、香附调气止痛为臣；栝蒌清热涤痰、桃仁活血行瘀、枳壳利气宽胸、郁金行气破瘀为佐；甘草甘缓和中为使，白酒助药力以上行直达病所。使气血通畅，痛自能定。此方疏肝理气、和血定痛，面面俱到，故可适用于胁肋疼痛之症。本方熔疏肝理气、活血去瘀于一炉，不论胁痛之由于肝气郁结，或瘀血停着均皆有效，即使原因不明之胁痛，亦具卓效。

主治 ◊ 肋间神经痛（胁痛）。

加减 ◊ 胁痛甚者，酌加川楝子、独活各 9 克，香白芷 6 克，青橘叶 4.5 克；痛剧者，加乳香，没药各 3 克；瘀血停蓄者，加刘寄奴 6 克，红花 3 克；咳嗽者，加光杏仁、炙苏子各 9 克。

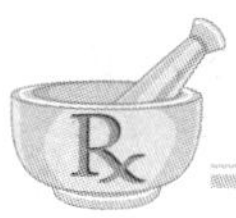

疗效 ◊ 治疗 50 例，服药 3~8 剂，均获痊愈。

附记 ◊ 本方名为编者拟加。

36.3 双解散

来源 ◊ 任应秋，《任应秋论医集》

组成 ◊ 川芎 4.5 克，枳实 9 克，生甘草 6 克，片姜黄 9 克，桂心 3 克，川郁金 12 克，五灵脂 9 克，炒赤芍 18 克，金铃子、延胡索各 9 克。

用法 ◊ 水煎服，每日 1 剂。

功用 ◊ 活血舒肝、理气止痛。

方解 ◊ 胁痛，或因血不养肝而使肝气横逆，或因肝气郁滞，而使经络不畅。因而方中用枳实、郁金、姜黄疏肝理气，通经止痛；川芎、赤芍、灵脂活血养血，以养肝脏；金铃子、元胡同用，名曰金铃子散，善疏肝泻热，行气止痛；桂心通脉止痛；甘草调和诸药。本方有养血活血之功，能养肝使之不致横逆；善于疏肝理气，通经活络。经络通，胁痛自止。

主治 ◊ 两胁或偏侧疼痛。可用于肋间神经痛。

疗效 ◊ 屡用效佳。

36.4 肝郁得效方

来源 ◊ 高省身，《中国中医药报》1990 年

组成 ◊ 全当归 15 克，赤白芍各 9 克，醋青皮 12 克，郁金 9 克，醋香附 12 克，广木香 9 克，炒枳壳 9 克，陈皮、焦白术、云茯苓各 12 克，醋柴胡、甘草各 6 克。

用法 ◊ 水煎服，每日 1 剂。煎 2~3 次均可，早、中、晚餐后 1~2 小时温服。

功用 ◊ 疏肝理气、和血散瘀、健脾和中。

方解 ◊ 本方根据“肝郁证”特点，采用逍遥散、柴胡疏肝散等方剂，融汇化裁而成。方以当归为君，二芍为臣，以养血和血，清血疏肝，补而不滞，行而不破。又以郁金、香附、木香、枳壳、青陈皮等为辅佐，使肝血通畅、肝气疏利而肝郁得解、肝病自祛。肝盛必干犯脾胃，故用白术、茯苓健脾益胃；甘草和之。本方用柴胡，既为肝胆引经药，又具有和解作用。拟取“木郁达之”之意，用醋炒可抑其升发，益其疏泄之功。本方在临床上对一切肝郁及其诱发的各种病证，随证加减用之，每得良效。故名：肝郁得效方。

主治 ◊ 胁痛脘胀、嗳气频作、消化不良、纳谷减少、身倦乏力、精神郁闷等。并治慢性肝炎、肝硬化等病。

加减 ◊ 气偏虚者，加黄芪、党参；血亏者归芍加量，亦可加用丹参；肝瘀甚而致硬变者加鳖甲、蒲黄、姜黄、元胡等；纳谷甚差者，加鸡内金、山楂、神曲、砂仁等；脾虚甚者，加山药、扁豆，术苓加量；大便不利者，偏热加熟军，

偏虚加郁李仁。

疗效 多年使用，效果颇佳。

附记 如外感发热，此方剂不宜用。服药期间应忌辛辣肥腻物，并禁烟酒及郁怒过劳等。

36.5 肝脾双调汤

来源 刘芝生，《新中医》（12）1986 年

组成 杭白芍、甘草各 10 克，连翘、厚朴各 6 克，薄荷 3 克，麦芽 30 克，上安桂末、上梅片末、飞朱砂各 0.3 克（此 3 味另包吞服）。

用法 水煎服，每日 1 剂，日服 2 次。

功用 疏肝理气、理脾健胃。

方解 本方以甘草缓肝，白芍柔肝，连翘散气分之结；厚朴下气除满、燥湿消胀；麦芽助胃气上行资脾运，使浊气下降，除胀宽肠，且能缓肝解郁；冰片散郁火，通诸窍；薄荷疏肝消食，下气消浊；肉桂抑肝木之横恣；朱砂制肝中相火妄行。诸药合用，共奏疏肝理气、理脾健胃之功。故用之多效。

主治 肝脾不和、饮食不消、满闷肝痛、头痛目胀等。

疗效 屡用皆效。

36.6 消食汤

来源 郑侨，《老中医经验汇编·第一集》

组成 党参、白术、茯苓、神曲、麦芽、陈皮、竹茹、厚朴、白豆蔻、香附、青皮、甘草（剂量可随证酌定）。

用法 水煎服，每日 1 剂。

功用 平肝理气、健脾消食。

方解 本方是从《小儿药证直诀》异功散和《证治准绳》健脾丸加减而成。方用异功散甘温益气、健脾养胃理气，佐以辛温微甘苦之神曲、麦芽、厚朴、白菊、香附、青皮疏肝解郁、行气宽中、消食化积和胃。综合为平肝理气、健脾消食之剂。主治虚中夹实证，其中厚朴和白蔻为必用之品，厚朴辛温微苦，入足太阴、阳明经，辛温能散湿满，苦降能泻实满，平胃调中，消瘀化食，厚肠胃，引结水，治反胃呕逆等。白蔻辛温，流行三焦，温暖脾胃，散滞气，消酒积，除寒燥湿，化食宽膨，治脾虚感寒胃脘痛，吐逆反胃。二者综合能除胀燥湿，行气宽中，温胃止呕。

主治 胁痛、胃脘痛（均由肝气郁结所致者）。

加减 根据兼证，必须灵活运用，如惊悸不安，睡眠欠佳，加钩藤，炒枣仁；呕逆甚者加藿香；大便有腐臭味者加酒大黄、鸡内金；大便腥秽、少腹冷痛者加高良姜。

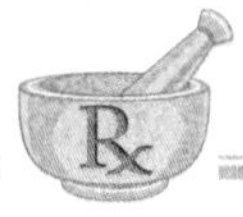

疗效◊屡用屡效。

附记◊此方山楂慎用，因其味酸，易致胃酸过多，影响疗效。

§37 治腰腿痛秘方

37.1 强腰散

来源◊张鉴铭，《名医治验良方》

组成◊川乌30克，肉桂30克，干姜30克，白芷20克，南星20克，赤芍20克，樟脑30克。

用法◊将上药共研为极细粉末，贮瓶备用。每次用30~50克，用开水调和成糊状，摊于纱布上，趁热敷贴于痛处，每隔日换药1次。

功用◊温散寒邪，行滞通阻，活血镇痛。

方解◊腰为肾之府，肾多虚而常不足。腰痛时久，久痛则虚，虚则阳气不足，阳气不足则腰无力，故法当助阳补虚。本方以川乌、肉桂、干姜为主，有温而散寒、助阳补虚之功；辅之以白芷、南星行滞通阻；助之以赤芍活血散瘀；加樟脑有兴奋镇痛之力，使药物更加发挥其渗透作用，趁热敷上，倍感舒畅。综观全方，有助阳、补虚、通滞、镇痛、活血之功，故每用而收奇效。

主治◊慢性腰腿痛（寒痹型，劳损型）。

疗效◊余前治腰痛亦用传统活血化瘀方，但收效不佳，改用此方后，每每应验。

37.2 治腰腿痛方

来源◊邓铁涛，《邓铁涛临床经验辑要》

组成◊当归、丹参各15克，乳香、没药各5克，生地25克，赤芍、白芍各15克，甘草5克。

用法◊每日1剂，水煎服，日服2次。

功用◊活血化瘀，通络止痛。

主治◊腰腿痛，坐骨神经痛。

疗效◊屡用屡验，效佳。

§38 治雷诺氏病（肢端血管痉挛症）秘方

38.1 温经通脉汤

来源◊曹向平，《名医治验良方》

组成◊川桂枝10克，炙黄芪15克，当归、炒白芍各10克，北细辛5克，木通5

克，川芎 6 克。

用法 每日 1 剂，水煎服，日服 2 次。

功用 温经散寒，养血通脉。

方解 雷诺氏病，类似中医的“血痹”、“螺疮”证范畴。多因寒凝血脉，脉络阻滞所致。方中桂枝味辛甘性温，功能温经散寒活血；细辛味辛性温，专司温经散寒而止痛；当归味甘辛性温，可补可散，是治血痛之要药；白芍专入肝脾，功专柔肝止痛、养血滋阴；黄芪味甘性微温，能行血中之气，上药合伍，养血通脉而缓肢端之痉挛；红花破瘀生新，且能活血止痛；川芎为血证又一要药，功专活血理气、搜风止痛；木通、红花、川芎以加强通脉活血；细辛配甘草等药有镇痛之效。

曹氏自拟，“温经通脉汤”治疗本病，积数十年经验之结晶，在温经散寒、养血活血通脉之剂中伍入益气之黄芪和消炎之木通，使之配伍更臻完善，可谓之“衡今酌古，慎思以处”也。

主治 雷诺氏病（肢端血管痉挛症）。

加减 诸药相伍，而奏上述之效。本方症以手指遇寒麻木甚至苍白，进而紫黑疼痛，甚则不愈为特点，此乃中医血痹阴寒之证，脉沉细者可加附子 10 克。

疗效 一般连服 1 月有效。连进 3 个月可控制 3 个月。

38.2 通脉方

来源 张镜人，《中华名中医治病囊秘·张镜人卷》

组成 生黄芪 15 克，当归 9 克，桂枝 6 克，细辛 3 克，赤芍、桃仁各 9 克，川芎、红花、木通各 6 克。

用法 每日 1 剂，水煎服，日服 2 次。

功用 益气温阳，活血化瘀，宣通络脉。

方解 雷诺氏征，其表现为双手指（趾）遇寒后出现发白、潮红、紫绀，同时伴有长年四肢不温现象，祖国医学责之阳气虚弱。四肢为诸阳之末，阳气不足，四末失其温养，故见于手足厥寒，正如成无己所说：“手足厥寒者，阳气外虚，不温四末，脉细欲绝者，阴血内弱，血行不利。”本方系《伤寒论》中当归四逆汤合黄芪桂枝五物汤化裁而成。具有益气温阳，活血化瘀，宣通络脉功效。方中黄芪甘温，补气之功独专，合当归益气而养营阴；桂枝配细辛，味辛气温，温阳气而通络脉，血得温则流畅；桃仁伍红花、赤芍伍川芎，皆有活血化瘀作用；木通能通降滑利，配以诸药通利血脉关节的疗效更优。

主治 雷诺氏征，肢端青紫症。

疗效 临床屡用，连服 1 个月以上，常获良效。

附记 又余永敏用自拟的温经活血汤，治疗肢端动脉痉挛病，屡收良效。药用：附

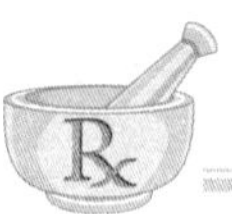

子、桂枝、当归、赤芍、川芎、鸡血藤、红花各9克，丹参30克，黄芪15克，甘草6克。每日1剂，水煎服，日服2~3次。本方具有温经散寒、活血化瘀之作用。笔者应用，加用本方煎水外洗，内外并治，效果更佳。

§39　治帕金森氏病（震颤麻痹）秘方

39.1　二白丹参汤

来源　高辉远，《湖北中医》（6）1993年

组成　玉竹、白芍、白术、丹参、葛根、山药、天麻、法半夏各10克，木瓜、龙骨（先煎）、牡蛎（先煎）各15克。

用法　每日1剂，水煎两次，早、晚分服。

功用　滋阴柔肝，熄风止颤。

主治　帕金森氏病。

疗效　临床屡用，效果甚佳。

附记　方名为笔者拟加。笔者临床验证有效。

39.2　醒脑复聪汤

来源　李辅仁，《名医名方录》第四辑

组成　当归、远志、桑椹、天麻、茺蔚子、石菖蒲、钩藤、川芎、菊花各10克，何首乌、枣仁各20克，白蒺藜15克，珍珠母30克（先煎）。

用法　每日1剂，水煎服，每日早、晚各服1次。

功用　平肝潜阳，醒脑复聪。

主治　帕金森氏病。

疗效　临床屡用，疗效颇好。

39.3　白石龙牡汤

来源　周仲瑛，《中医杂志》（11）1996年

组成　生地、石斛、肉苁蓉、川断、白蒺藜、海藻、鳖甲各15克，白芍、石决明（先煎）各30克，天麻、煅龙骨、煅牡蛎（龙牡先煎）各20克，穿山甲10克。

用法　每日1剂，水煎服，每日早、晚各服1次。

功用　滋补肝肾，重镇潜阳。

主治　震颤麻痹（帕金森氏病）。

疗效　屡用屡验，效佳。

附记　方名为笔者拟加。本方切合病机，用之有效。

39.4 黄龙定颤汤

来源 ◊ 张沛虬，《中国当代中医名人志》

组成 ◊ 黄芪、地龙各15克，当归、川芎、天麻、生地、熟地各10克，炙僵蚕15克，防风、秦艽、威灵仙各10克，炙全蝎5克（研吞），炙蜈蚣3克（研吞）。

用法 ◊ 每日1剂，水煎服，早、晚各服1次。

功用 ◊ 养血熄风，活血化瘀。

主治 ◊ 震颤麻痹及震颤麻痹综合征。

加减 ◊ 血压增高加钩藤、桑寄生；失眠加炒枣仁、夜交藤；心悸加炙远志、枸杞子仁；便秘加瓜蒌仁、火麻仁；口干舌红加石斛、元参。

疗效 ◊ 多年应用，常获佳效，一般服5剂，即可见效。

§40 治黄疸型肝炎秘方

40.1 轻型消黄汤

来源 ◊ 关幼波，《中医原著选读》

组成 ◊ 茵陈30克，生苡米、茯苓、白芍、赤芍、六一散（包）各12克，藿香、杏仁、当归、丹皮、酒炒黄芩各9克。

用法 ◊ 水煎服，每日1剂，日服2次。

功用 ◊ 利湿清热，芳香化浊。

方解 ◊ 方中重用茵陈，利胆退黄；白芍、赤芍、丹皮、当归养阴和血、清热凉血；黄芩清热解毒；藿香芳香化浊；杏仁宣肺利气；苡米、茯苓、六一散利水祛湿。诸药相伍、共奏利湿清热、芳香化浊之功，用于湿重于热之黄疸，较为适宜。

主治 ◊ 湿热黄疸，湿重于热。症见黄疸轻、恶心、厌油腻、时呕、口不干、不思饮、困倦、食后腹胀、大便时溏，舌苔白腻，脉滑稍数。用于急性传染性黄疸型肝炎（轻型）。

加减 ◊ 若有低热，加鲜茅根30克，青蒿12克；大便溏、纳差者，加焦白术、谷芽各9克；如黄疸已退、转氨酶不降者，加蒲公英、紫花地丁、石见穿、板蓝根等解毒药。

疗效 ◊ 多年使用，疗效颇著。

40.2 重型消黄汤

来源 ◊ 关幼波，《中医原著选读》

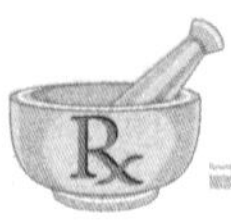

组成◊茵陈90克，生石膏、鲜茅根各30克，炒知母、炒黄柏、藿香、佩兰、杏仁、六一散（包）各9克，赤芍、丹皮、龙胆草、泽兰各15克。

用法◊水煎服，每日1剂，2次分服。

功用◊清热利湿、活血解毒、芳香透表。

方解◊方中茵陈利肝胆、退黄疸；知母、黄柏、龙胆草、石膏清热解毒；藿香、佩兰芳香化浊；赤芍、丹皮、泽兰活血化瘀；鲜茅根、六一散利水通淋祛湿；杏仁宣肺，调畅气机，通调水道，排除湿热。诸药配伍为用，共奏清热利湿、活血解毒、芳香透表之功。本方配伍周密，较前人之退黄剂更胜一筹。

主治◊湿热黄疸，热重于湿。症见黄疸重，恶心、呕吐、厌油、发热口渴、便干尿赤、舌苔黄厚而燥，脉弦滑数。用于急性传染性黄疸型肝炎之重型。

加减◊若高热或兼神昏谵语者，加服安宫牛黄丸1.2克，或紫雪丹3克，分2次冲服。便秘加酒炒大黄，栝蒌各15克；退黄时茵陈用量要大，最大可用到125克，并加活血化，以加速退黄作用。

疗效◊临床屡用，疗效满意。

40.3 加味茵陈蒿汤

来源◊印会河，《中医内科新论》

组成◊茵陈30克，栀子9克，黄柏15克，大黄9克，大青叶30克，川金钱草60克。

用法◊水煎服，每日1剂，日服2次。

功用◊泄热利湿。

方解◊方中以茵陈、金钱草利湿退黄；栀子、黄柏清热燥湿；大黄泄郁热；大青叶清热解毒。本方药简力宏，泄热利湿之功颇著，用治热重于湿之黄疸颇效。

主治◊湿热黄疸，热重于湿。症见身目黄色鲜明、发热口渴、小便短赤、大便干结，苔黄腻，脉弦数，心中烦热、嘈杂，或见烧心吐酸，如啖蒜状。

加减◊心烦加淡豆豉9克；大便不通加芒硝9克（分冲）；寒热口苦，加柴胡、黄芩、半夏各9克；胁痛甚者，加郁金9克，赤芍20克；烧心吐酸或嘈杂者，加煅瓦楞子30克。大便正常，少用大黄，同煎；如便稍溏则去大黄。

疗效◊屡用屡效，退黄效果甚好。

附记◊此方为印氏“抓主证”之方，凡阳黄初起，大便干燥者，即用此方，退黄效果甚好。

40.4 利胆退黄汤

来源◊熊寥笙，《医方新解》

组成◊茵陈30克，金钱草60克，败酱草、板蓝根、玉米须各30克，栀子、郁金各12克。

用法 ◊ 水煎服，每日1剂，日服2次。

功用 ◊ 清热利湿、利胆疏肝。

方解 ◊ 方用茵陈、金钱草清热利湿，利胆退黄。二药并用，利胆作用甚著。败酱草、板蓝根清热解毒；栀子清利湿热；玉米须渗湿利水；佐以郁金理气活血。综观全方，以清利湿热见长，此恰中“湿热相交，民病黄疸”之病机，则利胆之力甚强，退黄之效颇著。

主治 ◊ 阳黄。症见一身面目俱黄如橘子色、小便黄赤、发热，或兼恶寒、口干或渴、胸脘满闷、厌油食少，右胁隐痛，甚则刺痛，舌红苔黄，脉弦而数。凡急性传染性黄疸型肝炎、急性胆囊炎、化脓性胆管炎、胆石症或慢性胆囊炎急性发作以及胆道蛔虫伴感染等病，只要湿热俱盛，出现黄疸者，皆可加减运用。

加减 ◊ 热偏重而便秘、腹满加生大黄9克；衄血者加鲜茅根60克；胁痛剧加延胡索9克（醋炒研末，分3次兑服）；湿偏重而头痛身倦、腹胀便溏，苔白腻，脉濡缓者，去栀子，加苡仁30克，藿香9克，茯苓15克。

疗效 ◊ 临床屡用，效果甚佳。

40.5 丹凤汤

来源 ◊ 熊泽南，《江西中医药》（1）1984年

组成 ◊ 丹参、凤尾草、白茅根各30克（鲜品各100克），山楂根、台乌药各15克（鲜品各250克），陆英（根）12克（鲜品30克），牛膝15克（鲜品50克），五加皮12克（鲜品50克）败酱草20克（鲜品50克），肿节风12克（鲜高粱泡根50克）。

用法 ◊ 水煎服，每日1剂，日服2次。

功用 ◊ 清热利湿，行气活血，化瘀止痛。

方解 ◊ 肝病多因湿热气郁，而致脾虚血瘀所致。方中凤尾草、败酱草、陆英、高粱泡根、白茅根性凉甘淡、清热利湿；丹参、山楂、台乌入肝经、活血行瘀、行气止痛、消食化积；五加皮、牛膝祛风湿、补肝肾。诸药合用，共奏清热利湿、行气活血、化瘀止痛之功。由于肝病虚实夹杂，故以猪肝、蜂蜜补益肝脾，并随证加减，故效如桴鼓。

主治 ◊ 肝病。可用于急性黄疸型或非黄疸型肝炎，迁延性、慢性肝炎，肝硬化。

加减 ◊ 各型均以本方合猪肝蜂蜜饮（鲜猪肝三两切片和蜂蜜三两炒熟食之）为基本方。并随证加减，如脾胆湿热型，发热加柴胡、虎杖、野菊花，减五加皮、高粱泡根；重度黄疸加土茵陈、金钱草、败酱草，减五加皮。肝热脾湿型加茯苓、白术、酢浆草。肝经郁热型，胁痛如刺加玄胡、郁金；胀满加木香、川楝子。肝郁血瘀型，丹参增量；肝脾肿大加肿节风、独活；肝质硬加三棱、莪术；轻度腹水加茯苓、茯苓皮；重度腹水（腹大如鼓）方中白茅

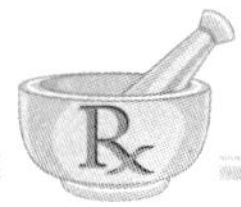

根用量加倍，加茯苓、大腹皮、葫芦壳；大便秘结加全瓜蒌 20 克，炒莱菔子 15 克；转氨酶高加五味子 10 克，酢浆草 15 克；蛋白倒置加关公须（雪见草）15 克，麦冬 12 克。

疗效 治疗肝病 304 例，其中：急性传染性黄疸型肝炎 62 例，急性无黄疸型肝炎 48 例，迁延性、慢性肝炎 101 例，肝硬化 93 例，按中医辨证分型，肝胆湿热型 62 例中，服药 7～21 剂，痊愈 62 例，占 100%；肝热脾湿型 48 例中，服药 15～30 剂，痊愈 48 例，占 100%。肝经郁热型 101 例中，服药 15～30 剂，痊愈 93 例，占 92%，基本治愈、好转各 4 例，各占 4%；肝郁血瘀型 93 例中，服药 30～60 剂，痊愈 79 例，占 84.9%，基本治愈 7 例，占 7.5%，好转 5 例，占 5.4%，无效 2 例，占 2.2%。总有效率占 99.4%。

附记 本方为熊氏祖传秘方。

40.6 清肝和胃汤

来源 方药中，《陕西中医》(3) 1988 年

组成 龙胆草、法半夏、连翘、柴胡、广郁金各 9 克，金钱草、茯苓、茵陈各 30 克，夏枯草、焦楂曲各 15 克，莱菔子 6 克，薄荷 3 克。

用法 水煎服，每日 1 剂，日服 2 次。

功用 清肝和胃，利湿退黄。

方解 急性黄疸型肝炎，属中医的“黄疸”、“呕吐”、“胁痛”等病范畴。病在肝胆脾胃，尤以肝胃功能失调为发病的关键。方中以龙胆草为君药，确有独到之处，因龙胆草既能清热，又能燥湿，为清肝和胃之要药；金钱草、夏枯草、茵陈清热利湿退黄，以助龙胆草清肝祛湿之功；焦楂曲、茯苓、法夏、莱菔子健脾和胃而化湿，同时兼制龙胆草苦寒伤胃之弊；柴胡、连翘、郁金、薄荷疏肝理气和胃。诸药合用，共奏清肝和胃，利湿退黄之功。通过临床观察：本方具有抗炎解毒、恢复肝细胞功能、降酶及利尿等作用，对甲、乙型肝炎病毒均有不同程度的抑制作用。

主治 急性黄疸型肝炎。

加减 恶心呕吐较剧者，去龙胆草，加竹茹、煅赭石；纳差者加槟榔、炒麦芽；热重者加黄芩、板蓝根；湿盛者加藿香、苍术；湿热并重者加黄连、金银花；便秘者以番泻叶适量泡茶饮服。乙肝表面抗原阳性者加大剂量白花蛇舌草、大黄及马鞭草。

疗效 孙元勤验证，治疗 50 例，治愈（临床症状消失、肝功能检查正常，B 超肝脏探查示肿大的肝脏回缩至正常范围）42 例，占 84%；好转（临床症状减轻或基本消失，肝功能检查各项指标好转或仅轻度异常，B 超肝脏探查示肿大的肝脏缩小但仍在异常范围）8 例，占 16%。总有效率达 100%。

40.7 清解化利汤

来源 张志新,《陕西中医》(10)1988 年

组成 金钱草、板蓝根、丹参、生山楂、赤芍、泽泻各 15～30 克，陈皮、茯苓、车前子各 10~15 克，红花、甘草各 6~10 克。

用法 水煎服，每日 1 剂，分 3 次口服。

功用 疏肝利胆、清热解毒、活血化瘀。

方解 本病多因湿热蕴结脾胃、脾失健运，交蒸于肝胆，肝失疏泄，湿热不能泄越，则蕴于血分，与血互结；气机不畅，瘀阻脉络，致肝瘀胆阻，胆汁不循常道则外溢所致。故方用金钱草、板蓝根，可促进胆汁分化、毒素分解，具有清热解毒、利胆退黄的效果；丹参、生山楂、赤芍、红花可扩张肝脏血管，增加肝血流量，和改善肝微循环的作用，可起活血化瘀、降酶降浊的效果；泽泻、茯苓、车前子、陈皮、甘草健脾和胃利湿，具有促进毒素和胆汁排泄的作用。全方具有较好的疏肝利胆，清热解毒，活血化瘀功效。

主治 急性黄疸型肝炎。

加减 若热重者，可选加山栀、大黄、黄柏、蒲公英、丹皮等；湿重加猪苓、滑石、土茯苓、藿香；呕恶加姜半夏、竹茹；纳差加炒神曲、炒麦芽、炒莱菔子；气滞明显加青皮、枳壳、香附、金铃子散；血瘀明显加失笑散、桃仁、川芎、三棱、莪术等。根据肝功指标：转氨酶高者加蒲黄、白芍、五味子、枸杞子；紫浊反应异常加牛膝、三七、茜草；黄疸指数高者加茵陈、郁金、茜草、蒲公英等。

疗效 治疗 114 例，全部治愈。治愈率为 100%。治愈标准是，自觉症状和体征消失、肝功化验正常，随访半年未见复发者。

40.8 肝炎协定方

来源 《江苏中医》(12)1990 年

组成 板蓝根、半枝莲各 30 克，田基黄 20 克，猪苓、茯苓各 12 克。

用法 水煎服，每日 1 剂，取汁 150 毫升，早、晚 2 次分服。如有严重呕吐者，配合输液疗法。

功用 清热、利湿、退黄。

方解 方用板蓝根、半枝莲、田基黄、猪苓、茯苓等组合成方，具有清热解毒，利湿退黄之功，有抗病毒、消炎；降低转氨酶，促进肝细胞恢复；利湿退黄，促进网状内皮细胞吞噬及增强细胞免疫功能等有较好作用。

主治 急性病毒性肝炎，尤以黄疸型肝炎为优。

加减 湿重于热型加苍术、白术各 10 克，制川朴 6 克，白蔻仁 3 克；热重于湿型加茵陈 20 克，山栀、制大黄各 10 克。

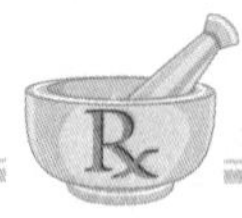

疗效 ◊ 治疗131例（2例为无黄疸型）。按1981年5月江苏省卫生厅急性肝炎治愈标准，结果131例中治愈122例，好转9例。总有效率为100%。

附记 ◊ 本方为苏州市中医院经验方。

40.9 活血通络汤

来源 ◊ 吴朝文，《新中医》（6）1984年

组成 ◊ 丹参、桃仁、红花、茵陈、郁金、炮山甲、皂角刺、路路通（剂量可随证酌定）。

用法 ◊ 水煎服，每日1剂。

功用 ◊ 活血通络，逐瘀退黄。

方解 ◊ 对于顽固性黄疸，经久不退，当根据"初病在经，久病在络，气分不效，宜治血分"理论，故用活血通络、逐瘀退黄之法，方用丹参、红花活血化瘀；茵陈利湿退黄；入穿山甲、皂角刺、路路通通络逐瘀退黄。穿山甲、皂角刺通行十二经，最善走窜经脉，对利胆退黄、改善毛细胆管梗阻作用甚著，但剂量不宜过大，一般以9~12克之间为宜，避免耗气伤正的副作用。如缺此二味，可用地龙、旋覆花、茜草、威灵仙等品代用。

主治 ◊ 顽固性黄疸。

加减 ◊ 厌油者加山楂；巩膜黄甚者加木贼草、夏枯草；皮肤瘙痒加白蒺藜、秦艽；有胆道结石者加金钱草、鸡内金；寒湿现象明显者加白术、熟附片；若系肝细胞性黄疸者，去炮山甲、皂角刺，加板蓝根、夏枯草。

疗效 ◊ 治疗顽固性黄疸8例，其中阻塞性黄疸6例，肝细胞性黄疸2例。结果：7例痊愈，1例因呕吐不受药而中止治疗。服药15~60剂之间均愈。

40.10 秘传黄痧症验方

来源 ◊ 李岛三，《中医必读》

组成 ◊ 茵陈、赤茯苓各15克，白术、猪苓、泽泻、橘皮、青皮、瞿麦各9克，木香、神曲各6克，肉桂4.5克，莲子、厚朴、沉香各6克，怀山药9克，栀子、黄柏各6克、糯米100克（炒），针砂9克，皂矾7.5克，飞面100克（炒、或赤面亦好），乌枣肉200克。

用法 ◊ 上药共研细末，捣赤面、乌枣为小丸，备用。每服15克，米汤送下。

功用 ◊ 利湿退疸，行气化滞。

方解 ◊ 疸症多因湿热、寒湿之邪内侵，影响肝胆疏泄，胆汁外渗肌肤所致。因其症状不同，又有黄疸、酒疸、谷疸、石疸、黑疸之称，合为"五疸"。故方中用茵陈五苓散清热、解郁、转输利湿。茵陈为治湿退黄之功臣；茯苓胜脾胃之湿；猪苓、泽泻泻肾与膀胱之湿；白术健脾除湿；山药、莲子、栀子、瞿麦、黄柏、清热利湿；肉桂温阳利湿以监制苦寒伤胃之弊；橘皮、神曲健脾

和胃，青皮、木香、沉香、厚朴降气和中；粳米、飞面、乌枣调和脾胃；针砂、皂矾消陈除积。全方重在健脾除湿、化气行水，脾健则能散精使水精四布，气行则水行，湿化而疸消。

主治 黄疸症，无论阴阳寒热、久年坏症、腹胀肢瘦、口渴便赤、面目及周身皮肤如橘色。

疗效 屡试屡验，效佳。

40.11 清肝利黄汤

来源 刘学文，《千家妙方·上册》

组成 金钱草、茵陈、板蓝根各50克，黄芩25克，车前20克，芒硝15克（冲服），枳壳20克，木香15克，焦三仙各15克，柴胡15克。

用法 水煎服，每日1剂。

功用 清热利湿退黄，兼以疏肝理脾。

主治 急性黄疸型传染性肝炎。

加减 偏热而症见大便干燥者去木香，加大黄10克；偏湿而症见呕吐、恶心较重、苔白腻、脉濡缓者，去芒硝，加半夏、藿香各15克；食欲不佳而腹胀者，可加砂仁、陈皮、川朴各15克；肝脾肿大迟迟不消者，加鳖甲50克，丹参25克；转氨酶高而不降者加五味子50克。

疗效 观察50例急性黄疸型传染性肝炎病人，服用本方后，黄疸的消退以及胃肠症状均能很快见效。黄疸在半个月内恢复正常者达90%，其他饮食不佳、厌油、上腹胀满、恶心等症状在1个月内消失者达100%。而肝大缩至正常及转氨酶在1个月内降至正常者达74%。

40.12 瘀黄汤

来源 萧熙，《中国当代中医名人志》

组成 泽蓝叶10克，光桃仁12克，生鳖甲18克，粉丹皮6克，山栀仁、建泽泻各10克，龙胆草4.5克，绵茵陈15克，玉米须30克，生麦芽10克，生黄芪、潞党参各15克，云茯苓、蒲公英各10克。

用法 水煎服，每日1剂。服药10剂为一阶段，连服20剂为1疗程。

功用 益气健脾、泻肝泄热、宣湿化瘀、育阴散结。

主治 黄疸病（病毒性肝炎、全身黄疸），症见身体羸瘦、两目发黄、面色晦暗、精神忧郁、头晕、食少、夜难入寐、胸闷胁痛、痞块作胀、大便干结、小便短赤、足背微肿，苔黄薄腻、脉弦而细，病情属于肝强脾弱、湿热内蕴、瘀阻血络、气阴俱虚之瘀黄证。

疗效 屡用皆效。

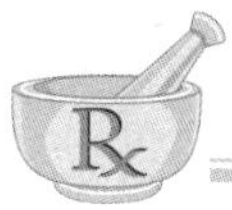

40.13 茵陈三黄三仙汤

来源 周少伯，《中国当代中医名人志》

组成 西茵陈、田基黄各30克，黄芩10克、生大黄6~10克，焦三仙各10克，陈皮、茯苓、车前子、泽泻各10克，生甘草6克。

用法 水煎服，每日1剂。

功用 清湿热，排病毒，利胆退黄，助脾健运。

主治 急性黄疸型肝炎。具有目黄、肤黄、尿黄、食欲减退，或伴有恶心呕吐、腹胀不舒、便秘或泄泻等症，肝功能检查，其有黄疸指数及谷丙转安酶增高者。

加减 舌苔白腻、大便泄泻加炒苍术10克；黄疸消退，肝功能基本恢复正常时茵陈及三黄剂量减半，加党参、丹参、炒白术各10克。

疗效 经500余例临床观察，有效率100%，治愈率99.6%（临床症状消失、肝功能恢复正常），平均疗程21天。

附记 卧床休息，少吸或不吸烟，禁饮酒。

40.14 退黄三草汤

来源 李昌源，《名医治验良方》

组成 鲜车前草10株，天青地白草、酸浆草、白花蛇舌草、绵茵陈、大青叶、板蓝根、郁金各20克。

用法 每日1剂，水煎两次，日分3次服。

功用 清热解毒，退黄除湿。

方解 本方专为黄疸症之阳黄而设。现代医学中所称之急性黄疸型肝炎，慢性迁延性肝炎急性发作等，多属阳黄范围。宗《金匮要略·黄疸病》中“黄家所得，从湿得之”，“诸病黄家，但利其小便”之说，以清热除湿利尿为法。方用鲜车前草、天青地白草、酸浆草入肝脾，清热利湿凉血为主药；辅以绵茵陈、白花蛇舌草除湿清热退黄；大青叶、板蓝根清热解毒凉血；佐以郁金行气解郁化瘀。诸药合用，以收清热解毒除湿、疏肝利胆除黄之功。本方所用之品轻清泄热、利尿除湿，使邪热得清、湿浊得除，且不伤中土，可谓得治肝炎之三味。

主治 急性黄疸型肝炎、慢性迁延性肝炎急性发作。

加减 湿热蕴结者，加黄连6克，大黄10克（后下），滑石，蒲公英各20克；肝郁气滞血瘀者，加桃仁、红花、莪术各10克，没药6克；脾气虚者，加太子参、苍术、茯苓各10克，炙甘草3克；肝肾阴虚者，加旱莲草、女贞子、枸杞子各20克，麦冬15克。

疗效 屡用屡验，疗效显著。

40.15 凉血活血汤

来源◇汪承柏,《名医治验良方》

组成◇赤芍 80~100 克，葛根、丹参、茜草各 30 克，丹皮、生地各 15 克。

用法◇每日 1 剂，水煎服，日服 2 次。

功用◇凉血活血，利胆退黄。

方解◇病成日久，必致血瘀血热，瘀血胶结。尤其是慢性重度黄疸肝炎，治疗难度大，黄疸不易消退，且易反复。故方中用赤芍凉血活血，配以葛根、丹参、茜草、丹皮、生地利胆退黄，并可改善肝脏及周身微循环障碍，具有降黄和恢复肝功之功效。本方适用于急性肝炎，病程超过 1 个月及慢性肝炎、肝硬化之重度黄疸（血清胆红素>171）者，均可使用。或症见口咽干燥、小便深黄、大便干、皮肤瘙痒、抓后有出血点，鼻衄、齿衄、肝掌、蜘蛛痣，舌质紫暗，舌干，脉络增粗延长，肝脾肿大等，证属血热血瘀者更为适宜。

主治◇重度黄疸肝炎。

加减◇若心下停饮者，加桂枝 15 克，茯苓 30 克；中焦虚寒者，加干姜 15 克；若阳明腑实明显者，加生大黄 10~15 克（后下），元明粉 2~4 克（冲）；皮肤瘙痒者，选加牛蒡子、浮萍、连翘、薄荷各 10~15 克；汗闭者，加麻黄 6~9 克；呕者，加生姜 10 克，姜半夏 15 克；夹有湿热者，加黄芩、茅根各 15 克；有出血倾向，或血浆蛋白降低者，加三七粉 3~4 克（冲）；有冷球蛋白三联征（瘀斑、关节痛、疲劳）者，重用茜草，加豨莶草 30~45 克。

疗效◇用本方重用赤芍治疗，退黄有效率为 94.8%，从而使慢性重症肝炎的发生率仅占 4%，因而大大提高了该病的治愈率。

附记◇汪氏认为，若长期黄疸不退，90%以上可发生肝细胞液化性、凝固性坏死而成为慢性重型肝炎，其病死率高达 87%~100%，不可不慎。因此，加速黄疸消退是改善本病预后的关键。

§41 治无黄疸型肝炎秘方

41.1 虎蛇疗肝汤

来源◇万文谟,《中国中医药报》1990 年

组成◇虎杖 15 克，白花蛇舌草 30 克，贯众、太子参各 15 克、白术 10 克，桑寄生 15 克，秦艽、赤芍、白芍各 10 克，甘草 6 克，藿香、茯苓、益母草、郁金各 10 克。

用法◇水煎服，每日 1 剂，日服 3 次。

功用◇解毒利湿，调肝理脾。

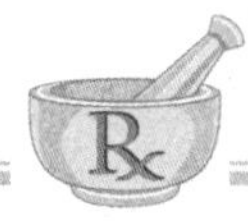

方解◇中医认为病毒性肝炎的病因与湿热毒邪有关，病变部位主要是肝胆脾胃。由于毒邪困遏肝脾，常有肝胆疏泄失常、脾胃运化失职的现象。同时也可见到不同程度的气滞血瘀证候。因此，以解毒利湿，调肝理脾为治疗大法。方中虎杖、白花蛇舌草、贯众等清热解毒；赤芍、益母草、郁金、藿香等活血理气；白术、秦艽、茯苓等健脾除湿；桑寄生、白芍等柔肝补肝。诸药合用，使毒解湿去、气血流畅、肝脾功能得以恢复。从现代医学中的部分药理作用来看，本方也有抗毒、利胆、降酶、护肝、改善肝脏血流等作用。

主治◇病毒性肝炎、肝硬化或其他肝脏疾病，凡有湿热蕴遏、肝脾功能失调的证候，均可选用本方。

加减◇以上为成人一日量，应用时可随年龄及证候变化有所增减。如正气不足，可选加黄芪、淫羊藿、沙苑子等；阴伤者，可选加首乌、女贞子、枸杞子等；腹胀者，可选加广木香、枳壳、大腹皮等；齿衄、鼻衄者选加茅根、小蓟、旱莲草等；瘀血较甚者，可选加桃仁、土鳖虫、五灵脂等；脾虚便溏者，可选加炮姜等。在解毒药中还有龙葵，垂盆草，败酱草等，亦可选用。

疗效◇多年使用，治验甚多，疗效显著。

41.2 豢龙汤

来源◇施奠邦，《中国中医药报》

组成◇羚羊角4克，牡蛎12克，石斛10克，麦冬（青黛少许拌）5克，南沙参12克，川贝（去心）6克，夏枯草、丹皮各5克，黑荆芥、薄荷炭各3克，茜草根、牛膝各6克，茅根15克，藕节片5大片。

用法◇水煎沸后，再用文火煎半小时左右，取汁服下，一日一剂，水煎2次。

功用◇清热养阴，降火止血。

方解◇本方所治属肝肺邪热上冲所致鼻衄。肝经有热，故用羚羊角以清肝泻火，复用丹皮、青黛、夏枯草助其清肝，使之协同增效；肝火犯肺、耗灼肺阴，故再用麦冬、石斛、沙参、川贝清养肺阴，是为正本清源之治。配伍黑荆芥、薄荷炭、藕节片、茜草、牡蛎收敛止血，以遏其势而治其标；牛膝以引热下行，使气火下降而达到止血的目的；白茅根清热生津、凉血止血。总观全方，清肝肺之热而润养其阴、降火止血而引热下行，故对肝肺邪热上冲而致鼻衄可以应用。衄血如属脾气虚寒、脾不统血者，不可妄用。

主治◇肝炎，肝硬化早期肝肺邪热上冲以致鼻衄，血色鲜红，心烦口渴，目红目赤，苔黄，脉数。并对澳抗阳性者有较好的转阴效果。

加减◇在临床使用时，方中藕节片可改用藕节炭，以加强止血之功，白茅根宜用鲜品，如无茅根，亦可改用茅花，止血之功亦佳。

疗效◇临床屡用，收效甚捷，效佳。

41.3 疏肝利胆汤

来源 章真如，《中国中医药报》1990 年

组成 柴胡、枳壳、赤芍各 10 克，甘草 8 克，木香、黄芩各 10 克，黄连 6 克，熟军 8 克，鸡内金、郁金、川朴、山楂各 10 克。

用法 水煎服，每日 1 剂，日服 2 次。

功用 疏肝理气、利胆通便。

方解 上述症状属于肝气郁滞、胆气不畅、木郁土壅、湿热内蕴所致。本方是从《伤寒论》大柴胡汤化裁而来，重在疏肝健脾理气，清热利胆通便，方中柴胡、郁金、枳壳疏肝理气；芍药、甘草缓肝和中；黄芩、黄连、大黄苦寒利胆通便；内金健脾消积；山楂入肝导滞；木香、川朴宽中理气。共奏疏肝利胆作用。

主治 肝胆湿热导致之胁痛、脘胀、口苦、口干、食纳呆滞、恶闻油腻、时作呕吐或嗳气不止，大便秘结，甚则恶寒发热，出现黄疸、脉弦、舌暗红、苔黄腻。又治胆石与胆道感染，效果良好。

加减 胁痛较甚者，可加玄胡、川楝子；大便秘结甚者，熟军改用生军；个别患者大便稀溏，去熟军加藿香；呕恶嗳气甚者加法半夏；消化不良加炒谷麦芽；苔黄厚腻，加金钱草；恶寒发热加金银花、连翘；黄疸出现加茵陈、山栀。

疗效 临床屡用，效果良好。

附记 治疗期间，宜清淡饮食，勿吃过分油腻食物，即高蛋白、高脂肪类食物以及不易消化食物等。

41.4 疏肝解毒汤

来源 张梦侬，《临证会要》

组成 丹参 15 克，旋覆花（布包）、五灵脂、炒蒲黄各 10 克，紫花地丁、蒲公英各 24 克，夏枯草 30 克，当归尾、赤芍、白芍、川厚朴各 10 克，延胡索、甘草各 10 克。

用法 多加水浓煎，分 3 次温服，每日服 1 剂。以 15 剂为 1 疗程。停药观察其变化，如服后有效，可以续服 3 个疗程。

功用 疏肝理气，活血散瘀，散结败毒。

方解 肝喜条达而恶抑郁，若情志不畅，或感染病毒，则气滞血瘀，郁结为病，使肝脏肿痛。故首用消结软坚、下气行水。《金匮》用治肝著之旋覆花为君；佐以除烦热、破瘀血、生新血之丹参；入肝经血分、散瘀活血止痛之五灵脂；入厥阴血分、行血散瘀消肿之蒲黄；泄热消肿解毒之蒲公英；治一切无名肿毒之地丁；补肝血、泄肝火之夏枯草；泻肝火、散恶血之赤白芍；养血和血、治心腹诸痛之当归；除湿散满、能破宿血之厚朴；治气滞血结、上下

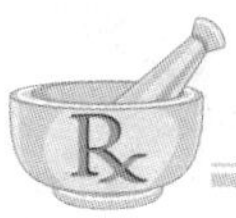

内外诸痛之延胡索；而以甘平解毒、协和诸药之甘草，协同白芍能缓中止痛。综合成剂，为治一般肝炎之通用方。

主治 无黄疸型肝炎。早期多无自觉症状，经过日久，始觉肝渐肿大，肝区有自觉痛或压痛感，兼有脘闷食减、气逆嗳饱、神疲体倦。

疗效 屡用皆效。

附记 临床运用，须先辨证求因，随证加减。验之临床，确有良效。

41.5 柴胡解毒汤

来源 刘渡舟，《名医治验良方》

组成 柴胡、黄芩各10克，茵陈蒿、土茯苓、凤尾草各12克，草河车6克。

用法 每日1剂，水煎服，日服2次。

功用 疏肝清热，解毒利湿。

方解 急性肝炎或慢性肝炎活动期总以病邪为主（系指“毒邪”、“疫气”），故方用柴胡既能清解肝胆邪热，又能疏肝解郁，《本经》谓“主心腹胀，胃中结气，寒热邪聚，推陈致新”。黄芩《本经》谓“主治诸热黄疸”，清热利湿，故共为君药；茵陈蒿功擅清热化湿，利胆退黄，为治疗黄疸的要药；土茯苓清热解毒，淡渗利湿，引邪毒由小便而解；凤尾草利水解毒，泻热凉血；草河车清热解毒、功胜公英，地丁且有消炎止痛之能，故共为柴胡、黄芩之佐。现代研究表明，方中柴胡有抗肝炎病毒引起的细胞病变、促进机体免疫、利胆、保肝等作用；黄芩也有护肝、利胆作用；茵陈蒿利胆、保肝作用显著；草河车、凤尾草、土茯苓均有不同程度的抗病毒作用；则为本方治疗病毒性肝炎提供了药理学依据。

主治 急性肝炎或慢性肝炎活动期，表现为谷丙转氨酶显著升高，症见口苦、心烦、胁痛、厌油食少、身倦乏力、小便短赤、大便不爽，苔白腻，脉弦者。

疗效 屡用屡验，疗效显著。

41.6 柴胡三石解毒汤

来源 刘渡舟，《名医治验良方》

组成 柴胡、黄芩各10克，茵陈蒿、土茯苓、凤尾草各12克、草河车6克，滑石12（包），寒水石、生石膏各6克，竹叶10克，双花6克。

用法 每日1剂，水煎服，日服2次。

功用 清热利湿解毒。

方解 面色黧黑而有油垢为湿毒凝结蕴蒸于上之征；臂背酸胀为湿郁少阳经脉不利之征。舌苔厚腻，难以脱落乃湿毒有根难拔之兆。可见，以上三征当为使用本方的重要指证。故在柴胡解毒汤基础上，加三石（滑石、寒水石、生石膏）和竹叶以增强清利湿热作用。加双花清热解毒以化湿浊。另外，滑石、

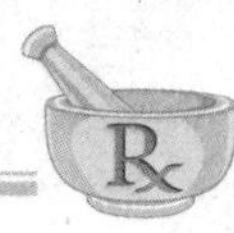

寒水石、竹叶均有利小便作用，以期湿浊之邪由小便外排，湿热分消，凝结化解。服此方后以舌苔褪落为病减，臂背酸胀不发为病愈。故又是观察疾病进退，预后的重要参数。

主治 ◊ 急、慢性肝炎（证属湿热凝结不开者）。临床表现为口苦、口黏、胁胀痛、小便短赤、面色黧黑兼带有油垢、体重不减反增、臂背时发酸胀，舌苔白腻而厚，脉弦缓。

疗效 ◊ 屡用屡验，疗效显著。

附记 ◊ 肝病最忌伤阴，而刘老巧用滑石、寒水石、甘寒清热、利尿、生津，祛湿而不伤阴，生津而不碍湿。这对于临床治疗肝病颇有指导意义。

41.7 舒肝化症汤

来源 ◊ 周信有，《名医治验良方》

组成 ◊ 柴胡 9 克，茵陈 20 克，板蓝根 15 克，当归 9 克，丹参 20 克，莪术、党参、炒白术各 9 克，黄芪、女贞子各 20 克，五味子 15 克，茯苓 9 克。

用法 ◊ 每日 1 剂，水煎服。头煎二煎药液相混，每日早、中、晚分 3 次服。亦可共研为细末，炼蜜为丸，每丸重 9 克，日服 3 丸。

功用 ◊ 舒肝解郁，活血化瘀，清解祛邪，培补脾肾。

方解 ◊ 湿热夹毒，邪毒留连，是各种病毒性肝炎致病的主要病因。正气虚损，免疫功能紊乱低下，是发病的重要病机；肝失调达、气滞血瘀，又是本病的基本病理变化。本方系撷取茵陈蒿汤、四逆散、逍遥散、枳术丸、保元汤、当归补血汤等诸方之长并结合本人长期临床经验加减化裁而成。本方组成采取解毒化湿、补虚、祛瘀三法合用的治疗原则，通治各种病毒性肝炎。方中以柴胡调达肝气；茵陈、板蓝根、茯苓等清热利湿，抑制病毒；当归、丹参、莪术等养血调肝，和血祛瘀，以扩张肝脏血管，增强肝内血液循环和增加肝脏血流量，从而起到改善肝脏营养及氧气供应，防止肝脏细胞损害、变性和纤维组织增生，以防肝病的发生、发展，并促使肝病恢复；党参、白术、黄芪、女贞子、五味子等为扶正补虚之品；参、术、芪健脾益气，而有利于血浆蛋白的提高，促进肝功能的恢复，其中五味子酸收入肝，使转氨酶不致释放出来，从而起到降酶作用。上药配伍，全面兼顾，起到中药处方综合作用和整体调节作用。这是运用中药治疗病毒性肝炎的一大优势。

主治 ◊ 各种急慢性病毒性肝炎、早期肝硬化、肝脾肿大、肝功能异常等。

加减 ◊ 有湿热证候或瘀阻现象的，方中茵陈可重用 40～60 克，以利于清利湿热，再加赤芍、栀子，是出于祛瘀利胆的目的。虚羸不足严重的偏于阳虚酌加淫羊藿、仙茅、肉桂以温补肾阳；偏于阴虚酌加生地、枸杞等以滋补肾阴。对于肝硬化代偿失调，血脉瘀滞、阳虚不化所出现的腹水，根据“去菀陈莝”，温阳利水的治则，在重用补益脾肾和活血祛瘀之品的基础上，尚须酌

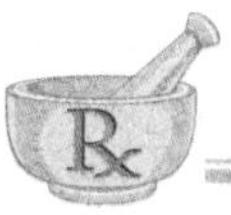

加理气利水之品，如大腹皮、茯苓皮、泽泻、白茅根等，如此标本兼治，有利于腹水消除，恢复肝脏代偿功能。

疗效◊临床屡用，疗效颇好。

41.8 加味舒肝饮

来源◊李聪甫，《千家妙方·上册》

组成◊紫丹参（酒炒）、杭白芍（酒炒）各 10 克，漂白术（土炒）9 克，西枳壳（麸炒）、川郁金各 6 克，青皮（醋炒）、北柴胡各 5 克，炙甘草 3 克，炒麦芽 9 克，生北楂 6 克，鸡内金 5 克。

用法◊水煎服，每日 1 剂。

功用◊疏肝实脾，解郁调气。

主治◊无黄疸型传染性肝炎。

加减◊本方补而不峻，疏而不激，屡用取效。在服一些时日之后，如果右胁疼痛仍放射及于腰脊各部，四肢困倦，夜寐恶热汗出，肝阴不足，肝气散而不敛，虚阳潜而不收，可以继服养肝饮：紫丹参（酒炒）、杭白芍各 10 克，山茱萸（去核）6 克，青皮（醋炒）、川郁金各 5 克，牡蛎 12 克（先煎），炒麦芽 10 克，炙甘草 5 克。水煎服，每日 1 剂，此方寓散于收，含敛于养，即“急者缓之，散者收之，损者益之”之义。

疗效◊屡用屡效。

§42 治重症肝炎秘方

42.1 赤芍退黄汤

来源◊汪承柏，《中国中医秘方大全》

组成◊生地、丹参各 15 克，葛根 30 克，赤芍 60 克，丹皮 15 克。

用法◊水煎服，每日 1~2 剂。

功用◊凉血活血。

方解◊本病多因瘟疫毒邪，侵入血分，猝然而致。为病凶猛，贵在早治。本方重用赤芍 60~80 克退黄，迄今尚未见于报道。赤芍为凉血活血之品，善清血分实热，《本草纲目》谓：“赤芍药散邪，能行血中之滞。”配以生地，可清热凉血而不留瘀；丹皮善清血分热且兼活血；丹参养血活血；葛根散邪。诸药伍用，利胆作用极强。拟用大量赤芍，从临床实践观察，对肝脏有利无害。

主治◊瘀胆型重症肝炎。

加减◊皮肤瘙痒者加防风、地肤子、白鲜皮等；有胃脘胀满者，加莱菔子 30 克；便秘者加生军 10 克（后下），元明粉 4 克（冲服）。

疗效 ◇ 应用 27 例，消退黄疸明显。14 例在黄疸高峰时胆红素每天下降>1. 0mg/dl，4 例每天下降>2. 0mg/dl，最快的每天下降 2. 33mg/dl。

42.2 解毒活血汤

来源 ◇ 王润荷，《中国当代中医名人志》

组成 ◇ 茵陈 60~90 克，生川军 6~9 克，制川军 10~15 克，黄芩、金银花各 30 克，龙胆草 9 克，生地 20~30 克，丹皮 12 克，葛根 15~30 克，丹参、车前子各 30 克，红花 10 克、白茅根、玉米须各 30 克，人参 20 克，白术 10 克，生麦芽 12 克，甘草 3 克。

用法 ◇ 水煎服，每日 1~2 剂。

功用 ◇ 清热解毒，利湿活血凉血。

主治 ◇ 重症肝炎，重度黄疸。

疗效 ◇ 临床屡用，疗效显著。

附记 ◇ 又治急性重症肝炎，常用丹参、赤芍、葛根、生地、大黄，并重用赤芍，临床疗效显著。

§43 治乙型肝炎秘方

43.1 活血解毒清热方

来源 ◇ 朱曾柏，《名医特色经验精华》

组成 ◇ 虎杖 500 克，露蜂房、紫草、龙胆草、槟榔各 100 克。

用法 ◇ 蜂房蒸后微火烤干，与其他药共研极细末，过 100 目筛，制成蜜丸。成人每次服 10 克，一日服 3~4 次（儿童酌减），用适口饮料，或以茵陈、板蓝根、连翘煎水送服。也可同时吞服明矾 0. 2 克，贝母粉 1 克。

功用 ◇ 活血，解毒，利湿，清热。

方解 ◇ 方中虎杖，清热凉血、解毒行瘀；蜂房“以毒攻毒”；紫草解毒凉血；龙胆草为“凉肝猛将”；槟榔是行滞化气之佳品。乙肝多因痰积化毒所致，故以解毒活血之法治之。乙肝经久不愈，脏腑失和，体内津液气血化为痰湿，黏滞难去，因而出现毒骊于痰、痰积化毒的病理变化。因此吞服明矾、贝母粉渗湿化痰是十分必要的，可以提高 HBS 的转阴率。

主治 ◇ 主要用于乙型肝炎的 HBS、Ag 等持续阳性，而症状和体征不明显者，或 HBS、Ag 转阴后又复阳者。

疗效 ◇ 屡用屡验，效果尚佳。

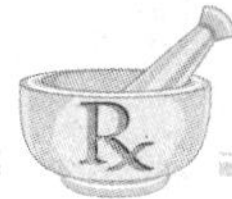

43.2 抗原汤

来源 钟磊，《中国中医秘方大全》

组成 当归、白术、柴胡各10克，茯苓、虎杖各15克，茵陈20克，白花蛇舌草30克，甘草6克。

用法 水煎服，每日1剂，1个月为1疗程。

功用 清热解毒，活血调肝。

方解 慢性乙型病毒性肝炎，以肝郁脾虚、湿热内蕴居多，本方以疏肝健脾为主，加虎杖、茵陈、白花蛇舌草清热利湿解毒。诸药配伍为用，共奏清热解毒、活血调肝之功。

主治 乙型慢性病毒性肝炎。

加减 湿热偏重伴黄疸，加蒲公英，败酱草；脾气虚加党参、黄芪、山药；脾肾阳虚去茵陈加巴戟天、仙灵脾、菟丝子；气滞而肝区胀痛，加川楝子、郁金；血瘀而肝区刺痛加丹参、玄胡；肝肾阴虚去柴胡，加熟地、首乌；肝脾肿大加三棱、莪术、鳖甲；恶心呕吐、纳差加藿香、砂仁、焦三仙；腹胀去甘草，加莱菔子；牙龈出血加女贞子、旱莲草。

疗效 应用123例，平均疗程4~6个月，总有效率为90%。

43.3 疏肝健脾汤

来源 王育群，《中国中医秘方大全》

组成 柴胡、枳壳、川芎、香附各12克，郁金、太子参、茯苓各15克，陈皮、半夏各12克，白术、黄芩各15克。

用法 水煎服，每日1剂，日服2次。

功用 疏肝理气，健脾和胃。

方解 病由肝郁脾虚所致。此肝脾同病，实因肝郁及脾，必影响脾胃的升清功能，致脾虚不运、生化乏源，而脾失健运，水湿不化，而使肝气郁结更甚。故方用柴胡、枳壳、川芎、香附、郁金疏肝理气为主；配以太子参、茯苓、白术、陈皮、半夏健脾利湿；而用黄芩意在清泄肝郁而生之热。诸药伍用，共奏疏肝理气，健脾和胃之功，故用之多效。

主治 乙型慢性迁延性肝炎。

加减 肾气虚加黄芪30克，桑寄生、菟丝子、仙灵脾各15克；兼血虚者，加当归、枸杞子、白芍各15克，丹参30克；兼阴虚者，加生地、沙参、麦冬各15克，丹皮12克，炙鳖甲、枸杞子、川楝子各15克；兼瘀血者，加穿山甲30克，三棱、莪术各15克，赤芍、丹参各30克；兼有湿热者，加制大黄15克，甘露消毒丹30克（包）。

疗效 治疗102例，治愈（主要症状消失、肝脾恢复正常，或明显回缩、肝区无明显压痛或叩击痛，SGPT 40 单位以下，HBSAg 阴转）23 例（占 22. 55%）；显效（主要症状明显减轻、肝脾正常或回缩、肝区压痛或叩击痛明显减轻、肝功能基本正常）44 例（占 43. 14%）；好转（主要症状明显减轻、肝脾回缩、肝区压痛叩击痛减轻、肝功能接近正常）15 例（占 14. 71%）；无效 20 例。总有效率 80. 4%。

43.4 复肝汤

来源 陈增潭，《中国中医秘方大全》

组成 金钱草、车前子（包）、泽泻、薏苡仁各 12 克，草决明 15 克，山楂 12 克，丹皮 10 克，丹参、白花蛇舌草各 15 克，草河车 12 克，桑枝 30 克，生黄芪 15 克，何首乌、当归各 12 克，大黄炭 10 克，生地 15 克，桃仁 10 克，黄精 15 克。

用法 水煎服，每日 1 剂，日服 2 次。

功用 清除余邪，扶正补虚，调理气血。

方解 从现代医学的角度来看，调整机体免疫功能，抑制和消除免疫复合物是治疗慢性乙型肝炎的重要途径。从中医辨证观点看，慢性肝炎为湿热余邪未清、湿邪留滞于脾胃、热邪蕴郁于肝胆，导致运化失司、疏滞不利。湿为阴邪，伤人阳气，热为阳邪，伤人阴血。又因肝藏血，郁热与血相结成瘀，因此残留湿热之邪终可导致机体的阴阳和气血发生衰退性和失调性变化。故在辨证治疗上应把握清除余邪、扶正补虚、调理气血三个环节。方用金钱草、车前子、泽泻、薏苡仁、白花蛇舌草等清除余邪；以生黄芪、何首乌、生地、丹参、草决明、黄精扶正补虚；丹皮、当归、桃仁、山楂、大黄炭、桑枝等调理气血。本方诸药配伍为用，补气而不壅邪，补脾而不碍滞，补肾而不动火，补血而不助瘀，补阴而不滋腻，扶正祛邪并用，有利于邪去正安。对调整机体免疫功能也有一定的作用。故用之效佳。

主治 慢性乙型肝炎。

加减 月经过多去桃仁；便溏去生地或改为生地炭；有黄疸者将金钱草改用茵陈。

疗效 治疗 78 例，显效（SGPT · TTT 恢复正常或其下降程度超过治疗前水平 50%）41 例（占 52. 6%）；有效（SGPT 指标下降超过治疗前水平 25%，但不足 50%）27 例（占 34. 6%）；无效 10 例。总有效率为 87. 2%。

43.5 犀泽汤

来源 颜德馨，《千家妙方》上册

组成 广犀角 3 克（研粉吞服），泽兰、败酱草各 15 克，土茯苓、对坐草、平地木各 30 克。

用法 水煎服，每日 1 剂。

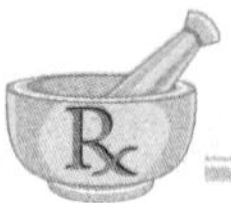

功用◇清热化瘀。

主治◇传染性乙型肝炎。

疗效◇屡用效佳。

附记◇本方用于慢性肝炎活动期亦有较好疗效，有降酶降絮作用。临床实践证明，单味广犀角粉对于迁延性肝炎之长期谷丙转氨酶不降者亦颇有效果，且能使HAA转阴。

43.6 化肝解毒汤

来源◇周仲瑛，《名医治验良方》

组成◇虎杖、平地木、半枝莲各15克，土茯苓、垂盆草各20克，赤芍、片姜黄、黑料豆各10克，生甘草3克。

用法◇每日1剂。将上药放入砂罐内，加冷水浸泡过药面，泡20分钟即行煎煮。沸后改用小火煎15分钟，滤取药液温服。煎服两次，上、下午各1次，食后2小时服。连服两个月为1疗程。一般应服用2~3个疗程，治疗前及每满一个疗程，可复查肝功及乙型肝炎病毒感染及表面抗原标志物1次。

功用◇清解泄化肝脏湿热瘀毒。

方解◇临证所见乙型肝炎起病多缓，症状相对隐伏，病程长，每易持续迁延转成慢性。肝为藏血之脏，故湿热毒邪不仅蕴于气分，且常深入血分，瘀滞肝络，表现出湿热毒瘀交结的病理特点。致使热毒瘀结于肝，湿毒蕴遏脾胃。由于湿热瘀毒是发病的病理基础，贯穿于病变的始终，因此病理发生主要属于邪实。但邪毒久羁，热伤阴血，湿伤阳气，又可邪实与正虚错杂，导致肝脾两伤，病及于肾，表现肝肾阴血虚耗，或脾肾气虚，阳虚。

本方辨证适用于湿热毒瘀互结的证候，指在以祛邪为主，俾邪去则正复。治疗重在清化湿热，化解肝毒，凉血化瘀。药用虎杖、平地木、半枝莲为主，辅以土茯苓、垂盆草相互协同而奏清化湿热，化解肝毒，凉血活血之效。佐以黑料豆、甘草、调养肝脾而解毒；取赤芍、姜黄入肝为使，增强凉肝活血的作用。

主治◇慢性迁延型乙型肝炎及乙肝病毒携带者，表现以湿热瘀郁为主证者。

加减◇肝郁气滞加醋柴胡5克，香附10克；气火郁结加丹皮、山栀各10克；湿热中阻加炒黄芩10克，厚朴5克；肠腑湿热加凤尾草、败酱草各15克；湿热在下加炒苍术、黄柏各10克；湿热发黄加茵陈12克，山栀10克；热毒偏重酌加龙胆草5克，大青叶、蒲公英各15克；湿浊偏重加煨草果5克，晚蚕砂10克（包）；血分瘀毒，加白花蛇舌草20克，制大黄6克；营分郁热，加水牛角片、丹皮、紫草各10克；肝郁血瘀酌加丹参10克，土鳖虫5克，桃仁10克；肝血虚加当归、白芍各10克；肝肾阴虚加桑椹子、旱莲草各10克；阴虚有热加大生地、金钗石斛各10克；脾气虚酌加党参、白术各10

克，黄芪 12 克；肾阳虚加仙灵脾、菟丝子各 10 克。

疗效◊一般应坚持服药 2~3 疗程可愈。

43.7 舒肝解毒汤

来源◊赵清理，《名医治验良方》

组成◊白芍 15 克，当归 12 克，柴胡、茯苓、板蓝根、败酱草各 15 克，茵陈 30 克，川楝子 12 克，金银花、蒲公英各 15 克，甘草 6 克，生姜 10 克，红枣 5 枚。

用法◊每日 1 剂，水煎服，日服 2 次。

功用◊疏肝健脾，清热解毒。

方解◊肝为将军之官，主疏泄，性喜条达而恶抑郁，为藏血之脏，体阴而用阳，是人体气机运行畅达的保证，若情志不遂，肝木失于条达，肝体失于柔和，以致肝气横逆、胁痛等症随之而起。且肝木为痛，易于横侮脾土，脾胃居于中焦，为气机升降之枢纽，若中土受损，人体气机之升降逆乱，诸症蜂起。故本方使用疏肝解郁之品，意即顺其条达之性，发其郁遏之气，正合《内经》“木郁达之”之旨。又伍健脾助运之味，实土以御木侮。且肝气有余，则肝血不足，所以肝郁易致血亏，虚则外邪侵入，恋于肝内，故更佐清肝解毒之剂，补肝体而和肝用，以消除外来之邪毒，如是则体用兼顾，肝脾并治，共奏祛邪扶正之效。方中柴胡疏肝解郁；当归、白芍养血柔肝；茯苓、甘草、生姜、红枣健脾和胃，此乃逍遥散抑肝健脾之意。板蓝根、败酱草清热解毒，抗菌谱较广，又兼有抗病毒作用，尤其对肝炎病毒有较强的杀灭作用，并能促进肝细胞再生，防止肝细胞变性。金银花、蒲公英清热解毒，对多种细菌、病毒有较强的杀灭作用。茵陈、川楝子清热利湿，疏肝利胆，对多种病毒、细菌有较强的抑制作用，为肝胆疾患所常用。以上诸药相伍为用，既可以通过清热解毒杀灭病菌等作用以祛邪，又可通过疏肝健脾而调动机体抗病力以扶正，此即寒热并用、攻补兼施，实乃治疗慢性迁延型乙型肝炎的理想方剂。

主治◊急、慢性乙型肝炎，或右胁肋疼痛隐隐，或两胁胀痛不舒。

加减◊若两胁胀痛甚者，加青皮、佛手、川朴；若纳差、腹胀者，可加焦三仙、鸡内金；若右胁肋痛甚者，可加元胡、郁金、丹参；若肝脾肿大者，可加炙鳖虫、三棱、莪术；若转氨酶升高者，可加五味子、黄芩、半枝莲；若体倦乏力者，可加太子参、黄芪等。

疗效◊临床根据病情，随证灵活加减，用之临床，每获良效。

43.8 e 抗转阴方

来源◊胡源民，《江西中医药》（6）1984 年

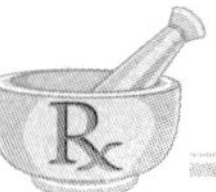

组成◊白花蛇舌草、黄毛耳草、半边莲、仙鹤草各30克，薏苡仁20克，白头翁15克，鸡内金10克，大黄3克。若加入人工牛黄，效果更为可靠。

用法◊每日1剂，水煎服，日服2次。

功用◊解毒化瘀，扶本转阴。

方解◊带eAg的乙型肝炎病毒，非同一般病毒，它侵入人体后稽留下焦，祸乱于肝，殃及于肾，终致肝脾肾三脏功能失调受损。以上诸药配伍为用，共奏解毒、化瘀、扶正之功效。力专效宏，故用之效果颇佳。

主治◊乙型肝炎，e抗原阳性。

加减◊若湿热较重出现黄疸，苔黄厚腻，呕恶，脉濡数者，加龙胆草、虎杖、金银花、茵陈、栀子、白茅根等；瘀血症状明显，有肝区疼痛、肝脾肿大，舌见瘀紫或脉涩者，重用鸡内金，并选加土鳖虫、鳖甲、三棱、莪术、丹参、田七等；肾虚腰酸膝软、头晕耳鸣、失眠多梦、遗精（或白带）者，酌加服六味地黄丸、二至丸，或加枸杞子、枣皮、五味子等；肝硬化腹水者，则加服逐水消肿的十枣汤，须与大黄、芒硝同服，方起良效。脾胃虚弱，腹胀纳少、大便稀薄者，去大黄，重用山药、茯苓、白术、党参等；阳虚畏寒，舌质淡有齿痕，形寒肢冷，脉沉迟者，可加参、附、桂、姜之类。

凡健康带毒者，用本方加贯众10克，板蓝根30克，服药10~30剂后，一般都能转阴，若加入人工牛黄，效果更为可靠。

疗效◊治疗观察506例，治疗1个月有32%转阴；3个月内有86%转阴，经半年治疗即可全部转阴，转阴率达100%。

§44 治慢性肝炎秘方

44.1 二甲调肝汤

来源◊何炎燊，《中国中医药报》1990年

组成◊炒山甲15克，鳖甲24克，三七6克，丹参15克，茵陈、田基黄各30克，太子参、茯苓、黄芪各18克，白芍、女贞子各15克，糯稻根须24克。

用法◊水煎服，每日1剂，日服2次。

功用◊消癥、活血、清热、益气、养阴。

方解◊此方经长期临床实践、多次修订而成，乃“奇之不去则偶之”，所谓复方是也。慢性肝炎、早期肝硬化患者，多是迁延日久，病机错综复杂，既有邪毒深入血络，久郁成症之实证，又兼见肝阴暗耗、脾气受损之虚证，故用药宜各方照顾。且久病虚羸，不耐猛峻之剂，过寒过温，偏攻偏补，皆足致变。本方取山甲、鳖甲血肉有情之品，入肝络以通其瘀滞，以缓消其症；三七、丹参活血而不伤正，以通其瘀滞；茵陈、田基黄善能清肝搜邪，且清而不

克，此六者所以治其实也。益脾气选用太子参、茯苓之甘平，以济黄芪之温；养肝阴选用白芍、女贞之中和，而避归、地之柔腻；又用糯稻根须，既是稼稻养脾之品，又“得水土之气最全，能清阴分燔灼之热”者（语见《叶案存真》），参与其间，此六者所以护其虚也。本方特点是性质和平，利于久服，无不良副作用。以此为基础，随证加减，多年临床实践证明，颇有实效。

主治◊ 慢性肝炎，早期肝硬化。

加减◊ 内热盛、口苦便秘者，去黄芪，加虎杖、栀子各 12 克；里湿盛、便溏、腹满痛者，去女贞子，加苍术 9 克，厚朴 6 克；胁痛隐隐，痞闷不舒者，加柴胡 12 克，郁金 9 克；胁痛阵发，如刺如锥者，加川楝子、元胡各 9 克；气分偏虚、面黄、倦怠、短气，纳差者，加白术 12 克，怀山药 24 克；阴分偏虚，口干、舌燥、虚烦火升者，加玉竹 24 克，麦冬 12 克；有腹水者，茯苓增至 30 克（用皮肉各半），加车前子 15 克，砂仁 6 克，茅根 30 克。

疗效◊ 临床屡用，颇具效验。

44.2 燮枢汤

来源◊ 焦树德，《中医杂志》（4）1984 年

组成◊ 北柴胡 9~15 克，炒黄芩、炒川楝子各 9~12 克，制半夏 10~12 克，草红花 9~12 克，白蒺藜 9~12 克，皂角刺 32.6 克，片姜黄 9 克，刘寄奴（或黄草）9~10 克，焦四仙各 10 克，炒莱菔子 10 克，泽泻 9~15 克。

用法◊ 水煎服，每日 1 剂，2 次分服，白天与睡前各服 1 次。

功用◊ 疏肝健脾，调和气血。

方解◊ 此方着重于调转枢机，故名“燮枢汤”。方中柴胡条达疏发，推陈致新；黄芩降泄清热，二药相伍，升清阳而降浊阴，能调转燮理阴阳升降之枢机，故用为主药。半夏降逆和胃；白蒺藜下气行血。二药辛温入肝，寓有“肝欲散，急食辛以散之”之意。川楝子行气止痛；红花活血通经。此四药为辅。片姜黄行血中气滞，散结除满；皂角刺开结行滞，化痰消瘀，破坚除积；刘寄奴破瘀消积、行血散肿；炒莱菔子理气消胀，配焦四仙（焦神曲、焦麦芽、焦山楂、焦槟榔）助消化而除胀满，运中焦而健脾胃，是为佐药。泽兰泄肝肾二经水湿、火热之邪而助阴阳升降之机，用为使药。诸药合用，共奏疏肝健脾，调和气血之功，故用之多效。

主治◊ 长期右胁（或两胁）隐痛、脘闷腹胀、食思缺乏、胁下痞块（肝脾肿大）、倦怠乏力、小便发黄、大便欠爽或溏软、舌质红或有瘀斑，舌苔白或黄，脉弦或弦滑或兼数等症状者，均可使用。可用于迁延性肝炎、慢性肝炎、早期肝硬化、慢性胆囊炎、慢性胆道感染等疾病出现上述症状者。

加减◊ 中湿不化、脘闷少食、舌苔白厚（或腻）者，加苍术 6~9 克，草豆蔻 6~10

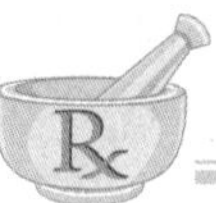

克；气血阻滞、胁痛明显者，加元胡9克，枳壳10克，制乳没各5克等；如血瘀明显、胁痛处固定，或兼月经量少有块者，可改用茜草12~20克，乌贼骨6~9克，桂枝6~10克；胃纳不佳、食欲不振、饮食少进者，加生谷芽、陈皮各10~12克；肝热扰心、心悸、失眠、多梦、健忘者，加珍珠母30克（先煎），远志、天竺黄各9~10克，栀子仁3克（热象轻者可改用夜交藤15~20克）；血络瘀阻，面或胸颈等处有血丝缕（蜘蛛痣）者，加茜草10~15克，乌贼骨6~9克，丝瓜络10克；下午低热者，加生白芍12克，银柴胡10克，青蒿15克；肝胆热盛、口苦、尿黄、目红者，加栀子6~10克，胆草3克；胁下痞块、肝脾肿大明显者，加炙鳖甲15~30克（先煎），生牡蛎20~30克（先煎），射干10克，莪术、三棱各3~6克，元参12~20克；肝病累肾，脾湿不化而腹部坠胀、小便短少，有轻度腹水者，加大腹皮12~15克，茯苓、冬瓜皮各30~40克，水红花子10~12克（猪苓20克，泽兰15克可代用），车前子12~20克（布包），泽泻可改为30克；每逢情志不遂即各症加重者，加香附10克，合欢花6克；肝胆郁滞，疏泄不佳，胃失和降而呕逆便秘、上部及胁部疼痛，舌苔不化者，加生赭石30克（先煎），旋覆花10克（布包），生大黄3~5克、生甘草3克，炒五灵脂9克；兼有胆结石者，加金钱草30克，郁金，炒内金各10克；肝功能化验较长时间不正常（尤其是谷丙转氨酶高者），可同时加服五芦散（五味子95克，芦荟1.5~2.5克，共研细末，每服3克，每日2次，温开水送下，或随汤药服用）；大便经常干燥，肝病久久不愈，或目赤涩，或月经闭止者，可酌加芦荟末0.3克左右，装胶囊，随药服此药可引药力入肝；口腹部喜暖、遇凉隐痛者，减黄芩为6克，去川楝子；饮食正常，可去莱菔子、焦四仙，只用焦神曲；口渴明显者去半夏；女子月经不潮或经水量少者，可去刘寄奴，改用茜草15~30克；药后胁痛反而加重者，可去皂角刺，减少片姜黄用量，以后再逐渐加入。

疗效◊临床屡用，效果颇著。若能随证加减，坚持服药，每获显效或痊愈。

44.3 补气养血汤

来源◊关幼波，《中医原著选读》

组成◊生黄芪、首乌、白芍、川续断各15克，当归、丹参、黄精、生地、五味子各12克，生甘草9克。

用法◊水煎服，每日1剂。

功用◊补气、养血、柔肝。

方解◊方中黄芪、黄精益气生津；当归、生地、白芍、丹参养血柔肝；首乌、川断滋肾填精；白芍与甘草伍用，功能缓急止痛；五味子敛肺补肾，现代药理研究还有较好的降低谷丙转氨酶作用。诸药合而为方，补气血，滋肝肾，用于

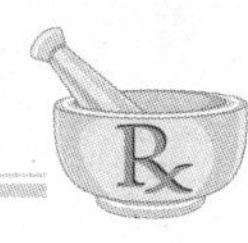

气血两虚型肝炎患者，有助于肝功之恢复。

主治 慢性迁延性肝炎、早期肝硬化、肝功能长期不正常，证属气血两虚型者。症见心悸、气短、全身无力、面色苍白、消瘦、精神不振、右胁隐痛，舌苔薄白或无苔，脉沉细。

加减 如转氨酶长期不降、舌质红者，加土茯苓 15 克，大枣 10 枚或土贝母 15 克；舌质淡者，加白芷 9 克；麝香草酚浊度试验和麝香草酚絮状试验长期不正常者，每日加服河车大造丸 1 丸；血浆蛋白倒置者，加龟板、鳖甲各 12 克；肝肿大，加延胡索、草河车、泽兰各 9 克；脾肿大，加生牡蛎 15 克，地龙 9 克；食欲不振，加山楂、白术各 9 克；牙龈出血，加小蓟、血余炭各 12 克。

疗效 临床屡用效佳。

44.4 健脾补肾汤

来源 关幼波，《中医原著选读》

组成 党参、川续断各 15 克，白术、茯苓、白芍、当归、五味子、菟丝子各 12 克，川厚朴、香附各 9 克。

用法 水煎服，每日 1 剂。

功用 健脾补肾。

方解 方中党参、白术、茯苓（即四君子汤去甘草），益气补中、健脾养胃；川续断、菟丝子滋补肝肾、通调血脉；当归、白芍养血柔肝、敛阴止痛；川厚朴、香附疏肝理气和胃止痛；五味子敛肺滋肾、补益心神，且有降酶作用。本方对脾肾两虚型肝炎患者，有较好疗效。

主治 慢性肝炎、迁延性肝炎、早期肝硬化、肝功能长期不正常，证属脾肾两虚型者。症见午后腹胀，食欲不振，下肢轻度浮肿、腰腿疼痛、足跟痛、体倦无力，大便溏泻、小便多，舌苔薄白或无苔，或舌体胖边有齿痕，脉沉细滑。

加减 若有腹泻，加苍术、芡实、诃子肉各 9 克；腰腿痛、足跟痛，加牛膝、生薏苡仁、仙灵脾各 12 克；夜尿多，加鹿角霜、女贞子各 12 克；腹胀甚，加冬瓜皮 12 克，木香 4.5 克；肝区隐痛，加桑寄生 15 克，木瓜 12 克。

疗效 临床屡用，疗效较佳。

44.5 滋补肝肾汤

来源 关幼波，《中医原著选读》

组成 北沙参、白芍、川续断、菟丝子、女贞子各 15 克，五味子、首乌、黄精、当归各 12 克，生甘草 9 克。

用法 水煎服，每日一剂。

功用 滋补肝肾。

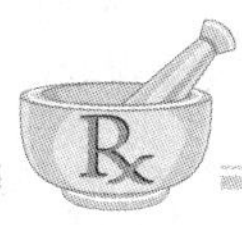

方解 ◊ 方中北沙参、黄精益气养阴生津；白芍、当归养血敛阴、柔肝止痛；白芍与甘草相伍，名芍药甘草汤，功擅缓急止痛；五味子敛肺气，滋肾阴；近代研究有较好的降低谷丙转氨酶作用；川续断，菟丝子、女贞子、首乌皆滋补肝肾之品，合而投之，其效更彰。本方有滋气阴、强肝肾、填精髓、壮筋骨的作用，用于肝肾阴虚者最为合拍，效果颇佳。

主治 ◊ 慢性、迁延性肝炎，肝功能长期不正常，证属肝肾阴虚者。症见腰腿酸软无力、劳累则肝区痛、睡眠多梦、精神疲倦、头晕目眩、有时盗汗，舌净无苔，或舌质稍红，脉沉细弦。

加减 ◊ 若腰痛甚，加狗脊、桑寄生各 15 克；盗汗多，加生牡蛎、生龙骨、浮小麦各 15 克，乌梅 9 克；失眠重，加远志、百合各 12 克；梦遗滑精，加芡实、补骨脂、诃子肉各 12 克；肝区痛重，加草河车 9 克，黄连 4.5 克。

疗效 ◊ 临床屡用，疗效颇佳。

44.6 舒肝解毒汤

来源 ◊ 张羹梅，《临症偶拾》

组成 ◊ 鲜茅根 30 克，鸡内金、焦枳壳、赤芍、白芍各 9 克，女贞子 12 克，旱莲草 18 克，川石斛 12 克（先煎），平地木、板蓝根、白花蛇舌草各 30 克，柏子仁 18 克，生麦芽 30 克，生甘草、软柴胡各 3 克。

用法 ◊ 水煎服，每日 1 剂，日服 2 次。

功用 ◊ 舒肝郁、益肝肾、解肝毒。

方解 ◊ 肝炎之发生是由于湿热之毒所致，病转慢性，毒邪未清，肝肾耗伤，故方用平地木、白花蛇舌草、板蓝根等解肝毒，且平地木清热利湿、活血祛瘀；白花蛇舌草、板蓝根清热解毒，与白茅根配合使湿毒从小便而出；柴胡、枳壳、赤白芍、生甘草（即四逆散）以疏肝解郁；女贞子、旱莲草（即二至丸）以益肝肾。诸药配伍为用，共奏舒肝郁、益肝肾、解肝毒之功。故用之临床，效果颇佳。

主治 ◊ 迁延性肝炎、慢性肝炎，症见右胁胀痛、头晕目花、神疲纳呆、腰酸乏力，脉弦细，苔薄根腻质红。

加减 ◊ 有黄疸者，加茵陈、黄柏；有瘀阻者，加桃仁、红花。

疗效 ◊ 曾治慢性肝炎或迁延性肝炎 10 余例，皆有显著疗效。未见有反复发作者。

44.7 加味抑肝散

来源 ◊ 岳美中，《岳美中医案集》

组成 ◊ 当归身 9 克，川芎片 6 克，双钩藤、北柴胡、白术片、云茯苓、清半夏各 9 克，广橘红 6 克，炙甘草 4.5 克。

用法 ◊ 水煎服，每日 1 剂，日服 2 次。

功用 ◊ 舒肝健脾，活血平肝。

方解 ◊ 此方（抑肝散）原出王肯堂《证治准绳》。后人加入半夏，橘红尤有显效。日冢大冢敬节有方解云："此方乃四逆散变方之抑肝散加陈皮、半夏……方中钩藤，乃镇痉药，能平肝木，治手足拘挛；当归能润肝血；川芎能疏通肝血，与柴胡、甘草、钩藤配伍、能缓解肝气亢进；茯苓、白术，能消导胃中水饮；陈皮、半夏能祛痰饮。根据以上目标，应用于神经衰弱症，癔病，妇女更年期障碍之神经症；中风、夜啼、疲劳证、四肢痿弱证、妊娠性呕吐、小儿痫症等。"诸药合用，共奏舒肝健脾，活血平肝之功，故用治慢肝，效果颇佳。随证加入瓦楞子，味咸性寒，朱丹溪谓化痰积、消血块。橘叶苦平气香，能宣胸膈逆气、消肿散毒。二药均入肝胃，合之其力尤峻。

主治 ◊ 慢性肝炎。肝区胀痛、肝大、肝功能不正常。

加减 ◊ 此方以后投予肝炎久不愈、功能不正常、胁痛脘闷、肝稍肿大，证属阳虚者，加入瓦楞子 12 克，橘叶 9 克，效果尤迅速。

疗效 ◊ 临床屡用，效果颇佳。

44.8 疏肝理脾汤

来源 ◊ 熊寥笙，《医方新解》

组成 ◊ 柴胡、白术各 12 克，香附 9 克，党参 15 克，泽泻 9 克，首乌、丹参各 12 克，三七粉 3 克。

用法 ◊ 水煎服，每日 1 剂，日服 2 次。

功用 ◊ 疏肝理血、行气止痛、健脾除湿。

方解 ◊ 柴胡疏肝解郁；白术健脾除湿，共为主药；香附理气疏肝；首乌补血养肝；党参健脾益气，均为辅药；丹参养血活血，三七活血化瘀，泽泻利水育阴，皆为使药。诸药配伍为用，共奏疏肝理血，行气止痛，健脾除湿之效，现代药理研究认为，本方具有保肝、健胃、利尿、扩张血管、镇静镇痛等作用，故用之临床效果颇佳。

主治 ◊ 胁肋胀痛、心烦失眠、脘闷食少、大便稀溏、神疲肢软等症。可用于迁延性肝炎、慢性肝炎、早期肝硬化等病。亦可治疗冠心病、动脉硬化症、神经官能症，以及更年期综合征等。

加减 ◊ 临证随症加减，方为善治。湿热未尽，宜加茵陈、玉米须；阴虚内热，以银柴胡易柴胡，再加玄参、麦冬；食滞不化，酌加鸡内金、麦芽、山楂。

疗效 ◊ 屡用屡验，效果甚佳。

44.9 加味一贯煎

来源 ◊ 方药中，《浙江中医药》（2）1979 年

组成 ◊ 沙参 15~30 克，天冬、麦冬各 9 克，生地 24~30 克，当归、姜黄、金铃子、

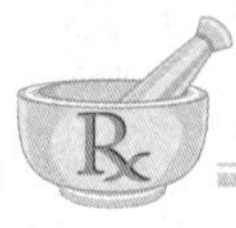

柴胡、广郁金各12克，丹参、鸡内金、夜交藤各30克，薄荷3克。

用法◊水煎服，每日1剂，日服2次。

功用◊滋肾养肝、养血活血、疏肝解郁。

方解◊方中沙参、二冬甘寒滋阴，清金制木；生地甘苦御寒、“通心”、“入脾”、“归肾”（《本草逢源》）；夜交藤甘平入心肝、养血安神；当归入肝，可“济肝之急”，“理肝之郁”，“以助血海，使血流行”（《药品化义》）。以上诸药合用，具有养阴益血、滋肾补肝作用。丹参苦降行血、微寒除热；鸡血藤苦微甘温、补血行血；姜黄苦温入脾，郁金苦凉入肝，可行气解郁，通化血瘀。四药相伍，寒凉相济、补行兼施。薄荷辛凉散发；金铃子疏肝止痛；柴胡理气以反佐阴柔。诸药合用，共奏滋肾养肝、活血养血、疏肝解郁之功。本方较柴胡疏肝散为柔、较一贯煎为刚，适用于以阴虚为主、兼见气滞血瘀之迁延性、慢性肝炎。

主治◊迁延性、慢性肝炎。证属阴虚气滞者。

疗效◊临床屡用，均获良效。

44.10 加味黄精汤

来源◊方药中，《浙江中医药》（2）1979年

组成◊黄精、生地各24克，夜交藤30克，苍术、白术各9~12克，青皮、陈皮各6克，甘草6克，当归、柴胡、广郁金、姜黄各12克，薄荷3克。

用法◊水煎服，每日1剂，日服2次。

功用◊疏肝健脾、益气化瘀。

方解◊方中黄精甘平、入脾肺、填精髓、益气不燥、养阴不柔；佐生地、当归、夜交藤以滋肝肾、益阴血；苍、白二术补脾健脾；青、陈二皮理气破滞。诸药配伍为方，于理气之中益气，健脾之中加以运脾，养血之中酌加活血，滋肝之中兼予达郁，使邪去而不伤正，补而邪不滞。适用于肝气郁滞、横逆犯脾，兼有气虚、血瘀之虚实夹杂之迁延性、慢性肝炎。

主治◊迁延性、慢性肝炎，证属肝郁气虚者。

加减◊气虚明显者，加党参、黄芪；血瘀明显者，加丹参、鸡血藤。同时在运用本方与上方加味一贯煎时，若个别症状突出者，则给予加减：肝区刺痛重者，配用失笑散或金铃子散，肝区隐痛，绵绵不已者，配用芍药甘草汤；腹胀者，加消胀散；食滞者，加焦山楂、六曲、生谷麦芽；便溏者，生地用量酌减。如谷丙转氨酶持续增高、波动较大，加升麻（重用）。一般隔日1剂，或服2日停1日。服药期间，一般不再服其他药物，以减轻肝脏的负担。

疗效◊多年使用，获效良好。

44.11 益气补肝汤

来源◇蒲志孝,《新中医》(3)1979年

组成◇黄芪24克，党参15克，白芍9克，枳实4.5克，厚朴3克，甘草3克。

用法◇水煎服，每日1剂，日服2次。

功用◇益气补肝。

方解◇方中黄芪与党参配伍能补肝脏生升之气，其中黄芪性升，与肝气弱而不升最宜，故为主，应重用。气弱血必不足，故辅以归、芍养肝之体以助肝用，且有阳生阴长之义，增强益气之功。肝气弱而不疏则气必留结，少用枳、朴助参、芪以散其结，可以起到补而不滞、通而不伤、升而有降的作用。

主治◇胁肋满闷、四肢乏力、懈怠、不耐疲劳、易怒、懒言、精神不畅，喜悲恐、善太息、腹胀、不思食、食则胀甚、嗳气、振战、口干酸苦、不思饮、视力减退、头痛而昏重、巩膜微黄，脉沉细或弦数，苔白腻或黄腻。可用于慢性肝炎、早期肝硬化，以及妇科疾病。

加减◇阴亏加枣仁、枸杞、首乌、知母、玄参；血络不通加丹参、地龙、甲珠；胁痛加郁金、姜黄；发黄加茵陈、姜黄（瘀血发黄不在此例）；瘀热甚者，加栀子、茶叶；虚阳上越者加龙骨、牡蛎、石决明；出血加藕节、地榆炭、仙鹤草；慢性肝炎加白术、丹参、鸡内金、生麦芽、黄精、山楂、山药、茵陈、茯苓、枣仁［《新中医》(3) 1990年］张雪琴报道：用治妇科疾病，乳头抽痛，加荆芥、防风、当归、川芎；子宫下垂加柴胡、川芎；产后恐惧加龙齿、牡蛎、枣仁、枸杞子、朱茯苓。

疗效◇屡试屡验，效果甚佳。

44.12 附龙舒肝汤

来源◇陆震,《中国中医秘方大全》

组成◇淡附片30~120克，龙胆草、莱菔子、白蒺藜各9克，石决明30克，女贞子、广郁金、当归身、炒于术各9克，干姜6克，粉丹皮9克，生甘草6克。

用法◇上药中附片、干姜、甘草、石决明先煎2~3小时，然后纳入诸药再煎1小时，每日1剂，日服3次。

功用◇温阳益阴、培土荣木。

方解◇临床所见，肝病必系于胃，脾胃病必系于肝。脾胃伤则肝也伤，脾土被侮则肝亦自病。从而气机滞阻，郁而为热，热留为湿则肝病成。脾湿肝热乃肝病之本。以疏肝去瘀、清热利湿、通化气血经络为主要原则。脾胃既和，肝肾得养，木涵而后繁荣，盖其理也。故本方以附子、龙胆草两药为主，附子用量较大，其热能软坚，辛可散结，温可化滞，配以於术，生姜、能祛湿中之

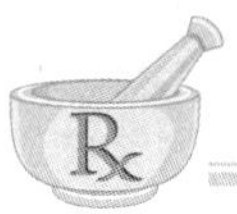

阴邪，化阳开结，阳伸湿去；龙胆草泻肝胆实火而清其上腾之焰，清下焦湿热以肃其下气之气，与附子相伍，相辅相成，相得益彰，温通清泻，各得其宜。配以滋阴潜阳之白蒺藜、石决明、女贞子，养血活血之归身、丹皮、广郁金；降逆和胃之莱菔子、生甘草，以增强君药之功，其效尤著。

主治◊慢性迁延性肝炎。

加减◊气虚者，加党参15~60克，生黄芪15~30克；湿热重者，加绵茵陈15~30克，焦山栀9克，酒炒黄芩3~9克；湿阻加法半夏、云茯苓各9克，川厚朴3克；纳呆加怀山药，炒枳实、法半夏、炒麦芽、炒谷芽等；阴虚肝旺，加龟板30克，炙鳖甲30克，炒杭芍9克等；肝肾两亏，加炒川续断、厚杜仲、枸杞子各9克；外感发热，加金银花、连翘各9克，炒川黄连3克，酒炒黄芩6~9克。

疗效◊治疗39例，痊愈（肝功能试验正常、主要症状消失、恢复工作3个月以上情况良好）17例；基本治愈（肝功能试验正常、证状基本消失、试行恢复工作未发现异常）14例；进步（肝功能试验好转、一般症状减轻）4例；无效4例。总有效率为89.74%。

44.13 加味柴胡汤

来源◊刘渡舟，《名医治验良方》

组成◊柴胡12克，黄芩6克，党参9克，炙甘草6克，半夏、生姜各9克，鳖甲、牡蛎各15克，红花、茜草各9克。

用法◊每日1剂，水煎服，日服2次。以10剂为1个疗程。一般服2~4个疗程。

功用◊疏通气血，软坚消痞。

方解◊经云："正气存内，邪不可干；邪之所凑，其气必虚。"对于病毒性肝炎来说，尤其如此，即整个疾病过程中，"毒"和"虚"贯彻始终。方用柴胡、黄芩疏肝解郁、清解余毒。党参、炙甘草健脾益气、培土抑木；半夏、生姜和胃健脾、消肿散结；茜草、红花活血通络；牡蛎化痰、软坚、散结；鳖甲《本经》谓"主心腹癥瘕块积，寒热"，《大明》云："去血气，破癥结，恶血"，故为消癥、散瘀、益阴之上品。诸药合用，共奏疏通气血、软坚消痞之功效。

主治◊肝炎邪衰，气病及血，症见面色青黑不华，右胁作痛如针刺，尤以夜间为甚，或伴有腹胀，体乏无力，肝脾肿大，舌暗有瘀点或瘀斑、苔白、脉弦而涩者。亦可用治早期肝硬化。

疗效◊屡用多验，效果较多为理想。

44.14 柴胡鳖甲汤

来源◊刘渡舟，《名医治验良方》

组成◊柴胡6克，鳖甲、牡蛎各15克，沙参、麦冬、生地、丹皮各10克，白芍12克，红花、茜草各9克，土元6克。

用法◊每日1剂，水煎服。具体煎药方法可采用：头煎5分钟，二煎15分钟，三煎50分钟。这样可避免因久煎破坏柴胡的疏肝调气作用，又可避免因煎药时间短暂而熬不出补益中药的有效成分之缺陷。

功用◊滋阴软坚、活血化瘀。

方解◊病至肝炎晚期，正气衰惫，毒邪式微，疾病的关键已不是毒邪，而是正虚（此指阴虚）和病理产物——瘀血癥块，治当以扶正、软坚、活血为主。因此方用柴胡舒肝、调气、解毒；鳖甲、牡蛎软坚、散结、化癥；沙参、麦冬、生地滋养肝阴；茜草、红花、土元活血化瘀；丹皮活血凉血；白芍养阴柔肝。诸药合用，共奏解毒、软坚、活血、化症之功。

主治◊慢性肝炎晚期，出现蛋白倒置；乙型肝炎"澳抗"阳性；亚急性肝坏死，而症见肝脾肿大疼痛，夜间加重、腹胀、口咽发干、面黑，或五心烦热，或低烧不退，舌红少苔，边有瘀斑，脉弦而细者。

疗效◊多年应用，坚持服药，常收良效。

44.15 荣肝汤

来源◊关幼波，《名医治验良方》

组成◊党参12克，炒白术、炒苍术、木香各10克，茵陈15克，当归、白芍各12克，香附、佛手各10克，山楂、泽兰、生牡蛎各15克，王不留行12克。

用法◊每日1剂，水煎服，日服2~3次。

功用◊健脾疏肝，活血化瘀，清热利湿。

方解◊肝炎尤其是乙型肝炎，病机复杂，易于反复，难于根治，问题是既有正虚，又有邪实。祛邪易伤正，扶正易恋邪。故治当祛邪扶正并施，方能达到预期目的，方用党参、白术健脾益气，培土荣木；苍术、木香醒脾化湿；茵陈清热解毒，利湿退黄；香附，佛手疏肝理气；当归、白芍养血柔肝；山楂、泽兰、王不留行活血化瘀；牡蛎软坚散结。诸药合用，脾土得健，湿浊得化，热毒得清，瘀血得解，而收本固标去，正复邪祛之效。

主治◊慢性肝炎、早期肝硬化，证属肝郁脾虚、气滞血瘀、湿热未清者。

疗效◊多年应用，若能坚持治疗，注意调养，多能根治。

44.16 温肝汤

来源◊关幼波，《名医治验良方》

组成◊黄芪30克，附片、白术、香附、杏仁、橘红各10克，党参、紫河车各12克，白芍、当归、茵陈各15克。

用法◊每日1剂，水煎服，每日早、晚各服1次。

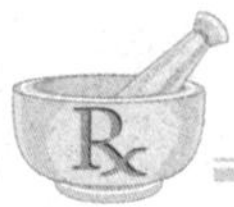

功用◇温补肝肾，健脾益气，养血柔肝。

方解◇古谓："肝无虚证"，阳虚更为少见。故临床治疗肝病，多宗泻法，少用补益，温补阳气更为罕见。有云："有是证用是药"，为治肝病又备新法。故方中以附子、紫河车温补肾气；黄芪、党参、白术甘温益气、健脾燥湿；香附、茵陈清疏肝胆；白芍、当归养血柔肝；杏仁、橘红开肺气、化痰水、通三焦。考本方配伍讲究、严谨，如附子与紫河车、归芍相伍，温阳之效不减，辛燥伤阴之弊则无，黄芪、党参与香附、橘红相伍，甘温益气而无滞中之弊，疏肝化痰解郁而无耗气伤中之害；茵陈与白芍相伍，清利肝胆湿热而不伤阴血，养血柔肝而不碍湿除。诸药合用，温而不燥，补而不腻，使肾气旺、脾气健、肝气舒、邪毒解、则肝炎可消、硬化可软。

主治◇慢性肝炎、早期肝硬化，症见面色萎黄、神疲乏力、口淡不渴、小便清白、大便稀溏、腹胀阴肿、腰酸背寒、胁下痞块、手脚发凉，舌淡苔水滑，脉沉弦弱。

疗效◇临床屡用，收效颇著。

44.17 舒肝开肺汤

来源◇印会河，《名医治验良方》

组成◇柴胡 10 克，赤芍 30 克，当归 15 克，丹参、生牡蛎（先下）各 30 克，广郁金、桃仁、土元虫、紫菀、桔梗各 10 克，川楝子 12 克。

用法◇每日 1 剂，水煎服，日服 2~3 次。

功用◇舒肝开肺，通利三焦，活血消胀。

方解◇方中柴胡、当归舒肝养肝；赤芍、丹参、郁金活血化瘀；川楝子疏肝止痛，取气为血帅，气行则血行之意；桃仁破血行瘀，以泄血结；土元虫、牡蛎能磨化久瘀、软坚消积；紫菀、桔梗宣肺通便，通利三焦，畅气消滞，从而消除腹胀。

主治◇慢性肝炎、迁延性肝炎及早期肝硬化所致的肝性腹胀。

疗效◇多年应用，疗效卓著。

44.18 加味异功散

来源◇方药中，《名医治验良方》

组成◇党参 15 克，苍白术各 10 克，茯苓 30 克，甘草 6 克，青陈皮各 10 克，黄精 20 克，当归 12 克，焦楂曲各 10 克，丹参、鸡血藤各 30 克，柴胡、姜黄、郁金各 10 克，薄荷 3 克。

用法◇每日 1 剂。先将药物用冷水浸泡 1 小时，浸透煎煮。首煎沸后文火煎 50 分钟，二煎沸后文火煎 30 分钟。煎好后两煎混匀，总量以 250 至 300 毫升为宜。每剂分两次服用，饭后 2 小时温服。每服 2 剂，停药 1 天，每月共服 20

剂，或间日服1剂。服药过程中，停服其他任何中西药。

阴虚患者服用本方注意中病则止，不宜长期久服，亦可在服用养阴方剂过程中间断服用本方。

功用 健脾和胃，养肝疏肝，养血和血。

方解 方中党参、苍术、白术、茯苓、甘草为四君加苍术，健脾益气，运湿和中；黄精、当归、丹参、鸡血藤养阴补血和血；青陈皮、焦楂曲、柴胡、郁金、薄荷、姜黄疏肝理气活血化瘀。诸药合用，共奏健脾养肝，理气活血之功。本方既补脾土、荣肝木，又畅肝气、调血脉，故为治疗肝病之良方。

主治 迁延性肝炎、慢性肝炎、肝硬化、肝癌等病，症见胸胁满闷、胁下隐痛、纳呆纳少、便溏，舌质淡润，舌苔薄白，脉濡细等。中医辨证为脾胃气虚肝乘，气滞血瘀者。

在上述肝病患者中，虽见有阴虚证症状，但服养阴剂后，胃脘不适、纳差便溏者。或当前虽见有阴虚证症，但询问病史，素体脾虚者均可用之。

加减 肝区疼痛剧烈者，加金铃子、元胡各10克。

疗效 屡用屡验，坚持治疗，效果颇著。

§45 治肝炎恢复期秘方

45.1 青碧散

来源 关幼波，《名医治验良方》

组成 青黛10克（包），明矾3克，草决明、生山楂各15克，醋柴胡、郁金各10克，丹参、泽兰各12克，六一散15克（包）。

用法 每日1剂，水煎服，日服2次。或共研细末，装一号胶囊，每次饭后服1粒，每日2~3次。

功用 祛湿化痰，舒肝利胆，活血化瘀。

方解 肝炎后肝脂肪性病变，系肝炎后脂肪代谢紊乱，中性脂肪在肝细胞内堆积而成。故方用青黛、明矾除湿、清肝、退黄；青黛配六一散专治暑热痰湿；明矾配郁金即“白金丸”，善祛风痰。又明矾味酸入肝、燥湿祛痰，早在汉代仲景就创“硝石矾石散”，方治黑疸，取其消瘀痰除湿浊的作用。青黛入肝清热凉血，配合郁金、柴胡疏肝，更能加强利胆之功。草决明清肝热，生山楂祛瘀消积化脂。丹参与泽兰相伍调肝脾，化瘀血，寓养血于活血之中。诸药合用，共收化痰、活血、清利肝胆之效。

主治 肝炎后肝脂肪性病变。临床以肝炎恢复期由于过度强调营养所致短期内体重迅速增加，食欲亢进，仍极度疲乏，不耐劳作、大便不调（次数多、不成形、不畅通），舌质暗，苔白，脉沉滑为特征。

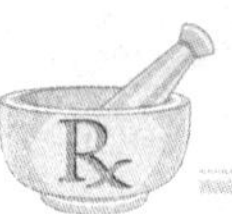

加减 若见有肝热、头晕目眩（血压常波动或一直偏高者），属于实证者加苦丁茶、生槐米；血压显著升高并伴有头痛者，加生石膏；若属大肠湿热、大便黏滞不畅者，加川军（大黄）、瓜蒌、白头翁、秦皮、焦四仙；若见明显乏力、动则气短汗出、面肢浮肿，证属脾虚气弱者，加葛根、党参、苍术、玉米须、泽泻；若见失眠、腰膝酸软、劳累后肝区疼痛加重，证属阴虚血亏者，加何首乌、黄精、枸杞子等。

疗效 长期应用，疗效卓著。

45.2 健脾舒肝丸

来源 关幼波，《关幼波临床经验选》

组成 党参、怀山药、炒苡米、陈皮各 12 克、草蔻 6 克，当归 10 克，白芍 12 克，柴胡、郁金各 10 克。

用法 每日 1 剂，水煎服，日服 2~3 次，或倍其量，共研细末，炼蜜为丸，每丸重 10 克，每服 1~2 丸，日服 2 丸。

功用 疏肝理气，健脾开胃。

方解 肝属木、脾属土，肝气旺盛，首乘脾土，所以《金匮要略》云："见肝之病，知肝传脾，当先实脾"。故肝郁脾虚之证，治当疏肝健脾，因此方用党参、山药、炒苡米健脾利湿，培土荣木；陈皮、草蔻行气开胃；当归、白芍养血柔肝，合党参益气血；柴胡、郁金疏肝理气，合陈皮行气和胃。综观全方，重在调和肝脾，使湿热之邪无法残存，也不至于内生。故用之多效。

主治 肝病后，胸胁胀满、纳食不香、身倦乏力者。临床用于肝炎恢复期，肝功能已恢复正常，消化机能未完全恢复者。

疗效 临床应用，每获效验。

45.3 滋补肝肾丸

来源 关幼波，《关幼波临床经验选》

组成 北沙参、麦冬、当归各 12 克，五味子 10 克，何首乌 15 克，熟地 10 克，女贞子、川续断各 15 克，陈皮 10 克，旱莲草、浮小麦各 15 克。

用法 每日 1 剂，水煎服，日服 2 次。或倍其量，共研细末炼蜜为丸，每丸重 10 克，每次 1~2 丸，日服 2 次。或做蜜膏，每服 1 匙（10 克），日服 3 次。

功用 养血柔肝，滋阴补肾。

方解 乙癸同源，肝肾相关。肝木得肾水之涵养则荣，失之则萎。生理相关，必致病理互累，肝病累肾，此即子病及母，而致肝肾同病，阴血耗伤。所以肝病日久，不能一味治肝，还应补肾，此水旺木荣、肝肾同治之理也。所以，方中以女贞子、旱莲草、沙参、麦冬、川断滋补肝肾；当归、首乌、熟地补肾养血安神；五味子、浮小麦补五脏、敛心气；陈皮和胃理脾。诸药合用，重

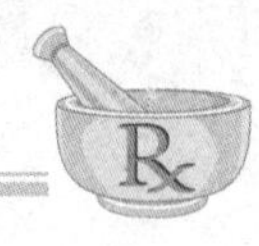

在滋补阴血、强壮肝肾以扶正固本，使余邪无法残留，病必自愈。

主治 肝病后，腰酸腿软，头晕失眠，倦怠纳呆者。临床多用于肝炎恢复期，肝功能已恢复正常，见有体虚、消瘦，神经衰弱者。

疗效 屡用屡验，效果颇著。

附记 上选3方，均为北京名医、肝病专家关幼波教授治疗肝病恢复期善后调治之有效经验良方。笔者随证选方，验之临床，多获效验。对于巩固疗效，促进早日康复是非常有利的。

§46 治肝硬化（臌胀）秘方

46.1 软肝煎

来源 邓铁涛，《名医治验良方》

组成 太子参、鳖甲（醋炙）各30克，白术、茯苓各15克，楮实子、菟丝子各12克，萆薢18克，丹参10克，甘草6克，土鳖虫3克（研冲）。

用法 每日1剂，水煎服，日服2次。土鳖虫烘干研成细末。水三碗，入鳖甲先煎半小时，纳诸药煎至1碗，冲服土鳖虫末二分之，渣再煎服。

功用 健脾护肝补肾，活血化癥软坚。

方解 肝硬化属中医癥瘕、臌胀范畴，病因不一，病理复杂，但不外乎是肝、脾、肾三脏功能失调，以致气血痰水瘀积于腹内而成。故方中以茯苓、白术、甘草健脾益气；太子参补而不燥，气阴双补，甚为合宜；楮实子擅治水气蛊胀，配菟丝子补肝而益肾，此乃虚则补其母之意；丹参一味，功同四物，养血活血；土鳖虫、鳖甲皆灵动之物，活血软坚化癥；萆薢则助四君以祛湿健脾。诸药合用，共奏健脾养肝补肾、活血化癥软坚之功。

主治 肝硬化。

加减 酒精性肝硬化加葛花10克；肝炎后肝硬化加黄皮树叶30克；门脉性肝硬化加炒山甲10克；牙龈出血，加紫珠草或仙鹤草30克；阴虚无湿者去萆薢，加山药15克，石斛12克。

疗效 在长期临床应用中，屡用屡验，疗效颇著。

46.2 育阴养肝汤

来源 钟一棠，《名医治验良方》

组成 生地15克，白芍、枸杞子、女贞子、制首乌各20克，丹皮15克，丹参20克，茜草15克，炙鳖甲或龟板20克。

用法 每日1剂，每剂煎两次，头煎用冷水2碗（约1000毫升），先浸泡20分钟，煎至大半碗（约300毫升）滤出，二煎加水600毫升左右煎至300毫升，下

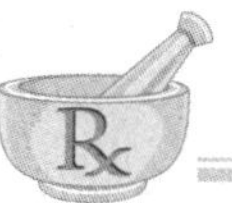

午 2~3 时，上午 7~8 时分服。

功用 ◊ 育阴养肝，化瘀消癥。

方解 ◊ 本病大多在肝炎后形成，病程日久，肝之阴血不足，肝失所养，故时有胁肋隐痛或不舒；血郁气阻，致癥积不散，肝趋硬化，脘腹胀满，血不上荣，津不上承，症见面色晦滞少华，头晕神疲咽干；阴虚有内热则舌嫩红，少苔，脉弦细。正虚邪恋，本虚标实，以虚为主。治疗不可攻伐太过，不能强求速效，宜标本兼顾，扶正祛邪。又因乙癸同源，故方中选用育阴养肝、补血滋肾的生地、白芍、枸杞子、女贞子、首乌、鳖甲等补不恋邪之品加上化瘀活血、散结消癥的丹参、茜草、丹皮等攻不伤正之药，共奏育阴养肝、化瘀消癥之效。凡早、中期肝硬化，舌质偏红者均可用之。确是临床行之有效的良方。

主治 ◊ 早、中期肝硬化。症见胁肋隐痛或不舒、脘腹胀满、头晕神疲、纳少咽干、面色晦滞少华，舌嫩红、苔少、脉弦细。

加减 ◊ 兼肝郁不舒者加郁金、苏梗各 10 克；兼有腹水、苔腻者去生地，加苡仁 30 克，茯苓、泽泻各 20 克；有牙宣鼻衄者加地榆 30 克，槐米 15 克；尿赤口干加青蒿 10 克，石斛、麦冬各 15 克；大便不实者去首乌，加葛根 15 克，荷叶 6 克，山药 20 克，便秘则加瓜蒌仁 15 克；精神委顿加黄芪 30 克，当归 25 克；肝功能不正常者加大青叶 30 克，晚蚕砂（包煎）15 克；腹胀甚则加枳壳 6 克，槟榔 20 克。

疗效 ◊ 临床屡用，多获良效。但须坚持治疗，其效始著。

46.3 软肝汤

来源 ◊ 姜春华，《名医治验良方》

组成 ◊ 生大黄 6~9 克，桃仁 9 克，土元 3~9 克，丹参、鳖甲、炮山甲各 9 克，黄芪 9~30 克，白术 15~60 克，党参 9~15 克。

用法 ◊ 每日 1 剂，文火水煎，分两次服。

功用 ◊ 活血化瘀，软肝散结，益气健脾。

方解 ◊ 肝硬化是不同原因引起肝脏弥漫性炎症，或广泛的肝实质变性或坏死继续发展而导致肝脏逐渐变形、变硬的一种慢性进行性疾病。本方乃仲景《金匮要略》“下瘀血汤”加味而成。原方主治产后腹痛、腹中有干血著脐下，亦主经水不利。方中大黄荡涤瘀血，桃仁活血化瘀，土元逐瘀破结，三味相合，破血之力颇猛；丹参苦、微寒入心肝二经血分，有活血祛瘀、凉血消肿之功，现代药理研究证明可促进肝脏生理机能好转，并能使肝脾肿大缩小变软；炮山甲咸能软坚，性善走窜；鳖甲味咸气寒，入肝脾血分，既能滋阴退热，又可软坚散结，两药均对肝硬化，肝脾肿大有较好的治疗效果；脾主运化水谷精微为后天之本，佐以黄芪、白术、党参健脾益气之品，符合仲景

“见肝之病，当先实脾”之旨。且根据患者体质虚实调整剂量，此乃扶正祛邪之意。上药共具攻补兼施、活血化瘀、软肝散结之功。

主治◊瘢瘕，积聚，胁痛，臌胀（早期肝硬化，轻度腹水）。

加减◊湿热内蕴者可选加茵陈、山栀、茯苓、黄柏、龙胆草、垂盆草、平地木等；脾虚气滞者可选加砂仁，陈皮、枳壳、藿香、苏梗等；肝气郁滞者可选加柴胡、郁金、枳壳、青皮、木香、绿萼梅等；肝络血瘀者可选加乳香、五灵脂、赤芍、红花、九香虫等；肝经郁热者可选加生山栀、丹皮、连翘、龙胆草等；肝肾阴虚者可选加生地、玄参、麦冬、石斛、女贞子、牡丹皮等；阴虚火旺者用上药再加龙胆草、白蒺藜、山栀等；脾肾阳虚者可选加附子、桂枝、干姜、益智仁、砂仁等；凡肝病见阳痿者不可壮阳，壮阳则相火动而伤肝阴，病愈重。营热络伤，症见鼻衄、齿衄、目赤或皮下出血者，可选加广犀角、生地、丹皮、连翘、赤芍、玄参、茅根、山栀、蒲黄、羊蹄根、小蓟草，上药对毛细血管扩张、蜘蛛痣、血小板偏低亦有改善作用；周身浮肿有轻度腹胀者，可选加防己，将军干、冬瓜皮、玉米须、薏苡、茯苓、黑大豆、泽泻、猪苓等；如出血较多，症状较重，可暂停用活血化瘀法，也不可用止血药，用健脾法加大剂量，可止血；大便次数多而溏薄者，大黄减量或改用制大黄先煎。

疗效◊临床屡用，坚持治疗，效果颇佳。

46.4 化瘀通气方

来源◊印会河，《中医内科新论》

组成◊柴胡 9 克，赤芍、丹参、当归各 15 克、生牡蛎 30 克（先下），广郁金 9 克，川楝子 12 克，桃仁、红花、桔梗、紫菀、䗪虫各 9 克。

用法◊水煎服，每日 1 剂，日服 2 次。

功用◊化瘀软坚，开利三焦。

方解◊方中以柴胡、当归、丹参、赤芍、郁金、楝子、桃仁、红花、舒肝理血；桔梗、紫菀开肺气、利三焦以开气道、消胀；牡蛎软坚消肿；䗪虫化久瘀、消积块。诸药相伍，共奏化瘀软坚、开利三焦之功。

主治◊肝硬化（气臌），症见胁腹胀痛较久，继发腹部胀满，不以饥饿为增减，一般晚间为重，渐变腹部臌大，击之如鼓，无移动性浊音，有两胁积块（肝脾肿大），舌苔一般不厚，脉弦。

加减◊晚期肝硬化（水臌），腹大如鼓，胸胁胀满，其病多由气臌积渐而来，腹中水渍，转侧有声，移动性浊音明显，下肢可见浮肿，面色萎黄，小便短少，大便时干，脉细数者，本方加椒目、葶苈子各 9 克；体虚加阿胶 9 克（化冲）；便实加大黄 9 克（即加味方）。

疗效◊多年使用，效果颇佳。

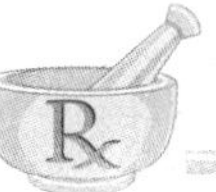

附记 ◊ 上两方均为“抓主证”之常用效方。凡病肝炎而后见腹胀为主证的，一般均率先使用此方，有时病人未发现有肝炎病史，而腹胀顽固，诸药不效者，亦可用此方治之，盖有一部分“隐性肝炎”，症状既不明显，体检又不及时，俟积之既久，则“肝性腹胀”既已形成，而检查肝功，则又可以处于正常值的范围之内，似此，则同样可以用此方，且常收可喜疗效。

凡由气臌而致之水臌，腹水明显者，率先用加味方，效果似乎较之早年使用的健脾、利湿、攻下逐水等法为优。但因此病终系古来四大“危病”之一，不能用之即应，用现代西医观点说，肝的破坏，超过三分之二以上，即健康肝不足三分之一者，则肝的代偿作用，已不足以完成对人体应起的作用，故挽救即较困难。然否待考。

46.5 白金汤

来源 ◊ 胡源民，《辽宁中医杂志》（4）1983 年

组成 ◊ 白花蛇舌草、怀山药、党参各 30 克，鸡内金、柴胡、甘草各 10 克，白芍 15 克，女贞子 20 克。

用法 ◊ 水煎服，每日 1 剂，日服 2 次。

功用 ◊ 扶正祛邪、活血化瘀、改善肝功、软缩肝脾、治肝保肝。

方解 ◊ 方中白花蛇舌草、甘草解毒祛邪，扶助正气，增强机体的免疫力；党参、山药健脾和胃，是谓“见肝之病，知肝传脾，当先实脾”之意；柴胡、白芍疏肝解郁；佐以女贞子补肾养肝，使生化有源；鸡内金性平效广，功能消食补肾，更能消痞软坚，缩软肝脾之功最著。如此配合用之，对肝硬化之的，众矢齐发，力专效宏。

主治 ◊ 肝硬化。

加减 ◊ 如邪热偏盛，加蒲公英、金银花、半边莲；血证明显，加参三七、仙鹤草；脾虚腹胀泄泻，加白术、茯苓；畏寒、舌质淡，脉沉细，加附子、肉桂；有腹水征，去甘草，加十枣汤。

疗效 ◊ 多年使用，疗效可靠而快速。

附记 ◊ 本方名为编者拟加。

46.6 软肝缩脾方

来源 ◊ 赵绍琴，《中国中医药报》1990 年

组成 ◊ 柴胡 6 克，黄芩 10 克，蝉衣 6 克，白僵蚕 10 克，片姜黄 6 克，水红花子 10 克，炙鳖甲、生牡蛎各 20 克，生大黄 1 克，焦三仙各 10 克。

用法 ◊ 本方每周服 5 剂，每剂煎取 500 毫升左右，分 2～4 次温服。服 3 个月后改为每周 3 剂分服维持。

功用 ◊ 行气开郁，活血化瘀，软肝缩脾。

方解 ◊ 肝硬化早期表现胁痛、腹胀、癥瘕等证（迁延日久，后期多成臌胀，属中医“四大危证”之一），其形成，气、血、食、湿之郁是关键。诸郁不解，导致血瘀结聚，形成癥瘕，同时气血脏腑受诸郁所伤，功能失调，正气渐弱，多数属虚实夹杂之证，根据不同阶段不同，各有所侧重而已。早期肝硬化，临床表现较为复杂，但总以肝硬、脾大为主要见证。治疗时，不宜因虚而绝用补剂，否则瘀结日甚；亦不可攻利太猛，劫伐正气，与病无益。顺以行郁活血、软坚散结、调整阴阳之法，达到软肝缩脾的目的。方中用升降散（蝉衣、僵蚕、片姜黄、大黄）开通内外、平调升降、燮理气血；柴胡疏达肝胆之经气，解除肝气之郁结；黄芩苦寒，善清少阳郁热，并清因诸郁而蕴生之内热；水红花子活血且能利水、除血滞、化水湿；焦三仙化积滞以疏导胃肠；鳖甲、牡蛎咸寒软坚以散瘀结。诸药合用，针对肝硬化早期多以肝硬、脾大为主要表现的病症，可收到调气开郁、活血化瘀、软肝缩脾之功效。

主治 ◊ 早期肝硬化（肝硬、脾大）。

加减 ◊ 胸胁满闷、喜叹息、脉沉而滞、气郁显著，加佛手、香附各10克；厌食呕恶、胁胀不舒，舌苔白腻，湿郁为甚，加藿香、佩兰、姜半夏各10克；心烦失眠、性躁易怒，舌红起刺，火郁之象，加川黄连6克，丹皮10克，龙胆草3克；嗳气频作、食后脘堵、积滞明显，加保和丸10克（冲服）；腹壁青筋暴露、鹅肝掌、蜘蛛痣等特征明显，舌有瘀斑，血瘀之征，重用鳖甲、牡蛎各30克，加莪术、三棱各6克；或配服鳖甲煎丸1丸/日；形体消瘦，神疲乏力，脉沉细软弱，虚象为主，当区别阴阳气血之偏重，酌加补益之品，气虚者，舌淡、脉虚，加白术10克，太子参6克；血虚者，唇脸色淡，脉细，加阿胶10克；舌淡苔滑，脉濡缓，中阳不足，加干姜，吴茱萸各3克；舌尖红绛，少苔且干，下焦阴亏，加生地20克，枸杞子、女贞子各10克。

疗效 ◊ 屡用屡验，效果甚佳。

附记 ◊ 忌食辛辣、油腻食物，要求以清淡素食为主。同时坚持每日早、晚散步各1小时，使肢体微劳，精神放松，可收事半功倍之效。

46.7 复肝丸

来源 ◊ 朱良春，《当代名医临床精华》

组成 ◊ 紫河车、红参须、炙地鳖虫、炮甲片、参三七、片姜黄、广郁金、生鸡内金各60克。

用法 ◊ 上药共研细末，水泛为丸。每服3克，每日服3次，食后开水送下，或以汤药送服。1个月为1疗程。

功用 ◊ 益气活血，化瘀消癥。

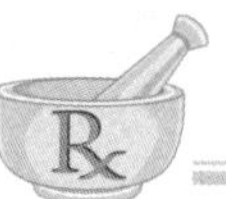

方解 ◇ 方中取紫河车大补精血；红参须益气通络，用以扶正；参三七活血止血、散瘀定痛；地鳖虫破血消癥，和营通络；郁金、姜黄疏利肝胆、理气活血；生鸡内金、炮山甲片去积消滞、软坚散结。全方着眼于肝血郁滞、瘀凝脉络的主要病机，采用扶正祛邪、消补兼施的治疗原则，又以丸药小剂量常服之法，补不壅中，攻不伤下，可使癥积潜移默消，促使肝实质的改善和恢复。

主治 ◇ 早期肝硬化，肝脾肿大，或仅肝肿大、胁痛定点不移，伴见脘闷腹胀、消瘦乏力、面色晦滞、红丝血缕，或朱砂掌，舌暗红，或有瘀斑，脉弦涩或弦细等。

加减 ◇ 肝郁脾虚，配合逍遥散、异功散、当归补血汤加减；脾肾阳虚，配合景岳右归丸、当归补血汤加减。

疗效 ◇ 屡用屡验，效佳。

附记 ◇ 肝硬化病非一日，虚实兼杂，但标证急时，治宜缓图，收效虽慢，常服必日见其功，渐至痊愈。本方亦为肝硬化初愈之善后良方。

46.8 茵布治肝汤

来源 ◇ 张梦侬，《临证会要》

组成 ◇ 绵茵陈 30 克，昆布 15 克，炒槐角、煨莪术各 10 克，海藻 15 克，煨三棱 10 克，制鳖甲 15 克，赤芍、旋覆花（布包），五灵脂、蒲黄各 10 克，夏枯草、蒲公英各 30 克。

用法 ◇ 水煎服，两日 1 剂，分 4 次温服，（一日服两次）。如无不良反应，可续服两月，至肝区不痛，肝脏变软，肝脏缩小停药。

功用 ◇ 止痛，软坚。

方解 ◇ 肝硬化未有不累及脾胃者，但临床见证各有侧重。如肝病重，脾胃病轻，则着重治肝。故用茵陈、槐角治肝炎而消黄疸；三棱破血中之气；莪术破气中之血；海藻、昆布软坚散结；鳖甲入肝除热散结而养阴；夏枯草补肝散结解热而泻火；五灵脂入肝经和血止痛；蒲黄入肝经行血消瘀；蒲公英散毒消肿核；旋覆花消结治肝著；赤芍泻恶血而除肝火。凡肝炎日久，肝脏肿大、坚硬作痛、肝功能较差者，皆可用此方多服，效佳。

主治 ◇ 肝硬化，肝区疼痛较重、肝肿较大、脾胃症状较轻者。

疗效 ◇ 屡用皆效。

附记 ◇ 本方名为编者拟加。凡属肝炎、肝硬化及并发腹水或续发黄疸的，都应遵守下列禁忌：①饮食方面，禁食各种酒、辣椒、姜、花椒、胡椒、葱、蒜、虾、蟹、鲤鱼、鲇鱼、黄颡鱼、猪头、猪蹄脚、羊肉、牛肉、狗肉、鸡、鸽等。②生活方面戒绝房事、忧愁、怒恼。

46.9 苓桂健运汤

来源 张梦侬,《临证会要》

组成 白茯苓15克,桂枝5克,炙甘草、炒枳实、白术各10克,淡吴萸5克、陈皮10克,黄连炭5克,瓜蒌皮10克,焦山楂15克,法半夏10克,生姜3片。

用法 水煎服,每日1剂,分3次温服。如无不良反应,可连续服一月,至症状消失后停药。并守上述之禁忌,虽病情严重,也可望取得显著疗效。

功用 健运中焦。

方解 肝硬化影响脾胃受损,脾胃病重,肝病较轻,则着重治疗脾胃。故方用白术健脾,甘草益胃,茯苓渗湿,陈皮理气,半夏燥湿痰,瓜蒌祛热痰,桂枝通阳,吴萸下气温中,黄连苦降燥湿开郁,山楂酸温消滞磨积,生姜和胃健脾,厚朴散满,枳壳宽中。此方合苓桂术甘汤、左金丸、枳术丸、小陷胸汤、二陈汤和橘枳姜汤,组成此方,以温中通阳、健脾益胃、理气化痰、消胀进食。凡脾胃失运、脘痞拒按、嗳饱气逆、二便不调,常服此方,都能获效。

主治 肝硬化,脘中痞痛胀满、纳少神疲、大便不调、胃肠症状严重、肝区症状较轻者。

疗效 临床屡用,常服有良效。

附记 本方名为编者似加。

46.10 健肝生化汤

来源 赵兰堂,《新中医》(3)1976年

组成 党参15克,炒白术12克,怀山药30克,当归12克,丹参30克,生白芍18克,龙胆草6克,川连9克(或生栀子代),神曲15克,青皮12克,炒枳壳9克。

用法 上药加水2500毫升,浸泡1小时,慢火煎至500毫升,复煎时加水500毫升煎至250毫升,两次药汁混在一起,再浓缩至500毫升,晚入睡时1次服用。每日1剂。以15剂为1疗程。

功用 健脾理气,活血化瘀,清利湿热。

方解 方用党参、怀山药、炒白术健脾益气,补而不腻,以提高血浆蛋白,增强机体抗病能力;当归、丹参、白芍、活络通脉,以改善门脉循环;川连、胆草清利肝胆湿热;枳壳、青皮健胃利气。诸药相伍为用,共奏健脾理气、活血化瘀、清利湿热之功,肝脾同治,故用之多效。

主治 肝硬化。

加减 根据中医辨证分型进行加减:如肝胆郁热型,本方去白术、当归、丹参,适当选加茯苓15克,郁金、川军各9克,茵陈12克,金银花15克;肝郁脾

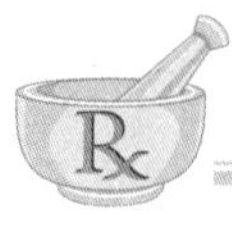

虚型，本方去胆草。党参增量，并加茯苓 30 克，香附 12 克；肝肾阴虚型、本方去白术、胆草，适当选加何首乌、女贞子各 15 克，枸杞子 9 克，生鳖甲 30 克。总之应根据辨证中的侧重而灵活应用，不必拘泥原方。

疗效 多年临床使用，治验甚多，效果甚佳。

46.11 养肝饮

来源 杨干潜，《新中医》（4）1984 年

组成 生枣仁、茯苓、生麦芽、菟丝子各 15 克，知母、大甘草、茉莉花干（冲焗），莲须各 5 克，蕤仁肉、枸杞子各 9 克。

用法 上药加清水 2 碗半煎至 1 碗温服，复煎当日再煎再服，每日 1 剂。

功用 清养肝阴，宁心和脾。

方解 本方根据广东已故名老中医郭梅峰清养肝阴法的经验制订而成。方用菟丝子、莲须、枸杞子、蕤仁以滋养肝阴。肝为阴中之阳，故以知母清热；茉莉花疏肝达木；甘草缓肝急；茯苓培土益木，合麦芽兼能疏肝、健脾开胃，使后天得健，肝体得养；君以枣仁清养肝阴，酸敛安魂，与上述养阴药协同可肝肾并养，水木同滋，效力更强；又与麦芽相伍，能食能寐，则各种慢性病证自能日渐好转。故本方实仲景酸枣仁汤之变法也，特去川芎之刚，而入柔剂矣。故本方治肝虚肝郁，可代逍遥散类而无辛燥伤阴之弊；治阴虚内热，可代六味、一贯煎而无呆脾之虑。

主治 肝阴虚耗，虚烦不寐，心悸咽干，头晕胁痛，目朦肢痛，脉多弦细。如慢性肝炎、肝硬化、高血压病、慢性风湿性心脏病，眼科病等有上述症状者。具体以舌红瘦，脉弦细，肝阴虚症状三者俱备最为适宜，或其中 2 项较明显者亦可应用。

加减 肝经病证，范围甚广，故宜细心辨证，并随证加减，如头痛加生石决、草决明；偏热者加苦丁茶、金钗石斛、石膏、桑叶；眩晕加沙参、钩藤；目疾（目朦垤目睆视瞻昏渺等），去茉莉花、甘草、加杭菊、金蝉花、生石决、草决明；肝阴虚中风、早期夹痰火，去茉莉花，加杭菊、钩藤、竹沥、或牛黄、至宝；后期偏瘫，本方合甘麦大枣汤加桑寄生；面痉（面瘫）合百合地黄汤；虚劳加怀山药；咳血，去茉莉花，加侧柏叶；胸胁痛，加郁金；夹痰热者，去茉莉花，加瓜蒌皮、苡仁、枳壳；胃脘痛，合百合汤（草决明代枣仁、谷芽代麦芽）；不寐加龟板；不育，去麦芽，加楮实子；劳淋加蒲公英；遗精，去麦芽，加龙牡；肢痛久痹，加桑寄生、玉竹、柏子仁；神志病，合百合鸡子黄汤；腰痛，去麦芽，加杜仲，怀牛膝；高血压，去茉莉花，加石决明、草决明、钩藤；慢性乙型肝炎，加蒲公英、糯稻根须、桑寄生等。

疗效 临床使用 20 多年，用治上述病症，效果较为满意。

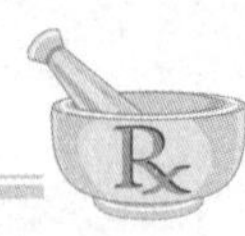

46.12 消臌复肝散

来源 程爵棠,《临床验方集》

组成 柴胡60克,赤芍、广郁金、川厚朴、炒枳实、醋炒鳖甲各90克,煨三棱、煨莪术各60克,生牡蛎150克,泽兰、茵陈、炒白术、败酱草、抽葫芦各90克,茯苓150克,陈皮60克,土鳖虫30个,丹参150克,蒲公英、白花蛇舌草各120克。

用法 上药烘干,共研极细末,用白面粉500克调拌均匀,再用醋水各半调和搓丸如梧桐子大,贮瓶备用。每次服5~10克,一日3次,用温开水送服。

功用 行气散瘀,软坚消积,解毒利水。

方解 盖肝主疏泄,为气血调节之枢,喜条达达、恶抑郁,若怒、虑、惊、悲而引起七情失调,必使肝失条达舒畅之性,而致肝气郁结,或机体抵抗力减弱,复感外邪,或饮食不节,亦可导致肝气郁结。气为血帅,气行则血行,肝郁则气滞,气滞则血凝,遂形成气滞血瘀;又肝体郁积,久郁不解,必致肝体硬化,此属早期肝硬化。本证一般多由慢性肝炎或血吸虫病发展转化而成,若肝郁不解,久之势必横逆犯脾,而致脾虚失运,水湿停滞,终成单臌胀——晚期肝硬化腹水。穷必及肾,肾虚则气化无权,臌胀日增,诸症加重。治宜行气散瘀,软坚消积,解毒利水。故方中君以柴胡、川朴、枳实、郁金解气郁、散瘀血;臣以三棱、莪术,二药合用则消坚化瘀作用甚强,且三棱善破血中之气结,削积软坚;莪术善破气中之血结,行气消积;配以鳖甲、牡蛎合用,其软坚散结之功甚著,且鳖甲又有滋阴清热、平肝潜阳之功;牡蛎有化痰消积之力;合陈皮化痰散结;以土鳖虫祛瘀血,消酸瘕;佐以丹参、赤芍活血化瘀、通络止痛;泽兰行血利水,与肝水尤宜;败酱草散瘀消肿;再以茵陈、茯苓、白术、抽葫芦利水健脾,且抽葫芦利尿消肿,尤为治水臌之佳品;茵陈清热利湿、退黄疸;茯苓有"上渗脾肺之湿,下伐肝肾之邪,先升后降,利水健脾"之功(《本草求真》),合白术健脾利水尤妙。入蒲公英、白花蛇舌草解毒散结,又防癌肝之变,故用之为使。诸药配伍,力猛而性平和持久,攻不伤正,利不伤阴,其行气散瘀、软坚消积、解毒利水之功颇著。

主治 肝硬化(臌胀)。早期肝硬化,肝大质硬,右上腹胀痛,伴有恶心呕吐,胃口不佳,腹泻等证;晚期肝硬化腹水,肝大缩小、质硬、脾肿大、肝区疼痛、腹水形成。伴形体消瘦、贫血、出现蜘蛛痣、肝掌或齿鼻出血,或有黄疸、低热等。

加减 若肝腹水甚,不宜再加利尿药,以免危害肾功能,可随证选加党参、制附子、肉桂以温运脾肾,保护肾小球,促进肝功能恢复以消水。缓图功必日进,肝水必消。若黄疸甚,可用秦艽、白鲜皮、虎杖各4克,煎汤送服。

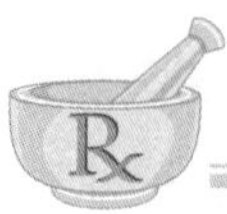

疗效◊笔者再验证治疗肝硬化45例。其中30例早期肝硬化中，痊愈26例，显效2例，有效2例；晚期肝硬化腹水15例中，痊愈10例，显效2例，有效1例，无效2例。总有效率为95.56%，其中痊愈率为80%。

附记◊本方为程氏祖传秘方。笔者30多年来，治验甚多，疗效尚属满意。临床实践观察：宜坚持守方用药，切不可操之过急，“欲速则不达”，只宜缓图，日进必见其功，多获良效。同时待病初愈后，须改用香砂六君子汤加减调治1~2个月，巩固疗效，方保无虑。

46.13 益气化积解毒汤

来源◊蒋森，《中国中医秘方大全》

组成◊黄芪、丹参各20~30克，白术、茯苓、郁金、当归、生地各12~15克，泽兰叶、鸡内金（研末冲服），板蓝根、败酱草、黄精各15~20克。

用法◊水煎服，每日1剂，日服2次。另用紫河车为末装入空心胶囊中，每次服2~5克，日服2次。

功用◊健脾益气，补肾养血，化瘀消积，清热利湿。

方解◊现代药理研究证明：黄芪能防止肝糖元减少，促进组织细胞对病毒诱生干扰素，抑制病毒生长；白术可增加白蛋白；黄精可防止肝脂肪浸润并能抗肝损伤；败酱草有促进肝细胞再生，改善肝功能，流通门静脉循环的作用；丹参、郁金等活血化瘀药物不仅能扩张肝内血管，改善肝细胞供血，提高耐氧能力，对损伤之肝细胞有修复之作用，还具有抑制纤维母细胞的形成，减少胶原物质的分泌，抑制纤维组织增生，促进正常免疫功能和抑制异常免疫反应的作用。本方之效可能与此相关。

主治◊早期肝硬化。

加减◊肝经湿热型，谷丙转氨酶显著升高者，减黄芪、紫河车，加茵陈、金钱草、蒲公英、连翘；脾虚湿盛型，麝浊、麝絮均有明显异常者，加苍术、薏仁；气血双虚型，血清总蛋白下降，白蛋白与球蛋白的比值减少成倒置，或有轻度贫血者，加人参（或党参）、阿胶；肝血癥积型者，加鳖甲、三七粉（冲服）、土鳖虫；肝肾阴虚型者，减黄芪、紫河车，加生地、沙参、鳖甲、丹皮；脾肾阳型者，加制附子、鹿角胶、淫羊藿。

疗效◊治疗96例，治愈率为41.7%，总有效率为91.7%。

§47 治肝硬化腹水秘方

47.1 加味阴骘丸

来源◊张梦侬，《临证会要》

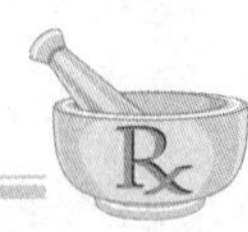

组成 苍白术各60克，川厚朴、炒枳实、旋覆花炭、煨三棱、煨莪术各60克，醋炒鳖甲90克，绵茵陈120克，炒槐角、广陈皮各60克，败酱草90克，赤白芍各60克，红饭豆120克，昆布、海藻、槟榔各60克，干䗪虫（土鳖）30个，干蝼蛄（土狗）30个，蒲公英、地丁各120克。

用法 共炒焦，研极细，另用皂矾120克，入500毫升醋中，加热溶化，再加入粟米1000克，拌匀，晒干，入锅内慢火炒成炭，待烟尽，俟冷，隔纸将粟米炭摊地上，约2小时许以去火气，研极细，再合入上药末中共研匀，后用白面粉750克加醋与水各半，打成糊，和令为丸如小豆大，晒干，备用。每次服30粒，饭前用糖开水送下，每日服3次。如服后胃中有嘈杂样感可只服20粒或10粒，待反应消失时，每日加服5粒，逐渐加至每次30粒，最多每次不得超过40粒。如服1料后，病势减退，可照方配制继续再服，以愈为度。

功用 疏肝理脾，活血消瘀，清热利湿，软坚散结。

方解 本病治法，与水肿病根本不同。唐代孙思邈有“治蛊臌以水药，治水臌以蛊药，或但见胀满，皆以水药，如此者，仲景所云愚医杀之。”的论断。但未指出病根在肝。著者曾治愈本病几例，其方全以前人治黄疸及肝病的基础上立法，解放二十多年来，又在此基础上，通过对病人的走访，对方药的探索，检查得失，总结疗效，更作了多次改进而始成。本方以《金匮要略》“见肝之病，知肝传脾，当先实脾”之论为主导。因肝藏血而主疏泄，肝病则血瘀气滞，不能疏泄脾土，脾病则不能为胃行其津液，又不能制约肾水，致水气泛溢入肠胃之间，成为腹皮绷急、静脉怒张之腹水臌胀病。治法当以健脾益胃而资其运化机转，更以破血消瘀，散其坚结，而复其疏泄功能。其机制是使瘀血消则新血自生，脾胃健则运转正常，水道自利。故方是宗周益公的阴骘丸，用利湿散满、健脾益胃之平胃散，消瘀活血之醋煅皂矾；补脾胃、利小便之粟米，用醋浸炒炭为主药。助以治肝著之旋覆花，及治黄疸之茵陈与槐角；佐以消瘀行气、破结攻积之三棱、莪术、鳖甲、枳实、赤芍；败毒消肿之地丁、蒲公英；软坚利水之昆布、海藻；使以逐水通络之䗪虫、蝼蛄等药，和令炒研，醋糊为丸，而具上述之功效。凡肝硬化腹水臌胀重病，只要元气未败，如能坚持服用此药，更守上述禁忌，可望转危为安，以至完全治愈。

主治 肝硬化腹水（臌胀），症见脘腹坚硬胀满如鼓、肝区时痛、腹壁静脉怒胀、肢体出现明显蜘蛛痣及红斑掌、四肢干瘦、食少、溺短、神疲体困、动则气短作喘，或黄疸日久失治，则正气衰竭，发生肝性昏迷而致死亡。

疗效 屡用屡验。治验甚多，疗效颇佳。

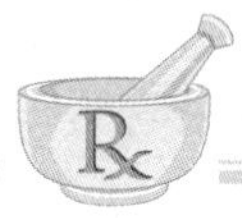

47.2 臌胀消水丹

来源 李昌源,《中国中医药报》

组成 甘遂粉、琥珀各 10 克,枳实 15 克,沉香 10 克,麝香 0.15 克。

用法 上药共研极细末,装入胶囊,每次 4 粒,于空腹时用大枣煎汤送服,间日 1 次。

功用 行气逐水。

方解 肝硬化的病机主要是肝、脾、肾三脏的损伤和功能失调,导致气滞、血瘀、水停所致。腹水形成是肝硬化进入晚期的标志,是影响气血运行、妨碍脏腑功能的主要因素。本着《内经》关于"先病而后生中满者治其标","小大不利治其标"的原则,在辨证论治的基础上,以本丹行气逐水、前后分消,水去则经隧通、气血行,诸证即可缓解。故本方以甘遂泻腹水而破瘀血为主,辅以枳实破结气而逐停水;沉香降逆气而暖脾肾;佐琥珀利小便而通经络;麝香通诸窍而活血滞。上药装入胶囊,枣汤送服,其旨在顾护脾胃,免伤正气。诸药合用,滞气散则腹水消,气血脏腑可望恢复。

主治 肝硬化腹水。

疗效 临床屡用,奏效颇捷。

附记 本方攻下遂水,药力峻猛,仅为"急则治标"权宜之法,宜谨遵《内经》"衰其大半而止"之诫,水去其六,即换用疏肝健脾、温肾利水等法以巩固疗效,不可蛮攻以伤正气。

47.3 肝硬化腹水治疗验方

来源 张琪,《临床经验集》

组成 海藻 40 克,二丑各 30 克,木香 15 克,川厚朴 50 克,生姜 25 克,槟榔 20 克,白术 25 克,人参 15~20 克,茯苓 50 克。

用法 水煎服,每日 1 剂,日服 2 次。

功用 泻下遂水,益气健脾。

方解 方中二丑,又名牵牛子,苦寒有毒,有泻下、遂水、消肿作用,是治疗肝硬化腹水的有效药物。海藻、槟榔、厚朴、木香行气利水,专为攻邪而设。但肝硬化病人体质日耗,气血不足,不任一味攻伐,故方中用参、苓、白术益气健脾,保护正气。诸药合用,相辅相成,合为攻补兼施之剂。

主治 肝硬化腹水(单腹胀),具有以下证候者,腹部膨大、腹水、小便少、身体消瘦、面色黧黑,舌质紫苔白,脉弦缓或弦细,肝功能明显异常者。

加减 肝硬化高度腹水,审其人形气尚实,体质尚健者,可于本方内加入甘遂 5~10 克,大戟 5 克,以峻逐水邪,通利二便,消除腹水。如果畏其峻而不用,则贻误病机。

疗效◇临床屡用，颇多效验。

47.4 五参四皮饮

来源◇魏长春,《名医治验良方》

组成◇丹参、党参、苦参、玄参、沙参、丹皮、黄芪皮、地骨皮、青皮各10克。

用法◇每日1剂，水煎服，日服2次。

功用◇益气养阴，养血活血，利水消胀。

方解◇证属久病正虚、气血失调、阴虚内热、水邪内停。故方以丹参、丹皮清热活血散瘀；沙参、玄参、丹皮、地骨皮养阴清热；党参、黄芪皮益气健脾扶正；青皮、苦参疏肝化湿。诸药合用共奏扶正祛邪、固本治标之功。

主治◇肝硬化腹水。症见腹臌胀痛，时有潮热，舌深红，脉弦细，证属阴虚气弱，内热水停者。

疗效◇临床屡用效佳。须对证选用，其效始著。

附记◇方中入苦参、寓意颇深，值得玩味。考《本经》谓其“主心腹结气癥瘕积聚，黄疸，溺有余沥，逐水除痈肿”，既能消癥块，又能逐水邪，且能开结退黄，故最适合于肝炎、肝硬化、肝腹水的治疗。

47.5 甲术消臌汤

来源◇周信有,《名医治验良方》

组成◇柴胡9克，茵陈、丹参各20克，莪术、党参各15克，炒白术、炙黄芪各20克，仙灵脾15克，醋鳖甲30克，五味子15克，大腹皮、猪苓、茯苓、泽泻、白茅根各20克。

用法◇每日1剂，水煎服，日服2次。

功用◇调补脾肾，祛瘀化癥，利水消肿。

方解◇肝硬化的病理改变突出为肝络阻塞、血瘀肝硬、肝脾肿大。肝病虚损严重，肝功能代偿失调，可致腹水潴留，形成肝硬化腹水。其主要表现“虚”、“瘀”交错的病理特点。因而在治疗上，强调补虚和祛瘀。补虚，重在补脾以绝水源，补肾，重在补阴，以期水生涵木、肾旺肝荣，乃治本之法。祛瘀，一是软坚消癥以除癥瘕；一是“血不利则为水”，瘀化水行，腹水可消，乃治标之本。故方中以柴胡疏肝理气，配茵陈清热利湿解毒，以除余邪；黄芪、党参、白术、云苓健脾益气，燥湿利水，以绝水源；仙灵脾、醋鳖甲补肝肾、温肾阳、滋肝阴、消癥瘕；泽泻、猪苓、茯苓、大腹皮、白茅根利水消肿；五味子合鳖甲滋阴补肝，使利水而不伤阴；丹参、莪术养血祛瘀、消癥、软肝。诸药合用，共奏调补肝肾、培土利水、祛瘀化癥、利水消肿之功。方中鳖甲尤为治肝腹水必用之品。

主治◇肝硬化腹水。

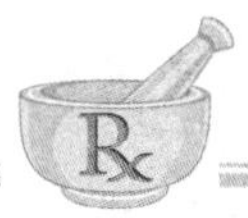

加减 ◊ 若肝病虚损严重，可加重培补脾肾之品，白术可增至40~60克，另外加仙茅10克，女贞子20克，鹿角胶9克（烊化）。在扶正补虚的同时，尚须重用活血祛瘀之品。一般是轻重药并用，有时加重丹参、莪术等药之分量，再加赤芍、三棱、元胡、郁金等。

疗效 ◊ 多年应用，随证加减，坚持治疗，疗效较为满意。

47.6 软肝化癥汤

来源 ◊ 李昌源，《名医治验良方》

组成 ◊ 当归、泽泻、鸡内金各10克，白芍、淮山药、丹参、姜黄、茵陈、板蓝根各20克，茯苓15克，三七6克（研冲）。

用法 ◊ 每日1剂，水煎服，日服2次。

功用 ◊ 逐水化瘀，补益脾肾，养血疏肝。

方解 ◊ 肝硬化属疑难病症，不仅病情重、病程长，且常伴有严重之并发症。本病本虚标实，虚实夹杂，针对其病变多在血分的特点，临床上采用活血化瘀、行气逐水、疏通经络、调理气机之法以改善肝脏代谢。补脾益肾以固本，养血疏肝以通脉络，攻补兼施以损其有余而补其不足。根据辨证分型，在基础方上加减化裁，药证合拍，故易收捷效。故方中以茯苓、淮山药、鸡内金，酌加党参、黄芪、白术益气健脾、利水治本；当归、白芍酌加河车粉滋补肝肾，填精补血；佐以三七、丹参活血化瘀；茵陈、板蓝根、泽泻酌加二丑逐水以治其标。全方扶正祛邪，对纠正蛋白倒置，肝脾肿大以及促使表面抗原转阴均可收到满意的效果。

主治 ◊ 肝硬化腹水。

加减 ◊ 上方为基础方，临床辨证分型加减：脾肾阳虚型加太子参、焦白术、河车粉；湿热蕴结型去淮山药、白芍，加焦山栀、碧玉散、田基黄、大黄、金钱草、二丑；肝郁气滞型加柴胡、青皮、枳实、川楝子、延胡索；瘀血阻滞型，加川芎、甲珠、鳖甲、二丑、猪苓、泽兰；寒湿困脾型加制附片、川厚朴、苍术、白术；肝肾阴虚型加生地、女贞子、麦冬、山萸肉；便血、衄血加地榆炭、丹皮、犀角粉；腹水消后加白术、黄芪；神志昏迷，加安宫牛黄丸；有黄染者加田基黄、金钱草。

若腹水严重，小便不利者，当佐以臌胀消水丹（见方47.2），并随时注意肝功能及电解质、血氨等情况，以避免伤正。

疗效 ◊ 多年应用，若能坚持治疗，常能收到满意的效果。

47.7 商陆二丑汤

来源 ◊ 董漱六，《名医治验良方》

组成 ◊ 潞党参15克，焦白术12克，西砂仁，广木香各4.5克，花槟榔10克，江枳壳6克，广陈皮5克，焦六曲12克，云茯苓15克，福泽泻12克，商陆根15克，黑白丑各4.5克，腹水草15克。

用法 每日1剂，水煎服，分早晚两次服。

功用 益气调脾，渗湿行水。

方解 本方系参苓白术散（《和剂局方》）、木香槟榔丸（《儒门事亲》）加减而成。方中以党参、白术、云苓健脾益气、化水湿；砂仁、木香、槟榔、陈皮、六曲宽中理气；泽泻、二丑、商陆根、腹水草渗湿行水，使腹水由小便外解。诸药配伍为用，共奏培土制水之功。

主治 肝硬化腹水。症见胸痞纳差，脘腹胀满，饮食不化。水溲短少，大便干结，舌淡红，苔薄腻，质瘀，脉细濡滑。中医辨证为脾气虚弱、水湿泛滥者。

加减 大便通行不畅加生军9克（即生大黄，后下）；腹部臌胀不减加川椒3克，甚则加舟车丸9克（分2次吞服）；胸闷呕吐去黑白丑，加半夏、藿香各9克；口黏纳呆苔腻去泽泻，加厚朴5克，鸡内金9克；小溲不利，去枳壳，加车前子15克（包）；大便溏薄，日有多次，去槟榔、白丑，加大腹皮9克，香谷芽12克；下肢凹陷性水肿，可加陈葫芦皮30克（煎汤代水）。

疗效 屡用屡验，坚持治疗，随证灵活加减，效果颇佳。

47.8 温阳利水汤

来源 巴坤杰，《名医治验良方》

组成 熟附子10克（先煎），紫油桂6克（后下），潞党参、生白术各15克，大腹皮12克，广木香10克，上沉香6克（后下），泽泻、猪苓、茯苓各15克。

用法 每日1剂，水煎服，日服2次。

功用 温运肾阳，健脾益气，化气利水。

方解 臌胀水肿多本虚标实，虚为肝脾肾功能受损，实属气滞水聚。肾阳虚，脾气弱，不能温化水湿，气化不行则小便不利而形成水肿，脾弱肝虚，疏泄不用则气滞臌胀，故气水运行障碍求本之治在于温阳。温阳利水汤以温运肾阳、健益脾气为主法，配伍疏利调节水气运行以达肿退胀消。主药熟附子、肉桂均辛热，善于补火助阳，益火之源以消阴翳。现已知二药具有强心、增进血液循环、消退细胞水肿、提高体温、促进排尿等功效，为阳虚水肿历用有效之品。辅药党参、白术健脾燥湿，增强主药助阳化气之力。佐药两组：一组辛香行气、通利三焦，使气行水行。其中木香芳香辛散温通，对脘腹气滞有特效；沉香行气而温寒暖肾，大腹皮以下气宽中利水见长。一组淡渗分利、退肿利水，使蓄贮水液下排。其中茯苓利水健脾可宁心；泽泻利水性寒能泄浊；猪苓利水作用较强。本方温阳利水脱胎于真武汤，温化水湿取意于五苓散。

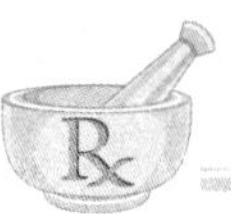

主治 ◊ 晚期肝硬化、慢性肾炎（肾病型）臌胀、水肿；肝脾肾受损，气滞水聚，症见腹胀腹水，尿清短少，足肿便溏，畏寒肢冷，舌质淡紫，脉沉细虚弦或微。

加减 ◊ 心悸怔忡者，红参 5 克代换党参，加白芍 12 克；畏寒肢冷不著者，去熟附子，肉桂剂量可酌减；胀满甚者，去熟附子、潞党参，加槟榔、郁李仁各 10 克。

疗效 ◊ 临床屡用，多获良效。

附记 ◊ ①腹水甚者，配用甘遂 3 克，研末敷脐，隔日一换，效果尤佳。②本方治肿胀，以舌淡、脉沉微、畏冷、便溏为标准，可不论其因属肝、肾、心，均可用之；③本方对晚期肝硬化、肾病综合征、心衰性水肿等均可加减应用，能起消胀退肿的临床效果；④坚持治疗，必日见其功。要守方用药，灵活加减，其效始著。

47.9 清热达郁汤

来源 ◊ 段英廉，《百病中医集验高效良方》

组成 ◊ 大生地 35 克，公丁香、干姜、生远志、黄芩、桂枝、蒲公英各 10 克，知母 20 克，甘草 8 克，大枣 10 枚。

用法 ◊ 每日 1 剂，水煎服，日服 2 次。

功用 ◊ 平调阴阳，清热达郁。

方解 ◊ 方中生地配丁香，意在平调先天之阴阳，兼顾后天，并宣达其经络，疏散其郁热。生地得丁香之热，则滋阴不寒凝；丁香得生地之寒，则助热之性减而助阳之力存。生地之量大，取其滋阴精，并借丁香以助化生阳气。实有阴阳并调之效、达郁清热以兼顾后天之功；干姜配知母，二药均入中焦脾胃，一热一寒，一扶阳一补阴，寒而不凝，可益阴消郁热，共奏平补后天之阴阳，宣通脉络，清达郁热之功；远志配黄芩，辛温宣通之远志可使苦寒之黄芩清热而不凝滞，苦寒之黄芩可使辛温之远志散达而不助热，共奏宣通窍道而达郁热之效，而使阴阳俱调；桂枝配蒲公英，实为苦寒与辛温并用，以奏辛温而不助热，苦寒而不闭络，具有宣通表络、温通血脉、助心阳、清郁热、解毒利湿之效。大枣配甘草合奏补益中气、调补后天之力。总之本方 10 味药，实为 5 对药协调作用、平调阴阳、清热达郁。因而本方适用范围甚广，对多种慢性疾病，尤其是久治未愈的沉疴痼疾有比较满意的疗效。

主治 ◊ 沉疴痼疾（如各种血液病、肝硬化、腹水、水肿、水毒证、妇科月经不调、不孕等症）。总之中医所云阳气郁闭的郁热证、寒热错杂、虚实夹杂、升降失调的疑难杂症均可用之。

疗效 ◊ 临床屡用，疗效颇著。

47.10 苍牛防己汤

来源 方药中，《名医治验良方》

组成 苍术、白术、川牛膝、怀牛膝、防己、大腹皮各30克。

用法 上方先用冷水浸泡2小时，浸透后煎煮。煎时以水淹没全药为度，细火煎煮2次，首煎50分钟，二煎30分钟，煎成后两汁混匀，总量以250毫升~300毫升为宜。

一般分2次，饭后2小时服用。如腹胀甚不能多进饮食，药后腹满加重者，可少量多次分服，分4~5次服亦可，但须在一日内服完1剂。

功用 健脾、活血、行水。

方解 方中以苍术、白术补脾燥湿治其本，以川、怀牛膝益血活血、缓肝疏肝以利补脾；以防己、大腹皮行水利尿以治其标。诸药合用，共奏健脾活血利水之效。用药精当，量大力专、收效颇著。

主治 水臌（肝硬化腹水）。

疗效 多年应用，坚持治疗，疗效显著。

47.11 活肝汤

来源 姚公树，《千家妙方·上册》

组成 金钱草、车前子、茯苓皮各30克，炮山甲、泽兰各10克，大腹皮12克，丹参、山药、泽泻、黄芪各15克。

用法 水煎服，每日1剂。

功用 活血化瘀，益气健俾，利水消肿。

主治 肝硬化腹水。

加减 脾虚湿重者，加苍术10克，厚朴6克，薏米15克；肝郁气滞明显者，去黄芪，加四逆散；瘀阻于络，胁下痛甚，肝脾均大而质硬，加土元、莪术、三棱、红花，肝阴不足，血分有热，加水牛角、生地、旱莲草、丹皮；湿热两盛，加龙胆草、半枝莲、苦参。

疗效 治疗观察50例，获得了较为满意的效果，显效占70%，有效占20%，无效占10%。

附记 又邓铁涛教授用民间验方——二甘散治疗肝硬化腹水，颇有效验。药用：甘草、甘遂等量。用等量之甘草煎浓汁浸泡已打碎之甘遂，共泡3天3夜，去甘草汁，将甘遂晒干为细末，每服1~2克，用肠溶胶囊装吞，于清晨用米粥送服。功能攻逐泻水，力强，不宜重用多用。仍须与辨证论治相结合。

47.12 养阴利水汤

来源 吴涵冰，《中国当代中医名人志》

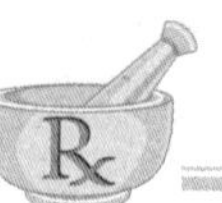

组成 ◊ 龟板 25 克，鳖甲 15 克，阿胶 10 克，生地、麦冬各 15 克，大腹皮 25 克，茯苓 30 克，泽泻、泽兰、白芍各 15 克，白茅根 20 克，翠衣 25 克，枇杷叶 10 克。

用法 ◊ 每日 1 剂，上药除阿胶外用清水适量，浸泡 30 分钟，再放火上以文火煎煮 30 分钟，滤汁去渣。再将阿胶烊化兑入。每日早、晚各服 1 次。

功用 ◊ 养阴利水，化瘀散结。

方解 ◊ 方中二甲滋阴益肾，消瘀散结；阿胶滋肝肾而清热；白芍敛阴柔肝养血；麦冬养阴生津；茯苓健脾和中、利水渗湿；大腹皮行气宽中利水消肿；泽泻、白茅根、翠衣养阴利水、渗湿泄热；泽兰活血化瘀、利水消癥。首 3 味药含动物胶质蛋白、角蛋白、胶原等，能降低白蛋白、抑制结缔组织增生；枇杷叶保柔金、肃治节、澄浊气、通观全方，养中有散，泻中有补，养阴而不恋邪，利水而不伤正，化瘀散结，且可清热养血，而防突发血证之变。

主治 ◊ 肝硬化腹水（水臌），证属肝肾阴虚者。

疗效 ◊ 临床屡用，疗效卓著。

附记 ◊ 验之临床，确有卓效。所谓“养阴易恋湿邪”，然“有是证，用是药”，不必拘泥。

§48 治黑疸、湿疸秘方

48.1 黑疸汤

来源 ◊ 冉雪峰，《冉氏经验方》

组成 ◊ 附片 9 克，黄芪 15 克，甘草 6 克，党参、玄参各 9 克，肉苁蓉 15 克，龟板胶、鹿角胶、丹参各 3 克，红花、当归各 9 克，枳实 6 克，生姜 3 片，广木香 3 克。

用法 ◊ 每日 1 剂，附片先煎 2 小时，再加入诸药，煎成取汁，再加入龟板胶，鹿角胶烊化后服之。每日分 2~3 次服用。

功用 ◊ 滋补气血，补肾填精，活血化瘀。

方解 ◊ 方中附子补命门真火；黄芪补气；甘草解毒；丹参、当归养血活血；红花活血化瘀；党参大补元气；玄参、肉苁蓉滋阴补肾；龟板胶、鹿角胶峻补阴阳以生气血；枳实、生姜、广木香芳香健胃，帮助消化。慢性肾上腺皮质机能减退证，临床症状多属于中医阴虚的范围，除用上述方药外，天冬、玉竹、黄精、麦冬、知母、龙眼肉、大枣、石斛、坤草、赤芍等养阴生津、活血化瘀之药物，均在可选之列，要分辨寒热，观病机之进退，灵活运用，往往治疗时，可以提高疗效，缩短病程。

主治 ◊ 黑疸（慢性肾上腺皮质机能减退症）。

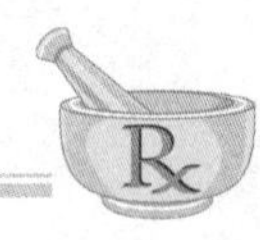

加减◊浮肿者，减甘草用量至3克，加茯苓15克，车前子9克（包煎）；浮肿严重、尿少者，加泽泻、猪苓各9克，浮肿缓解即停用；心力衰竭或心力衰弱者，加红参3~9克，玉竹6克；血压低者，加大枳实用量至15克；腹胀者，加厚朴、乌药各9克，鸡内金6克；恶心呕吐者，加半夏6克，柿蒂9克，山楂6克；夜寐不安者，加五味子9克，枣仁9~50克；大便溏者，去肉苁蓉，加苡仁、山药各15克；大便干燥者，肉苁蓉加至50克；便秘者，加火麻仁9克；性机能减退者，加巴戟天、补骨脂、蛇床子、枸杞子各9克。

疗效◊屡用屡验，效佳。

48.2 软坚治疸方

来源◊印会河，《中医内科新论》

组成◊沙参15克，麦冬12克，柴胡、半夏各9克，黄芩12克，赤芍15克，川军3克（便稀者用熟军），枳壳9克，川金钱草60克，山豆根30克，黄柏15克，广郁金9克，赤小豆30克，丹参15克，蒲公英、生牡蛎各30克，䗪虫、栀子各9克。

用法◊水煎服，每日1剂，日服2次。

功用◊补气固本，软坚退黄。

方解◊方用沙参、麦冬两补气阴，以培其本；令大柴胡汤利胆舒肝，以退黄疸；川金钱草，郁金利疸退黄；山豆根、蒲公英、黄柏、栀子、赤小豆清肝解毒；牡蛎、丹参软坚活血，以消癥积。诸药相伍，共奏补气固本、软坚退黄之功，故用之多效。

主治◊黑疸，症见面色黧黑、目珠黄染、头昏烦躁，甚至神志不清、狂言乱语、腹胀大有水，舌平滑苔中黄腻，脉沉细，小便色深，大便灰白。

加减◊神昏加菖蒲9克，并加安宫牛黄丸或至宝丹、紫雪丹1~2丸，便实加芒硝6克（分钟）以软坚利疸。

疗效◊治疗2例（西医诊为癌变），均治愈。

48.3 泽泻燥湿汤

来源◊印会河，《中医内科新论》

组成◊泽泻30克，白术12克，薏苡仁30克，赤苓、萆薢、黄柏各15克，苍术12克，木通9克，车前子、川楝子各12克，广郁金9克，丹参15克，冬瓜皮、山楂片各30克，茵陈30克，玄胡索9克。

用法◊水煎服，每日1剂，日服2次。

功用◊健脾燥湿。

方解◊方用泽泻、白术、苡仁、茯苓、苍术、茵陈健脾利湿；萆薢、黄柏、木通、

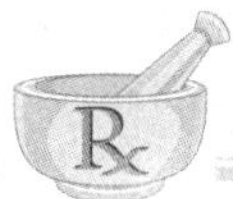

车前子、冬瓜皮燥湿利水；元胡、丹参、郁金理血除肝痛；川楝子泄肝开气闭；山楂助运化又能消脂。诸药相伍，共奏健脾燥湿之功。

主治 湿疸，症见形体肥胖、困倦头昏、肝胆痛、腹胀满、便溏、甚则肢体浮肿、腹腔有水、皮肤淡黄，脉细无力，苔白黄厚腻，病人多有肝炎史。

疗效 屡用皆效。

§49　治脂肪肝秘方

49.1　降脂益肝汤

来源 蒋森，《中医杂志》(4) 1989 年

组成 泽泻 20~30 克，生首乌、草决明、丹参各 15~20 克，生山楂 30 克，黄精 15~30 克，虎杖 12~15 克，大荷叶 15 克。

用法 水煎服，每日 1 剂，日服 2 次。

功用 清热利湿，活血化瘀。

方解 方中重用泽泻利湿；大荷叶升清降浊；草决明、虎杖清肝经之热；丹参、生山楂行肝经之瘀；佐以首乌、黄精滋养精血，使之利湿而不伤阴，活血而不耗血。诸药合用，有清热利湿、活血化瘀之功效。

主治 脂肪肝，症见体胖、肝大、肝区不适、腹胀、乏力、尿黄、舌苔黄腻。

加减 如腹胀明显者，加炒莱菔子；恶心重者，加半夏；右胁疼痛较重者，加白芍、龙胆草；服药后大便每日超过 3 次者，减少虎杖、首乌剂量；服药后吐酸水者，加乌贼骨，或减轻山楂剂量。

疗效 治疗 38 例，服药 4 个月后，结果：临床治愈 19 例（占 50%），显效 13 例（占 34.2%），有效 4 例（占 10.5%），无效 2 例（占 5.3%）。总有效率为 94.7%，而对照组 29 例，总有效率为 79.3%。38 例中治后，肝脏回缩至肋缘下者 32 例（占 84.2%），谷丙转氨酶恢复正常者 28 例（占 73.7%）。

§50　治肝吸虫病秘方

50.1　肝吸虫汤

来源 邓铁涛，《历代名医良方注释》

组成 党参、云茯苓各 12 克，白术 9 克，扁豆 12 克，怀山药 15 克，郁金 9 克，槟榔 24 克，使君子 24 克，甘草 4.5 克。

用法 先服本方，每日 1 剂，水煎分 2 次服，连服 4 天，继服二方（郁金 9 克，苦楝根皮 15 克，榧子、槟榔各 24 克，水煎服）5~7 天为 1 疗程。第 1 疗程未

愈，可进行第二疗程。

功用 益气健脾、理气驱虫。

方解 方中党参、白术、茯苓、扁豆、山药益气健脾，扶正；槟榔、使君子驱虫祛邪；郁金舒肝；甘草调和诸药。本方以扶正为主，与驱虫祛邪为主的二方交替服用，标本兼顾，其收全功。

主治 肝吸虫病。

疗效 屡用屡验。一般轻症2疗程，重症3~4疗程即获痊愈。

§51 治肝坏死秘方

51.1 金丹救肝汤

来源 王宁，《中国当代中医名人志》

组成 茵陈、金钱草、皂角子、蚕砂、丹参、半枝莲、连翘各30克，生地24克，川军（即大黄，后下）、元胡粉（分冲）各9克，秦艽15克，甘草6克。

用法 每日1剂，水煎服，日服2次。

功用 清利活血，通腑解毒。

主治 亚急性肝坏死。

疗效 多年应用，常获良效。

附记 方名为笔者拟加。

§52 治肝脓疡（肝痈）秘方

52.1 龙胆清肝汤

来源 冉雪峰，《冉氏经验方》

组成 龙胆草、金银花各50克，连翘、北柴胡、山甲珠、黄芩各9克，板蓝根15克，栀子、赤芍、玄胡索各9克，黄连6克，甘草9克。

用法 水煎服，每日1剂，分3~5次服。

功用 清热解毒，泻肝利胆，活血化瘀。

方解 方中龙胆草、金银花、黄芩、连翘、栀子、黄连、板蓝根清热解毒，消炎杀菌；山甲珠活血化瘀、通经活络；柴胡疏肝通络、清热导滞；元胡理气止痛，兼能活血；赤芍调气活血；甘草解毒，调和诸药。本方配伍，有大将用兵之风，集中精锐，围歼敌寇，用以治肝脓疡重症，有一定疗效。

主治 肝脓疡（肝痈）。

加减 便秘者，加生大黄9~12克，芒硝9~15克；肝区剧痛者，加罂粟壳6克，

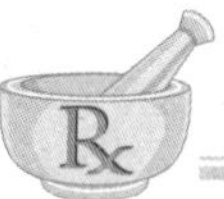

苦楝子9克；多次抽脓，脓腔不见缩小者，加当归9克，红花6克，桃仁9克，丹参9~15克；正不胜邪，病体虚弱者，加黄芪15~50克，人参9~15克，玉竹6克；脓疡渐消、邪势已去、气血亏损，减少清热消炎药的药味和用量，加玄参15克，麦冬12克，天花粉，知母各9克；脓疡症状全部消失，疾病恢复期食欲不佳，身体虚弱者，改用养阴、健胃处方，巩固疗效。

疗效 ◊ 临床屡用，奏效颇捷，效果甚佳。

§53 治胆囊炎、胆石症秘方

53.1 变通大柴胡汤

来源 ◊ 刘渡舟，《名医治验良方》

组成 ◊ 柴胡18克，大黄、白芍、枳实、黄芩、半夏、郁金各9克，生姜12克。

用法 ◊ 每日1~2剂，水煎服，日服2~4次。

功用 ◊ 疏肝利胆。

方解 ◊ 方中柴胡味苦微辛，气平微寒，具轻清上升、宣透疏达之性，长于疏泄肝胆之邪热，与黄芩相伍能和解表里、清热利湿；与白芍同用，能柔肝舒肝止痛；半夏、生姜化湿和中、降逆止呕；大黄、枳实泻腑清热、利胆消炎；郁金辛开苦降、性寒泄热，入气分行气解郁，入血分凉血化瘀，为血中气药，并有利胆之功。诸药合用，共奏疏肝理气，清热利湿，通腑利胆之效。本方既能治“本”（抗菌、消炎），又能治“标”（止痛、退热），诚为一首治疗急性胆囊炎的有效方剂。

主治 ◊ 急性胆囊炎（证属肝胆湿热者）。临床以胁痛、发热、厌油、恶心、便干，舌质红苔黄腻，脉弦滑为特征。

疗效 ◊ 屡用屡验，效果颇佳。

附记 ◊ 本方多为苦寒之品，故对脾胃虚弱、正气不足之急性胆囊炎不相宜，忌用。临证当辨病与辨证相结合，不可套用照搬，方能取得好的疗效。

53.2 变通一贯煎

来源 ◊ 顾伯华，《名医治验良方》

组成 ◊ 生地12克，首乌、枸杞各9克，茵陈、虎杖各12克，生大黄6~9克（后入），生山楂12克，鸡内金3克（研粉分吞），麦芽12克，玫瑰花3克，佛手6克，绿萼梅6克。

用法 ◊ 每日1剂，水煎服，日服2次。

功用 ◊ 养肝柔肝，疏肝利胆。

方解 ◊ 胆囊炎、胆石症多为肝胆湿热之标实证，又有肝阴不足之本虚证，本虚标实，治当兼顾。故方中以生地、首乌、枸杞甘寒补肾、滋水涵木、养肝柔肝；茵陈、虎杖、大黄清热利胆、消炎化石；山楂、麦芽、内金消食化滞以健胃，内金尚有化石之能；玫瑰花舒肝和血；佛手、绿萼梅疏肝理气。诸药合用，共奏滋水涵木，疏肝利胆之效。本方标本兼顾，一方面滋阴扶正，使水生木旺而不恋邪，一方面清泻祛邪，使炎消石溶而不伤正，相反相成，正复邪除，故收效颇著。

主治 慢性胆囊炎、胆石症（证属肝阴不足者）。临床胁痛隐隐，体倦乏力，口干咽燥，头晕目涩，舌质红，体瘦小，苔薄黄或少苔，脉弦细为特征。

疗效 临床屡用，收效颇著。

53.3 金钱利胆汤

来源 张羹梅，《名医治验良方》

组成 金钱草60克，平地木、板蓝根各30克，枳壳9克，柴胡3克，赤芍、白芍各9克，生军3克（生大黄，后下），生甘草3克，硝矾丸4.5克（分吞）。

用法 每日1剂，水煎服，日服2次。

功用 疏肝清热，利胆排石。

方解 方中金钱草功擅清热利湿、利胆、溶石、排石为君；硝矾丸、生军利胆排石、溶石为臣；板蓝根、柴胡、枳壳疏肝清热解毒；赤白芍、平地木养血、凉血、活血为佐；生甘草清热解毒，调和诸药为使。诸药相伍为用，共奏清热、利胆、排石之功。

主治 胆囊炎、胆石症（证属肝胆湿热者）。临床以胁痛、寒热、厌油、口苦、便干、尿赤、舌红苔黄腻，脉弦滑为特征。

疗效 多年应用，每收良效。一般服10剂即可见效。

53.4 加味五金汤

来源 俞慎初，《名医治验良方》

组成 金钱草30克，海金沙15克，鸡内金、金铃子、川郁金各10克，玉米须15克。

用法 每日1剂，水煎服，日服2次。

功用 清热利胆，化结排石。

方解 中医认为，饮食厚味，劳逸失宜，则湿热内蕴，郁于肝胆，不通则痛，内灼胆汁，炼液成石，或湿热蕴于下焦致淋，煎熬尿液则成石淋等。根据湿热内蕴、炼液成石这一病理特点，而采用清热利湿、化石排石的药物配伍成方，故方用金钱草（为大金钱草）苦酸凉，入肝胆肾膀胱经，清热、利水、通淋排石；海金沙甘淡寒，入小肠膀胱经，清热、利水、通淋；鸡内金入脾胃小肠膀胱经，健脾胃、消食滞、止遗尿、化结石；郁金辛苦寒，入心肝肺

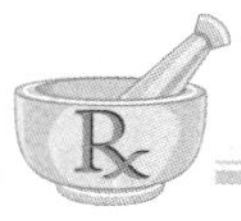

经，行气活血、疏肝利胆；金铃子清热利湿、理气止痛、玉米须甘平，利胆、利水。诸药合用，共奏清热、利胆、消炎、排石之效。

主治 肝胆结石、尿路结石以及肝炎、胆囊炎、肾炎、肾盂肾炎、膀胱炎等。

加减 肝胆结石加枳壳、朴硝各 6 克；大便不通加元明粉 12 克（后入）；尿路结石加石韦、猫须草各 12 克；有绞痛者，加元胡粉 10 克，生甘草 3 克，以缓解疼痛。

疗效 临床屡用，疗效颇著。不但病情能得以控制，而且结石也多随之而化。

53.5 舒肝汤

来源 盛国荣，《名医治验良方》

组成 香附、郁金各 10 克，枳壳 6 克，赤芍 15 克，枇杷叶 10 克，藕节 15 克，川芎 9 克，百合 15 克。

用法 每日 1 剂，水煎服，日服 2 次。

功用 疏肝理气，行气活血。

方解 方中以香附为主，行气之中兼能理血，辅以郁金，破血之中兼能理气；主以枳壳，入脾、肺而理气消胀，辅以赤芍入肝经而活血散瘀；枇杷叶专入气分，降肺胃之气逆；藕节专入血分，宣经络之瘀滞；川芎活血兼能行气；百合养阴柔肝以润燥，并防诸气药辛燥伤津之弊。诸药相伍，功能行气解郁、疏肝理气，使气行血运、源洁流清。

主治 胆囊炎、急慢性肝炎、慢性支气管炎、肺气肿、肋间神经痛等。证属肝气郁结、肺气怫者。临床以胸胁闷痛或呼吸迫促等气机不得舒畅之症为特点。

疗效 临床屡用，疗效颇著。

附记 治病常法不应，另辟蹊径。从肺肝论治，从气血入手。调气不忘活血，理血不忘调气。气血同调，肝肺兼治，故顽症可愈。

53.6 威参汤

来源 胡树芝，《名医治验良方》

组成 威灵仙、丹参、连翘各 30 克。

用法 每日 1 剂，水煎服，日服 3 次。

功用 清热行瘀，通络止痛。

方解 本病病因较多，但胁痛是其主证，瘀血、郁热，是其病机核心。方中以辛散温通咸软之威灵仙，通经络而止痛；苦微寒入血分之丹参凉血、行血、祛瘀；苦微寒之连翘清热，消痈、散结。全方清热而不伤中气，行血瘀而不损气血，以此为主方加减变化治疗慢性胆囊炎，药简效宏，取效颇著。

主治 慢性胆囊炎。

加减 如大便不通，或虽通而黏滞不爽，加枳实、二丑；腹胀、便溏、食少难消，加白术、莲肉、麦芽、炮姜；口干、咽燥、善饥、烦热、便干、溺赤，加杭芍、沙参、石斛、丝瓜络、天花粉、冬瓜仁；心烦、失眠、口苦、咽干，加赤芍、栀子、莲子心、芦荟；口甜而苦涩，加生半夏、莱菔子、冬瓜仁、佛手、川厚朴、桔梗、杏仁；合并胆石症，加金钱草、鸡内金、穿山甲；瘀血症状典型者，加水蛭、全蝎。

疗效 临床屡用，疗效满意。

附记 另有一食疗方：小米 30 克，核桃 2 个（去硬壳）共煮至米熟，食之。每日 1 次，连服 3 个月，对于巩固疗效，大有裨益。因核桃肉甘涩富油脂，故用量以 2 个为宜，多则有腻胃滞中生热之弊，不能坚持久服，应予注意。

病非一日，非旦夕可奏全功。调畅气机，升降中枢，顾护胃气；节饮食，适寒温，和喜怒，医患结合，至为重要。

53.7 清胆消炎汤

来源 王季儒，《肘后积余集》

组成 生石膏 20 克，知母、黄芩、黄连各 9 克，金银花 20 克，连翘 12 克，柴胡 6 克，青蒿 5 克，丹皮 9 克，滑石 12 克，龙胆草、川郁金各 9 克。

用法 水煎服，每日 1 剂，日服 2 次。

功用 清热退烧，消炎止痛，活血化瘀，软坚散结。

方解 病由气滞血瘀、湿热夹杂所致。病为急性，此时湿热，尤以热盛为著，故用大队清热退烧之品——生石膏、知母、黄芩、黄连、金银花、连翘、龙胆草，配以柴胡、郁金解郁化瘀；青蒿、丹皮养阴活血清热；滑石利湿，诸药配伍，其清热退烧、消炎止痛之功甚著。

主治 急性胆囊炎，高烧，胆囊肿大疼痛。

加减 若恶心呕吐，加竹茹、藿香、清半夏；黄疸加茵陈、栀子；大便燥加大黄；胸脘痞闷，加枳壳、苦桔梗；腹胀加莱菔子、大腹皮；神志朦胧，加牛黄清心丸；烧退后，胆囊肿大疼痛不减者，加川楝子、元胡、生鳖甲、三棱、莪术、桃仁、犀黄丸等。

疗效 屡用屡验，效果甚佳。

53.8 金钱开郁散

来源 魏长春，《中医杂志》（2）1989 年

组成 金钱草 30 克，柴胡、枳实、白芍各 9 克，炙甘草 3 克，郁金、乌贼骨、浙贝母各 9 克。

用法 水煎服，每日 1 剂，2 次分服。

功用 疏肝利胆、解郁镇痛、清热化石。

方解 本方所主之病证，系湿热、气郁、结石阻于胆道，以致通降失职所致。本方

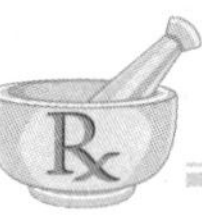

系根据张仲景四逆散加味而成。方取柴胡疏肝达郁；枳实理气泄浊；白芍缓急止痛；甘草益胃和中；郁金解郁止痛；大贝母化痰散结；乌贼骨中和胃酸。金钱草一味，有清化湿热、解毒消肿之功，现代药理研究，金钱草有利胆作用，并能促进肝细胞的胆汁分泌，肝胆管内胆汁增加、内压增高，胆道括滑肌松弛，而使胆汁排出。还能使小便变为酸性，而促使存在于碱性条件下的结石溶解。综合全方的作用，具有疏肝利胆、解郁镇痛、清热化石之功。

主治 ◊ 慢性胆囊炎、胆石症。症见上腹部间歇作痛、右胁疼痛尤剧，或呕吐苦水，或嗳气泛酸，恶心，舌苔薄白，脉弦。

加减 ◊ 作者经验，用本方宜随症加减，若兼脘痛，加蒲公英、甘松、天仙藤；若阴虚血热、烦躁、头昏头痛，舌质红绛者，则去柴胡，加焦山栀、决明子、旱莲草；若舌边有瘀斑，或妇女有痛经、经血色紫量少，加川芎、当归、丹参，或失笑散。

疗效 ◊ 屡用屡验，疗效显著。

附记 ◊ 凡胆病湿热壅盛、大便秘结、出现黄疸者，即非本方所宜。

53.9 利胆解郁汤

来源 ◊ 任继学，《中医杂志》（2）1989 年

组成 ◊ 柴胡 15 克，茵陈 50 克，马齿苋、金银花、川楝子、元胡各 15 克。

用法 ◊ 上药用适量清水浸泡半小时，然后煎服，每日 1 剂，头、二煎早、晚饭后半小时分服。

功用 ◊ 清热利湿，利胆解郁。

方解 ◊ 《灵枢·胀论》描述“胆胀”的症状“胁下痛胀，口中苦，善太息”颇类胆囊炎的临床表现。此方适用于肝郁不伸、湿热内壅、胆失通降者。故方用柴胡疏肝解郁；茵陈利胆清热；金银花清热解毒，川楝、元胡泄肝镇痛。马齿苋是治疗湿热下痢之要药，方中选用之，取其凉血解毒之功。药简力宏，功效非凡。

主治 ◊ 慢性胆胀病。症见右胁下作痛及压痛，经常向右肩背放射，纳呆，口苦，腹胀，恶心欲呕，反复发作，舌质红，苔薄黄，脉弦滑而数者。或有黄疸病史。胆囊炎见上述证候可以用之。

加减 ◊ 作者经验，运用本方应随症加减，如见寒热往来、胸胁苦满、心烦喜呕等少阳证候者，加黄芩、龙胆草各 15 克，清半夏 10 克，送服紫金锭 1 锭；偏湿热证候者，加木通 15 克，滑石 75 克，郁金 30 克，青皮 15 克，送服紫金锭 1 锭；偏胆郁证候者，去金银花，加砂仁壳 10 克，香橼皮 15 克。

疗效 ◊ 屡用效佳。

53.10 利胆排石汤

来源 费宗祥，《新中医》（11）1987年

组成 柴胡、广郁金、枳壳、木香（后下），炒山栀子、茵陈各10克，生大黄6克（后下），金钱草30克，焦山楂15克。

用法 每日1剂，每剂按常规煎煮3次，共取药汁600毫升，和匀，分3份，于早、中、晚饭前20分钟顿服。连服35天。

功用 疏肝利胆、清热利湿、理气排石。

方解 方用柴胡、郁金行气解郁、疏畅枢机；茵陈清肝胆之湿热，得大黄、山栀子之助，使湿热从两便分解，则清湿热、利肝胆之力尤著；金钱草清湿热、化结石；木香行气止痛与枳壳为伍则功效益增；山楂为消肉食积滞之要药，与木香相合，更增芳香健胃、消胀止痛之功。合用之，则可使肝胆疏、枢机利、湿热清、结石除。据有关实验资料证明，投本方有关药物10~20分钟，即可使胆汁分泌明显增加，40~60分钟，胆囊明显收缩，奥狄氏括约肌相应松弛，有利于胆石排出。本方随症加减，长期服用，未见伐胃伤脾现象。

主治 胆石症。包括胆囊结石等。或合并胆总管结石，肝内胆管结石，或慢性胆囊炎。

加减 肝郁气滞型，加制香附、小青皮各10克；肝胆湿热型，加炒黄芩10克，并适量增加茵陈剂量。肝郁脾虚型，加白术、茯苓各10克，党参12克，或加炙黄芪15克；结石过多、过大者，酌加金钱草、海金沙（包）各15克，鸡内金10克，囊壁粗糙、增厚者酌加炙乳香、炙没药各6克，赤芍、桃仁、红花各10克；肝管结石及术后残余结石，加三棱、莪术各12克；痛甚加元胡15克，川楝子12克；纳差，加鸡内金10克，谷芽、麦芽各12克；呕恶加法半夏、陈皮各10克；便秘加芒硝10克（分冲）。同时配合脂餐，耳压疗法（附后）。

疗效 治疗64例，以本方为主配合脂餐，耳压的三联法后，治疗1疗程者43例，2疗程者18例，3疗程以上者3例，结果：临床疗效：显效28例，有效36例，有效率达100%；排石效果：药后次日排石者4例，周内排石者54例，半月内排石者6例，未见治疗半月以上似未排石者。其中排石最多的胆囊结石为500余粒（多为黄豆，绿豆大小）；排下最大的胆囊结石为1.6×1.1厘米，排下最多的肝内胆管结石为30余粒（多为黄豆、绿豆大小），排下最大的肝内胆管结石为1.0×0.6厘米。按照要求复查B超或胆囊造影，X线平片摄影40例，提示结石排净者5例，明显减少者27例，减少者3例。

附记 本方名为编者拟加。三联法，即中药+脂餐+耳压。脂餐，即服上药后20分钟进餐。治疗期间，患者每餐均需适当加食高脂肪、高蛋白饮食，如猪蹄、油煎鸡蛋、猪肉等。为避免日久厌食，可不断更换烹调方式或交替食之。耳

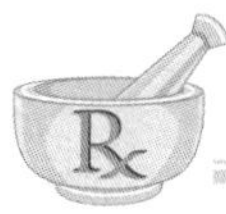

压疗法：①取穴：肝、胰、胆、胰腺、胆管、胃、十二指肠、三焦、交感、眼、耳迷根；②加减：痛甚加神门：便秘加便秘点；③操作：常规消毒患者耳廓，并将事先备好的黏有一粒直径为0.1厘米大小的王不留行子的0.5×0.6厘米的胶布，准确分贴于上述耳穴上（贴前，可以探针寻找压痛点，胆石症患者之上述耳穴多数压痛点均较明显）。每次贴一耳，左右轮换，每周贴2次，连续5周。嘱每日餐毕，取仰卧、屈膝位，胆总管结石及肝管结石患者取坐位。然后自行用拇、食两指以适当指力压耳穴。压迫耳穴时切勿使贴于耳穴上之药丸移位或脱落，以免影响疗效。

53.11 清胆汤

来源◊经验方，《急腹症方药新解》

组成◊柴胡、黄芩、栀子、郁金、枳壳、大黄（后下）各15克，金银花、茵陈、金钱草各25克，黄连、芒硝（冲服）各10克。

用法◊水煎服，每日1剂，2次分服。

功用◊理气开郁、利疸止痛、通下解热。

方解◊方中柴胡、郁金、枳壳疏肝利胆、行气止痛；黄芩、栀子、黄连、金银花、金钱草清热解热；茵陈利湿利胆；大黄、芒硝攻下通里。合而为方，互助为功，治疗胆囊炎症力专而效宏。

主治◊急性胆道感染、急性梗阻性化脓性胆管炎、胆石症属郁结型者。

加减◊热结型，加蒲公英、连翘各25克；热厥型，加人参15克，麦冬、五味子各20克；有瘀证者，加当归、红花各9克；伴有高热昏迷者，加犀角1克，冲化后由胃管注入。

疗效◊屡用皆效。

53.12 茵柴清胆汤

来源◊冉雪峰，《冉氏经验方》

组成◊北柴胡6克，茵陈蒿9克，大黄3克，黄连6克，丹皮、金银花、大青叶、枳实、乌药各9克，栀子6克，猪苓15克，甘草9克。

用法◊水煎服，每日1剂，分2~3次温服。

功用◊清热利湿，利胆退黄。

方解◊本方由大柴胡汤、茵陈蒿汤、大黄牡丹皮汤等加减化裁而来。方用柴胡和解少阳；茵陈利胆退黄；大黄、枳实内泻热结；丹皮凉血清热；黄连、栀子、大青叶、金银花清热解毒；乌药理气止痛；猪苓除湿利便；甘草解毒。大队清热解毒药物的运用，对于因胆管阻塞或致炎性细菌侵袭所致的胆囊炎症，有较好的疗效。

主治◊急性胆囊炎。

加减 ◇ 湿重，加泽泻、车前、茯苓各9克。

疗效 ◇ 屡用效佳。

53.13 消癥积汤

来源 ◇ 张羹梅，《临证偶拾》

组成 ◇ 荆三棱、蓬莪术各9克，金钱草60克，硝矾丸4.5克（分吞），青、陈皮各4.5克，赤、白芍各9克，生川军3克（后下），车前子30克（包煎），生甘草3克。

用法 ◇ 水煎服，每日1剂，日服2次。

功用 ◇ 活血祛瘀，疏肝利胆。

方解 ◇ 本方主要适用于胆囊肿大积液者。胁肋属肝，右胁下块物则属于肝经积血。故方用荆三棱有"通肝经积血"，（《汤液本草》）的作用，与蓬莪术同用，则破血祛瘀、消积止痛的作用更好。大黄亦是"下瘀血，破癥瘕积聚"（《本经》）的要药，同时有利胆作用。车前子配合赤白芍，则养肝柔肝的功效更佳。又以青陈皮、金钱草、硝矾丸等疏肝、利胆、消石的作用。诸药合用，活血化瘀以消癥，疏肝利胆以消石，其功甚著。

主治 ◇ 梗阻性胆囊炎、胆石症、胆囊积液。症见右胁疼痛、时时泛酸、痛处拒按、肿块、脉弦、苔腻。

疗效 ◇ 屡用效佳。

附记 ◇ 本病初愈后，应改用参苓白术散加金钱草、硝矾丸善后，巩固疗效。

53.14 利胆汤

来源 ◇ 张梦侬，《临证会要》

组成 ◇ 红柴胡、法半夏、炒栀仁、炒枳壳、莱菔子、川郁金、瓜蒌皮、焦山楂、炒神曲、枯黄芩、龙胆草（酒炒）各10克，大腹皮15克，生姜3片。

用法 ◇ 每日1剂，水煎，分3次温服，可连服5剂。痛胀愈后则停药，以后病发可以服此方数剂。自然逐渐减轻而痊愈。

功用 ◇ 苦辛开泄、宣湿清热、行气解郁。

方解 ◇ 本病为肝胆两经气血郁滞而成。故方用柴胡平肝胆相火，散血凝气滞，治五脏寒热邪气；用半夏开郁下气、散痞消胀、宣通阴阳；用栀子利三焦、解六郁、清热散结；用枳壳散留结、消胀满、散血破坚；用莱菔子化滞散瘀、消胀下气；用瓜蒌皮除热解郁、下气消痰；用郁金破瘀行气、散肝解郁；用黄芩除脾土湿热、泻肝胆；用山楂去食积、消油腻；用神曲泻胀满、消积滞；用大腹皮降逆气、消痞满；用生姜消胀满、开胃气。诸药相伍，共奏苦辛开泄、宣湿清热、行气解郁之功。

主治 ◇ 胆囊炎。症见右上腹膨满胀闷、胆囊压重、气逆嗳饱、甚则呕吐、右胁痛或

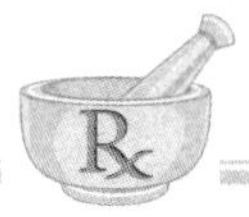

时剧痛、食脂肪过多或油炸食物则痛发。

疗效 ◊ 屡用屡验，效果甚佳。

53.15 疏肝利胆汤

来源 ◊ 李培生，《中国中医药报》

组成 ◊ 柴胡 10 克，黄芩 8 克，海金沙（草），金钱草各 15 克，鸡内金 10 克，川郁金 8 克，炒金铃子、白芍、炒枳实各 10 克，赤茯苓 15 克，车前子 10 克。

用法 ◊ 水煎服，每日 1 剂，日服 3 次。

功用 ◊ 疏肝利胆、清热除湿、理气和营、止痛散结。

方解 ◊ 本方是李教授多年临床诊治肝胆疾病的经验方，对肝胆湿热证有良好的疗效。本方是以经方大、小柴胡汤、四逆散为基础，又综合时方之有效药味加减变化而来。方用柴胡苦平疏木解郁；黄芩苦寒清火泻热，柴胡引达，黄芩苦降，升降协调，最能疏肝利胆，而为本方应用之主药。海金沙（系中草药之海金沙）、金钱草二味寒凉清利湿热，从而协调柴胡、黄芩发挥疏肝利胆之作用。鸡内金化石磨坚、消积导滞，使肝胆疏泄功能得以恢复正常。郁金理气解郁、和血散结，佐芍药以和营舒急。金铃子入肝行气、止痛解结，伴枳实以消痞除满。茯苓白入气分、赤入血分，本方用赤茯苓深入血分而利湿行水。车前子通气道、利小便，使肝胆湿热蕴结之邪，得以从小便而出，所谓“治湿不利小便，非其治也”。诸药配伍为用，共奏疏肝利胆，清热除湿，理气和营，止痛散结之功，故用之多效。

主治 ◊ 肝胆湿热蕴结之证（包括胆系感染疾病，如胆囊炎、胆结石、急性黄疸以及血吸虫病肝硬化腹水等）。

加减 ◊ 黄疸色深加茵陈；泛恶欲呕加炒川连、法半夏、橘红；腹胀加川厚朴、大腹皮；大便秘结，加酒洗川大黄；胁肋胀甚，加青皮；胁肋痛甚，加玄胡索；小便不利加滑石、猪苓、泽泻。又曾试用本方加半枝莲、白花蛇舌草各 30 克，治疗肝癌晚期病人出现黄疸者数例，亦有暂时缓解作用。

疗效 ◊ 多年使用，治验甚多，效果甚佳。

附记 ◊ 本方是李教授多年临床诊治肝胆疾病的经验方。据临床长期观察，用治肝胆湿热证确有良好的疗效。

53.16 通胆汤

来源 ◊ 李浚川，《中国中医药报》

组成 ◊ 柴胡 10 克，白芍 15 克，枳实 10 克，黄连 6 克，吴茱萸 3 克，木香、砂仁各 6 克，甘遂、大戟各 3 克，白芥子 10 克，虎杖 12 克，金银花 15 克。

用法 ◊ 水煎服，每日 1 剂，分 2~3 次口服。

功用 ◊ 疏肝利胆，通络止痛。

方解 中医文献本无胆囊炎、胆石症之名，但类似记述颇多。如《灵枢·胀论》有“胆胀者，胁下痛胀，口中苦，善太息”。《金匮要略》之“悬饮内痛”证，《景岳全书》之“痰饮停伏，胸胁疼痛”等，都与本病相近似。且治疗都以逐饮去痰为主，本方即寻源于此，如方中以控涎丹为主方，意在逐痰饮以利胆道之开通。方中四逆散虽为“少阴病，四逆”而设，但柴胡、白芍、枳实都有疏肝理气、散结缓痛的作用；黄连，吴茱萸能清热平肝和胃，有“左金平木”，调和肝胃之用；再加金银花、虎杖以清湿热；砂仁、木香以和胃，共奏疏肝利胆、排石止痛之功，故用之多效。

主治 胆囊炎、胆石症。

加减 发热加连翘、蒲公英；痛甚加延胡索；小便短赤加白茅根、茵陈草、金钱草；发黄加茵陈、黄柏；大便秘结加大黄，玄明粉；呕恶加陈皮、白术。

疗效 临床屡用，多获良效。

附记 消化道出血及孕妇忌服。

53.17 利胆消胀汤

来源 董建华，《光明中医》（3）1988 年

组成 柴胡、白芍、香附、枳壳、苏梗各 10 克，青、陈皮各 6 克，郁金、香橼皮各 10 克，佛手 6 克。

用法 水煎服，每日 1 剂，日服 2 次。

功用 疏肝解郁、理气通降、和胃利胆。

方解 本方是治疗胆胀（肝胆气滞症）的首选方。该方重在调理肝用，但不伤肝体。故方用柴胡疏肝解郁，为肝郁症之要药；白芍养血敛阴以护肝体；香附、青皮辛苦疏肝理气；郁金辛苦凉，入心肺肝经解郁理气、凉血活血，堪称解郁之佳品；枳壳、苏梗、陈皮理气消胀、和胃通降；香橼皮、佛手理气而不伤阴。诸药合用，共奏疏肝解郁、理气通降、和胃利胆之功。

主治 胆胀（肝胆气滞），症见右胁胀满或胀痛、口苦、善太息，常与情绪变化有关。舌淡红，苔薄白，脉弦，或有情志抑郁、乳房胀痛、胃脘胀满疼痛、食少纳呆、心烦、头晕。

加减 大便秘结，加槟榔 10 克，酒军 3 克；腹部胀满，加大腹皮 10 克，乌药 6 克；头晕目眩明显，加菊花、钩藤各 10 克；口苦心烦重者，加山栀子、黄芩各 10 克；脘腹痞闷，舌苔黄腻，加藿香、佩兰各 10 克，黄连 3 克；大便稀溏，加茯苓 10 克，苡仁 5 克。

疗效 屡用屡验，效佳。

附记 本方名为编者拟加。验之临床，确有良效。

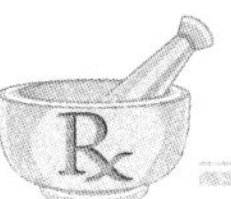

53.18 疏肝利胆汤

来源 邹志为，《中国中医秘方大全》

组成 柴胡10克，白芍、郁金各15克，绵茵陈30克，香附12克，青皮5克，延胡索、木香各10克，甘草5克。

用法 水煎服，每日1剂。

功用 疏肝利胆、行气止痛。

主治 慢性胆囊炎。

加减 夹热者，加黄芩、黄连或黄柏；兼呕吐者，加法半夏、川厚朴、竹茹；兼大便秘结者，加大黄；兼有蛔虫者，加使君子、川楝子、槟榔；兼血虚者，加当归；兼脾虚者，加茯苓、白术；兼气虚者，加党参；苔厚腻夹湿者，加苍术、川厚朴、陈皮、茯苓；夹瘀者，加丹参、川芎；兼寒者，加干姜或桂枝。

疗效 治疗82例，除1例疗效不佳，再经胆囊造影证实为胆囊粘连转手术切除外，其余81例均临床治愈，有效率为98.7%。

附记 治疗期间以及预防复发必须配合饮食宜忌，饮食上必须戒酒及辛辣刺激性食物，并戒油炸、肥腻的高脂肪食物或质硬难消化和生冷寒凉之品；宜食质软容易消化的瘦肉、鱼类及新鲜蔬菜等，食用植物油。

53.19 利胆宽胸饮

来源 张笑平，《中医杂志》（10）1990年

组成 蒲公英、茵陈、赤茯苓各15克，瓜蒌皮、薤白、炒枳壳各10克，生山楂、紫丹参各30克，沉香3克（后下）。

用法 水煎2次，心肌梗塞，急性胆囊炎每日2剂，4次分服，余者为每日1~1.5剂，分2~3次服。伴呕恶者，频频呷饮，呕吐即顿服之。除心肌梗塞者外，余均单用本方治疗。

功用 清热利湿、通阳宣痹、理气宽胸。

主治 急慢性胆囊炎、胆石症，伴发冠心病，称胆心综合征。

加减 根据中医辨证分型、随证加减，即：①凡具右胁下胀满疼痛、胸宇闷塞、心悸气短、疲乏无力、纳食呆钝，或时欲呕恶，舌质淡红或红，苔薄白或白厚及滑腻，脉沉缓或弦滑或濡，或兼结代，证属中焦停饮、胸阳抑遏者，加川桂枝、炒白芍、焦白术各10克，炙甘草20克；②凡具右胁灼热胀满疼痛、胃脘或心前区闷痛或绞痛、心悸怔忡、纳呆或欲呕、口舌生疮，舌质红，苔白燥或薄黄，脉弦数或兼结代，证属肝胆郁火、心气郁滞者，加炒山栀、柴胡、荔枝核各10克，檀香5克（后下）；③凡具右胁灼热胀满疼痛、心前区闷痛或绞痛、心悸不宁、口苦而黏、欲呕恶或厌油，或黄带频下，或身目

黄染、溲黄便干，舌质红或绛或紫暗或兼瘀点、瘀斑，苔黄厚而腻，脉滑数或弦濡或兼结代，证属胆腑湿热、心脉瘀阻者，加龙胆草、红花各10克，广三七、生大黄（后下）各5克；④凡具胸胁持续剧痛、面色苍白、四肢逆冷、冷汗淋漓，脉沉细欲绝，证属胆心痹阻、气阴两竭者，加西洋参或生晒参（另煎）、麦冬、五味子、延胡索各10克，并静滴参麦或参附及丹参注射液。

疗效 治疗75例，服药时间最短20天，最长120天，治疗结果：临床治愈43例（占57.3%），好转28例（占37.3%），进步4例（占5.3%，均为病程长达20年左右的高龄患者），总有效率达100%。其中中焦停饮、胸阳抑遏型31例中，临床治愈29例，好转2例；肝胆郁火、心气郁滞型19例中，临床治愈10例，好转8例，进步1例；胆腑湿热、心脉瘀阻型22例中，临床治愈4例，好转17例，进步1例；胆心痹阻、气阴两竭型3例中，好转1例，进步2例。

§54 治胆道蛔虫病秘方

54.1 清胆涤异汤

来源 杨林，《中国中医秘方大全》

组成 生大黄30~50克（后入），蜣螂虫1对（研末，分2次冲服），郁金10克，木香、槟榔、枳实、白芍、生甘草各15克。

用法 水煎服，每日1剂，分2次服。

功用 通下驱蛔，缓急止痛。

方解 方中以大黄、蜣螂虫为主药，大黄能荡涤肠胃，推陈致新，峻逐腑浊瘀积毒气；蜣螂虫性寒味咸，有通便破瘀攻毒之功，能把蛔虫异体载而推之；木香、槟榔、郁金、枳实疏肝破气之力较强，协助主药，能疏其郁滞，冲涤异物返回胆道；白芍、甘草缓急止痛。诸药合用，共奏通下驱蛔，缓急止痛之功。

主治 胆道蛔虫病。

加减 发热，加蒲公英、金钱草；胁痛甚，加柴胡、白芍剂量加倍；胆囊肿大，加白鲜皮、炮山甲；黄疸，加茵陈；胃酸少者，加木瓜、乌梅；呕吐甚，加姜半夏、竹茹；食欲不振，加炙鸡金、焦山楂。

疗效 治肝胆管死蛔虫35例，临床治愈（临床体征、症状消失，B超、血象正常）27例；显效（临床症状、体征消失，B超仍见肝胆管内残留索状物）7例；无效1例。

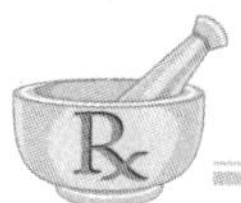

54.2 通胆安蛔汤

来源 黄国华，《四川中医》（12）1987年

组成 大黄、枳实、芒硝、川椒、乌梅、川楝子各10克，茵陈、金钱草、使君子各30克。另备食醋，小儿适当减量。

用法 先服食醋50~100毫升，一日3次（小儿减量），上药每日1剂，水煎服，煎取浓汁600毫升，每次服200毫升，1日服3次。

功用 通下排蛔、祛瘀止痛。

方解 蛔虫具有钻孔性、上行性，喜碱恶酸，易钻入胆道。治以通利胆腑，安蛔止痛。方用乌梅，味极酸，配以食醋，使蛔得酸而静；川椒味辛，使其得伏；使君子肉驱杀蛔虫；川楝子理气疏肝；金钱草、茵陈清热利胆，大黄、芒硝、枳实利胆泻下通便。诸药合用，共奏通下排蛔、祛瘀止痛之效。据现代药理研究：使君子酸钾，对蛔虫有麻痹作用；川椒有局部麻醉止痛作用，可作驱虫剂。川楝子能麻痹虫体；乌梅有收缩胆囊，促进胆汁排泄；茵陈有明显利胆作用，在增加胆汁分泌物的同时也增加胆汁中固体排出等；茵陈素有驱虫作用。本方有解痉、止痛、利胆、抗菌、驱蛔等多种效能，故临床疗效满意。

主治 胆道蛔虫症。

加减 如腹痛不止，可在右背肩部压痛点明显处配合按摩，一般5~10分钟止痛。如呕吐甚，服药时须少量多次频服，或在上药中加入人参6克。

疗效 治疗100例，痊愈98例，无效2例（治疗中并发了化脓性胆管炎，行了急症手术）。治疗时间：2天以内70例，3天内25例，5天以上5例，平均住院天数2.4天。止痛时间平均为1天，最短的只服1次药即止痛。

54.3 驱蛔汤

来源 《中西医结合治疗急腹症》

组成 槟榔、使君子各30克，苦楝皮根15克，乌梅5枚，木香12克，枳壳6克，川椒、细辛、干姜各3克，玄明粉9克（冲服）。

用法 水煎服，每日1剂，日服2次。

功用 安蛔驱蛔。

方解 本方由《伤寒论》之乌梅丸衍化而成。方中乌梅安蛔；槟榔、使君子、苦楝皮驱蛔；川椒、细辛、干姜温脏；木香、枳壳理气，玄明粉泻下，有助于蛔虫之排出。诸药合用，有较好的驱蛔安蛔作用。

主治 胆道蛔虫症腹痛明显者。

疗效 临床屡用，疗效甚佳。

附记 本方为天津南开医院经验方。

54.4 胆道驱蛔汤（一）

来源 《中西医结合治疗急腹症》

组成 槟榔 50 克，木香、苦楝根皮、使君子、元胡各 15 克，大黄、厚朴各 9 克。

用法 水煎服，每日 1 剂，2 次分服。

功用 驱蛔止痛。

方解 方中槟榔、苦楝根皮、使君子杀虫驱蛔；木香、元胡、厚朴理气止痛；大黄泻下，促进蛔虫排出。本方以驱蛔为主，对发病初期的胆道蛔虫病有较好疗效。

主治 蛔滞型胆道蛔虫病。

疗效 屡用效佳。

附记 本方为遵义医学院经验方。

54.5 胆道驱蛔汤（二）

来源 曹仲和，《医方新解》

组成 广木香 9 克，枳壳 6 克，槟榔 30 克，苦楝皮、使君子肉各 15 克。

用法 水煎服，每日 1 剂。

功用 行气散结、驱虫定痛。

方解 方中广木香、枳壳宽畅胃肠为主药，且广木香对止胆绞痛、舒胆肌痉挛效果好；槟榔、苦楝皮、使君子肉驱蛔杀虫为辅药，且苦楝皮与使君子肉均有明显驱蛔作用；槟榔导泻以利虫体排出，并长于驱除蛲虫和姜片虫；使君子肉尚能驱除蛲虫。诸药相伍合用，适用范围更加广泛。且药味精简，配伍适当，既为驱虫良方，又有解痉止痛之效。

主治 胆道蛔虫症。并治蛔虫病、蛲虫病、绦虫病，及姜片虫病。

疗效 据报道：用本方治疗胆道蛔虫病 100 例，治愈率为 91%，有效率达 100%，无 1 例施行手术。

附记 马有度云：以本方合四逆散加乌梅，治疗胆道蛔虫病，取效颇捷。用于小儿蛲虫病，亦能获效。且常兼收驱蛔之效，可谓一举两得。

54.6 胆蛔汤

来源 邓铁涛，《邓铁涛临床经验辑要》

组成 炒榧子肉 15 克，使君子 12 克（打碎）、枣子槟榔 12 克（切）、乌梅 10 克，苦楝根白皮 15 克。

用法 每日 1 剂，水煎服，日服 2 次。

功用 驱虫，安蛔，止痛。

主治 胆道蛔虫、肠道蛔虫，亦可治蛔虫性肠梗阻。

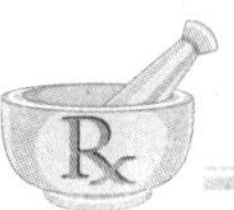

加减 腹痛甚者、加木香、枳壳、砂仁；热象明显者加黄连、黄柏；大便秘结者加枳实、玄明粉、大黄；脾虚者加四君子汤或参苓白术散；蛔虫性肠梗阻亦可配合针刺四缝穴，或加服生油 50 毫升，口服或胃管给药。

疗效 屡用屡验，效果甚佳。

54.7 拔萃四逆散

来源 郑慕韩，《百病中医集验高效良方》

组成 柴胡、枳壳各 5 克，白芍、元胡各 9 克，川椒、甘草各 3 克，黄连 6 克，乌梅 12 克，苦楝根皮 15 克，元明粉 12 克（分冲）。

用法 每日 1 剂，水煎服，日服 2 次。

功用 疏肝利胆，安蛔蠲痛。

方解 本方是由四逆散合《外台秘要》苦楝根汤，更益以安蛔蠲痛咸寒润下，取通则不痛之义化裁而成。方用柴胡、白芍和解少阳、调理气机；柴胡合枳壳升清降浊；芍药合甘草缓急舒挛；乌梅、川椒、黄连酸辛苦合用，宗前人蛔得酸则静，得辛则伏，得苦则下之旨；苦楝根有泻热杀蛔之效；元胡有行气止痛之功；元明粉咸寒润下，宽肠解痉。诸药合用，共奏疏肝利胆，安蛔蠲痛之功。

主治 蛔厥（胆道蛔虫病）。

加减 阳明腑实加连翘、茵陈、山栀，重用元明粉；脾虚腑寒，酌加附子、桂枝。

疗效 临床屡用，疗效满意。

§55 治胃及十二指肠溃疡（胃脘痛）秘方

55.1 疏肝和胃饮

来源 谭日强，《中国中医药报》

组成 当归 10 克，白芍 15 克，柴胡 10 克，枳实 6 克，瓜蒌、薤白、法半夏各 10 克，陈皮 5 克，甘草 3 克，蒲公英 15 克，煅瓦楞 10 克。

用法 上药每剂煎两次，第一次用清水 250 毫升浸药，先用武火煎沸，再用文火煎成 100 毫升，取汁温服；第二次用水 200 毫升，文火煎成 100 毫升，去渣温服。

功用 疏肝和胃，制酸止痛。

方解 消化性溃疡，又称胃及十二指肠溃疡，属于中医肝胃不和的胃痛范畴。由于交感神经兴奋，小血管收缩，削弱了胃、十二指肠黏膜的保护因素，在胃酸、胃蛋白酶的作用下，导致自我消化形成溃疡。本病的临床特点为慢性过程、周期性发作。诱发因素多与饮食失宜、气候失调、精神紧张、情绪波动有关。主要表现：上腹部疼痛或不适、有节律性。胃溃疡的疼痛多在餐后 1 至 2 小时出现，至下次餐前消失；十二指肠溃疡疼痛则在餐后 3 至 4 小时发作，进餐后可渐减轻或缓解。本方用当归、柴胡、白芍养血疏肝；枳实、瓜蒌、薤白理气止痛；法半夏、陈皮降逆和胃；煅瓦楞、蒲公英制酸消痈；甘草调和诸药，共奏疏肝和胃、制酸止痛之功。

主治 消化性溃疡。

加减 嗳气打呃者，去柴胡、加旋覆花、代赭石（布包煎）各 10 克；流涎吐酸者，加左金丸 3 克（吞服）；胃内灼热者，加炒栀仁、淡豆豉各 10 克；痛引胁肋者，加玄胡索、川楝子各 10 克；疼痛剧烈者，加炒蒲黄、五灵脂各 10 克；呕血便血者，加炒茜根、乌贼骨各 10 克。

疗效 屡用屡效，奏效甚捷。

55.2 健中调胃汤

来源 李寿山，《中国中医药报》

组成 党参 15 克，白术 10 克，姜半夏、陈皮各 6 克，降香 10 克，公丁香 6 克，海螵蛸 15 克，炙甘草 6 克。

用法 水煎服，每日 1 剂，日服 2 次。

功用 益气健中、调胃止痛、敛疡制酸。

方解 方中党参、白术益气健中、调补脾胃；姜半夏、陈皮理气化痰、降逆和胃；降香化瘀止血；公丁香温中降逆；海螵蛸制酸敛疡；炙甘草和中缓急。诸药合用，共奏健中调胃、敛疡止痛之功，对脾胃虚弱、气滞停饮、偏虚偏寒之胃痛、嘈杂、泛酸诸症有良好的效果。

主治 消化性溃疡、慢性胃炎，症见胃痛、嘈杂、泛酸、空腹尤甚、得食稍缓，喜暖喜按、噫气矢气、大便或溏或燥，舌质淡红，苔白滑，脉沉细或弦。

加减 偏阳虚寒盛者，冷痛较重，加高良姜、荜澄茄；兼气郁不畅者，脘腹胀满、噫气矢气多，加佛手、香橼皮；兼停饮者，泛吐清水，或胃有振水音，加茯苓、生姜；兼脾不统血、大便色黑或呕血，倍党参，加炮姜、三七粉。

疗效 屡用效佳。

55.3 加味乌贝芨甘散

来源 袁家玑，《中国中医药报》

组成 三七粉、乌贼骨、川贝、白及、黄连、甘草各 30 克，砂仁 15 克，延胡索、川楝肉、佛手各 30 克，广木香 18 克，生白芍 45 克。

用法 上药共研极细末，备用。每日早、中、晚饭后各吞服 3 克，连续服用 3 个月至半年。

功用 柔肝和胃、调气活血、制酸止痛、止血生肌。

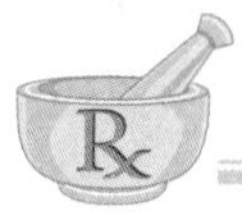

方解 ◊ 本方以三七粉为主药，能止血、散血、定痛，亦主呕血、下血；乌贼骨收敛制酸、止痛止血；川贝化痰、散结消肿，与乌贼骨配伍有较强的制酸止痛作用；白及收敛止血、消肿生肌；芍药、甘草酸甘化阴、柔肝缓急止痛；黄连清热燥湿；川楝肉、延胡索、佛手、广木香行气活血止痛；砂仁理气健脾。合而具柔肝和胃、调气活血之功。为散，便于常服、缓攻徐图，促进溃疡愈合，以期根治。

主治 ◊ 胃溃疡、十二指肠溃疡病（肝胃不和）、胃脘痛、泛酸、呕吐、黑便、呕血等症。

加减 ◊ 亦可据证作适当加减。

附记 ◊ 屡用屡验，效果甚佳。

55.4 和胃散

来源 ◊ 陈树森，《名医特色经验精华》

组成 ◊ 乌贼骨粉 85 克，浙贝母粉 15 克，甘草 50 克，曼陀罗花 1.5 克。

用法 ◊ 上药共研细末、备用。每次服 3~6 克，日 3 次，饭前服用。

功用 ◊ 制酸止痛。

方解 ◊ 方中乌贼骨与浙贝母同用，名曰乌贝散，实验证明，有明显的吸附胃蛋白酶和中和胃酸的作用，因而能够保护溃疡面；甘草和中缓急止痛，补脾益气；曼陀罗花有较好的镇痛作用。本方以乌贝散为主，加入甘草和曼陀罗花，增强了止痛作用，且甘草能解曼陀罗花之毒，宜长服。食前服，胃中食物尚少，有利于药物作用的发挥。

主治 ◊ 胃酸过多，胃脘疼痛。可用于消化道溃疡。

疗效 ◊ 临床屡用，止痛效果甚捷。

附记 ◊ 验之临床，确有“药到痛止”之良效。

55.5 健脾汤

来源 ◊ 张羹梅，《上海名老中医经验》

组成 ◊ 吴茱萸 3 克，黄连 4.5 克，党参、茯苓各 9 克，白术 12 克，半夏 5 克，陈皮 6 克，白芍 12 克，甘草 4.5 克，瓦楞子 24 克。

用法 ◊ 水煎服，每日 1 剂，日服 2 次。

功用 ◊ 益气健脾、降逆止呕、缓急止痛。

方解 ◊ 方中吴茱萸、黄连合用，名“左金丸”，善于降逆止呕；党参、茯苓、白术、甘草、半夏、陈皮同舟，名“六君子汤”，最能益气健脾；白芍、甘草协力，名“芍药甘草汤”，可以缓急止痛。三方共融于一炉，再加上制酸缓痛的瓦楞子，有青胜于蓝之妙。用于由脾胃虚弱而至中脘疼痛、呕恶泛酸、神疲乏力、纳食减少等症，疗效显著。

主治 胃脘痛，可用于胃与十二指肠溃疡、慢性胃炎，偏于脾胃虚寒者，均可用之。

疗效 临床屡用，疗效显著。

55.6 养胃汤

来源 张羹梅，《临症偶拾》

组成 川石斛13克（先煎）、生地、川连各9克，吴茱萸0.9克，白芍18克，金铃子、延胡索、炙甘草、潞党参各9克，炙黄芪12克，当归9克，煅瓦楞、海贝粉（分3次服）各18克。

用法 水煎服，每日1剂，日服3次。

功用 养阴清热、制酸敛疡、理气止痛。

方解 本方是由左金丸、金铃子散、芍药甘草汤加味而成。方用石斛、生地滋阴养胃；黄芪、党参补气；吴茱萸、黄连降逆止呕；芍药、甘草缓急止痛；瓦楞子、海贝粉制酸缓痛；当归配生地活血凉血止血。金铃子散理气止痛。诸药合用，共奏养阴清热、制酸敛疡、理气止痛之功。

主治 胃脘痛、泛酸、嗳气，或呕吐、黑血，可用于热证的胃和十二指肠溃疡及慢性胃炎。

加减 无呕血，本方去生地、黄芪、当归；有呕血，则去川楝子、元胡。

疗效 多年使用，效果颇佳。

附记 本方与健脾汤都用黄连、吴茱萸和芍药、甘草。寒证重用吴茱萸，热证重用黄连。均重用芍药至18克，缓急止痛作用良效。

55.7 脘腹蠲痛汤

来源 何任，《浙江中医杂志》（2）1984年

组成 延胡索、白芍、川楝子、生甘草、海螵蛸、制香附各9克，蒲公英19克，沉香曲12克，乌药6克。

用法 水煎服，每日1剂，日服2次。或研末为散，每次服9克，每日2次。

功用 调理气血、缓急止痛。

方解 脘腹疼痛多因气血郁滞所致。故方中用延胡索、乌药、沉香曲、香附行气止痛；芍药、甘草酸甘化阴、缓急止痛；脘腹疼痛又以寒热错杂为多见，故方中既有性偏寒凉的川楝子、蒲公英、以纠其热，又用了性温的乌药、沉香曲，以祛其寒，寒热并用，专理气血。故适应证也较广泛。蒲公英味甘性寒，是难得的养阴护胃佳品。凡胃脘痛属于热者，可加大剂量使用，常能取得良效。本方适用较广，临床上用以治疗多种脘腹疼痛，疗效显著，能够经得起重复验证，且无不良反应。

主治 急慢性胃炎、胃及十二指肠溃疡、胃神经官能症、慢性肠炎、慢性胆囊炎、

胆石症、慢性胰腺炎、内脏植物神经功能紊乱等病引起的脘腹疼痛。

疗效 临床屡用，疗效满意。

55.8 加减一贯煎

来源 王季儒，《肘后积余集》

组成 北沙参、麦冬、生地各12克，石斛15克，川楝子、元胡各9克，枸杞子12克。

用法 水煎服，每日1剂，日服2次。

功用 滋养胃阴、补肾柔肝。

方解 溃疡病由于热伤胃阴者占绝大多数，故此方应用比较广泛。一贯煎为清。魏玉璜得意之方，原有当归，惟当归性温，对阴虚有热者不宜，故去之。加元胡、石斛以增加育阴止痛之力。方用北沙参、麦冬、生地、石斛阴柔濡润、生胃阴而增加胃液，胃液充足则溃疡面可受到保护。川楝子、元胡行气柔肝以止痛；枸杞子滋肾水以涵濡肝木，则肝火渐熄而痛可止。共奏滋养胃阴、补肾柔肝之功。

主治 胃、十二指肠溃疡（肝火犯胃型），症见空腹时疼痛较重，胃有灼热感、口干、嘈杂、吞酸、纳少、手足烦热、大便燥，舌质红，脉细数。

加减 吞酸，加海螵蛸12克，吴茱萸1克，黄连5克；有灼热感，加黄连5克，栀子9克；嗳气，加旋覆花、赭石、清半夏各9克；痛串两胁，加柴胡、青皮各5克；大便燥，壮人加大黄、元明粉；虚人加火麻仁12克或郁李仁9克；大便潜血，加地榆炭12克，阿胶10克或加五倍子、降香、乌药各9克，三七、白及各3克（均冲服）；气滞痞满，加砂仁5克，乌药9克；痛如针刺，加五灵脂、蒲黄各9克；痛不止，加杭白芍12克，甘草5克。

疗效 验之临床，确有良效。一般连服15剂左右即可痊愈。

55.9 清柔和中汤

来源 王季儒，《肘后积余集》

组成 生石决明30克，白蒺藜、川郁金、乌药各10克，厚朴5克，旋覆花、代赭石、沉香曲各10克，大腹皮、枳实、黄连各5克，吴茱萸1克。

用法 水煎服，每日1剂，日服2次。

功用 柔肝和中。

方解 肝木乘土、肝胃不和而证偏肝郁不畅者，治宜柔肝和中，故方用石决明、白蒺藜清热柔肝；郁金、乌药、沉香曲、厚朴解郁行气、止痛消痞；旋覆花、代赭石、黄连、吴茱萸平肝和胃；大腹皮、枳实以消胀满。合之故治肝火犯胃型而偏于肝郁不畅者有效。

主治 消化性溃疡（肝郁不畅），症见胃脘疼痛、痞闷、不欲饮食、脉两关弦盛。

加减◊不思食，加谷稻芽各 10 克；大便炼结，加郁李仁 10 克；口干苦，加麦冬 10 克，石斛 12 克；呕吐，加竹茹 20 克；烦躁忧郁，加合欢皮 12 克。

疗效◊屡用效佳。

55.10 溃疡散

来源◊巫君玉，《中医杂志》（3）1989 年

组成◊黄芪、党参、白芍、元胡索各 3 克，白及 2 克，三七 1.5 克，煅瓦楞子、川楝子、象贝母各 3 克。

用法◊上药共研极细末，过箩混合备用。每次服 6 克，日服 3 次，温开水送服。亦可将药末放入胶囊吞服。

功用◊养胃止痛，生肌医疡。

方解◊方用黄芪、党参补益中气；白芍、甘草、川楝、元胡解痉缓痛；瓦楞子、象贝制酸和中；三七活血化瘀；白及护膜生肌，共奏养胃止痛、生肌医疡之功。此方主要用于溃疡病疼痛，吐酸基本控制或缓解后，解决患者常服煎药之不便，以及溃疡愈合非短期所能奏效之矛盾。且散剂可加大药物对溃疡面的附着作用，有利于更好地发挥药效。

主治◊胃及十二指肠溃疡。

疗效◊治疗观察 16 例，并连续服用 2 个月以上后，经 X 线摄片复查，其中愈合者 10 例，溃疡缩小者 3 例，控制症状者 2 例。

55.11 舒肝和胃汤

来源◊邢子亨，《中医杂志》（3）1989 年

组成◊当归、炒白芍各 12 克，乌贼骨 15 克，生苡仁 24 克，五灵脂 12 克，佛手 15 克，白檀香 9 克（后下）、川楝子 12 克，炙甘草 9 克。

用法◊水煎服，每日 1 剂，早晚各服 1 次。

功用◊疏肝和胃，化瘀止痛。

方解◊胃、十二指肠球部溃疡和慢性胃炎的临床表现颇为复杂，症属肝胃不和者，运用疏肝和胃法可以取效。方用当归、白芍养血和肝；川楝子、佛手、檀香疏肝理气止痛；五灵脂化瘀镇痛；苡仁利湿和中；乌贼骨制酸护膜，共奏疏肝和胃、化瘀止痛之效。

主治◊胃及十二指肠球部溃疡、慢性胃炎，症见胃脘疼痛、嗳腐吞酸、嘈杂、消化不良，严重者消瘦体弱，大便有潜血等。

加减◊胃寒呕吐，加干姜 6 克，砂仁 9 克（后下）；大便干结，加冬瓜子 20 克，郁李仁 15 克（二味均捣碎）；病久气血虚弱、身体消瘦，加黄芪 15 克，鹿茸 5 克，白及 9 克（二味研末，分 2 次冲服）；慢性胃炎，消化不良，加陈皮 9 克，焦山楂 6 克，六神曲、炒麦芽各 9 克。

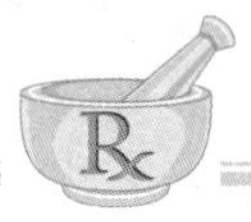

疗效 ◊ 多年使用，治验甚多，效果甚佳。

附记 ◊ 对于此类病的调理，应禁忌饮酒，勿食生冷瓜果以及辛辣刺激性食物。

55.12 肝胃百合汤

来源 ◊ 董建华，《名医治验良方》

组成 ◊ 柴胡、黄芩各 10 克，百合、丹参各 15 克，乌药、川楝子、广郁金各 10 克。

用法 ◊ 每日 1 剂，水煎服，日服 2 次（早、晚各服 1 次）。

功用 ◊ 疏肝理气，清胃活血。

方解 ◊ 胃主受纳，腐熟水谷，喜润恶燥。脾主运化水谷精微与水湿，喜燥恶湿。胃气主降，水谷得以下行；脾气主升，水谷精微才能输布全身。而脾胃要完成其正常功能，又离不开肝的疏泄作用，脾胃得肝之疏泄，其升降才能正常，功能方可健旺。肝还能为脾散精，疏泄胆汁助消化，条达情志，以舒畅气机等。脾、胃、肝在生理上密切相关，一旦发病，又无不相互影响。肝失疏泄，则横逆犯胃克脾，致脾胃受损，运化失司，肝失滋养则疏泄失常，致肝亦病。

胃脘痛的表现虽主要在胃，但无论在临床验证上，还是在病理方面，又无不与肝脾密切相连。本病病因大体可归纳为精神因素和进食因素两个方面。精神因素如忧思恼怒，久郁不解，伤及于肝，肝气不舒，横逆犯胃，胃气失其和降，以致胃脘胀痛。若迁延不愈，可出现肝郁化火犯胃，耗伤胃阴而口干苦，饥而不欲食；灼伤胃络而呕血、黑便；久痛伤及脉络，气滞瘀结，故痛有定处而拒按，甚则脉络破伤而出血；以上均涉及到肝，同时涉及到脾。

从上分析，本病主要由肝、脾、胃，此病及彼，相互影响，使三者功能失常所致。治疗胃脘痛，若只治脾胃而不治肝其方法显然欠于周全。故近代医家夏应堂氏指出："至于胃脘痛大都不离乎肝。故胃病治肝，本是成法"。

余既往治疗胃脘痛时，曾用"柴胡疏肝散"、"小柴胡汤"等方，也注重了治肝，而疗效却不明显。经临床反复揣摩体验"用药须避刚燥"乃第二心得。前贤夏应堂氏云："胃病治肝，本是成法，……但治肝应知肝为刚脏、内寄相火，若一味刚燥理气，则肝木愈横，胃更伤矣。"清代医家陈修园在谈治胃脘痛方"百合汤"时指出："久病原来郁气凝，若投辛热痛频增"，余拟"肝胃百合汤"乃是取"百合汤"、"丹参饮"、"小柴胡汤"、"金铃子散"，"颠倒木金散"方意，筛选化裁而成。方取丹参饮而不用檀香砂仁；选"小柴胡汤"而去法半夏；取"颠倒木金散"而不用木香，盖檀香、砂仁、法夏、木香均属辛温香燥之品，虽能收到暂时止痛之效，但久用则症状反而加重，对治疗本病是不利的。

本病的发生、发展，气滞为其重要的病机之一，故取性平之柴胡、微凉之郁金、性寒之川楝子、微温之乌药以疏肝解郁、理气和胃。乌药虽温，但不刚不燥，能顺气降逆，疏畅胸膈之逆气，与苦寒性降之川楝子为伍，相互抑其弊而扬其长，于气阴无损也。

久病入络，气滞血瘀，络损血伤，故用丹参、郁金以活血通络，祛瘀生新。气郁久之化火，血瘀久之生热，本方又取黄芩以清解肝胃之热。久病致虚，当以补之。但温补则滞胃，滋腻之药又碍脾，故重用百合、丹参清轻平补之品，以益气调中、生血、养胃阴。本方在归经上，或入脾胃，或走肝经。合而为之，不燥不腻，能取得多方协调，标本兼顾，疏理调补，相配得当的作用。不仅缓解病情较快，而且宜于久服，从而达到根治的目的。故本方是不可多得的一首良方。

主治 ◇ 胃、十二指肠溃疡、慢性胃炎、十二指肠球炎及胃神经官能症等属肝胃不和、肝郁气滞血瘀、肝胃郁热者。

加减 ◇ 上腹痛有定处而拒按，舌质滞暗或见瘀斑者加桃仁 10 克；腹痛而见黑便者加生蒲黄 10~15 克；便秘者加火麻仁或瓜蒌仁 15~20 克；口燥咽干、大便干结、舌红少津，脉弦数者加沙参、麦冬各 15 克，或加生地 12 克，瓜蒌 15 克；神疲气短者加太子参 15 克，白术 12 克。

疗效 ◇ 多年应用，疗效颇著。

55.13 理脾愈疡汤

来源 ◇ 李振华，《名医治验良方》

组成 ◇ 党参 15 克，白术 10 克，茯苓 15 克，桂枝 6 克，白芍 12 克，砂仁 8 克，川厚朴、甘松各 10 克，刘寄奴 15 克，乌贼骨、生姜、元胡各 10 克，炙甘草 6 克，大枣 3 枚。

用法 ◇ 每日 1 剂，取冷水先将药物浸泡 30 分钟。用武火煮沸，再改文火煎 30 分钟，取汁约 150 毫升，再将药渣加水二煎。两汁混合，早晚两次温服，以饭后 2 小时服用为宜。

功用 ◇ 温中健脾、理气活血。

方解 ◇ 本方以《伤寒论》小建中汤合《太平惠民和剂局方》四君子汤为基础；通过临床实践加减化裁而成。用于治疗饮食生冷不节、损伤中阳，或久病脾胃阳虚，复加饮食寒冷所伤，中阳不振，虚寒凝滞，气血不畅而成溃疡者。方中以党参、白术、茯苓、炙甘草益气健脾；桂枝、白芍、生姜、大枣配炙甘草调和营卫，温中补虚，缓急止痛；砂仁、厚朴、甘松、刘寄奴、元胡疏肝和胃、理气止痛活血；乌贼骨生肌敛疮，制酸止痛。诸药合用，共奏健脾温中、活血止痛、生肌愈疡之效。

主治 ◇ 胃、十二指肠球部溃疡、糜烂性胃炎等病。症见胃脘隐痛，喜暖喜按，饿时痛甚，得食痛减，腹胀嗳气，手足欠温，身倦乏力，大便溏薄，舌质暗淡，

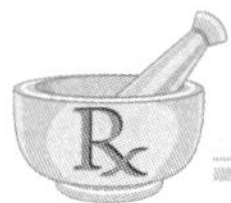

舌苔薄白或白腻，舌体胖大边见齿痕，脉沉细等。中医辨证属脾胃虚寒、气滞血瘀者。

加减 如溃疡出血，大便色黑如柏油样，加白及 10 克，三七粉 3 克（分 2 次冲服），黑地榆 12 克；如语言无力，形寒畏冷、四肢欠温，加黄芪 15~30 克，甚者加附子 10~15 克；如嗳气频作，加丁香 5 克，柿蒂 15 克；如食少胀满，加焦山楂、神曲、麦芽各 12 克。

疗效 临床屡用，疗效满意。

附记 本方多香燥，易伤阴津，故于阴虚者不宜使用。对于脾胃虚寒者也应中病即止，不宜久服。

55.14 健脾舒肝汤

来源 邓铁涛，《邓铁涛临床经验辑要》

组成 党参 18 克，白术 12 克，云苓 15 克，柴胡 9 克，佛手片 5 克，乌贼骨［或瓦楞子（煅）］15 克，甘草 5 克。

用法 每日 1 剂，水煎服，日服 3 次。

功用 健脾益气，舒肝和胃。

主治 胃、十二指肠溃疡、慢性胃炎、胃肠神经官能症。

加减 嗳气反酸者加砂仁、元胡或合用乌贝散（乌贼骨 85%，浙贝母 15%，共研为极细末），每服 2~3 克。肝气郁结者加白芍、枳壳、郁金，或左金丸。肝郁化火或胃热过盛者合用三黄泻心汤。脾胃虚寒者加黄芪、桂枝、法半夏或附桂理中汤。兼吐血、便血者加侧柏叶、白及、阿胶、田七末（炒）。胃阴亏虚者加麦冬、石斛、玉竹等。

疗效 多年应用，效果颇佳。

附记 方名为笔者拟加。另一法：临睡前取麦芽糖 1 汤匙、吞服，每日 1 次。效。

§56 治慢性胃炎（胃脘痛）秘方

56.1 砂半理中汤

来源 宋孝志，《名医治验良方》

组成 清半夏、制香附、高良姜、炒枳壳（或炒枳实）、砂仁（打碎）各 9 克。

用法 每日 1 剂，用砂锅加水至浸没药材、水面超出药材 5 分（1 厘米=3 市分）。砂仁打碎后下，每剂煎 2 次，分 2 次温服。

功用 理气散寒，和胃止痛。

方解 方中半夏燥湿化痰，降逆止呕，和中健脾，可作为肺胃痛之主药。该药外用能愈合创口，不留瘢痕，有促进溃疡愈合之效用。砂仁健胃理气止痛，化食积，并可入肾，因此可作为肾胃痛之主药。枳壳或枳实能消心中痞塞之痰，泄腹中滞塞之气，推胃中隔宿之食，消腹内连年之积，故作为脾胃痛之主药。香附疏肝理气，对肝胃不和之肝胃痛有较好的疗效。服本方痛止后，可用5~10剂共研极细末，温开水调服，每服6克，日服1~2次，以巩固疗效。

主治 慢性胃炎，消化性溃疡，证属寒凝气滞者。临床以胃脘近心窝处疼痛，泛酸嗳气，或吐涎沫，脘腹胀满，痛引胁背或胸中，舌质淡红，苔薄白或白腻，脉沉迟或弦紧为特点。

加减 本方为治疗胃痛的基本方剂，临床可根据病情酌加药物。如：

⑴ 肝胃痛症：见胃痛连胁，攻撑作痛，呕逆嗳气，苔多薄白，脉弦紧。治疗将香附加至12克为主药，余四味药仍为9克。若口苦吐酸，为胆火较盛，加生栀子6~9克；胁痛较重者，可加川楝子9克。

⑵ 心胃痛症：见痛引胸中，心悸气短，舌红苔薄白、脉寸尺俱微，动见于关。治疗将高良姜加至12克为主药。余四味仍用9克。若大便色黑即与小肠火有关，可加焦栀仁3克。

⑶ 脾胃痛症：见胃脘疼痛，脘腹胀满，神疲乏力，食少纳呆，舌苔白腻，脉缓或大，治疗将炒枳壳（或炒枳实）加至12克为主药，余四味仍用9克。

⑷ 肺胃痛症：见胃脘疼痛、肩背拘急、痰多咳嗽、动则气少，舌苔白腻、脉寸微关紧尺沉，治疗将清半夏加至12克为主药，余四味仍用9克，若见大便干燥或不通，为大肠有热可加大黄2~3克。

⑸ 肾胃痛症：见脘痛及腰痛、腰酸，少腹胀痛，行则佝偻，舌苔薄白，脉沉迟或伏，治疗将砂仁加至12克为主药，余四味药仍用9克。若腰酸小腹胀甚，可加沉香末2克（分冲）；同时有小便不利者，可加肉桂末2克（分冲）。

⑹ 若中焦痞满，上下不通，此乃兼有三焦症状，可加黄连2~3克，肉桂末2克（分冲）。

疗效 临床屡用，疗效显著。

56.2 健运麦谷芽汤

来源 赵棻，《名医治验良方》

组成 麦芽、谷芽各30克，鸡内金、淮山药各15克，党参10克，甘草5克。

用法 每日1剂，上药加清水超过药面一寸（指一般药罐）浸泡1小时，然后置火煎熬，沸后继沸5分钟即可，不宜久煎。水煎两次，日分早、晚各服1次。

功用 健脾和胃，复元益气。

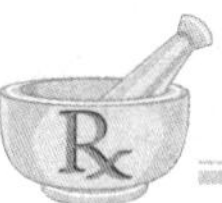

方解 ◇ 方中山药性平味甘，补脾气而益胃阴，合党参又能补气。内金甘平、运脾健胃，有以脏补脏之妙，非他药所能及。甘草引药入脾，再加麦谷二芽，共奏复元益气之妙。考麦谷二芽，多认为属于消积破滞之品，而却用于内伤虚证，于是，二药因此而用亦寡。大好良药，宏效莫展，岂不可惜。实则二芽"开发胃气，宣五谷味"（《本草述》），其功用不在破，而在于开胃健脾，脾开胃健，则能运载药力，以达病所，而使药效发挥，功收倍蓰。至于"化滞破积"，乃脾胃功能得到开运的必然结果，亦二味功能之余绪而已。再考二芽之丰功，古人亦早有说论，兹略举一二，以资借鉴。如缪仲淳谓："此药具生化之性，故为脾胃要药"；王海藏谓："胃所虚人，宜服麦芽、神曲"，是皆不破积而轻视二芽。二芽性味平和，禀天地生发之气，开发脾胃而无升腾伤阴之弊。麦芽补脾谷芽入胃；麦芽主升，谷芽主降，能使脾胃和合，升降有序。而用量特大者，欲使气机更加活泼。现代研究发现，二芽含有益人体的酶与微量元素，可促进人体新陈代谢。此亦类似元气在体内推动，激发功能的表现。

主治 ◇ 慢性胃炎。临床凡见内伤或外感而致脾胃健运不及，脏腑功能低下者，均可配伍对症药应用，单用能增进食欲。此外大病久病之治、胃气受伤、食纳不香者也可灵活随证应用。

加减 ◇ 如伤风感冒加香苏饮合用；伤风咳嗽加三拗汤合用；脘腹胀满，大便溏薄，加平胃散合用，如此类推，但无论成人、儿童，麦谷芽用量不宜减少。

疗效 ◇ 屡用屡验，疗效卓著。

附记 ◇ 验之临床，本方不仅对胃炎疗效卓著，而且对其他疾病导致脾胃失运、纳谷不香者也有良效。

56.3 加味香苏饮

来源 ◇ 董建华，《名医治验良方》

组成 ◇ 苏梗 6 克，香附 10 克，陈皮、荜澄茄各 6 克，枳壳、大腹皮、香橼皮各 10 克，佛手片 6 克。

用法 ◇ 每日 1 剂，水煎服，日服 2 次。

功用 ◇ 理气、和胃、通降。

方解 ◇ 胃病为古今临床之常见病，多发病。其中尤以气滞者为多，表现以胃脘作胀为主，治当理气和胃通降。本方以苏梗、香附、陈皮为主药，苏梗入胃，顺气开郁和胃；香附入肝，解郁理气止痛；陈皮行气、和胃、化湿，为脾胃宣通疏利要药，具有能散、能燥、能泻、能补、能和之功，它与苏梗、香附为伍既能和胃理气，又可舒肝止痛。方中荜澄茄味辛性微温，具有温中散寒、理气通降作用，专治胃脘胀痛，兼以降逆而止嗳气，配枳壳可消胀除满，佐大腹皮下气行水，调和脾胃；香橼皮、佛手二药具有宽胸、除胀、止痛之功。诸药合用，共奏理气止痛，和胃通降之功。

主治◇胃胀，胃痛。

加减◇肝郁胁胀加柴胡、青皮、郁金；食滞加鸡内金、焦三仙；兼痛甚者加金铃子、元胡；吞酸者加左金丸、乌贼骨、瓦楞子。

疗效◇临床屡用，收效卓著。

56.4 百合荔楝乌药汤

来源◇程铭恩，《百病中医集验高效良方》

组成◇生百合 40 克，川楝子 20 克，荔枝核、乌药各 15 克。

用法◇每日 1 剂。上药用清水浸泡 30 分钟，再煎煮 30 分钟，每剂煎 3 次混合，分 2 次——早饭前半小时和睡前各服 1 次。

功用◇滋阴养胃，行气止痛。

方解◇清代叶天士谓："阳明阳土，得阴自安"，故方用百合润肺养阴，能治"邪气腹胀心痛"（《本经》）俾肺气降则诸气皆降；川楝子疏肝行气，乌药理气止痛，荔枝核除寒散滞、行气止痛。众药合用，既可滋阴养胃，又能行气止痛，用治阴虚气滞所致胃脘痛、腹胀、恶心、吞酸、食少纳呆等症切中病机，故用之疗效颇著。

主治◇胃脘痛（阴虚气滞型）。

加减◇临床使用本方还应注意随症加减变化，如腹胀，加枳实、麦芽、香橼皮；胁胀加郁金、木香，青皮；嗳气加木香、莱菔子；痛甚，加白芍，甘草；刺痛加蒲黄、五灵脂；吐酸加川黄连，吴茱萸；恶心，加藿香，陈皮；口渴饮冷加石膏；口干不欲饮，加麦冬、生地、玉竹、元参；食少加山楂、神曲、麦芽；气短乏力，加党参、桂枝；腹泻，加白术、茯苓；大便秘，加火麻仁。

疗效◇临床屡用，疗效颇著。

附记◇服药期间：忌腥冷辛辣及油腻食物，避免过劳及情志所伤。验之临床，确有良效。

56.5 沙参养胃汤

来源◇李振华，《名医治验良方》

组成◇辽沙参 20 克，麦冬、石斛各 15 克，白芍 20 克，山楂 15 克，知母 12 克，鸡内金 10 克，天花粉 12 克，丹皮 10 克，乌梅肉、陈皮各 10 克，生甘草 3 克。

用法◇每日 1 剂，水煎服（小火煎），日服 2 次。

功用◇养阴和胃，理气清热。

方解◇脾胃阴虚证，其病机变化侧重在胃，胃主受纳水谷，其性以通降下行为顺，喜润恶燥，燥则胃气热，失于通降，当治以甘凉清补酸甘养阴，理气和胃。

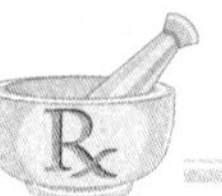

李氏集数十年临床经验，自拟沙参养胃汤。方中辽沙参、麦冬、石斛、花粉甘凉濡润，滋胃养阴；白芍、生甘草、乌梅肉酸甘化阴；知母清胃中燥热；山楂、鸡内金、陈皮理气和胃，以防甘凉滋腻碍脾；丹皮清血热并行血中之气。全方甘淡味薄，清虚灵达，滋而不腻，清而不泄，恰针对脾虚病机本质，顺其升降之性，重在健运脾胃，选药精当，配方严谨，故疗效显著。本方养阴而不腻膈，消导而不伤中，故为治疗胃病之良方。

主治◊各种慢性胃炎病。症见胃脘隐痛、脘腹胀满，或牵及两胁、嗳气、纳呆食少、少食即饱，胃中灼热嘈杂、口干咽燥、便干、身倦乏力、面色萎黄、形体消瘦，舌体瘦小，舌质红而缺津，少苔或花剥，脉细弱或细数等，中医辨证属于脾胃阴虚者。

加减◊兼气滞者加枳壳 10 克，川楝子 12 克，郁金 10 克；兼血瘀者，加丹参 15 克，桃仁、元胡各 10 克；阴虚内热、胃逆嗳气者，加竹茹 10 克，柿蒂 15 克；心烦易怒、失眠多梦，加焦栀子 10 克，夜交藤 30 克；大便干结者，加火麻仁 15 克；兼脾胃气虚者，加党参 12 克；若大便出血，加白及 10 克，黑地榆 15 克。

疗效◊临床屡用，疗效显著。

56.6 胃痛散

来源◊程爵棠，《浙江中医学院学报》（4）1987 年

组成◊煅牡蛎 60 克，制香附 30 克，炒元胡、炒九香虫各 15 克。

用法◊上药共研极细末，贮瓶备用，勿泄气。每日服 3 次，每次服 1.5~3 克，温开水送服。

功用◊舒肝和胃，制酸止痛。

方解◊明代张景岳云："胃脘痛证，多有因寒、因食、因气不顺者，然因食、因寒亦无不关于气。盖食滞则气滞，寒留则气凝。"气郁者，肝郁也。盖肝郁为百病之源，故临床所见胃脘痛证，因肝气犯胃所致者颇多。肝气久郁，变证峰起，与痰郁、血郁、湿郁和食郁等多有夹杂。气机阻滞，胃失和降。治宜舒肝和胃，制酸止痛。方中重用煅牡蛎制酸止痛，兼消诸因之积聚，且能舒展气机，故以为君；臣以元胡、制香附、九香虫舒肝和胃、顺气止痛。药仅四味，力专效宏，合用则舒肝和胃、制酸止痛之功颇著。

主治◊胃脘痛。症见胃脘痛，时痛时止，嗳气吞酸，或胸腹胀满等。

加减◊食滞加神曲、鸡内金各 15 克；寒凝加高良姜 30 克；胃酸过多加乌贼骨、瓦楞子各 9 克。

疗效◊总结用本方治疗胃脘痛 450 例资料。其中：用药 1~3 次后均止痛。长年未复发者 261 例，1 年内复发者 189 例。总有效率达 100%。

附记◊据临床观察，本方用于治疗胃脘痛，尤其是肝气犯胃型胃痛（俗名胃气

痛），疗效满意。三十五年来，本人治验颇多，对于肝气犯胃所致之胃脘痛，若痛时服之，每有“立刻止痛”之效。药后痛止，至有3个月的近期疗效。若复发，用本方治之，同样取效。而且复发3次、3次痛止者，多获痊愈或延长复发时间。用于其他类型胃脘痛，亦有较好的止痛效果。

服药期间，忌食生冷及辛辣之物，应保持心情舒畅。

56.7 加味良附散

来源◇程爵棠，《四川中医》（6）1983年

组成◇制香附、高良姜、乌贼骨各30克，姜半夏9克，元胡15克。

用法◇上药共研极细末，贮瓶备用，勿泄气。每日服3次，每次空腹服3~5克，用温开水送服。

功用◇疏肝解郁，温中散寒，制酸止痛。

方解◇胃脘痛（慢性胃炎，胃及十二指肠溃疡），属祖国医学胃脘痛范畴。凡证属脾胃虚寒或肝气犯胃型者，治宜疏肝理气、温中散寒、制酸止痛。本方系根据民间治胃痛秘方——良附散加元胡、乌贼骨、姜半夏而成。方中是以制香附疏肝解郁、理气止痛；臣以高良姜温中散寒止痛；佐以元胡助君药增强理气止痛之效；姜半夏化痰降逆，合高良姜则温中止痛之功尤著，使以乌贼骨制酸止痛。诸药配伍为用，共奏疏肝解郁、温中散寒、制酸止痛之功。

主治◇胃脘痛（胃及十二指肠溃疡）。症见胃脘疼痛，或隐痛、胀痛、嗳气吞酸、喜按、喜温，或遇饥饿、情绪变化，或寒冷，或食生冷之物则痛加剧，舌苔薄白，脉沉迟或迟弦。

疗效◇总结用本方治疗胃脘痛175例资料，其中：胃脘痛（慢性胃炎）78例中，痊愈65例，显效13例；胃及十二指肠溃疡97例中，痊愈70例，显效14例，有效13例。总有效率达100%。

附记◇据临床观察，本方用于治疗虚寒性或肝气犯胃型之慢性胃炎，胃及十二指肠溃疡均有较好的止痛、制酸效果，而且反跳现象少。通过临床反复实践比较，本方疗效较原方为优。

56.8 安中汤

来源◇张镜人，《中国中医药报》

组成◇柴胡6克，炒黄芩、炒白术、香扁豆、炒白芍各9克，水炙甘草3克，苏梗6克，制香附，炙延胡索各9克，八月扎15克，炒六曲6克，香谷芽12克。

用法◇水煎服，每日1剂，分2次温服。

功用◇调肝和胃，健脾安中。

方解◇胃居中焦，与脾以膜相连。胃属腑而主表，脾属脏而主里。脾气宜升，胃气宜降，脾性喜燥，胃性喜润。二者相反相成，犹如称物之“衡”。平则不

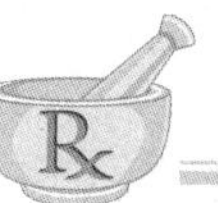

病，病则不平。其不平的病机，主要是升降的失调，燥润的不适。然需指出，脾胃升降的生理活动，全赖肝胆的疏泄功能。肝胆的疏泄功能减退，则脾胃升降的秩序乘常。于是木郁化热、土壅酿湿。中焦湿热干扰，则脾胃的润燥违和。故表现为脘部胀满、疼痛，甚或嗳气泛酸，纳谷不馨。其证在胃，其因在肝。但从病机分析，显示肝失条达，少阳津气不展，郁热犯胃侵脾，气机阻滞所致。治疗当遵吴鞠通"中焦如衡，非平不安"的法论，疏肝胆以调升降，适燥润以和脾胃，纠其偏而达其平。尝自订安中应用于临床，颇获成功。方中柴胡疏泄肝胆，升清解郁；黄芩苦寒沉降，泄热除湿；白术、扁豆健脾助运；白芍、甘草缓急安中；苏梗、制香附理气快膈，温而不燥；元胡、八月扎调营止痛，散而能润；炒六曲消胀化滞，香谷芽和胃进食。诸药合用，共奏调肝和胃，健脾安中之功，故用之效佳。

主治 ◊ 脘部胀满、疼痛口苦、食欲减退、或伴嗳气泛酸，脉弦、细弦或濡细，舌苔薄黄腻或薄白腻，舌质偏红。

加减 ◊ 疼痛较甚，加九香虫 6 克；胀满不已，加炒枳壳 9 克；胃脘灼热，加连翘 9 克或炒知母 9 克；嗳气，加旋覆花 9 克（包）、代赭石 15 克；泛酸，加煅瓦楞、海螵蛸各 15 克；嘈杂，加炒山药 9 克；苔腻较厚，加陈佩兰梗 9 克；舌红苔剥，去苏梗，加川石斛 9 克；便溏，加焦楂炭 9 克；伴腹痛，再加炮姜炭 5 克，煨木香 9 克；便结，加全瓜蒌 15 克，望江南 9 克；腹胀，加大腹皮 9 克；X 线显示胃及十二指肠球部溃疡，加凤凰衣 6 克，芙蓉叶 9 克；胃黏膜活检病理示肠腺化生，加白花蛇舌草 30 克；腺体萎缩，加丹参。

疗效 ◊ 临床屡用，疗效颇著。

56.9 养阴建中汤

来源 ◊ 姚奇蔚，《中国中医药报》

组成 ◊ 北沙参 30 克，桑寄生、玉竹各 20 克，青黛 10 克，怀山药 30 克，白芍 10 克，石斛、焦山楂各 30 克，浙贝母 10 克。

用法 ◊ 水煎服，每日 1 剂，日服 2 次。

功用 ◊ 养阴建中。

方解 ◊ 本方虽脱胎于叶天士的益胃汤，但去麦冬之腻，冰糖之甘，更增白芍、桑寄生柔肝平肝；怀山药、焦山楂一补一消、益阴健脾；浙贝母、青黛舒肺达肝、解郁清热。全方甘淡味薄、清虚灵达、滋而不腻、清而不泄，清滋之中寓流动活跃之性。用其养胃，又能清肺；用其益气，又能达肝。喻氏治燥伤肺，善清胃热以肃治节，余治"萎胃"，用益胃以舒肝肺，用药不同，治法无异。

主治 ◊ 胃痛、胃胀、嘈杂、灼热、口干苦，舌质淡红，无苔或少苔，脉细软，表现为肺虚肝热、胃阴受伤、胃阴不足型之患者。

疗效 屡用效佳。

附记 笔者用本方，或随证略作加减，治疗萎缩性胃炎30例，平均服药35剂，均获痊愈或显效。

56.10 益气建中汤

来源 姚奇蔚，《中国中医药报》

组成 桂枝、白芍各10克，甘草3克，大枣3枚、黄芪50克，太子参30克，怀山药30克，黄精20克。

用法 水煎服，每日1剂，日服3次。

功用 益气建中。

方解 本方源于《金匮要略》黄芪建中汤，但去饴糖大甘，更加太子参、怀山药、黄精益气养液，重用黄芪补肺制肝，舒达肝气，于温建中寓展运之用。方中黄芪甘温味淡，轻虚不壅，于补气之中含上升外达之性，对气虚不足、肝气升达无力者，确为首选良药。陈修园主张重用黄芪助少阳生发之气，逆转其不利之枢机。余用黄芪助肝气升达之力，舒展其不达之郁滞，义正相同。此方虽经加减，但达到了温不燥液、补不壅气，寓舒肺达肝于建中益气之中，以建中益气之剂，收达肝和胃之用。

主治 胃痛、胃胀、喜暖喜按、遇寒加重、口淡不干、四肢欠温，舌质淡，苔薄白，脉迟或缓，表现为中阳不振、肝升无力、胃阳不足型之患者。

加减 当患者出现食欲不振、大便稀薄、四肢无力等，可选加党参、白术。

疗效 屡用效佳。

附记 本方适用于虚寒性胃炎和消化性溃疡。验之临床，确有良效。

56.11 疏肝和胃汤

来源 裘吉生，《新编经验方》

组成 甘松5克，制香附9克，煅瓦楞12克，九香虫3克，刺猬皮（焙）、沉香曲（包煎）各9克，降香片5克，延胡索9克，左金丸3克（吞）、甘蔗汁1杯、生姜汁半茶匙。

用法 水煎服，每日1剂，日服2次。

功用 调气止痛。

方解 本方以甘松、香附、沉香理气、止痛；元胡，九香虫理气止痛，化滞，合之止痛之力尤著；瓦楞子消癥制酸；刺猬皮凉血止痛，止呕；生姜汁温胃，甘蔗汁和胃；左金丸（黄连、吴茱萸）泻肝止呕。诸药合用，其理气止痛，和胃止呕之功颇著。本方是浙江绍兴裘吉生治肝胃不和、当心而痛的临床验方，确有显效。

主治 肝气犯胃之胃脘痛。

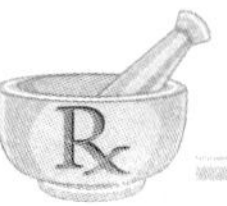

疗效◇屡用效佳。

56.12 三合汤

来源◇焦树德，《中医杂志》（5）1989 年

组成◇高良姜、制香附各 6~10 克，百合 30 克，乌药 9~12 克，丹参 30 克，檀香 6 克（后下）、砂仁 3 克。

用法◇水煎服，每日 1 剂，2 次分服。

功用◇温胃散寒、活血通经、理气止痛。

方解◇本方是以良附丸、百合汤、丹参饮三个药方组合而成，故名“三合汤”。其中良附丸（高良姜、香附）温胃散寒、理气行滞、利三焦、解六郁、善治寒凝气滞之胃痛；百合汤（百合、乌药）清泄肺胃郁气、疏散滞气，主治诸气郁之胃脘痛；丹参饮（丹参、檀香、砂仁）活血祛瘀、通经止痛、和胃醒脾，主治日久难愈、气滞血瘀、正气渐虚之胃脘痛，其中良附丸善治寒凝气滞胃痛。寒凝重者，重用高良姜；因气滞而重者，重用香附。百合汤既能清泄肺胃郁气，又能防止百合平凉之性，有碍中运。丹参饮，3 药合用，以丹参入血分，又配以檀香、砂仁，既能活瘀滞，又能理胃气，不但能活血定痛，又能养血，益肾，醒脾，调胃。三方组合，既主气，又主血；既主寒，又主滞，治疗心腹诸痛，既能治病，又能益人，功效比较全面，适应证广。焦氏临床使用 40 余年，常常收到令人难以思议的良好效果。

主治◇长期难愈的胃脘痛。症见舌苔白或薄白，脉弦或沉细弦，或细滑略弦，胃脘喜暖、痛处喜按，但又不耐重按，大便或干或溏、虚实寒热症状夹杂并见者。可用于各种慢性胃炎、胃及十二指肠球部溃疡、胃黏膜脱垂、胃神经官能症、胃癌等所致的胃痛。

加减◇若遇寒病重，得暖则舒，苔白脉缓或沉弦，证属胃寒盛者，可减丹参为 20 克，加砂仁为 6 克，高良姜用 10 克，再加吴茱萸 5 克，干姜 3 克；兼有胸脘发闷、泛恶吐水，喜干食，不欲饮水，可加陈皮 10 克，半夏 9~12 克，茯苓 10~15 克，木香 6~9 克，煅瓦楞子 10 克；兼有右胁或两胁胀痛或隐痛、情绪不佳则胃痛加重，喜长吁、嗳气，大便时干时软，脉沉弦或弦细，证属肝郁犯胃者，可轻用高良姜，重用香附，再加柴胡 9 克，厚朴、炒川楝子各 10 克，绿萼梅 5 克，白芍 10 克，把檀香改为 9 克；兼有口苦，舌苔微黄，虽思冷饮食，但食凉物病又加重，胃中似有灼热感、脉略有数象，证属标热本寒者，减高良姜为 5 克，加炒黄连 6 克，炒黄芩 9 克，千年健 12 克，去砂仁；兼舌红无苔、口干不欲饮水、饭后迟消，大便少而涩，或干燥，证属中焦气化不利，津不上输者，可加知母 9 克，焦三仙各 9 克，香稻芽 10 克，葛根 9 克；大便色黑，潜血阳性者，加白及 9 克，生藕节 15~20 克，茜草炭 12 克，减良姜为 5 克；舌红无苔，口干、喜稀食、夜间口渴、胃中有灼热感，食欲不振，大便干涩不爽，脉象沉细数，或弦细略数，证属胃阴不足者，可减高良姜为 3 克，去砂仁，加沙参 9 克，麦冬 6 克，知母 9 克，白梅花 3 克。

若兼胃脘刺痛、痛处固定，唇舌色暗，或有瘀斑，或夜间痛重，脉沉而带涩，证属中焦瘀血阻滞者，本方加失笑散（蒲黄 6~9 克，五灵脂 9~12 克）、名四合汤，其增活血化瘀止痛之功。对中焦有瘀血阻络而发生的心腹疼痛有较好的疗效。如兼有呕血、便血者，须改用蒲黄炭、五灵脂炭，再加白及 10 克，生藕节 20 克，或藕节炭 30 克，三七粉 2 克（分冲）、伏龙肝 60~100 克（煎汤代水），香附也要炒黑，可去砂仁。如无呕血、便血，但大便色黑、潜血阳性者，也可用蒲黄炭、灵脂炭，或再加白及、乌贼骨等。

疗效◊临床使用 40 余年，治验甚多，疗效显著。

附记◊“三合汤”与“四合汤”为焦氏祖传秘方。三合汤善治虚实夹杂，气滞血瘀，寒凝所致之顽固性胃脘痛，每多效验。用四合汤以治血瘀胃脘痛，更为贴切，效果颇佳。

56.13 平肝镇逆和胃通阳方

来源◊王香岩，《新编经验方》

组成◊代赭石 20 克，旋覆花、清半夏各 9 克，橘红 6 克，白茯苓 12 克，炒竹茹 6 克，栝蒌、薤白各 9 克，生姜 3 片、左金丸 3 克，金铃子、金石斛 9 克。

用法◊水煎服，每日 1 剂。

功用◊平肝镇逆、和胃止呕。

方解◊方用旋覆花，代赭石镇肝下气；左金丸夹金铃子抑肝泻火；二陈丸合竹茹、生姜调中止呕；石斛清虚热、平胃气；栝蒌、薤白除胸胁疼痛。全方以平肝镇逆为主、和胃止呕为辅，药性偏于苦降辛通，善治胃脘痛吐酸之症，有复杯而已之效。

主治◊肝气犯胃，胃脘痛吐酸之症。

疗效◊临床屡用，其效卓著。

56.14 沉桂止痛散

来源◊叶橘泉，《新编经验方》

组成◊沉香、肉桂各 9 克，白蔻仁、黄连各 6 克。

用法◊上药共研极细末，和匀备用。每次服 3 克，1 日服 4 次，温水送服。

功用◊补气止痛。

方解◊方用肉桂温通血脉；沉香温中补气；蔻仁除寒燥湿、化食消胀；黄连燥湿泻火。肉桂配沉香期能急速止痛；蔻仁配黄连意在止呕泻痞、寒热并用，收效甚捷。

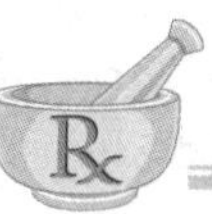

主治 ◊ 心腹疼痛。

疗效 ◊ 临床屡用、效捷效佳。

56.15 益中活血汤

来源 ◊ 孙咸茂，《名医特色经验精华》

组成 ◊ 黄芪 30 克，肉桂 8 克，吴茱萸 10 克，丹参 15 克，乳香、没药各 8 克，生蒲黄 15 克，三棱、莪术各 10 克，川芎 12 克，乌药 10 克

用法 ◊ 水煎服、每日 1 剂。

功用 ◊ 益中散寒、理气活血、消肿生肌。

方解 ◊ 方中黄芪补气和中；肉桂、吴茱萸温胃祛寒；丹参、川芎养血活血；三棱、莪术破瘀行气、消积止痛；乳香、没药散血消肿、生肌定痛；生蒲黄活血祛瘀；乌药顺气止痛、散寒温中。诸药合用攻补兼施，理气与活血并用、温散寒邪而不伤正、活血化瘀而痛自宁，用以治疗慢性萎缩性胃炎，疗效甚佳。

主治 ◊ 慢性萎缩性胃炎（胃脘疼痛），因中气虚、中焦寒、血瘀引起者均宜。

加减 ◊ 气虚者，重用黄芪，加党参；胃阳虚者，加寸冬、石斛；纳呆者，加山楂；肠液返流者，加川朴、姜半夏、柿蒂、柴胡、白芍；血瘀明显者，加水蛭、干漆粉（冲）。

疗效 ◊ 临床治疗观察 300 余例，治愈率在 75%，总有效率 95%左右。本方对轻度者疗效好、治疗后病理检查：腺体增多、黏膜增厚、黏膜肌层变薄、血管增多、扩张肠上皮化生消失、镜检黏膜上颗粒结节消失、色泽变红或部分呈充血状。

56.16 健脾和胃汤

来源 ◊ 王祖雄，《中国中医药报》

组成 ◊ 太子参 10 克，苍术、白术各 9 克，茯苓 15 克，炙甘草 3 克，法半夏、陈皮各 9 克，木香、砂仁、蔻仁、厚朴各 6 克，佛手片、香橼皮各 9 克，川芎 6 克，丹参 15 克。

用法 ◊ 水煎服、每日 1 剂、日服 2 次。

功用 ◊ 健脾和胃、兼理气除湿化瘀。

方解 ◊ 现代医学所称的浅表性胃炎，属中医胃脘痛范畴。本方系从香砂六君子汤、平胃散化裁而成。方中香砂六君子汤健运脾土；平胃散加蔻仁和胃降逆除湿；佛手片，香橼皮理气宽胸；川芎、丹参活血化瘀。诸药合用，共奏健脾和胃、理气除湿化瘀之功。

主治 ◊ 浅表性胃炎，症见食纳减少、食后胸脘胀闷或疼痛、或呃逆。脉缓弱、舌淡苔白腻等。

加减 ◊ 如舌红、口干、便结者，去苍术，加玉竹、石斛、生白芍、火麻仁；若苔厚腻、口黏、便溏者，加藿香、佩兰、苡仁、煅诃子；兼食滞嗳气、腹胀者，加神曲、山楂、麦芽、大腹皮。

疗效◊屡用皆效。

56.17 柴桂汤

来源◊陈庚吉，《中国中医药报》

组成◊柴胡8~12克，桂枝6~9克，半夏9~12克，白芍15~60克，甘草3克，生姜3片为引。

用法◊水煎服、每日1剂、分2次服。

功用◊舒肝、和胃、镇痛。

方解◊胃脘痛包括现代医学所说的胃的各类炎症和溃疡病。每因饮食失节、情志刺激、感受寒凉之邪而诱发，在治疗时多以调气健胃之品、所谓“治肝可以安胃、凡醒胃必先制肝”。故方用柴胡疏肝通辛、配半夏一升一降、调理气机、和胃降逆；桂枝辛散温通、健胃止痛；白芍酸敛柔肝兼通脾络、为治疗诸痛良药，合甘草缓急止痛。诸药合用共奏疏肝和胃、升清降浊、通络止痛之功。因此，应本着疏理不可太过、太过则伤气；补脾不可太壅，太壅则腹胀增重；祛湿不可太燥，太燥则易伤阴；清热不可太凉，寒凉则凝滞、疼痛不解；祛瘀不可太破，太破正气愈虚，病体不易恢复；养阴不可太腻，腻则滞邪、气机不利、缠绵难解。必须照顾到邪正双方，时刻注意保护和恢复脾胃的运化功能。因此治疗本病的原则是疏理气机、健脾和胃。

主治◊胃脘痛。

加减◊(1) 胃脘隐痛、喜热喜按、呕吐清水、大便稀薄等脾胃虚寒症状明显者，加良姜、香附、熟附子、云茯苓、煨姜以温中散寒；如兼呕吐剧烈不能进食者，加吴茱萸、生姜汁、灶心土泡水煎药、少量频饮；痛连少腹；喜温喜按者，加小茴香、沉香、连须葱白3寸为引。

(2) 全身乏力、胃脘隐痛、精神倦怠、少气懒言、脉缓弱等气虚者，加黄芪、党参、白术、云苓、陈皮、砂仁、大枣；伴有胃下垂者，重用黄芪、党参、白术、泽兰叶、枳壳。

(3) 肝郁气滞、胃脘胀痛牵引两胁、嗳气则舒、脉弦者，加佛手、青皮、槟榔等；胸痛者加全瓜蒌、薤白；胃脘刺痛、固定不移，或见呕血便黑、舌质紫暗者，加香附、灵脂、黄连、蒲黄炭；便血重者，合黄土汤加汉三七。

(4) 胃脘痛甚不止，重用白芍至60克，加白芷、木香；兼有嘈杂泛酸，口苦苔黄者、另加左金丸、乌贼骨；食滞嗳腐、胃脘胀满者，加莱菔子、炒麦芽、枳壳。

(5) 温热郁滞、脘腹胀满、胃中灼痛、口干不欲饮、舌苔黄腻者，加苍术、

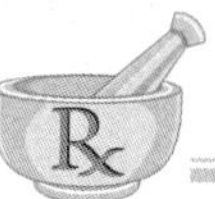

川朴、藿香、龙胆草；苔白如积粉者，此为湿浊内蕴，加草果、蔻仁、川朴、佩兰等药物，取行气化湿的作用。

(6) 胃脘疼痛、口干唇燥、舌红苔少、纳食不香，采用标本兼顾之法，本方去桂枝、加沙参、石斛、玉竹、鸡内金、大豆黄卷等，俟痛止后再以治本为主。

疗效 临床屡用，均收到良好效果。

附记 ①药引要随证选用，如生姜可温化痰饮、降逆止呕；连须葱白可引气通中；伏龙肝泡水煎药可补土安胃止呕；大枣甘补脾胃、引导诸药直达病所。②本方还可用于其他部位的疼痛，如慢性腹泻的腹痛、妇女痛经、肝胆疾病、疝痛及不明原因的腹痛等，可在原方的基础上加减治疗，亦收良效。

56.18 通降汤

来源 王季儒，《肘后积余集》

组成 莱菔子、焦曲各 10 克，枳实 6 克，大黄、厚朴、元胡各 10 克，川楝子 6 克，旋覆花、代赭石各 10 克。

用法 水煎服、每日 1 剂、日服 2 次。

功用 宣导中焦、和胃降逆。

方解 胃宜降则和、以通为补、故方名通降。方用莱菔子、枳实、厚朴、焦曲消食破结而去胀满；大黄荡涤肠胃、推陈致新；元胡、川楝子、旋覆花、赭石消痞止痛，合之治胃脘痛之属实者。

主治 胃脘痛，症见胃痛拒按、按之痞硬、嗳气倒饱、恶食吞酸，大便燥结、舌苔厚糙、脉弦滑、证属食滞中焦、胃失和降。

疗效 临床屡用、奏效颇捷。

56.19 肝胃百合汤

来源 夏度衡，《新中医》（12）1990 年

组成 百合 15 克，柴胡、黄芩、郁金、乌药、丹参、川楝子各 10 克，甘草 6 克。

用法 水煎服、每日 1 剂、日服 2 次。

功用 健脾和胃、疏肝理气、通络止痛。

方解 脾与胃一阴一阳、一升一降、一润一燥、一运一纳、共同完成消化、转输和化生气血的功能。因此治疗胃脘痛，不能一边倒而顾此失彼。其原则是不燥胃、不湿脾、标本兼顾、调畅气机、平衡阴阳。故方用百合，甘平，《神农本草经》云："主邪气腹胀心痛。"与甘草相伍、润胃而不湿脾、健脾而不燥胃、调中利气、扶土抑木；柴胡微辛苦而平，疏肝解郁、调畅气机，《本草便读》谓能"疏土畅肝散结气"。郁金辛苦微凉，属血中气药，能降胃气、解肝郁；乌药辛温不燥，《本草述钩元》谓："疏胸腹邪逆之气，一切

病之属气者皆可治。”黄芩、川楝子苦寒，与辛温之乌药相伍，能避寒凉之性，而取苦降之用。气既久阻、血亦应病、故用丹参活血通络、活血调气。全方不润不燥、阴阳平调，从调畅肝胃气机着手，复脾胃升降之气，以达到治肝安胃之目的。

主治 胃脘痛（肝胃气滞型）。

加减 临床运用，若表现其他证型，可随不同兼证加减，如肝胃郁热者，加蒲公英15克以清肝胃之热；寒热相兼者，加蒲公英15克，高良姜3克，寒温并用；脾胃虚寒者，去黄芩，加黄芪、明党参各10克以益气健脾，升麻10克以升举清阳。若见其他兼证，又当随不同兼证加减用药，如吞酸嘈杂、得碱痛减者，加生牡蛎或瓦楞子和胃抑酸；兼阴伤胃燥者，加沙参滋胃润燥；刺痛不移与黑便者，加生蒲黄化瘀止血；胸背胀痛，加少量九香虫，辛温理气止痛；胃脘挛急而痛，加白芍与甘草为伍，以缓急止痛；脘腹胀痛，呕吐频繁，加枳实、白术以行气消痞、健脾利水；大便秘结，加火麻仁润肠通便。

疗效 多年使用，疗效十分满意。

§57 治膈肌痉挛（呃逆）秘方

57.1 治肝止呃汤

来源 张学能，《名医治验良方》

组成 太子参30克，生地12克，麦冬、玉竹、鲜石斛、生石决明（先煎）、代赭石（先煎）各30克，元参、赤芍、白芍、柿蒂、竹茹、怀牛膝各9克，生甘草4.5克。

用法 每日1剂、水煎服、日服2次。

功用 育阴潜阳、和胃降逆。

方解 素体阴亏、虚阳易亢、肝气横逆，引动胃气上逆、而使呃逆频频不愈。此病标在胃，而本于阴亏阳亢。治宜育阴潜阳、和胃降逆。方中以生地、麦冬、石斛、元参养胃生津；太子参益气补中；石决明、代赭石平肝降逆；柿蒂、竹茹降气止呃；赤白芍，牛膝活血通络兼治肝阳上亢、肢体失用。诸药配伍为用，取效甚捷。

主治 顽固性呃逆、呃声急促，但不连续，常伴口干咽燥、舌红而干、便秘，头痛等。

疗效 临床屡用、均取得良好效果。

附记 方名为笔者拟加。验之临床，确有良效。

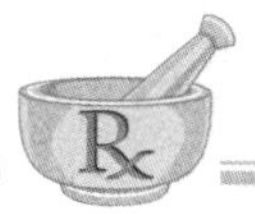

57.2 解迷止偏香

来源◊田成庆，《中国当代中医名人志》

组成◊曼陀罗花9份、旋覆花3份、款冬花3份、薄荷叶1份、檀香末10份、麝香0.1份。

用法◊上药共研粗末，加水或稀面糊拌匀制成条香或蚊香状之“香”。用时任取1条、点燃一端，让患者闻其烟数秒到一二分钟，不可过闻，以免中毒。

功用◊解痉、止痛、止咳、熄风、辛香透窍、麻醉。

方解◊小儿痉咳、惊吓、各种疼痛、咳嗽以致呃逆诸症。

疗效◊屡用效捷，多1次见效。

57.3 止嗳汤

来源◊戴丽三，《戴丽三医疗经验选》

组成◊旋覆花、竹茹各6克，生代赭石、潞党参各15克，法半夏9克，炒黄连5克，炒吴茱萸3克。

用法◊水煎服、每日1剂、日服2次。

功用◊清泄肝胆郁热、和胃降逆。

方解◊方用旋覆代赭汤（旋覆花、半夏、党参、代赭石、甘草、生姜、大枣）为主药降气化痰、益气和胃；以左金丸（黄连、吴茱萸）清泻肝火。肝气犯胃、胃气上逆而致嗳气频频不止，用此方疗效颇佳。

主治◊嗳气不止、兼见胃脘微痛、头昏、口臭、口苦、欲呕、心烦，舌绛、脉弦。可用于膈肌痉挛。

疗效◊临床屡用，疗效颇佳。

57.4 降逆止呃汤

来源◊经验方，《中医治法与方剂》

组成◊代赭石24克，陈皮15克，旋覆花、竹茹、太子参各12克，丁香、柿蒂、天冬、麦冬、甘草、枇杷叶各9克。

用法◊水煎服、每日1剂、2次分服。

功用◊降逆止呃。

方解◊本方由旋覆代赭石汤、橘皮竹茹汤、丁香柿蒂汤加减化裁而成。增加了降逆止呕之效。加入滋阴的天冬、麦冬，减去了半夏、生姜等温热之品，有助于胃阴之复、胃气之降。故用之多效。

主治◊寒热错杂之胃气上逆、呃逆、声音低怯、下肢欠温、口干舌红、苔薄、脉细。可用于膈肌痉挛。

加减◊若加白芍15克，效果更佳。

疗效 ◊ 屡用屡验，效果颇佳。

57.5 治嗳气声声不绝方

来源 ◊ 沈仲圭，《新编经验方》

组成 ◊ 旋覆花（包煎）、代赭石、姜半夏各9克，橘红5克，茯苓9克，西洋参3克，麦冬9克，沉香末1.5克，砂仁5克，枇杷叶9克（去毛）。

用法 ◊ 水煎服、每日1剂。

功用 ◊ 和胃降气、镇逆止呃。

方解 ◊ 方用西洋参、麦冬补胃；旋覆花、代赭石镇逆；二陈合枇杷叶和胃降气，用治胃虚客气上升之呃逆，殊为合宜。

主治 ◊ 嗳气声高、频频不绝。可用于膈肌痉挛。

疗效 ◊ 效果甚捷。

57.6 宣中降气汤

来源 ◊ 王季儒，《肘后积余集》

组成 ◊ 莱菔子、法半夏、广皮各10克，旋覆花9克，代赭石15克，沉香5克，厚朴9克，刀豆30克，生枇杷叶20克。

用法 ◊ 水煎服、每日1剂、4小时服1次。

功用 ◊ 宣中降气。

方解 ◊ 本方宣中降气、专治呃逆之因于气逆者。方用莱菔子、清半夏、广皮、厚朴理气宣中；旋覆花、赭石、生枇杷叶平肝降逆；刀豆温中下气、使气不上冲，则呃逆而止。

主治 ◊ 呃逆（因气）、烦躁不安、呃逆频频、其声高亢、脉多弦滑。

加减 ◊ 如大便秘结、加大黄、元明粉、枳实。

疗效 ◊ 临床屡用，无不立效。

57.7 宽中降逆汤

来源 ◊ 王季儒，《肘后积余集》

组成 ◊ 莱菔子12克，焦楂、焦曲、焦麦芽、川厚朴、陈皮、大黄、枳实各10克。

用法 ◊ 水煎服、每日1剂。

功用 ◊ 宣导中焦、理气降逆。

方解 ◊ 方用莱菔子、枳实、陈皮降气宣中；焦楂、焦曲、麦芽消导宿食。气以下逆为顺，故用大黄、川厚朴下气通便。俾中焦疏通、气下行而不上逆，则呃逆自止。

主治 ◊ 呃逆（因食滞者），症见脘腹胀满、大便不利、食欲不振、得食则呃更甚。

疗效 ◊ 屡用效佳。

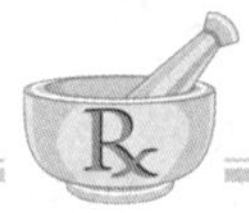

57.8 白虎降逆汤

来源 ◊ 王季儒，《肘后积余集》

组成 ◊ 生石膏 30 克，知母 9 克，石决明 30 克，黄柏、栀子各 9 克，竹茹 12 克，旋覆花、赭石、枳实、川厚朴各 9 克。

用法 ◊ 水煎服、每日 1 剂。

功用 ◊ 清热降逆。

方解 ◊ 方用石膏、知母、黄柏、栀子、竹茹清气分之热；石决明、旋覆花、赭石平肝降逆；枳实、厚朴理气降逆。诸药相伍，共奏清热降逆之效。

主治 ◊ 呃逆（因热者），症见口干舌燥、面赤便秘、呃逆频急、其声高亢、脉必洪数。

加减 ◊ 如大便结，加大黄、元明粉各 9 克；如呃甚者，加刀豆 30 克。

疗效 ◊ 屡用效佳。

57.9 降逆止呃方

来源 ◊ 任贵贤，《光明中医》（1）1988 年

组成 ◊ 丁香、柿蒂、法半夏、生姜、橘皮、竹茹各 10 克，生代赭石 20 克（先煎）、姜炙枇杷叶 10 克，党参 12 克，柴胡、神曲各 10 克，生大黄 3 克（后下）。

用法 ◊ 水煎服、每日 1 剂。

功用 ◊ 寒热并用、攻补兼施、降逆止呃。

方解 ◊ 临床所见，有一种虚实相兼、寒热错杂之顽固性呃逆，一般治方难以收效。故方用丁香、柿蒂温胃散寒、降逆；半夏、生姜温中散饮和胃；橘皮理气健脾、燥湿祛痰；竹茹清热化痰、降逆止呃；枇杷叶清肺和胃、降气止逆；代赭石重镇平肝以降逆气。诸药虽寒温并用，然其性多降，故再以柴胡疏肝畅气、升阳解热；以党参补中益气以治中虚之本，从而可复中焦升降之常。另加神曲、大黄，旨在消食、导滞、降浊，腑气降，胃气自如。诸药相合，寒热并用、攻补兼施、升降相调，于寒热混杂，虚实兼见、升降紊乱之顽固性呃逆为宜。

主治 ◊ 顽固性呃逆。

加减 ◊ 临床应用，谨守本方，惟方中用量，可随证进退。

疗效 ◊ 用治数十例，皆在两剂内收功。效佳。

§58 治胃下垂秘方

58.1 枳实参朴汤

来源◊王校，《陕西中医》（4）1988年

组成◊白术20克，人参6克（先煎）、茯苓12克，枳实、陈皮、半夏曲、川厚朴、莱菔子、槟榔各10克，砂仁、黄连、干姜各5克，炒麦芽15克，炙甘草3克。

用法◊水煎服、每日1剂、日服2次。

功用◊益气健脾、消食和胃。

方解◊根据本病有形气不足和食难消的特点，遵“形不足者温之以气”和“胃以通为补”之经旨，治宜消补兼施，故方用人参、白术、茯苓、炙甘草补其脾胃不足之气；用枳实、砂仁、厚朴、陈皮、槟榔、半夏曲、麦芽等理气消导调和之药，以助其胃腑运化之能；配干姜、黄连寒温互用、阴阳并调，从而达到恢复中焦气机升降之目的。诸药合用，具有补而不滞，消无损伤之妙，故用之效佳。

主治◊胃下垂。

加减◊脾虚甚者，重用人参、白术，加黄芪15克，山药12克，减黄连、槟榔；胃热盛者，重用黄连，加焦栀子6克；痞满盛者，重用厚朴、莱菔子、槟榔。

疗效◊治疗30例、治愈（自觉症状消失，X线钡餐造影胃位恢复正常、半年以上未见复发者）26例、（占86.7%）；有效（自觉症状消失或减轻，X线钡餐造影胃位接近正常或较治疗前升高）3例，无效（服药60剂以后，症状、胃位无明显改变者）1例。总有效率为96.7%，平均治愈时间为73天。

58.2 四奇汤

来源◊廖家兴，《千家妙方·上》

组成◊黄芪20克，白术、枳壳各15克，防风10克。

用法◊水煎服、每日1剂、日服2次。

功用◊升提固脱。

方解◊本方由玉屏风散加枳壳而成，以代补中益气汤用，方用黄芪配白术益气健脾，配枳壳、防风升提、举陷、固脱。药仅4味，但力专效宏。

主治◊胃下垂。

疗效◊临床屡用，效果颇著。

附记◊临床观察证明，本方除对胃下垂治疗有效外，对胃扩张、肠下垂、小肠疝气、脱肛、子宫下垂等均有较好疗效。

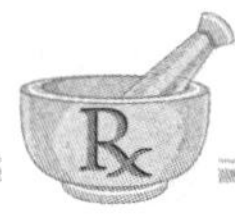

58.3 补元复胃汤

来源 ◇ 刘士俊，《千家妙方·上》

组成 ◇ 党参12克，白术、茯苓各10克，砂仁、蔻仁、陈皮、枳壳、厚朴、麦芽、谷芽、神曲、山楂各6克，木香3克，山药15克，鸡内金12克，甘草6克，大枣6个。

用法 ◇ 水煎服、每日1剂。

功用 ◇ 补中益气、健脾和胃。

方解 ◇ 方用党参、白术、茯苓、山药、甘草、大枣补中健脾益气；复以砂仁、蔻仁、陈皮、枳壳、厚朴、麦芽、谷芽、神曲、山楂、木香、鸡内金消食和胃、理气消胀。诸药相伍，共奏补中益气、健脾和胃之功，且具有“补而不滞、通无损伤”之妙，为有益无损之良方。

主治 ◇ 胃下垂（脾虚气陷）。

疗效 ◇ 屡用效佳。

58.4 益气举陷汤

来源 ◇ 袁大仲，《中国中医秘方大全》

组成 ◇ 炙黄芪120克，防风3克，炒白术9克，炒枳壳15克，煨葛根12克，山茱萸15克。

用法 ◇ 水煎服、每日1剂。

功用 ◇ 益气举陷升阳。

方解 ◇ 中气下陷，脾胃虚火型胃下垂。

加减 ◇ 病重加柴胡、升麻各3~6克，过量而致肝阳上升、劫铄肝阴；脾虚泄泻加煨肉蔻、罂粟壳各6克；便秘，加淡苁蓉15克；中气下陷、脾胃不和、加木香6克，砂仁9克（后入），鸡内金9克；中气下陷、脾胃虚寒加煨姜9克，川附子12克；中气下陷、肝脾不和，方中枳壳3倍于白术，柴胡改为9克，加麦芽15克。

疗效 ◇ 治疗30例、痊愈23例、基本痊愈4例、显效3例、总有效率达100%。

58.5 升胃汤

来源 ◇ 兰少敏，《新中医》（9）1986年

组成 ◇ 柴胡、陈皮各10克，黄芪24克，党参15克，白术、白芍、茯苓、枳实、粉葛根各12克，怀山药30克，炙甘草6克。

用法 ◇ 每日1剂，水煎服，日服3次。

功用 ◇ 益血疏肝、益气健脾、升胃举陷。

方解 ◇ 本病与肝之升发有关，实属肝脾肾三脏同病，治疗上必须三脏兼顾。故方中

以柴胡“主心腹肠胃中结气”（《本经》）为主药，配白芍养肝血、强肝用；黄芪配白芍补气以固卫阳、和敛脾阴、调营血，使阴阳气血都得到益处，营卫也得到调卫。用四君子汤（参、苓、术、草）、陈皮助阳气、补脾益胃。因脾胃虚弱的人，消化大多不良，饮食物中的营养成分也就不能完全被吸收，故用之。枳实配白术相辅相成，寓补于消，消不伤正；怀山药补气养阴，益五脏、充肾精；黄芪具春令升发之性，得柴胡能升补肝气、得党参能升补脾阳，葛根鼓舞胃气上行，并助白术引甘温之品入胃经，妙用则意在行里，防其走表。诸药合用，使肝气得舒，脾得健运，肾元得固，共奏“升胃”之效。

主治◊胃下垂。

加减◊如有湿热者，加黄连 6 克，藿香 9 克；肝郁脾虚者，加香附 12 克；脾肾阳虚者，加附子 12 克，肉桂（焗）6 克；血瘀者，加失笑散；中气下陷者，重用葛根，加升麻 4 克；伴有胃寒痛者，加高良姜 9 克；寒热不明而疼痛者，加元胡 10 克；合并溃疡者，加乌贼骨 30 克，白及 12 克；气滞者加苏梗 9 克，减党参 10 克；恶心者，加法半夏 12 克，生姜 9 克等。随证治之，每收佳效。

疗效◊治疗 40 例，痊愈 11 例，好转 27 例，无效 2 例。总有效率达 95%。

§59　治胃黏膜脱垂症秘方

59.1　温肾升阳汤

来源◊陆文彬，《千家妙方·上》

组成◊黑附块 3~10 克，当归 10~12 克，熟地 10~15 克，肉桂 3~6 克，杜仲 10~12 克，升麻、玉桔梗各 3 克，肉苁蓉 10~12 克，白芍 10~15 克，沉香 1.5~3 克，刺猬皮 4.5~10 克。

用法◊水煎服、每日 1 剂、日服 2 次。

功用◊温肾升阳。

主治◊胃黏膜脱垂（脾肾阳虚，提系乏权）。

疗效◊屡用屡验，一般服 20 剂左右即可达到临床治愈。

59.2　升提活血汤

来源◊马山，《中国中医秘方大全》

组成◊黄芪 30 克，党参、升麻、柴胡各 10 克，细辛 3 克，蒲公英、枳实、肉桂各 10 克，红花 12 克，蒲黄 10 克，川芎 15 克，丹参 30 克，三棱、莪术、丹皮各 10 克，甘草 6 克。

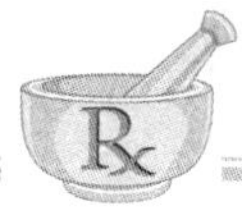

用法 ◇ 水煎服、每日 1 剂、日服 2 次。

功用 ◇ 补气升提、温中化疫。

方解 ◇ 胃黏膜脱垂。

主治 ◇ 合并有胃、十二指肠球部溃疡者，加白及 12 克，白芷 10 克，延胡索 8 克，儿茶 10 克，或用锡类散 3 克，饭后 2 小时服，每日 3 次；伴有疣状胃炎或肥厚性胃炎者，加炮山甲 8 克，王不留行 12 克；合并有萎缩性胃炎，或肠上皮化生者，加水蛭 5 克，或土鳖虫 10 克；伴有食道炎者，饭后吞服黄连素粉 0.4 克，每日 3 次，温开水送服（不能多喝水）。

疗效 ◇ 治疗 77 例，治愈 75 例，好转 1 例，无效 1 例。服药最少 30 剂，最多 120 剂。

附记 ◇ 临床实践证明，本方对虚寒性上腹疼痛，对饭后疼痛加重，尤以右侧卧位痛甚，左侧卧位痛减，伴腹胀、嗳气、不泛酸、喜暖、食欲减退、时有恶心者疗效较好。合并有中度或重度萎缩性胃炎，或伴有肠上皮化生者，宜服本方 2 个月以上。

59.3 加减补中益气汤

来源 ◇ 郝耕圃，《千家妙方·上册》

组成 ◇ 党参 15 克，白术 10 克，柴胡 60 克，黄芪 30 克，升麻 6 克，陈皮 10 克，甘草 3 克。

用法 ◇ 每日 1 剂，水煎服，日服 2 次。

功用 ◇ 调胃补中，益气升阳。

主治 ◇ 胃黏膜脱垂症（中气不足、胃气不和型）。

加减 ◇ 如胃痛重者，加川楝子 15 克，元胡，炒枳壳各 10 克。

疗效 ◇ 治疗数例，均获痊愈。

附记 ◇ 病非一日，治非一日之功。坚持服用，每获痊愈。

§60 治浅表性胃炎（胃脘痛）秘方

60.1 竹茹清胃饮

来源 ◇ 姚子扬，《名医治验良方》

组成 ◇ 竹茹 12 克，芦根 30 克，蒲公英 15 克，枳壳、石斛各 10 克，麦冬 15 克，薄荷 6 克，白芍 12 克，甘草 6 克。

用法 ◇ 水煎 2 次，取汁 300 毫升，日早、晚分 2 次饭前温服。每周服 5 剂。

功用 ◇ 轻清凉润，理气止痛。

方解 ◇ 方中竹茹、芦根性味甘寒，善清胃热，止呕哕；公英甘苦而寒，清热解毒，为清胃之要药；枳壳、白芍，薄荷疏肝、柔肝和胃、行气止痛；石斛、麦冬滋养胃阴。诸药配伍为用，能清胃消炎、舒肝止痛，且对幽门弯曲菌有良好的杀灭作用，以利消化道炎症、溃疡之修复。本方用药轻灵，清热而不伤胃，养阴而不恋邪，且无壅滞之弊。有病可治，无病可养，寓治于养之中，故为治疗慢性浅表性胃炎、溃疡偏热者之良方。

主治◊慢性浅表性胃炎、胃溃疡偏热者。其特征是：胃脘轻痛、咽干口苦、舌红、苔黄，胃无大热，服清胃散太过者。

加减◊胃脘痛甚者，重用芍药（30~60克），甘草、加元胡15克；胃及十二指肠溃疡者，加儿茶10克，瓦楞子粉15克，去石斛；口渴者，加生石膏15克，渴止即去之；便干者，加全瓜蒌20~30克；呕吐者，加生姜10克。

疗效◊屡用屡验，疗效显著。

60.2 清中消痞汤

来源◊李寿山，《名医治验良方》

组成◊太子参、麦门冬各15克，制半夏7.5克，柴胡6克，生白芍10克，炒栀子、丹皮各7.5克，青皮10克，丹参15克，甘草6克。

用法◊每日1剂、水煎服、日服2次。

功用◊养阴益胃，清中消痞。

方解◊本方系由《金匮要略》麦门冬汤加味组成。方中以太子参、甘草补中益气，以助脾胃之气阴；麦门冬甘寒清热，养阴益胃；制半夏和中降逆以消痞；青皮理气疏肝导滞以散痞；柴胡疏肝解郁以畅胃；生白芍和中缓急以抑肝和胃；栀子清泄三焦郁火；丹皮凉血清泄阴火；丹参凉血祛瘀调养胃；甘草又能调和诸药。诸药合用，以太子参、麦门冬之补，柴胡之升，青皮、半夏之降，栀子、丹皮之清，白芍、甘草之和，丹参之消，合诸补、消、清、和、升、降于一炉，共奏养阴益胃、清中消痞之效。

主治◊浅表性胃炎、返流性胃炎、萎缩性胃炎等病。症见胃脘痞塞，灼热似痛，似饥不欲食，口干不欲饮，五心烦热，纳呆食少，大便燥秘，舌红少津或光剥龟裂，脉细或数等，证属阴虚者。

加减◊泛恶欲呕者加竹茹、茯苓；口干舌燥者加黄连、生地，太子参易沙参；噫气矢气不畅加佛手；气逆咽梗不适加旋覆花、生赭石；食少难消加鸡内金、炒谷麦芽、乌梅；大便溏薄加山药、扁豆，减栀子、丹皮量；头眩目涩者加枸杞子、甘菊，去柴胡。

疗效◊多年应用，效果颇著。

60.3 和中消痞汤

来源◊李寿山，《名医治验良方》

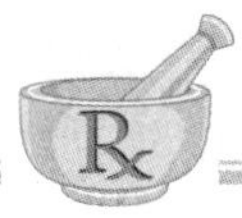

组成◊党参15克，制半夏10克，黄连3克，丹参、蒲公英、白芍各15克，炙甘草6克，干姜3克。

用法◊每日1剂、水煎服、日服2次。

功用◊益气健胃，辛开苦降，和中开痞。

方解◊本方系由《伤寒论》半夏泻心汤、芍药甘草汤、理中汤等方化裁而成。方中党参、炙甘草补中气、健脾胃；制半夏燥湿化痰，与党参同用助运化祛痰湿，以消痞结；黄连清热燥湿；干姜温中祛湿，三药合用，辛开苦降为和中消痞之主药；蒲公英苦味健胃，有清热和中之效；白芍缓急止痛，与甘草合用酸甘化阴以益胃阴而防燥药之急；干姜与甘草合用，辛甘化阳，以扶脾阳而化寒湿之邪。两组药对配伍有益阴济阳、调和寒热之功；伍丹参养血活血，寓补于消以和胃通络。诸药配伍合用，共奏益气健胃、调和寒热、辛开苦降、和中开痞之效，且收效颇著。

主治◊浅表性胃炎、返流性胃炎，萎缩性胃炎等病。症见胃脘闷胀，或脘腹痞满、嘈杂不舒、似痛非痛、饭后饱胀明显、纳呆食少、口苦口黏、大便不畅，舌苔厚腻，脉象弦滑等，中医辨证属于脾胃气虚，痰湿中阻，寒热夹杂之胃痞证。

加减◊胃痛明显加元胡、香橼皮；胃中冷倍加干姜、肉桂；灼痛口干者干姜易炮姜，加石斛；嗳气矢气不畅加佛手、枳壳；食少难消加鸡内金、炒谷麦芽等。

疗效◊屡用屡验，疗效显著。

60.4 清胃方

来源◊张镜人，《中华名中医治病囊秘·张镜人卷》

组成◊徐长卿、平地木各15克，旋覆花（包）9克，代赭石（先煎）、丹皮各15克，赤芍、制香附各12克，延胡索、连翘各9克，水炙甘草5克。

用法◊每日1剂、水煎服、日服2次。

功用◊和胃清热，理气止痛。

方解◊肝气失于疏泄，郁热犯胃，症见纳减神疲、中脘胀满、隐隐疼痛、得嗳嗳气稍舒。方中徐长卿、平地木健胃止痛；制香附、延胡索理气、行滞、止痛；旋覆花、代赭石平逆除嗳；丹参、赤芍调营活血；连翘、甘草清热缓急。诸药合用，功效非凡。

主治◊慢性浅表性胃炎。

疗效◊屡用屡验、效佳。

60.5 益气养阴汤

来源◊危北海，《中国当代中医名人志》

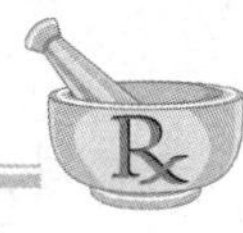

组成◊当归、白芍、黄芪、白术、茯苓、泽泻各15克，甘草10克，青黛15克，白及12克，黄连9克，陈皮、蒲公英各15克，三七面1克（冲服）、沉香面1克（冲服）。

用法◊每日1剂、水煎服、日服3次、饭后1小时服。

功用◊益气健脾、清热和胃、活血止痛。

方解◊慢性浅表性胃炎（气阴不足型）。

疗效◊多年应用，效果颇佳。

附记◊方名为笔者拟加。验之临床，多获良效。

60.6 加味黄芪建中汤

来源◊杨泽民，《中国当代中医名人志》

组成◊黄芪20克，桂枝、白芍各10克，煅瓦楞30克，延胡索10克，虎杖20克，生姜3克，甘草3克。

用法◊每日1剂，水煎两次取汁300毫升，痛前服100毫升，日服3次。

功用◊益气温中、制酸疗嘈杂。

主治◊慢性浅表性胃炎、浅表萎缩性胃炎及消化性溃疡之属中焦虚寒胃脘痛，或伴嘈杂泛酸者。

疗效◊屡用屡验，坚持治疗，每获良效。

§61 治萎缩性胃炎（胃脘痛）秘方

61.1 滋胃饮

来源◊周仲瑛，《名医治验良方》

组成◊乌梅肉6克，炒白芍、北沙参、大麦冬、金钗石斛、丹参、生麦芽各10克，炙鸡内金5克，玫瑰花、炙甘草各3克。

用法◊每日1剂，水煎服，日服3次。

功用◊滋养胃阴，舒肝柔肝。

方解◊方中乌梅肉、白芍味酸敛津生津，养肝柔肝；北沙参、麦冬，石斛等益胃滋阴，一敛一滋，两济其阴，阴亏则失濡润，胃气失于和降。故少佐理气而不伤阴玫瑰花，生麦芽和胃调肝，助胃运药、且能防单纯阴柔呆滞之弊。炙鸡内金健脾消食。久病入络，营虚血滞，故配以养营和血之丹参，且和血畅血。有瘀能化、无瘀防生，寓“治未病”之意。甘草调和诸药。诸药合用，共奏酸甘化阴、养胃生津之功。本方适用于胃阴亏虚证，对证投用，每获卓效。

主治◊慢性萎缩性胃炎，或溃疡病并发慢性胃炎久而不愈，胃酸缺乏者。临床以胃

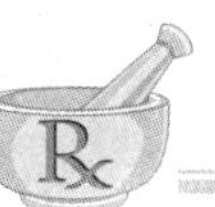

脘隐隐作痛、烦渴思饮、口燥咽干、食少、便秘，舌红少苔，脉细数为主症。其病机为：胃痛日久不愈，或气郁化火、迫灼胃阴，下汲肾水，而致胃液枯槁。

加减 口渴甚、阴虚重者，加大生地 10 克；伴郁火，脘中烧灼热辣疼痛，痛势急迫，心中懊恼，口苦而燥，加黑山栀 6 克，黄连 5 克；舌苔厚腻而黄、呕恶频作，湿热留滞者，加黄连、厚朴、佛手各 3 克；津虚不能化气或气虚不能生津，津气两虚，兼见神疲气短，头昏、肢软、大便不畅或便溏者，加太子参、淮山药各 10 克。

疗效 屡用效著，一般服 3~5 剂即见效，继服可愈。

61.2 加味黄连温胆汤

来源 谢昌仁，《名医治验良方》

组成 黄连 2 克，陈皮 6 克，姜半夏 10 克，茯苓 12 克，甘草 3 克，枳实 6 克，竹茹 6 克。

用法 每日 1 剂、水煎服、日服 2~3 次。

功用 苦降辛通，化滞和中。

方解 胃为阳土、多气多血，其致病者，中焦积滞壅遏，不能受纳腐熟使然，以实证为多。慢性浅表萎缩性胃炎及胃窦炎，临床主症为痛、胀、嘈、热，故病机多责之痰热中困、胃失和降。《类证治裁》即云："其状似饥非饥，似痛非痛，脘中懊恼不安，或兼嗳气痞闷，渐至吞酸停饮，胸前隐痛。丹溪谓皆痰火为患，或食郁有热。"故其治宜通不宜滞，当苦辛并用。苦能降而辛能通，和中焦且清痰热，是以选择黄连温胆汤加味，取黄连苦能健胃而降，二陈和胃化痰，其中姜半夏与川黄连配伍寓辛开苦降之意；竹茹清中除烦，降逆止呕；枳实下气行滞，更助黄连之苦降。方中黄连一味，至关重要。《珍珠囊》载："黄连其用有六：泻心脏火，一也；去中焦湿热，二也；诸疮必用，三也；去风湿，四也；治赤眼暴发，五也；止中部见血，六也。"可见其清热作用之强，使用范围之广。现代研究证实黄连有广谱抗菌作用，而胃炎患者多数幽门螺旋菌检查阳性，则无论从辨证辨病角度此皆为良药。使用时可根据患者素质，痰热轻重，斟酌其量。如热重者用 3 克，热轻者用 2 克，或伍以他药协同之，以使胃中痰热得化，气机调畅而复其职。

主治 慢性浅表性、萎缩性胃炎、胃窦炎，属痰热中困，胃失和降者。

加减 本方共十二种加味法：①肝郁化火，嘈杂泛酸加吴茱萸，为左金温胆；②胃酸少加吴茱萸、白芍及戊己温胆；③脘胀痞满加全瓜蒌即陷胸温胆；④肝胃不和，痛涉胁肋加柴胡、白芍，合四逆散意；⑤酸多加乌贼骨、大贝取乌贝散意；⑥痛甚加延胡索、川楝子、白芍；⑦伴失眠者，胃不和卧不安也，加秫米、首乌藤、合欢皮；⑧胃脘灼热，重用黄连 3 克，加青木香、蒲公英、寓青蒲饮；⑨胃阴不足加沙参、麦冬、石斛，养胃汤之意；⑩便秘者加瓜蒌仁、火麻仁、郁李仁；⑪脘痞烦热加栀子、黄芩；⑫久痛入络、夹瘀血证者加紫丹参，赤芍。

疗效◊多年使用，若能灵活加减，收效颇著。

62.3 治萎缩性胃炎方

来源◊邓铁涛，《邓铁涛临床经验辑要》

组成◊太子参30克，云茯苓、淮山药、石斛、小环钗各12克，麦芽30克，丹参12克，鳖甲30克（先煎）、甘草5克，田七末3克（冲服）。

用法◊每日1剂，水煎服，日服3次。

功用◊健脾养胃，益阴活络。

主治◊萎缩性胃炎、慢性浅表性胃炎。

加减◊脾胃气虚较甚者加黄芪或参须（另炖）；湿浊偏重者加扁豆、鸡蛋花、苡仁等；肝郁者加素馨花、合欢皮、郁金等。

疗效◊屡用屡验，效果颇佳。

61.4 香砂温中汤

来源◊李振华，《名医治验良方》

组成◊党参12克，白术10克，茯苓15克，陈皮、半夏各10克，木香6克，砂仁8克，川厚朴、干姜、川芎各10克，丁香5克，炙甘草3克。

用法◊每日1剂，水煎服，每日早、晚各服1次。

功用◊益气健脾、温中和胃。

方解◊慢性胃炎属于中医"胃脘痛"、"胃痞"等证范畴，临床多因饮食不节，嗜食生冷，损伤脾胃，中焦虚寒，以致脾不运化，胃失和降，气机郁滞而形成。《景岳全书》指出："胃脘痛证，多有因食、因寒，因气不顺者，然因食因寒，亦无不皆关于气，盖食停则气滞，寒留则气凝。所以治痛之要，……当以理气为主。"故治疗脾胃阳虚证，不仅要温中健脾，还要注意疏肝、理气、和胃，才能达到治疗目的。香砂温中汤即是在上述原则指导下，根据《时方歌括》香砂六君子汤加减而成。方中以党参、白术、茯苓、炙甘草健脾益气，陈皮、半夏、木香、砂仁（与前四味合用即为香砂六君子汤）和厚朴理气和胃，干姜、丁香温中和胃，助脾运化；配合川芎以行气活血。诸药合用、虚实兼顾，升降相协，顺脾胃之性，恰中病机，故功效非凡。

主治◊萎缩性胃炎、浅表性胃炎、返流性胃炎、十二指肠球炎等病。症见胃脘隐痛、喜暖喜按、遇冷加重，腹胀纳差，嗳气泛吐清水、大便溏薄，倦怠乏力，神疲懒言，畏寒肢冷，形体消瘦，舌质淡，舌体胖大，苔薄白，脉沉细

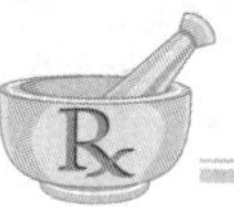

无力等，中医辨证属于脾胃气虚、阳虚者。

加减◇兼肝郁甚者，加香附、乌药各10克；兼血瘀加丹参15克，元胡10克；湿盛泄泻者，加苡仁30克，泽泻10克，桂枝5克；湿阻呕恶者，加苍术10克，藿香15克；食滞不化者，加焦山楂、神曲、麦芽各12克；阳虚甚者，加制附子10克；气虚甚者，加黄芪15~30克。

疗效◇多年应用，疗效满意。

附记◇本方为脾胃虚寒之“萎缩性胃炎”而设。药多香窜燥烈、易伤阴津，故若阴虚者当属禁用之列。

61.5 养胃汤

来源◇何止湘，《中国当代中医名人志》

组成◇红参、黄连各3克，半夏9克，干姜3克，生甘草6克，八月札、佛手片各9克，制香附5克。

用法◇每日1剂，水煎服，日服2次。

功用◇养胃清热，疏肝理气。

主治◇萎缩性胃炎。

疗效◇多年临床使用，治验甚多，有效率为80%。

61.6 治胃痛方

来源◇赵棻，《中国当代中医名人志》

组成◇潞党参、淮山药各15克，麦芽、谷芽各30克，鸡内金9克，木香6克（后入）、神曲、川厚朴各9克，香白芷6克，元胡、赤芍各9克，海螵蛸12克，甘草3克。

用法◇每日1剂，水煎服，日服3次，饭前半小时服药。

功用◇健运脾胃，理气行滞，活络止痛。

主治◇慢性萎缩性胃炎、胃溃疡或十二指肠溃疡有出血者，胆汁返流性胃炎。症见胃脘胀痛、纳食减少、嗳气泛酸，舌淡苔薄，或舌苔厚腻，脉弦或弦而无力。

加减◇(1) 慢性萎缩性胃炎，无酸胃胀者，去海螵蛸，加乌梅5克，北楂肉、莪术各9克，北黄芪15克。

(2) 胃溃疡或十二指肠溃疡有出血者，加仙鹤草、紫珠草各15克，去赤芍。

(3) 有胆汁返流引起胃炎者，加龙胆草9克，饭前半小时服药；(4) 有面色苍白、呕吐清冷水者，加肉桂粉2克（冲服）。

疗效◇屡用效佳。一般服5剂左右见效，多服可愈。

附记◇又王兴华教授用自拟验方两首散剂方，治疗慢性萎缩性胃炎，颇具效验。一是脾胃气虚型用益气安中散，药用：太子参120克，炒白术100克，云茯苓、生苡仁各200克，紫丹参100克，杭白芍150克，广木香60克，广郁金100克，粉甘草50克。将上药共研粗末，装瓶备用。每日取药末60克左右、置容器中煎煮，水沸10分钟即可，取汁代茶饮服，一日数次。功能益气安中，行气消痞。故用之效佳。二是阴虚气滞型用滋阴养胃散，药用：北沙参120克，麦门冬100克，杭白芍150克，紫丹参、炙乌梅、生山楂各100克，青木香60克，石见穿150克，生甘草50克。将上药共研为粗末，装瓶备用。每日取药末50~60克，置容器中煎煮，水沸10分钟即可，取汁代茶饮服，一日数次。功能滋阴养胃，利气消痞。故用之效佳。

61.7 补中消痞汤

来源◊李寿山，《名医治验良方》

组成◊黄芪，党参各15克，枳实、桂枝各10克，炒白芍、丹参各15克，炙甘草、生姜各10克，大枣5枚，白术15克。

用法◊每日1剂，水煎服，分2次温服。

功用◊益气温中，导滞消痞。

方解◊本方系由《金匮要略》枳术丸、人参汤化裁而成。方中党参、黄芪、白术、炙甘草补中益气、健脾和胃，为补益脾胃中虚的主药；枳实宽中理气，与白术合用，理气导滞、消补兼施，以助其升清降浊之枢机；桂枝温中通络、与甘草配伍有辛甘化阳之效；白芍和中缓急，与甘草合用有酸甘化阴之功，两组药相合以调和阴阳气血；丹参养血活络，寓补于消，为治久病入络之良药；辅以姜枣为佐以调和脾胃。诸药合用，共奏益气温中，导滞消痞之效。

主治◊萎缩性胃炎、浅表性胃炎。症见胃脘痞满、空腹隐痛、得食稍缓、喜暖喜按，噫气矢气，纳呆食少，口淡乏味，倦怠消瘦，便溏，舌淡脉弦等。中医辨证属于脾胃虚弱、气滞偏寒，升降失调之胃痞证。

加减◊噫气矢气不畅者加佛手；脘中隐痛明显者加元胡、香橼皮；胸脘拘急、气逆咽梗者加香附、苏梗；胁背胀痛加广木香、郁金；食少难消加鸡内金、炒谷麦芽；大便溏泻加茯苓；大便秘结，加肉苁蓉；贫血、头眩者，加当归、枸杞子。

疗效◊临床屡用，颇具效验。

§62 治糜烂型胃炎（胃脘痛）秘方

62.1 消炎护胃饮

来源◊王兴华，《中国当代中医名人志》

组成◊炒黄芩10克，川黄连3克，青木香6克，蒲公英30克，姜半夏10克，云

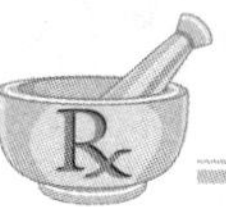

茯苓、薏苡仁各30克，生甘草5克，参三七粉10克。

用法 每日1剂，将前8味药置容器中，加冷水浸泡半小时后煎煮。水煎两次，取汁300~360毫升，每日早、中、晚各服100~120毫升，并冲参三七粉（约3克多）。

功用 清热化湿，消炎护胃。

主治 糜烂型胃炎、十二指肠炎。

疗效 屡用屡验，多获良效。

§63 治出血性胃炎秘方

63.1 复方槐花煎

来源 周学文，《中国当代中医名人志》

组成 苦参、地榆、槐花各10克，蒲公英20克，小蓟、白蔻、浙贝母、海螵蛸、甘草、荷叶各10克，汉三七面3克（冲服）。

用法 每日1剂，水煎服，日服2~3次。

功用 凉血止血、散瘀理气。

主治 出血性胃炎（呕血、黑便），痔疮出血疼痛。

疗效 屡用效佳、一般服1~3剂即效，多服可愈。

§64 治胆汁返流性胃炎（胃脘痛）秘方

64.1 健脾降逆汤

来源 邓铁涛，《邓铁涛临床经验辑要》

组成 吴茱萸1~3克，川黄连3~5克，太子参30克，白术、云茯苓各15克，甘草5克，威灵仙15克，桔梗10克，枳壳5克。

用法 每日1剂，水煎服，日服2次。

功用 健脾疏肝、降逆止呕。

主治 胆汁返流性胃炎、返流性食管炎、胃溃疡、胃窦炎。

疗效 多年应用，效果颇佳。

附记 方名为笔者拟加。验之临床，每获良效。

§65 治上消化道出血秘方

65.1 溃疡止血方（粉）

来源 谢昌仁，《名医治验良方》

组成 黄芪15克，太子参12克，白术6克，炙甘草5克，当归6克，白芍10克，阿胶珠、地榆炭，侧柏炭各10克，乌贼骨12克，煅龙骨、煅牡蛎各15克。
溃疡止血粉：乌贼骨3份、白及2份、参三七粉1份。

用法 (1) 溃疡止血方：以水两碗约1000毫升左右煎煮滤液350~400毫升，每日1剂，每剂煎2次，早晚分服。
(2) 溃疡止血粉：上药按比例配制，共研极细末，贮瓶备用。每次服5~10克，温开水送下，每天服2~3次。

功用 (1) 溃疡止血方：健脾益气、养血止血、和营定痛。
(2) 溃疡止血粉：收敛止血、活血化瘀、制酸止痛、生肌护膜。

方解 上消化道出血者，以脾胃虚寒证型为多，即所谓"阴络伤则血内溢"是也。所以然者，脾胃络损，气不摄血而溢出。气与血密切相关，"气为血帅，血为气母"，《内经》早有所云，故治血当治气为其原则。《类证治裁·血证总论》即曰："气和则血循经，气逆则血越络"，"活血宜调气"。
治气者，又有降气、清气、益气之别。此因脾胃虚寒、阴络损伤，治当益气。是方以参、芪、术、草补脾益气，又取其甘温之性，祛脾胃之虚寒，得以温中摄血固脉，使血行经脉之中；伍以当归、白芍、阿胶珠，气血双补，阳中有阴，和营血而能止痛；乌贼骨收敛止痛，能制酸止痛，《本草纲目》言其主治"唾血，下血"，血"见黑即止"，故用地榆炭、侧柏炭；更以龙牡收敛止血、益气固脱双重作用，以防血随气脱之变。本方功能益气摄血，气血双调。固涩而能护膜，且能防止虚脱，临床治愈率达98%。
溃疡止血粉，方中以乌贼骨收敛止血，制酸止痛，对胃脘痛伴吞酸、嗳气，便血者颇有功效；白及收敛，药性黏涩，止血颇佳。参三七既可止血，又能活血散瘀定痛，合而成方，收敛止血，生肌护膜，收效颇佳。

主治 上消化道出血，不论便血与吐血、尤以溃疡出血疗效最佳。

加减 若肝郁气滞、暴怒伤肝动血，则宜加疏肝和血之郁金、焦山栀、当归各6克，赤芍10克，丹皮6克，牛膝12克，去益气生血之品如生芪、太子参等；热郁气滞、和降失调、久病伤络者可清中止血，加炒川黄连3克，陈皮6克，姜半夏10克，炒竹茹6克，茯苓12克，甘草4克；胃阴亏虚，内热耗津伤络者，宜养胃阴，酌加沙参12克，麦冬10克，川石斛、玉竹各12克等，去生芪、白术。

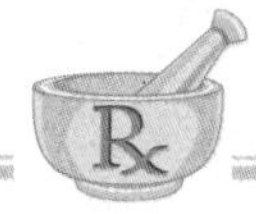

疗效 ◊ 多年应用，治验甚多。临床治愈率达98%。

附记 ◊ 本方为治“脾胃虚寒，不能统血”之上消化道出血者而设；若证属虚多实少者，仍可用本方。但胃脘胀痛明显，舌苔厚腻者不宜使用本方。

临床一般以溃疡止血方（汤剂）治疗即可，若证情重者，应配用溃疡止血粉（散剂）治疗为宜。

65.2 止血要方

来源 ◊ 刘茂甫，《中国当代中医名人志》

组成 ◊ 焦地榆、白及各30克，阿胶、仙鹤草、棕榈炭各15克。

用法 ◊ 每日1剂，水煎服，日服2次。或共研细末，每服5~10克，凉开水送服，日服2次。

功用 ◊ 凉血止血。

主治 ◊ 各种胃出血（胃、十二指肠溃疡、慢性胃炎胃出血）。

疗效 ◊ 屡用效佳。一般服1~2次见效，3~5次即止。

65.3 大黄白及粉

来源 ◊ 陈泽霖，《名医特色经验精华》

组成 ◊ 大黄、白及各等份。

用法 ◊ 上药共研细末，每次服3~4.5克，日服3~4次，温开水送服。出血量多势急者，可每2小时服药1次。

功用 ◊ 止血、祛瘀、生新。

方解 ◊ 方中大黄既能止血，又能祛瘀；白及性胶黏，有收敛止血及生肌作用。二药配合，止血而不留瘀，屡用屡效，其功甚速。因白及中含有白及胶，其性极黏，有收敛止血及生肌作用，并能促进红细胞及血小板凝聚，形成血栓而达到止血的目的。大黄含大黄酚，能缩短血液凝固时间而止血。据临床观察，本方局部止血作用优于明胶海绵。

主治 ◊ 呕血、黑粪。可用于治疗上消化道出血。

疗效 ◊ 笔者反复验证临床，效果甚佳。止血效果达100%。

附记 ◊ 据［《中医杂志》(8) 1983年］报道：本方大黄、白及按1∶3配伍，研细过筛，每次服2克，日服3~4次。胃痛者加服金铃子散，每次服1克。治疗上消化道出血43例，全部治愈（大便潜血化验3次，转阴为治愈）。转阴时间平均3.8天，未见不良反应。

65.4 治吐血方

来源 ◊ 岳纯德，《中国当代中医名人志》

组成 ◊ 旋覆花6克，代赭石12克，三七粉3克，阿胶15克，牛膝炭9克，藕节

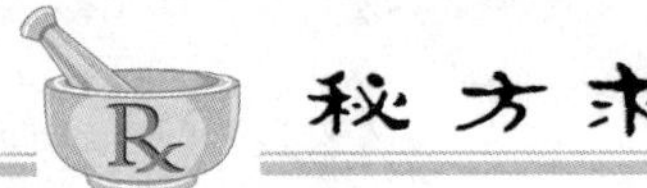

炭、仙鹤草各15克，小蓟30克，侧柏炭9克，茅根炭30克，黑山栀9克，生地15克

用法 水煎服，每日1剂，日服3次。

功用 降逆、凉血、止血。

主治 吐血（上消化道出血、偏血热者）。

疗效 屡用效佳。

§66　治胃神经官能症秘方

66.1　兰洱延馨饮

来源 梁剑波，《名医治验良方》

组成 佩兰10克，普洱茶5克，延胡索10克，素馨花12克，厚朴、炙甘草各5克。

用法 每日1剂。先将药物用冷水浸泡20分钟后，煎煮。首煎沸后文火煎30分钟，二煎沸后文火煎20分钟，合得药液300毫升左右为宜，分2次空腹温服。7~10天为1疗程。

功用 芳香解郁、行气止痛。

方解 本方证多由情志不畅、肝胃不和、疏泄失职、湿阻气机所致。故症见嗳气泛酸、胃脘胁肋诸痛，治宜疏肝化湿、理气镇痛。方中主药素馨花味辛性平、疏肝解郁、芳香醒脾；厚朴、佩兰芳香化湿以为臣；佐以延胡索行气止痛；而普洱茶味甘，入肝胃二经，消胀去滞，《本草纲目拾遗》谓之："清香独绝，……消食化痰，清胃生津，功力尤大"；炙甘草益气和中，调和诸药以为使。诸药合用，共奏疏肝化浊、行气止痛功效。

主治 胃神经官能症、慢性胃炎、胃痛。症见胃脘部灼热感、胁胀嗳气，食欲不振，舌淡苔白厚腻，脉弦等，中医辨证属肝郁气滞、湿浊阻脾者。

加减 如痛甚可加白芍15克，广木香6克；并胁肋胀痛，加炒麦芽15克，郁金12克；吐酸嗳气加淡鱼骨15克，佛手花10克；纳食不馨加炒谷芽15克，鸡内金10克。

疗效 多年应用，均取得较为满意疗效。

附记 本方是梁氏家传秘方。临床应用时，凡见上腹部胀痛、嗳气频频、泛酸呕吐、痛连胸胁，甚者有时攻痛游走，按之则气走散痛亦渐缓，或遇情绪变化时更甚，属肝胃不和型的慢性胃炎、胃神经官能症者，本方确有良效。

又附治食管贲门失弛缓症方（邓铁涛）药用：太子参30克，白术、云茯苓各15克，甘草5克，白芍15克，台乌12克，威灵仙15克。水煎服，每日1剂。主治食管贲门失弛缓症。功能健脾益气，缓急进食。故屡用效佳。

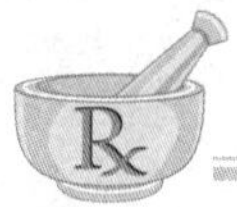

§67 治胃柿石秘方

67.1 胃柿石方

来源◇余永敏，《中国当代中医名人志》

组成◇苍术、厚朴、陈皮、大黄、芒硝、枳实、三棱、莪术、鸡内金、焦三楂、炒麦芽、焦神曲各9克，甘草6克。

用法◇每日1剂，水煎服，日服2次。

功用◇健脾和胃，化瘀消积。

主治◇胃柿石。

疗效◇屡用效佳。

67.2 治胃柿石方

来源◇龚琼模，《中国当代中医名人志》

组成◇苍术、附片各10克，蔻仁6克，厚朴10克，吴茱萸、高良姜各3克，肉桂6克（后下），山楂、槟榔各10克，枳实、法半夏、陈皮各6克。

用法◇每日1剂，水煎两次后将药汁混合，分2次服，每次服100~200毫升，服至胃柿石消失为度。

功用◇温散寒湿，消导痰阻。

主治◇胃柿石。

疗效◇多年应用，疗效卓著。

§68 治肠梗阻秘方

68.1 温阳通痹汤

来源◇田广秀，《陕西中医》（4）1988年

组成◇附子、炒山楂各9克，细辛6克，大黄15克，代赭石、莱菔子（炒）各30克，枳壳、川朴各12克

用法◇水煎，待肠胃减压后服，一日2~3剂。

功用◇温阳运脾、通降逐积。

方解◇瘀结型肠梗阻，其病机在脾胃肠三脏腑的通降、运化功能的失权，究其原因多为饮食不节、过食生冷，致使中阳受阻，脾运失司，气机痞满不通；或为正气虚衰，外邪侵袭、正虚邪实；或为内有所伤，致中州气血运行受阻。此证非温不动、非峻下不通，故方用附子、细辛温阳通痹；莱菔子、枳壳、川

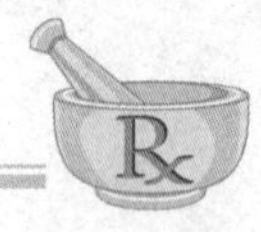

朴顺气宽肠；代赭石、大黄坠降通气；山楂和中消积。诸药合用，共奏温阳运脾、通降逐积之功。

主治 瘀结型肠梗阻。

疗效 治疗154例，全部治愈。一般在3~4小时症状开始缓解，8~12小时症状明显改善，12~24小时内症状及体征全部消失。

68.2 驱逐汤

来源 张梦侬，《临证会要》

组成 乌梅15克，炒川椒、炒黄连、肉桂、榧子肉、炒鹤虱、雷丸、白芜荑、全当归、槟榔、使君子各10克，苦楝根皮15克，生姜3片、黄柏10克，五香丸（五灵脂、生香附子各500克，牵牛子60克，各炒熟1半、生用1半，共研细末、备用、勿泄气）9~30克（分3次空腹时，温开水送服）

用法 水煎服，每日1剂，日服3次。

功用 驱虫、通便、止痛。

方解 蛔虫腹痛，15岁以下小孩为多，发作无时。成人亦有之，但痛发更为剧烈。本方是从乌梅丸和化虫丸两方加减而成。方中重用乌梅之酸为主；佐以黄连、黄柏、苦楝根皮之苦，川椒、肉桂、生姜之辛，更加榧子肉、使君子肉、槟榔、鹤虱、雷丸、芜荑等有效之驱虫药；用一味辛润之当归以润肠通便；因虫得甘则动，得酸则安，得苦则伏，得辛则死。另用五香丸中的五灵脂以杀虫消积止痛、香附行气止痛、牵牛子杀虫通便。诸药相伍，共奏驱虫、通便、止痛之功。临床用之颇效。

主治 蛔虫梗阻腹痛，症见腹中阵发性剧痛、面色苍白、唇红、痛处有坚硬之包块，按之更痛。痛过一阵则自行缓解，包块亦消，但不久其痛又发。如此反复发作，甚至多日不愈。

疗效 临床屡用，疗效甚佳。

附记 如腹痛剧烈，先服五香丸再服本方。或用一味苦楝根皮30克煎汁和红糖60克服之，下蛔虫亦屡效。

68.3 沉香饮

来源 李光耀，《临床验方集》

组成 沉香6克，蜂蜜120克，猪油120克。

用法 先将沉香加水300毫升，煎至200毫升。先1次服下，再将蜂蜜、猪油加热至沸，待温后接上服下。

功用 降气止痛，滋润补中，润肠通便。

主治 老年性肠梗阻（中气不足）。

加减 病者呕吐严重时，可于服药前先于双侧足三里穴注射阿托品0.25毫克。若

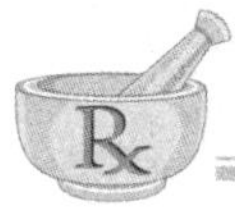

服药吐出，可再补服1次。

疗效◊刘华临床验证：效果甚为满意，一般用药1次即获痊愈。

68.4 肠梗阻汤

来源◊张润波，《名医治验良方》

组成◊芦荟、牙皂、木香各6克，牵牛子18克，滑石9克，大戟（醋炒）、芫花（醋炒）、甘遂（面裹煨干研末，分2次冲服）各6克，槟榔片9克，生姜15克，大枣10枚。

用法◊每日1剂，水煎服，日服2次。以上剂量为成人量，用时可根据体质强弱、年龄大小酌定。

功用◊逐水通便。

主治◊肠梗阻。

疗效◊屡用效捷，已治愈四五百人。

附记◊本方名为编者拟加。本方为张氏祖传秘方，体质虚弱者慎用。

§69 治急性胰腺炎秘方

69.1 消胰饮

来源◊王文赛，《中国中医秘方大全》

组成◊柴胡、黄芩、黄连、半夏、木香、枳壳各6克，金铃子、神曲各9克，厚朴5克。

用法◊水煎服，每日1剂（病重2剂），日服3~6次。

功用◊疏肝理气、消滞和中、清热解热、通里攻下。

方解◊本病虽为脾胃病，而表现为肝胆征候。其病理主要是以食积气滞、或肝胆湿热蕴结以及脾胃实热等为主。方用柴胡、枳壳、金铃子、木香、川朴疏肝理气以减少胃液分泌及游离盐酸，使脾胰腺的分泌减少，且有利胆作用，又可使俄狄氏括约肌松弛，有利于消除胰管梗阻和减低其压力；以黄芩、黄连等清热泻火解毒、半夏降逆化痰和胃；神曲消食和中，如加入大黄、芒硝（玄明粉）通里攻下，能增强肠蠕动和降低毛细血管通透性，从而消除肠麻痹和瘀滞状态。若随证加减，用之效著。

主治◊急性胰腺炎。

加减◊大便秘结者，加大黄9克（后入）、玄明粉12克，或再加木香槟榔丸6~9克；类似阳明热结里实证者，重用承气汤合加味木香槟榔丸；实热重者，加金银花15克，连翘9克；湿热重者，加茵陈15克，栀子9克；口渴者，加知母9克，芦根60克；积滞者，加山楂9克，或加麦芽、谷芽各9克；疼痛日久者，加赤芍、桃仁各9克，红花5克。

疗效 治疗203例，治愈201例，病情恶化抢救无效死亡者2例。治愈率为99%。

69.2 栀干芍草五香汤

来源 鲜继明，《四川中医》(4) 1985年

组成 栀子、干姜各9克，白芍24克，甘草6克，木香9克，降香12克，檀香6克，沉香3克，乳香6克。

用法 水煎，每日1剂，少量频服。

功用 温中祛寒、消炎缓急、理气止痛。

方解 "不通则痛"，脘腹急痛症，多因寒凝气滞、阻塞腑气所致。本方系由栀子干姜汤、芍药甘草汤加五香而成。方用干姜温中祛寒，栀子清郁热；寒热并用、以祛寒热之邪；白芍、甘草酸甘化阴、缓急止痛，入木香等五香之味以理气止痛。邪去气顺则痛止。所谓"通则不痛"是也。故临床用之颇效。

主治 脘腹急痛症（如胃窦炎、急性胰腺炎、肠道蛔虫症等）。

加减 若留寒偏重者，重用干姜，去乳香，加吴茱萸、荜茇；肝胃郁热者，重用栀子，加黄连、蒲公英；饮食停滞者，加焦三仙、槟榔；肝郁气滞者，加柴胡、枳壳、佛手；瘀血停留者，重用降香、乳香；加丹参、元胡；脾胃虚寒者，加黄芪、党参、桂枝；呕吐蛔虫者，加乌梅、槟榔；阳明腑实者，加大黄、芒硝。

疗效 周德龙多年验证，屡起沉疴。对消化系统多种疾病引起的脘腹急痛症，有迅速止痛之效。

附记 本方性味偏于辛温，故对于寒积疼痛效果良好。对于热郁疼痛，适当加减，同样能获显效，并无耗气伤阴之弊。

69.3 清胰汤1号方

来源 《新急腹症学》

组成 柴胡、杭芍、大黄（后下）各15克，黄芩、胡黄连、木香、元胡、芒硝（冲服）各10克。

用法 水煎服，每日1剂，2次分服。

功用 理气开郁、清热解毒、通里攻下。

方解 方中以柴胡疏肝理气；白芍养血敛阴、缓急止痛；黄芩、胡连清热解毒；元胡、木香理气止痛；大黄、芒硝通里攻下。本方用于肝郁气滞、脾胃蕴热、腑实便结主症的急性胰腺炎有较好的疗效。

主治 急性胰腺炎。

加减 若热重，加金银花、连翘；湿热重，加茵陈、栀子、龙胆草；呕吐重，加竹茹、代赭石；食积，加莱菔子、焦神曲、焦麦芽、焦山楂；胸满，加厚朴、

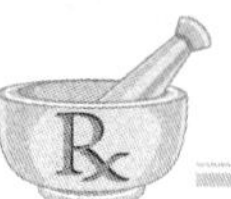

枳实；有瘀块，加穿山甲、三棱、莪术；肩背痛，加栝蒌、薤白；体虚中寒者，去清热解毒及通里攻下药，加附子、干姜。

疗效 临床屡用，效果颇佳。

附记 本方为天津南开医院经验方。若因胆道蛔虫症引起的急性胰腺炎，可改用清胰汤Ⅱ号《新急腹症学》：方用柴胡 15 克，黄芩、胡黄连、木香、芒硝各 10 克，槟榔、使君子、苦楝根皮各 30 克，细辛 3 克。水煎服，每日 1 剂。

69.4 柴胡陷胸汤

来源 游开泓，《中国中医秘方大全》

组成 柴胡、黄芩、半夏各 9 克，白芍 15 克，枳实、大黄各 10 克，芒硝 12 克，甘遂 3 克

用法 水煎服，每日 1 剂，日服 3 次。

功用 和解通下、清热逐水。

方解 方用柴胡、黄芩、半夏、白芍和解表里、缓急止痛；枳实、大黄、芒硝通下泄热；甘遂配黄芩清热逐水。诸药相伍，共奏和解通下清热逐水之功。其中芒硝、大黄首剂用量，凡重型者，可加倍用量，以达到通便止痛的目的，然后酌情减量或去芒硝所谓“得快利，止后服”之意。

主治 急性胰腺炎。

加减 兼有发热者，加金银花、连翘、蒲公英；呕吐者，加代赭石、竹茹；腹胀者，加川朴、清风藤；黄疸者，加山栀、茵陈、龙胆草；吐蛔，加槟榔、使君子、苦楝根皮；夹瘀者，加桃仁、赤芍；腹痛剧烈者，加延胡索、川楝子。

疗效 治疗 30 例，全部治愈。其中 24 例治疗 1~4 天后临床症状与体征迅速缓解；3 例合并胆道炎症，3 例并发胆道蛔虫症，另加输液 1~2 天。尿淀粉醇恢复正常最快者 1 天，最慢者 5 天；疗程最长者 11 天，最短者 2 天。

69.5 二白生脉散

来源 肖熙，《千家妙方・上》

组成 麦冬 15 克，五味子 9 克，白芍 12 克，黄芪 18 克，鳖甲 15 克（先煎）、白薇 6 克，石斛 10 克，煅龙骨、煅牡蛎各 30 克（均先煎）。

用法 水煎服，每日 1 剂，日服 3 次。

功用 养阴清热、益气敛汗。

方解 若证属内热未退、气阴两亏、汗出亡阳之急性胰腺炎，方用麦冬滋润、石斛养阴，取其甘寒清热生津；鳖甲配白薇益阴泄热；合以白芍尤能排除阴分之虚热；龙骨、牡蛎重镇安神、煅之兼能收敛止汗，兼佐五味子复能加强敛汗安神之功；黄芪益气固表，加重用量，并与煅龙牡、五味子等相伍，更能发

挥益气敛摄之效。综合诸药性能，共达养阴清热、益气敛汗的作用。

主治 急性胰腺炎。

加减 阳虚欲脱者，加附子；气虚甚者，加人参（或党参）；血虚，加熟地、当归；血热，加生地、丹皮；热毒内盛或湿热蕴蒸，可随证加入清热解毒或清热化湿之品。

疗效 多年使用，屡验屡效。

附记 本方名为编者拟加。在临床实践中体会到，用本方加减治疗急性胰腺炎不仅可以应用于病程中各个阶段，且对于急性胰腺炎并发早期休克的治疗，也有很好的效果。

69.6 胰腺汤

来源 姜春华，《全国名老中医验方选集》

组成 生大黄、枳实、苏梗、藿香各 9 克，大腹皮 6 克，黄芩 9 克，黄连、玄明粉（冲服）各 6 克，旋覆花（包煎）槟榔各 9 克，生甘草 3 克。

用法 每日 1 剂，水煎服，每日 2 次分服。

功用 宽中理气、通便泻火。

方解 急性胰腺炎，症见脘腹疼痛、大便秘结者。

主治 临床使用，每获佳效。

疗效 方名为笔者拟加。胰腺炎患者忌食生冷油腻、辛辣、不易消化及刺激性食物。戒酒色，戒忧郁、恼怒等不良情绪。

69.7 慢性胰腺炎方

来源 刘万程，《中国当代中医名人志》

组成 柴胡、黄芩各 15 克，枳壳、黄连各 10 克，大黄 6 克（后下），火麻仁 15 克，片姜黄 10 克。

用法 每日 1 剂，水煎服，日服 2 次。

功用 疏肝理气，消导通腑。

主治 急慢性胰腺炎。

疗效 多年应用，效果甚佳。

附记 又王仲青（主任医师）用自拟大黄灵脂汤治疗急性胰腺炎，颇具效验。药用：生大黄 30~60 克，五灵脂 9 克（醋炒）。将冷水（适量）烧沸，放入上述 2 味药同煎 3~5 分钟，不可久煎（久煎就会减少通便作用），须注意服之呕吐，即使呕吐不止，仍坚持服之，一旦大便通畅，呕吐随之消失。

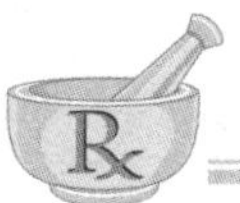

§70 治急慢性肠炎秘方

70.1 健脾固肠汤

来源 彭澍，《名医治验良方》

组成 党参、炒白术各10克，炙甘草6克，木香5克，黄连、炮干姜、乌梅各5克，秦皮10克。

用法 每日1剂，水煎服，日服2~3次。也可按用量比例制成丸剂服用。

功用 补脾健胃，固肠止泻。

方解 腹泻（肠炎）、痢疾、同为内科常见病症。近世医家据泄泻病情、新久，分暴泻、久泻两类。痢疾则以病性病势变化，而有湿热、疫毒、噤口、虚寒、休息五痢之别。急性期自应根据两病（证）分型辨治、而进入慢性期则均有脾胃虚实兼见证候。究其所成，或起因外感时邪，或伤自饮食不节（洁），总以导致脾胃受伤而致泻痢，临床上多因忽于除邪务尽，未作彻底治疗，或迁延失于正确调治，泻痢日久，导致脾胃气虚抵抗力不足易感新邪，影响脾胃气机正常升降出入，是以大便不实，而见脘闷腹胀作痛等虚实并现证候。本方系由理中汤，合香连丸加乌梅、秦皮而成。方取理中立意，用党参大补元气，助运化而正升降；合炒白术燥湿健脾、炙甘草益气和中，炮干姜温中焦脾胃，使中州之虚得甘温而复；用木香辛甘微温行肠胃滞气、燥湿止痛而实肠；伍黄连燥湿解毒，秦皮、乌梅燥湿、清热兼制炮干姜、木香辛燥，并收固涩腹泻之效。全方标本兼顾，虚实互调，融益气运脾，温中散寒，清热燥湿，固肠止泻于一体，扶正祛邪，以复脾胃正常运化功能。

党参具增强和调理胃肠机能作用；炒白术健脾助消化，止泻；炮干姜健胃止泻；炙甘草温中，有解痉止痛、抑制肠道平滑肌作用；黄连具广谱抗菌性，尤对痢疾杆菌作用为强；木香行胃肠滞气，抗菌止痛；乌梅、秦皮涩肠治泻痢，对多种肠道致病菌有抗菌作用。

主治 慢性腹泻（肠炎）、慢性痢疾。症见脾胃虚弱、时常泄泻、脘闷腹胀腹痛、肢倦神疲等。

加减 如因久作泻痢、气虚下陷，导致脱肛者，可加黄芪、升麻；若兼见晨起则泻、泻而后安，或脐下时痛作泻、下肢不温、舌淡苔白、脾肾阳气不足者，加补骨脂补命门火，辅吴茱萸、肉豆蔻暖肾温脾、五味子涩肠止泻；如年老体弱，气虚于下久泻不止，加诃子；因气郁诱作痛泻，症见胸胁痞闷者，加枳壳、白芍、防风以泄肝益脾。

疗效 多年使用，治验甚多，收效颇著。

70.2 慢性泄泻方

来源 张海峰，《豫章医萃——名老中医临床经验精选》

组成 炒白芍10~24克，焦白术10~15克克，白茯苓10~20克，广陈皮6~10克，防风6~12克，广木香（后下）、西砂仁（后下）各6~10克，六月霜20~30克。

用法 每日1剂，水煎服，日服2~3次。

功用 清化湿浊、抑肝扶脾。

方解 本方是由痛泻要方加味而成。慢性泄泻往往既可见脾虚之象，又可见湿热食滞蕴结肠间之征、多为虚实错杂。肝木克脾，其临床特点是泻前或泻时必有腹痛。本方用白芍抑肝缓痛；防风疏风升清；白术、茯苓培土渗湿；木香、砂仁、陈皮调中助运；六月霜苦寒，清肠胃、止痢开膈、消食运脾，方中以此清化湿浊。合而观之，是抑肝扶脾、标本兼顾之良方。

主治 肝木克脾所致的慢性泄泻，症见腹中疼痛、肠鸣泄泻、大便后有白黏液脓便，舌苔薄，脉细弦。慢性肠炎、结肠炎、肠功能紊乱见上述症状可用之。

加减 气虚者加党参、黄芪；纳差加白蔻仁；大便后夹有黏液脓血便加铁苋、地锦草、黄连。

疗效 多年使用，治验甚多，疗效显著。

附记 治疗期间忌食生冷油腻之品。

70.3 治泻方

来源 徐景藩，《中医杂志》（8）1989年

组成 党参10克，山药15克，焦冬术10克，黄连2克，煨木香6克，赤白芍各10克，补骨脂10克，苦参、桔梗各6克，仙鹤草24克。又灌肠方：地榆30克，石菖蒲15克，白及10克。

用法 内服方浓煎，每剂煎两次，各煎成约200毫升、每日1剂，分两次温服。灌肠方浓煎成50毫升、趁热调入锡类散0.9克，和匀，于晚8时大便后灌肠、低压。肛管插入不少于15厘米。温度保持50℃。灌完后，腿伸直、臀部垫高10厘米，左侧卧5分钟，平卧5分钟、右侧卧5分钟，然后平卧入睡。要求保留在肠中达8小时以上。

功用 健脾益气、清利湿热、收敛固肠。

方解 本两方均为自拟方。内服方参考了南京中医学院黄雅容老师之方。溃疡性结肠炎，一般病程较长，泄泻日久，多虚中夹实、脾虚，常兼有肠中湿热瘀滞。治疗上既要健脾补虚，又要清利湿热。方中党参、白术、山药、补骨脂健脾益气，固肠止泻；黄连、苦参、木香、桔梗、芍药清利湿热、行气凉血、排脓止痢；仙鹤草收敛止血止泻。《滇南本草》中有治“赤白血痢”的

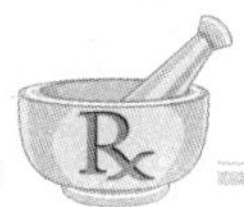

记载。灌肠方中地榆、白及止血生肌敛疮、锡类散解毒化腐生肌，对局部溃疡有愈合作用。石菖蒲理气活血、散风祛湿、《本经》记载有治痈疮、温肠胃的作用。诸药相伍，具有健脾益气、清利湿热，固肠止泻、敛疮生肌等作用。内外并治，奏效颇捷。

主治◊经常泄泻、腹鸣隐痛、粪检有黏液及脓细胞、红细胞、检查为慢性溃疡性结肠炎者。

疗效◊屡用效佳。

附记◊验之临床，坚持用药，每获良效。

70.4 泄泻灵汤

来源◊王英鹏，《中医杂志》（3）1982 年

组成◊党参 12 克，白术 15~18 克，茯苓 10 克，黄芩、车前子、防风、苍术、柴胡、白芍各 9 克（小儿用量酌减）。

用法◊水煎服，每日 1 剂，日服 3 次。

功用◊健脾益气，清热利湿。

方解◊方用四君子汤助阳气、强脾胃为主，并配入黄芩清热、车前子淡渗利水；苍术燥湿健脾；柴胡、白芍疏利缓急；防风祛风胜湿，鼓舞胃气。诸药相伍为用，以助阳气、强脾胃为主，并配合升提、燥湿、淡渗、疏利、清热、健脾六个治疗法则，运用风药升提胜湿，鼓舞胃气，因而加强了疗效。

主治◊慢性腹泻。

加减◊气血虚甚，加黄芪 15~32 克，白芍用至 12 克；营卫不调、经常感冒者，加羌活、独活各 9 克，姜枣引；腹胀痛甚者，重用白芍，加川厚朴、陈皮、半夏、高良姜、元胡等；脾肾阳虚，加吴茱萸、肉蔻、补骨脂等，甚者见四肢偏冷、脘腹发凉，加炮附子、干姜、草豆蔻；饮食积滞、脘腹痞胀者，加焦六曲、焦山楂、焦麦芽；泄泻稀水、寒甚者，加苡仁、炮附子、山药，重用车前子，减黄芩；久泻不止者，加升麻 6~12 克，或诃子肉、罂粟壳、赤石脂等；脾虚甚，炒白术可用至 32 克以上。

疗效◊多年使用，效果甚佳。

附记◊临床运用，只要见证不是单纯的实证和热证，一般慢性泄泻，本方皆可运用。但病非一日，须坚持用药，并随证加减，其效始著。

70.5 清利肠道方

来源◊印会河，《中医内科新论》

组成◊桃仁、杏仁、生苡仁各 9 克，冬瓜子 30 克（打碎）、黄芩、赤芍各 15 克，马齿苋、败酱草各 30 克

用法◊水煎服，每日 1 剂，日服 2~3 次。

功用 ◊ 清理肠道。

方解 ◊ 方用桃仁、杏仁开利肺与大肠之气血；生苡仁、冬瓜子、黄芩入肺与大肠而燥湿清热；赤芍行血则便脓自愈；马齿苋、败酱草清大肠之热而解毒。诸药合用，共奏清理肠道之功。

主治 ◊ 溃疡性结肠炎（湿渍肠道型），症见便垢不爽，日三、四行或更多次，腰痛不甚、肠鸣后重，苔腻而黄、脉弦细。

加减 ◊ 寒象明显，腹有痛感，可加肉桂 2.5 克，取其厚肠止泻，特别病久者宜之。

疗效 ◊ 经过多年反复使用，已作为本人临床“抓主症”之方。凡便垢而不爽者，率先用此，效果良好。

70.6 理泻汤

来源 ◊ 林夏泉，《临症见解》

组成 ◊ 党参、茯苓各 15 克，乌豆衣 9 克，蚕砂 15 克，砂仁 4.5 克（后下），白芍 12 克，台乌药 9 克

用法 ◊ 水煎服，每日 1 剂，日服 3 次。

功用 ◊ 健脾、行气、渗湿。

方解 ◊ 腹泻之病，必须抓住脾胃受损与湿邪为患这两个环节。脾胃功能是因、湿邪为患为果。故治以健脾为主，佐以行气、渗湿。方中以党参健脾；茯苓渗湿；白芍、乌豆衣平肝养肝；砂仁、台乌药行气；蚕砂化浊。诸药相伍为用，共奏健脾、行气、渗湿之功。

主治 ◊ 腹泻。凡急性或慢性均可用之。

加减 ◊ 临床时可据症情灵活加减施治。如属暴泻因于风寒偏胜者，去党参，加防风、钩藤；因于暑湿偏胜者，去党参，选加香薷、佩兰、扁豆、鸡蛋花、绵茵陈、六一散之类；因于湿热偏胜者，去党参、白芍，加火炭母、蛇舌草、绵茵陈、金银花、白头翁之类，甚者加黄芩、黄连。大便带血者，加地榆、槐花；大便有黏液，加蛇舌草、鸡蛋花、白及；因于食滞者，去党参、白芍，加麦芽、布渣叶、鸡蛋花；腹胀甚，在上腹者，加川朴花，在下腹者，加樟木子。

疗效 ◊ 屡用屡验、效果甚佳。

70.7 加味葛根黄芩黄连汤

来源 ◊ 张梦侬，《临症会要》

组成 ◊ 煨葛根、黄芩炭、黄连炭、白芍、生甘草、桔梗各 10 克，大豆卷 15 克，广陈皮 10 克，金银花 10 克。

用法 ◊ 水煎服，每日 1 剂，分 3 次温服。可连续服 5~10 剂，以愈为度。

功用 ◊ 清热泻火，苦寒坚阴。

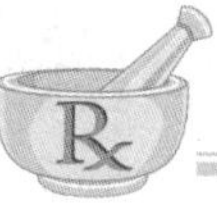

方解 ◊ 病因于火、泻利黄水如注，故名火泻。此病虽非伤寒表邪内陷，其为火邪直犯阳明经可知。故方用葛根黄芩黄连汤加苦酸微寒之白芍，同原方中之甘草，是仲景治太阳少阳合病下利之黄芩汤，后人称此方为万世治利之祖。又加甘平无毒大豆卷，以其有止泻、健脾之功，《本经逢原》谓“入脾胃散湿热也”。李时珍谓“除胃中积热，消水病胀满”。陈平伯谓“口渴下利，……此湿邪由肺胃下注大肠，当用黄芩、桔梗、煨葛、豆卷、甘草、橘皮之属”。更加甘寒之金银花，甄权与陈芷器皆用此药以“治下澼”、“热毒血痢水痢”，取其能清热解毒止泻。组成此方。共奏清热泻火、苦寒坚阴之功。

主治 ◊ 火泻，泻下黄水如注，证有急性与慢性之分。急性则每日泻下 10 次左右、慢性则每日 3~6 次，有时带有不消化食物，肠中雷鸣，多无腹痛、时微时甚、有迁延数月至数年不愈者。舌红无苔，脉弦数，手足温暖。

疗效 ◊ 数年来，常用于临床实践，屡收奇效。治愈甚多，疗效满意。

70.8 久泻断下汤

来源 ◊ 郭廉亨，《中国中医药报》1990 年

组成 ◊ 炙椿皮、土茯苓各 9 克，川黄连、炒干姜各 6 克，石榴皮 4~6 克，防风、广木香各 4 克，炙粟壳 9 克，元胡 4 克。

用法 ◊ 水煎服，每日 1 剂。也可加大剂量改作散剂、丸剂。丸剂每服 9 克，散剂每服 6 克，日服 2 次。勿在铜铁器中煎，捣。

功用 ◊ 燥湿开结，寒热并调，理气涩肠。

方解 ◊ 慢性非特异性溃疡性结肠炎，属中医久泻、久痢范畴。泻或痢之急性发作，多为饮食不节、不洁、积滞于中，或湿热、秽浊、热毒侵犯胃肠的邪实证；泻或痢之日久缠绵，既因急性期误治失治而迁延不愈，更多肝郁脾虚、湿聚酿热、邪郁肠道，久则入络损肠所致。临床上多呈寒热、虚实交错之证。“久泻断下汤”是苦寒辛热同用，开泄与固涩并举之方。方中以椿皮、土茯苓、黄连燥湿清热治其因；以干姜之辛热，配黄连之苦寒解肠之寒热郁结。石榴皮（或乌梅）、粟壳敛肠止泻以固其本。复以木香、元胡理气活血，防风胜湿升清，共复其用。诸药相合，则湿热清、郁结解、溃疡愈、肠气和而功能复。所以它是本病的一个通用效方。

主治 ◊ 久泻久痢之湿热郁肠、虚实交错证（过敏性结肠炎、慢性非特异性结肠炎），症见长期溏便中杂有脓液，或形似痢疾，先黏液脓血，后继下粪便，左下腹痛，或兼见里急后重、时轻时重。

加减 ◊ 便下黏液量少而后重甚者，去粟壳加槟榔 6 克以降泄肠中气滞；大便溏而频，量多而有热感，加薏苡仁 15~20 克以利湿健脾止泻；日久气虚、肢倦乏力，加党参 12 克。

疗效◊临床屡用，效果甚佳。

70.9 温肾健脾止泻方

来源◊陆永昌，《中国中医药报》1990 年

组成◊台党参 18 克，炒白术、茯苓各 15 克，白扁豆（花尤佳）、焦山楂各 18 克，炒故纸、炒神曲、炒泽泻各 12 克，炒吴茱萸、五味子各 9 克，炒白芍 15 克，煨诃子肉 9 克，煨肉豆蔻 6~9 克，广木香 6 克，砂仁 9 克，炙甘草 6 克。

用法◊水煎服，每日 1 剂，日服 3 次。

功用◊温肾健脾、固肠止泻。

方解◊慢性泄泻，也称“久泻”。久病体弱、肾阳亏虚、脾失健运、胃失和降，则水反为湿、谷反为滞、精华之气不能转输，此乃慢性泄泻病机之关键，故温肾、健脾、调胃以图其本，固肠、化湿、止泻以治其标，标本兼顾，度为治疗本病之上策。方中台党参味甘性平、炒白术甘苦性温、茯苓味甘而淡，其性平和，三味均为健脾、益气、渗湿、止泻之品；炒山楂酸甘微温、消肉食、止泻、与健脾化湿之白扁豆（花）同用，对急慢性泄泻疗效均佳；泽泻味甘性寒、渗湿利水，炒用去其寒凉之性，存其利水渗湿之用，与健脾和胃之炒神曲、补火生土之炒故纸同用，治疗慢性泄泻，有开有合，既有止泻之功，又无碍中之弊；煨豆蔻味辛性温、煨诃子肉味苦酸性平，二药均能固肠止泻、与健脾药同用治疗脾胃虚寒之久泻，效果益彰；砂仁、木香均能醒脾调胃、行气止痛、疗胸腹胀满而治泄泻，惟木香若用于止泻，当煨熟用；白芍苦酸微寒，炒用减其寒性，存其柔肝和脾、缓急止痛、止泻之效；五味子性温质润、补中寓涩、益气固脱、涩肠止泻；甘草甘平，调和诸药，炙则温中，能益气健脾。全方共奏温肾阳、健脾运、固肠道、止慢性泄泻之效。

主治◊肾阳虚衰、命门火微、脾失温煦、健运无权，以致胃之关门不固、大肠传导失司而泄泻经久不愈者。

加减◊如患者素体虚弱、形寒肢冷，服上方 12~16 剂后，泄泻虽减，而腹痛甚者，加醋炒粟壳、炒干姜、川附子各 6~9 克，并酌情加重党参、炒白术、炒白芍、炙甘草之用量；以增其温肾暖脾、固肠止泻、缓解腹痛之功。刘惠民先生尝谓“粟壳醋炒不仅能增加固肠止泻之效，且能避其成瘾之弊”。屡经运用，信哉斯言！

疗效◊临床屡用、效果颇佳。

70.10 温肾扶脾汤

来源◊李聪甫，《李聪甫医案》

组成◊西党参、炒白术、云茯苓各 10 克，姜半夏 7 克，广陈皮、西砂仁各 5 克，

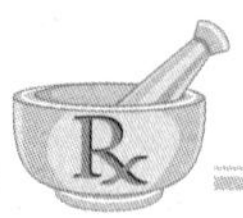

炮姜炭、肉豆蔻（煨）、上油桂、炙甘草各 3 克，北五味 2 克。

用法 ◊ 水煎服，每日 1 剂，日服 2 次。

功用 ◊ 温肾扶脾。

方解 ◊ 方中用香砂六君子汤（参、术、苓、草、陈皮、半夏、砂仁、木香）理气祛寒、扶脾健胃；炮姜、肉桂温肾祛寒；肉豆蔻、五味子滋肾止泻。诸药合用、共奏温肾扶脾之功。

主治 ◊ 脾胃阳虚、寒湿留滞之泄泻，症见泄泻日久，日夜无度，气短、浮肿、手足颤抖、脸色暗滞、舌干、苔白、脉沉弦。

疗效 ◊ 临床屡用、效果甚佳。

70.11 益火扶土方

来源 ◊ 丁甘仁，《新编经验方》

组成 ◊ 白术 9 克（土炒）益智仁 9 克（煨）、广木香 3 克（煨）、云茯苓 9 克，炮姜炭 3 克，诃子皮 6 克，炙甘草 3 克，补骨脂 9 克，御米壳 3 克，佩兰叶、广陈皮各 6 克，炒谷芽 9 克。

用法 ◊ 水煎服，每日 1 剂，日服 2 次。

功用 ◊ 调气和胃、温涩止泻。

方解 ◊ 方中以白术、炮姜、甘草合诃子、米壳理中焦以止泻；益智仁、补骨脂补命门之火以生土；陈皮、茯苓、木香、谷芽调气和胃，诸药合用，共奏调气和胃、温涩止泻之功。

主治 ◊ 脾肾虚寒、久泻不止。

疗效 ◊ 屡验屡效。

70.12 治久泻方

来源 ◊ 刘惠民，《名医特色经验精华》

组成 ◊ 党参 15~24 克，焦白术 12~18 克，白扁豆花、焦山楂各 18 克，炒故故纸 12~18 克，炒神曲、炒泽泻各 9~15 克，吴茱萸、五味子各 6~9 克，炒白芍 9~15 克，诃子肉 9~12、木香 6 克，砂仁 6~9 克，甘草 6~9 克。

用法 ◊ 水煎服，每日 1 剂，日服 2 次。

功用 ◊ 温补脾肾、益气固肠、止泻。

方解 ◊ 本方是以“温补命门以生土，暖脾固肠以止泻”的原则而立。故方用党参、白术益气健脾；山楂、神曲、扁豆花帮助消化；补骨脂、吴茱萸温肾；泽泻渗湿化气、利水泄浊；芍药、甘草缓急止痛；诃子、五味固肠止泻；砂仁、木香芳香化浊、行气止痛。诸药相伍，对于因命门火衰、不能温煦脾土，以致水湿不化、大便开阖失司之久泄，效果颇为满意。

主治 ◊ 慢性泄泻、五更泻。

加减◇服上方12~15剂，泄泻不减、腹痛如故者，加醋炒御米壳6~9克，煨肉豆蔻9~12克；虚寒甚而腹痛剧者，加干姜、附子各6~9克，并加重党参、白术之用量。

疗效◇临床反复验证，确有良效。坚持服用、每获痊愈。

70.13 香姜红糖散

来源◇张志远，《中国中医药报》

组成◇广木香50克，干姜350克，红糖120克。

用法◇先把木香、干姜研为粉末，然后和红糖调在一起、混合均匀，备用。此为1疗程之量，每次服10克，白水送下，3小时服1次，日服4次。连服13日。如嫌辣味过浓，可改为每次5克，一个半小时1次，日服8次。

功用◇温中健脾、理气止痛。

方解◇此方系治疗"痛泻"之验方，由干姜丸化裁而出，包括两种药物一味食物。方中广木香辛苦性温、能醒脾行气、散寒止痛；干姜大热暖中助阳、可煦化沉积的寒邪；红糖甘温而补，先君在世时尝谓其有小建中汤的作用。组织方义是遵照《素问·至真要大论》"寒淫于内、治以甘热、佐以苦辛"之旨，共奏驱寒健脾、温肠止泻之功。以中、下二焦素有伏寒为适应对象，凡舌苔白滑、脉搏沉迟、面带黧色、腹痛便泻、粪不成形者，即可服用。本方具有三个特点，即：一是有效、药味少、花钱不多、易于调配，符合验、便、廉的要求；二是无副作用，在内服过程中，并不影响饮食，具有健胃的功能；三是有利旅行携带。

主治◇脾阳虚弱、腹中隐隐作痛、每日泻下3~5次，呈半水样便、久而不止、服附子理中丸或痛泻要方巩固不住者。

加减◇本方十分平安，无任何毒性，一般不予增减，可根据病情需要加入随症药。如食欲不振，用砂仁5~9克；气虚无力，用人参3~8克（冲）；大气下陷，用炙黄芪15~21克；阳虚较重，用熟附子9~15克；心悸不宁，用桂枝7~12克，茯苓9~12克，炙甘草10~18克；小便短少，用泽泻8~10克，猪苓9~15克；精神易惹，怒则腹痛，用炒白芍12~20克。每日以水煎汤，分4~8次送服此散。

疗效◇临床应用本方治疗宿寒久泻之症，已历验多年，虽无大量病例统计数字，但功力甚好，大都一料便能收效，最多两个疗程即可完全治愈，效佳。

70.14 连梅芍药汤

来源◇邵章祥，《四川中医》（6）1987年

组成◇黄连、甘草各3克，乌梅、白芍各15克，泡参、茯苓、粉葛各12克，山药25克，黄芩、槟榔各10克，山楂12克，麦芽30克，炮姜5克。

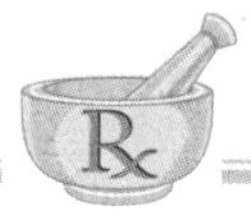

用法 ◊ 水煎服，每日 1 剂，日服 2 次。

功用 ◊ 调肝理脾、扶土抑木、升阳益胃、导滞和中。

方解 ◊ 慢性泄泻，其病变虽责之脾、肝、肾，而临床上以土虚木乘、肝脾失调所致者为常见。故方中以黄连、乌梅、白芍酸甘化阴，以养肝木之体、顺其曲直之性；泡参、山药、茯苓甘淡实脾、助其生化之源；黄芩清胃肠郁滞之湿热；粉葛升脾胃下陷之清阳；麦芽疏肝运脾；山楂、槟榔行瘀导滞；炮姜、甘草辛甘化阳、温煦脾胃；白芍、甘草苦甘化阴、调肝和脾；黄连、炮姜辛开苦降，疏导胃肠。本方疏补兼施、寒热互用、刚柔相济、燮理阴阳，使肝气条达、脾气冲和、阳舒阴布、五化宣平。

主治 ◊ 慢性泄泻。

疗效 ◊ 临床屡用，疗效甚佳。

70.15 白芷固肠汤

来源 ◊ 彭海棠，《陕西中医》（2）1987 年

组成 ◊ 广木香、白术、乌梅、干姜各 10 克，苦参 9 克，白芷、生黄芪各 15 克，石榴皮 20 克，陈皮 6 克，甘草 4 克。

用法 ◊ 水煎服，每日 1 剂，日服 2 次。

功用 ◊ 健养脾胃、导湿止泻。

方解 ◊ 慢性结肠炎，由于日久难愈，由脾虚湿胜，而致气血双亏，后期而影响肝肾，形成肝肾亏虚之象，故方用白芷入阳明而祛风燥湿，对泄泻颇有效验。《本草汇言》指出：“白芷上行头目，下抵肠胃，中泄肢体，遍通肌肤以至毛窍，而利泄邪气。”《本草述钩元》亦指出：“白芷具春生发陈之气，应于夏气而藩秀，……故一切阴蚀之邪干于阳明者，皆能除之。”说明白芷对阳阴肠胃之邪有治疗作用。《本草正义》更明确指出白芷治疗久泻有良效。谓：“白芷气味辛温，芳香特甚，最能燥湿……燥湿升清，振动阳明之气，固治久泻之良剂。”配苦参之苦寒、导热除湿；又以木香行气；黄芪、白术、陈皮、干姜、甘草益气健脾和胃，白芍、乌梅、石榴皮酸敛止泻。诸药协同，共奏健养脾胃、导湿止泻之功。故临床用之，效果甚佳。

主治 ◊ 慢性结肠炎（泄泻）。

加减 ◊ 腹痛明显，加延胡、川楝子；泄泻较重者，加赤石脂、五味子；腹胀明显，加枳壳、川朴；偏于湿热者，去干姜、黄芪，加黄连、秦皮；脾虚者，加党参、怀山药；肾阳虚弱者，加附片、补骨脂；夹瘀血者，加制乳香、制没药。

疗效 ◊ 治疗 64 例，服药 15~30 天者 26 例；30~60 天者 20 例，60~90 天者 18 例。结果：治愈（临床症状消失、大便正常、一年以内未见复发者）12 例（占 17%）；显效（临床症状消失、大便正常、半年以内未复发）32 例（占

52%)；好转（临床症状消失、大便基本正常）14 例（占 22%），无效 6 例。总有效率为 91%。

70.16 敛溃愈疡汤

来源 ◊ 田继胜，《山东中医杂志》（4）1983 年

组成 ◊ 黄芪 30 克，白术 20 克（土炒），菟丝子 30 克，柴胡 10 克，白及 12 克，三七粉 3 克（吞服），广木香 12 克（面煨），白矾 1.5 克（吞服），乌贼骨 30 克，赤石脂 24 克（一半入汤剂、一半研粉吞服）。

用法 ◊ 水煎服，每日 1 剂，日服 2 次。

功用 ◊ 健脾补肾、益气固脱、敛溃愈疡。

方解 ◊ 脾失健运、湿浊内生、郁而化热、或感受外邪损伤脾胃、酿生湿热、湿热蕴结大肠、腑气不利、气血凝滞、壅而作脓，或久病不愈、脾病及肾，脾肾两虚而致。正如张景岳所说："泄泻不愈，必自太阳转人少阴。"又肺与大肠相表里，故重用黄芪补益肺气，且又有排脓生肌之功；泄泻之本，无不由于脾胃，故用土炒白术健脾燥湿。《济生方》云："补脾不如补肾，肾气若壮，丹田火经上蒸脾土，脾土温和，中焦自治。"故用菟丝子平补肾元；白及生肌止痛；三七主治下血、木香主治泄泻痢疾；柴胡升清；白矾治痰饮、泄利，取其收而燥湿之功。因本病肠黏膜有轻重不等损伤，故用乌贼骨收敛止血；赤石脂善能涩肠固脱、且对肠道内异常的发酵产物和炎症渗出物有吸附作用，对发炎的胃肠黏膜有保护作用，所以用一半研粉口服比纯入煎剂效果更佳。诸药相伍为用，共奏健脾补肾、益气固脱、敛溃愈疡之功。

主治 ◊ 慢性非特异性溃疡性结肠炎。

加减 ◊ 治疗中，本病辨证分为偏热、偏寒两大类型。偏热型加炒黄芩、地榆炭、黄柏炭；偏寒型，加补骨脂、肉豆蔻（去油）、五味子。

疗效 ◊ 治疗 30 例，治疗 1~3 疗程（3 周为 1 疗程），平均 2 疗程。临床治愈（临床症状消失、乙肠镜检查黏膜病变恢复正常或遗留疤痕、随访 1 年不复发）15 例（占 50%）；基本缓解（临床症状基本消失、乙肠镜及钡灌肠时病变仅轻度炎症性改变）7 例（占 23.3%）；部分缓解（临床症状明显减轻、乙肠镜及钡灌肠病变程度有所减轻）5 例（占 16.7%）；无效 3 例。总有效率为 90%。

附记 ◊ 临证运用，剂量一定要适当，量少或量多都不适宜。又本病病势缠绵难愈，应该向患者说明本病特点、树立信心，坚持服药。服药期间，要注意饮食有节，避免辛辣、生冷、油腻等食物。

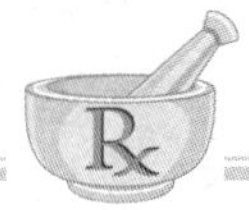

§71 治痢疾秘方

71.1 香连导滞汤

来源 王季儒，《肘后积余集》

组成 黄连 6~9 克，木香 1.5~3 克，莱菔子 9 克，槟榔 5 克，焦山楂 12 克，金银花 30 克，焦粬 10 克，厚朴 5 克。

用法 水煎服，每日 1 剂，日服 2 次。

功用 清热导滞。

方解 方中以黄连苦寒、专清肠胃之热、其性守而不走，故能厚肠胃而解毒；木香调气以除后重，其用量不宜过多，此二味为治痢专药。山楂活血化瘀以去脓血；莱菔子、槟榔、焦曲、厚朴宽中下气、宣导积滞；金银花解毒止痢。诸药合用，共奏清热导滞之功。

主治 赤白痢（细菌性痢疾），症见突然发热或不烧、腹痛、大便赤白黏液或脓血便，亦有先泄水样便，继则成脓血便者，里急后重，1 日十数次或数十次、小便赤短或肛门灼热，舌苔黄腻、脉滑数。

加减 ①本病初起如有发烧表证者，加桑叶 9 克，薄荷 5 克，菊花 9 克；如高烧、脉数大、口渴、具有阳明证者，再加生石膏 30 克，滑石 12 克；②后重较甚、每日数十次或百余次者，加大黄 6~10 克。一般药下即减，但大黄不宜重用或久用；③病程较长、延久不愈者，则病久中虚，加杭白芍 30 克，当归 9 克，和血养阴，可收显效，但痢疾初起，白芍断不可用；④恶心欲吐，加竹茹 20 克，藿香 9 克。

疗效 多年使用，治验甚多，疗效甚佳。

71.2 神效红白痢疾散

来源 李岛三，《中医必读》

组成 土茯苓 200 克（炒黑存性），生地炭 100 克，山楂炭 75 克，金银花 150 克（微炒）、川射干 100 克，广木香 25 克，生甘草 50 克，陈枳壳 35 克（炒）。

用法 上药共研细末、和匀、贮瓶备用，每次用药散 15 克，加红糖或白蜜，用滚水冲服，日服数次，以痢止为度。

功用 凉血清热、解毒止痢。

方解 方中以土茯苓、金银花、射干清热解毒；木香、枳壳理气止痛；生地炭、山楂炭凉血止痢；生甘草缓急止痛、调和诸药。全方重在清利湿热以治其本；湿热除，则痢自止，经络通则痛自停。药扣病机、奏效颇捷。

主治 湿热毒、红白下痢、脐腹结痛、里急后重、红白混下、昼夜无度、脉证稍实者。

加减◊屡用屡验、疗效甚佳。

71.3 双炭饮

来源◊朱南山，《近代中医流派经验选集》

组成◊金银花炭6克，熟军炭3克，板蓝根15克，赤芍9克，白术6克，鸡内金9克（冲）、黄芩、连翘各6克，陈皮3克。

用法◊水煎服，每日1剂，日服2次。

功用◊清热解毒、化湿导滞。

方解◊方中金银花、熟军二炭清热解毒、导浊止血；板蓝根、黄芩、连翘助二炭解热毒；鸡内金导积滞、消停食；白术、陈皮健脾开胃、理气化湿；赤芍缓急止痛，活血化瘀。综观全方，法度谨严，有丝丝入扣之妙，是治疗噤口疫痢的良方。

主治◊噤口疫痢，症见腹痛下痢脓血、口渴烦躁、噤口呕吐。

疗效◊临床屡用、确有良效。

71.4 疫痢解毒饮

来源◊王季儒，《肘后积余集》

组成◊生石膏30克，黄连、黄芩各9克，白头翁9~30克，秦皮9克，生地榆15~30克、桑叶9克，鲜芦根30克，薄荷5克，金银花、马齿苋各30克，六一散20克，木香1.5克，酒军5~10克。

用法◊水煎服，每日1剂，日服3次。

功用◊清热解毒，凉血熄风。

方解◊疫毒伤人最厉，热毒结于肠胃、若不急急救治即有腐肠烂胃之险。故方用生石膏性味辛凉，既能清阳明里热，又能解肌退烧；再配鲜芦根、桑叶、薄荷辛凉宣散，使邪热从表而散。虽然此种高烧是由肠胃热毒熏蒸于外，亦不能排除有暑湿热毒夹杂其间，故以辛凉之清里解肌者为君。白头翁、秦皮、生地榆凉血以止痢；金银花、马齿苋清热以解毒。加木香少许以调达气机。黄连、黄芩、大黄消炎杀菌以排毒。惟桑叶、薄荷不宜久用，一二剂即可去之。诸药合用，共奏清热解毒、凉血熄风之功。

主治◊疫毒痢（中毒性痢疾），症见发病急、大便脓血或鲜紫血、高烧烦躁、口渴嗜饮、里急后重较“菌痢”尤甚。舌质红、苔黄、脉数大或细数。甚则嗜睡、昏迷、抽风。

加减◊恶心呕吐，加竹茹30克；神志昏迷为热毒上冲心包，加安宫牛黄丸1粒，犀角粉1克（或用水牛角代），天竺黄9克，九节菖蒲6克芳香开窍、凉血解毒；抽风为热极风动，加羚羊角粉1克（冲），全蝎5克以凉肝熄风。

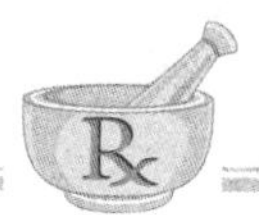

疗效◇屡用效佳。

71.5 开噤止痢汤

来源◇张梦侬，《临症会要》

组成◇红参10克（另煎分冲），炒金银花15克，酒炒川连5克，石菖蒲10克，石莲子15克，木香6克，白芍、炙甘草、炙升麻、炙柴胡、黄芩炭、陈皮各10克，生姜3片、陈米百粒。

用法◇药米加水同煎、米熟汤成、点滴与服。另用食物疗法，即用鱼肉之类的香美食物、置病榻前、患者欲食即与、使其饱餐、胃口一开、自然思食不吐、以诱导其开胃进食。

功用◇补正祛邪、败毒清热。

方解◇痢疾是由湿热毒邪蕴结于胃肠道中的疾患。如日久不愈，不仅气血耗损，亦使胃阴伤残，因而食思缺乏、饮食不进，故前人名之为"噤口痢"，或称"噤口毒痢"。此时正气固然大虚，但湿热邪气仍实，治之之法，徒补则助邪、徒清则伤正，故于益胃和中补气方中，加入泄湿清热降胃逆之品，补清兼行。朱丹溪云："噤口痢者，胃口热甚故也。大冷大热，用香连丸：莲肉、木香各1半，共为末，米汤调下。又方：人参0.9克，姜炒黄连0.3克，为末浓煎、终日细细呷之，如吐则再服。但一呷下咽便开"。许浚引《仁斋直指方》云："下痢噤口不能食，亦由脾虚，宜以参苓白术散去山药加石菖蒲为末，粳米饮调下6克或人参、赤茯苓、石莲子，入些菖蒲煎服，胸次一开，自然思饮"。现此二说，则噤口痢为虚而有热、虚中夹实，也即正气虚弱是本，湿热实邪是标，宜标本同治，切不可固执偏寒偏热，偏虚偏实一面论治。所以方用性味甘温、大补元气之人参；甘温而涩、清心除烦、开胃进食，专治噤口痢之石莲子；辛苦而温、芳香而散、开胃宽中、疗噤口毒痢之石菖蒲；大苦大寒、清热燥湿，以肠澼下痢之黄连；再加仲景用治下痢、后人改作的痢疾之祖方——苦泻、酸收、甘补之黄芩、芍药、甘草三味，更佐以散热解毒，以肠澼血痢之金银花；解百毒治下痢后重之升麻；宣畅气血、升陷散结之柴胡，使以调和诸气，治呕吐反胃、泻痢后重之木香；调中导滞，能泻能补，可升可降之陈皮；和中止呕、开胃下食之生姜。诸药合用，共奏补正祛邪、败毒清热之效。配以食疗，效果尤佳。

主治◇噤口痢，症见痢久不愈、每日潮热、胃败不欲饮食、勉强食之则呕，但痢仍红白相杂、后重里急而脱肛。

疗效◇屡验屡效，一般1剂即效，2剂即安，再调理即愈。

附记◇本方名为编者拟加。凡痢久转为噤口、正虚邪实患者，经用此法，多能获效。验之临床，效果确实。

71.6 新加东风散

来源◊程爵棠，《临床验方集》。

组成◊苍术、厚朴、青皮、枳壳、槟榔各9克，山楂肉、黄芩、白头翁、马齿苋各9~15克，当归9克，甘草6克，红花9克，赤芍、丹皮、地榆各9~15克。

用法◊每日1剂，水煎服，日服~3次。

功用◊清热燥湿，凉血活血，调气止痢。

方解◊本方系由明代张石顽《医方一盘珠》东风散加白头翁、马齿苋而成。方中用苍术、厚朴、青皮、槟榔、枳壳、山楂肉有化湿疏滞，宽中下气，强脾健胃，止呕止痢之功；配以马齿苋、白头翁、黄芩、甘草清热，解毒，燥温；当归、赤芍、丹皮、红花、地榆有活血化瘀，凉血清热之功，且当归、赤芍、丹皮、黄芩、白头翁、马齿苋、厚朴有较强的抗菌作用，特别对赤白痢之杀菌力最大。诸药合用，共奏清热燥湿，凉血活血，调气止痢之功。本方治痢功倍于芍药汤、白头翁汤，确能收到"行血则便脓自愈，调气则后重自除"的效果。

主治◊细菌性痢疾（包括赤痢、白痢及赤白痢）。

加减◊一般可不予加减，或与香连丸，芍药汤加减用之。若外感暑湿，下痢口渴，尿赤加金银花、连翘、香薷、扁豆；热重于湿，舌苔黄腻，加川黄连，并重用白头翁、马齿苋；湿重于热面垢，苔白腻，后重甚者，重用苍术，厚朴，槟榔，加木香、神曲；里热甚，大便滞不出，胀痛难忍者，仿通因通用法，加芒硝、大黄；或寒湿困脾，下痢白多赤少，兼恶心呕吐，肢冷者，去丹皮、黄芩，加肉桂、制附子、炮姜、吴茱萸；下痢脓血，舌质红绛者，去白头翁，重用赤芍、丹皮、地榆；痢后给以调理脾胃，儿童以黄芪异功散；成年人用补中益气汤等无不得心应手，效如桴鼓。

疗效◊治疗100例，痊愈95例，显效5例。

附记◊东风散为张氏治痢之主方，笔者效法数十年，并依方加味，随证加减，无不得心应手，屡试屡验。

71.7 白头槟连汤

来源◊李江，《辽宁中医杂志》（6）1989年

组成◊白头翁、槟榔各15克，黄连6克，泽泻10克，大黄3克，山药30克（成人剂量酌加）。

用法◊每日1剂，水煎2次，浓煎共取汁100毫升，频频与服。

功用◊清热解毒，调气行血导滞。

方解◊方用白头翁、黄连、泽泻清热燥湿、解毒止痢；大黄、槟榔攻积行气导滞，旨在通因通用、驱邪外达，以尽快缓解里急后重等症；山药甘平、补而不

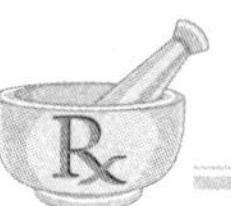

滞，且能防止苦寒药损伤脾胃之气之弊。扶正祛邪利于病体康复。诸药合用，共奏清热解毒、调气行血导滞之功。

主治 ◊ 湿热痢（急性细菌性痢疾）。

加减 ◊ 如配合复方新诺明使症状缓解更快、退热迅速而疗程缩短。

疗效 ◊ 治疗 100 例，年龄 6 个月 ~9 岁之间，病程最短 4 小时、最长 10 天，全部治愈（临床症状全部消失、大便日行 2 次以下，外观正常；停药后隔日便检，连续 2~3 次正常）。治愈时间 3±0. 63 天。

71.8 海葛地连汤

来源 ◊ 张福祥，《四川中医》（9）1998 年

组成 ◊ 铁苑 15 克，葛根、地锦草、旱莲草各 10 克，黄连 5 克，香附 6 克。

用法 ◊ 水煎服，每日 1 剂，日服 3 次。

功用 ◊ 清热燥湿、行滞升清、敛血止痢。

方解 ◊ 凡治痢疾，当察虚实、辨寒热，如有湿热者，清其湿热，有积滞者，消其积滞，因于气者调其气，因于血者和其血，新感多实、通因通用，久病多虚、塞因塞用，陈平伯云“气调则后重自愈，血和则便脓自除”。消导解毒，初起宜通，久宜涩，赤多重用血药，白多重用气药，但始终宜照顾胃气为主，故方用葛根既清肠中之邪热，又能升胃中之清阳。铁菀、黄连清热解毒燥湿利水；香附消积行滞；旱莲草、地锦草敛血止痢。诸药配伍为用，共奏清热燥湿、行滞升清、敛血止痛之功。

主治 ◊ 小儿痢疾。

加减 ◊ 腹痛甚者，加白芍；热甚者，加金银花；呕吐者，加半夏、竹茹；夹表者，加苏叶、荆芥、去黄连、旱莲草；腹胀者，加山楂、川木香；夹湿者，加苍术；便稀量多者，加车前子；大便次数多而量少者，加生大黄（另包后下）；如重度失水的患儿，应给予输液。

疗效 ◊ 治疗 50 例，年龄 5 岁以下 43 例，6~10 岁 7 例，服药 2~4 剂后，全部治愈。大便镜检，转阴天数：2~3 天占 60%，3~5 天占 30%，余为 5~7 天。

71.9 活血导滞汤

来源 ◊ 王季儒，《肘后积余集》

组成 ◊ 土炒杭白芍 15 克，土炒当归 9 克，三棱、莪术各 5 克，大腹皮 9 克，焦山楂、焦曲、桃仁各 10 克，红花 6 克，厚朴 5 克，木香 2 克，黄连 5 克。

用法 ◊ 水煎服，每日 1 剂，日服 2 次。

功用 ◊ 活血化瘀，宣导积滞。

方解 ◊ 然病久脾阴必虚，故方用土炒归芍和血健脾以养正，桃仁、红花活血化瘀；三棱、莪术攻破癥瘕以搜剔曲褶皱襞间之积滞；楂曲化食滞而宣中；木香、

厚朴调气机以导滞；黄连厚肠胃而解毒。共奏活血化瘀、宣导积滞之功。如正在急性发作期间，可按治痢常规治疗，俟急性期过再服此方，一般二三十剂即可除根。

主治◊休息痢（慢性结肠炎）。

疗效◊临床屡用，一般守服二三十剂即可痊愈。

71.10 加味连梅汤

来源◊廖泉清，《千家妙方·上》

组成◊黄连、乌梅各2克，麦冬、生地各6克，阿胶5克，沙参、石斛、木瓜各6克，西洋参2克。（8个月幼儿剂量。）

用法◊水煎服，每日1剂，日服3次。

功用◊清热除湿、解毒救逆。

方解◊本方从《温病条辨》连梅汤加味而成。病因外受湿热疫毒之气、内伤饮食生冷、损及胃肠所致，故方用黄连泻心包之火；阿胶益阴而平熄肝风；麦冬、生地补肾水以滋养肝木；乌梅敛阴，生津止泻；加沙参、石斛以增大其养阴生津之力；阴液充足肝风平熄，而抽搐昏迷等症自解；加木瓜味酸入肝生津舒筋和胃去湿，湿祛热清而痢自止；高热泄泻、气阴两伤，故加以西洋参以促其恢复。

主治◊中毒性菌痢。

疗效◊临床屡用，治验甚多，收效甚捷，效佳。

71.11 仙桔汤

来源◊朱良春，《名医治验良方》

组成◊仙鹤草30克，桔梗6克，乌梅炭4克，白槿花、炒白术各9克，广木香5克，生白芍9克，炒槟榔10.2克，甘草4克。

用法◊每日1剂，水煎服，日服2次。

功用◊补脾敛阴、清化湿热。

方解◊凡慢性痢疾，迭治不愈，缠绵难解者，往往既有脾虚气弱的一面，又有湿热稽留的存在，呈现虚实夹杂之象。因此，在治疗立法上，既要补脾敛阴，又需清化湿热，方能奏效。仙桔汤即据此而拟订。方中仙鹤草除善止血外，并有治痢强之功，《滇南本草》载“仙鹤草治赤白痢下”，因此，本品不但可治痢下赤白，还能促进肠吸收功能的恢复，对慢性泄泻亦有效。桔梗《别录》载：能“利五脏肠胃，补血气，……温中消谷”；《大明》载桔梗“养血排脓”；《本草备要》载：桔梗治“下痢腹痛”。因此，本方用桔梗不是取其升提之功，而是取其排脓治痢之效，凡泄痢大便夹杂黏冻者，取桔梗甚效。白术、木香健脾而调气；白芍、乌梅、甘草酸甘敛阴，善疗泻痢而缓解

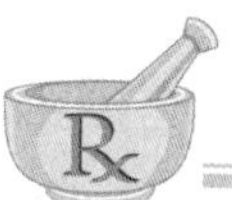

腹痛；白槿花味甘性平无毒，能清热利湿凉血，常用于肠风泻血、血痢、带下，用治痢疾，有一定疗效，其不仅能迅速控制症状，且长于退热；槟榔本为散结破滞、下泄杀虫之物，若用小剂量则善于行气消胀，故对痢疾、泄泻而腹胀较甚者，颇有功效。诸药合用，共奏补脾敛阴、清化湿热之功。

主治 ◊ 久泻，包括慢性菌痢、阿米巴痢及慢性结肠炎，经常泄泻，时轻时剧，时作时休，作则腹痛，腹胀，大便溏薄，夹有黏液，间见少许脓血，反复发作，久治不愈者。

加减 ◊ 本方用治阿米巴痢疾时，应另加鸦胆子 14 粒，去壳，分 2 次吞服；慢性痢疾、慢性结肠炎肝郁脾滞征象较著者，去槟榔，加柴胡 4.5 克，萆薢 15 克，秦艽 9 克；腹痛甚者，应加重白芍与甘草用量（白芍为 15~30 克，甘草 9~15 克）；泄泻日久，体虚气弱，而腹胀不显者，去木香、槟榔，加炙升麻 4.5 克，党参 12 克，炙黄芪 15 克。

疗效 ◊ 屡用效佳，一般 5~7 剂即可见效，续服可愈。

附记 ◊ 用本方治疗慢性痢疾，阿米巴痢疾和慢性结肠炎等病，一般 5~7 剂即可见效。凡久泻证属脾肾阳虚或为肾阳不振者，则非本方适应证，当以附子理中丸或四神丸治之。

71.12 清肠饮

来源 ◊ 董建华，《中国中医秘方大全》

组成 ◊ 葛根、黄芩各 9 克，焦槟榔 12 克，白芍 15 克，藿香 9 克，黄连 6 克，木香 9 克，生甘草 6 克，炮姜 3 克，车前草 15 克。

用法 ◊ 每日 1 剂，水煎服，日服 2 次。

功用 ◊ 清热化湿，消积导滞，调和气血。

方解 ◊ 方中用葛根、藿香疏肌达表、宣化湿浊；以黄芩、黄连清热燥湿；木香、槟榔疏利腑气、消积导滞；芍药（白芍）、甘草和血养营、解痉止痛；车前草分化湿热；用炮姜佐芩连，不仅可以寒热并治、还能防止苦寒伤胃。故本方对湿热型痢疾较为合适，临床应用确有较好疗效。

主治 ◊ 急性细菌性痢疾。

加减 ◊ 治疗 163 例，临床治愈 129 例，好转 21 例，无效 13 例，总有效率为 92%。

§72 治结肠炎（泻痢）秘方

72.1 乌梅败酱方

来源 ◊ 路志正，《名医治验良方》

组成 ◊ 乌梅 12~15 克，败酱草 12 克，黄连 4.5~6 克，木香 9 克（后下）、当归 10

克，炒白芍 12~15 克，炒枳实 10 克，太子参 12 克，炒白术 10 克，茯苓 15 克，葛根 12 克，炙甘草 6 克。

用法 ◊ (1) 每日 1 剂，水煎服，日服 2 次。(2) 乌梅用 50%醋浸一宿，去核打烂，和余药按原方配匀，烘干研细末，装入胶囊。每服生药 1.5 克，空腹温开水送下，日服 2~3 次。

功用 ◊ 清热化湿、调气行血、健脾抑肝。

方解 ◊ 慢性非特异性结肠炎缠绵难愈、易于复发，临床治疗颇为棘手。其病理，既有湿毒滞肠的一面，又有久病入络脾虚的一面、虚实夹杂。故治疗应扶正与祛邪并施。所以，方中以白术、太子参、茯苓、炙甘草（即四君子汤）健脾益气，使脾健而行其运化水湿之职，不止泻而泻止；乌梅、白芍柔肝、缓急、止痛，且乌梅擅涩肠止泻；木香、黄连擅治泻剂；当归养血和血；败酱草辛苦微寒，功擅解毒排脓；葛根升阳止泻；枳实抑肝理气。诸药配伍为用，共奏健脾、抑肝、清热、利湿之功。

主治 ◊ 慢性非特异性结肠炎。长期腹泻，大便黏滞或带脓血，腹痛坠胀，或里急后重、脘腹痞闷、纳少乏力、面色黄白、舌质暗滞、苔腻、脉弦缓滑。

加减 ◊ 大便脓血、口苦急躁、舌红苔黄腻、脉弦滑、热盛邪实者，减太子参、白术等健脾益气药，加白头翁、秦皮、大黄炭、炒槟榔片等清肠导滞之品；胃脘痞闷，舌苔白腻，湿阻气滞者，酌加苡米、白蔻仁。

疗效 ◊ 多年使用，颇具效验。

72.2 姜莲养肠汤

来源 ◊ 胡翘武，《名医治验良方》

组成 ◊ 干姜 3 克，毛姜、阿胶（另炖烊化）各 10 克，旱莲草 20 克，当归 10 克，黄连 6 克，白术 10 克，木香、防风、炙甘草各 6 克。

用法 ◊ 每日 1 剂，头煎、二煎药液合并约 400 毫升，每日早、晚空腹分服。其中阿胶应另炖烊化，分 2 次兑入药液中。症状缓解取得疗效后，可以上方剂量比例，研末（阿胶烊化）为丸，每服 10 克，日 2 次空腹吞服，以资巩固，以 2~6 个月为宜。

功用 ◊ 燮理阴阳，祛邪厚肠止泻。

方解 ◊ 慢性腹泻，机因复杂。因其经久不已，阴阳亏虚，精血不足自不待言；气血郁滞、寒热湿浊壅遏不化更为习见。肠腑既失气阴阳精之温煦滋养，又遭内蕴结邪之侵扰，彼此互为因果，虚实两极分化，传导失职，变化不及，腹痛便泻有增无减。本方以干姜、白术、炙甘草温中健脾益气，合补肾温阳、暖土止泻之毛姜温补脾肾、煦养肠腑；阿胶、旱莲草、当归滋阴清热养血，其中阿胶必不可少。杨士瀛尝谓："阿胶乃大肠之要药，有热毒留滞者，则能疏导，无热毒留滞者，则能平安。"阴精耗伤之慢性腹泻，非此无以滋填厚

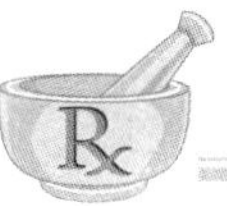

肠、如斯阴阳燮理，益气养血，虚损肠腑始有补益之望。毛姜、当归尚能活血行血，与行气止痛之木香为伍，可使郁滞日久之肠腔脉络流畅、气血通运；黄连清热泻火、燥湿厚肠，与辛热之干姜同用，久结之寒热可得清散，内困之湿浊亦能于苦辛通降中消化；更佐风中润药之防风，升散调运于胃肠间，使补而不滞、滋而不腻，结者能散、郁者能达，醒脾悦胃、活泼气血，若此气血两调、寒温并投，缠遏之客邪可消，故用之效佳。

主治 ◊ 慢性腹泻（慢性结肠炎等）。症见腹泻经久反复不已，大便溏薄，日二三次，夹赤白黏液，腹痛隐绵、按之不减，形体消瘦、四末不温、神疲倦怠、纳谷不馨、脘腹不适，口干黏或苦，不甚喜饮，舌质淡红或暗红、多细裂纹，苔薄白微腻，脉虚濡或细弦略数。临床以病程久远，形体消瘦，面容憔悴，腹痛隐顿、按之不减，畏寒肢冷，唇红口干，不甚喜饮，便泻鹜溏为主症者即可投治。

加减 ◊ 湿热偏盛者、加马齿苋 30 克；便血或赤冻多者，加地榆 10 克，鸦胆子（每服 15 粒，去壳吞服，日 2 次）；阴虚偏甚，泻下量多者，加乌梅 20 克。

疗效 ◊ 屡用屡验，疗效显著

72.3 扶正祛邪汤

来源 ◊ 汤承祖，《名医治验良方》

组成 ◊ 党参、黄芪各 20 克，苍术 12 克，广木香、肉豆蔻、制附子各 10 克，骨碎补 12 克，荜茇 10 克，败酱草、白花蛇舌草各 20 克。

用法 ◊ 每日 1 剂，水煎服，日服 2 次。

功用 ◊ 益气健脾、温肾清肠。

方解 ◊ 久泻，其因可由感受外邪泄泻失于调治转化而来；亦可由饮食不节、情志失调、起居不慎、发于痢下之后；又可因脾胃虚弱、运化失司所致，命门火衰、肾虚火不生土，土失温暖而成五更泄泻等。脾主一身之运化，肾寓一身之真阳，故脾虚运化无力非温其肾阳不可。因此，方中以党参补中益气，善理脾胃诸疾；黄芪补气升阳，为扶正之佳品；苍术燥湿健脾，且有强壮之效；木香行气止痛，为疗肠胃气滞之要药，功专温里止泻；肉豆蔻性涩，以温中涩肠为主效，用于久泻；制附子功能温中止痛，性纯属阳、走而不守，内则温中焦、暖下元；骨碎补温肾阳；荜茇温中止痛，且能温肾；败酱草活血、散瘀、解毒，为消炎排脓之要药；白花蛇舌草为清肠之品。诸药合用、具有益气、健脾、温肾、清肠之功，以达扶正祛邪之效。

主治 ◊ 慢性结肠炎，久泻虚实夹杂者。

加减 ◊ 湿重者、去败酱草、白花蛇舌草，加川厚朴、槟榔各 10 克；肾阳不振者，加仙茅 12 克；纳谷不馨加炒谷芽 30 克；血便者，加仙鹤草 20 克。

疗效 ◊ 临床长期使用，治验甚多，疗效颇著。

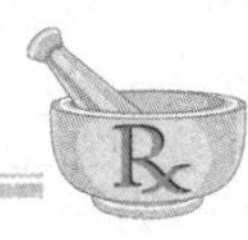

72.4 治慢性结肠炎方

来源 邓铁涛，《邓铁涛临床经验辑要》

组成 木香（后下）、川黄连各5克，柴胡10克，白芍15克，枳壳6克，甘草5克，太子参30克，白米、云茯苓各15克。

用法 每日1剂，水煎服，日服3次。

功用 健脾舒肝、行气止痛。

主治 慢性结肠炎。

加减 腹痛明显者，加砂仁、元胡、救必应；泄泻较甚者、加番石榴叶15~30克；纳差者，加麦芽，鸡内金、布渣叶；久泻不止者，加赤石脂30克，补骨脂10克。

疗效 多年应用，效果颇佳。

72.5 清肠饮

来源 来春茂，《中国当代中医名人志》

组成 仙鹤草30克，广木香9克，黄连6克，谷芽、麦芽各30克，炒白芍15克，炮姜3克，乌梅炭、肉豆蔻各9克，太子参15克，甘草3克。

用法 每日1剂，水煎服，日服2次。

功用 理气清肠、固涩调营。

主治 慢性结肠炎。症见反复泄痢，时而泻下黏冻不爽，时而大便干结为颗粒，努挣难下，肠鸣腹痛，纳差，舌淡苔薄白，脉沉细。

疗效 屡用屡验，效佳。

72.6 溃结汤

来源 林鹤和，《豫章医萃——名老中医临床经验精选》

组成 ①太子参15克，白头翁，白芍各30克，木香、秦皮、焦山楂、川厚朴、黄芩各10克，黄连5克，焦白术10克，肉桂5克，制附子9克，甘草5克。②党参、白术、茯苓各12克，木香6克，炮姜5克，山药18克，黄芪15克，莲肉10克，炙甘草5克。

用法 方①每日1剂，水煎服，病程短、病情轻，以口服即可（日服2次）；如病情较重、疗效较差的患者，头煎口服，用二煎（取汁约100~150毫升），点滴灌肠（每分钟60~80滴），疗效可以提高，而且药液在肠道保留时间愈长，疗效愈好。方②共研细末、水和为丸，每服5~10克，日服2~3次。丸以缓之，以达到巩固疗效的目的。

功用 ①清热燥湿、温补脾肾、健脾抑木。②健脾益气、理气温中。

主治 慢性溃疡性结肠炎。泄泻日行数次、腹痛腹胀者。方①可使腹痛、腹胀、泄

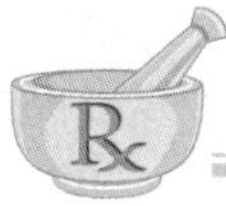

泻、便血等症缓解、大便次数为1~2次。巩固疗效用方②。

加减 肾虚者，加巴戟天、枸杞各10克；血虚者，加当归10克，熟地18克，砂仁5克。此为方①加减法。

疗效 屡用效佳。

附记 方名为笔者拟加。验之临床，常收良效。又方药中教授用自拟方氏肠炎汤治疗溃疡性结肠炎，疗效颇佳。药用：党参、黄芪各30克，苍术、白术、陈皮、柴胡、升麻、五味子各10克，当归、麦冬各15克，甘草6克，伏龙肝60克。每日1剂。伏龙肝先煎，取上清液煎上药两次，取汁混合（约300毫升），每日早、晚空腹分服。

72.6 结肠溃疡效方

来源 刘瑞堂，《中国当代中医名人志》

组成 败酱草30克，藿香10克，茯苓、白芍各15克，木香10克，金银花30克，大腹皮10克，肉豆蔻6克，黄连、没药各10克，炒扁豆15克，甘草10克，白芷6克。

用法 每日1剂，上药置容器内，加冷水3碗，煎取半碗去渣，如法再煎1次，两汁混合，空腹温服，早晚各服1次。连服7剂为1疗程。

功用 清热解毒、理气活络、缓急止痛。

主治 结肠部溃疡病、炎症疼痛、腹胀等症。

疗效 多年应用，效果甚佳，一般1~3个疗程痊愈。

附记 治疗期间忌食生冷。

72.8 双补止泻汤

来源 栗德林，《名医治验良方》

组成 补骨脂、肉豆蔻各15克，党参20克，茯苓15克，白术20克，薏苡仁25克，淮山药15克。

用法 每日1剂，水煎服，每次服150毫升，日服2次，早饭前、晚饭后（临睡前）各服1次（温服）。

功用 健脾、补肾、止泻。

主治 肾泻（过敏性结肠炎、慢性结肠炎等）。

疗效 屡用效佳，一般服7~10剂见效，多服可愈。

附记 又名医于作盈用自拟治五更泻方治疗五更泻（肾泄），药用：黄芪30克，肉桂15克，制附子15克，补骨脂15克，益智仁10克，白术30克，干姜10克，巴戟天20克，肉豆蔻15克。每日1剂，水煎服，口服2次。功能补肾止泻。用之效佳。

§73 治霉菌性肠炎秘方

73.1 制霉饮

来源 杨素云，《中国当代中医名人志》

组成 附子10克，炮姜5克，台参21克、淮山药20克，白头翁15克，秦皮、藿香各10克，诃子14克。

用法 每日1剂，水煎服，日服2次，早、晚饭后各服1次。

功用 温中健脾、清热利湿、涩肠止泻。

主治 霉菌性肠炎，症见腹泻、腹痛、肠鸣、消化不良、大便内检验到霉菌。

疗效 多年使用，多获佳效。

73.2 制霉止泻汤

来源 朱文超，《中国当代中医名人志》

组成 苦参10克，车前草15克，白术、苍术各6克，怀山药、薏苡仁各10克。

用法 每日1剂，先用冷水浸泡上药，透后煎，头煎15分钟、二煎30分钟、三煎30分钟。三汁混合后分3~5次口服或鼻饲。

功用 清热制霉、燥湿健脾、利水止泻。

主治 霉菌性肠炎。

加减 久泻者加石榴皮10克。

疗效 屡用屡验，效果颇著。

§74 治十二指肠壅滞症秘方

74.1 温降承气汤

来源 袁少奇，《中医杂志》（11）1990年

组成 熟附子9克，补骨脂、旋覆花（包煎）各12克，代赭石30克（先煎）、姜半夏9克，陈皮、桃仁各12克，红花、生大黄（后下）各9克，枳实、厚朴各12克，芒硝9克（冲）。

用法 水煎服，每日1剂，分2次空腹温服。

功用 温阳攻下、活血化瘀。

方解 阳虚胃痛便秘，法当温下。故方用熟附子辛热温阳，配以大承气汤（大黄、芒硝、厚朴、枳实）攻下，合之为温下。补骨脂温脾助阳、温中有润，以防大黄之苦寒伤胃；旋覆花、代赭石、姜半夏、陈皮降逆化痰、和胃止呕；

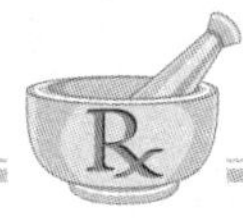

桃仁、红花通络化瘀以散结止痛。诸药配伍为用，共奏温阳攻下、降逆止呕、通络止痛之功。

主治◊十二指肠壅滞症（脾肾阳虚型）。

加减◊一周内用本方，然后视呕吐、疼痛、纳食情况，以及排便次数之多少，酌情去芒硝，减少大黄用量，加党参15克，鸡内金9克以健脾消导。待诸症基本消失或明显缓解后，即改用附子理中合香砂养胃汤以巩固疗效。

疗效◊治疗30例，结果痊愈（临床主要症状消失、或纤维胃镜检查正常）26例；有效（呕吐止、饮食增加、诸症减轻）4例。总有效率达100%。治愈的26例中有15例经3年多随访未见复发。

74.2 荷叶活血汤

来源◊施鸿瑞，《中国中医秘方大全》

组成◊荷叶30克，紫丹参15克，红花12克，赤芍18克，川芎7克，沉香4克，槟榔、三棱各9克，党参15克。

用法◊水煎服，每日1剂，日服3次。

功用◊活血化瘀。

主治◊十二指肠壅滞症。

加减◊腰痛甚者，加延胡索12克，枳实9克，降香7克；呕吐甚者，加龙骨、牡蛎各30克；腹胀肠鸣甚者，加川朴12克，青皮18克。

疗效◊治疗7例，均痊愈。最长疗程3个月，最短为1个月。一般于服药20天左右即有不同程度的好转，临床症状消失。停药后远期效果良好，未见复发。

§75 治腹胀秘方

75.1 三宜汤

来源◊龚志贤，《龚志贤临床经验集》

组成◊广藿香12克，广木香9克，厚朴、苏梗、苍术、茯苓各12克，清半夏9克，前胡12克，生姜、黄芩各9克。

用法◊水煎服，每日1剂，日服3次。

功用◊芳香化浊、宣肺祛痰。

方解◊此方由藿香正气散、平胃散化裁而成。方中藿香芳香化浊、行气和中，为君药；苏梗、生姜理气健胃消食；厚朴、广木香行气宽中消胀；前胡、半夏祛痰止咳；苍术、茯苓燥湿健脾，共为臣药；黄芩清热燥湿，为佐使。合而用之，共奏芳香化浊、宣肺祛痰之功。可治积食便溏、积食便秘、积食咳嗽三证，故名“三宜”。

主治◇因饮食所伤，而致脘腹胀痛、不思饮食、恶心欲吐，或兼咳嗽、咯白泡沫痰，或大便溏泻，或大便秘结，舌苔白滑或白黄滑等症。

疗效◇屡用效佳。

附记◇临床用本方治疗以腹胀为主症者，常依本方去苍术、前胡、黄芩，加焦三仙、枳壳等以加强化食消胀之力，验之临床，疗效颇佳。

75.2 解秽汤

来源◇龚志贤，《龚志贤临床经验集》

组成◇广木香10克，侧耳草30克，茵陈10克，通花根20克，鱼鳅串、水灯芯各30克，石菖蒲20克，佛手12克，猪苓20克，炒小茴香3克，茯苓20克。

用法◇水煎服，每日1剂，日服3次。

功用◇消积健脾，理气止痛。

方解◇本方为消积健脾、理气止痛之剂。方中广木香行肠胃之滞气，侧耳草清热解毒、去食积、补虚弱、消臌胀；茵陈除湿清热退黄；通花根行气利水消食；鱼鳅串除湿利水；消食积饱胀；灯芯清心热、利小便；石菖蒲芳香开窍、和中辟浊；佛手平肝胃气痛、化痰；猪苓、茯苓渗湿利水、健脾安中；小茴香理气止痛、调中和胃。诸药合用，共奏消积健脾、理气止痛之功。

主治◇因积食、积水而致脾失健运、肝胃不和，症见脘腹胀满、恶心、嗳气或矢气、食则胀甚、小便短赤、大便或溏或稀，脉细弦、舌苔白腻或黄腻。

疗效◇临床屡用，效果甚佳。

附记◇方中侧耳草，即鱼腥草，草药名蕺菜；鱼鳅串，即马兰，草药名路边菊。

75.3 排气排便汤

来源◇李志辉，《新中医》(6) 1991年

组成◇党参、金银花各20克，厚朴、枳壳、木香、陈皮、桃仁、赤芍、大黄（后下）各10克，蒲公英30克。

用法◇每剂加水500毫升，煎至200毫升备用。具体方法：即术前做肠胃道准备者，一般术前2天开始口服，每日1剂，早晚各服1次，连服2天。同时免除术前洗胃、灌肠、口服抗生素及胃肠减压之胃肠道手术准备。2术后治疗：术后12小时开始口服本方药液50毫升，2小时1次。儿童酌减。不论排气、排便迟早，连服3~5天，每日1剂。大便次数每日超过3次者，则减去大黄。同时根据不同手术种类，给予少量流汁或半流汁饮食，后逐渐增量，改至半流汁饮食或普食，并给减量输液，或不输液。

功用◇浊气引气通下，扶正破瘀活血，清热解毒。术前服用，可使胃肠道排空，有利于手术操作，且有抑菌、增强机体免疫力等功能；术后服用，可促进胃肠蠕动、改善机体内环境、促进血液循环、抑菌、抗炎、有利于组织愈合及防

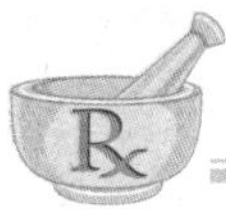

治感染。

方解 剖腹术后患者因手术创伤、原发病炎症的刺激和麻醉等对腹腔脏器的干扰，以致术后产生胃肠麻痹、功能紊乱等一系列生理病理变化。主要表现为腹胀痛、恶心呕吐、不能排气、排便。证属中焦气闭、腑气壅滞、气虚血瘀、气滞感染蕴热等。治宜理气行气通下、扶正破瘀活血，佐以清热解毒为法。故方用大黄，既可推陈致新、泻腑通滞，又可活血祛瘀，修复手术所致之气血、经络损伤，取其“快药下之”通因通用之理；厚朴、枳壳、陈皮、木香宽中理气、消胀除满，辅大黄通腑导滞，增强推荡之力、升降气机；桃仁、赤芍入血分以下气、破散通利、行血中之滞，既可助大黄活血逐瘀，亦助厚朴、枳壳等行气导滞，气血同调；蒲公英、金银花清热解毒、攻其蕴结之瘀热，控制炎症的发展；党参益气健脾、扶正祛邪。诸药合用，共奏改善气血运行、调整胃肠功能、促进康复、增强机体抵抗力及控制感染等作用。对促进和恢复胃肠蠕动，加速排气排便和防止感染，减少并发症发生大有好处。本方适用于各种体质、不同年龄和病种的剖腹术后患者。

主治 各类剖腹术后患者，症见术后腹胀痛、恶心呕吐、不能排气、排便。

疗效 治疗 245 例［在 B 组（单纯两项治疗）基础上加服本方］，全部近期痊愈。术后平均排气时间提前 27 小时，排便时间提前 37.2 小时，平均住院天数缩短 4.5 天，切口感染率降低 7.5%，明显优于 B 组（664 例）。通过临床观察、效果良好、无明显副作用。

附记 治疗时应注意：①完全性、机械性、肠梗阻和有严重腹膜炎者应禁用或慎用；②术后按时服用中药，要特别注意饮食，应从少量多次逐渐增加；③有少数患者服药后出现较严重的腹泻，可能系大黄的攻下作用和肠道毒素的刺激作用引致。应及时减去大黄、腹泻便可缓解。

§76　治老年性痴呆症秘方

76.1　养营醒神汤

来源 吴圣农，《益智健脑效验方精选》

组成 炙黄芪、党参、炒枣仁（打）、磁朱丸（另包先煎）各 12 克，丹参 15 克，黑附块 9~12 克（另包先煎）、炒白术、九节菖蒲各 9 克，朱远志 4.5 克，五味子 3~4.5 克，干姜 3 克。

用法 每日 1 剂，先煎磁朱丸、黑附块 30 分钟左右，后纳入诸药，煎取 250 毫升，二煎再煎取 200 毫升。然后，将所得药液混合，分 2 次温服。

功用 益气养营，祛痰醒神。

方解 本方适用于癫、狂、痫、呆病，证属于本虚标实者。方中以黄芪、党参、白术益气健脾、扶正固本；远志、菖蒲逐痰开窍；附子、干姜温肾健脾；酸枣仁、五味子宁心安神；磁石入肾，益阴潜阳；朱砂清心安神。以补正为主，兼以祛痰，标本兼顾，收效较著。

主治 ◊ 老年性痴呆症及精神分裂症、癫痫等。

加减 ◊ 情志不舒、食欲不振者，以越鞠丸易磁朱丸；夜尿频多加益智仁，或加服缩泉丸；便秘加生大黄；阳升火动、狂躁不安、脉数、舌红者，去姜、附，加生地、生铁落，或以当归龙荟丸易磁朱丸。

疗效 ◊ 屡用效佳，若能坚持服用，每获良效。

附记 ◊ 凡阴精亏耗、阴虚火旺者忌服。

76.2 大黄二丹汤

来源 ◊ 雍履平，《脑病辨治》

组成 ◊ 大黄 10 克，丹参、丹皮各 15 克，郁金、当归、红花、川牛膝，生地各 12 克。

用法 ◊ 每日 1 剂，水煎服，日服 2 次。连服 3 个月为 1 疗程。

功用 ◊ 凉血活血，通便泻火。

主治 ◊ 因脑动脉粥样硬化引起的老年性痴呆。

疗效 ◊ 坚持服用，效果甚佳。

76.3 健脑益智丸

来源 ◊ 林肃良，《中国当代中医名人志》

组成 ◊ 制首乌、赤芍、川芎各 10 克，槐米、北五味、石菖蒲，远志各 6 克。

用法 ◊ 每日 1 剂，水煎服，日服 2 次。或共研细末，水泛为丸如梧桐子大，贮瓶备用。每次服 6~10 克，温开水送下，日服 3 次。

功用 ◊ 补肝肾，益精血、通血络、健脑益智、聪耳明目。

主治 ◊ 脑功能衰弱，智力减退，脑供血不足，老年抑郁症，早老性痴呆，兼治老年耳目不利诸疾。

疗效 ◊ 屡用多效，若能坚持治疗，常收良效。

76.4 桃仁复苏汤

来源 ◊ 刘寿康，《中医杂志》（9）1987 年

组成 ◊ 桃仁、生大黄各 10 克，甘草 6 克，玄明粉 10 克（分冲）、桂枝 10 克，龙骨（先煎）、牡蛎（先煎）各 30 克，朱茯神 15 克，菖蒲、远志各 10 克，蜈蚣 2 条。

用法 ◊ 水煎服，每日 1 剂，日服 2 次。

功用 ◊ 祛瘀宁神、开窍醒脑。

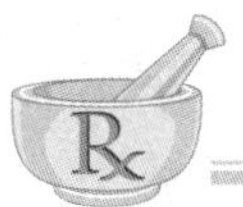

方解 ◊ 方用桃仁承气攻逐瘀血；龙骨、牡蛎、朱茯神重镇安神；菖蒲、远志开窍醒脑；蜈蚣既可佐桃仁承气搜风逐瘀，又可助龙骨、牡蛎、茯神祛风镇惊。诸药相伍，共奏祛瘀宁神、开窍醒脑之功。

主治 ◊ 老年性痴呆。不必拘泥于阳狂阴癫之说，均可辨证使用本方。

加减 ◊ 如神情默默，加胆南星。

疗效 ◊ 治疗老年性痴呆，效果颇著。本文曾列举两例，前者属狂、后者属癫，使用本方疗之，均告痊愈（略）。

76.5 温肾健脾汤

来源 ◊ 吴圣农，《中国中医秘方大全》

组成 ◊ 党参、炙黄芪、熟附块各 12 克，淡干姜 3 克，生白术、石菖蒲各 9 克，陈皮、姜半夏各 6 克，益智仁、怀山药各 12 克，越鞠丸（包）12 克。

用法 ◊ 水煎服，每日 1 剂，日服 2 次。

功用 ◊ 温补肾阳，益气健脾。

主治 ◊ 轻度脑萎缩，脑动脉硬化，老年性痴呆。

加减 ◊ 夜寐不安，加酸枣仁 9 克，夜交藤 30 克；气滞胸闷，加柴胡 6 克，郁金 9 克，佛手 6 克。

疗效 ◊ 临床应用多例，疗效颇佳。早期患者连用，可使诸症明显好转。随后可用附桂八味丸、人参养脾丸等巩固治疗。

附记 ◊ 本病治疗一般进展较慢。经云："重阴者癫。"忧愁思虑损伤心脾，心脾不足则气血生化无源，心失调养、神明之机不健，治病求本当予解郁行气，运旋升提气机而生气血；又本病证多因肾阳不足、脾失温煦、湿从内生，故法当温肾以健脾，所谓"离照当空而阴霾自散也"。

§77 治胸膜炎（胸腔积液）秘方

77.1 三子逐饮汤

来源 ◊ 张子维，《辽宁中医杂志》（7）1984 年

组成 ◊ 葶苈子、郁李仁各 12 克，杏仁 9 克，茯苓 30 克，半夏、厚朴各 10 克，槟榔 12 克。

用法 ◊ 水煎服，每日 1 剂，日服 2 次。

功用 ◊ 下气引水，涤除积液。

方解 ◊ 方用葶苈子苦辛，入肺肝二经，功能下气行水；郁李仁味甘酸、甘入脾、酸以入肝、主下气利水，此二味俱主下气行水，故为胸水之主药；杏仁苦温、入肺、利气降逆为辅；茯苓、半夏逐饮降逆，导水下行为佐；厚朴、槟榔气

味苦温、疏利气道，助三子行水。诸药合用，共奏下气行水、涤除积液之功。药简力专、奏效颇捷。

主治◊胸腔积液。

疗效◊临床屡用，皆有卓效。

附记◊沈仲圭按：本方药性猛烈、宜于证实脉实、年轻体壮者。但损伤元气之剂，中病即止，不可过剂。

77.2 三仁分利汤

来源◊张梦侬，《临症会要》

组成◊冬瓜仁、生苡仁、白茅根各 30 克，杏仁泥 10 克，丝瓜络、旋覆花（布包）、赤茯苓、飞滑石各 15 克，桔梗、枳壳、柴胡、通草各 10 克，苇根 60 克。

用法◊上药加水浓煎 2 次，取汁，每日 1 剂，分 2 次服。

功用◊清宣分利。

方解◊饮邪蕴结胸腔周围肋膜间，“不通则痛”，故方用冬瓜仁、薏苡仁、鲜苇根、白茅根、通草、滑石、杏仁、桔梗、枳壳、丝瓜络、赤茯苓、柴胡、旋覆花等，化气行水通络，轻清甘淡之品，以宣通分利之，颇具效验。

主治◊悬饮痛（胸腔积液），症见前胸连胁肋胀痛，或左或右，呼吸急迫，畏寒发热，咳嗽不利。虽经多次抽液，但过数日胀痛又发、屡抽屡发，经月不愈。

疗效◊临床屡用，颇有疗效。一般连服 5 剂左右即获痊愈。

附记◊本方名为编者拟加。验之临床，果若斯言，信然!

77.3 清润消肿汤

来源◊张梦侬，《临症会要》

组成◊金银花、忍冬藤、白茅根、生苡仁各 30 克，冬瓜仁、丝瓜络、旋覆花（布包）各 15 克，杏仁泥、延胡索、竹茹、瓜蒌皮、桔梗、枳壳各 10 克，鲜苇根 60 克。

用法◊水煎服，每日 1 剂，日服 3 次。连服 3~5 剂。若症状减轻，则多服数剂，可望根治。

功用◊辛凉甘寒，清燥润肺，攻毒消肿。

方解◊方中重用甘寒之鲜苇根以清上焦之热而滋阴液；更用白茅根清热泻火；金银花、忍冬藤以散热解毒通络；旋覆花软坚下气、冬瓜子清利热毒、苡仁清热利湿、丝瓜络通络散结、瓜蒌皮除胸中郁热；杏仁下气平喘；枳壳消胀，桔梗利膈、竹茹润燥、延胡索止上下内外诸痛。诸药合用，共奏清燥润肺、败毒消肿之功。

主治◊胸肋瘴痛（干性胸膜炎）。初起干咳、胁痛、潮热，继则经常胀闷、动则气

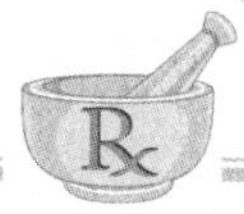

促似喘。且日久胸膜增厚，与膈肌粘连，故深呼吸时牵引作痛。脉浮弦数，舌红。

疗效 ◊ 屡用效佳。

附记 ◊ 本方名为编者拟加。验之临床，确有良效，若坚持服用，多获痊愈。

77.4 逐饮方

来源 ◊ 罗晓春，《中国中医秘方大全》

组成 ◊ 川椒 9 克，桂枝 4~6 克，全瓜蒌 20~30 克，桑白皮 12 克，葶苈子 9 克，泽泻 10~13 克，炒枳壳 9 克。

用法 ◊ 水煎服，每日 1 剂，日服 2 次。

功用 ◊ 通阳化气、宣肺利水。

方解 ◊ 方用川椒行水平喘，对水肿胀满、痰饮喘息有治疗作用；桂枝能通阳化气；又配合泽泻、茯苓、猪苓、车前子以导行水湿从膀胱而出；瓜蒌、葶苈子、桑白皮、枳壳、杏仁则取其宣肺降逆，理气行水之功。诸药合用，共奏通阳化气、宣肺利水之功。气行则水行，邪去则气顺，故用之临床多效。

主治 ◊ 胸腔积液。

加减 ◊ 若饮邪蕴郁化热，加穿心莲、黄芩、大黄。川椒改为 4.5 克。痰多而黄、胸胁苦满，呼吸困难，脉弦数者，加贝母、桔梗。川椒改为 4.5~6 克；葶苈子改为 10~12 克；血性胸水，加田三七、旱莲草；恢复期用太子参、黄芪、怀山药、当归、茯苓、瓜蒌等以善后调治。

疗效 ◊ 治疗 63 例，胸水消失时间，最短为 6 天，最长为 16 天，平均 10.5 天。治愈后无 1 例复发。而西药对照组 63 例中，最短 8 天，最长 43 天，平均 19.8 天，治愈后则有 4 例复发。

77.5 宽中健脾汤

来源 ◊ 张保安，《四川中医》(7) 1987 年

组成 ◊ 全瓜蒌 20 克，苏子、白术、茯苓、苡仁、葶苈子各 10 克，大枣 3 枚。

用法 ◊ 每日 1 剂，水煎服，日服 2 次。

功用 ◊ 宽中理气健脾，祛湿止咳平喘。

方解 ◊ 方中全瓜蒌甘寒、能宽中理气、涤痰导滞、又能润肠通便；配苏子可增强宽中理气、祛痰平喘之功；白术为补气健脾温胃之要药；茯苓利水渗湿补脾；苡仁健脾补肺，与白术、茯苓相伍，共奏补气健脾、渗湿利水之功；葶苈子苦寒性降，有祛痰定喘、泻肺行水之力，配大枣防其苦寒而保护胃气。诸药合用，既不伤阳，又不损阴，有扶正祛邪之功。

主治 ◊ 渗出性胸膜炎（悬饮）。

加减 ◊ 胸胁痛甚者，加川楝子、枳壳各 10 克；咳嗽痰多而咯之不利，加桔梗、麦

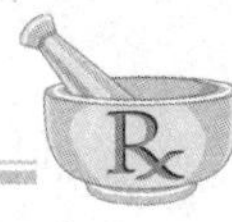

冬各10克；纳呆腹胀，加川厚朴、麦芽、神曲、山楂各10克；低热，加女贞子12克，丹皮10克；大便干燥，加当归12克，火麻仁30克。

疗效 治疗20例，痊愈16例，好转3例，无数1例，总有效率为95%。

§78　治神经官能症秘方

78.1　除痰降火方

来源 印会河，《中医内科新论》

组成 柴胡9克，黄芩15克，半夏12克，青皮、枳壳、竹茹各9克，珍珠母50克（先下）、龙胆草、栀子各9克，夜交藤15克

用法 水煎服，每日1剂，日服2次。

功用 降痰降火。

方解 方用柴胡、黄芩、龙胆草、栀子，以清泄肝胆郁火、以安心神；半夏、竹茹清降痰热；青皮、枳壳降气而除痰火；珍珠母、夜交藤镇心肝以安神。合而用之，有除痰降火之功。

主治 失眠（神经官能症，痰火郁结型），症见失眠乱梦、头昏昏胀而痛、心烦易怒、胁胀胃堵、白天困倦思眠，但不能睡，晚间精神倍增、连睡意全无。脉弦滑或数，舌略红、苔白腻或黄腻、便干、多思善虑。

加减 心烦甚，加莲子3克；痰气交阻、胸闷阵烦，加胆南星、天竺黄各9克；失眠头痛甚者，加礞石30克（先下）。

疗效 临床屡用，疗效卓著。

附记 此方为治失眠心烦之主方，不但能治失眠，并对由失眠引起的狂躁证（即今之精神分裂症）同样有效，但须重加泄热镇肝除痰之品即可。治痰厥头痛、痰火癔病，亦均有效。

78.2　卧佛汤

来源 冉雪峰，《冉氏经验方》

组成 酸枣仁15克（碎）、鲜生地50克，麦冬15克，石斛12克，杜仲、桑寄生、牛膝各9克，丹参15克，龟板50克（碎）、槐花米、钩藤、铁锈各9克

用法 水煎服，每日1剂、日服2次。

功用 清热养阴、安神镇静。

方解 方中以酸枣仁为君，统治失眠；生地、石斛、麦冬养阴清热利小便；杜仲、桑寄生、槐米、铁锈、钩藤安神降压；牛膝、丹参活血化瘀；龟板镇静兼养阴。诸药合用，共奏清热养阴、安神镇静之功。

主治 阳亢性失眠。症见肌肉丰满，颜面潮红、眼部充血、精神烦躁、容易激动、

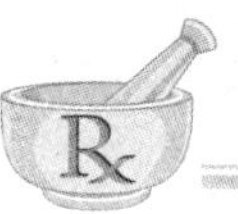

大便干燥。一般多伴有高血压者。

加减 若血压高者，加青木香 15 克；虚热上逆者，加龙胆草、黄柏各 9 克；胃呆少纳者，加厚朴 9 克，广木香 6 克；大便干结者，加生大黄 6~9 克，玄明粉 9~15 克。

疗效 临床屡用、均获良效。

78.3 明志汤

来源 查玉明，《中国中医药报》

组成 石决明、草决明各 20 克，远志、蝉蜕、生牡蛎、川芎各 15 克，菊花 25 克，蒺藜 15 克，荷叶 10 克。

用法 水煎服，每日 1 剂，一日 2 次，饭后服。

功用 育阴潜阳、熄风、镇志安神。

方解 明志汤来源于医疗实践，借石决明、远志两味药之尾字而命名。明志汤能治“五志”引起的“情志”之病故名。神经官能症是功能性疾病，它包括中医的“不寐”、“郁症”、脏躁、百合病等。失眠是本病主要表现。阴阳失调、阳不入阴，是不眠主要病机。欲使阳潜入阴、阴能敛阳，达到镇志安神的目的，务必协调阴阳，使神志得安，神经失调得以改善，余证相应而解。这是本方立法之寓意，体现异病治疗精神。笔者认为在治疗上，不宜用参芪之品，因其助阳耗阴，凡归脾养心补益之类，往往不能收效。本方适用于阴虚证，若肝胆火炽、痰热内扰之实证，则不宜使用本方。方中选二决明、牡蛎、蝉蜕为主，育阴潜阳；川芎、菊花、荷叶为辅，升清提神；蒺藜辛散苦泄，以散肝经风热；远志交通心肾，心安则寐。以上 9 味药为基础，随证加减，施用得当，疗效甚佳。

主治 神经官能症（失眠为主）、神经性头痛、更年期综合征。

加减 悲伤欲哭，加百合 25 克，五味子 10 克；忧郁善虑、加菖蒲 15 克；失眠多梦，加夜交藤 25 克，焦山栀、莲心各 10 克；潮热少津，加丹皮 10 克，石斛 5 克；肢麻肌颤，加全蝎 4.5 克，天麻 10 克；惊而不安，加磁石 25 克，龙齿 20 克；急躁易怒，加代赭石 25 克；头痛，加蔓荆子、僵蚕各 10 克；大便稀溏，去二决明、牡蛎，加莲肉 20 克，山药 25 克；食少纳呆，加鸡内金、焦山楂各 15 克；恶心呕吐，加芦根 25 克；腹胀，加金铃子 15 克。

疗效 屡用屡验，效果颇著。

78.4 十一味温胆汤

来源 徐有玲，《医方新解》

组成 清半夏、陈皮各 9 克，茯苓 15 克，甘草、枳实各 6 克，竹茹 12 克，黄连、炙远志各 6 克，石菖蒲 9 克，夜交藤、珍珠母各 30 克。

用法 ◊ 水煎服，每日 1 剂，日服 2 次。

功用 ◊ 化痰清热、和胃安神。

方解 ◊ 本方由《千金方》温胆汤化裁而成。方中以温胆汤加黄连化痰清热为主，辅以远志祛痰安神；菖蒲化浊逐痰，并有抗惊厥作用；佐以夜交藤养血宁心；珍珠母平肝潜阳。综观全方，有一定的镇静、催眠作用，尤长于调整胃肠机能，故为和胃安神之剂。此外尚有抗惊、祛痰、止咳等作用。

主治 ◊ 痰热内扰、胃失和降所致失眠，或胆虚不寐。症见失眠、眩晕、惊悸、胸闷、口苦、苔腻、脉滑数等。适用于神经衰弱、癔病、精神分裂症、更年期综合征、癫痫及冠心病等，凡符合痰热内扰、胆气虚弱、胃失和降之病机，皆可选用。对于植物神经功能紊乱，本方疗效亦佳。

加减 ◊ 临证运用，可随病随证加减。

疗效 ◊ 多年使用，治验甚多，疗效甚佳。

78.5 活血眠通汤

来源 ◊ 舒盛良，《四川中医》（10）1987 年

组成 ◊ 三棱、莪术、柴胡、炙甘草各 10 克，白芍、白术、酸枣仁各 12 克，当归、丹参各 15 克，茯苓 18 克，夜交藤 24 克，珍珠母 30 克。

用法 ◊ 水煎服，每日 1 剂，于午饭后及夜晚临睡前各服 1 次。

功用 ◊ 活血通经、疏肝解郁。

方解 ◊ 顽固性失眠一证，发病以心为主，与肝脾肾关系密切。《景岳全书》云："痰火扰乱，心神不宁，思虑过伤，火炽痰郁而致不眠者多矣。"而日久不愈，每与瘀血内阻有关，正如《医林改错》所云："夜晚多梦，是血瘀。"故顽固性失眠，多因心气不足、心神不宁、肝气不舒、气血运行不畅，以致气滞血瘀、上扰清窍所致。是方用三棱、莪术、当归、丹参活血化瘀；柴胡疏肝解郁；茯苓、白术、炙草健脾渗湿，以杜生痰之源；珍珠母、白芍育阴潜阳；酸枣仁、夜交藤养心安神。诸药配伍为用，共奏活血通经、疏肝解郁之功。本方标本兼顾，气血同治，心、肝、脾、肾并调，更结合辅助疗法，因而效果较为满意。

主治 ◊ 顽固性失眠，症见夜不能寐、头昏头痛、记忆力减退，伴有心慌气短、体倦乏力、饮食减少等症。每晚只能睡 1~3 小时。

加减 ◊ 烦躁、舌红苔黄、脉弦数者，加栀子、丹皮各 10 克；口燥咽干者，加沙参、麦冬各 15 克；心肾不交、阳虚上扰者，加交泰丸；心气、心血不足者，加黄芪、桂圆肉各 12 克。

疗效 ◊ 治疗 112 例，经治 2~3 周后，痊愈 30 例（占 27%），显效 45 例（占 40%），好转 29 例（占 26%），无效 8 例。总有效率为 93%。

附记 ◊ 辅助措施：开导患者避免情绪激动，保持心情舒畅；睡前不吸烟、不饮酒、

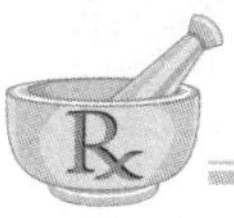

不喝浓茶；起居有度，按时作息，配合气功方法，加强体育锻炼；适当参加体力劳动等常可收到事半功倍之效。

78.6 琥珀合欢白芍汤

来源 ◊ 凌一揆，《中国中医药报》

组成 ◊ 琥珀 0.6 克（研末冲服），合欢花、白芍各 9 克。

用法 ◊ 水煎服，每日 1 剂，于中午饭后、临睡前各服 1 次。

功用 ◊ 安神解郁，养血柔肝。

方解 ◊ 思虑过甚则伤脾，脾血亏损，血虚无以养心，心虚则神不守舍；肝失条达，郁而化火、上扰心神、阴液亏耗，无以上承于心，五志之火无制，而君火更亢、阳不入阴，致使心神不安而产生失眠、多梦、神疲，舌红或淡红、脉细弱或细数诸症。方中以琥珀安五脏、定魂魄、镇惊安神，为君药；辅以合欢花安神解郁，入脾补阴，入心缓气而令五脏安和、神气舒畅；再佐以养血柔肝益脾之白芍，用其苦入心、微寒泻心火、酸入肝、收敛肝阴。全方药仅 3 味，但组方严谨，疗效确切，尤其以血虚阴虚型病人为佳。

主治 ◊ 失眠、神经衰弱。

加减 ◊ 肝虚有热之虚烦不眠，与酸枣仁汤合用；热病后期，热邪未尽，阴液已伤者，与黄连阿胶汤合用；心肾不足，阴虚阳亢失眠、心悸、健忘、口燥咽干，舌红无苔者，加生地、柏子仁等养心滋肾之品。

疗效 ◊ 屡用效佳。

78.7 镇静安神方

来源 ◊ 王季儒，《肘后积余集》

组成 ◊ 生龙骨、生牡蛎各 12 克，珍珠母、石决明各 30 克，龙胆草 10 克，朱莲心 6 克，旋覆花、代赭石各 10 克。

用法 ◊ 水煎服，每日 1 剂，日服 3 次。

功用 ◊ 镇静安神。

方解 ◊ 证分虚实，实证多因肝热扰动心包所致，治宜镇静安神，故方用生龙牡、珍珠母、石决明镇肝安神；莲子心、龙胆草，一清心热、一清肝热，心肝不为热邪冲动则神自安。旋覆花、代赭石亦为平肝镇静之剂。用治精神过度紧张、忧郁暴怒所致之神经官能症，疗效颇佳。

主治 ◊ 神经官能症，症见失眠、多梦、头昏、记忆力减退、精神萎靡、烦躁、心悸、有时昏厥，或哭笑无常，或神志朦胧等证。

加减 ◊ 失眠，加首乌藤 30 克，五味子 6 克，或加黄连 1 克，肉桂 0.3 克，朱砂 1 克同研随药送下。黄连、肉桂可交心肾于顷刻，故能治失眠；头昏，加杭菊、白蒺藜、清半夏各 10 克，橘皮 6 克；记忆力差，加茯神 10 克，远志 6

克，石菖蒲10克；精神朦胧及烦躁、哭笑无常，加十香丹1粒、浮小麦30克，甘草5克，大枣5枚，或加百合30克；抽搐，加全蝎5克，钩藤12克；忧郁不解，加合欢花10克。

疗效◊多年使用，疗效颇著。

78.8 八味安神汤

来源◊郑侨，《老中医经验汇编》第1集

组成◊熟地、山萸肉、茯神各15克，炒酸枣仁30克，琥珀12克，节菖蒲、白人参各12克，炙甘草9克。

用法◊水煎服，每日1剂，日服2次。或共研细末、炼蜜为丸，每丸重9克。每服1丸。

功用◊滋阴补肾、强志益精、镇静安神。

方解◊本方系从《小儿药证直诀》之六味地黄丸和《济生方》之归脾汤化裁而成。方用熟地、山萸肉补血滋阴、补益肝肾；茯神、炒枣仁益脾养肝、宁心安神；人参、甘草补脾益气；琥珀、菖蒲强志益精、镇静安神。诸药合用、共奏滋阴补肾、强志益精、镇静安神之功。

主治◊心肾不交之心悸症和失眠症。心悸气短、健忘失眠、怔忡、脉细弱微急无力等。

加减◊临证运用必须根据病情变化，灵活加减运用，如以心悸为主者，可加生龙骨、当归、肉苁蓉、枸杞子。

疗效◊临床屡用、疗效满意。

78.9 十味甘麦大枣汤

来源◊胡肇基，《新中医》（8）1984年

组成◊怀小麦30~60克，酸枣仁10~15克，大枣10~20克，桑椹子10~15克，五味子3~10克，生牡蛎15~30克，怀山药、玉竹各10~15克，天冬、生甘草各5~10克。

用法◊水煎服，每日1剂，日服2次。

功用◊酸甘合化、养阴潜阳。

方解◊本方是由《金匮要略》之甘麦大枣汤（甘草、小麦、大枣）加味而成。方用怀小麦养心益肾、除热止渴，酸枣仁补心阴、导虚热、与小麦配用有养阴宁神之功；大枣（宜用黑枣）补脾气以助补血；紫桑椹养肝阴，配大枣补阴滋液；北五味子敛肺气；牡蛎潜肝阳，二药合用有敛阴潜阳之功；怀山药、玉竹既益脾肺二阴、又润上下之燥；天冬、生甘草既能养阴润燥，又能泻火清热。诸药合用，共奏酸甘合化、养阴潜阳之功。

主治◊由阴不济阳而引起的失眠、多梦、健忘、惊悸（心神浮越所致）、眩晕（肝

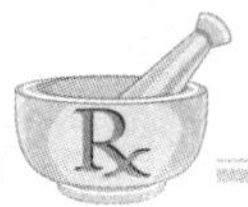

阳上亢所致)。脏躁阴虚型体征而具下列症状者：①泪液、涕液、唾液偏少；②舌体偏瘦，较嫩而薄，舌质红，苔少，舌面偏干；③脉偏细、弱、数；④大便偏干、小便偏短、少、黄。

加减⇨⑴ 心阴不足之失眠、怔忡，可加远志、磁石以安神定悸。

⑵ 气阴两虚之心悸、怔忡、神疲、虚汗，可加人参、麦冬，合五味子而成生脉散以养阴益气、敛汗生脉。

⑶ 心气失守之烦躁不安、哭笑无常，可加龙齿、朱砂、灵磁石以安神定志。

⑷ 肺阴不足之咳嗽、喉干或痰带血丝，可加阿胶以滋补肺阴，加款冬花、百合以润肺宁嗽。

⑸ 肺肾阴虚之咳嗽、潮热，或低热不退，可加百合、麦冬以润肺生津，加玄参、生地以滋阴清热；低热不退，或潮热明显的，可加青蒿、鳖甲、地骨皮以养阴退热。

⑹ 脾（胃）阴不足之口干舌燥、饥不欲食，可加沙参、麦冬、石斛以滋养胃阴。

⑺ 肝阴不足之烦躁不安、失眠、多梦，可加生龙骨、灵磁石、柏子仁以平肝安神。

⑻ 肝阴不足、不能养目之眼目昏花，可加枸杞、菊花、石决明以养肝明目。

⑼ 肝血不足、血虚生风之身痒、皮肤感觉异常者，可加当归、芍药以养肝血，加僵蚕、蝉蜕以祛风止痒。

⑽ 肝阴不足、肝风内动而惊痫抽搐者，可加龟板、鳖甲以育阴潜阳，镇痉熄风。

⑾ 肝肾不足之阴虚眩晕，可加旱莲草、女贞子以补益肝肾。

⑿ 阴虚阳亢之头晕、头痛、头胀，可加天麻、钩藤以平肝；加珍珠母、灵磁石以潜阳。

⒀ 肾阴不足之咽干、口渴，可以本方送服六味地黄丸以滋补肾阴。

⒁ 阴虚火旺之潮热、颧红，可加黄柏、知母、熟地、龟板以滋阴降火。

⒂ 心肾不安之心烦不眠，可加黄连、阿胶以交通心肾。

⒃ 心神不宁之心慌、多梦，可加朱砂、磁石镇惊安神。

⒄ 肝气郁滞、胁痛明显者，加延胡索、川楝子疏肝理气止痛。

⒅ 胸中气机阻滞之胸闷隐痛，可加丝瓜络、郁金以通络止痛。

⒆ 脾胃虚弱、食少乏力者，可加茯苓、扁豆以健脾和胃。

⒇ 肾虚封藏失职，小便频数量多、尿如脂膏者，可加覆盆子、益智仁、酸五味子以补肾固精缩泉。

(21) 肝肾亏虚，腰腿酸软者，可加杜仲、牛膝、川续断，狗脊以补肝肾，壮腰膝。

(22) 虚火炽盛，迫血妄行之月经先期量多，可加地榆炭、蒲黄、炒阿胶以凉血止血。

疗效 经长期临床运用，治验甚多、疗效卓著。

附记 胡老常以此方加减，用治神经衰弱、慢性肝炎、肺结核、高血压病、糖尿病以及传染病后期等表现为阴液不足者。颇获疗效。凡脾阳不振、大便稀烂及胃酸过多唾液较盛的患者，则非本方所宜。

78.10 交阴安神汤

来源 程爵棠，《临床验方集》

组成 何首乌、夜交藤、珍珠母各 15 克，丹参、茯苓、合欢花、酸枣仁、生龙骨、生牡蛎各 9 克，柴胡、五味子各 6 克。

用法 水煎服，每日 1 剂，中午饭后及临睡前各服 1 次。

功用 滋阴潜阳、养血安神。

方解 明代张景岳云："不寐虽病不一，然惟知邪、正二字则尽之矣。盖寐本乎阴、神其主也，神安则寐，不安则不寐。其所以不安者，一由邪气之扰，一由营气之不足耳。有邪者多实证，无邪者多虚证。"《临证指南》云："不寐故非一种，总是阳不交阴所致。"由此说明，失眠之病，原因虽多，总由心神失养，阴不潜阳，或邪之所扰而致阳不交阴所致。治宜滋阴潜阳、养血安神以治其本，或随证佐入一二味清热化痰之品以治其标。标本同治，重在其本。方中君以何首乌、丹参养血安神；臣以生龙牡，养阴潜阳、镇静安神，且牡蛎又有清热化痰之功；珍珠母降心火以安神，清肝热以潜阳；夜交藤善补肝肾之不足，尤能协调阴阳，对阴阳不交之失眠尤宜；合欢花养五脏、宁心神；酸枣仁善补心肝血虚以安神定志；佐以柴胡疏肝泄热；茯苓利水宁心；使以五味子养心益气，又能收敛心气。诸药合用，共奏滋阴潜阳、养血安神之功。使之阴充阳潜，邪志神安，诸症自解。

主治 失眠（神经官能症）。症见彻夜不眠，或时而惊醒，醒后难入睡，或似睡非睡，或乱梦伤神，或白天困倦，欲睡不能，晚间则精神倍增，全无睡意；或伴有头晕目眩，善疑忌、多妄想，心悸而惊，或头胀、心烦、易怒，或腰酸腿软、心烦不宁，或气短乏力。脉细数或弦数，舌红少苔，或白腻或黄腻。

加减 临床所见，失眠由营气不足者居多。然由邪气扰心者亦复不少，临证贵在加减化裁。盖本病以虚为本、实为标，在标在本，各有偏重。若因其他因素而致失眠者，只要执本方而随证加减即可。若偏心肝血虚者，本方去龙牡、加当归、白芍各 9 克，并重用首乌、丹参、夜交藤以养心柔肝；偏肝肾阴虚者，去龙牡或减轻用量，加生熟地、麦冬、枸杞子各 9 克滋补肝肾；兼痰火扰心者，去龙牡、丹参、何首乌、酸枣仁、五味子，加龙胆草 15 克，黄芩、黑山栀、竹茹、夏枯草各 9 克，青皮 6 克以消痰降火；兼湿痰中阻者，去龙牡、丹参、五味子，加法半夏、陈皮、枳实、竹茹、远志各 9 克，并重用茯

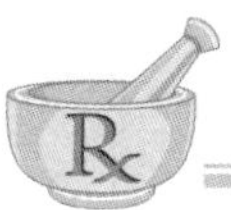

苓以温化痰饮；阴虚火旺者，去龙牡、丹参、五味子、枣仁，加元参、生地各15克，知母、黄柏各9克以滋阴降火；兼气虚者，加党参、黄芪各9~15克；兼气血双亏者，本方合八珍汤加减；兼中气不足者，本方合补中益气汤加减；受惊吓所致者，加琥珀5克（研末分冲）；大便秘结者，加大黄9克，麻仁15克。

疗效◊总结1970~1980年用本方加减治疗失眠250例资料，病程在3个月~3年，年龄均在35岁以上。疗程连用药10~30天之间，结果痊愈205例，显效30例，有效15例。总有效率达100%。其中痊愈率为82%。说明本方能经得住重复验证、疗效确切。

附记◊本方为程氏祖传秘方。治疗期间，应忌烟酒，不喝浓茶，忌辛辣食物。注意移情易性、少思虑，往往可收到事半功倍之效。

78.11 复方酸枣仁汤

来源◊李庆民，《中国当代中医名人志》

组成◊炒枣仁18~19克，生石决明18~60克，何首乌12克，生菟丝子18~30克，醋香附12克，枸杞子9克，当归身9~15克，山药12~18克，白术9~15克，天竺黄6~12克，白芍4~8克，桑椹子12~18克，合欢皮12~18克，琥珀0.9~3克（研冲）、炙甘草6克。

用法◊水煎两次，早晚分服，每日1剂。

功用◊补肝益肾、健脾和胃、镇静安神。

主治◊神经衰弱、头晕头痛、失眠多梦、口干心烦、惊悸盗汗、腰酸腿软、脘胀食少、记忆力减退、脑力不集中、工作能力下降。

加减◊烦躁，加栀子、豆豉；眩晕，加天麻、磁石；头昏不清，加菖蒲、菊花、桑叶；头疼，加白芷、蔓荆子、川芎；耳鸣，加蝉衣、磁石、朱砂；腰疼，加杜仲、狗脊；恶心呕吐，加生姜、竹茹、半夏（夏季用藿香、香薷）、灶心土；纳呆，加鸡内金、砂仁；腹胀，加煨草果、枳壳、厚朴；心悸，加朱砂（水飞）、远志；惊惧筋惕肉瞤，加双钩、天竺黄；多梦，加龙牙、夜交藤，去首乌；自汗，加黄芪、麻黄根、浮小麦、防风；气短倦意，加党参、黄芪；面唇少华削瘦，加阿胶、胎盘；尿频，加覆盆子，益智仁、桑螵蛸：遗精，加金樱子、芡实；阳痿，加寸云、阳起石、淫羊藿、附子、羊睾丸、麻黄（少量）。

疗效◊屡用效佳。

78.12 除痰安寐汤

来源◊印会河，《中国中医药报》

组成◊北柴胡、枳实各10克，制南星6克，珍珠母60克（先煎）、青礞石30克

（先煎）、合欢皮 15 克，夜交藤、葛根各 30 克。

用法◊每日 1 剂，方中珍珠母、青礞石二药，须先放入水中煎沸半小时，然后纳入其余诸药。因此二味为介类及矿物药，非久煎不能奏效。余可按常法煎取浓汁约 150 毫升，煎两次，分两次服用，距离吃饭约 1 小时，前后均可。

功用◊祛痰镇静，解郁舒肝，安神除烦。

方解◊失眠多梦一症，根据旧说认为是神魂不安所致。而神魂不安，则主要责之于心（藏神）、肝（藏魂）火盛、蒸湿生痰、痰火交郁，故而发生心烦不寐，或寐则乱梦纷纭，大脑基本上得不到休息，经常处于疲劳状态。本方系多方精组而成，上可以溯源于《内经·素问》之半夏稀米汤；下又能至现代实验室。因今人实践证明，中医除痰药多有镇静作用；同时可以归功于许学士的“珍珠母丸”，因本方重用珍珠母。本方系得自祖传，由先父秉忠公传我，而我又屡经更易，始具今日之规模。方中重用珍珠母镇静潜阳；礞石化老痰，通便下；柴胡疏肝解郁、配枯芩清泄肝热；清半夏、青皮、胆南星燥湿化痰；枳实助柴胡理气解郁；竹茹清热和胃；龙胆草、栀子清肝泻火；合欢皮、夜交藤养血宁心；葛根解肌祛邪。诸药配伍为用，共奏祛痰镇静，解郁舒肝，安神除烦之功。

主治◊由七情六郁而引起的：失眠烦躁、乱梦、头痛昏晕、多愁善感、疑虑妄想、惊悸夜游、无端善怒，悲啼涕泣以及幻睡等症，即现代医学所称神经官能症及癔病。

加减◊头痛甚，中医称为痰厥头痛者，加钩藤 30 克，菊花 10 克，白蒺藜 15 克，赤芍 30 克，以舒挛镇痛；大便干结者，加瓜蒌仁 12 克，生大黄 6 克，以润肠通便；抽搐动风者，加羚羊角面 1 克（分冲），以清肝熄风；狂言乱语、躁动不宁、幻视幻听者，则其病已由量变到质变，属于癫狂之症，所谓“精神分裂症”之类，本方须加菖蒲 10 克，远志 6 克，以豁痰开窍。外加“礞石滚痰丸”6~9 克，上午 1 次服下，下午可得泻下二、三次不等。慎不可睡前服用此丸，因为此药起作用时，可见腹痛泻下，影响睡眠，反滋病变。

疗效◊多年使用，治验甚多，疗效尚属满意。

78.13 百麦安神汤

来源◊路志正，《名医治验良方》

组成◊百合、淮小麦各 30 克，莲肉、夜交藤各 15 克，大枣 10 克，甘草 6 克。

用法◊每日 1 剂，上药以冷水浸泡半小时，加水至 500 毫升，煮沸 20 分钟，滤汁存入暖瓶内，不计次数，作饮料服用。

功用◊益气养阴、清热安神。

方解◊神经衰弱及神经官能症的发生，主要因思虑过度、心阴暗耗；或久病不愈、

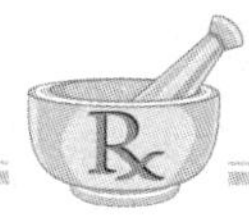

阴血耗伤；或劳心伤脾、气血两亏，致使心失所养，心神不安，其病变部位主要在心，不时可涉及肺、脾、肝三脏。本症不是脏腑形体的实质病变，而属功能失常，临床以虚多邪少者多见，且一般病程较长，故治疗上不能孟浪从事，急于求成。如因其虚而用重剂滋补，不但药过病所，且可引起诸如胸闷脘痞、腹胀纳呆等不良反应；如因其有邪而攻之，亦会进一步损伤正气，加重病情。所以必须从虚多邪少、功能失常这一点着眼，缓缓为之，以清淡、轻灵、活泼、流动之品，斡旋其病机，调整其功能，补虚而不助邪，祛邪而不伤正。故取《金匮要略》甘麦大枣汤与百合汤之义，再加莲肉、夜交藤。方中以淮小麦、甘草、大枣益心脾之气；以莲肉、百合、大枣养血和营；以百合微寒之性，清内蕴之虚热；且淮小麦、百合、莲肉、夜交藤、大枣诸药均有安神定志的作用。诸药合用，共奏养心阴、益心气、清虚热、缓诸急、安神定志之功。

主治◊神经衰弱、神经官能症，以神志不宁、心烦急躁、悲伤欲哭、失眠多梦、善惊易怒、心悸气短、多汗、时欲太息、舌淡红或嫩红、脉细弱或细数无力为主症，中医辨证属心阴不足，虚热内扰，或气阴两虚、心神失养者。

加减◊兼气郁者，加合欢花 30 克；兼痰浊者，加竹茹 9 克，生姜 6 克；兼湿邪阻滞者，加藿梗、荷梗各 10 克。

疗效◊临床屡用，疗效颇佳。

附记◊又本方治脏躁（更年期综合征），效果亦佳。

78.14 潜阳宁神汤

来源◊张琪，《名医治验良方》

组成◊夜交藤 30 克，熟枣仁 20 克，远志 15 克，柏子仁 20 克，茯苓 15 克，生地黄、玄参各 20 克，生牡蛎 25 克（先煎）、生赭石 30 克（研包、先煎）、川黄连 10 克，生龙骨 20 克（先煎）。

用法◊每日 1 剂，水煎服，日服 2 次。

功用◊滋阴潜阳、清热宁心、益智安神。

方解◊不寐一病，临床颇为多见。《内经》谓：“卫气不得入于阴，常留于阳则阳气满、阳气满则阳跷盛，不得入于阴则阴气虚，故目不瞑。”临床观察不寐多由五志过极，心阴暗耗，心阳亢奋所致。本方用黄连以清心火；生地黄、玄参滋阴潜阳，更用龙牡、赭石以潜降阳气、使阳入于阴。然此病日久、思虑过度、暗耗心阴，故再用远志、柏子仁、酸枣仁、夜交藤养心安神。不寐常见初睡之时忽然跳跃，似惊而醒，有似心虚胆怯而实非，乃阳亢阴亏、初入之时交合浅而脱离快，自然阴阳不能相济而复醒。因此，除滋阴潜阳外，必须用黄连以直折心火，从而达到泻南补北，心肾相交，阴平阳秘之目的。

主治◊心烦不寐、惊悸怔忡、口舌干燥、头晕耳鸣、手足烦热，舌红苔薄，脉象滑或弦数。

加减 若阴亏甚，舌红少苔，或无苔者，可加麦冬15克，百合20克，五味子10克；情怀抑郁、烦躁易怒者，可加合欢花、柴胡各15克，以解郁安神；兼大便秘者多为胃家郁热，所谓“胃不和则卧不安”，可加小量大黄，以泻热和胃。

疗效 屡用效佳，一般服10剂见效，15~30剂可愈。

78.15 养阴健脑汤

来源 刘绍安，《益智健脑效验方精选》

组成 炒黄柏、全当归、炒知母各10克，杭白芍、朱茯神、炙龟板各20克，炒川连5克，朱生地、朱麦冬、龙骨（先煎）、牡蛎（先煎）、炒枣仁、枸杞子各30克，明天麻15克。

用法 每日1剂，方中龙骨、牡蛎加水煎30分钟，然后加入余药同煎取汁，连煎2次，然后将二次药汁混合，分2次温服。

功用 养阴健脑。

方解 头痛、头晕、头胀、耳鸣、脑鸣、失眠或嗜睡，心悸健忘属现代医学之神经官能症范畴。起因多由社会、家庭、工作学习等出现问题，本人心胸狭窄，用心用脑过度、精神情志失调刺激有关。多因情绪不遂，久郁化火，肝肾之阴耗损，肝阳偏亢，故出现头痛、脑胀、耳鸣脑鸣、记忆力减退等症。又因肝肾同源，心肾相交的关系，常致使阴亏于下，相火炎上，水不升、火不降，形成心肾不交，故心神不宁、心悸胆怯、失眠多梦、心烦易怒、盗汗梦交、口干喜饮，舌红而干、苔薄黄，溲短便燥，脉细数或弦数，血压偏高之象。

本方取生地、龟板、知母、白芍、麦冬，枸杞子滋水补阴以抑阴火之浮游；川黄连、黄柏清心降火；龙骨、牡蛎微寒潜镇；朱砂、酸枣仁，一以镇心、一以养心，同奏安神之效；明天麻熄风定惊；当归养血、茯神安神；合用对阴亏而见健忘头痛者颇为适宜。

主治 头痛脑胀、耳鸣、记忆力减退、健忘失眠、口干喜饮、舌红少津、脉细数或弦数、血压偏高之肝肾阴虚型病症，即西医所称的神经官能症。

疗效 屡用屡验、效佳。

78.16 益心定志汤

来源 言庚孚，《千家妙方·上册》

组成 当归身10克，白檀香、北五味各5克，细砂仁3克，酸枣仁、炙远志、玉桔梗各6克，煅牡蛎（先煎）、紫丹参各12克。

用法 每日1剂，方中牡蛎加水先煎15~30分钟，然后纳诸药同煎。水煎两次，

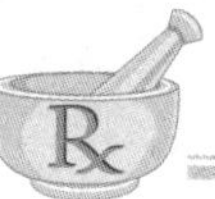

二汁混合，分 2 次温服，其中 1 次在临睡前服之。

功用 和血通阳、补益心气，育养心神、宁神定志。

方解 神经官能症在祖国医学中属不寐等范畴，不寐在《内经》中早已论述甚详。经云："卫气不得入于阴，常留于阳，留于阳则阳气满、阳气满则阳跷盛、不得入于阴则阴气虚，故目不瞑也。"阴跷主目瞑，凡心阴不足，虚火上犯则阳跷盛，即发生不寐，治疗当侧重养心阴，故选用枣仁、五味、远志等养心药则较合理。但治疗重点也不完全是心阴，而在于通心阳，患者有明显心气不足，气血流行不畅之症状。心气与心血，心阴与心阳，当以心气、心阳为重点，和血以通心阳。方中丹参和血而养血；檀香、砂仁芳香开窍通阳气；桔梗升提引药入心经；牡蛎重镇，使浮越之阳入于阴，使阴平阳秘而取效。

主治 神经官能症，证属气阴两虚者。

疗效 多年应用，效验颇著。

附记 本方为余医治心悸不眠的常用方，经临床反复使用，效果满意。不寐之症类型不下十余种，故临证之时，当仔细辨认，实证宜治邪，如水病不寐、痰盛不寐、咳逆不寐、胃不和不寐、六经致病不寐等，分而治之。虚证当益损，在心、在肝、在脾、在胃、在气、在血，须辨证投药，方可收到功效。

凡阴虚火旺者忌用此方。

78.17 丹参枣仁汤

来源 董建华，《益智健脑效验方精选》

组成 丹参、生龙骨（先煎）、生牡蛎（先煎），夜交藤、合欢皮各 15 克，炒枣仁、柏子仁各 10 克。

用法 每日 1 剂，先用水将方中生龙骨、生牡蛎和其他药物分别浸泡 30 分钟，再先煎生龙骨、生牡蛎 30 分钟，然后纳入诸药再煎，取汁 250 毫升，再加水煎取 150~200 毫升，两次煎出药液共 300~450 毫升左右，混合分 2 次温服，其中临睡前服 1 次。

功用 补心阴、养肝血、清虚火、安心神。

方解 失眠多与心肝肾有关。心藏神，赖肝血以养，需肾水以滋。肾藏精，肾虚则不能上济于心，则心火独亢；或五志过极，心火内炽，不能下交于肾，心肾失交，心火亢盛，热扰神明、神志不宁，因而不眠。若情志所伤，肝失条达，郁而化火，火动扰心，神不安宁，亦致失眠。临床上需根据脉证，审因论治。本方运用于心肝火旺，心肾不交的失眠健忘。方中丹参入血，既养心肝之血，又凉血分之热，从而起到安神作用，为本方主药；炒枣仁养肝血，柏子仁补心阴，以助补养之力；生龙骨、生牡蛎镇静，以增安神之功；夜交藤清虚火，安心神；合欢皮化痰浊，宁心神。诸药合用，共奏补心养肝、安神益智之功。

主治 失眠、心烦不眠、难以入睡、睡即多梦、不耐思考、记忆力减退、口苦咽干，舌红苔黄、脉细弦数。

加减 眼眶发黑，加生熟地或女贞子；若虚烦性急，加山栀、白芍；若难以入睡，心苦舌尖红痛，加黄连或木通少许；若头晕目赤，加珍珠母；痰多可加茯神、菖蒲；胸胁闷胀、叹息，加郁金、香附；大便不通，加枳壳、槟榔、瓜蒌；时有燥热，面红或眩晕耳鸣，加龟板、磁石、石决明；五心烦热，加功劳叶、地骨皮、知母。

疗效 多年使用，效果满意。一般 5~7 剂见效，10~20 剂可愈。若能灵活加减，切中病机，其效必著。

附记 凡气虚阳虚者及因邪实内扰者慎用此方。

78.18 百合安眠汤

来源 吴威仪，《益智健脑效验方精选》

组成 百合、制首乌、龟板（先煎）各 24 克，龙骨（先煎）、熟地黄、生黄芪各 15 克，炒枣仁 12 克，柏子仁、当归、远志、冬葵子各 10 克，五味子、陈皮各 6 克。

用法 每日 1 剂，上药取龙骨、龟板加水适量，文火煎，与此同时将余药加水适量浸泡之。10 分钟后，将余药连同所浸之水一并倒入药罐内，煎 20 分钟后，倒出药汁，再加水煎取第 2 次药汁，然后，将 2 次药汁混合，分 2 次服下，其中临睡前服 1 次。

功用 滋阴清热，交通心肾。

主治 神经衰弱，症见劳倦内伤，肾阴亏虚，水火不济，心肾不交者。

疗效 临床屡用，多能在短时期内收到良效。

附记 凡脾虚纳差，大便溏薄者慎用此方。

78.19 紫灵汤

来源 赵棻，《益智健脑效验方精选》

组成 紫石英（先煎）、灵磁石（先煎）、谷芽、麦芽各 30 克，菟丝子、枸杞子、淮山药各 15 克，党参 12 克，茯苓 10 克，甘草 3 克。

用法 每日 1 剂，方中紫石英、灵磁石先煎 30 分钟，然后加入浸泡 30 分钟的余药同煎，沸后 10 分钟，即可取汁，药渣再兑水，煎 20~30 分钟，取液去渣。将 2 次煎出的药汁混合，于饭后 2 小时许温服，日服 2~3 次。

功用 健脾补肾，益阴安神。

方解 失眠病因多端，临床兼证各异，故而需根据不同证型及不同兼症，选取不同方药，辨证施治。本方适用于阴虚阳亢型者，故方用磁石、紫石英一寒一

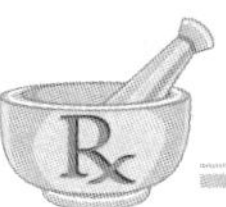

温，以摄元阳，益阴安神；菟丝子、枸杞子助磁石补肾益阴，以潜元阳；党参、茯苓、甘草补中健脾益气；加谷芽、麦芽以助消化，同时还有防金石药伤胃之功。诸药合用，共奏健脾补肾、益阴安神之效。

主治 因阴虚阳亢所致之失眠、头晕目眩、耳鸣，甚则耳聋、肢倦神疲、纳呆，舌淡，脉弱者。

加减 眩晕者，加制首乌 15 克，菊花炭 6 克；晕厥、血压偏低者，党参改生晒参 9 克或西洋参 6 克，加山萸肉 6 克；失眠严重者，加酸枣仁 24 克，金蝉花 3 对（六朵），朱砂 1 克（分冲）、夜交藤 15 克；心悸严重者，加丹参 15 克，赤芍 9 克；耳鸣严重者，加石菖蒲 3 克，五味子 9 克。

疗效 多年使用，效果甚佳。一般 3~5 剂见效，15~30 剂可愈。

78.20 补心安神膏

来源 赵绍琴，《益智健脑效验方精选》

组成 黄芪、沙参、生地、当归、旱莲草、金樱子、五味子、焦麦芽、鸡内金，桑椹、赤芍、白芍、川芎各 60 克，黄芩 20 克，川黄连 10 克，远志肉、阿胶、女贞子各 30 克，生牡蛎、珍珠母各 80 克，鲜葡萄 2500 克，鲜苹果 4000 克，蜂蜜 150 克，冰糖 60 克。

用法 将前 20 味药除阿胶外，共入锅中，煎煮 4 小时，去净药渣，置文火上浓缩，加鲜葡萄和鲜苹果、再煎，再去药渣，加入蜂蜜与冰糖，徐徐收膏。同时将阿胶溶化于膏内，以滴水成珠为度，贮于瓶中备用。每日早晚各服 1 次，每取 1 匙，开水化服。

功用 健脑安神，养血宁心。

方解 方中黄芪健脾益气；女贞子、旱莲草、金樱子、桑椹子、五味子滋补肝肾，以达补心阴之效，此即虚则补其母；当归、赤白芍、川芎、阿胶养血；生牡蛎、珍珠母重镇安神；沙参、生地、鲜葡萄、鲜苹果、蜂蜜生津增液，以润大肠；老年血虚便秘之人，尤为适宜；胃不和则卧不安，故在大量滋补药中加入焦麦芽、鸡内金、远志、黄芩、黄连，一则可防补药滋腻碍胃，二则可消胃中积滞，疏理肠腑，诸药合用，共奏健脾安神、养血宁心之功效。

主治 劳倦思虑不过，心脾两虚的失眠证，或伴见脾虚气滞，而见心悸健忘、肢倦神疲、纳食欠佳、面色少华、大便秘结，舌淡，脉细弱者。

加减 如素有肺虚、燥热咳嗽，或血虚便结者，加川贝母、麦冬、玉竹各 30 克；痔疮、便血者，加丹参、干荷叶各 30 克，炒地榆、炒槐花各 60 克；燥热干咳、舌瘦干红者、加款冬花、桑白皮、地骨皮各 60 克，紫菀 30 克。

疗效 屡用屡验，效果甚著。多 1 料即愈。

附记 如遇感冒及其他疾病发生，应立即停服此膏，以免留邪。待新疾（如感冒等）愈后可再服此膏。

78.21 安神煎

来源 ◊ 徐景藩，《益智健脑效验方精选》

组成 ◊ 炒陈皮、莲子心、胆南星、石菖蒲各 6 克，郁金 10 克，朱茯神、酸枣仁各 15 克，龙齿 20 克，炙甘草 5 克，麦芽 30 克，大枣 10 枚，黄金首饰 6~10 克。

用法 ◊ 每日 1 剂，方中黄金首饰穿线，缚紧，置砂锅内，加水 1000 毫升，煮沸后文火续煎 1 小时。其余诸药放入水中搅拌、浸泡、文火煎煮，沸后再煎 20 分钟，水量少时可略加。煎成 200 毫升，临睡前温服。服药后，以温热水洗脚后就寝。

功用 ◊ 燥湿化痰，清心安神。

方解 ◊ 木方所治病证，属于精神紧张，心情不愉快所致。气郁不舒，影响脾气之运化，聚湿生痰；或因气郁化火，煎熬津液，亦可生痰。明代戴思恭说：有痰在胆经，神不归舍，亦令不寐，化痰理气为治疗本病的第一要义。故方用陈皮、半夏、朱茯神、甘草，取二陈汤之义，燥湿化痰，同时朱茯神还有宁心安神之功；加胆星增强化痰的作用，并能清热；石菖蒲、郁金、莲子心清心化痰解郁，现代药理研究证实，石菖蒲镇静作用；龙齿镇心安神；酸枣仁宁心安神；麦芽健脾和胃消食；另以金器置药中，煎煮其义在于取其微量元素，需用真金。诸药合用，有燥湿化痰、清心定神之功。

主治 ◊ 痰湿内停、失眠、健忘、头昏脑胀、胸闷不舒、不思进食者。

加减 ◊ 如舌质红、口干者，去陈皮，加天冬、麦冬、何首乌各 12 克。

疗效 ◊ 多年使用，治验甚多，疗效甚佳。

附记 ◊ 内无痰湿者慎用。

78.22 高枕无忧丹

来源 ◊ 任达然，《益智健脑效验方精选》

组成 ◊ 生地、酸枣仁、阿胶、知母、茯神各 60 克，鸡子黄 4 枚，琥珀末、黄连，甘草各 10 克，川芎 4. 5 克，远志 45 克，猪心血，炼蜜适量。

用法 ◊ 上药共研极细末，以猪心血和之，加炼蜜适量，制为丸，朱砂为衣，每丸 1. 5 克。或以上剂量的 1/5~1/4 水煎服。每晚临睡前 2 小时服 3~4 丸，以灯芯汤送下。如作汤剂，则每日 1 剂，日服 2 次，下午 3~4 小时服头煎，晚间临睡前服第二煎。

功用 ◊ 滋阴清心，宁心安神。

方解 ◊ 本方由酸枣仁汤与黄连阿胶汤加减而成。方中酸枣仁养肝血、宁心神；配以川芎疏肝理气，一收一散，相反相成；更以知母、黄连清热除烦，制川芎之辛燥；生地、阿胶、鸡子黄滋阴，使亢阳有所附；茯苓、茯神、远志宁心安

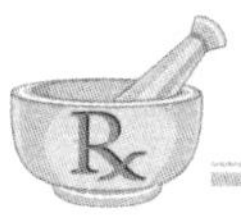

神；磁石、琥珀镇心安神；猪心血和药，取“心者入心”之义，为诸药之引。诸药合用，具有滋阴清热、镇心安神之效。

主治 虚劳虚烦不得眠，虚阳困扰中宫，心火炎而神不足，而见心烦不寐，头晕，耳鸣，健忘，五心烦热，舌红，脉细数者。

疗效 临床屡用，效果甚佳，一般服 15~25 剂即效或痊愈。

附记 湿热内蕴者忌用。

78.23 挹神汤

来源 焦树德，《名医治验良方》

组成 生石决明 20~45 克（先煎），生龙牡各 15~30 克（先煎），生地 12~18 克，生白芍 10~15 克，炒黄芩 10 克，茯神（苓）15 克，香附 10 克，远志 9~12 克，炒枣仁 1220 克，白蒺藜 9~12 克，合欢花 6 克，夜交藤 15 克。

用法 每日 1 剂，水煎服，日服 3 次。

功用 养阴柔肝，潜阳安神。

方解 本方中以生石决明、生牡蛎咸凉清热，益肝阴，潜肝阳，收浮越之正气，为主药；生地、白芍补益真阴，滋水涵木，凉血生血，柔肝安脾，为辅药；首乌藤滋益肝肾，交合阴阳；合欢花解郁安神；酸枣仁养肝助阴，宁心敛汗而安神；远志肉交通心肾；白蒺藜，散肝郁，祛肝风，共为佐药；香附为阴中快气药，引血药至气分，增强诸药活力，兼能理气解郁；黄芩泻肝胆火，益阴退阳，共为使药。诸药合用，共达养阴柔肝，潜阳安神，交通心肾之功。

主治 头痛、头晕、急躁易怒、失眠健忘、心悸不宁，阵阵轰热，心烦汗出，情绪不稳，精神不振，悒悒不乐，遗精滑精，腰酸腿软，不耐作劳，舌苔薄白，脉生弦等（证属肝肾阴虚，肝阳亢旺型）。可用于神经衰弱，癔病，更年期综合征，忧郁症等出现上述证候者。

加减 肝血虚者，加当归、阿胶（烊化）各 6~9 克；急躁易怒者加生赭石、灵磁石（均先煎）各 20~30 克，白蒺藜 10 克；头晕明显者，加泽泻 30 克，钩藤 20~30 克；悒悒不乐，精神不振者，加厚朴花 10 克，玫瑰花 5 克，佛手片 6 克，加重合欢花之量；肝火旺，口苦口渴、舌红、目赤、多怒、大便干结者，加龙胆草 6 克，芦荟 1~2 克，青黛 6 克（布包），木通 5 克，并加重生地，黄芩的用量；肝肾阴虚，梦遗失精者，加山萸肉 6~9 克，天门冬 10 克，玄参 15 克，泽泻 12 克，金樱子 10 克；心火旺而失眠多梦者，加川连 6 克，竹叶、莲心各 3 克，小草 10 克；心血不足而心悸不宁者，加麦冬 10 克，丹参 12~15 克，柏子仁 10 克；心脾不足，消化不良，四肢倦怠，大便溏软者，加炒白术 10 克，芡实 12 克，龙眼肉 10 克，茯苓改为 30 克；大便溏泄者，去生地加肉豆蔻 10 克，车前子 12~15 克（布包）；心肾不交者，加灵磁石 20~30 克（先煎），磁朱丸（布包煎）6 克，交泰丸（川黄连、肉桂）6克同煎；心肝血虚，神魂不宁而失眠严重者，加生赭石15~20克（先煎），改炒枣仁30克（先煎），白芍15克，加重生牡蛎用量。等等。

疗效 治疗神经衰弱（阴虚阳旺型）48例，收到了显著效果。并经随访观察，治愈者8例，基本痊愈5例，显效16例有效16例，无效3例。用治妇女更年期综合征，亦每收到极其满意的效果。

§79 治精神分裂症（癫狂）秘方

79.1 瓜蒌泻心汤

来源 姚子扬，《名医治验良方》

组成 瓜蒌30~60克，制南里、姜半夏各10克，川黄连6~10克，栀子、枳实各15克，竹沥10克毫升（兑入），橘红、柴胡、大黄、石菖蒲各10克，郁金12克，白芍15克，甘草3克。

用法 每日1剂，水煎服，分2次温服。

功用 舒肝解郁，清心化痰。

方解 肝主疏泄而喜条达，心主神明而恶热。若所愿不遂，忧郁恚怒，肝气郁滞，郁久化火，灼津生痰。痰、气、火三结合，母病及子。扰乱心神，则精神失常，遂成是症。治当疏肝理气，清心泻火，涤痰开窍，安神定志。故方中以柴胡、枳实疏肝解郁；二药升降相合，更加郁金、白芍，共理气机；瓜蒌、南星、半夏、橘红宽胸利气，化痰散结；竹沥豁痰利窍；更以栀子、黄连直清心肝之火；大黄苦寒降泻导痰火下行。诸药合用，疏肝解郁，清心化痰，痰火一清则心神自安。

主治 精神分裂症，烦躁不安，多语善疑，或哭笑无常、夜不安寐，或尿黄便秘，舌红苔黄，脉弦数或滑数。

加减 躁狂不安、便秘者，加礞石10~15克；失眠重者，加朱砂1克（研细冲服）；口渴喜饮者，加知母15克。

疗效 屡用屡验，效果颇著。

附记 本方对恚怒郁结，或因高考落榜，或恋爱失意等情志不遂所致的青年患者奏效甚捷，若能辅以心理启示，劝说开导，效果更好。

29.2 补虚安神汤

来源 庄奕周，《益智健脑效验方精选》

组成 西党参、酸枣仁各15克，黄芪12克，当归、法半夏各6克，枳壳、陈皮各4.5克，茯苓、柏子仁各10克，全蝎3克，肉桂2克，珍珠母（先煎）30克，猪苦胆1个（内装川芎末1.5克，管口扎实，防止胆汁外溢）。

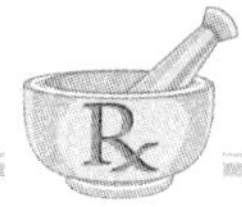

用法 每日1剂，水煎两次，取二汁混合，分2次温服。

功用 补虚扶正，化痰熄风，安神定志。

方解 本方以党参、黄芪、当归益气健脾，养血宁心；半夏、陈皮、茯苓燥湿化痰；枣仁、柏子仁安神定志；猪苦胆祛郁热；珍珠母镇肝逆；枳壳行气滞；全蝎熄肝风；肉桂引火归元。诸药合用而有较好的补虚安神作用，故用之多效。

主治 精神分裂症，属于体虚而内夹风痰，上扰神明，神不内守者。

疗效 临床屡用，效果甚佳。

附记 凡肝肾阴虚者慎用此方。

79.3 癫狂方

来源 姚道昌，《名医治验良方》

组成 生大黄、橘红各12克，川厚朴、山栀、黄芩各10克，柴胡9克，生地30克，竹茹15克，龙胆草10克，茯苓20克，生石膏40克（先煎），灵磁石60克（先煎），车前子15克（包），麦冬30克。

用法 每日1剂，水煎服，日服2次。

功用 泻肝火，清阳明，通二便，镇心安神。

方解 本方由大柴胡汤合龙胆泻肝汤化裁而成。方中以山栀、黄芩、龙胆草泻肝胆之火；火盛伤阴，故取生地、麦冬养阴以火；茯苓、橘红、竹茹化痰；柴胡、厚朴疏达气机；石膏清阳明实热；磁石重镇安神；生大黄、车前子通泄二便，使热邪从二便而泻；本方合清、泄、滋、镇于一体，对于肝胆、阳明实热所致狂者，效果甚佳。

主治 狂证（肝胆，阳明实热型）。症见神志失常，语无伦次，喧扰不宁，舌红苔黄，脉数实者。

疗效 临床屡用，愈人无数，效果甚佳。

79.4 豁痰定狂汤

来源 王季儒，《中国中医药报》

组成 生龙齿、生牡蛎、生石决明各30克，龙胆草、天竺黄、石菖蒲各9克，珍珠母30克，矾郁金10克，旋覆花9克，代赭石10~30克，礞石30克，黄芩9克，沉香5克，大黄9克，清半夏、广皮各10克。另用甘遂、朱砂各1.5克，二味研末，随汤药1次下。

用法 上方水煎两次，兑匀约300毫升，分两次服，早空腹时送甘遂、朱砂，以服后上吐痰涎，下便黏液为度。

功用 镇肝宁心，豁痰泻火。

方解 按癫狂二证，均属于西医之精神分裂症。在中医则二者病因不同，治疗亦异，兹分述如下。癫证多因思虑过度，郁闷不舒，忧愁思虑则伤心，故心血不足，心气有余，气有余便是火，火灼津液而成痰，又兼思则气结，气结则痰凝、堵塞气机、蒙蔽神明，则精神失常，语无伦次，俗谓痰迷心窍是也。王肯堂云："痰迷为癫，气结为痰也"。

狂证多因郁怒填胸、不得宣泄，怒则肝伤、肝为刚脏，在志为怒，喜条达而恶抑郁，初由郁怒伤肝，继则肝郁而怒气更盛，交互影响，气郁痰结，而成痰火。故每发病则癫狂刚暴，力大异常。一者由于心经为热，一者由于肝经之实，故心肝两经为此病之本。

痰火为本病之标，根据"急则治其标"的原则，故本病以祛痰为先。狂病于祛痰中兼平肝泻火、癫病于祛痰中兼养心安神。本方为治狂病之剂。方用生龙牡、石决明、珍珠母，朱砂镇肝宁心而化老痰；龙胆草泻肝火；天竺黄、矾郁金、石菖蒲开心窍以清神志，兼化老痰；旋覆花、代赭石镇逆涤痰；礞石、黄芩、大黄、沉香，即礞石滚痰丸专泻痰火；甘遂攻坚破结，直达顽痰所结之处，狂病刚暴，非猛悍之剂不能克制也。

主治◊狂妄打骂、不避亲疏、精神分裂症之属实证者。

加减◊如不吐泻、甘遂可酌加量。如病情不剧者。亦可不用甘遂，仅服汤剂加朱砂，服后便泄即愈。如不泄，大黄加量。

疗效◊多年使用，治验甚多，效果颇著。

79.5 除痰降火方

来源◊印会河，《中医内科新论》

组成◊柴胡 9 克、黄芩 15 克，半夏 12 克，青皮、枳壳、竹茹、龙胆草、栀子各 9 克，珍珠母 50 克（先下）、礞石 50 克（先下），菖蒲 9 克，远志 6 克，天竺黄 9 克，制南星 6 克。另礞石滚痰丸每日上午服 10 克。

用法◊水煎用，每日 1 剂，日服 2 次。

功用◊除痰降火。

方解◊病因痰火为患，故方用柴胡，黄芩、栀子、龙胆草清肝降火；青皮、枳壳行气以去痰热；半夏、竹茹、菖蒲、远志、天竺黄、南星降痰开窍；珍珠母、礞石除痰镇肝；礞石滚痰丸能通便下痰、治疗顽痰怪病。因此丸有泄下作用。服后便前常有腹痛，如在夜间睡前服，则可影响睡眠，故规定在上午服用，一般腹痛便泄，则在下午。这样能保证晚间休息。

主治◊精神分裂症（痰火狂乱），症见失眠、多梦、头痛昏胀，烦躁易怒，渐转惊恐狂乱、不避亲疏、大便干结，舌红苔黄，脉弦数有力。

疗效◊多年临床反复使用，疗效颇佳。印氏已作"抓主证"的常用方剂。凡见狂躁、惊怒，抑郁，失眠，乱梦等而有大便干结症状（包括便垢不爽）者，率先用此，效果良好。

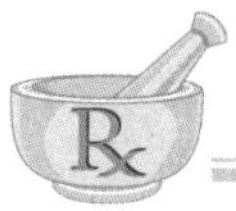

附记 ◊ 本方还可用于癔病，症见失眠多梦、善感多愁、心烦闷、常无端啜泣、便干或见夹杂黏冻不爽，脉弦数，苔黄腻。水煎服，每日1次，效果亦佳。

79.6 二龙三甲汤

来源 ◊ 王金龙，《云南中医杂志》（5）1983年

组成 ◊ 龙胆草15~25克，黄芩20克，石膏100~500克，大黄10~20克，杭芍、生地各30克，酸枣仁25克，生龙牡30~50克，石决明20~30克，珍珠母30~50克，琥珀6克，生铁落100~500克，茯苓50克，甘草5克。

用法 ◊ 水煎服，每日1剂，日服3次。

功用 ◊ 泻肝火、潜肝阳，益肝血，泄阳明。

方解 ◊ 本方以龙胆草、黄芩清泻肝火；龙牡、石决明、珍珠母、铁落重镇潜阳；生地、杭芍、酸枣仁生血养肝；甘草、茯苓益气安魂养神。气血通达则五脏调和，从而实现药物对脏腑的调节和控制。有报道单味茯苓用量60%，疗程1~3个月，对慢性精神分裂症免疫球蛋白lgA及血清蛋白的变化有显著差异，临床治疗有效率为56.6%。大黄、石膏直折因肝木之火相因而起之阳明炽热；而大黄得芍药、黄芩、牡蛎、细辛、茯苓能疗惊恚怒；琥珀安五脏，定魂魄。合而为用，有泻肝火，潜肝阳，益肝血，辅之泄阳明以助泻肝火等作用。用治癫狂，效果甚佳。

主治 ◊ 癫狂证（类似西医之精神分裂症、躁狂扰郁型精神病、反应性精神病之范畴）。

加减 ◊ 重癫型，酌减龙胆草、石决明、石膏，大黄等。

疗效 ◊ 治疗36例，治愈（精神症状消失，自知力完全恢复，恢复病前工作及生活能力）28例，有效（上列诸条大部分达到）6例，无效2例。总有效率为94.44%。

79.7 藤陀乌花汤

来源 ◊ 张永祥，《中国中医秘方大全》

组成 ◊ 钩藤30克，制川乌、红花各5克，曼陀罗花2克，甘草10克，冰糖适量。

用法 ◊ 水煎服，每日1剂，分3~4次服。初起每日服1~2次，剂量由小到大，逐渐增加。30日为1疗程。

功用 ◊ 平肝化痰，化痰通窍。

方解 ◊ 方用钩藤平肝，曼陀罗花化痰；红花活血化瘀；川乌化痰宣痹止痛；甘草泻火、并调和诸药。本方配伍精炼，合而用之，有平肝化痰，化瘀通窍之功。

主治 ◊ 精神分裂症。

疗效 ◊ 治疗200例，痊愈32例，显效87例，有效26例，无效35例。总有效率为82.5%。

附记◊曼陀罗花，又称洋金花，有毒。剂量一般从1~2克，逐渐增加为宜。

79.8 柴芍龙牡汤

来源◊陈沅生，《医方新解》

组成◊柴胡12克，白芍、龙骨、牡蛎、玉竹各24克，茯苓12克，甘草6克。

用法◊水煎服，每日1剂，日服2次。

功用◊镇惊安神。

方解◊方用柴胡疏肝解郁；白芍敛阴柔肝，共为主药；龙骨、牡蛎镇肝熄风；玉竹养阴缓肝；茯苓、甘草宁心安神，均为辅佐。

主治◊凡是“胸满烦惊”主证之神经衰弱，癔病、精神分裂症、脑震荡后遗症、高血压病、冠心病、阵发性心动过速、甲亢、更年期综合征等，皆可用之。

加减◊临证运用，应随证酌情灵活加减运用。

疗效◊临床屡用，每获良效。

§80 治癫痫秘方

80.1 止痉除痫散

来源◊彭静山，《名医治验良方》

组成◊生龙骨、生牡蛎各60克，紫石英、寒水石、白石脂、赤石脂、生石膏、滑石粉各45克，生赭石60克，桂枝15克，降香、钩藤各60克，干姜、大黄、甘草各15克。

用法◊上药共研为极细末，贮瓶备用，勿泄气。成人每次服5克，日服2~3次。小儿3岁以内可服0.5~1克，5~10岁可酌加至2克。须连服1~3个月，不可间断。

功用◊镇痉止痛。

方解◊痫症（俗名羊痫风），发作时大多尖叫一声，突然不省人事，或吐白沫，四肢及躯干强直或扭曲。病因多系五脏为病，肝风内动，痰浊中阻，而旁及阴阳维跷督诸经。《内经》云：“二阴急为痫厥。”其症常猝然昏仆，仅一、二分钟或稍长即苏醒，医生多不及见，而无法区分属何种痫症，内属何脏。成人每因惊恐或气恼而见，儿童患此症则得自先天。虽无生命危险但终身不能摆脱。发作间隔长短不定，尚无根治方法。

根据肝、肺、心、脾，肾五脏为病，旁及阴阳维跷督诸经，牵涉甚广，治须兼顾。此方以镇痉为主，多用金石药：龙骨入心、肾、大肠，肝经，能涩肠益肾，安魂定惊；牡蛎涩肠补肾；紫石英重镇润心补肝；寒水石由结晶性碳酸钙而成，泻热降火；赤、白石脂重镇收涩；石膏泻胃热；滑石利窍解肌；

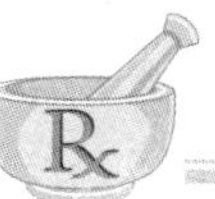

赭石生用养血气，入肝与心包二经，治血分之病；降香为香木类，有芳香健胃之功，可防止矿物药伤及胃气；以上多金石重镇之药，故加桂枝解肌调营卫；钩藤熄风定痉，干姜通脉回阳；金石之品，不可久留体内，故用大黄之走而不守，荡涤肠腑，使药排出体外；又加甘草和诸药而解百毒。纵观全方，质重镇逆入脏腑经络，故可止痉除痫。久服方能生效，切不可间断，若因获效而停药，则易复发。

主治 癫痫，适用于各种痫证（俗名羊痫风）。

疗效 一般能连服1~3个月，疗效颇佳。

附记 本方多用金石之药，易损心智，故小儿患者应中病即止，不可久用。

80.2 柔肝益脑汤

来源 薛盟，《益智健脑效验方精选》

组成 淮小麦30克，丹参24克，炙甘草、石菖蒲各9克，茯神、天麻各12克，炒枣仁、白芍、当归、枸杞子各15克，郁金10克。

用法 每日1剂，上药先加冷水适量，浸泡40分钟，再煮，沸后文火煎30分钟，倒出药汁，复加水煎取汁。然后将2次药汁混合均匀，分早、晚2次温服。

功用 柔肝安神，涤痰通瘀。

方解 情志为病，悉当责之于肝。郁之轻者为痰，重者为瘀。痰瘀同源，蒙蔽清窍，以致神志失常，心神烦躁恍惚。古代所称肝主谋虑，心主神明，肾主伎巧，就精神头脑病变而言，实应以脑为代表。脑为髓海，属无神之府，系主宰人体一切感官及思维活动的中心。正如《简易方·五常六论》所说："髓者，精之根，命之元也。精者，血之本，神之苗也。萃五味之英，集五气之和，融结而为之。"所以治肝即治脑，在治疗概念上，同出一辙，并无二致。

本方由仲景之甘麦大枣汤加味而成。方中大枣改用枣仁以增强药效，取其安神之力独专；以丹参、当归、白芍、枸杞子养血调肝；天麻熄风镇痉。茯神宁心定志；复佐石菖蒲、郁金祛痰宽中，共奏轻柔甘缓之妙。

主治 癫痫，癔病（精神忧郁症），更年期综合征，不寐症。

加减 心肾不交之虚烦失眠，加肉桂、川黄连、琥珀；痫证目睛上吊，加决明子、珍珠母；手足抽搐，加丹皮、钩藤；神昏厥逆，加天竺黄、制胆星；肝阳上亢眩晕，加夏枯草、生石决明；心虚胸闷心悸加青龙齿、甘松；气虚加黄芪、党参；阴虚加生地、沙参。

疗效 屡用屡验，坚持治疗，效果甚佳。

80.3 痫灵汤

来源 张海峰，《豫章医萃——名老中医临床经验精选》

组成 蚤休15~30克，胆南星6~10克，炒竹茹6~10克，僵蚕10~20克，川贝母10~20克，石菖蒲15~30克，郁金10~20克。

用法 每日1剂，水煎服，日服3次。

功用 清热化痰，凉肝止痉。

方解 方中蚤休入心肝经，清热凉肝定惊；石菖蒲豁痰开窍；胆南星、竹茹、川贝母清热化痰；郁金清肝凉血、行气解郁；僵蚕祛风解痉化痰。诸药合用，共奏清热化痰、凉肝止痉之功。

主治 癫痫。

加减 如见痰多者，加天竺黄、枳壳、鲜竹沥等；热甚者，加黄芩、栀子、青黛；心神不宁者，加琥珀、朱砂；发作频繁而抽搐甚者，加地龙、全蝎；脾虚者，加茯苓、陈皮。

疗效 屡用皆效，一般服10剂见效，50剂以上可愈。

80.4 治癫痫方

来源 邓铁涛，《邓铁涛临床经验辑要》

组成 荆芥8克，全蝎、僵蚕、浙贝母、橘络各10克，白芍15克，甘草6克，云苓15克，白术12克，丹参、黄芪各15克，蜈蚣2条。

用法 上药共研细末，贮瓶备用。每次服3克，每日2次，温开水送服。小儿减半量。

功用 益气祛痰，镇痫安神。

主治 癫痫。

疗效 多年应用，效果甚佳。

附记 笔者临床应用，方中全蝎、蜈蚣，均共研细末，兑服。验之临床，多获佳效。又附：治癫痫民间验方二首：

(1) 未开眼黑狗仔全只。放瓦筒外包黄泥糊，炭火烤至小黑狗干炭，研细末，放瓶中打地气，分几次用黄酒送服。一般壮者不服此方。

(2) 黄豆2500克，地龙干30克，白胡椒30克，水5000克，慢火煲至干水，每天3次，每次食黄豆一握。功能镇痫安神，故用之多效。

80.5 治癫宝丹

来源 任继学，《名医治验良方》

组成 白花蛇头3具，玳瑁20克，郁金25克，天麻15克，天竺黄30克，真沉香10克，胆南星、白芍各15克，清半夏、全蝎各10克，蜈蚣5条，天虫15克，牛黄1.5克，麝香0.3克，琥珀、西红花各5克，动物脑（猪或羊）一具。

用法 上药共研细末，贮瓶备用。每服5克，日2次温开水送服。

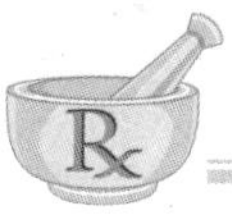

功用 ◊ 调整阴阳，镇静安神，协调脏腑，开窍定痫。

主治 ◊ 癫痫经常发作、头晕，发则四肢抽搐，口吐涎沫，甚则神呆，舌红苔薄白，脉沉弦。

疗效 ◊ 临床屡用，多收良效。

附记 ◊ 虫类药性走窜，易伤正气，故中病即止，不宜久用。

80.6 加味抵当汤

来源 ◊ 印会河，《中医内科新论》

组成 ◊ 水蛭12克，虻虫9克，桃仁12克，大黄、䗪虫各9克，地龙15克，僵蚕9克，全蝎6克，蜈蚣2条，花蕊石20克。

用法 ◊ 水煎服，每日1剂，日服3次。

功用 ◊ 化瘀活血，祛风通络。

方解 ◊ 方用水蛭、虻虫、䗪虫、地龙、僵蚕、全蝎、蜈蚣化久瘀以定风；桃仁、大黄行瘀通便；花蕊石化瘀镇痉。

主治 ◊ 外伤癫痫，有脑外伤史，发则昏旋倒仆，抽搐强直，口角流涎，或时有叫号声。舌红苔腻，脉弦数，大便干。

疗效 ◊ 临床屡用，确有一定效果。

80.7 龙牡愈痫汤

来源 ◊ 王季儒，《肘后积余集》

组成 ◊ 生龙齿、生牡蛎各12克，石决明30克，全蝎6克，僵蚕10克，钩藤12克，节菖蒲、天竺黄各10克，桑寄生30克，威灵仙、清半夏、广皮、旋覆花、代赭石、川郁金各10克，生白矾1.5克，牛黄抱龙丸2粒（分吞）。

用法 ◊ 水煎取，每日1剂，日服2次。

功用 ◊ 镇肝熄风，化痰开窍，宣通经络。

方解 ◊ 方用生龙齿、牡蛎、石决明、赭石镇肝并化老痰；全蝎、钩藤、僵蚕、熄肝风而止痉挛；天竺黄、法半夏、广皮、旋覆花、九节菖蒲、川郁金、白矾均为化痰开郁之品，桑寄生，威灵仙疏通经络以助全蝎、钩藤之力；牛黄抱龙丸清热豁痰、熄风开窍，此丸本为治小儿惊风之剂，配合汤剂内服，大人，小儿皆可服用。用治癫痫经久不愈者，疗效颇佳。

主治 ◊ 痫证（俗名羊痫风）。经久不愈者。

加减 ◊ 大便燥，加礞石滚痰丸2~3粒（同煎）；肝热，加龙胆草10克；体弱心气亏者，加茯神12克，远志10克或加党参10克。

疗效 ◊ 临床屡用，效佳。但病初愈，仍须长期服用丸剂（龙牡愈痫丸）巩固疗效，至3~5年不犯，方为痊愈。

附记 ◊ 附龙牡愈痫丸：生龙齿、生牡蛎各30克，石决明、珍珠母各60克，全蝎、钩藤、胆南星、天竺黄、旋覆花、赭石、川郁金各30克，生白矾9克，节菖蒲、清半夏、广皮各30克，朱砂、琥珀各20克，人工牛黄5克，冰片5克，麝香2克，共研细末，炼蜜为丸。每丸9克重，早晚各服1丸。

80.8 癫痫清脑汤

来源 方宝华，《中国中医药报》

组成 石决明（先煎）、紫贝齿（先煎）、龙齿（先煎）各30克，玳瑁6克（先煎）、天麻、川芎、郁金、麦冬、灵芝草各9克，天竺黄、生地、蚤休各12克，坎炁1条

用法 水煎服，每日1剂，相隔6小时服1次。服药期间避免声响，早卧早起，闲情逸致，忌食禽头足。10天为1疗程。

功用 平肝熄风，清脑止痫。

方解 癫痫之病，多见惊、痰、火、瘀等因，然其每易衍化致"风"，贻害愈盛，临床则出现昏厥、吐沫、抽痉三大症状，尤以抽痉为著。其病性顽劣好发，发则动耗五脏之气，日久致使机体代谢低落，体元能量不足，无以灌溉正气，诸髓匮乏，脑之代谢失偿，日益消耗，故以主"虚"。其病先在脾、心、肝、肾，至终在于"脑"。近代学者从其医理揭示，癫痫之发生与脑神经元异常放电有关，且有脑电图可征。机理既明，方氏法宗经旨"补不足，泻有余"遂订癫痫清脑汤。方中药选石决明、玳瑁、天麻平肝熄风；天竺黄、郁金化痰通心；川芎消瘀血、调众脉；蚤休清热定惊，佐以龙骨（齿）、贝齿更益安神镇惊，配合生地、麦冬滋阴又降火；灵芝取天地之钟秀、坎炁乃先天之余气，为补五脏诸虚之圣药，共奏平肝熄风、化痰通心、泻火散瘀、镇神定惊及疗诸虚，以达清脑补正、止惊定痫之功。

主治 癫痫（小儿与成人原发性与续发性）以及肝风病症，脑系疾患等。

加减 凡目视肢颤，加羚羊角或龟板（去玳瑁）以清风潜阳；苔腻、呕恶，加半夏、代赭石（去生地、麦冬）以导痰降浊；溲便失禁，加益智仁、仙灵脾强肾辖窍；心烦躁动，加芩连以泻火清心；胆怯少寐，加山栀、枣仁以安胆宁神；眩晕，加沙苑、枸杞子以养肾涵肝；少食纳呆，加枳栀、术（去蚤休）以运脾生化；便秘加锦纹大黄或胡桃肉以通腑、润导。

疗效 临床屡用，颇见效验，坚持调治，始收全功。

§81 治肾炎（水肿）秘方

81.1 加减益肾汤

来源 印会河，《中医内科新论》

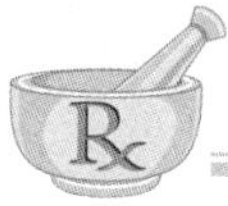

组成◊当归、赤芍各15克，川芎9克，丹参15克，桃仁、红花各9克，蒲公英、紫地丁、山豆根、土茯苓、白茅根各30克。

用法◊水煎服，每日1剂，日服2次。

功用◊活血（祛风）解毒。

方解◊本方系从山西省中医研究所的“益肾汤”加减而成。方用桃仁、红花、当归、赤芍、丹参、川芎活血以祛风，蒲公英、紫地丁、山豆根、土茯苓、白茅根，均系清热解毒之药，与活血药配伍，既能解毒消炎，又可活血、治风，“治风先治血、血行风自灭”，故用之多效，故为常用之良方。

主治◊风水型肾炎（泛指所有急、慢性肾炎）。

加减◊贫血，加党参、黄芪各15克；高血压，加夏枯草15克。

疗效◊多年使用，治验甚多，疗效颇佳。

附记◊本方已为印老作“抓主证”的常用方，凡临床见有化验检查符合肾小球肾炎，不论其急性期或慢性期，率多先用此方，疗效颇佳。虽不能尽愈诸病，但其临床疗效，似觉较以前的“辨证论治”时提高了不少。

81.2 疏风利水汤

来源◊马有度，《医方新解》

组成◊紫浮萍、紫苏叶各9克，桑白皮12克，益母草30克，车前子12克，白茅根30克，金银花、连翘各18克，甘草6克。

用法◊水煎服，每日1剂，日服2次。

功用◊疏风宣肺，清热解毒，利水消肿。

方解◊本方系借鉴仲景越婢汤（麻黄、石膏、生姜、甘草、大枣）治疗风水之经验。根据急性肾炎之特点，通过临床实践反复修订而成。方用紫浮萍、紫苏叶、桑白皮疏风利水为主药；益母草、车前子、白茅根活血祛风，利水消肿；金银花、连翘清热解毒、均为辅药；甘草解毒调和，祛痰止咳为使。综观全方，解热作用明显，利尿之功效较为突出，有助于控制溶血性链球菌感染，并有抗炎作用。兼能祛痰止咳。诸药合用，共奏疏风宣肺、清热解毒，利水消肿之功。

主治◊风水恶风，症见一身恶肿，脉浮不渴，续自汗出，无大热者。可用于急性肾炎、慢性肾炎或隐匿性肾炎急性发作。亦治上感、支气管炎，扁桃体炎及荨麻疹等病。

加减◊急性肾炎，可酌加蜂房、赤小豆、玉米须；浮肿消退，正气未复，且尿蛋白仍多者，酌加黄芪、当归、石韦、蝉衣；慢性肾炎，浮肿不重者，去桑皮、车前子、白茅根，并与六味地黄丸合方；尿蛋白多者，加首乌、蜂房、党参、黄芪；上呼吸道感染、扁桃体炎、支气管炎等，酌加黄芩、桔梗、杏仁之类；荨麻疹，宜加生地、赤芍、蝉衣之属。

疗效 屡用效佳。

81.3 宣肺利水汤

来源 邹云翔，《邹云翔医案》

组成 净麻黄1.5~3克，生石膏、冬瓜子各15克，冬瓜皮30克，葶苈子、旋覆花（包）白芥子，光杏仁各9克，苍术、白术各4.5克，生甘草3克

用法 水煎服，每日1剂，日服2次。

功用 宣肺利水。

方解 本方是由仲景之麻杏石甘汤加味而成。方用麻杏石甘汤（麻黄、杏仁、石膏、甘草）宣肺解表，肃降肺气，止咳平喘；加入冬瓜子、冬瓜皮清肺化痰，利湿消肿；葶苈子、白芥子、旋覆花降气消痰，泻肺行水；苍术，白术健脾燥湿，益气利水。诸药合用，共奏益肺利水之功。

主治 水肿合并外感，症见发热无汗，咳嗽痰多，口渴欲饮，舌苔薄黄，脉细微数。证属风热袭肺，痰热内蕴者。可用于慢性肾炎水肿兼有肺经症状或有表证者。

疗效 临床屡用，治验甚多，疗效颇佳。

81.4 健脾渗湿汤

来源 邹云翔，《邹云翔医案》

组成 生黄芪、茯苓皮各30克，青防风，防己、陈皮、生姜皮各9克，大腹皮12克，白术，淡附片各15克，桂枝5克

用法 水煎服，每日1剂，日服2次。

功用 补气行水，健脾渗湿，温阳化气。

方解 本方是由五皮饮加减而成。方用黄芪补气行水；五皮饮（陈皮，茯苓皮，生姜皮、桑白皮、大腹皮）去桑白皮泻水消肿，兼能健脾；防风，防己祛风湿，利水消肿，白术健脾益气，燥湿利水；淡附片，桂枝温肾回阳，散寒逐湿。诸药相伍，能除泛滥之水湿。

主治 水肿（水湿泛滥）。症见头面胸腹四肢皆肿、小便短赤、脉沉细等肺、脾、肾三脏俱虚者。可用于慢性肾炎。

81.5 苏蝉六味地黄汤

来源 郑孙谋，《名医特色经验精华》

组成 熟地18克，山萸肉9克，黄芪15克，玉米须12克，益母草，泽泻各10克，山药18克，秋蝉衣3克，紫苏叶6克，丹皮9克，桃仁5粒

用法 水煎服（文火煎），每日1剂，空腹服，日服2~3次。

功用 补肾利湿，活血消肿。

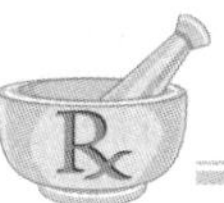

方解◇本方是由六味地黄丸加减而成。方用六味地黄丸（熟地、山萸肉、山药、丹皮、泽泻、茯苓）去茯苓，滋补肝肾；黄芪补中益气，利尿通淋，蝉衣，苏叶，解表散邪，据现代药理研究有较好的降尿蛋白作用。益母草，玉米须利尿消肿；桃仁、丹皮活血化瘀，能止血尿。诸药配伍，共奏补肾利湿，活血消肿之功。

主治◇水肿病，迁延日久，气血虚衰，面色不荣，脸浮跗肿，按之如泥，蛋白尿很难消失。可用于慢性肾炎（阴水），肾病综合征。

加减◇蛋白尿多者、可重用黄芪至 30 克；白细胞多者，加马齿苋 24 克，红细胞多者，加血余炭、黑蒲黄各 10 克（夏布包）；尿少者、加怀牛膝 10 克，车前子 9 克（布包）：周身浮肿，总蛋白偏低者，可用羊肉 250 克，生黄芪 30 克，生姜皮 2 克（竹刀刮下）煎汤去渣（羊肉不要吃）、饮汁、每 2 天 1 次；皮肤甲错，舌质紫者，可用少量大黄以通脉，解毒。

疗效◇临床屡用，效果颇佳。

81.6 加味三合汤

来源◇张梦侬，《临症会要》

组成◇麻黄，白术，白芍，陈皮，木通，熟附片各 10 克，知母，泽泻，炒地肤子，车前草，红饭豆，茯苓，炒麦芽各 15 克，北细辛 2. 5 克，桂枝 5 克，生姜 2 片

用法◇先用开水泡药，后用慢火熬 2 小时，2 日 1 剂，分 4 次温服，（即头煎分 2 次服、药渣备汁，再加开水 1 碗，将药渣搅匀，火上熬开、待冷。盖好，次日早晚分服）本方服后，如无不良反应，可连服 5 剂至 7 剂为 1 疗程，停药观察两周，如病有反复再服 1 个疗程。如欲根治，改用白扁豆散常服。

功用◇温肾理脾，宣肺通利，通补兼能。

方解◇重症多由水气泛滥经络脏腑。治宜温少阴，开太阳，补火健脾，利尿消肿，表里水气一齐尽解。本方由仲景真武汤，修园消水圣愈汤，林一鸣消水肿方加减化裁而成。方用麻黄，桂枝开太阳以发汗；细辛，附子入少阴以温肾；白术，茯苓，木通，车前子，地肤子健脾以利小便；红饭豆，大麦芽利水健脾以消积；知母清肺滋肾、利二便消浮肿；白芍敛肝脾之阴，和血脉，利小便；陈皮理气调中；生姜宣肺利水，综合为剂，共奏温肾理脾，宣肺，通肺，通膀胱，利三焦，寒温并存，攻补兼施。

主治◇肾炎重症，症见面目四肢一身尽肿，甚至腿肿如柱按之如泥，凹陷成坑，囊肿如匏，腹大如鼓，阴头发亮，小便短少，赤涩，尿检有蛋白、管型等存在。神倦身重，四肢无力，脉多沉细，舌多胖嫩，苔白或腻滑，舌根部苔较厚。

疗效◇多年使用，确有良效。

附记◊本方名为编者拟加。

81.7 白扁豆散

来源◊张梦侬,《临会要验》

组成◊白扁豆500克,红饭豆250克,焦白术、白茯苓、熟附片、泽泻、麻黄、桂枝、炒芍、车前子、炒黄柏、木通、陈皮各60克,炒知母、炒地肤子、麦芽、甘草、细辛、干姜各30克,干䗪虫(土鳖),干蝼蛄(土狗)各36个

用法◊上药共炒,以白扁豆焦枯为度,研极细末,贮瓶密贮。每次服6克,饭前以米汤调服,或干嚼,以少量开水送服。每日3次,以1剂服药共炒为1疗程。病重者可连服3剂。

功用◊补脾,温肾,理肺,益火培土,气化水行。

方解◊水肿病,其本在肾,非独肾脏为病,慢性肾炎,正虚邪实,或尿毒症已濒于危险阶段。故方中重用温中利湿,养胃健脾之白扁豆为主,佐以行水消肿之红饭豆,散结除胀之大麦芽,逐水祛瘀之䗪虫,蝼蛄,更辅以加味三合汤(如上方)全方炒研为散剂,每服6克,乃重症之轻投,急病缓用,补而不滞,行而不峻。如能耐心坚持服药,不欲急于求成,多可转危为安而得以治愈。

主治◊慢性肾炎兼尿毒症。肾炎日久不愈,浮肿或轻或重,小便短少。甚至点滴而出。精神疲乏,头目昏眩,嗜睡食少,恶心,呕吐,反应迟钝。肾功能受损严重。

加减◊如妇女患者,加茺蔚子、泽泻,当归60克。

疗效◊多年使用,治验颇多,疗效显著。

81.8 益气化瘀补肾汤

来源◊朱良春,《中国中医药报》1990年

组成◊生黄芪30克,仙灵脾20克,石韦15克,熟附子、川芎、红花、全当归、川续断、怀牛膝各10克

用法◊上药须用益母草90~120克,煎汤代水煎,每日1剂。

功用◊益气化瘀,温阳利水,补肾培本。

方解◊慢性肾炎的致病因素较为复杂。脾肾两虚为发病的内在因素,风、寒、湿、热为病发之诱因。而脏腑,气血,三焦气化功能失调,是构成本病发生的病理基础。治疗上当标本两顾,补泄并举,益气化瘀,温阳利水,通腑泄热,故以益气化瘀,温阳利水,补肾培本为法治之。方中黄芪甘温,专司益气培本促使血液循环,且能利水。仙灵脾辛甘性热,功补肾阳,祛风温;附子辛热,补阳益火,温中焦,暖下元。在慢性肾炎全过程中,脾肾阳虚是主要证型,而黄芪,仙灵脾,附子,是关键性药物、除舌质红绛,湿热炽盛者外,

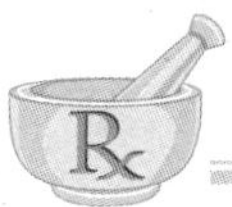

均应选作主药。附子、仙灵脾除温肾外，还具有肾上腺皮质激素样作用。石韦甘苦性平，功专利水通淋，且能消除肾小球之病变，有抑制过亢卫气之功。川芎辛温，为活血理气之要药；红花辛温，活血，破瘀，生新，且有降压之功。当归甘辛温，补血活血，且有利尿之效。川续断苦温，怀牛膝苦酸性平，皆为补肾之品。益母草苦寒，功能活血，利水，消肿。益母草大剂量时，有明显的活血利水作用，且能消除尿中之蛋白，屡用奏效。

主治 慢性肾炎已久，肾气亏虚，脉络瘀滞，气化不利，水湿潴留，肾功能损害缠绵不愈者。

加减 慢性肾炎急性发作，各型慢性肾炎合并上呼吸道感染，出现严重蛋白尿者，去黄芪，红花，加连翘，漏芦，菝葜各 18 克，地鳖虫 9 克，鱼腥草、白花蛇舌草各 30 克，蝉衣 4.5 克，各型慢性肾炎以肾功能低下为主者，加炮山甲片 7.5 克；临床辨证为阳虚者，加肉桂 4 克，鹿角霜，巴戟天各 10 克；肾阴虚者，加生地黄、龟板各 15 克，枸杞子，女贞子，旱莲草各 12 克；脾虚者，加党参，白术各 15 克，怀山药 20 克，苡米仁 30 克；尿蛋白增高者加金樱子 12 克，芡实 15 克，益智仁 12 克；浮肿明显并伴高血压者加水蛭 1.5 克（研末压入胶囊，早晚分吞）以化瘀利水；血压高者，去川芎，加桑寄生 30 克，广地龙 15 克；血尿者，加琥珀 3 克（研末分早晚分服），茅根 30 克；尿少且短涩者，加蟋蟀 18 克，沉香 4.5 克（共研末装入胶囊，每服 6 粒，一日 3 次）有较好的利尿之功；血胆固醇高者，加泽泻 15 克，生山楂 20 克；颗粒，透明管型多者，加熟地黄 20 克，山萸肉 12 克，枸杞子 15 克；非蛋白氮及肌酸明显升高者，加生大黄 10~20 克，丹皮 12 克，六月雪 30 克，扦扦活 30 克，并配合中药煎液灌肠；浊阴上升而出现呕吐、眩冒，症情危笃、服药困难者，改用生大黄 10~30 克，白花蛇舌草、六月雪各 30 克，丹参 18 克，生牡蛎 30 克等，煎成 200 毫升作保留灌肠，每日 2 次，并配以“醒脑静”治之。

疗效 临床屡用，疗效显著。

81.9 穿破石合剂

来源 王著拙，《中国中医药报》

组成 穿破石，绣花针各 30 克，忍冬藤，钩藤根，淡竹根各 15 克

用法 水煎服，每日 1 剂，日服 2 次。

功用 活血祛瘀，消炎利尿。

方解 慢性肾炎系由水邪湿浊逗留日久蕴结，郁而化热兼夹瘀血，气化失职，关门闭塞所致。方中的穿破石清热利湿，活血通络，绣花针活血祛瘀、涩精益肾，又能祛风湿，清热涤痰，为君药；辅以钩藤根舒筋活络，清热消肿；淡竹根清热利尿。冬藤通经活络，解毒。诸药配伍，共奏活血祛，消炎利尿

之功。

主治◇慢性肾炎，尿毒症。

加减◇肾阳虚者，加金匮肾气丸，肾阴虚者、加六味地黄丸。

疗效◇多年使用，效果良好。

81.10 补肾汤

来源◇杨世兴，《陕西中医》（6）1988

组成◇黄芪、丹参各15~30克，仙茅、金樱子、白果、虫退各10克，山萸肉，猫爪草各15克

用法◇水煎服，每日1剂，日服2次。60天为1疗效。

功用◇益气健脾，壮阳补肾，解毒，活血、利水消肿。

方解◇原发性肾小球肾炎，属中医的“水肿”，“肾风”等病范畴。主要是本虚标实，正气不足，感受外邪所致。治宜扶正祛邪为法，方用黄芪，仙茅益气壮阳，健脾补肾，利水消肿；山萸肉滋肾育阴，与金樱子、白果相伍酸涩收敛、益肾固精；丹参活血化瘀，而又养血；虫退疏风热，利咽喉；猫爪草清热解毒。且黄芪，丹参对肾炎都有很好的作用。二药均能扩张血管，改善肾血流量。诸药合用，共奏益气健脾、壮阳补肾、解毒活血，利水消肿之功效。

主治◇原发性肾小球肾炎。

加减◇如证属肺肾气虚者，加桑白皮10克，冬虫夏草3克，沙参、百合各12克，山药、玉竹各15克；脾肾阳虚型，加仙灵脾、茯苓、白术、芡实各10克，党参15克；肝肾阴虚型，加生地24克，女贞子10克，旱莲草30克，干地龙、天麻各15克；气阴两虚型，加党参，枸杞子、玉竹、白芍各15克，冬虫夏草3克；标证属外感风寒，加防风10克，麻黄6克，葛根15克；多感风热，加连翘10克，生石膏、白茅根、鱼腥草各30克；水湿，加车前子、白茅根各30克，泽泻、猪苓、石韦各15克；湿热，加苍术、苡仁、车前子、萆薢各15克；湿浊，加佩兰、合欢花、藿香、白蔻、川朴各10克；瘀血，加赤芍15克，益母草30克，茜草、红花、桃仁各10克，水蛭1.5克。

疗效◇治疗72例，其中，急性肾炎12例中，完全缓解11例，基本缓解1例；慢性肾炎28例中，完全缓解4例，基本缓解17例，好转7例；肾病综合征29例中，完全缓解11例，基本缓解12例，好转2例，无效4例；隐匿性肾小球疾病3例，完全缓解2例，基本缓解1例，总缓解率为83.3%。其中急性肾炎，隐匿性肾炎疗效最好。

81.11 益母地黄益肾汤

来源◇骆继杰，《中医杂志》（12）1981年

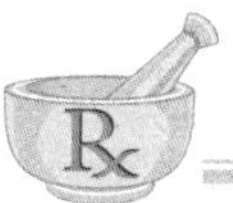

组成◊益母草、半边莲各30克，黄芪、熟地各15克，怀山药10克，泽泻5克，山萸肉、丹皮各6克，茯苓10克，苏叶30克

用法◊上药蒸气冲煮，一日1剂。1个月为1疗程。有效继续服用。

功用◊滋养肾阴，益气健脾，活血化瘀。

方解◊方用六味地黄丸滋肾阴；黄芪补气健脾；苏叶行气宽中，解郁结而利气滞；益母草活血化瘀，半边莲解毒；茯苓，泽泻利湿。合而用之，共奏滋肾健脾，活血化瘀之功。

主治◊慢性肾炎。

加减◊兼肾阳虚者，加胡芦巴，仙灵脾；兼脾阳虚者，加白术；兼肝阳上亢者，加怀牛膝，杜仲，石决明；咽喉肿痛者，加连翘；皮肤瘙痒起风疹者，加蝉蜕；瘀血症状明显者，益母草增至60克。

疗效◊治疗101例，痊愈32例（占31.7%），显效14例（占13.9%），好转26例（占25.7%）总有效率为71.3%，其中普通型疗效最好，其痊愈率达50.%，总有效率为92.%。

81.12 四能速效汤

来源◊程爵棠，《临床验方集》

组成◊白扁豆25~30克，赤小豆、茯苓各15克，麻黄6克，桂枝、赤芍、土鳖虫、车前草、桃树皮、地肤子、泽泻各9克，熟附片6~9克，细辛3克，糯米草15克，川牛膝、花槟榔各6克

用法◊每日1剂（重2剂），水煎服，日服3~6次。

功用◊温肾健脾，宣肺活血，利水消肿。

方解◊肾炎之病，即水肿，多因肺、脾，肾三脏，功能失调所致。盖三脏致病，各有侧重，若水肿初起，头面尤甚，且多伴有表证者，则重在肺，一身尽肿，重在脾，下肢尤甚者，重在肾。病有急性和慢性肾炎（中医称阳水和阴水）之分，证有虚实之辨。慢性肾炎（中医称阴水），一般由急性肾炎（即阳水）发展转化而成。在转化过程中，并发了由“水病及血”而成为由“血病及水”，的病理转化，病关脾肾，尤偏重在肾，故论治的着眼点，应在本虚（脾肾阳虚），标实（即血与水也）。治宜温肾健脾，宣肺活血，利水消肿。方中君以白扁豆、茯苓温中利湿，利水健脾以培后天，养先天；臣以麻黄、桂枝宣肺发汗以开太阳；附子、细辛入少阴温肾以消水；赤芍、桃树皮、土鳖虫活血化瘀以逐水消肿；佐以赤小豆、车前草、糯米草、地肤子、泽泻利水消肿。川牛膝行气散瘀，导热下行，以增强活血逐水之功。尤在用槟榔合牛膝为使，导水下行。且槟榔善降气通滞。又具“无胀不消，无水不下，无气不除，无便不通”的特点，既具行气遂瘀之功，又有消胀下水之力。诸药配伍，实具一方四能之效，即一能开太阳；温少阴以消水，二能

健脾以利水，三能活血逐水，四能利水以消肿。共奏温肾健脾，宣肺活血，利水消肿之功。使表里水气一齐尽解无遗，其病自愈。

主治◊阴水（慢性肾炎，尿毒症）。症见面目一身尽肿，下肢尤甚，腿肿如柱，按之凹陷如坑，久之方起，囊肿如匏，腹大如鼓、阴头发亮，小便短少或涩，尿检有蛋白，白细胞管型等存在。精神萎靡，或身重神疲、四肢乏力，或肾功能受损严重，昏眩，失眠，或嗜睡食少，或恶心呕吐，或反应迟钝，或行动气喘，腰酸腿软。

加减◊若脾虚偏甚去细辛，重用白扁豆加党参，炒川柏各15克，肾虚甚，如偏肾阳虚，重用附子，加肉桂5克，鹿角霜9克，偏肾阴虚，去细辛，麻黄，桂枝，加熟地，二至丸各15克炒川柏；妇女加当归9克，益母草15克；白细胞偏多，加金银花，生黄芪9~15克，红细胞偏多，加白茅根、仙鹤草各15克；尿赤，加木通、知母、川柏各9克；气短加党参、黄芪各9克；喘而腹胀加莱菔子、杏仁各9克；尿混浊加萆薢、乌药各15克；合并尿毒症，去赤芍、槟榔、重用白扁豆、加知母、川柏、白芍各9克，麦芽、白术、蒲公英各15克，干姜、土狗各5克；血瘀偏甚，或尿中蛋白持久不消，加三七、血竭各6克。

疗效◊三十多年来，治验甚多，疗效显著。以1980年治疗慢性肾炎75例为例，其中慢性肾炎62例中，痊愈59例，显效3例，慢性肾炎合并尿毒症13例中，痊愈8例，显效3例，有效1例，无效1例。总有效率为98.7%，其中治愈率为89.3%。

附记◊本方为程氏祖传秘方。临床实践证明，本方是治疗慢性肾炎（阴水）的有效良方。临证使用，贵在化裁。一般病去七八，可将本方改用丸剂缓图，徐徐调之，以巩固疗效。

81.13 肾炎汤

来源◊章亮厚，《辽宁中医杂志》（8）1984年

组成◊生黄芪、白蒺藜、车前草、蝉蜕各30克，白术、茯苓、泽兰、菟丝子各10克，甘草4克。

用法◊水煎服，每日1剂，日服2次。

功用◊益气健脾、利水消肿。

方解◊急慢性肾炎、临床都以水肿、蛋白尿（或血尿）、高血压为主要表现。故方用蒺藜、蝉蜕驱散风邪、消除病因；黄芪、白术、茯苓、甘草利肺健脾，以通调水道、恢复运化功能；菟丝子补肾固精；车前、泽兰利水消肿、且泽兰又能活血祛瘀。全方具有补泻兼施、扶正祛邪、以恢复脏腑功能。

主治◊急慢性肾炎、或慢性肾炎急性发作。

加减◊急性肾炎而兼风热表证，去白术、菟丝子、加金银花、连翘、竹叶等以清疏

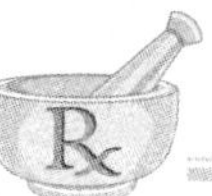

风热；慢性肾炎，见面色皖白、全身怕冷、苔薄白、脉沉细，加附片、干姜、肉苁蓉、仙灵脾等补肾温阳、亦可兼服肾气丸：见心烦失眠、腰膝酸软、舌红脉细数，加枸杞、生地、麦冬、女贞子、旱莲草等滋补肾阴，亦可配服六味地黄丸；属气阴两虚者，加党参、怀山药、麦冬等气阴双补，并加重黄芪用量；血尿，去白术，加茅根、鱼腥草、琥珀、生地等以清热凉血止血；水肿，去甘草，加益母草；慢性肾炎患者如夹有情志不畅等因素，可加柴胡、川楝子、白芍、香附、陈皮等以疏肝解郁理气。

疗效 ◊ 长期临床运用，治验颇多、疗效满意。

81.14 五草汤

来源 ◊ 王琦，《四川中医》（8）1987 年

组成 ◊ 鹿衔草 20 克，益母草 30 克，鱼腥草、白花蛇舌草各 15 克，车前子、车前草各 15 克，苍术 12 克，麻黄 4 克。

用法 ◊ 水煎服，每日 1 剂，日服 2 次。

功用 ◊ 清热解毒，宣肺健脾利水，通调三焦。

方解 ◊ 急性肾炎多因湿热内蕴，外感风邪所致。故方用鱼腥草、白花蛇舌草、鹿衔草清热解毒利湿；车前子、车前草利尿清热，输泻水窍；麻黄宣肺通利水道，苍术健脾利湿；益母草祛瘀生新、活血利水。诸药相伍，共奏清热解毒、宣肺健脾利水、通调三焦之功，故用于湿热内蕴、水湿不化的急性肾炎、治疗效果显著。

主治 ◊ 急性肾炎。

加减 ◊ 如血尿重，加大、小蓟各 12 克，生地炭 15 克，白茅根 30 克，三七粉 3 克（冲服）以凉血止血；蛋白尿重，益母草加至 50 克，加僵蚕 10 克；肝阳上亢，加钩藤 24 克，豨莶草 15 克，菊花 10 克，生龙骨、生牡蛎各 24 克，减麻黄以平肝潜阳。

疗效 ◊ 连榻山报道：临床验证 3 例，全部治愈。服药最短 12 天、最长 42 天，平均 24 天。

81.15 芡实合剂

来源 ◊ 岳美中，《岳美中医案》

组成 ◊ 芡实 30 克，白术、茯苓各 10 克，怀山药 15 克，菟丝子、金樱子、黄精各 24 克，百合 18 克，枇杷叶、党参各 9 克。

用法 ◊ 水煎服，每日 1 剂，日服 2 次。

功用 ◊ 补肾健脾、宣肺利水。

方解 ◊ 方中白术、茯苓益气健脾利水、促进运化，能使水气不得内停为患；芡实、菟丝子、怀山药脾肾双补，配合参、术、苓阴阳两伤均可治；百合、黄精、

金樱子入肺、脾、肾三经，补其不足、功力较强；尤妙在枇杷叶，清热入肺、能肃降肺气、使水道通利、下输膀胱。诸药合用，共奏补肾健脾、宣肺利水之功。

主治◊慢性肾炎、蛋白尿（脾肾俱虚型）。

加减◊如蛋白尿重者，加山楂肉9克；咽喉痛，加牛蒡子、连翘；睡眠不好，加杏仁、合欢皮、夜交藤。

疗效◊屡用皆验，坚持服药、每获痊愈。

81.16 清化益肾汤

来源◊李寿山，《名医治验良方》

组成◊生黄芪30~50克，白术、当归各10~15克，丹参15~30克，冬葵子、土茯苓、益母草各30~50克，益智仁15~20克，浙贝母10~15克，白茅根30~50克。

用法◊每日1剂，文火久煎，分2次温服。

功用◊益气化瘀，清利湿热。

方解◊本方系由《金匮要略》防己黄芪汤、葵花茯苓散、当归贝母苦参丸等化裁组成。方中黄芪、白术补气健脾助运以扶正，气虚甚者量大；黄芪配当归、丹参增强益气养血化瘀之功，使瘀消而不伤正；冬葵子、土茯苓、浙贝母、白茅根清热解毒利湿，为祛邪之主药，量宜大，有黄芪、当归之助，使湿去而不伤阴，可放心大胆用之；益母草活血化瘀而利尿，且有降血压之效。对血瘀湿盛水肿甚者可用至60~100克无妨；益智仁温肾摄精以固肾气治本。诸药合用、共奏益气化瘀、清利湿热之效。

主治◊慢性肾小球肾炎。症见水肿时轻时重、时起时伏，或始终水肿不明显，腰痛倦怠，或无明显症状，舌质偏淡，或有紫气瘀点，面色不华，脉沉细或弦。尿常规检查有蛋白、管型、红白细胞等或有血压高、贫血、胆固醇与类酯质高等。中医辨证属于脾肾亏虚、气阴两虚或阴阳俱虚而兼夹湿邪血瘀之水肿，肾劳证者。

加减◊尿少，浮肿明显者加石韦、车前草；有胸水、腹水者，另用蟋蟀7只、蝼蛄7只，研细末，分2次服，酌加黑白丑；有血尿者，加琥珀、小蓟；瘀血明显、舌有紫气瘀点、或舌下络脉淡紫粗长，水肿难消者，加红花、水蛭粉（每次1克吞服）；面色㿠白、短气者，加人参（或党参、太子参）；头眩烦热，口干不多饮，舌质偏红，加生地、女贞子；舌质偏淡加熟地、枸杞子；背寒怕冷、便溏、面光、血压偏高者，加怀牛膝、苦丁茶；食少难消者，加谷麦芽、鸡内金；蛋白尿日久不消失者，加芡实、金樱子、鱼鳔粉（每次2克吞服）；遇新感有表证者可选加麻黄、生石膏，或金银花、连翘、板蓝根；曾用激素者，加菟丝子、鹿角霜，待病缓解后渐停激素。

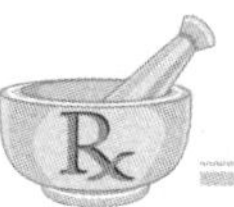

疗效◊多年应用，治验甚多，若能灵活加减，每获良效。

附记◊有水肿者，宜少盐饮食。

81.17 离明肾气汤

来源◊马骥，《名医治验良方》

组成◊干地黄 25 克，制附子 10~25 克，炒白术 15 克，嫩桂枝 10~20 克，山萸肉 15 克，炒山药 15~25 克，盐泽泻 20 克，白茯苓 25~50 克，巴戟天 20 克，车前子、生黄芪各 25~50 克。

用法◊每日 1 剂，上药用冷水浸泡后煎。文火煎煮 2 次，每次约 30 分钟，总量取 300 毫升，分 2 次服用。

功用◊温补脾肾，利水消肿。

方解◊本方所主治病证的病机特点为本虚标实，对此虚实夹杂之证，历代医家颇感辣手，如清代李中梓在《医宗必读》中谓："又有标实而本虚者，泻之不可，补之无功，极为危险。"早已指出了此类证候难治。本方以温补脾肾与利水消肿两法并用，便可达到"泻之可也、补之有功"之效。故方用附子、桂枝、巴戟天、白术温补脾肾；干地黄、山萸肉、山药、黄芪补脾之精气；茯苓、泽泻、车前子补肾利水。若腹水阴肿、肿势较重者，减地黄、山萸肉，合牡蛎泽泻散加减，或并服利水胶囊（醋制商陆、二丑、车前子），亦可加地肤子、郁李仁、大腹皮以逐水湿；若气短、胸闷不得卧，乃属水邪犯肺，合葶苈大枣泻肺汤以泻肺行水；若呕恶不食、湿浊内盛，可加半夏、藿香、佩兰化浊降逆；若浮肿反复发作，舌质淡紫，可加丹参、桃仁、益母草、泽兰叶化瘀利水。

主治◊慢性肾炎，有脾肾阳虚，水湿泛滥见证者。症见面白肢冷，腰酸乏力、全身浮肿、下肢尤甚，或伴胸水、腹水、食少乏味、腹胀便溏，舌质淡体胖，或有齿龈，苔白滑、脉沉迟或微弱。

疗效◊多年使用，效果甚佳。一般连服 1 个月见效，2~3 个月可愈。

81.18 复元固本汤

来源◊马骥，《名医治验良方》

组成◊干地黄 15~20 克，山萸肉 15 克，炒山药 15~25 克，白茯苓 20~50 克，人参 10~15 克，黄芪 15~50 克，牡丹皮、菟丝子各 15 克，枸杞子 15 克，五味子 10 克，制附子 5 克，嫩桂枝 10 克。

用法◊每日 1 剂，上药用冷水浸泡后煎。文火煎煮两次，每次约煎 30 分钟，总量为 300 毫升，分 2 次服用。

功用◊补肾固本，健脾益气。

方解◊精微下注（如蛋白尿），主要因肾虚不能固摄、气血亏虚（如血浆蛋白低、

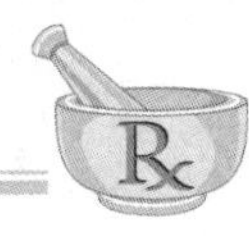

贫血等），乃肾惫脾弱所致。故对水肿减轻或消退而肾虚脾弱者，则治以健脾益肾之法，常能改变病人的虚惫状态，健脾益肾既固先天之本，且助后天生化之源，则水邪不治而可自消。故方用地黄、山萸肉、丹皮、菟丝子、枸杞子、五味子补肾填精；人参、黄芪益气固元；山药、茯苓健脾渗湿；附子、桂枝温阳补肾、蒸精化气。诸药合用，共奏补肾固本、健脾益气之功。

主治◇肾病型肾炎，证属肾气虚者，浮肿减轻或消退后，多见脾肾气虚证候者。症见面色萎黄或暗滞、少气乏力、腰膝酸软、眩晕耳鸣、食少腹胀或便溏，或下肢浮肿、小便不利，舌质淡或紫、苔白或腻，脉弱或沉滑无力，尺部尤甚。

加减◇若小便短少，可加泽泻、地肤子、车前子以通利小便；若泄泻，脾虚甚者，可加白术、薏苡仁健脾止泻；若腰部疼痛，可加桑寄生、川续断壮腰健肾；腰部胀痛或刺痛者，或加川牛膝、桃仁、丹参、延胡索，以化瘀止痛。

疗效◇多年应用，效果甚佳，一般服 20~30 剂即效或痊愈。

81.19 六五地黄汤

来源◇马骥，《名医治验良方》

组成◇干地黄 25 克，牡丹皮 10~20 克，炒山药 20 克，山萸肉 15 克，白茯苓 15~25 克，桑椹子 25 克，枸杞子、地肤子各 15~25 克。

用法◇每日 1 剂，上药用冷水浸泡后煎。文火煎煮 2 次，每次煎约 30 分钟，2 次取药汁共 300 毫升，混合均匀，分 2 次服用。

功用◇滋补肝肾、淡渗利水。

方解◇本方以六味地黄汤加枸杞子、女贞子、桑椹子、车前子、地肤子而成，故名六五地黄汤。方用六味地黄汤滋补肝肾；枸杞子、女贞子、桑椹子养阴平肝；车前子、地肤子清热利尿。诸药合用，共奏滋补肝肾、淡渗利水之功。

主治◇肾病型肾炎、发病日久、肝肾阴伤者。症见颧面潮红或暗红，五心烦热，腰膝酸软，眩晕耳鸣，两目干涩，口燥咽干，夜热盗汗，或轻度肿胀，便秘溲赤，舌质稍红或暗红，苔薄黄或薄白、脉细数或沉滑数。

疗效◇多年应用，收效颇著。

附记◇本方为阴虚型肾病而设。对气虚、阳虚者不宜用之。

81.20 安肾汤

来源◇林沛湘，《名医治验良方》

组成◇莲子肉、芡实、淮山药、茯苓各 20 克，冬虫夏草 10 克，党参、黄芪各 20 克，杜仲 10 克，猪脬 1~2 个共炖服（视患者胃口，可适当加猪瘦肉或猪排骨共炖服）。

用法◇每日 1 剂，水煎服，日服 2 次。

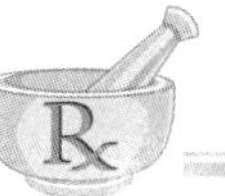

功用 ◊ 滋养脾肾，补益气血，消蛋白尿。

方解 ◊ 慢性肾炎病位以脾肾为主，肾为先天之本，脾为后天之本，不论急慢性病到了末期，非从脾肾论治不为功。故方用莲子肉养心、益肾、补脾，《本草纲目》谓："莲之味甘，气温而性涩，禀清香之气，得稼穑之味，乃脾胃之果也，土为元气之母，母气既和，津液相成，神乃自生"。芡实固肾补脾，《本草经百种录》云："芡实淡渗甘香，则不伤湿，质黏味涩，而不滑泽肥润，则不伤于燥，凡脾胃之药，往往相反，而此相成，故尤足贵也。"淮山药健脾、补肺、固肾，《本草经》云："山药，温补而不骤，微香而不燥。"《本草求真》云："然山药之阴，本有甚于芡实，而芡实之涩，更有甚于山药；且山药兼补肺阴，而芡实则止于脾肾而不及于肺。"茯苓渗湿利水，益脾和胃，《本草正》谓："茯苓，能利窍去湿，利窍则开心益智，守浊生津；去湿则逐水燥脾，补中健胃。"四味配合，能补肺肾，健脾胃，在闽南民众常用于病后滋补之药，味淡而甘，配合猪脬以化膀胱之气，气化而小便自利。如气虚则加参、芪，如虚损气虚，可加冬虫夏草，《重庆堂随笔》谓："冬虫夏草，具温和平补之性。"《本草从新》云其："甘平、保肺、益肾补精髓。"诸药合用，其功颇著。

主治 ◊ 慢性肾炎，食欲不振，疲乏无力，腰酸腿软，头晕眼花，尿中蛋白，管型，红细胞未能改善，作为治疗及善后的预防复发。

加减 ◊ 阳微阴脱、呼吸急促、脉细，加高丽参10克（另炖）、蛤蚧尾1对，肉桂2克（合研末、安肾汤冲服）；如肾阳不足，腰痛脚弱、金匮肾气丸、安肾汤送服，1日2次；如肾虚腰痛脚肿，小便不利，金匮肾气丸10克，安肾汤送服，一日2次；如阳虚、气虚、呕恶腹胀、心悸不宁，右归丸10克，安肾汤送服，一日2次；食少便溏、脘腹胀满，香砂六君子丸10克，安肾汤送服，一日2次。

疗效 ◊ 临床屡用，久用效著。

81.21 资肾益气汤

来源 ◊ 盛国荣，《名医秘方汇萃》

组成 ◊ 生晒参10克（药汤炖），黄芪30克，车前子20克，茯苓皮30克，杜仲20克，地骨皮，泽泻各15克。

用法 ◊ 每日1剂，文火久煎，取汁300毫升，分2次温服。

功用 ◊ 扶正祛邪、益气养阴、健脾利尿。

方解 ◊ 慢性肾炎，可由急性肾炎演变而来，尿常规检查以蛋白尿、管型、红细胞为主要表现。《素问·水热穴论》谓："其本在肾，其末在肺……皆积水也。"《素问·至真要大论》有："诸湿肿满，皆属于脾。"本病以脾肾为主，以其久病多虚，故方以生晒参调中益气，《丹池人参传》说："人参味甘补阳，微苦补阴。如土虚火旺之病，则宜生晒参凉薄之气，以泻火而补土”，清代邹澍《本经疏正》认为：“人参首先入脾而仓廪崇矣，次入肺而治节行矣，次入肾而作强遂矣。”黄芪，《本草正义》云：“补益中土、温养脾胃”；《本草求真》曰：“黄芪入肺补气。”李东垣谓黄芪“以益元气，而补三焦”。参芪配合，益气培土、补肺利尿，疗效更佳；茯苓皮利尿渗湿，《本草纲目》谓：“主水肿腹胀，开水道”；《中国医学大词典》谓：“茯苓皮行水不耗气，胜似大腹皮。”车前子利水清热，《医学启源》谓：“主小便不通，导小肠中热。”茯苓皮配伍车前子增强渗湿利尿作用。泽泻利水渗湿而补阴，《名医别录》谓：“补虚损五劳起阳气，逐膀胱、三焦停水。”地骨皮清热凉血，《本草新编》谓：“入肾不凉肾，反而益骨能生髓。”《本草述钩元》：“能裕真阴之化源，而不伤元阳，故与苦寒者特殊。须知此味不兼养血，却未以益阴为其功。”杜仲补肝肾，《本草汇言》：“方氏直指云：凡下焦之虚，非杜仲不补；下焦之湿，非杜仲不利，足胫之酸，非杜仲不去，腰脊之痛，非杜仲不去。气温而补，补肝益肾，诚为要剂。”佐以地骨皮，益阴而除肾中虚热。本方补而不腻、利而不伐、虚中带实、实中带虚，皆能适应，在临床可根据病情予以加减。故收效颇著。

主治 慢性肾炎，神疲倦怠、腰酸腿软，四肢轻度浮肿、小便短赤、大便时溏时秘，口干而喜饮，舌质淡有齿痕，脉沉细等。

加减 脾虚气滞，全身浮肿明显，加川花椒 10 克，生姜皮 3 片；另以玉米须 60 克，水三大碗先煎，去渣将汤分 2 次煎上药。肾虚水泛、面浮身肿、按之没指，乃肾阳不化，加肉桂 3 克，漂川附子 10 克，补骨脂、桑螵销各 8 克；瘀血阻络、水肿久留、面色暗滞、舌质紫暗，加生蒲黄、五灵脂各 20 克，红花 5 克，益母草 10 克；脾虚失运、食欲不振、脘腹胀满，舌淡苔白腻、加白术 15 克，砂仁、陈皮各 10 克；肾衰水泛、头目眩晕、恶心呕吐，加吴茱萸、半夏、陈皮各 8 克，代赭石 20 克；若出现尿毒症，可配合宁元散（方详后）；如血压升高、头晕脑胀、手指蠕动、面色潮红、舌干咽燥、烦躁不眠，属于阴虚阳亢者，加夏枯草 15 克，炒枣仁 30 克，龟板、地龙干各 20 克，天麻 10 克；如毒邪内闭，用安宫牛黄丸，每次服 1 粒，日服 2 次，羚羊角尖磨温开水，每次服 2 克，日服 2~3 次。

疗效 多年使用，治验甚多，随证加减，疗效较佳。

附记 中医治疗慢性肾炎，因症状不同治法亦异，主要以辨证论治、随症加减，因势利导，急则治标、缓则治本，或标本兼治。善后可用安肾汤（方详前）以资巩固。

81.22 芪萸仲柏汤

来源 蒋文照，《名医秘方汇萃》

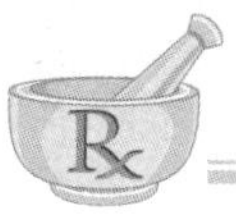

组成 ◊ 黄芪 15 克，山茱萸 9 克，杜仲 12 克，黄柏 6 克，白茅根 12 克，茯苓 15 克，牡蛎 20 克，金樱子 12 克。

用法 ◊ 每日 1 剂，水煎服，每日上下午各服 1 次。

功用 ◊ 益气养阴，补肾化浊。

方解 ◊ 慢性肾炎在祖国医学中属于“阴水”、“虚劳”、“腰痛”等范畴，其病因病机错综复杂，然不外乎虚实夹杂。蒋氏积数十年之临证经验，以“肾虚浊滞”概其机。其中：肾虚为本，气虚、阴虚最为常见，浊滞为标，湿停热郁兼而有之。慢性肾炎虚证居多，尤其是水肿消退后，更为显著。即使为实，也属虚中夹实。肾藏精，为封藏之本。肾虚到封藏失职，固摄无权，是以蛋白、红细胞等精微物质随尿流失；浊滞则污秽不去，困遏伤正，而见肌酐、尿素氮等代谢废物难以祛除。气阴不足，则神疲乏力；上不荣色，则面白少华；肾元亏虚，故见腰俞酸楚或疼痛，诚如《素向·脉要精微论》所说：“腰者，肾之府，转摇不能，肾将惫矣。”而脉之有力无力，尺部沉取如何及舌之有苔无苔，更为证之虚实之重要依据。肾虚则脉多沉细无力、舌胖嫩边有齿痕；浊滞则脉多见弦，舌呈腻苔。

蒋氏据“肾虚浊滞”之病机而立补肾化浊之治法。自拟芪萸仲柏汤，方由黄芪、山萸肉、杜仲、黄柏、白茅根、茯苓、牡蛎、金樱子等为主组成。以黄芪充其气、萸肉养其阴，合以杜仲而补肾益元。萸肉酸温不热、平补阴阳；杜仲甘温不燥，侧重温补。更佐黄柏之苦寒清热燥湿，于温补之中，既达清热燥湿而去浊，又图阳中求阴而益肾。茯苓、白茅根，渗水湿、清郁热，助黄柏之祛其污浊。祛其污浊者，祛其尿中白细胞，清其血中之肌酐，尿素氮也。牡蛎、金樱子敛阴液、缩水泉，助芪、萸之补肾摄精。补肾摄精者，增其血中之白蛋白、清其尿中之蛋白、红细胞也。其方重于补虚，然补而不嫌滋腻；兼以泻浊，然泻而不虞伤正。故临证选用，效如应桴。

主治 ◊ 慢性肾炎、肾病综合征，而表现腰酸体瘦、舌质淡红胖嫩、苔腻、脉沉细弦、蛋白尿顽固不消者。

加减 ◊ 体虚易于感冒者，加党参 12 克，白术 9 克；水肿未消、小溲短少者，茯苓改用茯苓皮，加大腹皮 9 克，车前草 10 克，薏苡仁 20 克；口干烘热者，加生地 15 克，麦冬、炒知母各 9 克，菟丝子 12 克；尿赤而见红细胞者，加大蓟、小蓟各 12 克，阿胶珠 9 克。

疗效 ◊ 多年应用、治验甚多，疗效满意。

81.23 愈肾方

来源 ◊ 张镜人，《中华名中医治病囊秘·张镜人卷》

组成 ◊ 白术、山药各 9 克，米仁根 30 克，石韦 15 克，大蓟根 30 克，扦扦活 15 克，芡实 12 克，莲须 3 克，炒陈皮 6 克。

用法◊每日1剂，水煎服，日服2次。

功用◊健脾益肾，清热利湿。

方解◊脾主运化，作用于精微的摄取与水湿的输布；肾主开阖，作用于精气的藏蓄与湿浊的排泄。太阴虚则运化无权，难以摄取精液，又难以输布水液；少阴亏则开阖失常，未能固涩精气，又未能排泄湿浊。于是水湿潴留，肢体浮肿。兼神疲乏力，腰酸腿软。实验室检查可发现尿检异常，甚则肾功能不全。本病多由外感诱发，风邪虽散、湿热难除，日久损及脾肾乃成本证。故治宜健脾益肾、清热利湿。方中白术、山药、芡实、莲须健脾益肾。补而不温燥，养而不滋腻。米仁根、石韦、大蓟根清热利湿。扦扦活祛风活血；陈皮理气和胃，标本同治，补泻并用，故收效颇佳。

主治◊慢性肾小球疾病，症见神疲乏力，腰酸腿软，或有轻微水肿，尿常规检查可见蛋白尿、血尿，脉细或濡细、苔薄或薄黄腻。

加减◊临证使用，可随证加减变化，可应用于多种证型的慢性肾小球疾病。

疗效◊临床屡用，颇具效验。

81.24 益气消白汤

来源◊张琪，《名医治验良方》

组成◊黄芪30~50克，党参20~30克，麦冬、地骨皮、茯苓、车前子各15克，白花蛇舌草30克，柴胡6克，甘草3克。

用法◊每日1剂，水煎服，日服2次。

功用◊益气养阴、清利湿热。

方解◊脾气虚弱、清阳不升、精微下注而溢，是导致蛋白丢失的主要病机。蛋白丢失日久，势必耗损阴液，形成气阴两虚之候；且水谷精微不能化生气血而酿成湿浊，湿浊蕴蓄化热，渐致湿热搏结，而出现气阴两虚、湿热内停之虚实夹杂证。本方益气养阴、清利湿热，具有补气而不壅滞，益阴而不滋腻，利湿热而不伤正气的特点。故方用党参、黄芪健脾益气；麦冬、地骨皮益阴而退虚热。又可制参芪之温燥；茯苓、车前子、白花蛇舌草清利湿热；柴胡升阳而调畅气机，使补而不滞；甘草调和诸药；常伍芡实、莲子以固涩缩泉。本方是治疗慢性肾炎、蛋白尿最常用方法之一，尤其对于临床症状不明显的隐匿性肾炎，疗效更佳。

主治◊慢性肾炎蛋白尿。

加减◊在临床应用中，可根据病变特点、证候表现及实验室检查结果，随证加减，调整药物及药量。

疗效◊临床屡用，疗效卓著。

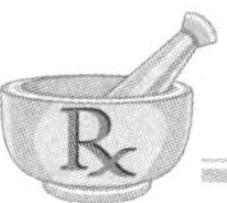

§82　治隐匿性肾炎秘方

82.1　肾炎汤

来源◊王季儒，《肘后积余集》

组成◊枸杞子、菟丝子各12～30克，女贞子12克，生苡仁30克，旱莲草12～30克，荠菜花30克，续断12克（或杜仲12克）、桑椹30克。或加生山药30克。

用法◊水煎服，每日剂，日服3次。

功用◊补肾填精。

方解◊方用枸杞子、菟丝子、女贞子、桑椹补肝肾，且枸杞子、菟丝子既补肾阳、又滋肾阴；女贞子、旱莲草为二至丸，为补肾阴之良品；生苡仁健脾祛湿；荠菜花清湿热，稍有消尿蛋白作用；续断、杜仲强腰固肾以治腰痛。诸药合用，其补肾填精作用颇强。

主治◊隐匿型慢性肾炎。

加减◊若尿中红细胞较多者，加鲜茅根30克，车前草20克，大小蓟各12克，或加仙鹤草、三七等。且鲜茅根并有消蛋白作用。尿混浊，加川萆薢12～30克，乌药9克；尿赤，加知母、黄柏各9克；脉数大、口干燥，加生石膏20～30克，知母、黄柏各9克，生地30克，麦冬12克；面色青白、四肢厥冷、脉微细为肾阳虚，加附子、肉桂各6克，鹿角胶9克；面色潮红、舌质红嫩、脉细数为肾阴虚，加生地12克，知母、黄柏各9克；气短体弱，加党参、黄芪各20～30克。

疗效◊多年使用，效果颇著。

82.2　黄芪灵脾饮

来源◊沈壮雷，《中国中医秘方大全》

组成◊黄芪、仙灵脾各12克，白术、防风各9克。

用法◊水煎服，每日1剂，日服2次。

功用◊补中益肾、强卫固表。

方解◊方用黄芪、防风、白术强卫固表；仙灵脾补中益肾。本方重在外护内固，具有增强机体免疫功能与双向调节作用。

主治◊隐匿性肾炎。

加减◊气虚较甚或偏阳虚者，去防风，加桂枝、党参、仙茅、肉苁蓉、菟丝子；偏阴虚者，加白花蛇舌草、桑椹、知母、黄柏。

疗效◊治疗36例，基本缓解30例，无效6例。对尿红细胞、蛋白的有效率分别为

90.9%，83.3%。

§83 治肾盂肾炎（劳淋）秘方

83.1 益气解毒饮

来源◊张琪，《名医秘方汇萃》

组成◊黄芪30克，党参20克，柴胡15克，白花蛇舌草30克，麦冬、地骨皮各15克，黄芩、蒲公英各10克，车前子、生地、甘草各15克。

用法◊每日1剂，水煎服，日服2次。

功用◊补气滋阴，清热解毒。

方解◊淋证日久，必伤气阴，出现气阴两亏之证候。表现为腰酸膝软、气短乏力、五心烦热、小便淋沥、遇劳即发，经年累月不愈。其气阴两虚为病之本。湿热毒邪为病之标。治疗必须以治本为主，治标为辅，标本兼顾，方能提高临床疗效。本方以黄芪、党参益气；以生地、地骨皮、麦冬滋阴。共奏补气养阴固本之效；柴胡、黄芩、蒲公英、白花蛇舌草、甘草清热解毒，以除湿热之毒邪；车前子利水通淋。诸药合用，清热利湿解毒而无伤正之弊、益气滋阴固本而不恋邪，恰中劳淋正虚恋邪之病机。

主治◊小便涩痛，淋沥不已，遇劳即发，时作时止，腰酸气短、乏力、五心烦热、舌红苔白、脉弱或细数无力。此即现代医学所称的慢性肾盂肾炎。

加减◊小便不利，加瞿麦20克，竹叶15克；腰痛甚加山萸肉、枸杞子各15克；血尿加白茅根30克，小蓟20克；小腹凉加茴香10克，肉桂7克。

疗效◊多年应用，屡用屡效。

附记◊据临床观察，本方有较好的远期疗效，确为治疗慢性肾盂肾炎之佳方。

83.2 珍风汤

来源◊邓铁涛，《邓铁涛临床经验辑要》

组成◊太子参15克，白术、云茯苓各12克，小甘草5克，百部9克，桑寄生18克，珍珠草、小叶凤尾草各15克。

用法◊每日1剂，水煎服，日服2次。

功用◊健脾利湿，扶正祛邪。

主治◊慢性肾盂肾炎。

疗效◊多年使用，治验甚多，疗效显著。

83.3 疏肝益气汤

来源◊黄星恒，《名医特色经验精华》

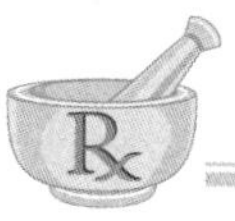

组成 ◊ 柴胡24克，莲肉、党参各15克，黄芪30克，地骨皮10克，麦冬、茯苓各15克，车前草30克，炙远志、菖蒲各10克，甘草9克。

用法 ◊ 水煎服，每日1剂，日服2次。守方1个月，多可收到症状消失，不易复发的良好远期效果。

功用 ◊ 利水通淋，扶正祛邪。

方解 ◊ 劳淋之症、属正气已伤、湿热未尽之虚实兼夹之证。治疗上宜以扶正祛邪、虚实兼顾为法，标本同治。故方用党参、黄芪、茯苓、甘草补中益气，用以固本；用柴胡、车前草清热解毒、利水通淋；麦冬、地骨皮滋阴以清虚热；远志、菖蒲清心安神。诸药协同，有补有通、固其根本、灭其余焰，定其神志，故临床用之、可收良效。

主治 ◊ 劳淋。适用于腰痛时作，困倦乏力尿，有刺激症状常遇劳而发，反复出现尿菌阳性的肾盂肾炎。

加减 ◊ 在辨证论治的基础上，加用下列清热解毒药2~3味，用量宜重，并坚持守方1至2个月，则菌尿转阴率可以明显提高。

忍冬藤、连翘、紫花地丁、蒲公英、野菊花、败酱草、黄芩、黄柏、栀子、黄连、苦参、土茯苓、半枝莲、金钱草、白茅根、马齿苋等。

疗效 ◊ 多年使用，屡用屡效，若能坚持服药（守方1个月）、多获痊愈。

83.4 益肾温化汤

来源 ◊ 任继学，《中国中医药报》

组成 ◊ 虎杖15克，海金沙20克，（包煎）、牛膝25克，荔枝核、盐茴香、肉桂、威灵仙各15克，蒲公英50克，萹蓄、瞿麦各15克，仙茅10克。

用法 ◊ 水煎服，每日1剂，日服3次。

功用 ◊ 温肾化气、渗湿解毒。

方解 ◊ 慢性淋证多由急性淋症失治误治而来，医中误用寒凉之品，或病久未愈、肾气受伤、肝失疏泄、膀胱气化不周。湿毒盘踞下焦之侯。加之久而未愈，正气必伤，遵明代张景岳“久疾必虚，穷必及肾”之理论，参合临证所见，可悟出：肾气受伤，命门火衰，相火不达、肝失疏泄、膀胱气化不周，湿毒盘踞之致病机理。故方取肉桂、盐茴香、牛膝补肾益火，治其本；仙茅启命火、温肾阳为其助也。大队海金沙、蒲公英、萹蓄、瞿麦，渗湿解毒以祛其邪，虎杖通降五淋齐捣穴宅；荔枝核疏肝达气，威灵仙通达十二经之气化。诸药协同，共奏温肾化气、渗湿解毒之功。

主治 ◊ 慢性淋证（尿路感染），症见淋证日久、小便频急、小腹坠胀、腰酸乏力、尿有余沥，颜面青黄而暗、舌质淡红、舌体胖大、苔薄白或少，脉多沉弦无力或沉虚。

加减 ◊ 尿血者，重用牛膝；尿痛者，加雷丸、甘草梢；尿浊湿甚者，加土茯苓、泽泻；病本消渴者，重用螺丝、熟地、山药；症状消失，而尿化验仍异常者，当久服延龄长春丹以巩固疗效。

疗效◇临床屡用，效果甚佳。

83.5 芙蓉清解汤

来源◇李丹初，《中国中医药报》

组成◇芙蓉花15克，忍冬藤、蒲公英各20克，板蓝根、紫花地丁、车前草、泽泻各15克，黄柏12克，萹蓄15克，连翘12克。

用法◇水煎服，每日1剂，日服3次。

功用◇解毒、清热、利湿。

方解◇尿路感染，属于祖国医学“淋证”范畴。急性发作期类似“热淋”、“血淋”，慢性发作类似“劳淋”等。其主要临床表现为小便频急、淋沥涩痛、小腹拘急，痛引腰腹等。正如《景岳全书》中指出：“淋之为病，小便痛涩滴沥、欲去不去、欲止不止者是也。”结合现代医学检查，尿培养阳性，多为大肠杆菌、葡萄球菌生长，菌落计数>10万/mm^3。尿常规检查、白细胞或脓细胞明显增多。本病的病因病机主要为肾虚膀胱湿热和毒邪壅滞所致。本方即是针对了湿热毒邪为患的根本原因，故疗效显著，实验结果亦证实该方具有明显的抗炎作用，有利于消除尿道炎症。方中芙蓉花、忍冬藤、连翘、蒲公英、地丁、板蓝根解毒祛邪，择用芙蓉花为主，其功凉血解毒，通涩消肿；与忍冬藤、蒲公英、板蓝根等合用，以增强解毒祛邪的功能，配伍车前草、泽泻、萹蓄、黄柏、木通等清热利湿之品，以达到解毒清热利湿的目的。

主治◇尿路感染。小便频数，淋沥涩痛，小腹拘急，痛引腰腹等。

加减◇尿检脓细胞增多在（++）~（+++）以上，伴小便涩痛，则重用芙蓉花；红细胞增多者，加丹皮，重用生地、生地榆凉血解毒；兼有少阳证候，加柴胡、青蒿；若膀胱湿热明显，重用忍冬藤、连翘、黄柏；如有心烦、口渴、舌红少苔、脉细数者，可配用导赤散清心泄热。

疗效◇临床屡用，疗效显著。

83.6 金黄汤

来源◇李汉俊，《中国中医秘方大全》

组成◇金钱草30克，丹皮、泽兰各9克，丹参12克，赤芍、大黄各9克。

用法◇水煎服，每日1剂，日服2次。

功用◇活血化瘀。

方解◇病因肾脏中有弥漫性的炎症浸润、肾实质有大小不等的肿胀，这些病理可能为中医称之为“瘀滞”的实质。故方用丹皮、泽兰、丹参、赤芍、大黄活

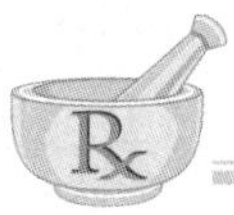

血化瘀，并有较强的抗菌消炎作用。更加金钱草利湿通淋。诸药协同，能改善微循环的障碍，扩张血管，增加肾脏血流量，改善病灶局部的营养状况。此方投用并不易形成抗药性，且抗菌谱广，故用之多效。

主治◊肾盂肾炎。

加减◊膀胱湿热型，加知母、黄柏、瞿麦、萹蓄、滑石；肝胆湿热型，加龙胆草、黄芩、柴胡、枳壳、黄柏；心火亢盛型，加导赤散；脾肾虚弱型，加补中益气汤；肾阳虚衰型，加金匮肾气丸；肾阴虚，加菟丝子、旱莲草、龟板、生地。

疗效◊治疗30例，痊愈27例，有效2例，无效1例。

83.7 内托生肌汤

来源◊岳美中，《中国中医秘方大全》

组成◊黄芪15克，甘草9克，乳香、没药各6克，杭白芍9克，丹参12克。

用法◊水煎服，每日1剂。

功用◊内托生肌。

方解◊方用黄芪益气托毒，白芍敛阴柔肝，合黄芪扶正以助内托之功；乳香，没药，丹参活血通经。诸药合用，共奏内托生肌之功。

主治◊慢性肾盂肾炎。

加减◊疲乏无力，重用丹参、黄芪；溲频而混，加茅根、通草、车前子；腰酸腰痛，加牛膝、续断、当归、首乌、巴戟肉或龟板胶、鹿角胶；面肿腿肿、加薏苡仁、防己、冬瓜皮；蛋白尿、脓尿及血尿，加龙骨、牡蛎、生地炭、茜草、黄柏、海螵蛸、阿胶或重用花粉；头痛，加枸杞、菊花；纳呆、脘胀，加黄连、砂仁、菖蒲、陈皮、枳壳；并发尿毒症用独参汤、外台茯苓饮、真武汤。

疗效◊临床运用多例，疗效满意。

附记◊本方适用于慢性肾盂肾炎反复发作、正气已虚，但瘀滞肾络、湿热留恋、肾络受伤时，岳氏借用外科治疗疮疡之经验，首用托毒生肌之法，以冀受损之肾组织得到新生、修复。本方实为治疗慢性肾盂肾炎，另辟蹊径。

83.8 益肾通淋汤

来源◊李寿山，《名医治验良方》

组成◊熟地15~25克，山萸肉、怀山药、肉苁蓉、鹿角霜各10~15克，黄芪20~30克，冬葵子10~30克，茯苓、石韦各15~20克。

用法◊水煎服，每日1剂，早晚分服。

功用◊益肾健脾，淡渗通淋。

方解◊本证多因脾肾两虚，湿热毒邪内藏所致。故方用熟地、山萸肉滋肾阴；肉苁蓉、鹿角霜温肾阳；黄芪、茯苓益气健脾；茯苓配冬葵子、石韦淡渗通淋。诸药合用，共奏益肾健脾，淡渗通淋之功。

主治 ◊ 劳淋迁延证。症见腰酸隐痛，时有小便频数，尿意不尽，少腹坠胀，时缓时急，遇劳加重，舌淡苔薄白，脉细弱等。可用于慢性泌尿系感染慢性肾盂肾炎。

加减 ◊ 兼阳虚寒凝者，小腹坠胀，会阴部冷痛，加桔梗，炒小茴香以温化湿浊通淋；兼气滞血瘀，湿热不净者，小腹坠胀刺痛，舌质淡紫或有瘀点，舌下络脉淡紫粗长，加乌药、海金沙、丹参理气化瘀，清热通淋；脾虚气陷者，倦怠少气，夜尿不尽，点滴而出，少腹坠胀，迫注肛门，加党参、白术、升麻补中益气，升阳通淋；湿热明显者，小便涩痛，淋漓不断，选加萹蓄、瞿麦、赤小豆、蒲公英、海金沙；尿菌培养细菌难消者，加土茯苓、败酱草、连翘、马齿苋、白茅根等。

疗效 ◊ 临床屡用，颇有效验。

§84 治肾病综合征秘方

84.1 益肾健脾汤

来源 ◊ 马莲湘，《中国中医药报》

组成 ◊ 黄芪 12 克，党参、炒白术、炒山药各 9 克，甘草 4 克，茯苓、泽泻、石韦、野山楂、丹参、制萸肉各 9 克。

用法 ◊ 每日 1 剂。煎取头煎、二煎，分早晚 2 次温服，连服 10 天为 1 疗程。

功用 ◊ 益肾健脾，化湿消肿。

方解 ◊ 本病由于肾气亏虚不能行水，水湿泛滥、脾运失调而导致遍身浮肿，乃正虚邪实之候。方中重用黄芪益气利水、助脾恢复其运化功能，水制而肿消矣；党参、白术、甘草补脾益气。与黄芪同为扶正固本要药。泽泻、石韦、车前子协助利水化湿以通络脉；丹参补血行瘀，以水能伤血，肾病若伴贫血，常致迁延、不易痊愈；山萸肉益肾、利水而不伤阴，怀山药与野山楂能协助恢复脾之运化功能，促进病体早日康复。本方标本并用，其效颇佳。

主治 ◊ 肾病综合征。症见全身浮肿，按之凹陷、腹部胀大、腰酸肢倦、神疲纳差，便溏尿少、面色不华、舌苔白、脉沉细。

加减 ◊ 本方治疗肾病综合征平稳有效，治本治标并进，但如见面色㿠白、怕冷、四肢不温，属肾阳偏虚，加仙灵脾、巴戟肉各 9 克，淡附片 3 克；见咽干、头晕、目涩为肾阴偏虚，加墨旱莲 15 克，女贞子、枸杞子、生地、熟地 1~3 味。

疗效 ◊ 临床屡用，平稳效佳。

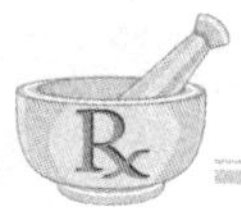

84.2 小儿肾病综合剂

来源◇李少川，《中国中医药报》

组成◇嫩苏梗9克，制厚朴10克，广陈皮、炒白术各6克，肥知母、云茯苓各9克，抽葫芦10克，炒枳壳、麦冬、猪苓、泽泻各9克，甘草6克。

用法◇将上药放入容器内，先用冷水浸泡20分钟，然后用微火煎30分钟，取120~150毫升，分两次温服。每日1剂。

功用◇健脾化湿、调理脾胃。

方解◇小儿肾病水肿，乃为脾虚湿困、三焦气气化失司所致。夫一身水液代谢，当求之于肺、脾、肾三脏，且惟与脾脏关系最密。脾胃同居中焦，为气机升降之枢，主水湿之敷布。若脾胃失调、气机失常、升降失枢，则水湿不能敷布，停而为水、溢于肌肤、发为水肿。小儿脏腑稚嫩、尤易受损，故临床每见此症，治之大要，不外燥、渗、利三法，而健脾不失治本之举。《内经》明训"开鬼门"、"洁净腑"、"去菀陈莝"诚为治水肿之宗旨。后世治水肿之法，多参古训化裁而成，故其源一也。开鬼门即发其汗，方中苏梗能开腠疏表以发其汗，远比麻、桂辛温过燥为安；洁净腑即利其便，方中抽葫芦、猪苓、泽泻皆有甘淡利湿之功，又比过投栀子、木通苦燥伤阴为佳，去菀陈莝即疏涤肠胃之郁滞，使其脾胃得以维其正常的容纳腐熟、俾漫渍之水可以归经。方中朴、陈、术、壳，借其辛香苦燥，以调达脾胃之升降枢机，加知母、麦冬者，一则可制白术之燥，二则又可顾胃之阴。笔者常以此方随证化裁，每多奏效。动物实验表明，此方对提高血浆蛋白、降低尿蛋白、胆固醇均有一定效果。

主治◇小儿肾病综合征，及脾虚不运者所致的肿胀。

加减◇感受风热，出现发热、咳嗽、咽痛时，可去方中苏梗、白术，加薄荷、芥穗、连翘、金银花；感受风寒而见畏寒，身热肢冷时，可加羌活、防风、苏叶；正气偏虚，兼受时邪时，可加太子参、葛根、柴胡，仿人参败毒散意，以扶正祛邪；病久气阴两虚，或久服激素，出现面赤火升、阴虚阳亢时，可去白术、猪苓，重用知母、麦冬；或配生地以甘润滋阴。小儿肾病综合征所致水肿，临床颇为辣手，要在临症通权达变，不可拘泥一法一方；湿性黏腻，难获速效，医者亦不可不知。吾用此方，屡屡奏效，缘于持恒之中不忘变通之故也。

疗效◇临床屡用，疗效颇佳。

84.3 退肿汤

来源◇许寿仁，《中国中医秘方大全》

组成◇麻黄6克，桂枝、白术各9克，黄芪12克，苡仁15克，通草3克，茯苓皮

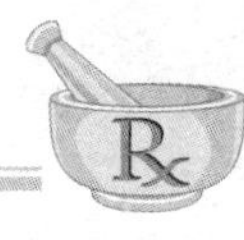

9克，赤小豆15克，冬瓜皮12克，木香、陈皮、独活各9克。

用法 水煎服，每日1剂，日服2次。

功用 宣肺健脾，温肾化气，燥湿利水。

方解 方用麻黄、桂枝宣肺利水；黄芪、白术健脾利水消肿；通草、冬瓜皮、赤小豆淡渗利湿；木香、陈皮行气通水；茯苓皮入肺、脾、肾诸经，上渗肺脾之湿，下伐肝肾之邪，善治水肿腹胀，行水而不耗气；尤妙在独活为伍，其入肾与膀胱，祛风胜湿，升中有降，能通达全身，导水归肾而下行于膀胱。全方攻补兼施，内外分消，实为消水良方。

主治 急性肾炎水肿，慢性肾炎急性发作。

疗效 临床运用多年，疗效显著。用于肾病综合征水肿，效果亦佳。

84.4 益气养阴汤

来源 安效先，《北京中医》(3) 1989年

组成 炙黄芪、太子参、白术、生地、生山药、山萸肉、制黄精、枸杞子、菟丝子、益母草、白茅根各适量。

用法 水煎服，每日1剂，分3次服。

功用 益气养阴、脾肾双补。

方解 原发性肾病综合征、病位在脾肾两脏、病机多为脾肾气阴两虚。方用太子参、黄芪、白术、山药健脾益气，以恢复脾主升清、布散精微的功能；生地、萸肉、黄精、菟丝子、枸杞子滋肾养阴，以补肾精之不足、恢复主水及激发脏腑功能活动的功能。如此脾肾双补，气旺精足，俾阳生阴长、精化气、气生阴，从根本上恢复阴阳协调的平衡状态，再根据临床表现，随证加减，使辨证施治与对证有效方药相结合，对于恢复损伤的肾小球功能，改善或消除由于损伤而引起的一系列症状起了主要作用。故本方实为治疗肾病综合征的良方。

主治 肾病综合征。

加减 水肿，加茯苓、泽泻、车前子，重用益母草；尿蛋白多者，加蝉蜕、石韦、金樱子、芡实；血压高者，加夏枯草、怀牛膝、白菊花、钩藤；血尿，加旱莲草、仙鹤草；合并感染，加金银花、连翘、黄芩；激素副作用较重者减激素量，加黄柏、知母、仙灵脾。

疗效 治疗小儿肾病综合征50例，其中单纯性肾病者35例，肾炎性肾病15例；50例中，轻度水肿27例，中度9例，重度6例，无水肿8例；尿蛋白定性（++~+++）44例，（++）6例、血尿7例；血浆白蛋白<2g%者23例，2~3g%者17例，>3g%者10例；血清胆固醇<220mg%者2例，220~300mg%者8例，300~500mg%者30例，>500mg%者10例；补体C_3<750g%者12例，尿素氮15~30mg%者12例，>30mg%者6例；血压130~140/90~

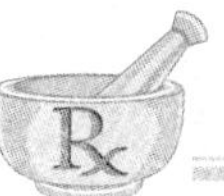

100mmHg 者 11 例。因服激素致药物性柯兴氏征者 9 例。将疗效标准定为三级，结果：显效（临床症状消失、尿蛋白 1 周内连续 3 次检查阴性）31 例；有效（临床症状消失、尿蛋白 1 周内连续 3 次检查微量～+）13 例，无效 6 例。总有效率为 88%。

84.5 炙芪术根汤

来源 张玉乾，《新中医》（5）1985 年

组成 炙黄芪、党参、土茯苓、茯苓、泽泻、白茅根各 15 克，车前、枸杞子、旱莲草、阳火叶各 10 克。

用法 水煎服，每日 1 剂，日服 3 次。浮肿期临床、低盐或无盐，利尿后逐渐增加食盐量，给高蛋白、高糖、高维生素饮食，必要时可用西药强的松对症处理。

功用 温肾健脾、补气利水。

方解 本病与脾、肺、肾三脏虚损有关。故方中以炙黄芪、白术、党参健脾补气利水；更配以车前子、茯苓、泽泻、淡渗利湿、以增强利水之力；枸杞子、旱莲草滋肾；阳火叶温肾化气；土茯苓、白茅根和旱莲草有消尿中尿白和红白细胞之功，同时又有消炎利尿作用。诸药配伍为用，共奏温肾健脾、补气利水之功。

主治 小儿肾病综合征。

加减 尿蛋白高者，加蝉蜕、益母草；胆固醇高者，加仙茅、山楂；高血压，加山楂、牛膝、杜仲、牡蛎、龙骨、石决明；浮肿重者，加猪苓、大腹皮；尿中有颗粒管型，加连翘、白芍、瞿麦、萹蓄；食欲不振者，加佛手、焦三仙等。

疗效 治疗 84 例。部分患儿有微热，常有外感史，全部有浮肿。51 例有腹水，42 例有阴囊水肿。2 例有胸水。多数少尿，血压多数正常，13 例有轻度贫血。尿蛋白（+++～++++）最多。红细胞 5 个以上 60 例，白细胞 5 个以上 70 例，颗粒管型 42 例。总胆固醇 400mg%以上者 55 例（最高者 966mg%，最低 252mg%，平均 498mg%）。血浆蛋白测定 72 例，总蛋白低于 6.0mg%者 67 例。有 23 例球蛋白>白蛋白呈倒置。治疗结果：显效（临床症状消失、尿蛋白阴性、血生化复常）34 例；有效（临床症状消失、尿蛋白减少、血生化复常或接近正常）45 例，无效 5 例（在死亡的 5 例中，3 例死于尿毒症，2 例死于合并感染菌痢）。

§85　治肾功能衰竭秘方

85.1　加味神芎导水汤

来源◊何炎燊，《名医治验良方》

组成◊川芎12克，黑丑20克，大黄（后下）、黄芩各15克，黄连10克，薄荷9克，滑石、苏叶各30克，鲜崩大碗500克（绞汁）。

用法◊每日1剂，上药加水1200毫升、煎煮药得300毫升，入大黄，微火煮沸3分钟，去渣。另将鲜崩大碗温开水洗数遍，捣烂后绞取汁约200毫升左右，和药液混匀，1日分3次服，神昏痉厥者鼻饲给药。

功用◊荡涤浊邪，泻热行水，降低血中非蛋白氮。

方解◊刘河间制神芎丸，本治男女老幼一切热证及痰饮酒食停积。王肯堂更名为神芎导水丸，用治水邪久渍、内外俱实、二便闭涩之症。余则加入苏叶、鲜崩大碗，改为汤剂。此方大旨乃攻实邪，为急则治标之法。因为急慢性肾衰发病过程中的病理产物——血中过高的氮质，就是中医所说的“邪”。邪一日不去则正一日不安。故用大黄、黑丑荡涤实邪、推陈致新；黄芩、黄连清热解毒；滑石通调水道；又用川芎，薄荷宣行气血，以通其壅塞。诸药合而为剂，攻邪之力甚猛。然毕竟不若舟车，浚川诸方之险峻。故刘河间说，服用此方，“得二便通调，结滞自去，不动脏腑，有益无损”。现又在原方基础上，加苏叶、鲜崩大碗，降血氮之力更大。《金匮》用苏叶解鱼蟹毒，历代医家多有验证。崩大碗即《本经》所教之“积雪草”，主治“大热恶疮，痈疽”，广东农村用之解救钩吻中毒。解放前，氯霉素尚未问世之时有民间铃医用鲜崩大碗捣汁内服，救治肠伤寒毒血症严重者多效。故纳此两药于神芎导水汤中，相得益彰。

主治◊急、慢性肾功能衰竭。

加减◊神昏加安宫牛黄丸1粒；咯血、衄血，加白茅根60克，黑栀子15克；呕逆不止，加竹茹18克，半夏9克；水邪射肺、喘急不得息，加葶苈子30克，桑白皮15克；闭尿不通，加川牛膝15克，地龙12克；热盛动风、头痛眩晕抽搐，加羚羊角9克，钩藤15克。

疗效◊临床屡用、效果甚佳。近年经治尿毒症78例，血氮下降率96.1%，改善症状。所治存活5年以上者已有6例。

85.2　宁元散

来源◊盛国荣，《名医秘方汇萃》

组成◊西洋参、川三七、鸡内金、琥珀、珍珠粉各10克，麝香0.3克。

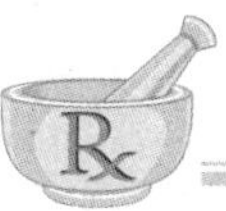

用法 ◊ 上药共研细末、调匀、贮瓶备用，勿泄气。每次服 2 克，日服 2~3 次。可用温开水送服。

功用 ◊ 解毒强心，利尿安神，活血祛瘀。

方解 ◊ 《景岳全书》认为本病为肺脾肾相干之病，张氏谓："水为至阴，故其本在肾；水化为气，其标在肺；水惟畏土，其制在脾。"《医学入门·水肿》认为："脾病水流为湿，久则湿热壅滞，经络尽皆浊腐之气，津液与血并化为水。"故方用西洋参益气补阴。《医学衷中参西录》云：西洋参"补阴退热，益气扶正气"，配以川三七散瘀消肿。《本草新编》云："本品加入补血补气药则更神，盖此药得补而无沸腾之患，补药得此而有安静之休也。"西洋参、川三七二味配合，补气活血，因气为血帅，血为气母，气行则血亦行。佐以鸡内金消积滞、健脾胃，《医学衷中参西录》云："鸡内金，脾胃药也。居中焦以升降气化，若有瘀积、气化不能升降……无论脏腑何处有积，鸡内金皆能消之。又凡虚劳之症，其经络多瘀滞，加鸡内金于滋补药中，以化其经瘀滞，而病始可愈。"加鸡内金为增强气化，而小便自利。麝香开窍散瘀，能引药透达。《医学入门》云："麝香，通关透窍，外达肌肤，内入骨髓。"《本草纲目》云："盖麝香走窜，能通诸窍之不利，开经络之壅遏……孔窍不利者，安得不用为引导以开之通之耶。"琥珀，陶弘景《神农本草经集注》谓："安五脏、定魂魄、消瘀血、通五淋。"《本草衍义补遗》云："琥珀属阴，今古方用为利小便，以燥脾土有功，脾能运化，肺气下降，故小便可通。"加入麝香、琥珀以益气活血、利尿，对慢性肾炎，小便不利，全身浮肿，气虚倦怠，有尿毒症状出现者，用之多效。

主治 ◊ 元气虚衰、倦怠纳呆，头痛恶心，小便短少，心悸气短，出现尿毒症状或心绞痛、心肌梗塞均可服用。

加减 ◊ 若肾阳虚、四肢不温，加肉桂 2 克（研末调匀）；若神清惊悸，再加珍珠粉 2 克；若神志错迷，热痰壅盛，加牛黄 1 克；若惊悸抽搐，加羚羊角粉 2 克；若惊悸发热，加熊胆 1 克；若神错谵语，配服安宫牛黄丸 1 粒；若烦躁不眠、风痰壅盛，配服至宝丹 5 丸（如梧桐子大）；若痰壅气闭，不省人事，配服苏合香丸 1 粒。

疗效 ◊ 临床屡用，多可收到较好疗效。

附记 ◊ 本方是盛教授多年来治疗慢性肾炎出现病情恶化或伴发其他症状之应急方。在慢性肾炎多方治疗无效时，可试用本方。

85.3 滋阴益肾汤

来源 ◊ 杜雨茂，《名医治验良方》

组成 ◊ 生地 15 克，山萸肉 10 克，旱莲草 12 克，粉丹皮 9 克，泽泻 10 克，茯苓 12 克，猪苓 15 克，怀牛膝 12 克，桑寄生 15 克，白茅根、生益母草、黄芪各

30 克，小叶石韦 12 克。

用法 每日 1 剂，先将诸药加入清水，以能浸没上药为度，浸泡半小时左右。用文火煎煮半小时至 40 分钟，滤汁。共煎两次，药液混匀，均分 2 次，早晚各服 1 次。病重者日服一剂半，分 3 次服。

功用 滋阴益肾，利湿清热，益气化瘀。

方解 慢性肾小球肾炎、肾盂肾炎、肾衰等病，病程较长，久病伤正，故以正虚为主要矛盾。据临床观察，慢性肾炎随着病程迁延和病情加重，多有一个由阳虚向阴虚的转变过程。概因久用温燥渗利之品，或西药之激素，免疫抑制剂的长期、大量应用；或湿遏日久，化热伤阴；或肾水不化阴津而溢于肌表等等，皆可导致阴精亏虚。此类患者相当常见，由此可知，由于热邪久羁耗阴，故临床肾阴虚而水停者居多。因此，治疗宜滋补肾阴，清利湿热。本方是在经方猪苓汤合六味地黄汤的基础上，结合现代药理研究化裁而来。猪苓汤以生地易阿胶，则滋阴作用强，活血散瘀而无阿胶滋腻之弊。《本草疏注》谓生地“乃补肾之要药，养阴血之上品”。合旱莲草、山萸肉、桑寄生、怀牛膝以滋补肝肾之阴，滋阴而不助湿，且旱莲草又可凉血止血，山萸肉涩精利尿，桑寄生、怀牛膝具利小便、利腰膝等作用，养血滋阴，平补肾精，以治其本。又可助茯苓、泽泻、猪苓渗利水湿，开通水道，使水邪外排。丹皮、益母草，活血凉血，既可散瘀，又可清热。益母草还具有利尿除湿之功，配合生地、旱莲草散瘀而无伤血之虞。伍猪苓、茯苓、泽泻等利湿而具散结之功，合小叶石韦、白茅根、清热解毒、利湿通淋、凉而不寒、自无凝滞结聚之忧。妙在黄芪一味，既可补脾益气，健中促运，又可伍生地等生血补虚，暗合补血汤之意；配泽泻、茯苓等开通水路，利尿排浊；合益母草、丹皮等补气活血，推血循行、周流不息；佐桑寄生、怀牛膝外调肝气，以降眩晕，诚可谓一举而多得。诸药配伍为用，共奏滋补肾阴、利湿清热、益气化瘀之功。实验证明：白茅根等具有明显的利尿、抗感染的作用；黄芪煎剂给大鼠皮下注射或麻醉大静脉注射均有利尿作用，对肾炎蛋白尿定量有显著降低作用，对心血管系统有扩张作用，可降低血压，对小鼠有强壮作用等，证明了本方组成药物的科学性。

主治 肾阴亏虚、水热互结、瘀血内阻之水肿、虚劳（慢性肾小球肾炎、肾盂肾炎等，以及由这些疾病引起的慢性肾功能衰退——尿毒症之较轻者）等。临床表现具有：①眩晕耳鸣；②腰膝酸软；③五心烦热；④颜面或四肢浮肿；⑤舌淡红少苔或无苔；⑥脉细数。六项中具有三项以上者，即可确诊应用。

加减 兼见小便涩痛、灼热、腰痛、少腹胀满者，可加滑石 15 克（包）、金钱草 30 克以上，量小则作用不大；兼见头胀痛、面烘热、心烦少寐、血压偏高者，可酌加钩藤、天麻、石决明等，并重用桑寄生 20 克以上；血尿顽固者，

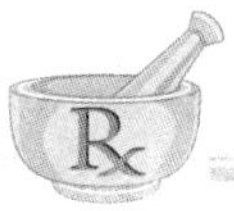

仍用阿胶、并加用炒蒲黄、仙鹤草、大小蓟等。

疗效 应用本方治疗慢性肾炎阴虚型患者 91 例。结果表明，总有效率为 91.85%，各项指标如内生肌酐清除率、血清总蛋白、血清白蛋白均有提高，与对照组比较均有显著差异（$P<0.01$）。

85.4 治尿毒症方

来源 邓铁涛，《邓铁涛临床经验辑要》

组成 ①熟附子 10 克，肉桂心 2 克（焗服）（或桂枝 10 克），白芍、云茯苓、白术各 15 克，生姜 10 克，猪苓、云苓皮、益母草各 30 克。②大黄、槐花、崩大碗各 30 克，苏叶 10 克，益母草 30 克。

用法 方①为内服方，每日 1 剂，水煎服，日服 2 次。方②为灌肠方，加水煎至 200 毫升，紫金锭 3 片，熔化，保留灌肠，上两方宜同用。

功用 ①温阳利水。②清热解毒。

主治 尿毒症，方②兼治昏迷，脓毒血症。

疗效 多年应用，治验甚多，均收到较好的疗效。

85.5 治血升降汤

来源 洪钦国，《新中医》（3）1987 年

组成 黄芪 15 克，法半夏、竹茹、佩兰各 12 克，陈皮、枳壳各 9 克，茯苓 20 克，崩大碗、虎杖、益母草、丹参各 30 克，蚕砂 15 克。

用法 水煎服，每日 1 剂，日服 2 次。同时配用灌肠方：大黄、槐花、崩大碗各 30 克，煎成 200 毫升，作高位结肠保留灌肠，每天 1 次。

功用 升清降浊，和胃降逆，益气活血，清热解毒。

方解 方用黄芪益气升清；蚕砂、佩兰化湿降浊；法半夏、陈皮、竹茹、枳壳和胃降逆；丹参、益母草活血化瘀；茯苓健脾利湿；崩大碗、虎杖清热解毒。配以灌肠方通腑降浊、清热解毒。配伍为用，共奏升清降浊、和胃降逆、益气活血、清热解毒之功。

主治 慢性肾功能衰竭。

加减 阳虚，加熟附子、生姜；湿热内蕴、加黄连；大便秘结，加大黄；神志不清加服安宫牛黄丸。

疗效 治疗 156 例，其中氮质血症期 50 例中，缓解 25 例，好转 18 例，无效 4 例；尿毒症期 65 例中，缓解 6 例，好转 49 例，无效 10 例；终末期 41 例中，好转 8 例，无效 33 例。通过临床观察本方以氮质血症期疗效最好。

85.6 徐长卿汤

来源 潘澄濂，《中医杂志》（4）1989 年

组成 ◊ 徐长卿 15 克，白茅根 9 克，木通 6 克，冬葵子 30 克，滑石 60 克，槟榔 6 克，瞿麦 15 克。

用法 ◊ 上药共研细末，每服 15 克，加清水煎煮后，冲芒硝 3 克为 1 剂。每日温服 2 剂，早晚各服 1 次。

功用 ◊ 利湿清热、缓泻解毒。

方解 ◊ 本方出自《圣惠方》，是治疗气壅关格不通、小便淋结、脐下痞满的良方。其效卓著，然鲜为人知。本方清热稍逊，但利湿缓泻解毒之效较为满意。故一般先用承气汤类先通腑泻热（阴液亏耗者用增液之类通腑）再用本方。是方用徐长卿，有活血、利尿、解毒、止痛功效。现代药物研究其所含的牡丹酚、黄酮甙等对动物有明显的镇静止痛和增加心肌营养血量等作用，其煎剂的抑菌面广且作用明显。配以白茅根凉血止血；木通、滑石、槟榔、瞿麦利尿利水；冬葵子解毒，且槟榔又有缓泻通腑之功。故用之其效卓著。

主治 ◊ 由急慢性肾炎等多种原因所致的急性肾功能衰竭症。

加减 ◊ 如出现血尿者，加小蓟炭、生地、丹皮、琥珀；蛋白尿者，加黄芪、知母、黄柏、地茄；癃闭甚者，加地龙、地骷髅、车前草；恶心呕吐者，加法半夏、竹茹；阳虚者，合用真武汤。

疗效 ◊ 临床屡用，疗效卓著。

85.7 温肾排毒汤

来源 ◊ 毛如宝，《新中医》（7）1987 年

组成 ◊ 熟附块（先煎）、姜半夏各 9～15 克，生大黄（后下）6～15 克，紫苏 30 克，绿豆、落得打各 15～30 克，六月雪 30～60 克，党参 12～30 克，川黄连 3 克，生甘草 6 克，炒白术 12 克。

用法 ◊ 水煎服，每日 1 剂，日服 2 次。

功用 ◊ 温肾健脾，扶正降浊。

方解 ◊ 肾功能不全失代偿期及尿毒症，与中医“关格”一证相类似。《伤寒论》云：“关则不得小便，格则吐逆。”本证多因脾肾阳衰，运化失职，浊邪壅塞所致。故方用附块温肾壮阳；党参、白术健脾益气；生大黄通腑排毒；紫苏、绿豆、六月雪、川黄连清热解毒；姜半夏和胃止呕；落得灯活血化瘀；生甘草调和诸药。纵观全方具有温肾健脾、降浊排毒之功。

主治 ◊ 慢性肾功能不全失代偿期及尿毒症。

加减 ◊ 呕吐甚者，以生半夏代姜半夏，常用 9～12 克；气虚甚者，加炙黄芪 15～30 克。如有条件可服人参 6～12 克，浓煎代茶。尿毒氮较高者，可加用大黄、煅龙骨、煅牡蛎、六月雪各 30 克，熟附块 13 克，水煎至 150 毫升，保留灌肠、亦可用丹参注射液 16 毫升，加入 5%葡萄糖液中静脉滴入。

疗效 ◊ 治疗 20 例，显效 10 例，有效 5 例，无效 5 例，总有效率为 75%。

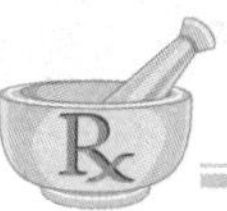

85.8 温阳降浊汤

来源◊杜雨茂，《中国中医药报》

组成◊茯苓15克，白术12克，附片9克，白芍12克，西洋参6克，黄连4.5克，苏叶9克，猪苓、泽泻各15各，生姜12克。

用法◊附片加清水煎半小时，再入余药同煎两次，每次文火煎半小时，滤汁混匀分两次服。重者可日服1剂半，分3次服。

功用◊温肾健脾，降浊和中，宣通水道。

方解◊本方系根据多年临床经验，在经方真武汤的基础上结合时方香苏饮巧加化裁而来。方中附片以温肾扶阳，白术、茯苓、西洋参健脾制水；猪苓、泽泻渗利水，苏叶、生姜、黄连辛苦合用，一以降浊和中止呕，一以宣肺以通水道；由于阳虚日久必损及阴，浊邪郁而生热亦可伤阴，故用白芍配西洋参酸甘化阴，生津而护阴。诸药合用，俾正复邪祛，关格之证自释。经临床反复应用，可使临床症状得到缓解和消除。在一定程度可改善肾功能。

主治◊肾脾阳虚，水气泛滥，浊邪内盛上逆所致之关格证（包括肾小球肾炎、肾盂肾炎等疾病所致慢性肾功能衰竭——尿毒症）。

加减◊眩晕、头晕、血压过高者，均加桑寄生、钩藤、草决明、怀牛膝；腹胀、大便不畅，酌加虎杖、枳实；恶心呕吐较剧，尿素氮较高，可同时给予中药（大黄、附片各10克，大青叶12克，肉桂3克，水煎），结肠透析；足胫拘挛疼痛者，酌加木瓜、川牛膝、白芍加至15克。

疗效◊多年使用，效果颇著。

§86 治泌尿系结石（石淋）秘方

86.1 逐石汤

来源◊邓铁涛，《千家妙方·上册》

组成◊金钱草30克，海金沙藤18克，白芍10克，生地12克，鸡内金6克，琥珀末3克（冲服），广木香（后下）、小甘草各4.5克。

用法◊每日1剂，水煎服，分2次服。

功用◊清热利湿、通淋逐石。

方解◊方中金钱草清热利湿逐石为主药；海金沙藤以利水通淋；鸡内金消石为辅药；佐以琥珀末祛瘀通络止痛；广木香行气解郁止痛；生地、白芍利水而不致伤阴；小甘草和诸药而为使。合而用之有清热利湿，通淋逐石之功。

主治◊输尿管结石。

疗效◊屡用屡验。效果甚佳。

86.2 消坚排石汤

来源◊张琪，《临床经验集》

组成◊金钱草50~70克，三棱、莪术、鸡内金（研冲）各15克，丹参20克，赤芍、红花、丹皮各15克，瞿麦、萹蓄、滑石各20克，车前子、桃仁各15克。

用法◊水煎服，每日1剂，2次分服。

功用◊清热利湿、破积软坚、活血化瘀。

方解◊方用金钱草清热解毒，利尿排石活血化瘀，是治砂淋之主药；三棱、莪术、鸡内金破积、软坚、行气排石；赤芍、丹皮、丹参、桃仁、红花活血化瘀、散痛消肿；萹蓄、瞿麦、滑石、车前子清热利湿、利尿通淋。诸药相互协同，共奏溶石排石之效。

主治◊砂淋、石淋，可用于尿路结石。

加减◊病程久、肾气虚者，加熟地、枸杞、山萸肉、菟丝子；肾阳不足者，加肉桂、附子、茴香；气虚者，加黄芪、党参；结石大难以排出，加山甲、皂角刺。

疗效◊临床屡用，效果较好，不少年久固结不下的结石患者，服此方而愈。有的还发现溶解现象，化成小块随小便排出。

86.3 金珀消石散

来源◊马骥，《中医杂志》（11）1989年

组成◊海金沙100克，苏琥珀40克，净芒硝100克，南硼砂20克。

用法◊以上诸药共研成极细末，密箩筛过后，装瓶备用。一日服3次，每次以白水送服5~10克。

功用◊利尿通淋，消石排石。

方解◊大凡石淋多为实证，故本方由一派攻伐渗利之品组成，药专力猛、奏效颇捷。海金沙甘寒，利水通淋，为治疗淋症之要药；琥珀甘平，活血散瘀、利尿通淋，既可排石又可止痛；芒硝咸苦寒，《神农本草经》谓能“除寒热邪气，逐六腑积聚，结固留癖，能化七十二种石”，故用其逐实化石；硼砂甘咸凉，因其为碱性，可使黏膜去垢，口服用于尿道杀菌，特别是尿为酸性时，可使之成为碱性，这对于排石和防止继发尿路感染都是有益的。诸药协同，共奏利尿通淋、排石消石之效。

主治◊砂石淋。其症轻微者，尿中常见砂砾，细小而易出，或偶感微痛或排尿不畅，其严重者，则屡发或突发腰部剧烈绞痛，下掣少腹，痛不可耐，小便癃闭或尿中混血。

疗效◊屡用效佳。一般服用2日痛止，应继续服用，以资巩固，至摄片察之，结石

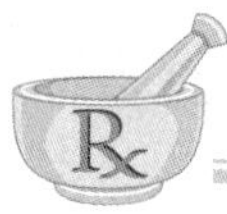

消失为止。

86.4 结石消化散

来源 程爵棠，《临床验方集》

组成 蝼蛄（土狗）10只、广郁金9克，鸡内金15克，焙火硝（隔纸焙黄）9克，琥珀6克，飞滑石9克，炮山甲、硼砂各6克，川牛膝15克。

用法 上药共研成极细末，瓶封备用。每日早、中、晚空腹各服1次，每次服3~10克，用金钱草、海金沙各9~30克煎汤送服。病情严重者可加服对症汤剂。奏效尤捷。

功用 清热利湿，活血化瘀，通淋排石。

方解 无论何种结石之成，多始由肝肾之虚，或脾虚生湿，湿郁化热，或肝郁气滞，渐至湿热蕴结、煎熬，日久凝结，阻遏气机，结固而成，终形成气滞血瘀、湿热凝结这一共同病理特点。“不通则痛”，故绞痛又为结石病的共同必见之证。仅因邪结部位不同，故有诸种结石之名。治宜清热利湿、活血化瘀、通淋排石为法，所以方用蝼蛄配鸡内金、火硝，其通淋排石，清热利湿之功颇著。故以三味为君。且蝼蛄善搜逐水消肿，而通淋排石最速；鸡内金健脾消积化石、解毒通淋；火硝清热通淋，善消五金八石，且有防腐之功。臣广郁金、琥珀、山甲解气郁、散瘀血，以增强消炎、化积、排石之功，且广郁金为血中气药，善能活血祛瘀、理气排石；琥珀利尿通淋、化瘀消石，又有宁心安神之功；山甲性善走窜，无处不到，善能通络攻坚、化积排石；佐以滑石清热利湿，利尿通淋；硼砂善柔五金、溶结石，又能消炎防腐；以牛膝为使，引诸药之性直达病所，导热下行，且有活血破瘀、通淋消石之功。诸药协同为用，一方三能，其排石、溶石（化石）、导石（下石）作用颇著。共奏清热利湿、活血化瘀、通淋排石之功。

主治 肾、膀胱、输尿管、尿道结石及胆囊、胆管结石。症见下腹或腰部，或尿道等处绞痛，或胁下胀痛，或右上腹部疼痛，呈阵发性绞痛，反复发作，或突然剧烈绞痛，难以转侧，或伴尿频、尿急、尿痛，或尿血、尿黄，或尿中有砂石，或尿时时有中断，或口干口苦、发热、黄疸、纳呆、恶心呕吐、厌食油腻、腹胀。舌红或暗红或有瘀点，苔白腻、或黄腻、或黄厚腻。脉弦紧或弦数。尿常规检查有红细胞、X线可见结石阴影。

疗效 总结1961~1989年用本方为主治疗各种结石260例资料，其中：膀胱结石46例中，痊愈39例，显效4例，有效2例，无效1例；尿道结石45例中，痊愈38例，显效3例，有效3例，无效1例；输尿管结石51例中，痊愈40例，显效8例，有效1例，无效2例；肾结石35例中，痊愈24例，显效5例，有效1例，无效5例；胆囊胆管结石83例中，痊愈55例，显效19例，有效5例，无效4例。总有效率为95%。其中痊愈率为75.38%。

附记◊治疗期间，忌食油腻，辛辣食物。

86.5 三金胡桃汤

来源◊周凤梧，《实用方剂学》

组成◊金钱草 30~60 克，海金沙 12 克，炮鸡内金粉 6 克（分 2 次冲服），生地 15 克，玄参 12 克，天冬 9 克，石韦 12 克，萹蓄、瞿麦各 9 克，怀牛膝、车前草、滑石各 12 克，木通、生甘草各 4.5 克，烤胡桃仁 4 枚（分 2 次嚼食）。

用法◊水煎 2 次，药汁合兑，分 2 次饭前 1 小时服。

功用◊清热利湿，通淋化结。

方解◊本方由八正散加减化裁而成。方中金钱草甘咸微寒，有清利湿热的作用，近世被视为治疗结石之专药；海金沙清热利尿，其性善降，专利水道而为治淋之要药；鸡内金、胡桃仁善化结石，前者兼能消积开胃，后者兼益肾气，以推动结石之排出；石韦上清肺气，下利膀胱，肺为水之上源，源清则水自清，故具有利水通淋泻热之功、又有入血止血之效；滑石功专清热渗湿利尿，尤为治石淋之要品。结石的病机在于肾虚有热，非火有余，乃水不足，故方中辅以生地、天冬、玄参，甘苦咸寒，以滋肾阴而清虚热；佐以萹蓄、瞿麦、车前、木通等苦寒清热利尿通淋；加入怀牛膝，既通且补；使以甘草，调和诸药，并能清热止痛。诸药配合，有补有通，标本兼顾，故功效较著。

主治◊肾、输尿管、膀胱结石。症见肾区绞痛剧烈，辗转不宁，大汗肢冷，并伴呕吐，或见血尿。

加减◊若大量尿血，可先加小蓟炭、藕节炭、血余炭、白茅根、仙鹤草一二味；腰痛甚者，去木通，加续断；大便秘结者，加硝黄；热盛伤阴口渴者，去木通、瞿麦，加麦冬、黄花粉；尿中脓细胞多者，加金银花；气虚者，去木通，加党参、黄芪。

疗效◊屡用屡验，疗效颇著。

86.6 三金排石汤

来源◊印会河，《中医内科新论》

组成◊海金沙、川金钱草各 60 克，鸡内金、石韦各 12 克，冬葵子 9 克，滑石 15 克（包煎），车前子 15 克（包煎）。

用法◊水煎服，每日 1 剂，日服 2 次。

功用◊利尿排石。

方解◊方用石韦、冬葵子、滑石、车前子、利水通淋；海金沙、金钱草除能利尿外，更有排石作用；鸡内金有化石之用，合而用之，有利尿排石之效。

主治◊石淋，症见尿中夹有砂砾，小便刺痛窘迫，时或突然尿中断、少腹连腰而

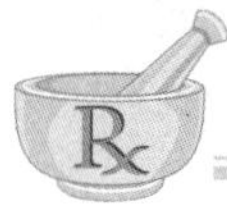

痛，或见尿中带血，舌红脉数。

加减 尿石不尽，加煅鱼脑石 30 克，以加强排石作用。

疗效 临床屡用，效果显著。

附记 印氏已列“抓主症”之方。凡尿中发现砂石状物，即可用之，一般砂石颗粒较小者，效果较显，而肾与膀胱之间结石较大者，则效果较差。鱼脑石即黄花鱼头脑颅腔之两块硬石。又用一味海金沙 60 克，煎汤服，用治砂淋，亦为有效。

86.7 三金化石汤

来源 韩志坚，《四川中医》（12）1987 年

组成 金钱草 60 克，海金沙 35 克，鸡内金末 15 克（吞服），萹蓄、瞿麦、生地、甘草梢各 15 克，车前子 12 克，石韦、大黄、栀子各 10 克，牛膝 9 克，琥珀末 8 克（吞服）。

用法 每日 1 剂，每剂水煎 2 次，每次药量不少于 250 毫升。分 2 次空腹兑服内金、琥珀末。药后于结石部位行热敷 25 分钟左右，半小时后再做 40 分钟左右跳跃运动。以利结石下行。

功用 清热利湿，化石通淋，利尿止痛。

方解 尿路结石，多因湿热内蕴下焦，尿液受煎熬，杂质聚积而成。方中金钱草、海金沙利尿通淋、软坚化石；鸡内金化石，故此三药重用为君；滑石质润性滑，合石韦以滑利窍道；车前子、萹蓄、瞿麦利水通淋；栀子清热，生地凉血，牛膝导热下行，大黄攻积导滞；琥珀利水通淋、活血通经；生甘草治阴茎中痛。全方共奏清热利湿、化石通淋、利尿止痛之功。为加速结石移动，服药后在结石部位行热敷，并做跳跃运动，以利结石下行。故用之多效。

主治 尿路结石。

加减 腰腹疼痛剧烈者，加元胡 15 克；病久腰膝酸软，加枸杞、枣皮；体倦纳少，加党参、怀山药、山楂肉；尿血或尿常规红细胞多者，加白茅根。

疗效 治疗 54 例，其中右肾结石 7 例，左肾结石 5 例，左或右输尿管结石 35 例，尿道结石 7 例。结果：痊愈（排出结石，结石影消失）43 例，好转（结石影缩小或下移）8 例，无效 3 例。总有效率为 94.4%。

86.8 补肾通石汤

来源 刘宜铭，《江苏中医》（6）1990 年

组成 石韦、木通、冬葵子、海金沙、车前子各 15 克，金钱草、墨旱莲各 45 克，首乌、枸杞、知母、黄芪各 20 克，威灵仙 30 克。

用法 水煎服，每日 1 剂，日服 2 次。

功用 滋补肾阴，泻火行水，通淋排石。

方解 ◊ 隋·《诸病源候论》云："淋之为病，由肾虚而膀胱热也。"本病以肾虚阴亏为本，邪热为标。因肾虚阴液匮乏，蕴热煎熬浊物聚而成结石。某些泌尿系结石患者术后再生结石，其根本原因在于阴亏火旺的状况没有得到调整(即机体内环境没有根本改变)，所以治疗用清热药同时，着重选加滋肾益阴药物。如枸杞、首乌、知母、墨旱莲等，使肾精足则水自行，有利于结石排出。水盛则火自灭，浊物就无以煎熬成石。配以黄芪，旨在益气，气化则水行畅通，石能出矣；石韦利水通淋，现代药理研究认为本品具有扩张输尿管与尿道的作用，利于结石在自然狭窄处通过、排出。威灵仙与金钱草相伍，具有溶石与排石的特殊功效。更加木通、冬葵子、车前子等以增强泻火行水、通淋排石之功。同时嘱患者多饮水，药后适当跳跃，利于结石下行、排出。

主治 ◊ 泌尿系结石。

加减 ◊ 合并泌尿系感染者，加黄柏、苍术、怀牛膝各10克，连翘15克，紫地丁30克，大黄6克；肾绞痛，急性发作者，加赤芍、降香、苏木、山甲片、皂刺各10克，乌药12克；血尿甚者，加白茅根30克，大蓟、小蓟、炒蒲黄、五灵脂各10克；腹痛剧者，加乳香、没药、香附各12克，元胡10克，琥珀末3克；伴有腰痛者，加川断、杜仲、桑寄生各12克。以上加味不必全加，根据证情变化选加2~3味即可。

疗效 ◊ 治疗30例，服药7~50剂，结果：痊愈（结石排出，体征消失）18例，好转（结石下移，体征消失或改善）10例，无效2例。总有效率为93%。临床观察：排出最大的结石为1.5×0.5厘米，最小的结石为0.15~0.3厘米。

§87 治尿路感染秘方

87.1 地榆汤

来源 ◊ 朱良春，《名医秘方汇萃》

组成 ◊ 生地榆、生槐角、半枝莲、白花蛇舌草、大青叶各30克，白槿花、飞滑石各15克，生甘草6克。

用法 ◊ 每日1剂，水煎服，日服2次。

功用 ◊ 清热解毒，利湿通淋。

方解 ◊ 方中生地榆清热、凉血、化瘀，又能利小便，为治慢性尿路感染之妙品；生槐角活血化瘀；半枝莲、白花蛇舌草、飞滑石、甘草清利湿热；大青叶清热解毒；白槿花活血凉血。诸药合用，共奏清热利湿，凉血通淋之功。

主治 ◊ 急性泌尿系感染。

疗效 ◊ 治疗100例，总有效率为82%。

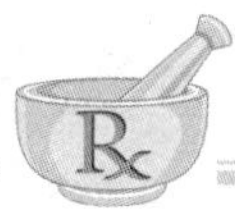

附记 本方对孕妇及胎儿均无副作用，从而给孕妇尿路感染提供了安全有效的方药。

87.2 肾六方

来源 张琪，《名医秘方汇萃》

组成 山蓟40克，藕节20克，生蒲黄15克，滑石20克，白茅根50克，生地50克，木通15克，白花蛇舌草50克，黄芩15克，侧柏叶20克，甘草10克。

用法 每日1剂，水煎服，日服2次。

功用 清热解毒，凉血止血。

方解 方中生地养阴、凉血、止血，并防通利之品损伤阴血；山蓟、藕节、生蒲黄、白茅根、侧柏叶凉血、止血；滑石、白花蛇舌草、甘草、木通、清利湿热；黄芩清热燥湿。诸药合用，共奏清热解毒、凉血止血之功。

主治 泌尿系感染及急慢性肾炎以血尿为主，热邪迫血妄行者。

疗效 临床屡用，疗效卓著。

87.3 柴苓汤

来源 龚志贤，《龚志贤临床经验集》

组成 柴胡24克，黄芩12克，法半夏9克，茯苓、猪苓各12克，泽泻、车前草、金银花藤、白茅根各30克，滑石24克，甘草3克。

用法 水煎服，每日1剂，日服2次。

功用 和解少阳，疏利三焦，清热除湿，利尿止血。

方解 本方系从仲景之小柴胡汤（疏利气机，和解少阳）与五苓散（健脾除湿，化气行水）合方加减而成。方用柴胡苦平，疏理气机，解散入犯少阳与三焦之邪热，故方用黄芩以清泄郁热；法半夏降逆止呕（无呕吐者可去之），甘草清热和中，使邪从皮肤毛窍散之于外；用茯苓、猪苓、泽泻化气除湿利水；更用车前草，甘寒以助渗湿泻热、通利水湿之功；金银花清热泻火解毒；茅根凉血利尿止血；入滑石、甘草、即六一散之意，取滑石味淡性寒、质重而滑之功，缓解渗湿，寒能清热泻火，重能下降，滑能利下窍；甘草清热和中，调和诸药。全方合奏和解少阳，疏利三焦，除湿清热、利尿止血之功。

主治 血淋。突然寒热往来，头昏目眩，口苦胸闷，干呕，不思食，腰部酸胀，小腹拘急，小便频数短涩，尿时尿道疼痛，甚则痛如刀割，尿血。舌红苔白滑，脉弦数。

疗效 临床屡用，每能取得较好疗效。

87.4 导赤清心汤

来源 时逸人，《名医特色经验精华》

组成 鲜生地30克，麦冬9克，玄参12克，沙参30克，丹皮9克，竹叶6克，莲子心12克，茯苓9克，益元散3克，灯芯、通草各6克。

用法 水煎服，每日1剂，日服2次。

功用 滋阴，清热，通淋。

方解 下焦热毒炽盛猖獗，伤及阴道，故尿血。方用生地、麦冬、玄参滋阴润燥；丹皮清血中郁热；茯苓、益元散（滑石、甘草、辰砂）渗湿利尿；竹叶、莲子芯、灯芯、通草清心火、导赤浊。诸药合用，共奏滋阴清热、泻火通淋之功。用之可使血尿迅速消失。

主治 热淋尿血。可用于急性尿路感染（慢性肾盂肾炎急性发作），火移热于小肠而出现尿血者。

疗效 临床屡用，奏效颇捷。

87.5 茅苓汤

来源 张百川，《浙江中医杂志》（5）1965年

组成 茅根30克，赤苓、炒山栀、小蓟、泽泻、木通各9克，金银花15克。

用法 水煎服，每日1剂，日服2次。

功用 清热利湿，凉血止血。

方解 《素问·气厥论》云："胞移热于膀胱，则癃，溺血。"说明尿血多因邪热下迫膀胱所致。是方取茅根甘寒凉血止血，赤苓渗湿利尿为主，配山栀、金银花清凉解毒；小蓟散瘀止血，泽泻、木通清湿热、利小便为辅，并随证灵活加减，用于尿血实证，对现代医学所称的肾盂肾炎、急性膀胱炎等血尿效果较好，而对其他疾病所引起的血尿效果不显。

主治 尿血实证（可用于现代医学的肾盂肾炎、急性膀胱炎所致的血尿者）。症见小便赤热短少而频，腰脊酸痛，脉弦数，舌红、苔黄腻，或见面身浮肿，心烦不寐，尿时涩痛，甚则尿色鲜红如血等。

加减 血尿显著者，加琥珀、乳香、没药；尿量涩少者，加瞿麦、车前子、猪苓；尿时疼痛，加竹叶、川黄连、萹蓄、海金沙；尿液镜检有脓细胞的，加连翘、蒲公英、紫花地丁；有结石的，加石韦、金钱草、鸡内金；腰痛较甚者，加杜仲、怀牛膝；腰髋重坠者，加生白术，生米仁；水肿明显者，加葫芦壳或合五皮饮；肿在头面者，加防风；肿在足胫者，加防已；如有炎症而恶寒发热者，则加荆芥、薄荷、大豆卷之类。

疗效 屡试屡验，疗效颇著。

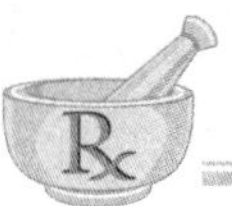

87.6 血淋安逸汤

来源◊言庚孚，《言庚孚医疗经验集》

组成◊红参6克，北黄芪15克，全当归、净地龙、小蓟各10克，鲜白茅根30克，甘草5克。

用法◊水煎服，每日1剂，日服3次。

功用◊补气摄血，养血止血。

方解◊形体虚衰，气血亏虚，气不摄血，而致尿血不止。方中重用红参、黄芪补气摄血；配以当归，养血活血；地龙、小蓟、茅根凉血止血，甘草调和诸药，标本同治，药到血止。后用八珍汤气血双补以善其后。

主治◊尿血。小便色鲜红。反复发作，点滴难尽（气不摄血型）。

疗效◊多年应用，效果甚佳。

87.7 加味导赤汤

来源◊郑侨，《老中医经验汇编》第一集

组成◊生地、木通各12克，甘草梢6克，竹叶9克，萹蓄、石韦各12克，大、小蓟各30克，海金沙12克，白茅根30克。

用法◊水煎服，每日1剂，日服2次。

功用◊清热利尿，凉血止血。

方解◊本方系《小儿药证直诀》导赤散加味而成。方用生地清热凉血；竹叶清心利尿；木通降心火；甘草梢泻火直达茎中以止痛；萹蓄清热利尿通淋；石韦通膀胱、利水道；海金沙利水通淋，治五淋茎痛；大小蓟凉血化瘀、止血；白茅根凉血止血。诸药合用，共奏清热利尿，凉血止血之功。

主治◊湿热型尿血、淋证、癃闭症（包括急性肾炎、急性肾盂肾炎、前列腺炎、膀胱炎、尿道炎），症见小便频急热痛或点滴不通，颜面黄赤，舌红、苔厚腻微黄，脉濡数或沉数有力。

加减◊前列腺炎，加金银花、蒲公英。无海金沙可用滑石代。血热不甚，可减轻茅根用量。

疗效◊屡用效佳。

87.8 加味当归贝母苦参丸

来源◊印会河，《中医内科新论》

组成◊当归15克，川贝母9克，苦参15克，木通、甘草梢、竹叶、生地各9克。

用法◊水煎服，每日1剂，日服2次。

功用◊燥湿散结，活血散瘀，解毒消肿。

方解◊方用当归、生地行瘀凉血；竹叶、甘草梢清火缓痛以治尿道之痛；川贝母消

肿散结；苦参、木通清利湿热、解毒消炎。诸药合用，共奏燥湿散结、活血散瘀、解毒消肿之功。

主治◊膀胱炎（湿热型）症见少腹急痛，按之痛甚，尿急、尿频、尿液混浊、甚则尿血。尿血多出现在尿后，有时小便不能控制，有尿意即遗尿。

加减◊妊娠妇女，去木通，加黄芩9克；少腹痛甚，加琥珀末2克（分吞）。

疗效◊临床屡用，效果甚佳。印氏已列入临床“抓主症”之方，凡确诊为膀胱炎之病人，即首先使用此方，效果一般良好。

87.9 化瘀止血汤

来源◊方药中，《名医治验良方》

组成◊桃仁、红花各10克，怀牛膝15克，川芎、柴胡各10克，赤芍、白芍各15克，枳壳10克，东北人参15克（另煎兑入），五味子10克，天门冬、麦门冬、玄参各15克，生地30克。

用法◊每日1剂，水煎服，日服2次。

功用◊益气化瘀，凉血止血。

方解◊方中东北人参大补元气，使气旺统血有权；桃仁、红花、川芎活血化瘀；赤、白芍，玄参、生地凉血止血；枳壳、柴胡调畅气机；天、麦冬，五味子、怀牛膝滋补肝肾之阴，使活血不伤阴。诸药合用，共奏益气化瘀、凉血止血之功。

主治◊慢性尿路感染，尿血属气虚失摄者。

疗效◊临床屡用，疗效显著。

87.10 加味正八散

来源◊印会河，《名医治验良方》

组成◊木通、车前子（包）、萹蓄、大黄各9克，滑石15克（包），甘草梢、瞿麦、栀子各9克，柴胡30克，五味子9克，黄柏15克。

用法◊每日1剂，水煎服，日服2次。

功用◊利水通淋。

方解◊方中木通、车前子，萹蓄、瞿麦、栀子、甘草梢、滑石清利湿热；大黄清热解毒，排大便、利小便，又能凉血止血；柴胡入肝经，善治尿路感染；五味子养阴护胃；黄柏入下焦，坚阴利湿。诸药合用，共奏利尿通淋之功。

主治◊泌尿系感染，属湿热者，症见小便时阴中涩痛，或见寒热，尿黄赤而频，舌红苔黄，脉数。

加减◊痛甚者加琥珀末3克（另吞）。

疗效◊临床屡用，疗效满意。

附记◊又陈念真自拟的治尿路感染特效方：炒天虫、净蝉衣各9克，川黄连4.5

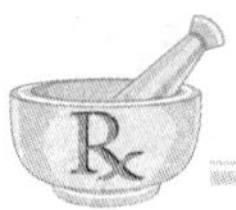

克，蒲公英、紫花地丁各30克，穿心莲9克，小青皮15克，净瞿麦、千里光、萹蓄草、净石韦各30克，碧玉散12克（包煎）。每日1剂，水煎服，屡用效佳。（引自《中国当代中医名人志》）

§88 治乳糜尿秘方

88.1 清热养阴汤

来源◊张羹梅，《临证偶拾》

组成◊生地、炙龟板（先煎）各12克，川黄柏9克，大青叶、草河车各18克，板蓝根12克，威喜丸9克（吞）。

用法◊水煎服，每日1剂，日服2次。

功用◊清热养阴。

方解◊方用生地、龟板养阴；黄柏清利湿热；大青叶、草河车、板蓝根清热解毒；威喜丸（茯苓、猪苓、黄腊组成）主要用于因湿热下注之男子遗精、女子白带。今取其清热利湿，涩其下流之脂液，与黄柏配伍，其清热利湿之功尤著。诸药合用，共奏清热养阴之功。

主治◊乳糜尿。小溲白如牛乳，且有块物如脂如膏，反复发作。脉虚细、舌红。

加减◊红细胞多者，加小蓟炭12克。

疗效◊临床屡用，效果甚佳。

附记◊本方名为编者拟加。张氏通过临床观察，认为清热药中以大青叶、草河车、板蓝根三药为最好，不论胆囊炎、肝炎、肺炎、尿路感染等各种细菌和病毒感染均可应用。而且效果甚好。

又据［《新中医》（2）1990年］报道：张羹梅经验方，即上方加肥知母、车前草、六一散、苦参四味。其组成为：大青叶、板蓝根、草河车各18克，车前草20克，生地黄15克，川黄柏12克，肥知母10克，威喜丸6~10克，生龟板、六一散各10~30克，苦参片24克。若腰酸、腰痛、乏力等肾亏症状明显时，加杜仲、枸杞子；伴有遗精、带下清稀等症时，加金樱子、芡实、覆盆子；若尿检红细胞上升，加大蓟、小蓟、白茅根；白细胞上升，加白花蛇舌草、半边莲、土茯苓；蛋白尿明显时，加黄芪、党参、乌梅肉。治疗48例，结果痊愈48例（2星期为1疗程，治1疗程29例，2疗程17例，3疗程2例），仅1例1年半后复发（因劳累所致），经再度服此方而愈。

一般服用上方即可收功，如湿热偏甚者，可服本方（即加味方）效佳。

88.2 活血分清饮

来源 ◊ 马俊，《新中医》（2）1990 年

组成 ◊ 桃仁、当归、赤芍、川牛膝、车前子各 10 克，红花、川芎、桑螵蛸、益智仁、制香附各 6 克，粉萆薢 15 克。

用法 ◊ 水煎服，每日 1 剂，日服 2 次。

功用 ◊ 活血通瘀，补肾固精，分清泌浊。

方解 ◊ 方中以桃仁、当归、赤芍、红花、川芎以活血通瘀，故为主药；辅以桑螵蛸，益智仁补肾固精；车前子，粉萆薢分清泌浊；入川牛膝、制香附，以增强活血通瘀之动，且川牛膝引药下行，直达病所，故奏效颇捷。笔者实践体会，乳糜尿瘀血症状不必求全。而用活血化瘀药有益无害。倘与固精补肾、健脾升提、清化湿热、分清泌浊，配伍适宜，效果肯定。

主治 ◊ 乳糜尿。

加减 ◊ 若湿热之象较显著，尿检脓球（+）以上，去桑螵蛸、益智仁，加瞿麦、山栀子、凤尾草各 10 克；有细胞，加生蒲黄（布包）10 克；有阴器及下肢肿者，且病程短，加桑叶、槟榔以利水杀虫；久治不愈者，酌加炙升麻、柴胡、黄芪以升提中气。

疗效 ◊ 治疗 16 例，大多能在 20 剂内临床治愈，且随访未见复发。

88.3 乳糜尿汤

来源 ◊ 张梦侬，《临证会要》

组成 ◊ 炙黄芪、党参、白术、萆薢、杜仲、菟丝子各 15 克，干姜、益智仁炙甘草、贯众、升麻各 10 克，白芷 12 克，茯苓 25 克。

用法 ◊ 每日 1 剂，多加水浓煎，一日分 3 次饭前温服。10 剂为 1 疗程。

功用 ◊ 温补脾肾，散寒利湿。

方解 ◊ 本病为脾肾阳虚湿盛，或血丝虫所引起。方用大补元阳、甘温益气之黄芪，党参、白术、茯苓、甘草；使以补火逐寒、辛温大热之干姜、益智仁，滋肾补肝；甘温辛润之杜仲、菟丝子散风除湿；苦寒辛温之升麻、白芷与萆薢。而萆薢又有治失溺遗浊、分利小便之功能。更加一味能治崩中带下、解毒杀虫之贯众。组合成方，用于临床以治乳糜尿。通过实践，较其他药方疗效为好。

主治 ◊ 乳糜尿。症见尿如乳汁，尿中间有条状、片状之胶状凝固物，自觉腰酸腿软，头昏目眩，甚则面色萎黄、身体瘦削。

疗效 ◊ 多年使用，治验甚多，疗效颇著。

附记 ◊ 本方名为编者拟加。验之临床，多数服 10 剂左右，均获痊愈。

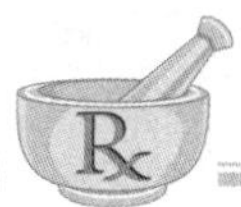

88.4 治乳糜尿方

来源◇邓铁涛，《邓铁涛临床经验辑要》

组成◇太子参、白术、云苓各15克，甘草6克，川萆薢30克，百部12克，台乌15克，广木香3克（后下），丹参、珍珠草各15克，桑寄生30克，石菖蒲10克。

用法◇每日1剂，水煎服，日服2次。

功用◇健脾祛湿。

主治◇乳糜尿。

疗效◇屡用屡效，效果颇佳。

§89 治阑尾炎秘方

89.1 肠痈汤

来源◇邓铁涛，《邓铁涛临床经验辑要》

组成◇①生大黄（后下）、蒲公英各15克，冬瓜仁30克，桃仁12克，丹皮9克，皂角刺12克，芒硝6克（冲服）。②生大黄，丹皮各9克，冬瓜仁30克，桃仁9克，芒硝6克（冲服）。

用法◇方①每日1~2剂，水煎服，日服2~4次。方②可每月服三四剂，持续3个月。

功用◇清热泻下。

主治◇阑尾炎（急性用方①，兼治阑尾脓肿；慢性用方②）。

加减◇方①加减：阑尾脓肿去芒硝，同时配合针灸疗法，针刺阑尾穴（双侧），用泻法深刺之，运针一二十分钟，接电针机半小时，再留针1小时，每日1次，连刺3天。又外敷法：方用三黄散外敷，用蜂蜜适量加水调匀，敷患处，药干即换。

方②加减：痛甚加蒲公英，或田七末；热甚加紫花地丁、金银花、连翘；出现包块（阑尾脓肿）加皂角刺；虚人于后期酌加党参或花旗参以扶正。

疗效◇随证选用，疗效颇佳。

89.2 清热消炎汤

来源◇王季儒，《肘后积余集》

组成◇生石膏、金银花、冬瓜仁各30克，连翘20克，知母、山栀子、乌药各10克，生地榆、滑石各12克，丹皮、桃仁各10克，败酱草30克。

用法◇水煎服，每日1~2剂，日服2~4次。

功用◊清热消炎，消肿止痛。

方解◊急性阑尾炎多由肠内积聚，郁而化热，湿热熏蒸而成热毒，故肿暴发而痛剧烈。热蒸于外则发高烧，此方退烧止痛，功效颇速。方用石膏、知母清阳明之热，内可以消肿，外可以退烧；金银花、连翘清热解毒而消肿痛；生地榆、败酱草凉血消肿而治恶疮；冬瓜仁为肠痈要药；山栀子、滑石祛湿热而疗疮疡；丹皮、桃仁活血凉血而消肿毒；乌药理气散郁以止痛；酒军、瓜蒌清理肠胃，肠胃秽污清除而无蒸发生热之机，则肿易消而痛自止；竹茹清胃止呕。一般服药一二小时即能止痛。

主治◊急性阑尾炎。

加减◊大便燥结，加酒军9克，瓜蒌30克，甚者加元明粉；呕吐加竹茹20克；如痛已缓解，阑尾部有包块，加茜草12克，山慈菇10克，乳香、没药各5克。

疗效◊多年使用，屡获奇效。

89.3 化瘀消炎汤

来源◊王季儒，《肘后积余集》

组成◊五灵脂、蒲黄各9克，乳香、没药各6克，赤小豆、元胡、川楝子、乌药、桃仁各10克，赤芍12克，败酱草30克，冬瓜仁15克。

用法◊水煎服，每日1剂，日服2次。

功用◊活血化瘀、消肿止痛。

方解◊慢性阑尾炎，多由饮食失调，或食后奔走，大肠运化紊乱，气血凝滞而致右下腹痛，治以活血化瘀为主。故方用五灵脂、蒲黄、乳没、桃仁、赤芍活血化瘀以止痛；赤小豆清热消肿而排脓毒；川楝子、元胡、乌药理气散瘀；山慈菇、冬瓜仁消痈肿；败酱草破瘀散结；三棱、莪术化瘀软坚，合之共奏活血化瘀，消肿止痛之功。

主治◊慢性阑尾炎。

加减◊如有肿块，加山慈菇10克，三棱、莪术。

疗效◊临床屡用，效果甚佳。

89.4 新备急丸

来源◊金如寿，《经验方》

组成◊巴豆霜、生大黄末各8克，生黄连末14克。

用法◊上药共和匀，装入肠溶液胶囊，每粒0.3克。每次服2~3粒（成人量），温开水送下，一般连服3天。

功用◊通里攻下，清热解毒。

方解◊方中巴豆霜峻下逐瘀；大黄泻热毒、行瘀血、荡积滞；黄连清热消炎解毒。

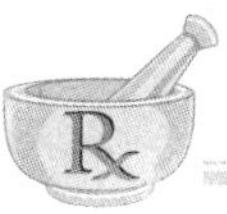

三药合用，作用迅速，用之得当，可取速效。

主治◊各种类型阑尾炎，尤其对急性阑尾炎（瘀滞型）、急性蜂窝组织炎及慢性阑尾炎（蕴热型）有良效。

加减◊如体温过高，可用金银花30克煎水，待冷后送服本丸。

疗效◊临床屡用效佳，服药后一般4小时左右开始排便，随之热退痛止。

附记◊如服药后4小时不排便的，可再服1次。药后腹泻不止，可口服5%颠茄合剂20毫升，或用硫酸阿托品0.3~0.5毫克肌肉或皮下注射。

89.5 阑尾脓肿方

来源◊金如寿，《经验方》

组成◊红藤、败酱草各30克，当归尾9克，皂角刺15克（或用炮山甲9克），大黄15~24克（后下）。

用法◊水煎服，每日1剂，重症日2剂。

功用◊清热解毒，化瘀排脓，通里消积。

方解◊方中红藤活血通络、解毒；败酱草清热消炎、散瘀排脓；当归尾活血祛瘀；皂角刺活血消肿；大黄攻下泻热、通下消积。合用共奏清热解毒、化瘀排脓、通里消积之功。

主治◊阑尾周围脓肿。

疗效◊临床屡用，确有良效。

89.6 阑尾化瘀汤

来源◊《中西医结合治疗急腹症》

组成◊川楝子、金银花各15克，延胡索、牡丹皮、桃仁、大黄（后下）、木香各9克。

用法◊水煎服，每日1剂，分2次服。

功用◊行气活血、清热解毒。

方解◊方中川楝子、元胡、木香行气止痛；金银花、牡丹皮清热消炎；桃仁、大黄化瘀解毒。本方是由《金匮要略》的大黄牡丹皮汤加减化裁而成，其消炎止痛作用较原方更胜一筹。

主治◊阑尾炎（气血瘀滞型），症见阑尾炎初期，发热、白细胞正常或很高，腹痛局限，压痛仅见于右下腹，有反跳痛。

加减◊便秘甚者，加芒硝9克（分冲）；恶心呕吐，加竹茹、半夏各9克；血聚成块者，加红藤30~60克。

疗效◊黑龙江哈尔滨医科大学二院普外科验证观察，结果：共治疗210例，治愈者192例（占91.4%），无效者18例（占8.6%）。主要适用于瘀滞型阑尾炎，临床热象不显著，如不寒不热，或仅有微热，脘腹胀闷，嗳气纳呆，恶心反

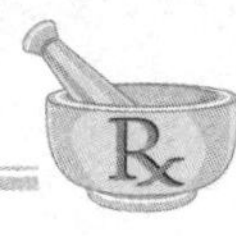

胃。气滞重者则腹痛绕脐走窜，血瘀重则痛有定处，痛处拒按，或出现肿块。大便正常或秘结、尿清或黄、脉弦紧或涩或细。舌苔白，舌质正常或有紫斑。

附记 本方为天津南开医院经验方。

87.7 阑尾清解汤

来源 《中西医结合治疗急腹症》

组成 金银花 60 克，大黄 25 克，蒲公英、冬瓜仁各 30 克，牡丹皮 15 克，川楝子、生甘草各 10 克，木香 6 克。

用法 水煎服，每日 1 剂，日服 2 次。

功用 清热解毒，攻下散结，行气活血。

方解 方中金银花、蒲公英消炎解毒；丹皮凉血活血；冬瓜仁化瘀排脓；川楝子、木香行气止痛；大黄攻下泻热；甘草解毒。又因病势急剧，热毒较重，故用大剂量的药物围歼之，顿挫热毒上炎之势，故取效颇速。

主治 急性阑尾炎（热毒期），症见发热恶寒（或不恶寒），面红目赤、唇干舌燥、口渴欲饮、恶心呕吐、腹痛拒按、腹肌紧张、大便秘结，舌尖红，苔黄腻或黄燥，脉洪或滑数。常用于急性阑尾炎，伴有局限性或弥漫性腹膜炎、阑尾周围脓肿、肝脓肿、盆腔及膈下脓肿。

疗效 临床屡用，效果甚佳。

附记 本方为天津南开医院经验方。

89.8 红藤汤

来源 倪和宪，《光明中医》（3）1988 年

组成 红藤 60~90 克，紫花地丁 15~20 克，蒲公英、金银花各 15 克，连翘、丹皮各 10 克，桃仁 6~10 克，赤芍 10 克，冬瓜子 15 克，炙乳没各 3 克。

用法 水煎服，每日 2 剂，频服。使药液在体内保持一定浓度，有利于迅速控制炎症的发展，缩短疗程。

功用 清热败毒，消痈散结，活血定痛。

方解 本方为仲景大黄牡丹皮汤去硝、黄，合景岳红藤煎加减而成。方中以红藤为主药，用以清热败毒，消痈散结；紫花地丁、蒲公英、金银花、连翘以协助红藤清热解毒、消肿散结；桃仁、丹皮、赤芍、乳香、没药，清热凉血、活血散瘀定痛，借以改善局部血液循环，有利于改变炎性病灶；冬瓜子化痰排脓消痈，为内消之要药。合而用之，有清热解毒，消痈散结，活血定痛之功。全方以清热解毒为主，活血散瘀为辅，有相辅相成之妙用。方中活血化瘀药剂量宜小不宜大，必须在大剂量清热解毒药足以控制炎症发展的前提下配合应用，方能收到如期的效果。反之，活血化瘀药用量过大，清热解毒药

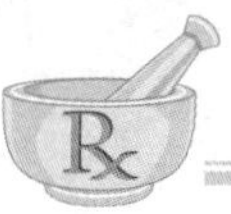

量不足，不仅不能取效，反而有扩散病灶之危害，切宜注意。本方药性平和，疗效迅速，在临床运用中，尚未发现其副作用。

主治 肠痈（阑尾炎），不论未化脓或已化脓者，或阑尾炎穿孔形成局限性腹膜炎者。

加减 阑尾炎穿孔形成局限性腹膜炎者，应配合四环素滴注。

疗效 屡用屡验，疗效甚佳。

89.9 加减双合汤

来源 沈炎南，《光明中医》（3）1988 年

组成 生大黄 6 克，牡丹皮 9 克，桃仁 6 克，冬瓜仁、薏苡仁、败酱草各 12 克，金银花 9 克，蒲公英 12 克，当归、赤芍各 9 克，红花、广木香各 6 克，川楝子、延胡索各 9 克，制没药 6 克。

用法 上药用水 3 碗，水煎服，每日 1 剂，分 2 次服。

功用 清热解毒，行气祛瘀，消痈止痛。

方解 《素问·六元正纪大论》云：“妇女重身，毒之何如?”、“有故无殒，亦无殒也。”本方由大黄牡丹皮汤合薏苡附子败酱散加减而成。方用薏苡、败酱加金银花、蒲公英，渗湿利水，清热解毒以助大黄荡涤湿热，而拔痈毒；以牡丹皮清血中之伏火，加当归、赤芍、红花以助桃仁活血，破血中蓄瘀，更加木香、川楝子、延胡索、没药行气止痛，冬瓜仁直达病所，排除败浊，恢复生肌，使恶血外泻，痈毒内消。合而用之，共奏清热解毒、行气祛瘀、消痈止痛之功。

主治 妊娠肠痈（慢性阑尾炎）。

疗效 疗效显著。服药后多安度危证。不仅保了大人，亦保了胎儿，“有故无殒，亦无殒也”诚非虚言。

89.10 金蒲汤

来源 朱日升，《江西中医药》（2）1988 年

组成 金银花、蒲公英、冬瓜子各 30~60 克，大活血 15~30 克，木香 6~10 克，生大黄 10~20 克（后下）。

用法 水煎服，每日 2 剂，分 4 次服，每 6 小时服 1 次。轻者每日 1 剂，日服 2 次。

功用 清热利湿、行气活血、通里泻下。

方解 《诸病源候论》云：“肠痈者，……使邪气与营卫相干，在于肠中，遇热加之，气血蕴积，积聚成痈，热积不散，化而为脓。”《外科正宗》也云：“夫肠痈者，皆湿热瘀血流入小肠而成也。”病为湿热壅遏肠腑，故本方重用金银花、蒲公英清热解毒；冬瓜子渗利湿邪，使湿热分消；以木香理气化滞；

大活血活血祛瘀，使瘀滞得化；再根据“六腑以通为用”、“通则不痛”的原理，用生大黄泻热、逐瘀、通便，引导湿热脓毒之邪从肠道排出体外。合而用之，具有清热利湿、行气活血、通里泻下之功。

主治 ◊ 各种类型急性阑尾炎。

加减 ◊ 小儿剂量酌减。如热盛便秘者，加芒硝；气滞痛甚，加川楝了、炒枳壳；湿盛苔腻者，加白花蛇舌草、薏苡仁；合并脓肿者，加败酱草、桔梗，或赤芍、桃仁，甚至加三棱，莪术。

疗效 ◊ 治疗25例，其中辨证分型为瘀滞型5例，成脓型14例，脓溃型1例，脓肿型5例。全部临床治愈。有2例曾有复发，仍用本方治愈。疗程最短3天，最长12天，平均7天。

附记 ◊ 阑尾周围脓肿，加用余氏消炎镇痛膏和芙蓉软膏（1：1）和匀外敷局部，有较好的镇痛作用，药膏要敷得厚一些，大一点。必要时配合穿刺抽脓。

§90　治胆道感染秘方

90.1　清胆汤

来源 ◊ 李超，《中国当代中医名人志》

组成 ◊ 金银花、蒲公英各30克，连翘、柴胡各15克，黄芩、栀子各10克，丹参15克，枳实、半夏各10克，生大黄、芒硝各15克。

用法 ◊ 每日1剂，水煎服，日服2次。

功用 ◊ 清胆解毒，活血通淋。

主治 ◊ 胆道感染。

疗效 ◊ 屡用卓效。

90.2　通胆胰汤

来源 ◊ 金庆丰，《名医治验良方》

组成 ◊ 罗布麻、野菊花各30克，柴胡、香附、枳壳各10克，延胡索10~15克，郁金15克，生大黄6~12克（后下）。

用法 ◊ 每日1剂，水煎服，日服2次。

功用 ◊ 疏肝理气，解毒通胆。

主治 ◊ 胆道感染，胆石症，胰腺炎。

加减 ◊ 临床应用，可随证加减。

疗效 ◊ 多年使用，屡收良效。

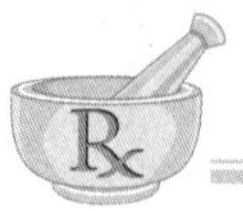

§91 治腰痛秘方

91.1 补肾强腰方

来源 ◊ 印会河，《中医内科新论》

组成 ◊ 金狗脊12克，川断9克，桑寄生15克，杜仲、牛膝、木瓜各9克，薏苡仁30克，鲜猪腰子1个（切开去肾盂白色部分洗净先煎，取汤煎药）（回民可以羊肾代）。

用法 ◊ 用猪腰汤煎药，每日1剂，日服2次。

功用 ◊ 补肾强腰。

方解 ◊ 凡肾虚腰痛，治以补肾为主，故方用川断，桑寄生、杜仲、补肾强腰；狗脊、木瓜、薏苡仁，舒筋利湿壮腰脊；牛膝活血，引药下行；猪肾以脏补脏，补肾治腰痛。合而用之，共奏补肾强腰之功。

主治 ◊ 肾虚腰痛。腰痛不举，但无压痛及敲击痛，气短、尿无力、脉虚细、苔少。

加减 ◊ 寒象明显，加补骨脂、胡桃肉（连衣）各9克。

疗效 ◊ 屡验屡效，疗效甚佳。

91.2 腰痛方

来源 ◊ 周炳文，《名医治验良方》

组成 ◊ 黄芪15~30克，当归12克，川芎8克，赤芍10克，熟地15克，升麻5~8克，台乌药8~12克，地龙10克。

用法 ◊ 每日1剂，水煎服，日服3次。

功用 ◊ 益气壮腰，活血通络，调气止痛。

方解 ◊ 腰痛多以肾虚为本，风寒湿热为标辨治，但关键在于气滞血瘀，尤其年久不愈，非调理气血不愈。因而方中重用黄芪益气补虚合四物汤补血活血，调理气血；台乌药温肾散寒，善行诸气而止痛，妙在选升麻助黄芪之升直达病所；地龙咸寒通络利腰，导湿热下行，制升麻之升浮，使共入于腰际。诸药合用，共奏益气壮腰，活血通络，理气定痛之效。故用之临床，颇效验。

主治 ◊ 多种腰痛。不论外感，内伤，凡非新感时邪而又偏于气滞血瘀，筋骨劳损者均可用之。

加减 ◊ 兼有寒湿为患，腰冷苔腻，口淡乏味者加威灵仙，细辛；瘀阻腰痛如刺者加桃仁；肾阳虚损，腰膝冷痛者，加山萸肉，补骨脂、杜仲、续断、菟丝子等。

疗效 ◊ 临床屡用，疗效颇佳。

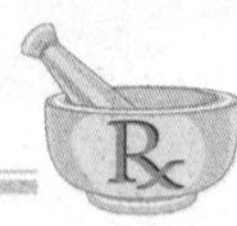

91.3 峻补肝肾丸

来源 张梦侬，《临证会要》

组成 制首乌120克，菟丝子、炒杜仲、关蒺藜、桑椹子、补骨脂、益智仁、巴戟天、全当归、白茯苓各60克，川牛膝90克，续断、白术、狗脊、鹿角霜各60克。

用法 上药共炒研极细末，炼蜜为丸如梧桐子大，贮瓶备用。每服40粒，一日2次，早晚饭前用盐开水送服。

功用 峻补肝肾。

方解 腰痛原因很多。若因肝肾两虚所致者，则重在峻补肝肾。方用添精益髓、滋补肝肾之何首乌为主药；肝气充则筋健，肾气充则骨强，故佐以杜仲、补骨脂，巴戟天，益智仁、狗脊、牛膝、当归、续断、桑椹、蒺藜、鹿角霜、菟丝子等都有补肝肾、壮筋骨、强腰膝、利机关之功能；更加茯苓、白术利湿健脾。蜜丸缓图，因肝肾位远，且病为慢性，故应坚持常服，始获良效。

主治 腰痛（肝肾两虚型）。症见腰骶经常作痛，俯仰转侧不利，劳则更甚，肢体疲乏。膝膑酸软，自觉腰部空虚，坐立无力支持，脉多沉缓无力。

疗效 多年使用，治验甚多，疗效显著。坚持服药，每获痊愈。

附记 本方名为编者拟加。治疗期间禁手淫、节房事，多食甘平柔缓之食物，可收事半功倍之效。

91.4 通督活血汤

来源 李同生，《中国中医药报》

组成 黄芪18克，当归9克，丹参18克，杜仲、赤芍、地龙、苏木、泽兰叶各9克，金毛狗脊12克，鹿角片18克。

用法 水煎服，每日1剂，日服2次。

功用 通督活血，益精填髓。

方解 此症责之肝肾亏损，虚实夹杂，虚者乃肾精亏乏，实者乃瘀阻督脉。本方是在祖传验方基础上创制而成，为治疗退行性腰椎管狭窄症的通用方。全方配伍法度严谨。方用黄芪伍当归，寓补气生血之意；丹参一味，功同四物，活血化瘀，与苏木、泽兰叶、赤芍同用，更具推陈出新之功；金毛狗脊、杜仲引诸药入督脉和肾经，壮腰健肾；鹿角片为血肉有情之品，峻补真阴真阳；地龙搜风通络、搜风止痉，引药下行；赤芍活血之中，兼能利水。诸药合用，散收得当，补泻同施，共奏通督活血、化瘀止痛、峻补真阴真阳之功。

主治 退行性腰椎管狭窄症。

加减 若兼下肢重者，舌苔白腻，口不渴或渴而不欲饮者，属湿重，酌加防己、萆薢、苍术；瘀血症状明显，腰部刺痛，舌有瘀斑，脉涩滞者，酌加广三七、

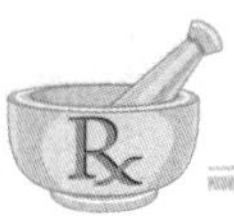

桃仁、玄胡；兼有恶寒喜暖，舌苔薄白，脉紧者，属寒重，加细辛 3 克。

疗效 ◊ 屡用屡验，坚持服用，每获痊愈。

§92 治肥胖病秘方

92.1 消肥汤

来源 ◊ 张侃如，《陕西中医》（2）1991 年

组成 ◊ 桃仁、红花、川芎、当归、泽兰、炒白术、苍术、泽泻、半夏、皂角各 10 克，益母草 15 克，茯苓 30 克，白矾 2 克。

用法 ◊ 水煎服，每日 1 剂，日服 2 次。

功用 ◊ 利湿化浊，活血化瘀。

方解 ◊ 本病与先天禀赋有关，更兼过食肥甘厚味，加之久卧久坐而少动，或外感湿邪，由表入里，或七情所伤，而致脏腑失调，转输失职，使水谷精微不能充养周身，反而变生膏脂痰湿，蕴于肌肤，甚则弥漫三焦，遏阻遂道，壅塞气机，使气血运行不畅，日久则虚，尤以气虚为重。其治若纯以补气，有碍痰瘀，故首当清除病理产物，以开痰瘀之阻遏。故方用苍术、白术、泽泻、茯苓健脾利水；半夏、皂角、白矾燥湿祛痰，与活血药配伍，能除血中之痰浊；桃仁、红花、当归、川芎、泽兰、益母草活血祛瘀，且泽兰与益母草相合，入肝经可活血行瘀，走脾经能行水涤痰，痰瘀散则脉络通，枢机畅而体自康。

主治 ◊ 单纯性肥胖症。

加减 ◊ 若面赤气粗、头目眩晕，伴肝阳上亢者，加怀牛膝、磁石；腹胀便秘者，加槟榔、大腹皮；气短乏力者，加生黄芪，畏寒肢冷者，加附子、桂枝；口渴欲饮、五心烦热者，加麦冬、天花粉。

疗效 ◊ 多年使用，效果甚佳。

92.2 张氏减肥方

来源 ◊ 张纯孔，《中国中医秘方大全》

组成 ◊ 法半夏、陈皮、白茯苓、炒米仁各 10 克，炒苍术、炒白术各 15 克，大腹皮、车前草（鲜者 20 克）、炒泽泻、冬瓜皮（鲜者 20 克）、炙香附、柏子仁各 10 克。

用法 ◊ 水煎服，每日 1 剂，日服 3 次，另用蕨菜作每餐食用。

功用 ◊ 健脾，燥湿，化痰。

方解 ◊ 方中半夏燥湿化痰，消痞散结；陈皮理气化痰；茯苓、米仁健脾淡渗利湿；苍术、白术益气健脾燥湿；大腹皮、车前草、泽泻、冬瓜皮均有利尿消肿作

用；炙香附理气调经、活血止痛；柏子仁养心安神。合而用之。共奏健脾燥湿化痰之功。

主治◊痰湿型肥胖病。

疗效◊治疗2例，1例服药25剂，体重从87公斤降至61公斤；1例服6剂，体重从38公斤降至29公斤（儿童）。

92.3 减肥散

来源◊程爵棠，《刺血疗法治百病》

组成◊半夏、荷叶各10克，茯苓、泽泻各15克，焦三仙9克，二丑、槟榔各5克。

用法◊上药共研细末，贮瓶备用。用时每取药末15~30克，用鲜荷叶捣烂取汁或用大黄15克水煎取汁调成软膏状，敷于脐部，外以纱布覆盖，胶布固定。每日换药1次。1个月为1疗程。

功用◊健脾利湿，利水减肥。

主治◊肥胖病。

疗效◊一般用药10日以上，必日见其效。

附记◊本散亦可内服，每次服3~5克，日服3次，温开水送服。内外并治，效果更好。

92.4 外用减肥方

来源◊程爵棠，《穴位贴敷治百病》

组成◊番泻叶15克，泽泻、山楂各30克，油麻稿（又名油草）50克。

用法◊上药共研细末，贮瓶备用。用时每取药末15~20克，以红茶水（浓汁）调和成软膏状，敷于肚脐上，外以纱布盖上，胶布固定。每日换药1次。

功用◊清胃热，健脾运，利水湿，散痰饮。

主治◊肥胖病。

疗效◊治疗50例，连用月余，有效率达100%。

附记◊本方为程氏祖传秘方。本方去油麻稿，加干荷叶50克，重用泽泻为60克。验之临床，效果尤佳。

§93 治糖尿病秘方

93.1 温肾降糖汤

来源◊施今墨，《施今墨临床经验集》

组成◊上肉桂24克（切碎蒸汁兑入，不可火煎）、鹿茸粉（另装胶囊，分2次随

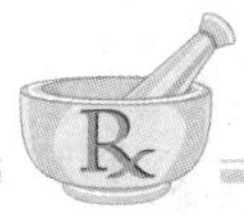

药送服）3 克，黑附块 18 克，桑螵蛸 9 克，山萸肉、大山参各 12 克，巴戟天、补骨脂、覆盆子、金樱子各 9 克，野于术 15 克，怀山药、芡实米各 30 克，灵芝草 9 克。

用法 文火煎服，每日 1 剂，日服 2 次。

功用 壮火补虚，固脱填髓。

方解 若因肾气虚惫，固摄无权，命门火衰，不能化精所致者，证属虚寒，譬诸库存，彻底倾出；譬诸炉火，薪断无继。若不得大量物资救济，峻补回阳则灯尽油干，险变立至。故方内重用肉桂、附子益火之源；巴戟天、补骨脂助命门以固肾之本；山参、鹿茸、于术、山药健脾益气以补中气之虚，中气充沛，则余脏受荫。金樱子、桑螵蛸、覆盆子实为固脱，为固肾缩泉之要药；山萸肉、芡实固脱益精，填精益髓。加之参、附、术合用，则心脾肾交受其益。余如面瘁、肢冷、纳少、便溏、气短、声低诸证，均可附带解决。临床遇证候相符之患者，往往 1 剂即获疗效，重者二三剂，无须多服。本方配伍严谨，颇具匠心。但临床应用，必须审证的确，方可投之。

主治 糖尿病，确属虚寒者，症见尿意频繁，小溲清长，朝夕不断，证似尿崩，有时尿呈淡青色，有时上浮一层如猪膏，口不欲饮食，舌淡不红，苔薄白，或润或不润，气短音低，大便时溏，四肢厥冷。六脉常见沉迟，尺脉尤甚。

疗效 临床屡用，确具佳效，多 1 剂至 3 剂已，无须多服。

附记 本方名为编者拟加。临床验之，确有良效。待病基本痊愈，当更方调治以资巩固。

93.2 益气滋阴饮

来源 张琪，《临床经验集》

组成 黄芪 50 克，人参 15 克（或党参 30 克），玉竹、枸杞子、天冬、玄参各 20 克，生地 25 克，菟丝子、女贞子各 15 克。

用法 水煎服，每日 1 剂，分 2 次服。

功用 益气滋阴，补肾润肺。

方解 方中人参、黄芪益气补虚、生津止渴；玉竹润心肺、止消渴；生地凉血生血、补肾水；山药、枸杞、女贞、菟丝子滋补肝肾、生精益气；党参滋阴清热。诸药合用，有滋阴润燥、补益肝肾、生津止渴之功。用之临床、屡见其效。

主治 消渴病（证属气阴两虚者），症见疲倦乏力、口干、腰脊下肢酸痛、舌红苔燥、脉弦滑、血糖、尿糖甚高。可用于糖尿病。

加减 血糖、尿糖高、加苍术、葛根；多尿不愈，酌加附子、肉桂以温助肾中阳气。

疗效 验之临床，屡获佳效。

93.3 降糖益阴汤

来源 王季儒，《肘后积余集》

组成 川石斛15克，麦冬10克，生地、元参各15~30克，天花粉15克，生山药、黄芪各30克，苍术、知母、黄柏各10克。

用法 水煎服，每日1剂，2次分服。

方解 消渴一证，本为燥热伤阴，水液不得宣行，故周身不得润泽、则形体消瘦。治疗之法，自应用滋润清热之剂的生津润燥。用疏通气机之味以宣行水液。方用石斛、麦冬、生地、元参、山药填阴润燥，填阴即能补肾。天花粉生津泻火，泻火即能补阴。黄芪补气以敷布津液。惟苍术性燥，用于燥热伤阴之消渴，似非所宜，熟、知苍术芳香猛烈、开郁散结、疏通气机、使脾气健运，可以宣行水液，水液得以浸润于肠胃之外，小便减而肌肉得养。况苍术入于大队柔润剂中，亦不致燥烈伤阴，去其短而取其长。知母、黄柏滋阴泻火，专治消渴热中。张锡纯《衷中参西录》有治消渴方二则，一为玉液汤，一为滋膵饮，二方均重用黄芪、山药，近代施今墨先生以黄芪配山药治尿糖，元参配苍术治血糖，每在辨证施治的基础上加此四味，颇为应手。

主治 糖尿病（消渴）、证属燥热伤阴者。

加减 本方服10剂后，如尿糖不减，加山茱萸12~20克以固摄肾气。古今医家，多以六味地黄汤或八味地黄汤治消渴，此方之所以能治消渴，其功全在山茱萸。余曾多次试验，凡用六味地黄汤，无山茱萸即无效，加入山茱萸，尿糖始降。如血糖不降，加丹参15克，桃仁12克以活血化瘀；能食善饥，时觉中空，加熟地30克，黄连6克以填补真阴而降胃火；腰腿疼痛，加桑寄生30克，续断12克，牛膝、木瓜各10克通经络而强筋骨；大便溏泄、加土炒芡实30克，党参15克，白术10克，去生地、麦冬、元参，益脾固肾。泄甚者再加罂粟壳6克，诃子肉10克以涩肠止泄；血压高，加石决明30克，白蒺藜平肝降压；心悸失眠，加生牡蛎20克，生龙骨15克，柏子仁、茯神各10克，首乌藤30克以镇静安神；尿频有脂膏，加桑螵蛸、山茱萸各15克，菟丝子、沙苑子、益智仁各12克以固肾益精；疲乏无力、腰酸腿软、尿频有脂膏、脉细弱、舌质淡胖，系阴损及阳，而成阴阳两虚之象，改用八味地黄汤加黄芪、苍术、元参、菟丝子、沙苑子、补骨脂、益智仁等补肾阳，益肾阴，气血兼顾，阴阳并补。有效。

疗效 多年使用，治验甚多，疗效颇佳。

附记 又用生山药粉50克，大枣5枚做成粥样，每日服1次，一月为一疗程，停一周再服，曾治数十例，皆有不同程度的疗效，但不能根除，停药后，多有反复。后加入山茱萸10克，即能巩固疗效。

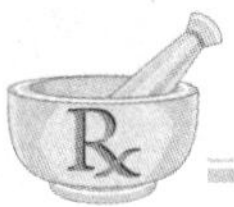

93.4 清热养阴汤

来源◇陈树森,《中国中医药报》

组成◇生石膏、黄精、黄芪各30克,人参叶、知母各10克,生地、熟地各15克,元参、枸杞子、山药各10克。

用法◇水煎服,每日1剂,2次分服。

功用◇清热养阴,兼补肺肾。

方解◇糖尿病的特点是阴虚阳亢,久之阴损及阳,导致肾阳亦虚,故见阴阳俱虚的证候。若肾阴亏竭、心火独亢、上扰清窍,可导致神志恍惚,甚或昏迷而发生危象。本病有上、中、下三消之分,有肺热、胃热、肾虚之别。治上消,润肺兼清胃;治中消,清胃兼滋肾;治下消,滋肾兼润肺。治疗本病时应强调固本,尤重补肾。滋肾阴以制阳亢,本方以黄精、知母、生熟地、元参、枸杞子、山药滋肾润肺,止渴生津;本病口渴易饥之症状为肺胃之热化燥、灼津伤阴,故按《金匮要略》"渴欲饮水,口干舌燥者,白虎加人参汤主之"之意,用生石膏清肺胃之热;加入补气药人参叶、黄芪,可使正气存内,邪不可干,常可事半功倍。

主治◇糖尿病。

加减◇阴虚津少者,加用黄精、玉竹、天花粉、天冬等以养阴生津;若口渴甚者,重用生石膏、知母、石斛等。兼有瘀血阻滞脉络,常用天仙子、紫草根、川芎、丹参、赤芍、桃仁、红花等;若疮疡化脓,则清热解毒为主,用金银花、连翘、黄芩、黄连、白花蛇舌草之类,或用蒲公英、野菊花,内服外用均见功效;久病肾阳亦虚者,加仙灵脾以助肾阳,阳生则阴长;由于脾为后天之本,且滋腻之品大多碍胃,故在上方中加上苍术以醒脾健胃,使诸药合尽其效。

疗效◇临床屡用,疗效颇著。

93.5 降糖方

来源◇祝谌予,《中国中医药报》

组成◇生黄芪、生地各30克,苍术15克,元参30克,葛根15克,丹参30克。

用法◇水煎服,每日1剂,分2次服。

功用◇益气,养阴,活血。

方解◇现代医学将糖尿病分为两大类:依赖胰岛素糖尿病和非依赖胰岛素糖尿病。在我国以非依赖胰岛素糖尿病为最多。在10余年的观察中发现糖尿病可分为5个类型:1. 气阴两虚型;2. 阴虚火旺型;3. 阴阳两虚型;4. 气虚血瘀型;5. 燥热入血型。其中以气阴两虚型为最多见。

降糖方为治气阴两虚型的有效基本方剂。患者表现为多饮,多食,多尿,乏力，消瘦，抵抗力弱，易患外感，舌淡暗，脉沉细等症状。降糖方的六味药通过药理研究证明均为降糖药物，生黄芪配生地降尿糖，是取生黄芪的补中、益气、升阳、紧膝理与生地滋阴、固肾精的作用，防止饮食精微的漏泄，使尿糖转为阴性。据药理研究，黄芪、生地有降血糖作用。苍术配元参降血糖。许多人认为治糖尿病不宜用辛燥的苍术。而施今墨先生云：用苍术治糖尿病以其有“敛脾精”的作用，苍术虽燥，但伍元参之润，可制其短而用其长。药理研究证明苍术和元参都有延长降低血糖时间的作用。上述两个药对，黄芪益气，生地滋阴；黄芪，苍术补脾健脾；生地、元参滋阴养胃，从先后二天扶正培本，降血糖、尿糖确有卓效。自古以来，有关消渴病或糖尿病诸文献中，未见有用活血化瘀法治疗糖尿病的报道，但在临床中遇到糖尿病合并血液病变者不少，通过血液流变学研究，糖尿病患者血液黏稠度多有增高。气阴两虚型糖尿病者常见舌质暗，舌上有瘀点或瘀斑，舌下静脉怒张等血瘀征象。故而加用葛根、丹参两味药通活血脉。实践表明，加用活血药后，疗效增强了。药理研究也证明，葛根、丹参都有降血糖的作用。

主治◇气阴两虚型糖尿病。

加减◇尿糖不降，重用花粉 30 克或加乌梅 10 克；血糖不降，加人参白虎汤，方中人参可用党参代替，用 10 克，知母 10 克，生石膏重用 30~60 克；血糖较高而又饥饿感明显，加玉竹 10~15 克，熟地 30 克；尿中出现酮体，加黄芩 10 克，黄连 5 克，茯苓 15 克，白术 10 克；皮肤瘙痒，加白蒺藜 10 克，地肤子、白鲜皮各 15 克；下身瘙痒，加黄柏、知母各 10 克，苦参 15~20 克；失眠，加首乌、女贞子、白蒺藜各 10 克；心悸，加菖蒲、远志各 10 克，生龙牡各 30 克；大便干燥，加薏苡仁 20 克，芡实米 10 克；自觉燥热殊甚，而有腰痛者，加肉桂 3 克以引火归元；腰痛、下肢萎软无力，加桑寄生 20~30 克，狗脊 15~30 克。

疗效◇多年使用，治验颇多，疗效显著。

93.6 降糖克消汤

来源◇程爵棠，《临床验方集》

组成◇生地、菟丝子、黄芪各 15 克，怀山药 9 克，元参、丹参各 15 克，山萸肉、天冬、苍术、葛根各 9 克。

用法◇水煎服，每日 1 剂，2 次分服。

功用◇滋阴补肾，益气养阴，清热凉血，降糖克消。

方解◇糖尿病，属祖国医学的消渴范畴。古论消渴，有三消之分。然三消各有所主，即上消主肺，中消主脾，下消主肾。临床见证虽各有侧重，而其燥热伤阴则一。致因虽多，总属阴虚燥热所致。此论前人早有明训，如《医学心悟》云：“三消之证，皆燥热结聚也”，《临证指南医案》更明确指出：“三

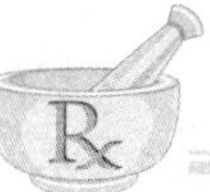

消一证，虽有上、中、下之分，其实不越阴虚阳亢，津涸热淫而已”，《沈氏尊生书》亦云：“阴虚者，肾中真阴虚也。”其治正如《景岳全书》所云：“悉属阴虚，无论上、中、下，急宜治肾为主，必使阴气暂充，精血渐复，则病必自愈”故方用菟丝子补肾添精益髓，阴阳并补，故以为君；臣以生地、元参滋肾阴、清虚热；山萸肉以助君药之用，并固涩精气；黄芪益气、升阳、固卫，与生地滋阴而共奏益气养阴之效，二者相伍，且有降血糖、尿糖的双效作用；苍术补脾健脾，其辛燥之性，似与三消不合，其实苍术有“敛脾精”作用，且得元参之润而制其短，用其所长。苍术配元参善降血糖，而且作用持久；怀山药补脾益肺，强肾固精，与黄芪益气，共补肺、脾、肾三脏之虚，又起降血糖、尿糖之功；天冬清热降火，且滋肾阴、降肾火、泻火以养阴；丹参、葛根活血通脉、降血糖，且与慢性糖尿病尤宜。祝谌予教授说：“糖尿病合并血管病变者不少。通过血液流变学研究，糖尿病患者血液黏稠度多有提高，……常见舌质暗，舌上有瘀点或瘀斑、舌下静脉怒张等血瘀征象，……加用活血药后，疗效增强了。”确属经验之谈。现代药理研究证明，方中黄芪、生地、元参、苍术、怀山药、丹参、葛根等都有较好的降低血糖、尿糖的作用，故用之临床，确有卓效。本方配伍着眼先天兼顾脾肺，共奏滋阴补肾、益气养阴、清热活血之功。

主治◇消渴（糖尿病），症见形体日渐消瘦、尿频清长，或多食善饥、烦渴引饮；或腰酸无力、神疲困倦，或动则汗出、或心悸、夜寐不安、多梦纷纭，或纳呆、腹胀、便溏、或头晕、周身烦热不适、口干思饮，或精神不振。舌质少苔或薄白，脉沉弦而数无力。或舌质暗、舌上有瘀点或瘀斑。尿糖、血糖增高。

加减◇若尿糖持续不降者，本方重用黄芪、生地、元参、怀山药、苍术，并加天花粉 15 克，或乌梅 10 克；血糖持续不降者，本方重用丹参、葛根、元参、生地，并加党参 15 克，石膏、知母各 9 克；血糖偏高，再加玉竹 15 克；尿中出现酮体，加黄芩、黄连各 9 克，茯苓 15 克，白术 9 克；皮肤瘙痒，加地肤子、白鲜皮各 9 克；下身瘙痒，加黄柏、知母、苦参各 9 克；失眠，加夜交藤 15 克，女贞子、白蒺藜各 9 克；心悸加菖蒲、龙骨、远志各 9 克；大便溏薄，加苡仁、芡实各 9 克；自觉烦躁，且腰痛者，加肉桂 1.5~3 克；腰痛而下肢萎软无力者，加桑寄生、狗脊各 9 克；眩晕，加珍珠母、代赭石各 15 克，怀牛膝 6 克；口渴，舌红苔黄，脉细，去黄芪、菟丝子、山萸肉、怀山药，加生石膏 1.5 克，知母 9 克，鲜石斛 30 克，花粉 9 克。

疗效◇治疗 100 例，结果近期治愈 80 例，显效 13 例，有效 5 例，无效 2 例，总有效率为 98%。

93.7 生脉胜甘汤

来源 姜生坤，《陕西中医》（2）1991 年

组成 辽沙参、玉竹、麦冬、五味子各 12～15 克，生地 30～60 克，生石膏 20～30 克，知母、花粉各 15～30 克，乌梅、山萸肉、桑螵蛸各 10～12 克，黄连 12～15 克，生黄芪 30～60 克。

用法 水煎服，每日 1 剂，日服 2 次，同时日取蚕蛹 30 克煎汤代茶饮服。对胰岛素有依赖者配合服用降糖西药。

功用 清热益气、生津止渴。

方解 方用沙参、麦冬、五味子、生芪、生地、知母、生石膏、花粉、黄连、玉竹清热益气生津；又取山萸肉、乌梅、桑螵蛸，酸涩收敛，且酸甘化阴而奏阴复热清之功，且药物俱是质地濡润、生津化液，补而不燥，滋而不腻，守中化阴，且不过于寒凉，不碍升运，至为合适。据临床报告及药物研究，生脉散及玉竹、生地、黄连等皆有降低血糖作用。《增注本草从新》记载："蚕蛹甘温，能泻膀胱相火，引清气上潮于口，止消渴。"对糖尿病有较好的疗效。而药膳同施，更是相得益彰。

主治 糖尿病。

疗效 治疗 63 例，其中气阴两虚型 42 例，阴虚热盛型 21 例。服药 31～98 剂后，全部有效，自觉症状消失或显著减轻，尿糖全部转阴，血糖转入正常值。

93.8 治消止渴汤

来源 李冠泽，《千家妙方·上册》

组成 生地、怀山药各 30 克，天花粉、石斛、知母各 20 克，沙参、麦冬各 15 克，泽泻 12 克，五味子 6 克。

用法 水煎服，每日 1 剂，日服 2 次。

功用 滋阴清热，生津止渴。

方解 张锡纯氏认为消渴证是脾阴不足所致，并谓生地、怀山药大补脾阴。故方中重用生地、怀山药补脾阴；天花粉善消上中二焦之热而止渴；石斛降中焦之火而益胃；知母坚下焦之阴而除热；沙参、麦冬以滋肺胃；泽泻利水以导热浊；五味子敛阴而生津。现代药理研究也认为地黄、怀山药、泽泻、人参等药物有不同程度降低血糖的作用。因之如此配合获得良效。

主治 糖尿病（证属脾阴不足）。

加减 若饥渴甚者，加生石膏、黄连；气虚甚者，加人参、黄芪；阴损及阳者，加附片、肉桂。

疗效 临床屡用，效果甚佳。

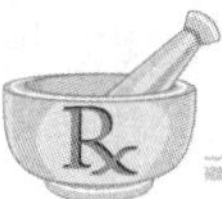

93.9 桑根地黄汤

来源 ◊ 汪达成，《名医治验良方》

组成 ◊ 桑根白皮 30 克，生葛根 10 克，生熟地各 15 克，苍术、玄参各 10 克，知母 12 克，天花粉、怀山药各 15 克。

用法 ◊ 每日 1 剂，水煎服，日服 3 次。

功用 ◊ 养阴生津，滋阴润燥，兼润肺、清胃、滋肾。

方解 ◊ 本病总以阴虚阳亢，或阴虚为本，燥热为标所致。《石室秘录》云："消渴一证，虽分上中下，而肾虚以致渴，则无不同也。"《医学心悟》云："三消之证，皆燥热结聚也。""三消之治，不必专执本经，但滋其化源，则病易痊也。"故方中用桑根白皮补虚益气而泻肺之伏火，火降则肺润、津生、渴止；生熟地清热生津，且滋补肾中之真阴；知母、天花粉清肺胃之燥热而滋阴生津止渴；配生葛根清热生津，而升肾中元气，阳升则阴应，有云行雨施之妙；山药则健脾胃，而补肺气，脾胃健运，则清升浊降，津液化生有源；苍术健脾燥湿；玄参滋润清热，而泻无根之火，与苍术相配则燥而不烈，滋而不腻，刚柔相济，相得益彰。诸药配伍为用，共奏养阴生津、滋阴润燥并兼有润肺、清胃、滋肾之功效。故用之临床，颇具效验。本方用药之妙，组方之严，实可谓降糖之良方。

主治 ◊ 糖尿病（消渴）。

加减 ◊ 若便干、腹胀不适者，加生军或制军（即大黄）；外阴反复痒者，加黄柏；视力下降，视物不清者，加青葙子、沙苑子、草决明。

疗效 ◊ 临床屡用，疗效斐然。

93.10 治糖尿病效方

来源 ◊ 关幼波，《名医治验良方》

组成 ◊ 生黄芪 30 克，仙灵脾 15 克，杭白芍 30 克，生甘草、乌梅、葛根各 10 克。

用法 ◊ 每日 1 剂，水煎服，日服 2 次。

功用 ◊ 补肾益气，生津敛阴。

方解 ◊ 本症大多由于过食肥甘，七情郁火；或因素体阴亏，内热由生，肾精暗耗，日久气阴两伤，肾气不固，收摄无权，以致多饮而烦渴不解，多食反而消瘦，多尿而味甘，阴精外泄。故方中用生黄芪益气，白芍养血敛阴而益津液，且能"强五脏，补肾气"。《药性论》与甘草同用，酸甘化阴，以达到机体阴液自生的目的。正如《药品化义》中所说："白芍微苦能补阴，略酸能收敛……同生甘草为酸甘相合，调补脾阴神妙良法"，乌梅生津敛阴止渴；葛根生津液除烦热而止渴；仙灵脾补命门、益精气，使生黄芪得命火之助而补气力著，协白芍强五脏，补肾气作用显著。诸药合用，共奏补肾益气、生津敛阴之功效。

主治 糖尿病。

加减 本方在使用时，应根据上消、中消、下消给以侧重，如肺胃热盛阴亏者，可选加生石膏、川黄连、石斛、天花粉、玉竹、麦冬、沙参；肾虚夜尿频数者，可选加川续断、补骨脂、五味子、菟丝子、芡实、鹿角霜等；气血亏虚者，可选加党参、黄精、当归、生熟地、白术、怀山药、首乌、阿胶等。

疗效 临床屡用，无不得心应手，疗效显著。

93.11 生津止渴汤

来源 任继学，《名医秘方汇萃》

组成 山药、生地各50克，玉竹15克，石斛、沙苑、蒺藜各25克，知母20克，附子、肉桂各5克，红花10克。另：猪胰子适量。

用法 每日1剂，水煎服，日服2次，早饭前、晚饭后30分钟温服。猪胰子切成小块生吞。

功用 滋阴清热，生津解渴。

方解 方中生地、玉竹、石斛、山药、知母滋阴清热；红花养血活血；沙苑、蒺藜滋阴平肝；猪胰子以脏补脏；附子、肉桂微微生火，使"阴得阳助，而生化无穷"。诸药合用，共奏滋肾生津之功。

主治 糖尿病（消渴），症见"三多一少"（多饮、多尿、多食、形体消瘦）、咽干舌燥、手足心热、舌质红绛、苔微黄、脉沉细者。

疗效 临床屡用，收效显著。

附记 服药期间，停服一切与本病有关的中西药物。

93.12 消渴方

来源 谢昌仁，《名医秘方汇萃》

组成 生石膏20克，知母10克，甘草3克，沙参12克，麦门冬10克，石斛、干地黄、山药、茯苓、泽泻各12克，天花粉15克，鸡内金6克。

用法 每日1剂，水煎服，日服3次。

功用 清热养阴，滋肾生津。

方解 本方用于"消渴"症之治疗，尤适于阴虚燥热型。经云："二阳结为之消"，"胃热则消谷，谷消则善饥"。《临证指南》则曰："三消一证，虽有上、中、下之分，其实不越阴虚阳亢，津涸热鸱而已"。由此阐明了该病之主要病机为"阴虚阳亢"。从而形成"阴虚燥热"的病理基础。本方即是针对于此，以寒制热、育阴润燥、滋肾生津，达清热滋阴之目的。其中，石膏、知母、甘草乃白虎汤之意，清阳明胃热，如张景岳所云："果为实火者，但去其火，则津源自生，而消渴自止"；地黄、山药、茯苓、丹皮、泽泻，为六味

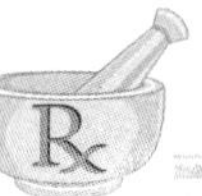

地黄汤去山萸肉，舍其偏温之性，可滋肾育阴，即所谓："治消之法，以治肾为主"；沙参、麦冬、花粉，养肺胃之阴而生津、滋上源以生水是也；鸡内金为治糖尿病之单验方，临床证明有降糖作用，系辨病用药。全方共13味，清热与滋阴并用，补中有泻，清而兼润，各司其职，又配合默契。诸药合用，共奏清热养阴，滋肾生津之功。

主治◊糖尿病，干燥综合征，尿崩症。

疗效◊多年使用，对阴虚内热型者颇有卓效。

附记◊对脾肾气虚型者则不宜用。

93.13 二地降糖饮

来源◊汪履秋，《名医秘方汇萃》

组成◊地锦草、地骨皮各15克，南沙参12克，麦冬10克，生石膏30克（先煎）、知母10克，生地15克，僵蚕10克，青黛5克（包煎）、泽泻30克，苦参15克。

用法◊每日1剂，先将上药加冷水浸泡30分钟，再煎煮30分钟，每剂药煎两次，将2次煎出的药液混合分2次服用。

功用◊养阴清热、降糖除消。

方解◊糖尿病以多饮、多食、多尿及身体逐渐消瘦为主症，当属祖国医学消渴范畴。其病理变化以阴虚为本，燥热为标。治疗以养阴增液、润燥清热为大法。汪氏认为养阴增液以滋养肺肾为主，润燥清热主要是润肺清胃。故方中以南沙参、麦冬、生地滋养肺肾；地骨皮、石膏、知母清肺热泻胃火；而地锦草、僵蚕、泽泻、苦参、青黛等药乃结合辨病用药，据药理研究及临床观察，这类药物均有不同程度的降低血糖的作用。全方辨证结合辨病，融润肺、清胃、滋胃于一炉，实为上、中、下三消的通治方。

主治◊非胰岛素依赖型糖尿病。症见口渴欲饮、消谷善饮、小便频多、疲乏无力，形体消瘦，舌质偏红，苔薄黄，脉细数。

加减◊上消口渴欲饮明显者，加芦根、天花粉、石斛等；清肺润燥；中消消谷善饥显著者，加黄连、玉竹等清胃泻火；下消尿频量多者加熟地、山萸肉、淮山药等滋补肾阴。气阴两虚，神疲气短，纳差便溏者，加白术、苡仁、山药、扁豆；阴虚及阳者，每见小便混浊、腰膝酸软，形寒怕冷，舌淡白，脉沉细等症，加熟附子、肉桂、补骨脂、仙灵脾等。若见舌下静脉怒张，舌有瘀斑、瘀点，肢体麻木疼痛、妇女月经不调等血瘀征象者，则宜伍以桃仁、红花、鬼箭羽、赤芍、丹参等。

疗效◊本方经临床反复使用，既能改善临床症状，又能降低血糖、尿糖。曾对20例病例做过统计，有效率为90%，降低血糖的幅度平均达36%。

附记◊又用六味地黄汤，重用山药，加生地，再加玉米须、仙鹤草、黄芪各30克治糖尿病。功能益气养阴，降糖止渴。验之临床，颇具效验。

§94 治重症肌无力（痿症）秘方

94.1 益气温肾汤

来源◇徐杰，《湖北中医杂志》（4）1988年

组成◇党参12克，黄芪18克，柴胡、升麻各7克，干姜、肉桂各6克，防风、生甘草各8克，赤芍、地龙、白芍各10克。

用法◇水煎服，每日1剂，日分3次温服。待病情好转后，可用上方加工成冲剂，每日3次，每次服20克，以巩固疗效。

功用◇温肾运脾、益气升陷。

方解◇方中的党参、黄芪、甘草、柴胡、升麻益气和中，升提脾气；又加肉桂，温煦元阳，兼顾脾肾；久病体弱者肾阳亦亏，故再加熟附片以助干姜、肉桂温阳运脾，益气升陷，适当佐以防风、赤芍、白芍、地龙祛风胜湿、活血通络。本方功专力著，疗效甚为满意。

主治◇眼肌型重症肌无力。

加减◇畏光、流泪、纳呆，加羌活、苍术；复视、斜视、眼球活动受限，加川芎、全蝎、蜈蚣；面色㿠白、活动乏力，则红参易党参；病程长，反复发作，四肢欠温，加熟附片、鹿角霜；烦热口渴、舌质红、苔黄，去防风、干姜，加仙鹤草、旱莲草。

疗效◇治疗65例，痊愈（眼裂大小正常，且早晚无改变，伴随症状消失、新斯的明试验阴性）24例（其中重型10例、中型14例）；好转（眼球症状好转、眼睑下垂上抬0.2厘米、全身症状好转）36例（其中重型12例、中型22例、轻型2例）；无效5例（其中中型4例、轻型1例）。总有效率为92.3%。平均治疗天数为41天，平均好转天数为13天。

94.2 马钱子方

来源◇裘昌林，《上海中医药杂志》（1）1986年

组成◇生马钱子适量。

用法◇先将马钱子制成胶囊。取生马钱子用清水浸泡半日，去毛，切片后，用香油煎至呈棕黄色。捞出后用六一散粉吸附，筛去六一散，磨粉，每粒胶囊装入炙马钱子粉0.2克，备用。每日3次，每次服1粒，饭后即服，每隔2~4日增服1粒，逐渐加至7粒为止。如不到7粒而自觉肌体局部有一过性肌肉跳动、抽动感时，亦不可再增加。原来如服西药吡啶斯的明或新斯的明者，随着肌力逐步增加，可减少用量直至停药。肌力基本正常后减少马钱子用

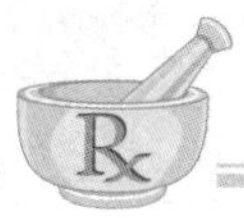

量，直至终止治疗。

功用 开通经络，治痿强筋。

方解 马钱子有毒，应严格掌握用药剂量。本品有开通经络、治痿强筋作用，药力强烈。经观察有效病例，均发现有局部肌肉的跳动感。这一反应，一定程度上可指导临床用药，此提示已达到治疗的最高剂量。

主治 重症肌无力。

加减 中气虚弱者，加服生黄芪 30~45 克，当归、白术各 9 克，党参 15 克，炙甘草 6 克，升麻、柴胡各 4.5 克，仙灵脾 30 克；脾肾两虚者，加生黄芪、仙灵脾各 30 克，当归、白术各 9 克，党参、熟地、怀山药各 15 克，仙茅、知母、巴戟天各 12 克；寒甚者，可再加肉桂、附子、鹿角霜（胶）等。均为水煎服。

疗效 治疗 8 例，近期治愈 4 例（肌力正常、恢复工作）；好转 1 例（肌力明显增强），无效 3 例（其中眼肌型 2 例均无效）。

附记 本组多种病例每日服马钱子胶囊 6~7 粒，就出现肌肉跳动，未出现此现象者，也不能无限制加大剂量，以免中毒。为随时观察毒性反应，一般以住院治疗为宜。

94.3 玉锁润筋起痿汤

来源 魏才旺，《中医杂志》（9）1986 年

组成 玉竹 15 克，锁阳 12 克，怀牛膝 9 克，龟板 12 克，怀山药 20 克，天冬 12 克，麦冬、知母各 9 克，炙黄柏 3 克，木瓜 12 克，枸杞子、甘草各 9 克。

用法 水煎服，每日 1 剂，日服 2 次。

功用 润筋起痿。

方解 方中用玉竹、天冬、麦冬、山药清热养阴、滋肾润肺、益肾生津；锁阳、枸杞子、龟板、怀牛膝补肝肾、益精血，健筋骨；知母配少量黄柏下润肾燥，上清肺金；甘草清热解毒，调和药性；木瓜舒筋活络，和胃化湿；更借黄柏配牛膝以清下焦湿热；甘草伍木瓜以酸甘化阴。诸药合用，既能调补肝肾肺胃、滋阴益精、强筋健骨，又能清热化湿，扶正祛邪，本标兼顾，具有润筋起痿之功。

主治 痿证（肢体筋脉弛缓、软弱无力，日久肌肉萎缩或瘫痪）。

加减 热重者，加生石膏、忍冬藤；湿重者加生苡仁、茯苓；病后或久病阴精亏损，去黄柏，加熟地；气阴两虚，去黄柏、知母，加黄芪、五味子。

疗效 临床屡用，疗效颇著。

94.4 冯氏匡罢汤

来源 冯发祥，《千家名老中医妙方秘典》

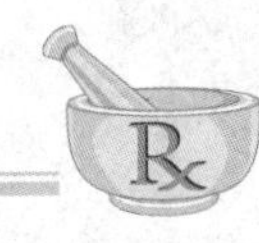

组成◊生地12克，白芍、枣仁、麦冬、白附子、天竺黄、茯苓各10克，石斛、石决明、天麻各12克，石菖蒲、全蝎、炙甘草各5克，僵蚕6克。

用法◊每日1剂，水煎服，日服2次，早、晚分服。

功用◊滋补肝肾，平肝化痰，祛风通窍。

主治◊重症肌无力，症见斜视、复视、闭目无力、语音低、吞咽困难、颈软头倾等以肝肾阴虚为主者。

疗效◊多年使用，疗效较为满意。

附记◊若腹胀、纳呆、肢体困重、便溏者不宜用本方。

94.5 参芪益力汤

来源◊邓铁涛，《邓铁涛临床经验辑要》

组成◊黄芪60克，党参18克，白术15克，甘草3克，当归头10克，陈皮3克，柴胡、升麻各10克，五爪龙30克，首乌20克，枸杞子10克。

用法◊每日1剂，水煎服，日服3次。

功用◊补脾益损。

主治◊重症肌无力。

加减◊肾阳虚者，加巴戟天、肉苁蓉、淫羊藿；肾阴虚者，加山萸肉、旱莲草或加服六味地黄丸；心血不足者，加熟枣仁、夜交藤；胃阴虚者，党参易太子参，加石斛、麦冬；兼湿者加苡仁、云苓；兼痰者，加浙贝母、橘络；有外感者用轻剂之补中益气汤原方，酌加豨莶草、千层纸、桑叶等。

疗效◊多年使用，颇具效验。

附记◊本方名为笔者拟加。

§95 治急性胃炎（呕吐）秘方

95.1 协和汤

来源◊朱可桢，《江西中医药》（4）1984年

组成◊白术、白芍各15克，防风、柴胡、川芎各7克。

用法◊每日1剂，水煎服，日服3次。

功用◊调和肝脾。

方解◊方中白术燥湿健脾；白芍柔润养肝胃，二味药相伍，燥润相合，刚柔相济，升降相固，阴阳相和，则中州自安；柴胡配白芍疏肝柔肝、升脾降胃，得木来疏土，调畅气机之宜；防风配白术，理脾健脾，疏肝理气，获培土荣木，鼓舞生气之功；佐川芎之走而不守，通达和血，而活泼生机，使土得木而疏，木得土而荣，两相协和不致悖逆相形，则诸症自愈。

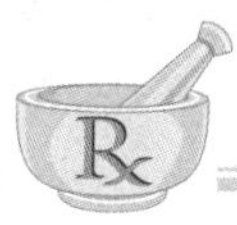

主治◊肝脾不和、呕吐、血崩、痛泻、小儿久泻、恶闻食臭等症。

加减◊木旺为主，则抑木为先，当倍柴、芍，或更加青皮、香附之属；土虚为主，以扶土为要，当倍防、术、或更加人参、山药之类。

疗效◊临床屡用，颇觉得心应手，效佳。

95.2 治呕吐验方

来源◊黄庆植，《四川中医》（6）1987年

组成◊藿香、大枣各10克，砂仁2克，乌梅8克，白豆蔻3克，炮姜3片。

用法◊每日1剂，水煎服，日服3次。

功用◊健脾和胃，降逆止呕。

主治◊眩晕呕吐，妊娠呕吐。

疗效◊临床屡用，每获良效，一般2剂即愈。

附记◊本方是黄氏家传验方。从医30寒暑，用之临床，治验甚多，每获良效。如呕吐带痰涎者，用硼砂，每服1.5克，每日服3次。空腹温开水送服，连服2日，屡用均验。笔者应用，常依本方加姜半夏5~9克，用法同上，药后，令患者口含生姜1片。验之临床，效果尤佳。

§96 治多汗症（自汗、盗汗）秘方

96.1 止汗汤

来源◊张梦侬，《临症会要》

组成◊生黄芪15克，麻黄根、当归各10克，生地、熟地各15克，炒黄柏6克，炒黄连3克，炒黄芩10克，煅龙牡粉各15克，浮小麦60克，甘草10克，大枣7枚（煨黑打碎）。

用法◊水煎服。两日1剂，分4次服，每日早晚各服1次。5日为度。汗止停药。

功用◊泻火滋阴，扶阳固表。

方解◊气为阳，血为阴，阳虚则自汗出，阴虚则盗汗出。自汗盗汗并见，为阴阳俱虚，气血两亏。故用《证治准绳》之当归六黄汤，以当归养血和气；生熟地补肾滋阴；黄芩补阳气、泻阴火、固表止汗；黄芪泻上焦火；黄连泻中焦火；黄柏泻下焦火。火泻则阴血自安。又加止汗甚捷，效如桴鼓之麻黄根；涩能固脱、秘精止汗之龙骨、牡蛎；养心、补虚、止自汗、盗汗有显效的浮小麦；性味甘温，补中益气、能协和诸药之甘草、大枣。诸药配伍，共奏泻火滋阴、益气固表之功，故能使自汗盗汗皆止。

主治◊有时日间动则全身汗出、静则不出；有时夜间睡中出汗，醒则自止。

加减◊若自汗盗汗重者，可配用外治方：煅五倍子60克，煅枯白矾30克。共研细

末，备用，于每晚临睡前，用鸡蛋清或唾液调药末如小荸荠大，干湿适宜，取药丸贴在肚脐上按平，外用布带束缚，不令移动。当夜即能止汗，每日换药1次，7日为度。

疗效◊多年使用，效果甚佳。

附记◊本方名为编者拟加。

96.2 疏渎固表汤

来源◊聂天义，《四川中医》（7）1986年

组成◊杏仁、茯苓各15克，泽泻、黄芪各18克，防风8克，白术15克，仙鹤草24克，煅牡蛎30克。

用法◊水煎服，每日1剂，日服2次。

功用◊益气固表、宣肺止汗。

方解◊三焦水道不畅，表虚腠理不固，津液势必外泄而为汗证。汗与血同源异流，有深浅层次不同，但能濡血，血可泌津，初汗在津，久汗及血。故止汗药与收敛止血药同用，其止汗之效弥彰。方用杏仁宣肺降气，启上源以通水道；茯苓健脾化湿以运中；泽泻开下闸以利下，更似黄芪、白术、防风益气固表；仙鹤草、煅牡蛎专肆止汗；加肉桂、淫羊藿者，以助肾行“主水”之令。迨表固截断津液外泄之路，三焦决渎有权，则水津四布，五经并行，水液无妄溢之势，致多汗之证可除。

主治◊顽固性多汗症。

加减◊若肾阳虚者，加肉桂、淫羊藿；肾阴虚者，加山萸肉、山药；湿热盛者，去白术，增泽泻之量，并加桂枝、滑石。

疗效◊临床屡用，每能应手取效。

96.3 黄芪龙牡汤

来源◊陈达中，《中国中医秘方大全》

组成◊黄芪30克，生龙骨、生牡蛎各20克，浮小麦18克，五味子9克，地骨皮20克，炒白芍12克。

用法◊水煎服，每日1剂，日服3次。

功用◊益气敛阴，和营止汗。

方解◊方用黄芪、芍药敛阴和营；地骨皮清虚热、除烦；五味子收敛心气；龙骨、牡蛎、浮小麦潜阳敛液。诸药相伍，共奏益气敛阴、和营止汗之功。

主治◊盗汗。

加减◊气虚重者，加党参30克或北沙参30克；舌红、热象明显者，加生地15克，知母12克，黄芩9克；便秘，苔黄腻者，加大黄6克，茯苓12克；肢体麻木者，加鸡血藤30克。

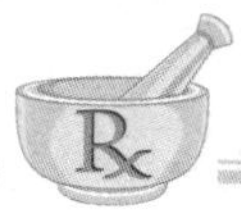

疗效 ◊ 治疗60例，痊愈44例，好转16例，服药最多为22剂，最少为4剂。

96.4 五郁散

来源 ◊ 程爵棠，《中国中医秘方大全》

组成 ◊ 广郁金30克，五倍子9克。

用法 ◊ 上药共研细末，贮瓶备用。每取本散10~15克，用蜂蜜调和成稠膏状（以不流动为度），做成两药饼，贴敷于两乳头上，外盖纱布，胶布固定，每日换药1次。

功用 ◊ 疏肝解郁，收敛止汗。

方解 ◊ 自汗之因虽多，但主要是肝失调节、营卫失和所致。方用广郁金，疏肝气，散血瘀，故尤以疏解气血之郁见长，气舒则复，卫气司体表开合之功；入五倍子收敛止汗，汗止以防津液外泄之弊。且药外敷乳头，而两乳为肝胃二经之经脉循行之地，俾药力直达病所，入肝以复气机调节之用；入胃以助卫气生化之源。药仅两味，力专效宏，共奏疏肝解郁，收敛止汗之功。

主治 ◊ 自汗，症见一身汗出，上部尤多，动则自汗加重，或日久不愈，或伴见神疲乏力，面色苍白，头昏头痛等症。

疗效 ◊ 多年使用，治验甚多，疗效满意。以一次总结用本方外敷治疗自汗45例资料为例，其中痊愈41例，有效4例，总有效率达100%。一般用药1次，最多15次即效。

附记 ◊ 据临床观察，凡自汗，日久不愈，与情绪变化有关的，用之无不立验。若连续用药5次，汗减而未止者，可调整各药量，广郁金15克，五倍子30克，如上法继续外敷，自汗必止。

96.5 养阴止汗汤

来源 ◊ 程爵棠，《临床验方集》

组成 ◊ 生地15~25克，炒酸枣仁9克，大红枣6~12枚、陈浮小麦、生牡蛎（先煎30分钟）各15~30克。或加霜桑叶9克。

用法 ◊ 每日1剂，水煎服，日服3次，其中临睡前服1次。

功用 ◊ 养阴敛汗，镇静安神。

方解 ◊ 古谓："汗为心液，本乎于阴"。人入睡则汗，汗为心肺所藏，若邪不干扰则静而不动，扰之则动而外泄。阳为阴守，阴为阳之宅，故盗汗者，发于阴而出于阳是也。盖阴中之营气、启闭则由阳中之卫气也。营卫调和，何汗之有？寐则卫气入于阴、阴虚则阳失所守，阳必凑之，阳蒸阴分，则血热而致津液外泄，此盗汗之所由起矣。笔者认为，盗汗属阴虚者居多，此亦因阴虚火旺所致也。然阴虚日久必损及阳，故前人云："……灼而不已，阳能久存而不破损乎。是阳虚亦可致盗汗，不独阴虚也。"治宜养阴敛汗，镇静安神。方中君以生地凉血清热养阴以拒动汗之源；臣以浮小麦、生牡蛎、酸枣仁，养阴潜阳敛汗，镇静安神；佐以红枣益气健脾生津、并能协调诸药之性，故兼之为使。诸药配伍为用，共奏养阴敛汗、镇静安神之功。

主治 盗汗。症见入睡则汗出，醒后则汗止，或心烦不寐，多梦纷纭、头晕、神疲乏力等。

加减 若阴虚偏甚者，加银柴胡、白薇、北沙参、麦冬各 9 克；偏气虚者，加党参、黄芪、白术各 9 克；畏寒肢冷者加黄芪 9 克，制附子 6 克；兼湿热者，加茵陈、川黄柏各 9 克；若盗汗重、日久不止者，配用止汗散（自拟方）外敷，方用五倍子 30 克，枯矾、煅牡蛎各 9 克，共研细末。每取 10 克，用人乳汁（适量）调和成软膏状，搓成药饼，贴敷肚脐上，外用纱布覆盖，胶布固定。每隔 3~5 日换药 1 次。或用本散干扑之（汗出部位），每日 3 次。

疗效 总结用本方加减治疗盗汗 195 例资料，其中 133 例单纯性盗汗均获痊愈，兼宿疾（如肺结核、神经衰弱、神经官能症、慢性肝炎等）盗汗 62 例中，痊愈 36 例，显效 19 例，有效 5 例，无效 2 例。总有效率为 98.8%。

附记 临床观察，本方止盗汗效果确切，无论阴虚或阳虚盗汗均有较好的治疗效果。若能辅以外治，则奏效尤捷。本方是治疗盗汗的有效良方。若宿疾兼盗汗，必须更方治疗宿疾，方能根治。

§97 治囊虫病秘方

97.1 千金丸

来源 苑荫芳，《中国当代中医名人志》

组成 金银花 10 克，贝母 7.5 克，丹皮 5 克，半夏、枣仁、皂角刺、陈皮各 7.5 克，乳香、没药各 5 克，赤芍 7.5 克，当归 10 克，黄芪、柴胡各 7.5 克，牡蛎、昆布各 5 克，雷丸、槟榔各 7.5 克。

用法 上药共研细末，炼蜜为丸（每丸约 3 克）。每次服 1 丸，日服 3 次，温开水送下。

功用 消痰利气，软坚散结，清热杀虫，活血化瘀，扶正祛邪。

主治 皮肌型囊虫病、脑囊虫病。

疗效 屡用屡验，效果颇佳。

附记 忌饮酒及食黏、生冷食物。

97.2 济艰汤

来源 苑荫芳，《中国当代中医名人志》

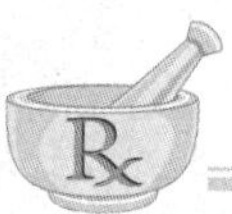

组成 ◊ 党参、白术、茯神、石菖蒲、远志、半夏各 15 克，神曲 5 克，天花粉、寸麦冬、天虫各 15 克，钩藤 10 克，柏子仁 15 克，全蝎 10 克，南星 5 克。

用法 ◊ 每日 1 剂，水煎服，日服 2 次。早晚各服 1 次。

功用 ◊ 豁痰开窍，镇痉止抽，益气安神。

主治 ◊ 痰蔽抽搐，脑囊虫病抽搐。

疗效 ◊ 屡用效佳。

97.3 囊虫病方

来源 ◊ 蒋天佑，《名医治验良方》

组成 ◊ ⑴ 汤药方：生明矾 9 克（研末冲服，或装空心胶囊吞服），雷丸 12 克（后下），干漆 9 克（炒尽黄），水蛭 6 克（炒微黄），白芥子、大腹皮各 9 克，羌活、怀牛膝各 6 克，五灵脂 9 克，大黄 1.5 克（后下）。

⑵ 丸药方：生明矾 120 克，雷丸、瓦楞子各 60 克，甘草、槟榔各 30 克，炮甲珠 4 克。

用法 ◊ ⑴ 汤药方：每日 1 剂，水煎两次，早晚空腹分服。

⑵ 丸药方：上药共研细末，水泛为丸如绿豆大，每次服 9~12 克，每天早晚各服 1 次。

第一疗程汤、丸并进，第 2 疗程则汤、丸间服，第 3 疗程，分 2 天服丸药 1~2 次，每星期服汤药方 1~2 剂，汤丸间服，如此继续 3~4 疗程，直至痊愈为止。1 个月为 1 疗程，每疗程结束休息 7 天后再进入下 1 疗程。

功用 ◊ 灭囊杀虫，活血通络，化痰软坚。

主治 ◊ 囊虫病（含脑囊虫病）。

疗效 ◊ 临床屡用，效果甚佳。一般服 2~4 疗程可愈。

§98 治癃闭（小便不通）秘方

98.1 麻黄五苓汤

来源 ◊ 万友生，《中国中医药报》1990 年

组成 ◊ 麻黄、桂枝、杏仁、茯苓、猪苓、泽泻、木通、白术各 15~30 克，甘草 5~10 克。

用法 ◊ 每日 1 剂，水煎两次，上下午各服 1 次。

功用 ◊ 开鬼门，洁净府。

方解 ◊ 本方是仲景《伤寒论》之麻黄汤合五苓散之合方。方用麻黄汤开鬼门，五苓散洁净府。以治急性热病因风寒湿热壅塞太阳经腑气机之癃闭，久经临床

验症见效颇捷。万氏善于合用经方大剂量治急症，屡起沉疴，本方即是一例。

主治◊急性热病因风寒湿热壅塞太阳经腑气机之癃闭。

加减◊若兼见虚脱证、气脱者，可合独参汤（红人参或白人参 15~30 克）；阳脱者，可合参附汤（红人参、熟附子各 15~30 克）；气阴两脱者，可合生脉散（白人参 15~30 克，麦冬 10~15 克，五味子 5~10 克）。

疗效◊临床屡用，奏效颇捷，效佳。

§99 治植物神经功能紊乱秘方

99.1 安神达郁汤

来源◊姚子扬，《名医治验良方》

组成◊炒枣仁 30 克，合欢花 15 克，龙骨、牡蛎各 20 克，炒栀子 15 克，郁金 12 克，夏枯草、柴胡、佛手柑各 10 克，炒白芍 12 克，川芎 10 克，甘草 6 克。

用法◊每日 1 剂，水煎两次，取药汁（二次混合）约 300 毫升，早、晚各服 1 次。患者就诊时，先做思想安慰工作，服上药 1~2 剂有效时，停药 2~3 日，再服 2 剂。再停、再服，不要连服。1 个月为 1 疗程。

功用◊疏肝理气，镇静安神。

方解◊本方系柴胡疏肝散加减而成。情志不遂，肝气郁结，血气不和，心神不安则郁证生。方中柴胡、白芍、郁金、佛手、川芎疏肝理气，调和气血为主药；栀子、夏枯草清心平肝、清泄郁火；配合欢花、炒枣仁、龙骨、牡蛎等宁心安神。再结合以思想开导，心理治疗，可获事半功倍之效。

主治◊郁证（胃肠神经官能症、植物神经功能紊乱、精神抑郁症）久治不愈者。

加减◊舌尖红、心烦重者，加黄连 10 克；胃气上逆，有痰者，加半夏 10 克。

疗效◊临床屡用，收效颇著。

§100 治甲状腺机能亢进症秘方

100.1 五法合一甲亢汤

来源◊王士相，《中国中医药报》

组成◊白芍、乌梅、木瓜各 9 克，柴胡 6 克，沙参、麦冬、石斛各 9 克，白术 6 克，莲肉 9 克，桑叶、黑山栀各 6 克。

用法◊每日 1 剂，水煎两次，早晚各服 1 煎。3 个月为 1 疗程。俟病情稳定后（有条件者，查 r_3r_4 恢复正常或接近正常），当按所服处方、剂量加 3~4 倍配制

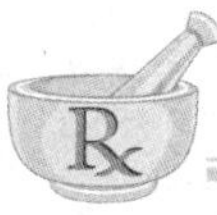

丸剂，每丸重9克，日服2丸。服用丸剂时间，不少于4~6个月。这对巩固疗效，防止复发至为重要。

功用◊以酸泻肝木为主，兼有强金、培土、滋水、和阳熄风之效。

方解◊“甲亢”一病，属于祖国医学“瘿”证范畴。本文所指五法，即酸泻肝木、强金制木、培土荣木、滋水涵木、和阳熄风。用此五法是由本病病机要点在肝所决定的。“诸风掉眩，皆属于肝”，“肝主怒”，由于肝木亢盛，故本病患者多表现情绪急躁、易怒、手颤；肝开窍于目，肝之经脉，“……循喉咙之后，上入颃颡，连目系，上出额……”故突眼，甲状腺肿大均与肝经有关；消谷善饥是由于肝胆阳亢、灼伤水谷精微之气，所以引食自救；肠鸣腹泻、肢体倦怠乏力是由肝木乘脾所致；“阳加于阴谓之汗”，由于阳气亢盛，迫津外泄，故烦热汗出。木火相生，心火亦甚，以致心悸、失眠、面红惊惕，脉数。总之其病机要点在于肝阳亢盛，木横土衰，木火相生，灼伤阴液。故本方以白芍、木瓜、乌梅，酸泻肝木为主，因白芍、木瓜、乌梅既无苦寒伤中之弊，且有敛阴止泻之益。柴胡配白芍疏肝敛阴；沙参、麦冬、石斛强金制木，以抑肝亢；莲肉、白术培土荣木；桑叶、黑山栀清热平肝，和阳熄风；白芍、麦冬又可柔肝涵木。临床应用此方时，可据患者之阳亢、脾虚、阴伤的孰轻孰重加减剂量。但酸泻肝木之法通用不变。

主治◊甲状腺机能亢进（瘿证）。

加减◊①关于眼突治疗：突眼明显的患者，在运用上述诸法治疗时，随病情好转，多数患者不但自觉眼突、眼胀有所改善，而且眼裂增宽现象，亦有所改观。但在用丸剂调理时，需加白蒺藜、生牡蛎、夏枯草以加强疗效。②缓解心率问题：单纯中药治疗“甲亢”，心率的缓解较诸症为慢。可在方中增加沙参、太子参、麦冬、生地、生甘草、生龙齿、生牡蛎、枣仁等味，以养气阴、安心神；③关于含碘药物的应用：现代医学认为含碘药物不能根治“甲亢”。临床体察，对重症“甲亢”或心率明显加快的患者，开始治疗时，于上述辨证论治诸法中，酌加海藻、昆布各9克，能有效地控制病情，提高疗效，但此类药不宜长期服用，使用时间不宜超过3个月。若单用或大量使用，有可能出现甲状腺变硬的不良后果。

疗效◊多年使用，疗效颇佳。坚持服用，每获痊愈。

附记◊临证治疗，若脱离“辨证论治”原则、单纯用含碘中药，如海藻、昆布、海带、海蛤壳、海螵蛸等治疗“甲亢”，是不可能取得稳定疗效的。不可不知。

100.2 “甲亢”方

来源◊《临床验方集》

组成◊党参9克，黄芪、生地、夏枯草各30克，首乌、白芍各15克，香附12克，鳖甲、龟板、山药各 15 克。

用法 水煎服，每日 1 剂，日服 2 次。

功用 益气养阴，软坚散结。

方解 方中以党参、黄芪补气；生地滋阴；白芍敛阴；首乌、山药健脾益肾；鳖甲、龟板滋阴软坚散结；夏枯草清肝火、散郁结；香附疏肝理气，使大队滋阴之品，补而不腻，宜于久服。本方药性平和，组合得体，是一首较好的治疗“甲亢”经验方。

主治 甲状腺机能亢进证，症见心悸、怕热、汗多、烦躁、体倦无力、手臂震颤、眼球突出、甲状腺肿大、舌红、脉细数等。

加减 脾虚便溏，减少养阴药，加白术、陈皮、神曲；突眼甚者，加枸杞子、白芥子、泽泻、瓦楞子、地骨皮、白蒺藜；夜寐不安，加炒枣仁；心悸剧，加远志、龙齿。

疗效 临床屡用，效果甚佳。

附记 本方为上海曙光医院经验方。

100.3 消瘿汤

来源 《古今名方》

组成 昆布、海藻、黄药子各 15 克，制南星、制半夏、莪术、夏枯草、广木香各 9 克，煅牡蛎 30 克。

用法 水煎服，每日 1 剂，日服 2 次。

功用 理气化痰，软坚散结。

方解 本病证属痰凝气滞，故方用昆布、海藻、黄药子软坚散结；半夏、南星、牡蛎化痰；夏枯草清肝火，散郁结；莪术破血行气，化瘀消积；木香行气解郁。诸药合用，有理气化痰，软坚散结之效。用于治疗因湿痰气血留滞而产生的瘿瘤有良效。

主治 瘿瘤。可用于甲状腺机能亢进症。

加减 若心悸、脉数，加远志、茯神、紫石英各 9 克；体弱加党参 9 克；甲状腺明显肿大，加贝母 9 克，鳖甲 12 克；汗多，加黄芪 12 克，浮小麦 30 克；口干，加天花粉 12 克，五味子 6 克；失眠，加柏子仁、炒枣仁各 9 克；手指震颤，加龙骨 30 克，钩藤 9 克；突眼，加穿山龙 12 克。

疗效 屡用有良效。

附记 本方为西安市中心医院经验方。

100.4 治甲亢丸

来源 龚志贤，《龚志贤临床经验集》

组成 生地 60 克，玄参、玉竹、炙龟板各 30 克，当归 20 克，麦冬、白芍各 30

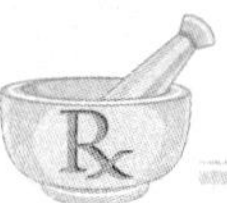

克，丹皮 20 克，女贞子、旱莲草、党参各 30 克，黄芪 60 克，枸杞子、海藻、昆布各 30 克，茯苓 60 克，泽泻、生牡蛎各 30 克，夏枯草 60 克，制首乌、红枣各 30 克，山药 60 克。

用法 上药各研为细末，混合筛罗和匀，炼蜜为丸，每丸重 10 克。每日早晚各服 1 丸，温开水送下。

功用 滋阴潜阳，双补气血。

方解 方中生地、玄参、麦冬、玉竹、女贞子、旱莲草滋养肝阴；龟板、牡蛎滋阴潜阳；白芍、首乌补血柔肝；海藻、昆布散结消瘿；茯苓、泽泻健脾利湿；黄芪、党参、山药、红枣补气；白芍、当归、首乌、枸杞补血；夏枯草平肝熄风；丹皮清肝经之血热。诸药合用，共奏滋阴潜阳，双补气血之功。

主治 因甲状腺机能亢进所致之症。

疗效 临床屡用，效果甚佳。

100.5 治甲亢方

来源 龚志贤，《龚志贤临床经验集》

组成 生地、玉竹各 20 克，麦冬 12 克，白芍 15 克，黄芪 30 克，当归 15 克，枸杞 10 克，山药、茯苓各 12 克，海藻 15 克，夏枯草、生牡蛎各 30 克。

用法 水煎服，每日 1 剂，煎 2 次分 3 服。

功用 滋阴潜阳，健脾补血，散结。

方解 方中生地、玉竹、麦冬滋养肝阴；白芍、当归、枸杞补血；黄芪补气；山药、茯苓健脾利湿；海藻散结消瘿；夏枯草清肝散结；生牡蛎敛阴潜阳、化痰软坚。诸药合用，共奏滋阴潜阳、健脾补血、散结消瘿之功。

主治 因甲状腺机能亢进所致之症。

疗效 屡用皆有良效。

100.6 甲亢平复汤

来源 吕承全，《名医秘方汇萃》

组成 玄参、生地各 30 克，天花粉 20 克，夏枯草 30 克，知母、黄柏、昆布、海藻、丹皮各 10 克。

甲亢平复丸：羊靥 40 个（即羊的甲状腺，在羊颈部，如蚕大，切下焙干入药）、玄参、天花粉各 100 克，麦冬、夏枯草、知母、黄柏、煅牡蛎各 60 克，浙贝母 150 克，海浮石 60 克，石决明 100 克，昆布、海藻各 120 克，丹皮 50 克，三棱、莪术各 60 克。共研细末，炼蜜为丸，如绿豆大，每次服 10 克，每日服 2 次。

用法 发作期首用甲亢平复汤控制病情发展，每周服 6 剂，水煎服，日服 2~3 次。轻者一般治疗 2~3 周症状即可缓解，重者则需服用 2~3 个月左右。善后需用甲亢平复丸巩固疗效。

方解 ◊ 气瘿症临床表现为颈前肿大、燥热汗出，心悸失眠，急躁易怒，多食善饥，身体消瘦，手指颤抖。严重者睛珠突起发胀、发热；女子月经前错，月经量少，甚则经闭；男子气短乏力，甚至阳痿。其脉弦数或细数，舌质红，苔薄白。其特点：颈部结块肿大，质无结节，柔软光滑，可随吞咽动作上下移动。其发病以忧思郁虑、恼怒太过等情志内伤为主要诱因，其病机与气、痰、瘀、火及脏腑气虚、阴虚密切相关。初病气、痰、瘀壅结于颈颊前，多为实证；久病则致脏腑气虚或阴虚，而形成虚实夹杂之证。临证宜根据具体病情虚实兼顾，攻补兼施。故方中首用玄参、生地、天花粉、麦冬之类养阴生津；伍以夏枯草、知母、黄柏在于清热泻火；佐以煅牡蛎、石决明、海浮石、浙贝母等平肝潜阳、化痰散结；佐以羊靥、昆布、海藻以软坚消瘿；配用丹皮、三棱、莪术以活血化瘀。诸药合用，既可养阴清热、又能化痰散结。针对气瘿为主表现之病症可起到攻补兼施、调和阴阳之功效。

主治 ◊ 气瘿（类似现代医学的甲状腺机能亢进）。

加减 ◊ 心悸失眠者，加炒枣仁、炙甘草之类养心安神；急躁易怒、肝火偏旺者，加郁金、白芍、龙胆草、黄芩以清肝泻火，开郁除烦；手指颤抖，肝风内动者，加石决明、龙骨、白芍、钩藤、川芎之类平肝熄风；声音嘶哑者，加南沙参、北沙参、麦冬之类利咽消肿；大便溏泻者，加茯苓、泽泻、山药健脾止泻；大便秘结者，加草决明、肉苁蓉、川厚朴润通大便；消瘦乏力，女子经少经闭者，加何首乌、熟地、川牛膝、当归、川芎之类滋养精血；瘿肿不消，结块坚硬者，加羊靥、三棱、莪术化瘀散结。

疗效 ◊ 多年使用，疗效显著，可靠，病情复发者很少。

附记 ◊ 在治疗的同时要防止情志内伤、保持精神愉快，并宜多食富于营养的食品和新鲜蔬菜。忌食辛辣、油腻食品。

100.7 抑亢丸

来源 ◊ 任继学，《名医秘方汇萃》

组成 ◊ 羚羊角 2 克（先煎，或研末冲服），生地、白芍、黄药子各 15 克，天竺黄 20 克，白蒺藜 25 克，沉香 15 克，香附 10 克，紫贝齿 25 克（先煎）、莲子芯 15 克，珍珠母 50 克（先煎）。

用法 ◊ 每日 1 剂，水煎服，日服 2 次，早饭前，晚饭后 30 分钟温服。或制成蜜丸（共研细末，炼蜜为丸），每丸重 9 克，日服 3 次，每次服 1 丸。

功用 ◊ 平肝清热，消瘿散结。

方解 ◊ 方中羚羊角、生地、白芍平肝清热为君；黄药子、天竺黄、白蒺藜降火熄风，消瘿疾为臣；沉香、香附理气散结为佐；莲子心、紫贝齿、珍珠母潜阳镇肝、安魂定魂为使。诸药合用，共奏平肝理气、清热熄风、消瘿散结

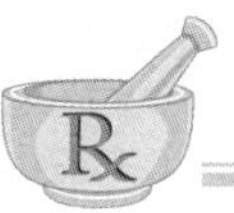

之功。

主治 ◊ 甲状腺机能亢进，症见心悸、汗出、心烦、消瘦、易怒、瘿瘤肿大、两眼突出，舌质红、苔黄干、脉弦数。

疗效 ◊ 多年使用，治验甚多，疗效卓著。

附记 ◊ 本方对肝旺脾虚者不宜用之。服药时间，停服一切中西药物。

100.8 治甲亢方

来源 ◊ 邓铁涛，《邓铁涛临床经验辑要》

组成 ◊ 太子参 30 克，麦冬 10 克，五味子 6 克，浙贝母 10 克，玄参 15 克，生牡蛎 30 克，山慈菇 10 克，甘草 5 克。

用法 ◊ 每日 1 剂，水煎服，日服 3 次。

功用 ◊ 益气养阴，化痰散结。

主治 ◊ 弥漫性甲状腺肿伴甲亢。

加减 ◊ 肝郁者加柴胡、枳壳、白芍；心悸失眠者加夜交藤、熟枣仁、柏子仁；烦躁惊惕者，加麦芽、大枣；汗多加浮小麦、糯稻根；手颤者加钩藤、首乌、白芍、鸡血藤；突眼加木贼、白蒺藜；气虚者加黄芪、白术、云苓、五爪龙；肾虚加旱莲草、女贞子、菟丝子、楮实子；血瘀者加丹参、丹皮。

疗效 ◊ 临床屡用，疗效显著。

附记 ◊ 再附上海名医秘方两首，以供临床选用。

(1) 平甲汤（刘义方）　药用：海藻 30 克，龙胆草 3 克，生牡蛎（先煎）、珍珠母（先煎）各 30 克，象贝母 10 克，夏枯草 30 克，黄芩、生甘草各 3 克，赤芍 10 克，黛蛤散 15 克（包煎），车前子 12 克。每日 1 剂，水煎服，日服 2 次，早、晚各服 1 次。（引自《名医名方录》第 2 辑）临床治甲亢验证有效。

(2) 甲亢重方（夏少农）　药用：黄芪 30 克，白芍、生地、香附各 15 克，夏枯草 30 克，何首乌 20 克。每日 1 剂，水煎服，日服 2 次，早、晚各服 1 次。方甚简练，久服无害。曾用治甲亢 98 例，疗程半年以上，治愈 61 例，总有效率 89. 8%［引自《中医杂志》（9）1984 年］

§101 治甲状腺机能减退症秘方

101.1 开瘀消胀汤

来源 ◊ 吕承全，《名医治验良方》

组成 ◊ 郁金、三棱、莪术各 10 克，丹参 30 克，川军（即大黄）、肉苁蓉、仙灵脾、巴戟天各 10 克。一方减仙灵脾。

用法 上方每周服6剂，水煎服。一般服用1个月可明显见效，治疗3个月左右瘀胀即可消退。

功用 开郁行气，活血化瘀，消肿除胀。

方解 瘀胀症临床表现为外形丰腴，形体瘀胖，早晨面部肿胀，手瘀肿而无力，中午胸胁满闷，心慌气短，下午腰脚酸困，瘀肿加重。其特点：虽似水肿，但肿胀较坚实，指压略带弹性，与水肿不同，其症尚可有胸闷气短，心中懊恼，善怒善悲，善太息，五心烦热，面部烘热、烦躁出汗，头晕耳鸣，月经失调，性欲减退等。其脉多沉多细涩，亦可有弦、滑之脉象。其舌质多淡胖、苔白薄、或腻，或微黄，其发病与气、血、痰、火、湿、食等六郁之邪及脾肾两虚密切相关。正气不足，六郁不解，导致气滞血瘀，形成瘀胀。同时，气血脏腑受诸邪所伤，功能失调，临床多属虚实夹杂之证，根据病邪所犯脏腑不同，各有所侧重。

瘀胀症临床表现虽较复杂，但总以全身瘀肿、胀满为主要见症。治疗时，不要因六郁而攻利过猛，劫伐正气；也不宜因脾肾虚损而纯用补剂，否则瘀肿胀满日甚。治宜攻补兼施，使之补而不致壅滞，破而不致伤及正气，补破结合，开通内外，调补阴阳，以达到开郁散结、消肿除胀之目的。

方中首用郁金，既破有形之血瘀，又散无形之气郁；伍以三棱、莪术之意，在于理气和血，化瘀消积；佐以丹参，功同四物，既可助三棱、莪术活血祛瘀，又可养血安神；佐以川军既可配合消积导滞，又可化瘀散结；为防攻伐太过、损伤正气，方中配伍肉苁蓉、仙灵脾、巴戟天，意在补益命门之火，以壮元阳温煦五脏。诸药合用，寓破于补，使之破而不伤正气，补而不滞经脉，补破结合，针对瘀胀为主要表现之病症，可收到调补阴阳、开郁散结、消肿除胀之功效。

主治 瘀胀症（类似现代医学的特发性水肿、更年期综合征、高脂血症、甲状腺功能减退症、冠心病、消化不良等）。

加减 胁肋胀痛、烦躁易怒、腹胀嗳气者，加柴胡、白芍、青皮、枳壳、半夏之类；脾胃虚寒、大便溏泄者，去川军，或改用川军炭；瘀肿较重者，加山药、薏苡仁、茯苓；心悸怔忡者，加炒枣仁、炒麦芽，鸡内金；头晕目眩者，加夏枯草、珍珠母、黄柏；舌有瘀斑、行经腹痛，经下瘀血者，加泽兰叶、川牛膝、桃仁、红花、香附；甲状腺功能减退者，加海浮石、桃仁、红花之类。

疗效 经临床应用20余年，收效颇佳。

附记 在治疗的同时，要调情移志，使之心情舒畅。并忌食辛辣、油腻食物，宜食清淡食品。

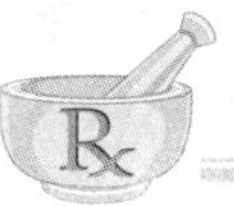

§102 治血小板减少性紫癜秘方

102.1 温补脾肾方

来源◇黎志远，《中国中医秘方大全》

组成◇黄芪、党参、当归各 20 克，肉蔻仁、熟地各 18 克，肉桂、熟附块各 12 克，山药 15 克，仙鹤草 30 克，阿胶 12 克（烊化）。

用法◇水煎服，每日 1 剂，日服 2 次。

功用◇温补脾肾。

方解◇方用黄芪、党参、山药、肉蔻补气温脾以摄血；当归、阿胶养血和营以止血；更用肉桂、熟附块温补肾阳，取“益火之源”之意；重用仙鹤草以增强止血作用。药专力宏，其效颇著。

主治◇原发性血小板减少性紫癜。

加减◇失眠、心悸、气短乏力，加酸枣仁、茯苓、五味子；纳呆，加陈皮、焦山楂、谷芽；腰酸腿软，遗精阳痿，月经不调，加枣皮、菟丝子、川续断、鹿角胶（烊化）；出血量多，加陈棕炭、血余炭、白茅根。

疗效◇治疗 23 例，显效（血小板大于 10 万立方毫米，出血消失，停药后至少维持半年以上）6 例；有效（出血消失、血小板大于 10 万/立方毫米，停药后不能维持）10 例；进步（出血症状减轻，血小板小于 10 万/立方毫米，但较原来增加 2 万/立方毫米以上）4 例，无效 3 例。

102.2 益气活血汤

来源◇张镜人，《上海中医药杂志》（2）1987 年

组成◇党参、黄芪各 15~30 克，炙甘草 6 克，犀角粉 3 克（或水牛角 30 克代）（吞服），生地黄 30~60 克，牡丹皮、当归各 9 克，赤芍 15 克，仙鹤草、土大黄、猪殃各 30 克，红枣 10 克，三七粉 4 克（吞服）。

用法◇水煎服，每日 1 剂，日服 2 次。

功用◇益气健脾、凉血活血。

主治◇血小板减少性紫癜。

加减◇夹瘀毒，加生蒲黄、茜草炭各 15 克；鼻衄、龈衄，加白茅根 30 克，侧柏叶 15 克；便血，加地榆炭 15 克，黄芩炭 9 克；尿血，加鸡眼草 15 克；热毒内盛，加人中黄 6 克，大青叶、生石膏各 30 克，紫草 15 克；出血量多，加蒲黄炒阿胶、十灰丸 9 克，牛解腮 15 克。

疗效◇治疗 18 例，显效 5 例，有效 5 例，进步 4 例，无效 4 例。

附记◇病情好转后，可坚持服用益气凉血之剂，以巩固疗效。

102.3 平瘢汤

来源 王晋源,《陕西中医》(3) 1988 年

组成 黄芪 30~60 克,白及、黄精各 15 克,甘草 15~30 克,丹皮 20 克,阿胶、赤芍、连翘各 10 克,白茅根、丹参、仙鹤草各 30 克。

用法 水煎服,每日 1 剂,日服 2 次。

功用 清热凉血、益气摄血、活血化瘀。

方解 方中黄芪、黄精、甘草健脾益气摄血;丹皮、丹参、赤芍活血化瘀凉血;连翘、白茅根凉血止血;阿胶养血止血;白及、仙鹤草收敛止血。诸药配伍,使清热凉血不损脾气,收敛止血但不留瘀,全方可收气血同治之效。

主治 血小板减少性紫癜。

加减 血热型,加黄芩 10 克,紫草 30 克;气虚型,加党参 15 克,大枣 10 枚;阴虚型,加地骨皮 30 克;血瘀明显,加三七粉 6 克(分 2 次冲服)。

疗效 治疗 70 例,总有效率为 85.7%,治疗前后血小板计数比较 P 值<0.001,有非常显著差异。

102.4 三草黛丹汤

来源 阎慧敏,《中医杂志》(10) 1986 年

组成 青黛 3 克,紫草、丹皮、侧柏炭、黄柏、炒栀子、阿胶(烊化)各 9 克,生地 10 克,仙鹤草、丹参各 15 克,木香 3 克,甘草 5 克。

用法 水煎服,每日 1 剂,分 3~4 次服。

功用 清热凉血、活血化瘀。

方解 血小板减少性紫癜,属祖国医学"血证""发斑"等范畴。根据小儿生理特点,本病以实热证为多见,多因热邪内郁、壅遏脉道、热迫血妄行所致。经临床观察发现,本病除"热"的因素以外,"瘀"的因素亦非常重要。方用青黛、紫草、丹皮、生地、仙鹤草、黄柏、炒栀子以清热凉血;重用丹参活血化瘀;侧柏炭凉血止血;木香调和气血,气行血行以加强化瘀行血作用;佐以少量阿胶益气养血,甘草调和诸药,共奏清热凉血、活血化瘀、养血止血之功。

主治 小儿特发性血小板减少性紫癜。

疗效 治疗 45 例,均为住院病例,结果全部病人用药一周左右出血症状基本控制。服药时间最短者为 1 个月,半数以上病人服药时间 2~3 个月,病情稳定,血小板上升出院。45 例中,痊愈 16 例(病程在一年以上者占 8 例),有效 14 例,进步 14 例,无效 1 例。总有效率为 97%。

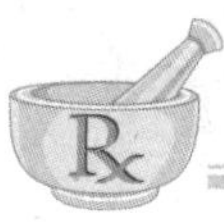

102.5 阿芪景天汤

来源◊刘安明，《湖北中医杂志》（1）1990 年

组成◊阿胶、党参、当归、熟地各 10 克，制首乌、黄芪各 12 克，黄精、景天三七、槐花炭、炒白术、莲子肉、山药各 15 克。

用法◊水煎服，每日 1 剂，日服 3 次。连服 30 剂为 1 疗程。

功用◊健脾益气、滋阴养血、活血止血。

方解◊多因调护不当、饮食不节、脾胃受损、脾虚失摄所致。脾胃虚弱，不仅气血生化不足、且摄血功能亦随之减弱。若气虚不能生血、行血、摄血，则血液不循常道而溢于脉外，故而致病。方用黄芪、党参、白术、山药、莲肉健脾益气以摄血；当归、熟地、制首乌、黄精、阿胶滋阴养血；景天三七、槐花炭止血而不留瘀。诸药合用，共奏健脾益气、滋阴养血、活血化瘀、止血之效。

主治◊小儿血小板减少性紫癜。

加减◊血热者、加水牛角（或紫草）、生地各 10 克，丹皮、黄芪炭各 8 克；气滞血瘀者，加土大黄、红花各 5 克，桃仁 6 克，丹参、蒲黄各 10 克；肝肾虚损，加女贞子、枸杞子、桑椹子、枣皮各 10 克。

疗效◊治疗 52 例，结果痊愈 17 例，有效 33 例，无效 2 例，总有效率为 96.1%。

102.6 补肾活血汤

来源◊时毓民，《中西医结合杂志》（1）1991 年

组成◊生地、当归、赤芍、茜草各 9 克，补骨脂、炙黄芪、菟丝子各 12 克，鸡血藤 30 克，大枣 15 克，生大黄 6~9 克（后下）。

用法◊水煎服，每日 1 剂，日服 3 次。于病愈后再巩固服药 1 个月。疗程 1.3~22 个月，平均 5.03 个月。

功用◊益气补肾，活血化瘀，凉血止血。

方解◊儿童特发性血小板减少性紫癜，中医辨证以血热、阴虚及气阴两虚为多见。方用生地、补骨脂、黄芪、菟丝子，益气补肾、活血；当归、赤芍、茜草、大黄、鸡血藤活血祛瘀。而生地、赤芍、大黄还有凉血止血之功。据报道：补肾活血法可调整机体阴阳平衡、调节免疫功能、降低血管通透性；活血化瘀药还对巨核细胞的免疫损伤有明显的抑制作用。大黄可升高血小板、增加红细胞聚集性，使微循环血流速减慢，有利于局部止血。本方临床应用，对本病急慢性型均有较好疗效。对应用激素后减量或停用的病例，加中药治疗可巩固疗效。

主治◊特发性血小板减少性紫癜。

加减◊病情重者，加水牛角 30 克，三七粉 2 克（冲服）；鼻衄，加白茅根 30 克；

阴虚内热，加玄参、炙鳖甲、炙龟板各9克；神疲乏力，舌质淡，加党参、仙灵脾各9克。

疗效◊治疗41例，按1986年全国小儿血液病专题座谈会制订的标准，结果治愈（出血消失、血小板>100×10^9/L，持续2个月以上未复发）24例（占58.54%）；恢复（出血消失、血小板>100×10^9/L，观察尚不足2个月）6例（占14.63%）；好转（出血消失或好转、血小板增加>20×10^9/L，但未达到100×10^9/L）10例；无效1例。总有效率为97.6%，其中痊愈及恢复率为73.2%中医分型，气血两虚型较血热伤阴型效佳。24例治愈病例停药后随访2个月~2年，平均10.4个月，血小板正常，病情未见复发。全部病例血小板聚集治疗前后有明显改善。

102.7 陆鹤消癜汤

来源◊杨进，《浙江中医杂志》（2）1988年

组成◊商陆（先煎）20克，仙鹤草、生地榆各30克，党参、白术、山萸肉、丹参各10克，黄芪、首乌、熟地、党参各15克，生甘草6克。

用法◊水煎服，每日1剂，日服2次。30天为1疗程。

功用◊益气养阴，活血止血。

方解◊方中重用商陆一味，有小毒，煎煮时间宜久，有扶正补虚、止血生血功能；仙鹤草宁血止血，以利生血消癜；党参、黄芪、白术、熟地、首乌、山萸肉、丹参滋补脾肾、益气养阴，玄参清热养阴，利于治本；甘草调和诸药，并解商陆之毒。诸药相伍、共奏益气养阴、活血止血之功。

主治◊血小板减少性紫癜。

加减◊阴虚有热者，减党参、白术，加黄柏、知母、丹皮、鳖甲；气虚者，加茯苓、大枣；脾肾虚寒者，去玄参，加附子、菟丝子、补骨脂；瘀血内阻，加失笑散。

疗效◊治疗50例，痊愈（血小板在10万/立方毫米以上，无出血，诸症悉除，随访半年未复发）38例；好转（血小板提2~3万/立方毫米，症状缓解，无明显出血倾向）10例；无效2例。总有效率为96%。

102.8 益气养血汤

来源◊邓铁涛，《邓铁涛临床经验辑要》

组成◊黄芪、党参各15克，白术12克，柴胡9克，升麻5克，陈皮3克，炙甘草5克，黄精12克，仙鹤草30克，首乌15克。

用法◊每日1剂，水煎服，日服2~3次。

功用◊益气养血、凉血。

主治◊血小板减少症。

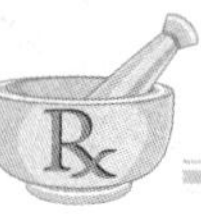

疗效 ◊ 临床屡用，效果颇佳。

附记 ◊ 又天津已故名医张先五自拟经验方：黄芪30克，茯苓、当归、白芍、丹参、玄参各15克，人参（另炖）、川芎、红花、桃仁各10克，生地、熟地各60克，仙鹤草30克，茜草20克。每日1剂，水煎，日服2次，早、晚饭后1小时服用，10剂为1疗程。经观察治疗血小板减少性紫癜，确有止血及升高血小板之功能。

又山西已故名医靳文清自拟经验方：仙鹤草30克，紫草10克，大枣12克，红糖20克。每日1剂、水煎，每日分3次口服，症状消除后再服1周以上。用本方治疗各种类型的血小板减少性紫癜均有效。曾治疗40例，辨证加减用药，结果痊愈34例，好转5例，无效1例，治疗后血小板数量升高。以上两方均引自《名医治验良方》。

102.9 理血养肝健脾汤

来源 ◊ 邹经明，《名医秘方汇萃》

组成 ◊ 当归12克，白芍15克，生地20克，丹皮12克，阿胶9克，旱莲草、白术、茯苓各12克，炙甘草6克。

用法 ◊ 每日1剂，水煎服，日分2次服。

功用 ◊ 补血滋肾，养肝健脾，益气补中。

方解 ◊ 本病病因虽有多种因素，但其病机不外肝肾阴虚，肝脏失其藏血功能和脾气虚弱，失其统血能力，而使血液不循常道，溢于脉络之外而发为本病。方中当归、白芍可补血活血、养血敛血；生地、丹皮滋阴凉血化瘀；旱莲草、阿胶滋阴补血；白术、茯苓、炙甘草则可健脾益气补中。诸药配伍为用，具有滋阴补血以养肝，使血得其藏；健脾益气而补中，使血得其统；使血液循常道运行而不致妄行。

主治 ◊ 原发性血小板减少性紫癜，以皮肤和黏膜出血为主症者。

加减 ◊ 据临床体会，治疗本病宜甘寒，不宜温燥或苦寒，温燥伤阴、苦寒伤阳，均不利于本病。经过多年实践，筛选稳妥有效的本方作为治疗本病的主要方药。但由于患者年龄的大小，体质的强弱，病程的长短和病情轻重缓急的不同，所以选定处方，也应随之加减。例如：儿童稍受时邪则易内热蕴藏，迫血妄行，发生本病，治疗宜清热凉血养阴，本方去白术、茯苓，加犀角、金银花、连翘；男性中青年多肾阴不足，虚火上炎，发生本病，每伴鼻衄、齿龈出血，治疗宜滋阴降火，导热下行，本方去白术，加川牛膝、白茅根、小蓟等；中青年女性多肝郁化热，失其藏血和调节血量的能力，而易发生本病，多伴性情急躁，脉象弦数，若血上溢则鼻衄、齿龈出血，血下溢则使月经过多，治宜疏泄肝火，本方可加炒栀子、柴胡等；如因思虑过度，劳伤心神，失其主血和统血能力而发生本病，不论男女老幼，病程日久，都可出现

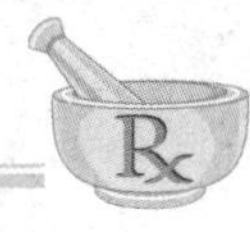

气血两虚，可伴心悸健忘、倦怠纳减、失眠等症，治宜重补气血，本方减去丹皮、旱莲草、生地，加熟地、黄芪、党参、远志、炒枣仁、桂圆肉、龙骨、牡蛎等。

疗效◊多年使用，治验甚多，疗效满意。

§103 治白细胞减少症秘方

103.1 丹首生血灵

来源◊蔡化理，《中西医结合儿科试用新方》

组成◊丹参 30 克，何首乌、鸡血藤、仙灵脾、黄芪各 15 克，茜草 4.5 克，枸杞子、肉苁蓉各 9 克，红参 6 克。

用法◊每日 1 剂，水煎服。日服 3 次。3 岁以下者服 1/3 剂，3~6 岁者服 1/3~2/3 剂，6~12 岁者服 2/3~1 剂。

功用◊温肾壮阳、益气补血。

方解◊现代药理研究认为丹参有促进白细胞的生成和增加粒细胞的作用。何首乌含卵磷脂为血细胞及其他细胞膜的重要原料，并能促进血细胞的新生及发育；茜草活血化瘀；鸡血藤补血行血、通经活络，能改善血液循环，从而使造血器官获得足够的营养；仙灵脾补肾壮阳，枸杞子补肝肾；人参（红参），黄芪补气，“气为血帅”、“补血必补气”。诸药配伍为用，共奏温肾壮阳、益气补血之功。临床屡用，疗效较佳。

主治◊粒细胞减少症，白细胞减少症。

疗效◊因粒细胞或白细胞减少时，机体的抵抗力不足，常易有继发感染，应加金银花、大青叶各 18 克，连翘、黄芩各 15 克；食欲不振者加白术 6 克，茯苓、陈皮各 9 克，鸡内金 6 克，焦山楂 9 克。

疗效◊治疗 13 例粒细胞减少症，除用维生素 C、维生素 B_1、维生素 B_6 辅助治疗外，均用本方治疗。服药 5~35 天，结果：除 1 例疗效不佳而改用其他疗法外，其余 12 例痊愈。

附记◊本方用治脱发，效果亦佳。

103.2 升血汤

来源◊翟范，《中国中医秘方大全》

组成◊生黄芪、黄精、生苡仁各 30 克，甘杞子 15 克，补骨脂 10 克，炙甘草 6 克

用法◊水煎服，每日 1 剂，日服 2 次。

功用◊补气、健脾、益肾。

方解◊方中生黄芪补气健脾，生苡仁利湿健脾，使脾气旺盛、运化得健，气壮生

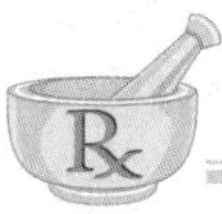

血、生化足源；甘杞子甘平，滋补肾阴，且补阴而不滋腻助湿；黄精气阴双补，既助黄芪补脾气，亦助甘杞子补肾阴；补骨脂温补脾肾，使阴得阳升而源泉不竭，促进受抑制骨髓造血机能的恢复；炙甘草升提中气、调和诸药。综观全方，气血阴阳并补、药性平和，无不良反应。故适合于各种症型的白细胞减少症。

主治 ◊ 白细胞减少症。

加减 ◊ 脾气虚明显者，加党参、炒白术各 10 克，赤小豆 30 克，陈皮 6 克；血虚明显者，加当归 6 克，鸡血藤、女贞子、制首乌、玉竹各 10 克，干地黄 12 克，去生苡仁；阳虚明显者，加肉桂 3 克，川断、鸡血藤各 10 克，党参 15 克。

疗效 ◊ 治疗 84 例，经 1～3 周的治疗，有 66 例达到正常值；12 例未达到正常值，亦比治疗前升高 50%以上；6 例因未升高到原基数的 50%，为无效。

103.3 温补升白汤

来源 ◊ 曾自豪，《中国中医秘方大全》

组成 ◊ 鸡血藤、太子参、大红枣各 30 克，北黄芪、枸杞子各 15 克，仙灵脾、巴戟天各 10 克，草红花 5 克。

用法 ◊ 水煎服，每日 1 剂，日服 2 次。

功用 ◊ 温补脾肾、益气养血。

方解 ◊ 方用太子参、鸡血藤、大红枣补益脾胃、行血通脉，以补血液生化之源，故以为君；黄芪升阳补气，枸杞益阴生血为臣；仙灵脾，巴戟天补肾阳，以资助脾的生化功能为佐；加入少量红花，直入血分为使。使之全方更能发挥调养气血之作用，达到损者益之，劳者温之，扶正固本之功。

主治 ◊ 原因不明的白细胞减少症。

疗效 ◊ 治疗 60 例，显效（服药 14 剂，白细胞上升 1100/立方毫米以上，总数达 4100/立方毫米以上）55 例（占 92%强）；有效（服药 28 剂，白细胞上升在 1100/立方毫米以下，但总数未达到 4100/立方毫米）5 例。总有效率达 100%。

附记 ◊ 服药期间，停服中、西补血成药，禁食酸醋、萝卜、蟹、虾、干咸鱼等。

§104 治细胞增多症秘方

104.1 恶网净汤

来源 ◊ 冉雪峰，《冉氏经验方》

组成 ◊ 白花蛇舌草、苡仁各 50 克，黄药子、乌梅各 9 克，龙葵子 50 克，甘草 6

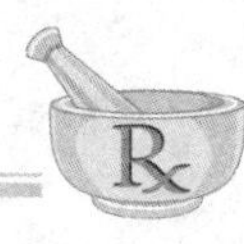

克，当归9克，丹参15克，水牛角50克，阿胶9克（烊化）、艾叶3克，党参9克，三七末6克（冲服）。

用法◇水煎服，每日1剂，日服2次。

功用◇清热解毒，养血活血。

方解◇方中以白花蛇舌草、苡仁、龙葵、黄药子、乌梅以清热解毒，且均有抗癌作用；丹参、当归养血活血；水牛角凉血；胶艾止血；三七散瘀止血；党参益气补血；甘草解毒。合而用之，共奏清热解毒、养血活血之功。本病多为临床难治疾病之一，用本方治疗可取得一定的疗效。

主治◇恶性网状细胞增多症。

加减◇发热者，加大青叶、知母各9克，生地15克；出血者，加大蓟、小蓟、仙鹤草各9克，槐花米6克。本病可协同激素方法治疗。

疗效◇临床屡用，多能奏效。

104.2 参鹿龟汤

来源◇黄海龙，《中国中医秘方大全》

组成◇红参6克，鹿胶、龟胶各10克，枸杞、党参各15克，白术、巴戟天、补骨脂、当归、白芍、生地、附子各10克，川芎6克

用法◇水煎服，每日1剂，日服2次。

功用◇温补脾肾；填精补血。

方解◇方以党参、白术、附子、巴戟天、补骨脂温补脾肾、龟鹿二仙胶填精；当归、川芎、生地、白芍补血。方证合拍，故获良效。

主治◇嗜酸性粒细胞增多症。

加减◇中脘痞闷、胃纳欠馨，减龟胶、鹿胶剂量，去当归、生地。

疗效◇治疗1例，白细胞和嗜酸性粒细胞降到正常，症状解除，病情好转。

104.3 清肺养胃汤

来源◇陈树园，《中国中医秘方大全》

组成◇南沙参、藕节、桑白皮、玉竹、枇杷叶、白茅根、甘草、丹皮、板蓝根、桑枝、白花蛇舌草各9~15克或随症酌定。

用法◇水煎服，每日1剂，日服2次。

功用◇清热、润燥、养肺胃。

方解◇方用桑白皮、枇杷叶、甘草、南沙参、玉竹、茅根清肺养胃、润燥生津；因兼瘀热，故以板蓝根、藕节、丹皮、桑枝、白花蛇舌草凉血散瘀。有肾虚精亏者，佐以补益脾肾之品；对火亢消谷，重加石膏、生地等以泻肺胃二经之火。

主治◇真性红细胞增多症。

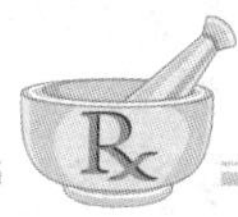

加减 若腰酸肾亏者，加菟丝子、续断；善饥多食者，加生地、生石膏、水牛角、鲜旱莲草。

疗效 治疗 1 例，症状完全消失，肝脾肿大恢复正常，血象基本正常。

104.4 滋肾活血方

来源 薛芳，《中国中医秘方大全》

组成 生地、玄参各 30 克，川芎、赤芍、红花各 15 克，三棱、桃仁各 9 克，水蛭 6 克。

用法 水煎服，每日 1 剂，日服 2 次。

功用 滋养肾阴、活血化瘀。

方解 薛氏认为：本症肾阴不足是其本，血瘀脉络是其标。故方以生地、玄参滋养肾阴治其本；川芎、桃仁、红花、丹皮、三棱、丹参、水蛭等药活血化瘀、散瘀止血治其标，以期抵抗血小板聚集，防止血栓形成。阴虚火旺者加黄柏，希图抑制骨髓的增殖。本病宜用清凉不宜苦寒泄热和甘温补益，宜用活血散瘀，不宜炭类胶黏。

主治 原发性血小板增多症。

加减 湿热重者，加茵陈 30 克，黄芪、栀子各 12 克，川厚朴 6 克，金银花 30 克；阴虚火旺者，加知母、黄柏各 9～12 克，丹皮 12～18 克；为加强活血化瘀，可加丹参 30～60 克，益母草 18 克，紫草 12～18 克；口干，加葛根 9～12 克；胸闷，加降香 12～15 克；四肢酸软，加伸筋草 18～30 克，桑枝 15～30 克。

疗效 治疗 2 例，结果血小板计数正常，白细胞总数减少，出血倾向消失，骨髓象改善。

104.5 平肝解毒汤

来源 谢仁敷，《中国当代中医名人志》

组成 柴胡、黄芩、生地各 15 克，白芍 10 克，生牡蛎 30 克（先煎）、红花、桃仁各 10 克，黄药子 30 克，土茯苓 30 克。

用法 每日 1 剂，水煎服，日服 3 次。

功用 平肝解毒活血。

主治 真性红细胞增多症，原发性血小板增多症，骨髓纤维化等骨髓增生性疾病。

加减 最好同时服用大黄䗪虫丸（中成药）。

疗效 多年使用，治验甚多，效果颇佳。

§105 治郁证秘方

105.1 悦肝汤

来源 费原子,《江苏中医》(2)1990 年

组成 柴胡、香附、佛手花、玫瑰花、香橼皮、小青皮各 9 克,郁金、合欢皮、白芍各 12 克,炙甘草 6 克。

用法 水煎服,每日 1 剂,日服 2 次。

功用 疏肝解郁,怡情悦志,养血缓急。

方解 郁症之治,当遵"木郁达之"和"郁病当顺气为先"之旨,以舒通气机为法,故方用柴胡、郁金、香附疏肝解郁理气;辅之以佛手花、玫瑰花、香橼皮、小青皮、合欢皮等"二花三皮"清疏灵透、芳香悦志、疏肝之力尤胜,解郁之功更著;白芍、甘草柔肝养血、酸甘缓急,又能防止香燥之品暗耗肝阴。诸药合用,共奏疏肝解郁、怡情悦志、养血缓急之功。

主治 郁症,症见心情抑郁、胸闷叹息、心烦难寐、食欲不振、易悲喜哭、咽中似有异物梗塞。可用于治疗神经衰弱、癔病及更年期综合征等。

加减 若悲伤喜哭,神情恍惚,加甘麦大枣汤;咽中似有异物梗阻,合半夏厚朴汤化裁;神疲乏力、食欲不振,合四君子汤加减;心烦不安,酌加酸枣仁、珍珠母;脾虚,加党参、白术。

疗效 治疗 27 例,痊愈 17 例,好转 5 例,无效 5 例。

附记 注意心情疏导,移情易性,适当参加体育锻炼,更可收事半功倍之佳效。

105.2 百合宁神汤

来源 陈光恩,《新中医》(12)1986 年

组成 炙百合 30~60 克,炒枣仁、合欢花、夜交藤各 30 克,当归 10 克,丹皮 15~30 克,炙甘草 3~6 克。

用法 水煎服,每日 1 剂,日服 3 次。

功用 养心,宁神,解郁。

方解 诸郁皆伤神,治郁当宁心。故方用百合甘寒、直入心肺、益气清心、宁神定魄,是为主药;炒枣仁养心安神,夜交藤安神益肾;合欢花解郁安神,三药相伍以增百合安神定志之功;当归、丹参养血和血,佐主辅宁心解郁;甘草强心气、和诸药,共奏养心、宁神、解郁之效。

主治 郁症。

加减 若证属肝郁气滞型(胁肋膜胀、脘闷不舒、苔白、脉弦),加柴胡、白芍、枳实;气郁血滞型(胁疼,面红易怒、舌紫苔白、脉弦涩),加桃仁、红

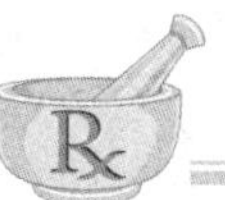

花、香附、青皮；肝郁化火型（胁疼口苦、胃脘嘈杂、头痛目赤耳鸣、烦躁易怒、苔黄、脉弦数），加柴胡、白芍、丹皮、山栀子、龙胆草；火热扰心型（烦乱狂躁，甚则谵妄，舌红绛、苔薄黄、脉滑数），加犀角、生地、山栀子、连翘、竹叶、莲子心；思虑伤脾、痰湿内蕴型（胸脘滞闷、纳呆食少、头晕目眩、精神抑郁、苔白腻、脉濡缓），加陈皮、法半夏、云茯苓、白蔻仁、石菖蒲、郁金，远志；郁犯脾肺、痰湿互结（中焦壅满、胸闷咽梗、苔白厚，脉弦滑）、加杏仁、川朴、法半夏、木香、枳壳；郁而夹食（脘胀嗳气、大便不调、心烦少寐、苔厚、脉滑实），加山楂、神曲、莱菔子、木香、枳实；久郁伤神，心脾两虚型（懒言少气、多悲善哭、疑定不定，甚者精神恍惚、舌淡苔少、脉细缓），加党参、白术、怀山药、桂圆肉、远志、木香；因郁伤正、精血亏耗、心肾两虚型（面色少华、焦虑多恐、惊悸怔忡、舌嫩苔薄、脉沉细），加熟地、首乌、黄精、五味子、菟丝子、鹿角、磁石；郁热伤阴、阴虚火旺、心肾不交型（虚烦不寐、心悸头昏、腰酸遗精、舌红口干、脉细数），加生地、熟地、龟板、五味子、龙骨、牡蛎、黄连、肉桂。本方除治疗“情志之郁”外，并可施治于胸痹及内伤所致的心动悸、脉结代等症，也可收到可喜的效果。如治疗冠心病加括蒌、薤白、半夏、苏梗子或降香、檀香、元胡等药以治其发作期的标实之证；加党参、黄芪、砂仁或桂枝、白芍等药，以治其缓解期的本虚之证，均较单用栝蒌、薤白、党参、黄芪、桂皮、白芍之类疗效显著。又如治疗心律失常：缓、结、代脉，气虚型加党参、黄芪、五味子、麦冬、香附、川芎；痰湿型加半夏，重用茯苓 30~120 克；瘀血型加桃仁、红花、赤芍、香附；心动悸，甚者出现房颤，加龙齿、珍珠母、琥珀粉、党参、怀山药等药。大多病例均能药到症解，心电图迅速好转或复常。

疗效◊多年使用，治验甚多，效果比较满意。

§106 治食物、药物中毒秘方

106.1 绿豆甘草解毒汤

来源◊张学文，《名医秘方汇萃》

组成◊绿豆 120 克，甘草 15~30 克，丹参、连翘、石斛、白茅根各 30 克，大黄 15 克或 30 克（后下）。

用法◊诸药先用冷水浸泡后煎煮。煎时水以淹没全药为度，文火煎煮，大剂量频服；一般昼夜各服 1 剂；必要时可服 3~4 剂，对于接触性中毒患者，则需清洗皮肤。

功用◊解毒益阴，兼顾心肾。

方解 ◊ 方中绿豆味甘性寒，有清热解毒利尿之功；甘草味甘性平，对各种药物，毒物有解毒之力；丹参味苦性微寒，可活血祛瘀，清热除烦，镇静安神；白茅根味甘性寒、清热利尿，加速毒物排泄，并可防止出血，兼以护肾；连翘味苦性微寒，有清热解毒，强心；大黄推陈致新，清热解毒。诸药合用，共奏解毒益阴之效。

主治 ◊ 多种食物或药物中毒后，见发热，口干舌燥，心烦呕吐，甚至神志恍惚，小便混浊等症。

疗效 ◊ 屡用屡验，疗效显著。

§107　治习惯性便秘秘方

107.1　便秘汤

来源 ◊ 冉雪峰，《冉氏经验方》

组成 ◊ 玄参、麦冬、生地各 12 克，郁李仁（打碎）、火麻仁（打碎）、枳壳各 6 克。

用法 ◊ 水煎服，每日 1 剂，日服 3 次。

功用 ◊ 滋阴润燥，通便。

方解 ◊ 证由阴虚所致，故方用生地、玄参、麦冬滋阴生津；枳壳理气，以促进胃肠蠕动；郁李仁、火麻仁润肠通便。诸药配合、标本同治。故用之疗效颇佳。

主治 ◊ 阴虚便秘，习惯性便秘。

疗效 ◊ 临床屡用，疗效颇佳。

107.2　增水行舟汤

来源 ◊ 陆永昌，《名医特色经验精华》

组成 ◊ 肉苁蓉 15~24 克，熟地黄 12~18 克，当归、郁李仁（炒）、黑芝麻（炒）各 9~15 克，胡桃仁（炒、去脂皮）6~9 克，炒枳壳 4.5~6 克，玉竹 9~12 克，知母 6~9 克，砂仁（捣）3~6 克

用法 ◊ 上药加水 200 毫升、浸泡半小时，以文火煎取 100 毫升。药渣再加水 150 毫升，煎取 100 毫升。两煎混合，分两次于午、晚饭前温服。忌食辛辣食物。

功用 ◊ 滋肾温阳，益气养血，润肠通便。

方解 ◊ 方用肉苁蓉、熟地、当归、胡桃仁、郁李仁滋阴培元，润肠通便；枳壳宽中下气以助前药通便之力；玉竹、知母养阴清虚火、砂仁助消化，可免熟地等药腻膈之弊。诸药合用，滋而不腻，用于肾阴不足和气虚血少的便秘，效果颇为满意。

主治 ◊ 老年便秘。

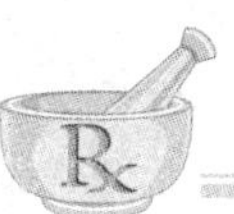

加减◇服5~6剂后，大便仍干结不通，可加酒军4.5~6克，元明粉3~6克（烊化）；若形体羸瘦，或年高气虚，排便无力，可加炙黄芪18~24克，生何首乌12~18克，当归加至15克；若气虚甚者，减枳壳；若寐少心烦，可加炒枣仁（捣）24克，炒柏子仁2~18克，焦山栀9克，芦荟1~1.5克（后下）。

疗效◇屡用屡验，疗效颇著。

107.3 调肝承气汤

来源◇言庚孚，《言庚孚医疗经验集》

组成◇小柴胡10克，江枳实6克，生川军10克，川厚朴6克，郁李仁、火麻仁各10克，生地黄15克，龙胆草、生栀子各10克，胡黄连6克，车前仁、福泽泻、油当归、大白芍各10克，炙甘草3克。

用法◇水煎服，每日1剂，日服3次。

功用◇泻肝利湿，通腑泻热，润降消导。

方解◇多因平素嗜食辛辣，酿成湿热，蕴结肝胆，热积肠胃，耗津灼液，以致肝胆疏泄无权，大肠传导失司所致。故方用柴胡、龙胆草、车前仁、泽泻，泻肝利湿；枳实、川军、厚朴、郁李仁、火麻仁、胡黄连、生栀子通腑泻热；生地、当归、白芍润降消导，甘草调和诸药。本方由龙胆泻肝汤、小承气汤、麻子仁丸变化而成，功具泻肝利湿、通腑泻热、润降消导之效。

主治◇热结便秘。

疗效◇临床屡用，每收效验。

107.4 通便汤

来源◇张梦侬，《临症会要》

组成◇藿香、法半夏、厚朴、炒枳壳各10克，白蔻仁6克，桔梗、杏仁泥各10克，瓜蒌仁15克，当归、郁李仁、桃仁泥各10克。

用法◇水煎服，每日或两日1剂，分3次服。

功用◇通利湿热，通畅气机。

方解◇便秘初起未治，日久形成习惯。方用苦平辛温芳香之桔梗、陈皮、藿香宣通上焦气滞；辛温苦酸微寒之半夏、厚朴、枳壳开泄中焦湿热；辛苦甘温性降之杏仁、郁李仁、桃仁通泄下焦气秘、血秘；甘寒清润之瓜蒌仁开结利肠；辛甘苦温之当归行血中之气，润滑大肠；辛温味厚气薄之白蔻仁流行三焦、消散滞气。诸药合用，可使上下气机通畅，肠胃运化正常，则大便秘结自通。

主治◇习惯性便秘。有延至三五年或数十年不愈者。伴有胃脘胀闷、食欲不佳或呕逆嗳饱等。

加减 ◊ 甚者加服半硫丸（日 2 次，每服 10 克）以温运中阳。

疗效 ◊ 多年使用，治验颇多，疗效颇著。

107.5 老人便秘方

来源 ◊ 赵恩俭，《名医治验良方》

组成 ◊ 黄芪 30 克，金银花 20 克，威灵仙 10~20 克，白芍、麻仁、肉苁蓉各 20 克，川厚朴 3~10 克，当归 20 克，酒大黄 3~10 克。

用法 ◊ 每日 1 剂，水煎服，酒大黄不后下，此方可连服，俟大便调顺再停药。

功用 ◊ 益气养液，润肠导滞。

方解 ◊ 老人便秘与一般习惯性便秘不同，因为年事既高，多有阴虚血燥、气虚不运等基本问题，同时亦难免燥热气滞等因夹杂其中，所以单纯调肠药往往用久作用不大，而承气等泻法又易引起正气愈虚等问题。北方以黄芪之补气，归芍之养血，麻仁、肉苁蓉之润燥以治本，以其本虚也，且皆于通便有利；厚朴行气，酒大黄缓降，不后下免其致泻伤中之弊，方从“青麟丸”等方化裁而来；威灵仙通气利脏腑以治标，佐以金银花清脏腑之毒热而不伤正。可谓用药一绝。威灵仙“宣通五脏，去腹内冷滞，心腹痰水”，故胸腹不利、痰水气滞，脏腑不通之证皆有良效，并非只是散风祛湿之品。大黄、威灵仙同用可以自胸腹至下腹通闭解结，三焦俱得畅达，虽有痰水气滞等，亦均得以疏导而解，故用之收效颇佳。

主治 ◊ 老年虚证便秘。

加减 ◊ 若大便数日不下，燥热明显，可加元明粉 3~5 克冲服，得便下即止，不可过量。大便连日得畅，可减免酒大黄；便燥严重加元明粉 3~5 克冲服；气虚重者加党参 20 克；腹胀重者加木香 10 克；腰腿酸软，加杜仲 10 克，牛膝 10~25 克。

疗效 ◊ 多年应用，治验甚多，疗效显著。

附记 ◊ 本方上列用量，可根据病情稍事加减为宜。此方之特点：一为重用黄芪以健运中气；一为大黄不后下，免其致泻，并且可以连续服用以缓调其六腑功能；一为威灵仙可以自胸腹至下腹通闭解结，三焦俱畅达，虽有痰水气滞等亦均得以疏导而解。

§108 保健秘方

108.1 黄精补脑汤

来源 ◊ 徐工清，《名医治验良方》

组成 ◊ 制黄精、何首乌、玉竹、沙参各 15 克，白芍、郁金各 6 克，山楂、泽泻各

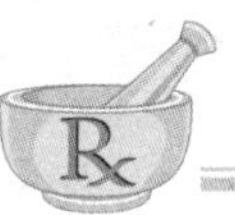

10克，茯苓12克，当归3克，大枣15枚。

用法◇每日1剂，上药加水、酒各半，煎取汁，连煎2次。然后将二次药汁混合约300毫升左右，分2次温服。

功用◇补脑宁心，荣养气血，延年益寿。

方解◇《颅囟经·序》说："太乙元真在头，曰泥丸，总众神也。"《春秋元命苞》说："人精在于脑。"所以五脏六腑之虚损皆可损及于脑。补脑有益于五脏六腑正常功能的恢复。方中黄精、当归即《遵生八笺》载录的九转黄精丹，有补脑益智之效用。已故名医蒲辅周称它是平补之方，久服能促进脑功能的恢复，《博物志》称黄精可以长生，说明黄精有延缓衰老的功效；沙参、玉竹补益五脏、滋养气血、宁心安神；何首乌养血益肝、固精补肾；白芍养血保肝；茯苓补益心脾，兼能渗湿；泽泻利尿而不伤阴，合山楂以降血脂；山楂合郁金，能活血脉，消积滞；大枣益气和中。诸药合用，名曰补脑，实则谓补五脏，有健脑、益智、疗脏腑虚损之妙用。

主治◇精神萎靡不振，全身疲乏无力，反应迟钝，记忆力减退。

疗效◇临床屡用，久服效佳。

108.2 百郁汤

来源◇来春茂，《中国当代中医名人志》

组成◇百合30克，郁金9克，枳壳、桔梗、川芎各6克，当归、杭芍各9克，夏枯草15克，乌贼骨9克，生牡蛎15克（先煎）、柴胡9克。

用法◇每日1剂，水煎服，日服2次。

功用◇疏肝解郁，养心宁神。

主治◇练功偏差及郁证，症见精神恍惚，心神不定，悲忧善哭，烦躁不安，多思善虑等。

疗效◇临床屡用，久服效佳，若能配合心理疏导，效果更好。

108.3 加味参芪汤

来源◇朱曾柏，《名医治验良方》

组成◇吉林人参60克，生黄芪、淮山药、生龟板各150克，补骨脂、茯苓、胡桃肉、杜仲、生鸡内金、生鳖甲、淮牛膝、枸杞子、炒枣仁各100克，明矾、黄连、杏仁、川贝母、甘草各30克，糯米1000克。

用法◇上药共研成粗末，备用。每次取10~15克，加冷水适量，微煎，分2~3次随意服下（药渣不必服下）。

功用◇益气健脾，滋阴补肾，清心化痰，安神定志。

主治◇精神困倦，腰膝酸软乏力，头脑胀闷，睡眠不稳，食欲不馨，心绪烦乱，或时而烦躁，冬天特别怕冷，喜静，但时有失落，孤独感。本症在离、退休干部中较多。

疗效◇多年应用，坚持服用，常收良效。

附记◇方名为笔者拟加。临床验证有效，若能配合心理疗法，效果尤佳。

§109 通治方

109.1 加味逍遥散

来源◇程爵棠，《浙江中医学院学报》（1）1982年

组成◇柴胡6克，制香附15克，广郁金、枳壳、广木香、当归、白芍各9克，白术、茯苓各15克，薄荷6克（后下）、甘草6克。

用法◇每日1剂，水煎服，日服2~3次。

功用◇疏肝解郁，调理肝脾。

方解◇盖肝为气血调节之枢，主疏泄而喜条达舒畅。若七情失调，怒惊忧愁，必使肝失条达之性，而导致肝气郁结，久郁不解，必变证蜂起，如清代华岫在《临证指南》按语中说："不知情志之郁，由于隐情曲意不畅，故气之升降开阖枢机不利，继而诸郁随作。诸郁之起必以气郁为先导，气郁者，肝郁也。肝气一郁，诸郁必相因而起。"然肝郁之为病，非止一端，故前人有"气郁为百病之源"，"万病不离乎郁"、"诸郁皆属于肝"之说。其治之要，正如清代赵养葵云："惟其相因，予以一方治其木郁，诸郁皆因而愈，逍遥散是也。"治宜疏肝解郁，或随证加入一二味对证之品。然逍遥散为肝脾同治之方，其疏肝解郁之力不足，故加入制香附、广郁金等味以增强疏肝解郁之功效。故方中君以柴胡、疏肝解郁；臣以制香附、广郁金、炒枳壳、广木香、薄荷解气郁、散血瘀，助君药以增强疏肝解郁之功以复肝用；佐以当归、白芍养血柔肝以充肝体；茯苓、白术、甘草健脾和胃，脾健以拒肝郁之欺侮，此即道"上工治未病"之旨。又甘草能协调诸药之性，故兼之为使。诸药配伍为用，共奏疏肝解郁、调理肝脾之功。从而使肝郁得解，肝体得养，脾胃得实，诸病向愈。

主治◇可用于因肝气郁结所致的慢性肝炎，神经官能症，慢性胃炎，咽喉病，目疾和妇科病等诸病。症见胁痛、胸闷、头晕、体倦、纳呆或月经不调、痛经、乳房胀痛，或咽中似有异物梗塞，吞不下，吐不出等症。

加减◇若气郁上焦，加木蝴蝶，苏梗各9克，桔梗3克，白蒺藜9克；气郁中焦，加佛手、婆罗子各9克；气郁下焦，加乌药、小茴香各9克；气逆于上，加沉香3克，苏子、刀豆壳各9克。同时再随证加减，例如：

⑴ 兼痰郁（痰气交结）：结于咽中，症见咽中不适，或似有异物梗塞者，本方去当归、白术、薄荷、甘草，加法半夏、川厚朴，木蝴蝶各9克；

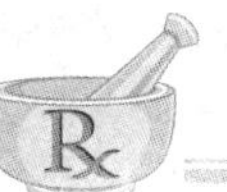

结于颈项，症见颈前下方一侧或两侧肿大（即瘿气），胸闷者，本方去当归、白芍、白术、甘草、薄荷，加青、陈皮、浙贝母、海蛤壳、法半夏各9克；结于经络，症见肢体麻木憋胀，眩晕者，本方加天麻、钩藤、陈皮、法半夏各9克。

⑵ 兼湿郁（肝郁湿阻）：症兼腹部填胀，按其空空，食后胀甚，嗳气稍减，或下肢浮肿者，本方去当归、白芍、广郁金、广木香，加苍术、泽泻、川厚朴各9克。

⑶ 兼血郁（气滞血凝）：症见胸闷不舒，或旧咳、低热者，本方去广木香、广郁金、薄荷、甘草，加苏子、法半夏、丝瓜络、旋覆花、制乳香、川芎各9克；若面色暗、胸闷疼痛、胁痛，肝脾肿大，或脘胁胀满，食欲不振，舌质青紫或有瘀斑者，本方去茯苓、白术，薄荷、甘草，加川芎、赤芍、红花、桃仁、丹参各9克。

⑷ 兼脾虚（肝郁脾虚）：症见腹胀，食欲不振，大便溏泄，四肢倦怠者，本方去广郁金、广木香、薄荷，加党参、焦神曲、炒谷芽、炒麦芽各15克。

⑸ 兼食滞：症见胸腹胀满，恶食嗳腐，纳呆，食入则胀甚者，本方去当归、广郁金，加陈皮、谷麦芽、鸡内金各9克，或再加少量大黄。

⑹ 兼火郁（肝郁化火）：症见颜面烘热，心神烦扰，胁痛，目赤耳鸣，口干苦，急躁易怒，小便黄赤，或咳血、吐血、衄血者，本方去香附、广木香、广郁金、枳壳，加黄芩、龙胆草、黑山栀、生地各9克，木通6克。

疗效 ◊ 屡用屡验，疗效颇佳。

附记 ◊ 本方系根据《和剂局方》逍遥散加味而成。现为笔者临床常用之方。据临床观察：本方适用范围非常广泛，凡因肝郁，或因肝郁而致诸郁所引起的各种诸多疾病均可用之。医者执方，贵在化裁，疗效始著。三十多年来，用本方治验颇多，疗效显著。但本方不可久用，若肝郁一解（舒）即止，或更方调治，不可过剂。

109.2 养肝汤

来源 ◊ 程爵棠，《临床验方集》

组成 ◊ 熟地30克，当归、白芍、黄芪、何首乌、山萸肉各15克，川芎5克，鸡血藤9克，阿胶10克（烊化兑入）。

用法 ◊ 每日1剂，水煎服，日服2次。

功用 ◊ 补血养肝。

方解 ◊ 人之血液，静则归心，动则在肝，故肝为藏血之脏，体阴而用阳，其一身之筋脉发，目和四肢关节器官必须依赖肝血的不断充养，功用始能自如；若肝

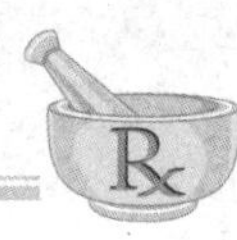

血不足，必致筋、发、目及四肢关节等器官组织得不到肝血的充分濡养而导致种种病症的发生，同时肝血不足，又能导致阴阳失调，肝用失常，种种变证，为病非止一端。治宜补血养肝。故方用四物汤为君，四物汤是治血虚证之祖方，用以补血养肝；臣以何首乌、阿胶补血养血，助君药及增强补血养肝之功；血无气不生，入黄芪益气，合当归则补血之功尤著。阴血同源，血虚及阴，故佐以熟地、山萸肉滋阴养肝，合白芍养阴其功尤著。气为血帅、血为气母，血虚则气行不畅，气滞则血凝。故入鸡血藤配川芎养血活血，故兼之为使。诸药合用，达到补而不滞，生化有源，而共奏补血养肝之功。

主治◊可用于因肝血不足所致的慢性肝炎，慢性贫血，肝硬化，动脉硬化症，更年期综合征，脱发、干脚气，痿症，青光眼，白内障，功能性子宫出血，月经不调及喉科等诸病。症见面色淡黄，或淡白无华，头晕目眩，偏头痛，两眼昏花，视物模糊，或两目干涩或夜盲，耳鸣耳聋，肌肤粗糙，肌肤或四肢麻木，皮肤瘙痒，肌肉跳动，或筋脉拘急，挛缩，或角弓反张，胸肌痛，或小腹痛，痛连前阴，按之则止，或善怒、易疲劳，或惊恐如人将捕之，遗溺，口唇及爪甲色淡，甚则干枯，女子则月经不调，量少色淡或愆期，甚则闭经、崩漏等。舌质淡红，无苔或少苔，脉弦细，或细涩，或细数。

加减◊若气滞甚者，加制香附 15 克，柴胡 6 克，苏梗、砂仁各 9 克；血凝甚者，加丹参，赤芍各 9 克，或再加广郁金、泽兰；兼气虚者加党参、白术各 9 克；兼阴虚血凝，加丹参、麦冬、鲜石斛各 9~15 克；肝风为动，加钩藤、杭菊花、夏枯草各 9 克；发黄加茵陈 9 克；降谷丙转氨酶者加人参叶、怀牛膝各 9 克，五味子 6 克。

疗效◊屡用屡验，疗效显著。

附记◊据临床观察，本方应用范围广泛，凡因肝血虚所致的各科多种疾病均可应用。医不执方，贵在化裁，疗效始著。三十多年来，用本方治疗上述各病甚多，无论何种疾病，凡证属肝血虚者，投之无不立验。病非一日，贵在坚持守方，加减用药，灵活应用，多能收到较好的临床治疗效果。

109.3 滋阴煎

来源◊程爵棠，《临床验方集》

组成◊熟地 30 克，山萸肉、何首乌、珍珠母各 15 克，茯苓、丹皮、当归、枸杞子，二至丸（中成药）各 9 克，陈皮 5 克。

用法◊每日 1 剂，水煎服，日服 3 次。

功用◊滋阴柔肝。

方解◊肝藏血而主疏泄，体阴而用阳。血属阴、气属阳，故血虚可累及于阴，阴虚可以累及于阳，互为因果，各有侧重。又肝肾同居下焦，乙癸同源，在生理上肾与肝属母子关系；在病理上必然母子相累。若肝阴不足，必致肾阴亦

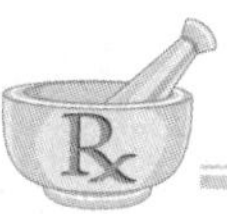

虚；反之亦然。又因肝阴虚易耗，故临床肝阴虚见证尤多。阴虚而阳无所制，肝阳必亢；水亏则不能涵木，而致内风升扰，阴虚为本，风阳为标；又"阴虚生风热"，所以肝阴一虚，变证蜂起，为病非止一端。诸症之作，皆阴虚为患。治宜虚则补其母，以滋阴柔肝为法。方中君以熟地合山萸肉、二至丸以滋补肝肾；臣以何首乌、当归养血以滋阴；珍珠母、枸杞子滋阴以潜阳；佐以茯苓健脾渗湿，宁心安神；丹皮凉血以清泄肝肾之虚火；入陈皮为使以疏畅气机，使之补而不滞，补中有泻，寓泻于补。诸药配伍为用，则有相辅相成之妙，共奏滋阴柔肝之功。

主治◊可用于因肝阴虚所致的高血压，神经官能症，动脉硬化症，慢性肝炎，慢性胃炎，早期肝硬化，脱发，白内障，青光眼，视神经萎缩和其他眼病，妇科病等。症见颜面烘热、泛红，头痛绵绵，眩晕欲仆，急躁易怒，胁隐痛，或头昏眼花，视物模糊，耳鸣、耳聋，低热或潮热，失眠多梦，五心烦热，口燥咽干，盗汗，虚烦不安，健忘，或肌肤、四肢麻木、震颤，或面色苍白无华，两目干涩，夜盲，遗溺，口唇爪甲色淡，甚则枯萎，或妇女月经不调，量少色淡，或愆期、经闭，舌质淡红少津，少苔，脉细数而弱。

加减◊若失眠，加夜交藤15克，合欢花、茯神各9克；盗汗加麻黄根5克，浮小麦9克，或加煅龙牡各15克；肝脾区疼痛，加柴胡9克，元胡、五灵脂各15克；食欲不振，加砂仁、蔻仁、神曲、炒谷芽、炒麦芽各9克；肝风内动，加杭菊花、钩藤、夏枯草各9克；阴虚火旺，加黄柏、知母各9克，夏枯草15克，或加玄参15克。

疗效◊屡用屡验，疗效显著。

附记◊据临床观察，凡证属肝阴虚所致的各科诸多疾病，用之多验。三十多年来，用本方治验甚多，总有效率达90%以上。古谓"阴虚难复"，所以临证应用，一要坚持用药，徐徐调之，切忌操之过急；二要随证加减，灵活应用，务必药切病机。这样才能取得较满意的疗效。

109.4 益肝煎

来源◊程爵棠，《临床验方集》

组成◊黄芪30克，党参、白术、当归各15克，茯苓、炒白芍、制香附、炙甘草各6克。

用法◊每日1剂，水煎服，日服2次。

功用◊益气补肝。

方解◊肝主疏泄，以阳为用，然肝之疏泄功能，其肝用有太过或不及之病理变化。后者（不及）则属肝气肝阳不足之故。肝气肝阳不足，古人很少论及，其实临床所见肝气肝阳虚证亦复不少，尤其在久病虚证中尤为多见。正如近代名医蒲辅周所说："五脏皆有阴阳气血之虚，肝脏亦不例外。"肝气虚证，为病非止一端。其治以益气补肝为法，此即“异病同治”之谓也。四君子汤为治气虚之祖方，故方中取四君子汤合黄芪以补肝脏生化之气，且黄芪性升，与肝气弱而补者最宜，重用则气化这功尤著，故合用力君；阳虚则阴盛而脾失健运，故用白术、茯苓以健脾渗湿；无阳则阴无以化，气弱血必虚，故又用当归、白芍，养肝体以助肝用，阴中求阳以增强益气补肝之功，故用之为臣；佐以香附疏肝解郁。因肝虚用怯，疏泄无权，故入香附调畅气机，以复肝用；白芍合甘草缓急止痛；又炙甘草温中健脾，且能调和诸药之性，故兼之为使。诸药合用，共奏益气补肝之功。

主治 ◊ 可用于因肝气虚所致的慢性肝炎，早晚期肝硬化，神经官能症，胃肠神经官能症，营养不良和眼、妇科病等。症见胸胁满闷，四肢乏力，手足常青、懈怠，不耐疲劳，易怒懒言，遇事多忧，精神不振，喜悲恐，善太息，腹胀，不思食，入食则胀甚，嗳气吞酸，口干苦，不欲饮，时时战震，目昏暗，视力减退，筋脉拘急，筋疲，头痛昏重，巩膜微黄，舌苔白腻或黄腻，脉沉细，或弦细而数。

疗效 ◊ 临床反复验证，治验甚多，疗效显著。

附记 ◊ 本方为程氏祖传秘方。根临床观察，凡因肝气虚所致的各科诸多疾病，用之无不立验。三十多年来，用本方治验甚多，总有效率达96%以上，临证应用，宜随证加减，灵活运用，疗效始著。

109.5 温肝汤

来源 ◊ 程爵棠，《临床验方集》

组成 ◊ 黄芪30克，党参、肉苁蓉、菟丝子各15克，制附子、炒白芍、山萸肉、炒白术各9克，炮干姜、茯苓各6克，枳实5克，炙甘草3克。

用法 ◊ 每日1剂，水煎服，日服2次。

功用 ◊ 温补肝阳。

方解 ◊ 肝阳虚多由肝气虚发展转化而成。阳虚则阴盛，肝用不展，升降失常，浊阴阻塞，终成本虚标实，寒热错杂之证。治宜温补肝阳。方中君以参附汤温肝扶阳，且参附汤为治阳虚之主方；臣以黄芪、肉苁蓉、菟丝子、炮干姜助阳温肝，助君药以增强温肝扶阳之功；善补阳者，必阴中求阳，故佐以白芍、山萸肉养肝以助生化之源；木不疏土，脾失健运，故入白术、茯苓、炙甘草健脾渗湿，以复脾用；肝气久虚，其气必结，故少佐枳实破气结以解气滞。诸药合用，则温中有养，补中有消，升中有降，共奏温补肝阳之功，以复肝用。

主治 ◊ 可用于证属肝阳不足，浊阴阻塞的慢性肝炎，早晚期肝硬化，男子不育，女子不孕证，温热病后遗症（偏瘫），损伤后遗症（筋脉弛张），结核性脑炎，伤寒厥阴病，目疾及妇科病等病症。症见掉眩，胸胁胀满，连及小腹，口淡

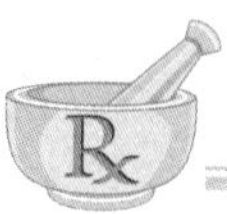

吐清水，频频嗳气，呕逆，寒热，腹泻，饥不欲食，郁郁胆怯，不断太息，甚则腹胀如鼓，四肢肿胀，眼生黑花，视物不明，冷过肘膝，关节不利，筋脉拘急，疼痛或挛缩，四肢乏力，不耐疲劳，形体消瘦，面色黧黑，爪甲干枯，口干苦，头痛，小便或如浓茶，大便少而干燥，或稀溏，梦多寐少，睡中常四肢抽搐，阴囊冷，阴湿，如女子则月经不利。舌体胖或有齿痕，舌质暗色，苔黄燥或黄腻，脉弦滑细或虚数。

加减 若虚阳上亢，加龙骨、牡蛎、石决明各 15 克；血络不通，加丹参、赤芍，干地龙、炒甲珠各 9 克；肝脾肿大，可选加土鳖虫、桃仁、红花、鳖甲、赤芍、三棱、莪术、泽兰；肝硬化加土鳖虫，水蛭，泽兰各 9 克；腹胀加广木香、鸡内金、砂仁、蔻仁各 9 克，或加川厚朴、槟榔各 9 克；湿热偏甚加茵陈、泽泻、龙胆草各 9 克；痛甚加制乳香、制没药各 6 克，元胡、柴胡、片姜黄、广木香各 9 克；腰痛加杜仲、桑寄生、川断各 9 克；口吐涎沫，加吴茱萸、姜半夏各 9 克；失血加生藕节、地榆炭、仙鹤草、升麻炭各 9 克。

疗效 临床反复验证，疗效显著。

附记 本方为程氏祖传秘方。据临床观察，凡因肝阳不足、浊阴阻塞所致的各科诸多疾病，用之多效。三十多年来，用本方治验甚多，疗效甚佳。医不执方，贵在化裁，疗效始著。

109.6 清肝汤

来源 程爵棠，《山东中医杂志》（4）1983 年

组成 龙胆草 15 克，芦荟、黄芩、丹皮、黑山栀、山萸肉各 9 克，青黛（包煎）、木通、柴胡各 6 克，生大黄 3~9 克（后下）。

用法 每日 1 剂，水煎服，日服 2 次。

功用 清肝泄火。

方解 肝火之为病，当属肝用太过之病也。肝火并非一病之专名，乃见于各科多种疾病之中，临床上较为常见。正如清代汪昂在《医方集解》中说："肝木为生火之本，肝火盛则诸经之火相因而起，为病不止一端也。"火性炎上，故上部见证尤多。治宜清肝泄火为法。故方中君以龙胆草清泻肝胆火热之毒邪；臣以芦荟、青黛清泻肝火；黄芩、大黄清热泻火，且黄芩有凉血之功，大黄有活血通络之力，以防热灼血分；入丹皮凉血活血，以增强凉血之功；黑山栀善清三焦火热之毒；佐柴胡舒肝泄热；山萸肉滋养肝肾之阴，以防热盛伤阴之弊；木通利水通淋，能导热下行，合大黄能使火热之毒从二便外泄以挫火炎之势；又芦荟能引诸药之性入肝直清肝火，且奏效最速，故兼之为使。诸药配伍为用，清热而不伤阴，泻火而去路畅通，热炽而无灼血之虑，共奏清肝泻火之功。力专效宏，清肝最速。

主治 头晕胀痛，胁痛，面红目赤肿痛且胀，牙痛，急躁易怒，耳聋，口苦，或耳

疼痛，舌边红赤，苔黄，脉弦数有力。凡因肝胆实火引起的一切疾病而见上述诸症者均可适用。

加减 若见有出血现象者加知母 9 克，白茅根 15 克。

疗效 屡用屡验，疗效显著。

附记 据临床观察，凡肝胆实火所引起的各科一切疾病，用之无不立验。笔者临床应用本方三十多年，治验甚多，总有效率达 100%。临床应用，宜随证加减，药切病机，其效始著。

109.7 凉肝汤

来源 程爵棠，《山东中医杂志》(4) 1983 年

组成 生地、丹皮各 15 克，赤芍、白芍、元参、龙胆草、黑山栀、珍珠母（先煎）各 9 克，柴胡、酒大黄各 6 克。

用法 每日 1 剂，水煎服，口服 2 次。

功用 凉血清肝。

方解 肝火不解，由气入血，终形成肝经血热之证，治宜凉血清热、清肝。故方中君以生地、丹皮凉血止血、清热解毒；又热易耗阴，故臣以元参滋阴降火解毒；龙胆草清肝泻火；黑山栀善清三焦火毒；酒大黄清热泻火、凉血活血；佐以赤白芍活血养血；珍珠母降心火、潜肝阳；使以柴胡疏肝泄热，并引诸药之性直达病所。诸药合用，共奏凉血清肝之功。

主治 头胀痛欲裂，面红目赤，甚则目眩妄见，烦躁易怒，夜寐不安，多梦易惊，口嗅饮冷，或大便秘结，小便黄赤，或女子经期错乱，量多，血色鲜红，或伴见吐血、衄血等失血证，舌红，脉弦数。凡肝经血热所致的一切疾病，而见上述诸症者均可用之。

加减 头胀痛甚，加杭菊花、钩藤各 9 克，薄荷 6 克；若伴见失血证者，可选加侧柏炭、茜草炭、地榆炭、生地炭、金银花炭、当归炭、藕节炭（一次加入一二味即可，不必全加）。

疗效 屡用屡验，疗效显著。

附记 据临床观察，本方确为治疗肝经血热证之良方。临床应用本方三十多年，治验甚多，疗效显著。医不执方，贵在化裁。若能随证加入一二味对证之品，又可广泛用于各种失血性疾病。用之得当，多能应手取效。

109.8 止痛散

来源 程爵棠，《临床验方集》

组成 生香附 30 克，广郁金、川楝子各 9 克，元胡、丹参各 15 克，参三七 9 克。

用法 上药共研细末，贮瓶备用。每日服 3 次，每次服 5~10 克，用温开水送服。

方解 气为血之帅，血为气之母，故气顺为健康之本，气郁为百病之源。气郁者，

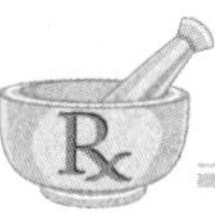

肝郁也，故人之气郁，多责之于肝。盖肝主疏泄，性喜条达舒畅。又肝为气血调节之枢，若七情失调，则肝失条达之性，和失气血调节之职，以致肝气郁结，气行则血行，气滞则血凝，故肝气不舒，终成气血瘀滞，阻遏气机，“不通则痛”，故诸痛随作。又因邪阻部位不同，故痛发部位亦异。病虽不同，病机则一，乃气滞血瘀所致也。其治可遵“异病同治”之旨也，以疏肝行气，活血散瘀为法。方中生香附为“舒肝解郁要药”，性通十二经，为气中血药，善能行气通滞，调经，又能活血，又因生用，能上行胸膈，外达肌肤，故以为君；臣以元胡，辛温善走，又为血中气药，能活血行气，既行血中气滞，又行气中血瘀，通治一身上、下、内、外各种疼痛证；又苦能清热，与肝郁化火尤宜；配川楝子治热性胃痛，甚效，又善止因寒、热、气等所致的疼痛；合香附，行气、活血、止痛之功尤著；佐广郁金，解气郁、散血瘀，川楝子舒肝解郁，善解肝气致痛诸症，又为治疗气痛要药；丹参、参三七活血化瘀、通络止痛。诸药配伍为用，共奏疏肝行气、活血散瘀之功。

主治 凡因气滞血瘀所致的各种疼痛证，诸如头痛、脑震荡后遗症、胃脘痛、胸痛、胸胁痛、腰痛、跌打损伤疼痛、肌肉痛、痛经、疝气痛等诸痛证均可用之。

疗效 三十多年来用本方治疗上述诸痛证，治验甚多，疗效卓著。若痛时服之，多有“立刻止痛”之效，一般连用1~3次，最多5次，其痛必止。

附记 据临床观察，三十多年来，本人用本方所治大量病例表明，凡因气滞血瘀所致的上述各种痛证，用之无不立验，止痛有效率达100%。若肝气久郁，诸郁相因而起之兼证，应随证加入一二味对证之品，或服用对证之方，并送服本散，则奏效尤捷，同时也大大扩大了本方的适用范围。

109.9 加减柴胡加龙牡汤

来源 朱进忠，《名医治验良方》

组成 柴胡、半夏、党参、黄芩、甘草各10克，生姜3片，大枣5枚，桂枝、茯苓各10克，大黄3克，龙骨、牡蛎各15克（先煎）。

用法 每日1剂，水煎服，日服2次，食后服。

功用 舒肝平肝，温阳化饮，调理三焦。

主治 肝郁气滞，湿郁不化，三焦失运，寒热互见，胸满烦惊，卧起不安，口苦咽干，或头晕头痛，或头晕耳鸣，或阵发心悸，或躁汗时出，或半身汗出，或半脸汗出，或半身麻木，或癫痫，或头项摇动，或颈项抽动，或四肢搐动，或遗尿，或白带，或阴吹，或阳痿，或缩阳，或强中，或牙痛，或落枕，或口噤，或背痛，或身窜痛，或肩臂疼痛，或失眠，或嗜眠，舌苔白或黄白腻，脉弦紧者。

加减 若以胃脘部悸动为主，逆气上冲，冲至胸则烦乱汗出者，加白术10克；若心悸逆气上冲，或烦热汗出，或头晕头痛，或耳鸣耳聋，或癫痫，或白带，或缩阳，或缩阴，或遗尿，或背痛，或手麻，脉弦大紧者，加桂枝5克；若头痛如裂、视物昏花、呕吐难止者，加吴茱萸10克；胃脘冷痛、悸动，或胃脘痞满者，去桂枝、生姜，加肉桂10克，干姜3克；若腹部悸动较甚者，去大黄，加熟军3克；大便秘结者，加大黄3克；癫痫病久正虚者，加人参10克，去党参。

疗效◊ 多年使用，治验颇多，效果甚佳。

109.10 老年健身丸

来源◊ 王敬璇，《中国当代中医名人志》

组成◊ 大黄、黄精各60克，丹参、隔山消、山药各30克，黄芪、白术、川芎各25克，人参、龟胶、当归、山楂各15克，荜茇、泽泻、神曲、三七、鹿胶、郁金、甘草各10克，防风、荷叶、肉桂、法半夏、陈皮各6克。

用法◊ 上药共研细末，炼蜜为丸，备用。每日服2次，早、晚各服3~6克。

功用◊ 驱邪扶正，祛瘀生新。能祛气血痰食郁积湿火诸邪，有健脾强肾益气补血使阴阳互生之功。

主治◊ 易患感冒、咳喘，长期低热，胸痹胸痛，心烦心悸，怔忡健忘，易惊少寐，失眠多梦，口干舌燥，唇焦口疮，小溲黄赤，吐血便血，大便干结，牙齿松动及龈肿出血等；腹胀腹痛，脘痞不舒，胁痛，嗳气吞酸，完谷不化，或消谷善饥，消渴淋症，癃闭，水肿，头晕身重，少气乏力，嗜睡或羸瘦纳减，督脉虚寒，腰酸背痛，畏寒肢冷，阳痿少精，小便频数、淋漓不尽，头痛头晕，以及高血压、冠心病、肥胖症、胆石症、慢性肝炎、肾炎、前列腺炎等。

疗效◊ 多年使用，屡收良效。

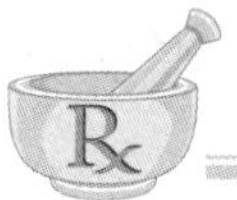

妇科秘验方

§1 治月经不调秘方

1.1 柴芍调经汤

来源◇朱南孙，《名医治验良方》

组成◇柴胡6克，白芍、女贞子各12克，旱莲草、麦冬、地骨皮各10克，白茅根12克，香附、地榆各10克。

用法◇每日1剂，水煎服，每剂分2次服用，早饭前及晚饭后一小时各温服1次。

功用◇清热养阴，调气理血。

方解◇方中柴胡、白芍一升散一收敛，可奏舒肝解郁、清热养阴、协理阴阳之功。二至丸（女贞子、旱莲草）滋阴培元；麦冬、地骨皮、白茅根、地榆等清热凉血；在大队养阴凉血药中加入气病之总司，妇科之主帅香附，既能制其香燥之偏，且收相得益彰之妙用。诸药合用，共奏清热养阴、调气理血之功。

主治◇月经先期，经血量多或非时出血（少量）。

加减◇本方适于因血热所致之月经先期、经血量多及轻微的非时出血诸症。因实热者可酌加丹皮、青蒿、黄柏；虚热宜以生地、地骨皮为主，配滋阴壮水及阿胶等养血柔肝之品自可收功；郁热者可以本方与丹栀逍遥散合参化裁治之。本症因血热所致，易发展成崩漏，其治应以防微杜渐着眼，故可随证加入丹参、牡蛎、槐花、樗根皮诸品。

疗效◇临床屡用，疗效颇佳。

1.2 理血补肾调经汤

来源◇梁剑波，《名医治验良方》

组成◇柴胡6克，白芍、赤芍、泽兰、益母草、鸡血藤、怀牛膝、刘寄奴、苏木、

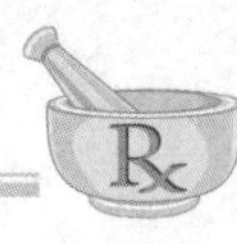

生蒲黄、女贞子、覆盆子、菟丝子、枸杞子各10克。

用法 月经期服药：月经第1天开始连服3~4剂。中期服药：月经第13天开始连服3~4剂，若月经错后或稀发，则采用服药3剂，停药7天，再服3剂，以后停药7天再服。同时配合基础体温，如果基础体温超过36.6℃，连服3天就停药。若月经来潮后，再按第1种方法服药。如果不来月经，仍按基础体温的测定序贯服药。如果基础体温连续上升15~20天，有可能是怀孕，则应化验，如为妊娠则服保胎药，以预防流产。

功用 舒肝理血，补肾益精。

方解 本方以柴胡、白芍舒肝解郁，敛阴调经；赤芍、鸡血藤、益母草和血调经；刘寄奴除新旧之瘀血；泽兰入厥阴经，能行血利水；怀牛膝为肝肾引经药，以泻恶血、引药下行，使瘀结消散，气血得以畅行，且能益肝肾而强筋骨；女贞子、覆盆子滋补肝肾，疗肾水亏虚；枸杞子滋补肝肾，填精补血；菟丝子温补三阴经以益精髓，其性柔润，故温而不燥，补而不峻，既益阴精，又助肾阳，使阳生阴长，有促进性腺功能的作用。以上诸药意在舒肝肾之郁、补肝肾之精，使气舒精足血畅，则月经自调。

主治 月经不调，月经错后或卵巢功能低下不排卵者。

疗效 多年应用，效果甚佳，一般服1~2个周期可愈。

1.3 补血通经汤

来源 李岛三，《中医必读》

组成 熟地、白芍（酒炒）、当归各6克，川芎（酒炒）、香附（醋炒）各4.5克，杜仲（姜炙）6克，桃仁（去尖）4.5克，红花3克，木通4.5克，甘草1.5克，苏木、莪术（醋炙）、元胡索（醋炒）各4.5克。

用法 水煎服，每日1剂，日服2次。

功用 活血化瘀，补血通经。

方解 方中以四物汤（熟地、白芍、当归、川芎）补血活血，为妇人调经总司之要药；桃仁、红花、苏木、莪术破血行气、软坚化瘀；元胡、香附理气止痛，气行则血行，通则不痛矣；杜仲、甘草补肾调中，以固根本。此方配制得法，攻补兼施，行气与理血并举，治血虚而致经闭，经量少涩痛者，服之屡见效验。

主治 血虚所致之月经过期不行，或时来时止，结块疼痛，眩晕食少；或血虚经断太早者；或月经数月不来，腹中瘀血不散，时常攻心作痛；或过期而至，量少色紫而痛等证。

加减 月经过期而至量少色紫者，去桃仁、苏木、莪术。

疗效 临床屡用，每获佳效。

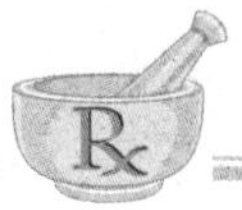

1.4 调经凉血汤

来源 ◊ 王季儒，《肘后积余集》

组成 ◊ 生地 12~30 克，丹皮 10 克，丹参 15 克，知母 10 克，黄柏 10 克，益母草 12 克，泽兰 10 克。

用法 ◊ 水煎服，每日 1 剂，日服 2 次。

功用 ◊ 凉血清热、活血调经。

方解 ◊ 月经血热先期而至，治宜清热凉血为要。此方用生地、丹皮清热凉血；知母、黄柏滋阴泻火。但此四味药性寒凉非经期所宜，张景岳说："凡经行之际，大忌寒凉等药，饮食亦然。"但既属血热妄行，又非此清热凉血之味不可。再加丹参、益母草、泽兰等活血调经，以免寒则瘀滞之弊。

主治 ◊ 月经先期（血热），量多而色紫稠黏、舌质红、脉数。尤以青年女子为多。

加减 ◊ 血量多，加珍珠母、白茅根各 30 克，杭白芍 12 克，甚者加莲房炭 20 克，芙蓉叶 12 克；胸胁及乳房胀痛者，加橘叶、柴胡各 5 克；腹痛，加元胡 10 克，川楝子 6 克。

疗效 ◊ 屡用屡验，奏效甚捷。

1.5 三黄忍冬藤汤

来源 ◊ 裘笑梅，《裘笑梅妇科临床经验选》

组成 ◊ 黄连 4.5 克，黄芩、黄柏各 9 克，忍冬藤 15 克，贯众 12 克。

用法 ◊ 水煎服，每日 1 剂，日服 2 次。

功用 ◊ 清热，凉血，止血。

方解 ◊ 血得热则行，遇寒则止。阳热过亢、迫血妄行，引起月经先期、量多、甚或崩漏，宜于清热以止血。故方用三黄清泻三焦之火，使阳热得泄，血不受迫，自不妄行；辅以忍冬藤、贯众以增强清热凉血之功。诸药合用，共奏清热凉血止血之效。用治因"血热妄行"而致的月经先期、量多或崩漏之实证，效果颇佳。

主治 ◊ 血热月经先期，量多或崩漏。

加减 ◊ 头晕胀加煅牡蛎 30 克；小腹胀，加香附炭 9 克；量多或崩漏，方中黄芩、黄柏、贯众制成炭，并选加丹皮炭、荆芥炭、椿根皮、石榴皮。

疗效 ◊ 多年使用，效果颇佳。

1.6 安冲调经汤

来源 ◊ 刘奉五，《刘奉五妇科经验》

组成 ◊ 山药 15 克，白术 9 克，炙甘草 6 克，石莲、川续断各 9 克，熟地 12 克，椿根白皮 9 克，生牡蛎 30 克，乌贼骨 12 克。

用法 水煎服，每日 1 剂，日服 2 次。

功用 平补脾肾，调经固冲。

方解 月经先期，月经频至，轻度子宫出血均有虚实之分。对于虚证多数属于虚中夹实。特别是女青年月经初潮之际，脾肾不足，而阳气初开，虚象之中往往夹有热象，表现为脉细，面色萎黄，疲乏倦怠，四肢无力，而月经色黑有块，治宜平补脾肾，清热固涩为法，如妄用参、芪、桂、附之属，则热火内炽，或见热而过用苦寒芩、连之类，则脾肾更虚。所以方用山药、白术、炙甘草补脾；川续断、熟地补肾；石莲、椿根白皮、生牡蛎、乌贼骨清热固涩；方取山药，以味甘入脾，液浓益肾，性平可以常服。川续断苦微温，既能补肾，又为治崩漏带下之要药。选用石莲，系莲子坠入泥土中多年后出土之品，性苦偏寒，既能清热又有健脾补肾之功；椿根白皮性寒凉血止血又有固涩之效；重用牡蛎，既能育阴清热而又能收涩止血。若血量较多则用煅牡蛎，血量少或无血时则用生牡蛎。本方补而不燥，清不伤正。平补脾肾，脾气充则能统血，肾气足则能闭藏，清热收涩，清补兼施，标本兼顾，气血调和而经水自安，故用之效佳。

主治 脾肾不足，夹有虚热所引起的月经先期，月经频至或轻度子宫出血（崩漏）。

疗效 临床屡用，效果甚佳。

1.7 补中固经汤

来源 蔡仰高，《新中医》（4）1976 年

组成 紫珠草 30 克，猪毑稔 15 克，绿升麻 7.5 克，赤石脂 15 克，岗捻根、牛大力各 15 克，祁艾 9 克。

用法 水煎服，每日 1 剂，日服 2 次，空腹温服。

功用 补中固经。

方解 方用紫珠草（又名大叶紫珠、大风叶）性平苦辛，具有散瘀消肿、止痛止血作用；猪毑稔（又名野牡丹、红暴牙郎）味甘酸涩，性平，具有化积消滞、祛风益肾之功；绿升麻（又名周麻、周升麻）味苦平，性微寒，具有升清降浊、散风解毒等作用；赤石脂收敛固涩；岗捻根（又名桃金娘）味甘涩，性平，具有滋阴补肾，益血安胎，收敛止泻止血作用；牛大力（又名金钟根、大力薯）、味甘性平，具有补虚润肺、强筋活络作用；祁艾，味苦性微温，气芳香，具有祛风消肿，止痛止痒，调经止血，安胎等作用。合而用之，具有补中固经之功，故用之颇效。

主治 月经不调，先兆流产，产后恶露不绝，崩漏等等。

疗效 一般服药 3~6 剂即可见效，最多 9 剂。治疗 400 例，其中，血虚月经不调 290 例中，痊愈 284 例，显效 6 例；放环后月经过多者 47 例中，痊愈 45 例，

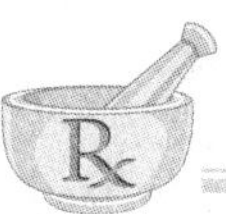

显效2例；结扎后月经过多16例中，痊愈14例，显效2例；产后恶露不尽20例中，痊愈17例，显效3例；先兆流产21例中，痊愈17例，显效4例；崩漏6例中，痊愈4例，显效2例。总有效率达100%，其中痊愈率为95.25%。

1.8 益气清营固冲汤

来源 姚寓晨，《中医杂志》（3）1990年

组成 炙黄芪、太子参、生地、黄芩、贯众炭、乌贼骨、重楼（剂量可随证酌定）。

用法 水煎服，每日1剂，日服2次。

功用 益气清营，固冲止血。

方解 方用炙黄芪、太子参益气摄血；生地、黄芩滋阴清热凉血；贯众炭、乌贼骨、重楼解毒消炎止血。诸药合用，共具益气清营、固冲止血之效。

主治 临床妇科血证，凡月经过多、经间期出血、崩漏、治漏，以及人流或产后恶露不绝等属气阴两虚、营热扰冲或夹瘀血、湿热者。

加减 随证加减应用。

疗效 临床屡用，每获良效。

1.9 调经散

来源 洪哲明，《千家妙方·下》

组成 茜草、丹参各12克，桃仁3克，土鳖虫、川大黄各6克，当归3克，赤芍12克，红花、干姜各3克。

用法 上药共研细末，备用。每晚临睡前服4.5克。

功用 消瘀止痛，生新排浊。

方解 方中茜草一味行血止血；而丹参一味有四物之称；川大黄、土鳖虫、桃仁乃古之祛瘀药，有消瘀止痛、解热调经之效；当归治血虚；而芍药生于山谷，经冬而根茎不腐、独秉春阳之气；红花走末梢神经，活血散瘀；干姜解大黄之寒，况血得热则行，故此方用之，能获卓效。

主治 月经不调（证属瘀血停滞）。

疗效 余已年高78岁，行医数十年，应用“调经散”治疗许多月经不调病人，临床实践证明，屡用屡效，不少久病之妇，服药后病获痊愈。

1.10 宫血灵

来源 李文忠，《中国中医秘方大全》

组成 益母草30克，贯众炭15克，茜草12克，生山楂15克，红花10克，旱莲草、生地榆、藕节各30克，三七粉3克（研服）。

用法◊水煎服，每日1剂，日服2次。

功用◊清热凉血，祛瘀止血。

方解◊方中以益母草、茜草、红花、三七粉祛瘀止血；藕节、旱莲草、生地榆、贯众炭凉血止血；生山楂散瘀止痛，并助消化。其中益母草、贯众具有收缩子宫的功效；有少数病人服药后血先多，且有血块排出，继则血止。说明有瘀血者祛瘀生新、瘀去血止，用祛瘀止血法有较好疗效。本方应用于放环后月经过多，也有良效。但只适用于出血阶段，血止后仍需辨证施治，以求清源复旧。

主治◊月经过多，经期延长，功血，子宫肌瘤，子宫内膜炎，放环后出血等。

加减◊气虚不摄者，加党参、黄芪、白术、升麻；热象重者，加黑条芩、黑山栀、黄柏炭；偏寒者，加炮姜炭、艾叶；腹痛重者，加元胡、五灵脂；血虚重者，加白芍炭、熟地炭、阿胶；子宫内膜炎者，加二花炭、黄芩炭、败酱草、白芷。

疗效◊治疗151例月经过多，按服药1~3剂即止血者为显效，3~6剂即止血者为有效，6剂以上血不止者为无效。结果显效46例（占30.4%）；有效91例（占60.3%）；无效14例。总有效率为90.7%。

1.11 参芪调经汤

来源◊张琪，《名医治验良方》

组成◊太子参、山药各15克，白术9克，黄芪15克，枸杞子12克，川断、石莲各10克，乌贼骨15克。

用法◊每日1剂，先将药物用冷水适量浸泡，迨浸透后煎煮，始煎温度较高些，煎至沫少可用慢火煎半小时左右，以此法将两次所煎之药液混匀，量一茶杯（250毫升）为宜。每剂分2次服用，早饭前及晚饭后一小时各温服1次。

功用◊平补脾肾，调经固冲。

方解◊全方以健脾补肾为主要阵容，但药性清淡平和，无血肉滋腻之品；补先天寓封藏固涩之药，健后天不忘升提本性。这正是本方中前四味药与后四味药用意。

此方宜于因过劳、忧思、饮食失调、房事不节等先天不足或后天失养所发生的月经先期、月经量多属虚象者。

主治◊月经量多，月经先期，腹痛、气短、乏力、血色素偏低者。凡量多、色淡、质清稀无臭者则可用之。

疗效◊临床屡用，疗效显著。一般服数剂即效或痊愈。

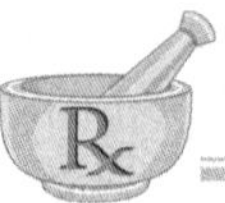

§2 治痛经秘方

2.1 痛经汤

来源 ◇ 吴培生，《中医杂志》（5）1981年

组成 ◇ 制香附10~15克，丹参5~30克，大安桂6~12克，川芎5克，泽兰15克，广木香、延胡索、赤芍、红花各10克。

用法 ◇ 水煎服，每日1剂，日服2次。

功用 ◇ 活血化瘀，行气止痛。

方解 ◇ 痛经在妇科临床颇为多见。病因虽多，总不越气血运行不畅，形成气滞血瘀，冲任失调所致，“不通则痛”，故处方立足于气调则血行，血行则气顺，用药多入肝脾二经。是方以香燥理气之香附、木香、延胡索入肝脾以行气止痛；川芎、红花、赤芍、丹参、泽兰多入肝经，均为行血活血之品，血行则气调，疼痛自缓。大安桂为肉桂中之佳者，皮厚、油重、气浓，能温经通脉，调理冲任。血得温则行，气血和而痛除。且香附、延胡索调血中之气；丹参、红花行气中之血，四药为伍，并行不悖。桂、芍一炉，温凉互制，行血滞而达气机。临床应用，尚须结合辨证，灵活加减，每获良效。

主治 ◇ 痛经。

加减 ◇ 小腹冷痛，经色淡褐，加炮姜6克，乌药12克；小腹两侧刺痛，血色鲜红，加丹皮、焦山栀各10克，去大安桂；血量多，加艾叶炭，去红花；有紫块，加莪术；经色淡，加制附片；经后隐痛，量少质淡，加炙黄芪、补骨脂各12克；空痛腰酸，加巴戟天、菟丝子各10克；经血淋漓不畅，加桃仁12克；胁痛乳胀，加川郁金10克，柴胡8克，路路通12克。

疗效 ◇ 经反复实践检验，临床应用，每每得心应手，效果甚佳。

附记 ◇ 临床观察，痛经一证，多见于未婚女青年，已婚者少；瘀证、实证、热证多，虚证、寒证少。又在痛经发作期服药，可收事半功倍之效。

2.2 治寒凝痛经方

来源 ◇ 陈泽霖，《名医特色经验精华》

组成 ◇ 肉桂3~6克，小茴香6克，制香附、当归各9克，川芎6克，赤白芍各15克，青陈皮各9克，阿胶、艾叶各9克，益母草30克，乳香、没药各4.5克。

用法 ◇ 水煎服，每日1剂，日服2次（温服）。

功用 ◇ 温经散寒，养血祛瘀。

方解 ◇ 本方系由胶艾汤（阿胶、艾叶、当归、川芎、白芍、生地）去地黄，加他药而成。方用当归、川芎、赤芍、白芍养血活血；胶艾补血止血；肉桂、小茴香、制香附温经散寒；青皮、陈皮理气止痛；益母草活血调经；乳香、没药化瘀定痛。本方重在温经活血止血，用治寒凝气滞血瘀引起的痛经，屡收良效。

主治◊痛经（证属寒凝血瘀型）。

疗效◊临床应用，屡收佳效。

附记◊另据陈氏介绍：用王不留行籽放在香桂活血膏上，贴三阴交、关元、气海穴上，每天换 1 次，并经常用手按压，在月经前二三天感到略有不适即贴，对部分痛经患者有预防发作的效果。

2.3 桂香琥珀散

来源◊钱伯煊，《女科方萃》

组成◊肉桂、沉香各 1.8 克，琥珀 3 克。

用法◊上药共研细末、和匀，每次用温开水冲服 1~1.5 克，日服 2~3 次。痛剧可临时加重分量服用，止痛效果很好。如用于产后癃闭，分量加倍，自可奏效。

功用◊温经调血，通脉化瘀。

方解◊本方以肉桂补命门之火，益阳消阴，温通血脉；沉香调气降气，温暖肾脏；琥珀宁心安神，行水化瘀。三味合用，药简而力峻，共奏温经通脉之效。用于痛经患者，尤多用于经前或经期小腹疼痛，痛时恶心、呕吐。又本方在温通经脉的基础上，又有琥珀的利尿通淋作用，故对于产后因寒凝瘀阻、膀胱气化失宣而致的小便癃闭之证，疗效亦佳。

主治◊妇人痛经，产后癃闭等证。产后因寒、因瘀而致的小腹疼痛，亦可用之。

加减◊如无琥珀，可用延胡索末代之，疗效亦佳。

疗效◊临床屡用，收效甚捷。

2.4 化膜汤

来源◊朱南荪，《名医特色经验精华》

组成◊蒲黄、赤芍各 12 克，三棱、莪术、青皮、生山楂各 9 克，乳香、没药各 6 克，血竭粉 3 克。

用法◊水煎服，每日 1 剂。如经量过多者，在月经期间起服，连服 10 剂。

功用◊活血化膜，理气止痛，祛瘀止血。

方解◊方中蒲黄、赤芍、山楂活血祛瘀；三棱、莪术破瘀消积；乳香、没药活血行气止痛；青皮散结化滞，疏肝破气；血竭行瘀止痛兼能止血。诸药合用，可使瘀血去而新血生，膜块除而腹痛止。

主治◊脱膜痛经。此证多发于未婚女性青年，其痛甚剧，起于月经初潮期，在行经

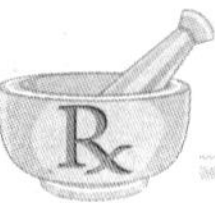

的第二、三天产生剧烈腹痛，有大小不等的瘀血块及膜状块物随同经血脱落而出。待块状物流出后，腹痛渐减，已婚者多不孕。

加减 预防经量过多，去三棱、莪术，加三七粉、炮姜炭；出血经久，气血耗损，则于行经后调补气血。如此调治 2～3 个月，使膜消不复作祟为止，则痼疾荡然，气血安和。

疗效 多年应用，确有良效。

2.5 活血祛瘀化癥汤

来源 裘笑梅，《裘笑梅妇科临床经验选》

组成 三棱 9 克，红花、五灵脂各 6 克，生蒲黄、苏木屑、当归各 9 克，川芎 3 克，赤芍 9 克，花蕊石 12 克，乳香、没药各 3 克，炙鳖甲 12 克，台乌药、木香各 9 克。

用法 水煎服，每日 1 剂，日服 2 次。

功用 活血祛瘀，软坚化癥。

方解 气为血帅，血随气行，气滞则血瘀，瘀积日久，遂成癥瘕积聚。方中以三棱、五灵脂、蒲黄、苏木活血散瘀破积；当归、红花、赤芍养血活血；乳香、没药、木香、乌药、川芎疏理血中之气而止痛，更入花蕊石、鳖甲软坚化瘀。合之为活血祛瘀化癥之剂。

主治 痛经（膜样痛经）、癥瘕积聚。

加减 临床应用，宜随证加减。

疗效 临床屡用，颇见效验。

2.6 热性痛经方

来源 沈仲理，《中医杂志》（1）1989 年

组成 当归、川芎各 10 克，赤芍、大生地各 12 克，红藤 30 克，败酱草 20 克，金铃子 10 克，炒五灵脂 12 克，炙乳没各 5 克。

用法 上药用清水浸泡 30 分钟，再煎煮 30 分钟，每剂煎 2 次，分早晚各服 1 次。

功用 活血散瘀，清热解郁。

方解 痛经一证，多因受寒而致，但热郁所致者亦不罕见。病由肝郁气滞，郁而化热而致。本方系由四物汤加味而成。方用四物养血凉血、调经止痛；加红藤、五灵脂活血散瘀、金铃子理气解郁；尤加败酱草一味性味苦平，有清热消痈肿、化瘀止痛之妙用，故合而用之，尤其适用于热郁痛经之证。

主治 热郁痛经，经行腹痛，往往于经行第 1 次腹痛甚剧，或见血块流出则痛减。舌质红，苔薄黄，脉弦或弦数。

加减 如症见膜样痛经，腹痛剧烈兼见呕吐者，加服辅助方：川连 5 克，川贝母粉 10 克，公丁香 5 克，肉桂 3 克。共研细末，分成 5 包。每日 1 包，分 2 次冲

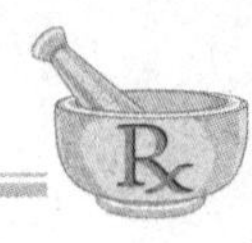

服，吐止即停服。平日可加服逍遥丸，每服 6 克，日服 2 次。

本方于经行前腹痛开始服用，连服 7 剂。服用三个月，痛经必愈。

疗效◊临床屡用，服后痛减，连用三个月痛经即愈。效佳。

2.7 散瘀见喜汤

来源◊言庚孚，《千家妙方·下》

组成◊制香附、五灵脂、延胡索各 10 克，春砂仁 6 克，晨童便 1 盅（兑服）。

用法◊水煎服，每日 1 剂，日服 2 次。

功用◊行气活血，化瘀通经。

方解◊根据痛经久治不愈，久痛入络，久痛必瘀之理，又具少腹刺样胀痛、经行不畅、经色紫暗、量少有块，脉象涩等特点，证属气血瘀滞，壅塞胞宫无疑。故方用制香附、善走血道、行血中之气，为妇科调经之要药；五灵脂、延胡索化瘀通经以止痛；春砂仁入脾胃，醒脾以助生化气血之源；取童便 1 盅服以清肃下焦，合之则能使气顺、瘀去、痛止、经调。因病痊愈，故而受孕。药简力宏，屡见奇功。

主治◊原发性痛经并不孕症。

疗效◊多年使用，屡见效验。曾验证数例，经初潮始痛经，婚后 2~5 年不孕，使用本方，守方 30 余剂，自后月经正常，多次年后陆续受孕，足见本方之奇功矣。

2.8 加味活血理气止痛饮

来源◊单健民，《千方妙方·下》

组成◊蜀羊泉 12 克，蒲公英 25 克，赤芍 15 克，丹参、淮红花、当归、延胡索、五灵脂、桂枝、山皂刺各 10 克。

用法◊水煎服，每日 1 剂，日服 2 次。经期来前，连进数剂。

功用◊活血化瘀，理气止痛。

方解◊膜性痛经，多由内分泌失调，生殖器官异常所引起。证属气滞血瘀。气为血帅，气行则血行。气滞则血凝，瘀滞胞宫，“不通则痛”。治以活血化瘀，理气止痛为法。方中以五灵脂、丹参、红花活血化瘀，通行血脉；赤芍、当归、延胡索理气止痛、兼消瘀滞；桂枝温经通脉，使气血运行流畅；更得蜀羊泉、蒲公英、山皂刺清热解毒、消肿散结，以促其凝滞早散，使经得畅。诸药相加，共奏活血祛瘀、消肿止痛之效，使气血凝滞之结得以消散而病获痊愈。

主治◊膜性痛经。症见经前、经期小腹坠痛，经量少，经色紫，夹有白色片状膜。舌边有散在紫斑或伴乳房胀痛。

加减◊临床应用，可随证略作加减。

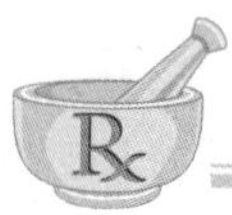

疗效 ◊ 临床屡用，一般初服（经前一周）数剂痛经即明显减轻而渐止，后嘱“经周期”服数剂，连用五个月经周期，可收痊愈之效。

2.9 益肾通经汤

来源 ◊ 于荣，《中国中医秘方大全》

组成 ◊ 山药 20~30 克，巴戟天、香附、当归、熟地各 9~15 克，柴胡 12~15 克，白芍 12~18 克，郁金 9~12 克，丹参 15~21 克。

用法 ◊ 水煎服，每日 1 剂，日服 2 次。

功用 ◊ 滋肾疏肝，行血止痛。

方解 ◊ 方用山药、巴戟天、熟地滋肾补肾，促使天癸的成熟及冲任的通盛；柴胡、香附、郁金疏肝调肝，理气解郁；当归、白芍、丹参养血活血。诸药合用，共奏养肝肾、调冲任、行血止痛之功。

主治 ◊ 功能性痛经，尤以经痛伴有腰酸神疲等肾虚者尤宜。

加减 ◊ 气滞血瘀者，加桃仁、红花；气血不足者，加党参、黄芪、阿胶；寒湿内盛者加肉桂、吴茱萸、木通。

疗效 ◊ 88 例患者经治疗后，痊愈（药后 3 个周期行经无腹痛，伴随症状消失）63 例（占 71.59%）；好转（经期腹痛明显减轻，伴随症状好转）21 例（占 23.86%）；无效 4 例。总有效率为 95.45%。

2.10 痛经饮

来源 ◊ 杨承先，《中国中医秘方大全》

组成 ◊ 当归、炒川楝子、醋炒元胡、炒小茴香各 10 克，川芎、乌药各 6 克，益母草、炒白芍各 30 克，甘草 6 克。

用法 ◊ 水煎服，每日 1 剂，日服 2 次。

功用 ◊ 行气活血，温经止痛。

方解 ◊ 功能性痛经以未婚女子为多见，而女子每易伤于情志变化，或感冒风寒。方中当归、川芎活血化瘀；川楝子疏肝理气；元胡活血止痛；小茴香、乌药行气散寒；益母草养血祛痰；白芍、甘草柔肝缓急。诸药相伍，共奏行气活血、温经止痛之效。

主治 ◊ 功能性痛经而证偏气滞寒凝者。

加减 ◊ 行经前痛者，加青皮 6 克；行经期痛者，加炮姜 6 克；行经后痛者，加党参、熟地各 15 克。

疗效 ◊ 治疗 92 例，并随访半年以上，服 1~3 个月经周期后，经行痛止者 76 例，经行痛减者 16 例，总有效率达 100%。

2.11 温经散寒汤

来源◊蔡小荪，《名医秘方汇萃》

组成◊当归、川芎各10克，赤芍、白术各12克，紫石英20克，胡芦巴6克，五灵脂12克，金铃子、延胡索各10克，制香附12克，小茴香、艾叶各6克。

用法◊经行腹痛开始，每日1剂，水煎服，早晚各服1次。

功用◊温经化瘀，散寒止痛。

方解◊方中当归、川芎、赤芍活血行瘀；五灵脂、金铃子、延胡索、制香附、活血化瘀、行气止痛；白术补脾健胃、和中燥湿，以制约上述诸药伤中耗气之弊；紫石英性味甘温，入心肝经以温暖子宫，《神农本草经》指出："治女子风寒在子宫。"《本草纲目》李时珍说："紫石英主治肝血不足，及女子血海虚寒不孕者宜"，胡芦巴性味苦大温，入肾补命门之火，有温肾阳、逐寒湿的功能，故与紫石英同用则直达子宫，而起到散寒镇痛的作用。小茴香、艾叶亦有温经散寒之作用。诸药合用，共奏温经化瘀、散寒止痛之功。故适宜于寒湿搏于冲任所致痛经。

主治◊经前或经时小腹拧痛或抽痛，凉而沉重感，按之痛甚，得热痛减，经行量少，色黯有血块，畏寒，便溏，苔白腻，脉沉紧。

加减◊如受寒重者，可加吴茱萸、桂枝之品；血瘀重者，加桃仁、红花之类。临证应用，贵在化裁。

疗效◊临床屡用，效果甚佳。一般服3~5剂见效，10~15剂可愈。

2.12 养血和血汤

来源◊黄绳武，《名医治验良方》

组成◊当归10克，白芍20克，枸杞子15克，川芎10克，香附12克，甘草6克。

用法◊每日1剂，水煎服，日服2次。

功用◊养血和血，缓急止痛。

方解◊痛经多发于青少年。究其病机，乃本虚标实之证，治宜养血和血。方用当归、川芎养血和血，阴血同源，故入白芍配枸杞子以滋养肝肾之阴；当归配香附，行气活血；白芍合甘草酸甘化阴，缓急止痛。诸药合用，共奏养血和血、缓急止痛之功。本证虽有瘀血不去者，但一味攻伐，只可见效一时，而必然损伤精血，阻碍生机，故立养血和血一法，正符此意。

主治◊痛经。

加减◊若见经期或经前小腹疼痛，经行量少，血色紫黯有血块，块下痛减，脉沉弦，舌质暗红或有瘀点者，属气滞血瘀，加柴胡、丹参、益母草；血瘀偏重，加生蒲黄、血竭；若见经期或经前小腹冷痛，得热则舒，经行量少，色黯有块，畏寒肢冷，舌淡，脉沉细者，证属阳虚寒凝，加泽兰、鸡血藤、巴

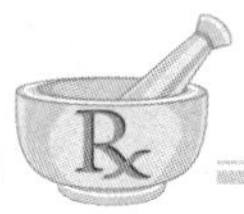

戟天；若见经前或经期小腹胀痛，月经先期，经行不畅，头晕耳鸣，五心烦热，口干不欲饮，舌质红，脉细数者，证属阴虚血滞型，可去香附、加生地、丹皮、麦冬、川楝子；若见经期或经后小腹疼痛，月经多后期，经量涩少，多伴子宫发育不良，腰酸，爪甲不荣，倦怠乏力，舌质淡，脉细者，证属肝肾亏损型，加熟地、山萸肉、川断；若见便溏，加土炒白术、茯苓；若见呕吐，畏寒肢冷，加吴茱萸；若见口苦心烦，加竹茹。

疗效◊屡用效佳。

附记◊临床应用本方更应注意，服药一般从经前 7 天开始，直至月经来潮。若有条件，或肝肾亏损较重，平时亦应服药，当以调补肝肾为主。若夹血瘀，应视血瘀之轻重，慎用桃仁、血竭、三棱、莪术，多选用川芎、丹参、泽兰、鸡血藤之类为宜。

笔者验之临床，用本方为主，并随证加减，每收佳效。

§3 治闭经秘方

3.1 三紫调心汤

来源◊姚寓晨，《名医秘方汇萃》

组成◊紫石英（先煎）、紫丹参、紫参各 15 克，琥珀末 5 克（研末分吞），淮小麦 30 克，合欢花 10 克（后下），柏子仁、广郁金、生卷柏各 12 克。

用法◊每日 1 剂，水煎服，方中紫石英加水先煎，沸后 30 分钟，除琥珀外，将其他药加入共煎，合欢花后下，两次煎液合并，分早、晚温服，琥珀末亦分 2 次吞服。

功用◊润燥宁心，活血调经。

方解◊方中紫丹参功能活血通经，凉血除烦。为心、肝二经之要药；紫参（又名石见穿），专司活血止痛；紫石英功能镇心定惊，且能暖宫。三紫相伍，上能定志除烦，下能养血通经；柏子仁，功专安神、润肠，为心脾之要药；淮小麦养心安神、专疗神志不宁，与柏子仁相伍，养心安神，润燥养荣；广郁金有行气解郁、凉血除烦破瘀之功效，亦属疗神志之要药；生卷柏既能破血通经，又能止血、破血通经当生用。《名医别录》谓卷柏能“强阴益精”，《日华子本草》云：卷柏“生用破血”；琥珀末为重镇安神之要药，且本品主降，善走血分、消气滞、逐瘀血、通经脉和气血；合欢花有解郁畅心安神之功。两药合用，镇惊安神，畅气破瘀，以收通补兼治之效，《济阴纲目》引朱丹溪云：“因七情伤心，心气停结，故血闭而不行。”此证盖因忧思过度，暗耗心阴，虚火伤精则经闭血枯。故本方使用要点为：闭经有明显的精神因素，苔薄舌质暗红，脉细涩。故本方适宜于因情志因素所致的闭经。

主治 ◊ 继发性闭经，月经停闭逾3个月，且为明显的精神因素所致者。症见性情忧郁、心烦易躁、口干咽燥、大便干结、夜寐不宁，苔薄舌质暗红，脉细涩。

疗效 ◊ 临床屡用，疗效显著，一般服15~30剂即效或痊愈。

3.2 瓜石汤

来源 ◊ 刘奉五，《刘奉伍妇科经验》

组成 ◊ 瓜蒌15克，石斛12克，玄参、麦冬各9克，生地、瞿麦各12克，车前子9克，益母草、牛膝各12克，马尾连6克。

用法 ◊ 水煎服，每日1剂，日服2次。

功用 ◊ 滋阴清热，宽胸和胃，活血通经。

方解 ◊ 古人治疗阴虚胃热血枯经闭时，曾用三合汤（四物汤、调胃承气汤、凉膈散，药如当归、生地、白芍、大黄、元明粉、连翘、栀子、甘草），但通过长期临床实践观察到，此类患者多系慢性病，阳明腑热大便燥结者仅占25%，因而长期服用苦寒泻下之品皆非所宜。所以通过实践摸索，遵其法而调其方，反复修正，终组成是方。方中瓜蒌、甘寒润燥、宽胸行气；石斛甘酸微寒、益胃生津，合用共奏宽胸润肠、利气和胃之效。且石斛悦脾益胃，肾虚胃热者用之最宜，故为主药。辅以玄参、麦冬养阴增液；生地滋阴生血；马尾连清胃热护津液；益母草活血祛瘀。尤以瞿麦、车前子、牛膝三者合用，清热通经，导血下行。全方重在治阳明而共奏滋阴清热、宽胸和胃之功，以达到活血通经之目的。

主治 ◊ 阴虚胃热所引起的月经稀发、后错和精血枯竭经闭。或伴有种种兼证。

加减 ◊ 若见大便燥结，可先用三合汤，待阳明燥实已解，再用本方疗之。

疗效 ◊ 通过大量临床实践病例观察，用于治疗继发性闭经（证属阴虚胃热型），通经率为67.3%。并经多次重复应用，屡获良效。

3.3 化瘀通经汤

来源 ◊ 徐志华，《名医特色经验精华》

组成 ◊ 当归、赤芍、红花、桃仁、三棱、莪术、川牛膝、乌药、穿山甲、丹参、刘寄奴各10克，川芎5克，肉桂3克。

用法 ◊ 水煎服，每日1剂，日服2次。

功用 ◊ 活血化瘀，通经散结。

方解 ◊ 方中用桃红四物汤（桃仁、红花、当归、赤芍、川芎、地黄）去地黄，加丹参养血活血祛瘀；“三棱、莪术性近和平，而以治女子瘀血，虽坚如铁石，亦能徐徐消除”、“为化瘀血之要药”（《医学衷中参西录》）；牛膝通血脉，引瘀血下行；穿山甲、刘寄奴活血通经、消癥破积；肉桂温经止痛、散寒除积；乌药顺气通经、温肾。诸药合用，共奏温经通络，散寒消癥，活血

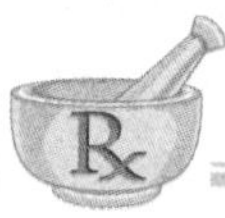

化瘀、理气止痛之功。

主治 宿疾瘀阻胞脉而致闭经，或月经后期量少淋漓不畅者。症见月经数月不行，或量少淋漓不畅、少腹胀痛，脉沉弦，舌尖边有瘀点。

加减 有热象者，加丹皮 10 克，去肉桂；如积瘀过久已成干血者，加地鳖虫 10 克。

疗效 临床屡用，疗效显著。

附记 本方对输卵管阻塞不孕症，效果亦佳。

3.4 香草汤

来源 陈筱宝，《近代中医流派经验选集》

组成 香附子 12 克，益母草 15 克，鸡血藤 24 克，当归 9 克，泽兰叶 12 克，大川芎 6 克，柏子仁 15 克，红糖 50 克（冲化）。

用法 水煎服，每日 1 剂，分 2 次服。

功用 养血活血，行气化滞。

方解 方中当归、鸡血藤补血行血；川芎、泽兰活血化瘀；益母草活血通经；香附子温经散寒；柏子仁养心安神；红糖矫味通经。本方寓攻于补之中，补不滞涩，攻不伤正，可使气血充盈，瘀化经通。

主治 经闭。

加减 如身体坚实，下腹有块，疼痛拒按，加牛膝、莪术、红花各 9 克，以行血化瘀而不伤正气。

疗效 临床屡用，虽取效缓慢而屡见奇功。坚持服至经通，其效必著。

3.5 桂仙汤

来源 裘笑梅，《裘笑梅妇科临床经验选》

组成 淫羊藿 15 克，仙茅 9 克，肉桂末 1.5 克（吞服）、肉苁蓉、巴戟天各 9 克，紫石英 15 克。

用法 水煎服，每日 1 剂，日服 2 次。

功用 温阳暖宫，填精益肾。

方解 冲为血海，任主胞胎。盖血海空虚，胞宫虚寒，犹冱寒之地，不生草木，重阴之渊，不长龟龙，胞宫既寒，何能化育？以致不孕或经闭。故方用淫羊藿、仙茅、巴戟天、肉桂、肉苁蓉、紫石英，皆在温补肾阳而温心，心肾气旺而火自生，则相火盛，冲任脉充，子宫得暖，胞胎受荫，而寒自散，使之因温化成，如春日温和之气，从而使经转受孕。

主治 肾阳不足，子宫虚寒之闭经，不孕症等。

加减 若肝郁气滞，加香附、小茴香、延胡索、木香；血虚、加当归、丹参；肾虚腰酸，加狗脊、续断、菟丝子。

疗效 临床屡用，治验甚多，不仅对冲任虚寒性闭经疗效显著，而且用于现代医学所称的卵巢功能紊乱引起的闭经，效果亦佳。

3.6 六子汤

来源 王祖倩，《中国中医秘方大全》

组成 黄芪15克，白术、附子、桂枝、王不留行子、茺蔚子各9克。

用法 水煎服，每日1剂，日服2次。

功用 补肾中阴阳，活血通经以振奋脏腑阳气。

方解 《医宗金鉴·调经门》曰："先天天癸始父母，后天精血水谷生，女子二七天癸至，任通冲盛月事行。"故除先天天癸外，还靠后天水谷精微，取补肾中阴阳诸药外，桂枝温经活血；芪术健脾益气，助生化之源；王不留行子、茺蔚子活血通经，又以《陈素庵妇科经要补解》中当归补血汤补养气血，可见补肾活血通经是治虚证闭经的有效方法之一。

主治 肾虚闭经。

加减 肾阴阳不足者，加菟丝子、仙灵脾各12克；血虚，加当归、菟丝子各30克，仙灵脾15克，大枣10克，生姜3片，去附子、白术、王不留行子、茺蔚子。

疗效 治疗57例，49例为Ⅰ度闭经。治疗后35例基础体温双相，月经规则来潮；17例月经来潮，基础体温单相；5例无效。

3.7 治闭经方

来源 邓铁涛，《邓铁涛临床经验辑要》

组成 晚蚕砂10克，王不留行15克，益母草30克，牛膝15克，海螵蛸18克，茜草根15克。

用法 每日1剂，水煎服，日服2次。

功用 行血通经。

主治 闭经，月经愆期未至，月经不调。

加减 气盛脾虚者，合用四君子汤（党参、茯苓、白术、甘草）；血虚血瘀者合用桃红四物汤；肝气郁结者合用四逆散；气滞血瘀者合用血府逐瘀汤。

疗效 屡用屡验，效果甚佳。

附记 上列四君子汤、桃红四物汤、四逆散、血府逐瘀汤等方药组成可详见《实用中医脏腑辨证治疗学》一书。

3.8 理血通经汤

来源 罗元恺，《名医秘方汇萃》

组成 吴茱萸、赤芍各60克，三棱、莪术、红花、苏木、桃仁各30克，川续断

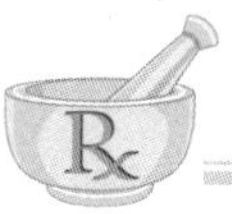

60克，益母草30克，党参、香附各45克。

用法◊上药共研细末，备用。每次服13克，用熟地30克，麦冬15克，煎汤送服，每日服2次。

功用◊行气散瘀，活血通经。

方解◊气滞血瘀闭经，非血海无血也，可因气、因寒、因滞、因逆阻滞胞脉不畅，血不得泻乃发闭经，实为血海满溢后欲泻不遂之实证。临床常见周期性腹痛、急躁、便秘、身重等症状，脉多沉弦或沉涩，舌质紫暗，苔黄白腻或有瘀点瘀斑者，治宜活血散瘀、行气通经。故方用吴茱萸，辛、苦、热，入肝、脾、肾经，温肝行气止痛，可治肝郁气滞，胞宫寒冷所致月经后期，闭经，经行腹痛诸症，据现代药理研究本品有较强的子宫收缩作用；三棱、莪术能破血中之气结，逐血中瘀滞，功擅破积攻坚止痛；红花、桃仁善入血分，能散瘀血，活死血，通经脉，破症结，为行血破血之要药；赤芍凉血散瘀，《日华子本草》谓其能“逐月水”；苏木亦入血，性主走散，能散瘀血，除败血，消癥瘕，通月水；益母草则善行心、肝之瘀血，疏脾中之郁气，有化瘀生新，行瘀而不伤正，补养新血而不滞的特点，为妇科之要药；香附善走亦能守，善行气分亦入血分，能和血气，化凝血，去旧血，生新血，堪称气病之总司，妇科之主帅；而本方又以补中益气、养血生津之党参和气味俱厚、兼入血分、可行可止、有行而不破、止而不滞特点，长于补肝肾调气血、固冲任的川续断援后，可谓王道之用药，又本方为“散者散也，去急病用之”（《用药洁象》）。却用具有补血调经、滋阴补肾之熟地和养阴清心滋津液的麦冬共煎汤送服，又是匠心独具之妙招。

主治◊气滞血瘀所致闭经。症见月经数月不行，精神抑郁，烦躁易怒，胸胁胀满，小腹胀痛或拒按，舌质紫黯或有瘀点，脉沉弦或沉涩。凡气滞血瘀所致闭经，均可用之。

疗效◊临床屡用，疗效满意。一般服两剂即来月经，至多用三剂即愈。

附记◊临证应用，应中病即止，不可恋其功而失之偏颇。验之临床，疗效确实可靠。

§4　治子宫内膜异位秘方

4.1　内异Ⅰ方

来源◊蔡小荪，《名医治验良方》

组成◊当归、丹参各9克，牛膝、赤芍各12克，香附9克，川芎6克，桂枝4.5克，没药6克，失笑散12克，血竭3克。

用法◊经前或痛前3~7天之内每日1剂，水煎服之，日服2次。

功用 ◊ 理气活血，散寒破癥。

方解 ◊ 蔡氏认为子宫内膜异位的痛经与一般痛经症有所不同：后者多由各种原因引起的经血排出困难所致。若瘀血畅行或块膜排出，腹痛当即减轻，或消失；而内异症的痛经并不因瘀下轻减，相反，瘀下越多越痛，因为它的瘀结不在宫腔，而在子宫肌层或其他组织内，排出无路。故治疗上应依据其病理特点，不能专事祛瘀通下，而应采取促使瘀血溶化内消之法，以达畅通之目的。故本方在大队理气活血药中，再配散寒破血见长之没药、血竭、失笑散，破散癥积宿血，兼具定痛理血之功，故用之多效。

主治 ◊ 子宫内膜异位痛经。

疗效 ◊ 屡用效佳。经前 3~4 天用本方，痛止或经净后改用内异Ⅱ方 21 剂。按上述周期法调治 7 个月后可愈。

4.2 内异Ⅱ方

来源 ◊ 蔡小荪，《名医治验良方》

组成 ◊ 当归 9 克，牛膝、赤芍各 12 克，香附 9 克，熟军炭 12 克，生蒲黄 9~60 克，丹参 12 克，花蕊石 15 克，血竭 3 克，震灵丹 15 克（包煎）。

用法 ◊ 在经前 3~5 天预先服药，借以搜剔瘀血，达到止血定痛目的。每日 1 剂，水煎服，日服 2 次。

功用 ◊ 活血化瘀，止血定痛。

方解 ◊ 暴崩之漏通常以止血为首条，而内异症崩漏，如单纯用止血法则效果不显，盖因此症多由宿瘀内结，阻滞经脉，新血不守，血不循经所致。故纯用炭剂止血，犹如扬汤止沸，往往难以应病。治此须谨守病机，仿“通因通用”之法，重在化瘀澄源。方中以活血化瘀药为主，特别是蒲黄一味，常据症情，超量用之，多则可达 30~60 克。蒲黄专入血分，以清香之气，兼行气血，故能导瘀结而治气血凝滞之痛，且善化瘀止血，对本证经量多而兼痛经者尤为适宜，方中还常佐山羊血、三七、茜草等，以加强化瘀止血之功。经净之后，遂取复旧之法，重在益气血之品调理，以固其本。

主治 ◊ 子宫内膜异位所致血崩。

疗效 ◊ 屡用有效，久用效佳。

4.3 内异Ⅲ方

来源 ◊ 蔡小荪，《名医治验良方》

组成 ◊ 云茯苓 12 克，桂枝 4.5 克，桃仁、赤芍、丹皮各 10 克，皂角刺、鬼箭羽各 20 克，石见穿 5 克。

用法 ◊ 经净后，每日 1 剂，水煎服，日服 2 次。

功用 ◊ 消癥散结。

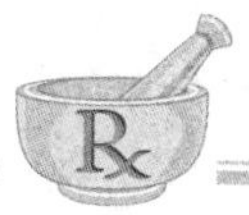

方解 ◊ 本方由桂枝茯苓丸（《金匮要略》）加味而成。方中以桂枝茯苓丸行气通阳，活血祛瘀；再加鬼箭羽、石见穿、皂角刺等“其功专于血分”、“疗妇人血气”之品，其活血化瘀、消癥散结之功愈宏矣。

主治 ◊ 子宫内膜异位癥瘕。癥瘕是内膜异位症患者共有症状，兼存于各种类型中，此为疾病之根本，多由“宿瘀内结”所致。

疗效 ◊ 屡用有效，久用效佳。一般服150剂以上可愈。

§5 治功能性子宫出血（崩漏）秘方

5.1 清热止血汤

来源 ◊ 王云铭，《名医秘方汇萃》

组成 ◊ 生地30克，黄芩、丹皮各9克，地骨皮15克，地榆、棕榈炭各30克，阿胶15克（烊化兑入），甘草9克。

用法 ◊ ①先将药物用冷水适量浸泡1小时，浸透后煎煮。首煎武火（温度较高），煮沸后文火（温度较低），煎20~25分钟，二煎武火煎沸后文火煎15~20分钟，煎好后两煎药液混匀，总量以250~300毫升为宜，每日1剂，每剂分2次服用，早饭前及晚饭后1小时温服各1次。②1日1剂，连服5~10剂为1疗程，待下次月经来潮时，原方如法再服1疗程。

功用 ◊ 清热止血。

方解 ◊ 方中生地、地骨皮清热养阴、使热去而不伤津；黄芩、地榆、丹皮清热凉血；阿胶补血止血；棕榈炭收敛止血。诸药合用，共奏清热养阴，凉血止血之功。

主治 ◊ 崩漏（血热型）。症见阴道骤然下血甚多，血色鲜红，烦热口渴，睡眠欠佳，面色潮红，腰酸，心慌气短，倦怠乏力，舌红苔黄，脉象数大。

加减 ◊ 如症见胸胁胀痛，心烦易怒，时欲叹息，脉弦数等证，则为肝经火炽。治宜平肝清热，佐以止血，宜用丹栀逍遥散去生姜，加益母草、炒蒲黄、血余炭，以止血、活血调经。

疗效 ◊ 多年使用，疗效显著，一般服5~10剂可愈。

5.2 祛瘀止崩汤

来源 ◊ 周鸣岐，《名医秘方汇萃》

组成 ◊ 柴胡10克，赤芍12克，当归10克，生地15克，红花、桔梗各10克，牛膝、香附各12克，阿胶10克，栀子12克，丹皮10克，黄芩15克，甘草8克，鲜藕节3块为引。

用法 ◊ 每日1剂，水煎服，分2次早饭前、晚饭后各温服1次。其中阿胶烊化兑入。

功用 活血逐瘀，凉血止崩。

方解 崩漏即崩中漏下，指在非经期忽然阴道大量出血，或持续淋漓不断出血。崩漏病的主要发病机理是脏腑气血功能失调，冲任损伤不能制约经血，经血从胞宫非时妄行，与肝、脾、肾三脏密切相关，不外乎肝不藏血，血热妄行，脾不统血（气不摄血），血不归经，肾虚亏损，冲任失调等。常见病因有血热、肾虚、脾虚、血瘀等。此病可突然发作，亦可由月经失调发展而来。一是血热：热入冲任，迫血妄行。《傅青主女科》说："冲脉太热而血即沸，血崩之为病，正冲脉之太热也。"《女科证论》引王海藏云："妇人血崩，来如潮涌，明是热势妄行。"指出了血热导致崩漏机理。血热亦有虚热实热之分，治当有别；一是血瘀：经期、产后，余血未尽，不慎房事或兼外感，内伤，瘀阻冲任，瘀血不行，新血不得归经，此即《血证论》中所云："凡系离经之血……此血在身，不能加于好血，而反阻新血之化机。"此皆为实证。又脾虚不统，肾虚失固等，此系虚证。本症多因血瘀、气滞、血热所致之崩漏，治宜活血逐瘀，凉血止崩。故方中用柴胡、香附疏肝解郁，畅顺气血，并升达清阳，以利降浊；红花、川芎、赤芍活血化瘀，相得益彰；桔梗开宣肺气，载药上行；牛膝善降，黄芩清热，一清一降通利血脉，引血引热下行，以利祛血府瘀热；当归、生地、阿胶养血滋阴，以防理气药泄散，活血药破损而耗伤阴血；丹皮、栀子清热泻火除烦，凉血活血止血；藕节涩平，功专收涩止血，凉血化瘀。甘草调和诸药。全方配伍，气血兼顾，疏肝行气以利祛瘀；升降同用，升清以利降浊，使瘀浊得逐，不再为患；又攻中有补，祛瘀而不伤正；可使气机升降有常，出入有序，气血流畅，瘀去血止。

崩漏治法：以调节脏腑功能为主，使气血平和，冲任得固，其病自愈。古有"漏轻崩重，漏缓崩急"之说，治疗时应根据不同情况，分别采用塞流、澄源、复旧三法。

主治 适用于血瘀、气滞、血热型之崩漏，月经失调导致的崩漏等证也可应用此方。

加减 本方系在王清任"血府逐瘀汤"方基础上加减而成。临床使用，应随证加减。若出血量多，加地榆炭、棕榈炭或焦山栀、香附炭；出血日久、量多者，加黄芪、阿胶加量；出血量多，热象明显者，加重生地、黄芩用量；出血量多，夹有瘀块，小腹痛者，加蒲黄炭、五灵脂、泽兰。随证加减，灵活化裁，应用此方，自当显效。

疗效 屡用效佳，一般服 7~15 剂即效或痊愈。

附记 切忌在经期行房事。

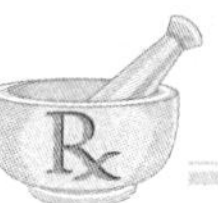

5.3 益气固冲汤

来源◊贾锐，《中国中医秘方大全》

组成◊黄芪 30 克，白术、醋柴胡、陈艾炭、仙鹤草、甘草各 10 克，党参、芥穗炭、当归、炒川断各 15 克，升麻 4 克。

用法◊水煎服，每日 1 剂，日服 2~3 次。

功用◊益气升提，固摄冲任。

方解◊本方以扶正固本为原则，将塞流与澄源并用。方中重用黄芪益气升提摄血；佐以升麻、柴胡升举清阳；党参、阿胶益气养血；仙鹤草、芥穗炭止血。全方益气固本，摄血止崩，疗效甚佳，竟达 99%。但血止以后，应更方调理善后。本方对气虚不摄的功血效果甚好，但对阴虚内热或肝经郁热型的功血，治疗效果尚待观察。

主治◊更年期功血及青春期功血。

加减◊出血量多，加血余炭，陈棕炭各 10 克，乌梅炭 5 克；气虚甚则党参易红参；血虚，加生地炭 20 克，阿胶 10 克；血热，加丹皮，炒黄芩，焦山栀各 10 克；血瘀，加蒲黄炭、茜草各 10 克；气郁，加香附、藕节、莲房炭各 10 克；日久不愈，加三七末 5 克（冲服），海螵蛸、白及各 10 克，鹿角霜 20 克。

疗效◊治疗青春期及更年期功血 290 例，结果痊愈 286 例，服药 2 剂即愈者 25 例，服药 3~6 剂痊愈者 170 例，服药 11~16 剂痊愈者 91 例。治愈率达 99%。

5.4 健脾固冲汤

来源◊刘云鹏，《中国中医药报》

组成◊黄芩、白芍、白术各 9 克，甘草 3 克，生地、地黄炭各 9 克，阿胶 12 克，姜炭 6 克，赤石脂 30~60 克。

用法◊上药用清水浸没煎沸后，再以文火煎 20 分钟左右，每日 1 剂，分 2 次煎服。赤石脂布包煎，阿胶烊化兑服。

功用◊健脾坚阴，固涩冲任。

方解◊脾为统血之脏，脾虚不能摄血，故血外溢，日久肝肾阴伤，冲任不固，则为崩漏下血。方中黄芩苦寒坚阴，白芍柔肝敛阴，阿胶、生地、地黄炭养血滋阴、止血；姜炭、赤石脂涩血固冲任，且姜炭守中有通，更能起到引血归经，祛恶生新的作用；合之白术、甘草健脾益气而摄血。全方养血敛阴、健脾摄血，固涩冲任，妙在健脾而不温燥，养阴而不碍脾，适用于中老年血崩而无瘀滞者。

主治◊崩漏下血，量多色红，口干，纳差，四肢乏力，舌质红而干或淡红，苔黄，脉虚数或沉软。

加减 ◊ 舌苔黄腻，热甚者，加川黄柏9克；下血量多或心悸者，加棕榈炭9克，龙骨、牡蛎各18克；舌质红，脉细数或手足心热，加女贞子、旱莲草各15克；腰痛者，加杜仲、续断各9克；气虚者，加党参15克。

疗效 ◊ 临床验证30例，均以本方加减，服药5~10剂均获痊愈。效果信然！

5.5 滋阴固气汤

来源 ◊ 罗元恺，《名医特色经验精华》

组成 ◊ 党参12克，黄芪15克，白术9克，阿胶6克（烊化）、续断9克，菟丝子15克，首乌12克，山萸肉、鹿角霜各15克，白芍9克，炙甘草6克。

用法 ◊ 水煎服，每日1剂，日服2次。

功用 ◊ 滋阴，补气，摄血。

方解 ◊ 方中以党参、黄芪峻补气血；白术健脾益气；鹿角霜补虚助阳；首乌、菟丝子、山萸肉补益肝肾；阿胶养血止血；白芍敛阴和营；续断通调血脉；甘草调和诸药。全方以补气为主，气足可以摄血；以滋阴养血为辅，血充则肝能藏血，血归正经，何崩之有！

主治 ◊ 崩漏。可用于功能性子宫出血。

加减 ◊ 出血多者，加棕炭、赤石脂、益母草；并重用参、芪，并艾灸隐白、大敦、三阴交，共收止血之效；血止后，加入枸杞、补骨脂、巴戟天、仙灵脾、杜仲等品，以增强补肾之功。

疗效 ◊ 临床验证多例，疗效甚佳。

5.6 育阴止崩汤

来源 ◊ 韩百灵，《百灵妇科》

组成 ◊ 熟地、山萸肉、杜仲各20克，海螵蛸、白芍、牡蛎各25克，川断、桑寄生各20克，阿胶15克，蒲黄炭20克，炒地榆50克，生山药15克。

用法 ◊ 水煎服，每日1剂，日服2次。

功用 ◊ 育阴潜阳、固冲止血。

方解 ◊ 方中熟地、山萸肉、桑寄生、杜仲、川断滋补肝肾；白芍敛阴和营；山药健脾补肾；阿胶养阴止血；海螵蛸、牡蛎固涩止崩；蒲黄炭、炒地榆祛瘀止血。诸药配伍为用，标本兼顾，共奏育阴潜阳、固冲止血之功。

主治 ◊ 崩漏（青春期功血）、证属肝肾阴虚者。

加减 ◊ 流血过多者，加棕炭、侧柏叶各20克；气虚下陷者，加升麻15克，黄芪25克；烦热者，加麦冬、地骨皮各15克；烦热较甚者，加盐黄柏、知母各15克；不出血时，减原方中蒲黄炭、炒地榆，加何首乌20克，龟板25克，久服为宜。

疗效 ◊ 黑龙江省巴彦县第二人民医院冯忠医师验证治疗100例，用本方随证加减

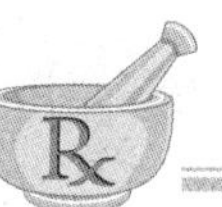

（如血热加丹皮、地骨皮、知母；气滞加栀子、香附、枳壳；血瘀加桃仁、红花、赤芍，去白芍、地榆炭；血量过多，加茅根等），结果痊愈 86 例、好转 12 例，无效 2 例，总有效率为 98%。

附记 笔者临床观察：本方不仅用治青春期功血（肝肾阴虚）疗效好，而且对肾阴虚之更年期功血，效果亦佳。

5.7 崩漏停

来源 高玉明，《新中医》（5）1990 年

组成 柴胡 6 克，煅龙骨、煅牡蛎、生地炭各 30 克，女贞子、焦白术、木贼草、墨旱莲各 10 克，乌贼骨、熟大黄炭各 9 克，贯众炭、仙鹤草各 15 克，田三七粉 5 克（吞服）。

用法 水煎服，每日 1 剂，日服 2 次。

功用 调理肝脾、益肾固冲。

方解 本方是从吾师韩鸣谦老中医的“崩漏黑散”化裁而来。功血一证，大抵青春期多由肾气未充、肾精未实、封藏失固所致；生育期多由肝脾失调，房事孕育又直接与肾有关。故在调理肝脾之中、兼以治肾；更年期多由肾气衰退、精血日亏，故治则本乎“补脾胃以资血之源，养肾气以安血之室”。故方中用柴胡疏肝调气，配煅龙骨、牡蛎安神宁志、又能敛血；熟大黄炭一味而兼止血、消瘀、凝血三功、与生地炭一处，又取其质凉血宁血之效，使血静而不妄；女贞子、墨旱莲滋肝肾之阴；焦白术、乌贼骨统摄而补脾。血既离经必致留瘀，以参三七配仙鹤草祛瘀止血；贯众炭缩宫而止血；木贼草疗肠风、止痢及妇人月水不断。本方标本兼治、攻补同施，共奏调理肝脾、益肾固冲之效。

主治 功能性子宫出血。

加减 若热在下焦，逼血妄行，经事每致超前、色鲜而紫、不予清理，沸热难息，故重加土茯苓 30 克以上，丹皮 10 克。熟大黄、生地，其效更速；经净后，加麦冬、枸杞子各 10 克；气虚者，加党参 30 克，黄芪 15 克；肝肾阴虚，加阿胶珠、山萸肉各 10 克；脾肾阳虚者，加鹿角胶 6 克，仙茅、仙灵脾各 10 克。若或阳虚、血来色淡、肤色皖白、唇口不荣、爪甲无华、肢冷软弱，或腰冷如冰、缓者加芡实、仙茅、补骨脂之属，重者立加参附、倍用龙牡，以回欲脱之阳。

疗效 治疗 43 例（其中实热型 14 例、气虚型 7 例、肝肾阴虚型 17 例，脾肾阳虚型 5 例），治疗后随访 3 个月，结果痊愈（各期出血持续 7 天以内，月经量正常，症状消失，恢复正常周期，青春期建立正常月经周期，更年期月经稀发至经闭）24 例；显效（各期出血持续 10 天以内、月经量减少一半，青春期周期变化有 1~2 个正常周期，生育期周期 22 天以上，症状基本消失）14

例；无效5例。总有效率为88.4%。

5.8 栀母霜汤

来源 ◊ 胡玉荃，《中医杂志》（6）1987年

组成 ◊ 炒栀子15克，鸡血藤30克，益母草30克，红花炭9克，川楝子炭12克，鹿角霜10克，生甘草12克，白茅根30克。

用法 ◊ 水煎服，每日1剂，日服2次。

功用 ◊ 养血疏肝、清热止血。

方解 ◊ 青春期崩漏多因肾气不足、冲任失调、胞脉失固所致，故方用鹿角霜补益肾气、温补肾阳，并能止血，以达到补肾调冲任的目的；崩漏日久不愈、血亏气弱，致血行不畅、瘀血不去、新血不生，所用鸡血藤、益母草、红花炭既可养血活血，又可逐瘀止血；血失过多，肝血不足，肝气易郁，郁久化热，故加栀子、川楝子炭理气止血、疏肝清热；生甘草清热解毒、补益脾胃、调和诸药；白茅根清热凉血止血，又有清利甘草壅滞水湿之功。治疗血崩，急时多用塞流之法，以防暴脱，常用收敛固涩之品；但青春期功血，系与肾肝有关，纯用补气健脾，固涩止血是无效的，而用本方之补肾养血，清热疏肝调经为法，却获得良好效果。

主治 ◊ 青春期崩漏（功血）。

加减 ◊ 气虚，加党参、黄芪各15克；血瘀，加三棱、莪术各6~9克，海螵蛸15克；平时经量少带下多，兼有湿热者，加黄柏9~15克，墓头回15克，丹皮、赤芍各10克；伴见发热者，加金银花、蒲公英、败酱草各15~30克；肾虚，加女贞子、菟丝子、淫羊藿各10~15克；血止以后，去红花炭，加逐瘀清热补肾药如三棱、莪术、黄柏、墓头回、淫羊藿、女贞子等。服至经前3~7天停药，经行以后视经量多少再用基本方。1个月为1疗程。

疗效 ◊ 治疗86例，痊愈（出血停止、月经周期正常，连续2年以上不发者）74例（占86%），好转（出血停止，但3个月后又复发）6例（占7%），无效6例。总有效率为93%。其中12~15岁年龄组疗效最好，42例中治愈38例；19~24岁年龄组疗效较差，17例中只治愈12例。

5.9 扶正止崩汤

来源 ◊ 金明文，《中国中医秘方大全》

组成 ◊ 当归、白芍各9克，黄芪30克，党参15克，仙鹤草30克，侧柏炭12克。

用法 ◊ 水煎服，每日1剂，日服2次。

功用 ◊ 益气养血、固本止崩。

方解 ◊ “功血”多属虚（血）多实少，故方用党参、黄芪益气摄血；白芍、当归补血养血、合之则大补气血，扶助正气；更加仙鹤草、侧柏炭祛瘀、收涩止

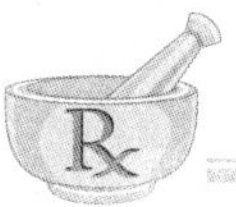

血。本方标本同治，故止血效佳。

主治◊气血虚弱之功能性子宫出血、更年期功血尤宜。

加减◊阴血虚，加阿胶、熟地，倍归芍；血止后归脾汤巩固；气阴不足，加白术、山药，倍参芪；血止后补中益气汤巩固；兼气滞，加山栀、香附；兼血瘀，加三七、茜草；血热，加大小蓟、藕节；出血多者，加龙骨、牡蛎、白及。

疗效◊治疗 100 例，痊愈 88 例，显效 10 例，无效 2 例。总有效率为 98%。对 74 例患者随访 3 月，其中 55 例月经周期、经期、经量均正常。

5.10 益肾止血汤

来源◊《名医特色经验精华》

组成◊生地、白芍各 9～15 克，女贞子、墨旱莲各 12 克，蒲黄 9 克，小蓟、槐花各 12 克，地榆 9 克，茜草炭 12 克。

用法◊水煎服，每日 1 剂，日服 2 次。

功用◊调摄冲任，益肾止血。

方解◊方中生地、白芍滋阴养血；女贞子、旱莲草补肾养肝；蒲黄、小蓟、槐花、地榆、茜草炭止血。合而为方，有较好的止崩漏、固冲任作用。

主治◊崩漏。可用于功能性子宫出血。

加减◊出血过多，气随血脱，加党参 12 克，白术 9 克；兼有小腹不适，加木香 9 克，元胡 12 克，小茴香 15 克；漏下日久，可加归脾丸 12 克。

疗效◊据陈泽霖观察，此方治疗不少功能性子宫出血病人，疗效在 90% 左右。不管表现为崩中漏下，或月经一月二行，均能收效，且疗效较为巩固。愈后再复发者不多，复发后再用仍能有效。且不管有无排卵，均可用之。无排卵者，服药后也多能促使排卵。

附记◊本方为上海第一医学院妇产科医院协定处方。

5.11 补益冲任汤

来源◊何任，《名医治验良方》

组成◊小茴香 3 克，炒当归 9 克，鹿角霜 6 克，女贞子 12 克，沙苑蒺藜 9 克，党参 15 克，淡苁蓉 9 克，补骨脂 12 克，淡竹茹 15 克，紫石英 12 克，枸杞子、旱莲草各 9 克。

用法◊崩漏一般以塞流止血为多，摄止以后，即服本汤以补益冲任，以复其正，连服一两个月，每日煎服 1 剂，日服 2 次。崩漏即不再复作。

功用◊补冲任，益肝肾。

方解◊《金匮要略》谓：“虚寒相搏、此名为革、妇人则半产漏下……”，《丹溪心法》说：“妇人崩中者，由脏腑伤损冲任二脉、血气俱虚故也。”李东垣、张景岳等或谓脾虚、或谓气郁、或谓血瘀，而主要病机则为冲任损伤，不能制约经血。导致冲任损伤之原因，一般有血热、血瘀、脾虚、肝肾不足数端。治崩漏常用止摄，此“急则治标”而易复作。崩漏贵在治本，治后断根，不使再作。本方连服，意在“缓则治本”。冲任关乎经、带、胎、产，与脾胃肝肾亦有密切关系。“冲为血海，任主胞胎”。就崩漏而言，若冲任功能正常，肝、脾、肾各有所司，则证自愈，足证治崩漏之根本在于补益冲任，此亦本方立论之根底。益奇经补冲任当用何药？李时珍谓：“八脉散在群书，略而不悉，医不知此，因摞病机。”据此，何氏从《临证指南》《本草纲目》《女科要旨》《傅青主女科》《济阴纲目》《王氏医案释注》《温病条辨》等收集补冲任药及方，经多年之临床采用，筛选而成本方。

本方用于辨证属冲任虚寒者，症见出血量多，或淋漓不断，色淡红、精神萎靡，头目虚眩、面色晦黯，尿频而长，大便溏薄，舌淡、苔薄白、脉沉细或微弱、尺脉尤甚者，一般不做大的加减。综观本方为合王氏温养奇经方及吴氏通补奇经丸之鹿角霜、当归，沙苑蒺藜，小茴香、党参、苁蓉、紫石英、枸杞子、补骨脂。更融入女贞子、旱莲草者，于大量温补奇经药中，适当加入苦温、甘寒之品（二味即王肯堂二至丸方），养阴、收敛、安五脏。淡竹茹乃治血证精品，共合成有制之师、补益冲任，每收奇功。

主治◊崩漏久治不愈（包括经西医妇科诊断为功能性子宫出血，或人流后出血量多如崩或淋漓不净，或疑似子宫内膜异位致崩等）。证属冲任虚寒者。

加减◊临证应用，应随证加减。

疗效◊多年使用，效果甚佳。一般服3~5周可愈。

5.12 归经汤

来源◊刘炳凡，《中国中医药报》

组成◊党参15克，白术、茯苓各10克，炙甘草5克，黄芪20克，当归10克，大枣5枚、桂圆肉12克，炙远志3克，酸枣仁、五灵脂炭、蒲黄炭各10克，荆芥炭5克。

用法◊每日1剂，上方用冷水浸泡后煎煮。文火煎煮3次，每次150毫升，分3次温服。

功用◊益气宁神、化瘀止血。

方解◊脾主统血，脾旺则水谷精微充盈五脏、六腑、四肢百骸、即所谓“中焦受气取汁，变化而赤，是谓血。”脾虚则运化失常，五脏受累，冲任失养，即所谓“统摄无权，不能制约经血”。故本方用四君（参、苓、术、草）健脾以增化源，脾旺则经行流畅；然有形之血不能自生，须赖阳气之温煦，而后才能补给，故以当归补血汤（归、芪）益气生血；气耗津伤，心气受损，故以大枣、桂圆肉、远志、枣仁以养血宁心；高凝出血，最忌见血止血。刘氏以失笑散（五灵脂、蒲黄）加荆芥、三味炒炭（外焦内黄）活血以止血，亦即“通因通用”之法，其中五灵脂一味，朱丹溪最为赏识，半炒半生，每服三钱，水酒调服，名独行丸，治妇人产后“血冲心动”。荆芥一味，华佗取其炒黑为“愈风散”，治产后血晕，清代吴仪洛在《本草从新》载：“本品能助脾消食、通利血脉，治吐衄、肠风、崩中、血痢、产后血晕。”此乃刘氏之经验结晶。

主治 ◊ 月经过多，形成崩漏，腹痛有凝块、淋漓不断，或经期延长出现气血两虚症状。

加减 ◊ 凡体质素虚，因平时过劳致心脾虚损，使血失流摄，血量愈来愈多，有血崩之势者宜用本方，以扶养心脾为主，用三炭使血归其经乃立方主旨。如出血过多，四肢厥冷，脉微欲绝者，加人参 5 克，黑附片 3 克，以防其虚脱；盖女子以肝为先天，肝主藏血，如郁怒伤肝、情绪易激动，宜加生地、白芍各 15 克，养血柔肝；如尿频、尿急、伴阴虚有热者，去远志、当归，加女贞子、仙鹤草、白茅根各 15 克养阴以清热；如小腹胀满、冷痛、舌质淡、苔薄白、脉缓，加炮姜、砂仁各 3 克以温中暖下助消化。

疗效 ◊ 临床屡用，疗效显著。一般服 5~7 剂即效，自后每次月经期服用 3~5 剂，连服三个月经期可愈。

附记 ◊ 本方既健脾统血，又用三炭活血止血，可谓标本兼顾之上策矣。为提高和巩固疗效，月经期间忌冷饮，注意保温，情绪勿激动。

5.13 加减清海汤

来源 ◊ 何炎燊，《名医秘方汇萃》

组成 ◊ 熟地 24 克，淮山药、山萸肉各 12 克，丹皮 9 克，北沙参 15 克，阿胶、麦冬各 12 克，白术、桑叶各 9 克，白芍 15 克，石斛 2 克，龙骨 24 克，女贞子、旱莲草各 12 克。

用法 ◊ 每日 1 剂，水煎服，日服 2 次。服至 5~7 剂后，崩块之热得减者，去桑叶、丹皮，加龟板、鳖甲、牡蛎。愈后每月经前服 4~5 剂，病根可除。

功用 ◊ 补养肝肾，降火止血。

方解 ◊ 女子青春时期，正当肾气旺盛之年，任脉通，太冲脉盛，天癸至，月事以时下，故当青春期月经之反常为病、主要关键在肾。所以此方旨在养肝肾之阴，肾水足、肝阴充则相火安宅。且方中熟地、山萸肉、女贞子、旱莲草、丹皮、阿胶多为凉血养血之品，既可遏其泛滥之势，又可补其漏泄之亏，又用沙参、麦冬、石斛养胃阴，以冲脉隶属阳明也；用白术、山药补脾气，以脾为统血之脏也。此方既治下焦——滋补先天（肾、肝为女子先天），又兼顾中焦——健运后天之药融为一炉，堪称得治疗室女崩漏之要旨矣。

主治 ◊ 室女崩漏（肝肾阴虚型）。症见出血量少，或淋漓不断、色鲜红、头晕目眩、虚烦不寐、盗汗、耳鸣、视力减退、低热颧红、手足心热、口干、腰膝疲软、足跟痛、舌质红、少苔或无苔，脉细数无力。

疗效◊屡用屡验，效果颇著。一般服 3~5 剂见效，为巩固疗效，每月经前服 3 剂，连服 3 月（月经期）可根除。

5.14 将军斩关汤

来源◊朱小南，《名医秘方汇萃》

组成◊熟军炭 3 克，巴戟天 10 克，仙鹤草 18 克，茯神、蒲黄炒阿胶各 10 克，黄芪 5 克，炒当归 10 克，白术 5 克，生地、熟地、焦谷芽各 20 克。另用藏红花、三七末各 0.3 克，红茶汁送服。

用法◊方中熟军炭，应炮炙得法，其所谓炭并非以黑止血，面目皆非，而是要烧灰存性。蒲黄炒阿胶则自有妙用，以含动物胶、蛋白、氨基酸等的阿胶与含脂肪油、游离硬脂肪油的蒲黄共炒于一体则其效更佳。每日 1 剂，水煎服，日服 2 次。同时用红茶汁送服藏红花、三七末，可谓生新血、祛旧血的最好选择。因此须按法煎煮药物，方保疗效。

功用◊化瘀生新，固本止血。

方解◊方中熟军炭厚肠胃、振食欲，而有清热祛瘀之功。崩漏证初起，每因有瘀热而致，熟军炭是适宜的药物。即使久病，如尚有残留瘀滞，徒用补养固涩诸药无效。若加此一味，一二剂后崩停漏止，盖遵《内经》“通因通用”治则矣；佐以红花、三七末化瘀结而止血；用生熟地、当归滋阴补血；黄芪益气增强摄血能力，巴戟天补肾益任脉；仙鹤草、蒲黄炒阿胶强化止血；茯神、白术、焦谷芽健脾化湿。故本方补气血而驱余邪，祛瘀而不伤正。

主治◊经血非时而下，时多时少，血色紫黑、有块，小腹胀痛，大便秘结，易发急躁，夜半咽干，舌质绛暗、苔腻、脉沉弦滑。对瘀热初起所致崩漏或是久病尚有残余者，无论是室女崩漏属瘀滞者。还是年老经水复行者均可用之。

疗效◊临床屡用、收效颇佳。又曾用此方加大熟军炭剂量（10 克），治疗倒开花者，即妇女经水已断多年，垂老而再行，淋漓如壮年者，且色漆黑，味臭秽多例，均获得满意效果。

附记◊本方为朱氏家传治虚中夹实崩漏证的验方。笔者验之临床，对证使用，每收佳效。

5.15 温涩固宫汤

来源◊李培生，《名医治验良方》

组成◊当归、白芍各 10 克，川芎 6 克，熟地 10 克，艾叶 6 克，阿胶 10 克（烊化兑入），血余炭 6 克，乌贼骨 12 克，茜草根 10 克。

用法◊每日 1 剂，水煎服，日服 3 次。

功用◊养血和血，调经止血，暖胞安宫。

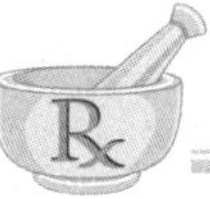

方解 ◊ 本方是在经方乌贼骨丸、胶艾汤的基础上，又综合时方之有效药味加减变化而来。方中当归甘温、养肝补血和血；白芍酸敛，助当归养血和阴、缓急止痛；熟地甘温，滋肾补血，以壮血液生化之源；川芎辛温香窜，活血行气，畅通气血，下行血海，并可使熟地、当归、白芍等补而不滞；阿胶功专补血止血；艾叶温经暖胞，二者又为治崩漏、腹痛、胎漏下血之要药；乌贼骨味咸微温，收涩止血；血余炭、茜草根止血祛瘀生新。合而用之，可和血止血，养血调经，兼能安胎，是临床治疗妇科疾病有效方剂。

主治 ◊ 冲任脉虚、寒邪凝滞、小腹疼痛、月经过多，或妊娠下血、胎动不安，或产后下血、淋漓不断等。

加减 ◊ 如腹痛明显者，加砂仁、香附、延胡索；腹不痛者，去川芎；血下多者，当归宜减量，加地榆炭、棕榈炭；气虚明显，或少腹下坠者，加党参、黄芪；心悸加茯神、炒柏子仁；腰酸腹痛，加杜仲、川续断、桑寄生；肢冷明显者，加炮姜炭、炙甘草。

疗效 ◊ 多年使用，治验甚多，疗效显著。一般服 5~10 剂即效或痊愈。

附记 ◊ ①临床用本方治疗妇科疾病，如妇女月经过多、先兆流产和功能性子宫出血偏于虚寒者疗效显著。血虚腹痛和胎动不安者亦可酌情使用；②若功能性子宫出血等因血热妄行所致者，则非本方之所宜也；③在服用本方期间，情志宜安静，尽量避免精神刺激，乃可建立良好月汛信号。饮食宜清淡，禁食烟酒及辛辣刺激食物。至于远房事、戒恼怒乃更为经期保健之必需。

5.16 寒凉止崩汤

来源 ◊ 李培生，《名医治验良方》

组成 ◊ 黄芩、白芍、乌贼骨各 10 克，生地、旱莲草、白茅根各 15 克，血余炭、丹皮、茜草根各 6 克。

用法 ◊ 方中白茅根、旱莲草宜用鲜者（干品亦可）；黄芩、白芍、乌贼骨宜微妙用；茜草根、血余、丹皮炒炭用。每日 1 剂，水煎服，日服 2 剂，病重者可日服 2 剂。

功用 ◊ 育阴滋液，凉血止血。

方解 ◊ 病由阳盛阴虚或血热偏重所致者，此方用生地、白芍育阴滋液；黄芩、旱莲草、丹皮、白茅根清冲任伏热而凉血止血；血余炭、乌贼骨、茜草根炒黑止血中并有消瘀止血作用。综观全方，共奏育阴滋液、凉血止血之功。

主治 ◊ 月经不调，或经期错行，或经来不断，血大下为崩，或淋漓不止为漏。其症以下血色鲜红，心烦口干，夜眠不安，舌质红、苔黄等尤宜。

加减 ◊ 若兼血热发热，可加青蒿、白薇以清透伏热；兼腹痛，纳呆略加砂仁、制香附以开郁行气；久病漏下，淋漓不止，可加阿胶 10~15 克，以加强育阴止血的作用。

疗效 ◊ 自1936年起临床用治崩漏属阳盛阴虚或血热偏重者，收到满意疗效。

附记 ◊ 验之临床，屡用卓效。

5.17 加减归脾汤

来源 ◊ 王云铭，《名医秘方汇萃》

组成 ◊ 党参15克，黄芪30克，阿胶15克（可烊化，分2次服），血余炭、白术各9克，炒当归6克，远志9克，炒枣仁15克，棕榈炭30克，陈皮、甘草各9克。

用法 ◊ 先将药物用冷水适量浸泡1小时，浸透后煎煮。首煮武火（温度较高）、煎沸后文火（温度较低）煎20~25分钟；二煎武火煎沸后文火煎15~20分钟。煎好后两煎混匀，总量以250~300毫升为宜。每日服1剂，每剂分2次服用。早饭前及晚饭后1小时各温服1次。连服5~10剂为1个疗程，待至下次月经来潮时，原方如法再服1个疗程。

功用 ◊ 补脾摄血。

方解 ◊ 方中党参、黄芪补气升阳健脾为主；白术、甘草甘温益气，助主药以资气血之源；当归、枣仁、阿胶、远志、补血宁心、亦当为辅臣；陈皮理气、燥湿以调理脾胃气机；棕榈炭、血余炭收敛止血以塞流。合而用之，共奏补脾摄血之功。

主治 ◊ 崩漏（脾虚型）。症见阴道骤然下血，或漏下不止，血色鲜红或浅淡、小腹胀痛、食少便溏、心慌气短、倦怠乏力、腰部疼痛、面色浮黄、舌淡苔薄、脉细数等。

加减 ◊ 临证时若遇血色红、口干脉数者，加地榆炭30克；血色暗有块、舌有瘀丝瘀斑、脉沉弦者，加三七粉6克（分2次冲服）；头痛者、加荆芥炭9克；气短懒言，舌质淡、脉细弱者，减党参，加人参9克（另煎兑入）；腹胀痛、两胁胀痛、舌质紫暗、脉弦者，加乌梅30克；下血量多不止者，加醋30克配水煎。

疗效 ◊ 屡用屡验，效果颇佳。

5.18 经漏验方

来源 ◊ 李玉奇，《名医治验良方》

组成 ◊ 乌贼骨20克，知母15克，莲房炭、生地炭各50克，当归、胡黄连、升麻、木香各10克，牡蛎、白芍、甘草各20克，大枣10枚。

用法 ◊ 每日1剂，水煎服，早晚各服1次。

功用 ◊ 滋阴敛血，和胃益气。

方解 ◊ 此方系集多年临床经验而制订。方中乌贼骨、莲房炭、生地炭清热止血；当归、胡黄连、知母滋阴清热，热去则血静；白芍、牡蛎敛阴养血；木香行

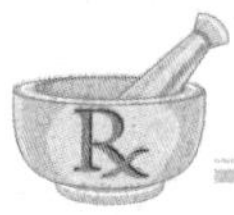

气，使养血药寂而不滞；用升麻、甘草、大枣升提中气，固经止血，调理脾胃以固后天之本。全方融塞流，澄源，固本为一体，起到滋阴敛血，和胃益气之功。

主治 ◊ 功能性子宫出血。症见出血淋漓不断，色鲜红，头晕耳鸣，五心烦热，倦怠乏力，舌红少苔，脉细数无力。

疗效 ◊ 临床屡用，均取得可靠疗效。一般连服3剂左右即获痊愈。

5.19 益气活血汤

来源 ◊ 沈国良，《名医治验良方》

组成 ◊ 党参30克，三七粉（分冲）、人中白各5克，肉桂6克。

用法 ◊ 每日1剂，水煎服，早晚各服1次。

功用 ◊ 益气活血，塞崩止漏。

方解 ◊ 崩漏发病主要是由多虚多瘀，虚实夹杂，其治应依“血实宜诀之，气虚宜掣引之”的治疗原则，故方用党参益气，且鼓舞消瘀之力；三七散瘀止血；肉桂补虚散寒；人中白祛瘀止血。全方消补兼施，寒热并用，共奏益气活血，塞崩止漏之功。

主治 ◊ 崩漏。

加减 ◊ 具体运用，还要随证加减。若寒盛者，加温经辛散之干姜（不用炮姜）；虚烦有热者，加丹皮、金银花；瘀痛较重，加丹参；血热互结，痛甚者，加金银花、大黄、桃仁祛瘀解毒，荡涤胞宫。

疗效 ◊ 临床屡用，疗效颇佳。

§6 治代偿性月经（倒经）秘方

6.1 归经汤

来源 ◊ 裘笑梅，《裘笑梅妇科临床经验选》

组成 ◊ 益母草15克，瓦楞子30克，川牛膝15克，炙卷柏9克。

用法 ◊ 水煎服，每日1剂，日服2次。

功用 ◊ 引血归经。

方解 ◊ 《内经》云：“诸逆冲上，皆属于火。”倒逆之因，多因气火上迫，血随火升而致。故方中以瓦楞子之味咸、质重，有平冲降逆之功，合益母草祛瘀生新，配牛膝助瓦楞子引血下行；更加卷柏清热凉血。方遵“热者清之，逆者降之”之旨，故用之而使经归常道，而无逆行之患。药简效宏，故奏效颇捷。

主治 ◊ 倒经。

加减 ◊ 临床运用，可随证（如肝血血瘀、阴虚火旺、肝火炽盛或心火亢盛、肾阴下亏等）加味。

疗效 ◊ 多年应用，每获良效。

6.2 凉血止衄汤

来源 ◊ 刘奉五，《刘奉五妇科经验》

组成 ◊ 龙胆草、黄芩、栀子、丹皮各 9 克，生地 15 克，藕节、白茅根各 30 克，大黄 1.5 克，牛膝 12 克。

用法 ◊ 水煎服，每日 1 剂，日服 3 次。

功用 ◊ 清热平肝、凉血降逆。

方解 ◊ 在行经前 1~2 天或正值经期或经后，出现规律性、周期性衄血、甚至吐血，称为倒经或逆经。多因肝阳亢盛，血热上逆所致。故方用龙胆草、黄芩、栀子清上焦热；配合丹皮、生地清热凉血；藕节、白茅根清血热而止吐衄。其独特之处在于加入少量大黄，取其入血分行血破血，不但泻血热，而且配牛膝又能引血下行，实有釜底抽薪之妙。全方清热平肝、凉血降逆，不但吐衄可止，而且经血自调。

主治 ◊ 肝热上逆，血随气上所引起的倒经（吐衄）。

疗效 ◊ 凡吐衄倒经，笔者常依本方加三七粉 1.5 克（分 3 次冲服）。治疗倒经 57 例，用药 2~3 剂，最多 5 剂均获血止经调而愈。

附记 ◊ 已为笔者治倒经首选之良方。

6.3 倒经汤

来源 ◊ 谢英彪，《千家妙方·下》

组成 ◊ 鲜生地 30 克，丹皮炭 12 克，焦山栀、荆芥炭、炒黄芩各 9 克，牛膝炭 15 克，珍珠母 30 克（先煎）、生甘草 3 克。

用法 ◊ 每日 1 剂，水煎服，日服 2 次。每于周期性吐衄前服完 5 剂，不愈，于下个月周期吐衄再煎服 5 剂。必效。

功用 ◊ 清热、凉血、平肝、引血下行。

方解 ◊ 方用生地、丹皮炭凉血、活血、止血；入焦山栀、荆芥炭、炒黄芩、生甘草清热止血；再入牛膝炭、珍珠母活血平肝、引血下行。合而用之，共奏清热凉血平肝、引血下行之功，故用之临床，每收奇效。

主治 ◊ 代偿性月经（肝火上冲、迫血妄行）。

疗效 ◊ 治疗 13 例，服药 5~10 剂，最多 20 剂，痊愈 11 例，无效 2 例。

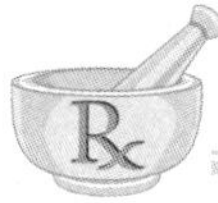

§7 治年老经水复行秘方

7.1 固气清宫汤

来源 姚寓晨，《名医秘方汇萃》

组成 炙黄芪20克，炒黄芩12克，焦白术10克，贯众炭、潞党参各15克，炒当归12克，淮山药45克，制黄精15克，地榆炭12克，煅花蕊石15克（先煎）。

用法 每日1剂，水煎服，日服2次，早晚各服1次。

功用 固气清宫。

方解 老妇天癸已竭，经反再行，古代多责“邪气攻冲”或“败血”或“肝脾气虚”等，种种不一，莫衷一是。其实，对老年经水复行之病，若恶病可疑当尽早手术，若系良性病以气虚宫热者居多。故多先从固气清宫立法，复以滋肾养肝之品收功。本方以黄芪配黄芩、益脾肾之气、清血分之热；焦白术配贯众炭，“利腰脐间血”，清胞中之火。黄精《别录》谓能“补中益气，安五脏”。所用“三黄”（黄芪、黄芩、黄精）、乃固气清宫法之主药。重用山药调益脾肾。此味甘液浓，对老妇尤宜。以上药选，既无滋腻壅滞，又无辛燥助火，固本澄源而获痊愈。

主治 年老经水复行。

加减 临证应用，可随证加减。待血止症减，再以肉苁蓉、五味子、桑椹子、淮山药从肝肾调治善后，以巩固疗效。

疗效 临床屡用，疗效卓著，一般服3~5剂血止，7~15剂可愈。

§8 治经前期综合征秘方

8.1 经前癫狂汤

来源 杨培泉，《中国中医秘方大全》

组成 三棱、莪术各10~20克，红花6~10克，桃仁10~24克，丹参10克，生大黄10~15克，大枣7枚、牛膝15克，甘草6克。

用法 水煎服，每日1剂，日服2次。

功用 活血化瘀，清热宁神。

方解 本症与中医“蓄血发狂”、“热入血室”相似。故方用三棱、莪术、桃仁、红花活血破瘀；丹参养血活血宁心；大黄清热祛瘀，通腑泄热；大枣、甘草甘缓和中；牛膝引经。诸药配合，可使气机利、瘀消血行、热清神宁，故用之多效。

主治 ◊ 经前癫狂（经前精神亢奋）。

加减 ◊ 如精神症状明显，三棱、莪术可用20克，否则减量或减去，加当归、白芍、生地养血活血；瘀热明显，大黄用至30克；腹痛难忍，桃仁用至24克；便溏改用制大黄，取其活血之功；神志恍惚，加白芥子、半夏各10克；心悸失眠，加枣仁12克，茯苓30克；情绪偏低，加佛手花、合欢皮各10克；烦躁不安，加黄连6克；惊悸幻觉，加龙牡各30克，硝石30克。

疗效 ◊ 治疗40例，痊愈8例，显效24例，好转5例，无效3例。总有效率为92.5%。

8.2 清眩平肝汤

来源 ◊ 刘奉五，《刘奉五妇科经验》

组成 ◊ 当归9克，川芎4.5克，白芍、生地各12克，桑叶、菊花、黄芩、女贞子、旱莲草、红花、牛膝各9克。

用法 ◊ 水煎服，每日1剂。

功用 ◊ 滋肾养肝、清热平肝、活血调经。

方解 ◊ 此二症多见有头痛、头晕、烦躁易怒、睡眠不安、梦乱纷纭，甚则胸中满闷、面红耳赤、烦热汗出、脉弦大有力（或见血压升高）。证属肝肾阴虚、肝阳上亢，与冲任功能失调有关。治以滋补肾阴、清热平肝、活血调经为法，故方用当归、川芎、白芍、生地、红花、牛膝养血活血、引血下行以调经；女贞子、旱莲草滋补肝肾以培本；黄芩清肝热；桑叶、菊花清热平肝以治标。本方标本兼顾，使之补肾而不呆滞；清肝热而不伤正，在重用牛膝引血下行的同时，配合黄芩、桑叶、菊花清上引下，重点突出。经临床使用，不但能够改善症状，而且对血压高的患者，降压效果也较为明显。

主治 ◊ 妇女更年期综合征，经前期紧张症属于肝肾阴虚、肝阳亢盛，见有头晕、头痛（或血压升高）、烦躁者。

加减 ◊ 热重者，去当归、川芎，加马尾连9克；肝阳亢盛者，加龙齿30克。

疗效 ◊ 多年使用，效果颇佳。

8.3 二齿安神汤

来源 ◊ 裘笑梅，《裘笑梅妇科临床经验选》

组成 ◊ 紫贝齿、青龙齿各15克，灵磁石30克，辰砂12克，琥珀1.2~1.5克（冲入）、紫丹参15克，九节菖蒲2.4克，仙半夏6克。

用法 ◊ 水煎服，每日1剂，日服2次。

功用 ◊ 镇惊安神，涤痰开窍。

方解 ◊ 方中以贝齿、龙齿为主，入心肝二经，镇惊安神；配灵磁石咸能润下，重可

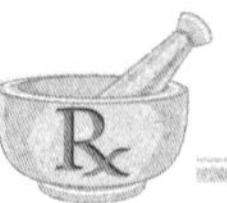

去怯、性禀冲和、无猛悍之气，更有补肾益精、潜阳纳气之功；合琥珀、辰砂镇惊安神；丹参养血活血；更入菖蒲开心窍；半夏除痰浊。诸药合用，共奏镇惊安神、涤痰开窍之效。

主治◊经前期紧张症，更年期综合征。症见头痛、头晕、胸闷、心烦意躁，甚则狂躁不安、少寐自汗、心悸潮热、舌质红绛、脉弦滑、或语言颠倒、昏昏蒙蒙、躁扰不宁等。前者以阴虚肝旺较为多见；后者以痰火扰心为多。

加减◊痰火扰心，加当归、川芎、泽兰、益母草；嗣后合甘麦大枣汤，加黄芩、黄连；阴虚肝旺，加牡蛎、首乌合甘麦大枣汤。

疗效◊多年应用，即以本方为主，随证加减，治验颇多，疗效显著。

8.4 乳胀散

来源◊冉雪峰，《冉氏经验方》

组成◊当归、红花各 9 克，白术 6 克，王不留行、橘叶各 9 克，陈皮 3 克。

用法◊上药共研粗末，水煎服，每日 1 剂，分 2~3 次温服。

功用◊调经、活血、利尿、消胀。

方解◊方中当归、红花养血活血；白术健脾利水；陈皮理气；王不留行下乳消肿；橘叶疏肝行气，消肿散结。诸药合用，共奏调经活血、利尿消胀之功，故用之多效。

主治◊月经前乳房胀痛。

疗效◊多年应用，均获良效。

8.5 经前乳胀汤

来源◊朱小南，《朱小南妇科经验选》

组成◊制香附、合欢皮、苏罗子、路路通各 9 克，广郁金、焦白术、炒乌药、陈皮各 3 克，炒枳壳 4.5 克。

用法◊水煎服，每日 1 剂，日服 2 次。于临经前有胸闷乳胀时开始服用，直至经来胀痛消失止为一疗程，如此连续服用 3~4 疗程，可获确效。

功用◊行气开郁，健脾和胃。

方解◊乳胀之症与肝关系最密切，治疗一般以疏肝理气为主。故方用香附理气调经，为妇科要药。配以郁金、合欢皮，两味皆能理气解郁，郁金又能活血消胀，合欢皮更可解愁，三品相配，相得益彰。再加白术、陈皮、枳壳健脾和胃，以增进食欲，取指迷宽中丸之意。苏罗子（婆婆子、天师栗）、路路通（九孔子）疏通经络，二味同用，服后上易嗳气，下则放矢，因而乳胀、腹胀俱减，效颇显著。乌药则香窜散气，能消胀止痛、综合全方有舒肝开郁、疏通经络、调经止痛，健脾和胃之功用。

主治◊经前乳胀。

加减◇乳胀甚者，加青橘叶、橘核。前者疏肝消结、后者温化消结，两药历来为治乳房结核之专药；乳胀痛者，加川楝子、蒲公英以利气止痛、消肿散结，两药治乳痈颇能获效；乳胀有块者，加王不留行、炮山甲，性善走窜，通络而消结块。今用二味研细末，每次服 1.5 克，有消除乳房结块之效。乳胀有块兼有灼热感者，加海藻、昆布味咸软坚，性寒散热，可解乳部郁热；兼有肾虚者，加杜仲、续断；兼有血虚者，加当归、熟地；兼有冲任虚寒者，加鹿角霜、肉桂；兼有火旺者，加黄柏、青蒿；小腹两旁掣痛者，加红藤、白头翁，二味合用，治疗临经乳胀、小腹两侧吊痛，兼止带下有卓效，用量各为 12 克。

疗效◇治疗 20 例，治疗次数最少者 3 次，最多者 41 次。一般多在 10 次左右。治后痊愈并怀孕者 13 例，症状好转尚未有孕者 6 例，无效者 1 例。其中肝郁脾虚型 14 例，痊愈 11 例（其间 10 例受孕）、3 例好转；肝郁肾亏型 3 例中、2 例好转，1 例无效；其余三型（肝郁血虚、肝郁冲任虚寒和肝郁火旺）各 1 例，均痊愈而受孕。

附记◇本组病例大都有不孕史，2~5 年不孕者 11 例、6~10 年不孕者 6 例，11~13 年不孕者 3 例。

8.6 柴黄汤

来源◇刘长江，《中国中医秘方大全》

组成◇柴胡、黄芩各 9 克，党参 12 克，白术、姜半夏各 9 克，炙甘草 6 克。

用法◇水煎服，每日 1 剂，日服 2 次。在本征出现前 1~2 天开始服药至月经来潮。

功用◇斡旋肝胆，交通阴阳。

主治◇经前期综合征。

加减◇乳胀胁痛，加川楝子 10 克，白芍、夏枯草各 15 克；烦躁发热，减半夏、党参，加丹皮 10 克，山栀、生地各 15 克；泄泻，加白术 15 克，薏苡仁 20 克；水肿，加茯苓 20 克，泽泻 12 克，车前子 15 克；心悸失眠，加远志 15 克，枣仁、当归各 10 克；恶心呕吐，减甘草，加苏梗各 10 克；头晕头痛，加菊花 10 克，川芎 15 克；有瘀，加丹参 1.5 克，鸡血藤 10 克；气虚乏力，加黄芪 15 克；不孕，加紫石英、女贞子各 15 克。

疗效◇治疗 167 例，痊愈 77 例，显效 57 例，有效 22 例，无效 11 例，总有效率为 93.41%。

附记◇本方交通阴阳、斡旋肝胆之枢，使其经血调达，可收良效。方中柴胡用量须大，可用到 20 克，个别可达 50 克，效果甚良，且无任何不良反应。

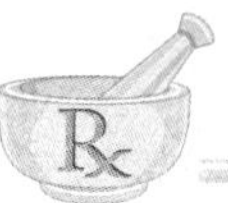

§9　治更年期综合征秘方

9.1　更年康汤

来源◊梁剑波，《名医秘方汇萃》

组成◊玄参、丹参、党参各10克，大枣5枚、天冬、麦冬各5克，生地、熟地各12克，柏子仁、酸枣仁各10克，远志5克，当归3克，茯苓、浮小麦、白芍各10克，元胡6克，龙骨（先煎）、牡蛎（先煎）各15克，五味子、桔梗各5克。

用法◊每日1剂，水煎服，日服2次。早、晚各温服1次。16剂为1疗程。

功用◊养心、益阴、安神、镇潜。

方解◊妇女绝经期前后，肾气渐衰，天癸已竭，冲任失调，血不养心藏神，故出现一系列更年期综合征。根据辨证的不同在治疗上概括为养心、益阴、安神、镇潜八字，可谓得其要领矣。本方从天王补心丹化裁而来，选用了大队伍的养阴安神药物。其中，用生地、玄参壮水制火；丹参、当归、熟地补血养心；党参、茯苓以益心气；远志，柏子仁以养心神；天冬、麦冬以增阴液；枣仁、五味子之酸，用以敛心气的消耗；白芍、元胡、龙骨、牡蛎则用以震慑心神定悸；桔梗载药上行，以为之使。综观全方，配伍恰当，凡妇女更年期的情志抑郁，心烦不安，而不能自我控制，心悸不眠，低热少津，多疑善虑，甚至骨节烦酸，时似感冒头晕、头痛等症候群，本方确有良好疗效。

主治◊妇女更年期综合征。症见头晕、头痛、焦虑忧郁、失眠多梦、精神疲乏、心悸怔忡、健忘、多汗、食欲减退，腹、胁、腰、腿诸痛，舌红苔少、脉弦细等。

加减◊本方适宜于因肾阴不足，不能上济于心，或平素心气不足，不得下通，心肾不交而出现一系列症状。如自汗不已，可加麻黄根；面颊潮红，可加丹皮、地骨皮；带下过多，可加海螵蛸、芡实，头目眩晕加天麻。

疗效◊多年使用，治验甚多，疗效满意。

9.2　益肾汤

来源◊凌绥百，《中国中医药报》

组成◊沙参、熟地、山药、枸杞子、菟丝子、茺蔚子各20克，五味子、女贞子、桑椹子各15克，柏子仁、夜交藤各12克，当归10克。

用法◊每日1剂，每剂加水800毫升，大火煮沸，慢火煎煮15分钟，煎2次，一日3次，空腹温服。

功用◊益肾补阴、养血安神、滋水涵木、平肝潜阳。

方解 ◊ 更年期综合征是妇女绝经前后出现的一组症候群，病理变化主要是肾气渐衰、天癸枯竭、冲任衰退、精血不足、阴阳平衡失调、肾阴亏损、阳不潜藏、经脉失于濡养温煦，导致心肝功能紊乱所致。肾为“先天之本”、“元气之根”、“水火之宅”、真阴真阳之所在，藏精、生髓、通脑、主生殖、主五液，肾虚则阴阳失调，必然影响心肝诸脏。肾属足少阴，心属手少阴，心肾关系密切，特别在肾阴虚的影响下，则髓海不足，元神之府失常，神明易失守，出现心肾不交之证。肝藏血，月经错乱，失血过多，形成肝血虚，血虚肝无所养，而肾阴虚导致水不涵木，致肝肾阴虚，因此肾虚是本病之主因。方中沙参甘寒，益肾养肝，补五脏之阴；熟地味甘微温，滋肾补血、益髓填精；山药甘温益肾补中；枸杞甘温填精补髓；当归甘温，补血扶虚益损，配合茺蔚子加强活血化瘀作用；菟丝子、女贞子、五味子为滋肾强壮药；柏子仁、夜交藤，一心一肝，养心安神；桑椹子味甘能除虚烦渴。诸药合用，共奏益肾补阴、养心安神、滋水涵木、平肝潜阳之功，故投之颇效。

主治 ◊ 更年期综合征。症见月经异常（经期量不规则），精神倦怠、头晕耳鸣，健忘失眠、情志不舒、烦躁易怒、心悸多梦、面部浮肿、手足心热、汗多口渴，尿频、便溏等症。

加减 ◊ 本病中医辨证分三型，以本方随证加减，如肾虚型：症见头晕眼花，耳鸣腰痛，手脚心热，口干盗汗，带多质稀，舌红苔少，脉数无力。偏阴虚，去当归、五味子，加麦冬、知母各 15 克，龟板 20 克；偏阳虚，去茺蔚子、柏子仁，加枣皮、附子各 10 克，肉桂 5 克。心肾不交型：症见头晕耳鸣、心悸多梦、口燥咽干、潮热盗汗、腰酸腿软，加远志、朱砂各 10 克。肝肾阴虚型，症见头晕胀痛、面红耳鸣、精神抑郁、烦躁易怒、手足心热、腰背酸痛、肢体麻木、夜不安眠、月经先至、量少色红、舌红苔光、脉弦数，减菟丝子、五味子、当归，加石决明、旱莲草、珍珠母各 15 克。

疗效 ◊ 临床反复验证，确俱佳效。

9.3 二仙汤

来源 ◊ 《医方新解》

组成 ◊ 仙灵脾、仙茅各 12 克，巴戟天、当归各 9 克，黄柏、知母各 6 克。

用法 ◊ 水煎服，每日 1 剂，日服 2 次。

功用 ◊ 温肾阳、补肾精、泻肾火。

方解 ◊ 方中以仙茅、仙灵脾、巴戟天温肾阳、补肾精；黄柏、知母滋肾阴、泻肾火；当归温润养血、调理冲任。综合全方，有肯定的降压作用，并能增加冠脉流量，有性激素样作用，调节子宫机能，增强免疫力等多种效能，故不仅能治疗绝经期高血压，而且可用于多种慢性疾患。用于肾虚火旺诸证，有较好疗效。

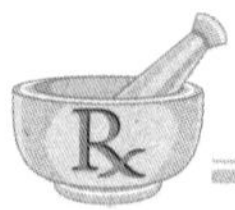

主治 ◊ 冲任不调、肾虚火旺。可用于更年期高血压、更年期综合征以及闭经、更年期精神分裂症，肾炎和肾盂肾炎等慢性疾患。

加减 ◊ 临床屡用，可随病（证）灵活加减。

疗效 ◊ 临床屡用、效果颇佳。据［《中华内科杂志》（12）1985年］报道，用本方治疗女性高血压336例，总有效率为74.50%；［《新中医》（3）1976年］报道，用本方治疗妇女冲任不调型高血压26例，有效21例，无效5例。又据［《陕西中医》（2）1988年］报道，用本方加石菖蒲、夜交藤治疗抑郁症64例，结果治愈22例，好转36例，无效4例，总有效率为93%。懒动少言，表情呆滞者，重用石菖蒲，加郁金；心烦不眠者，重用夜交藤，加炒枣仁；纳呆畏寒，去黄柏、知母，加干姜；情绪极度抑郁，卧睡难以入眠者，加合欢皮、茯神。另据报道，用本方加减治疗垂体前叶机能减退所引起的精神病，有一定疗效（《上海第一医学院1959年学术讨论会论文摘要》第21页）。

附记 ◊ 本方为上海曙光医院经验方。

9.4 坤宝汤

来源 ◊ 刘琨，《中国中医秘方大全》

组成 ◊ 生地、白芍、女贞子各12克，杭菊、黄芩、炒枣仁各9克，生龙齿30克。

用法 ◊ 水煎服，每日1剂，日服2次。

功用 ◊ 养阴平肝，安神镇惊。

方解 ◊ 病因肝肾阴虚而致，故方以生地、白芍、女贞子滋养肝肾之阴；“阴虚生内热”，故配以杭菊、黄芩清热平肝；热扰神明，佐以龙齿、枣仁镇惊安神。本方配伍严谨，具有养阴、清热平肝、镇惊安神之效。故对更年期妇女潮热、汗出、头晕、心悸、胸闷、失眠等症状有较为显著疗效；对患者心血管、精神神经系统、消化系统等症状也有一定的改善作用。并有降低血压、改善心电图、改善舌象的作用。

主治 ◊ 更年期综合征之肝肾阴虚型者。

疗效 ◊ 治疗330例，痊愈112例（占33.9%），显效144例（占43.6%），好转64例（占19.4%），无效10例。总有效率为97%。

9.5 清心平肝汤

来源 ◊ 裘笑梅，《名医治验良方》

组成 ◊ 黄连3克，麦冬、白芍、白薇、丹参各9克，龙骨15克（先煎），酸枣仁9克。

用法 ◊ 每日1剂，水煎服，日服2次，早晚各温服1次。连续服药1个月为1疗程。

功用◇清心、平肝。

方解◇更年期综合征属心身医学范畴，其发病不但有生理因素，而且与精神心理因素相关。临床许多病人常常在情绪激动或紧张时，症状就会频频发作，而且有些病人在其开始发病时常有家庭，生活或工作等因素引起情志不快或紧张等诱因。祖国医学认为，心主神明，肝主情志，心肝两脏在调节精神情志中起着主要作用，心属火，肝属木，木火之性皆易升发，汗为心液，心火内灼，迫液外泄，肝火上炎，故潮热汗出，且以上半身为主，心悸心慌、心烦易怒、失眠均为心肝火旺，扰乱神明所致。因此导致潮热汗出、心烦易怒、心悸心慌、失眠的病因病理是心肝火旺，针对这一病机及根据中医辨证，从心肝论治，以清心平肝为法，方中诸药皆入心肝二经。能清心肝之热，养心安神柔肝、敛阴除烦止汗。药简效宏，其效卓著。

使用本方可以下列诊断依据为要点：40 岁以后或手术切除双侧卵巢后出现阵发性潮热、汗出，或有心烦易怒、失眠、心悸心慌等症状；血清雌二醇（E_2）水平低落，促性腺激素（FSH、CH）升高。

主治◇妇女更年期综合征。症见潮热汗出，心烦易怒、口干、失眠、心悸、心慌等。

加减◇临证应用，可随证加减。

疗效◇临床屡用，每收显著疗效。

9.6 加味二仙汤

来源◇姜春华，《名医治验良方》

组成◇仙茅、仙灵脾、黄柏、知母、当归、五味子、白芍、川芎各 9 克，生地、珍珠母（先煎）各 30 克，酸枣仁、灵芝草各 15 克。

用法◇每日 1 剂，水煎服，日服 2 次。

功用◇温肾养肝、滋阴降火、潜阳宁神。

主治◇更年期综合征。症见月经不调、或多或少、或迟或早，阵发性忽冷忽热、颜面潮红出汗、头晕目眩、失眠、性躁、易怒等。

加减◇本方由二仙汤合四物汤加味而成。临床应用，以本方为基础，随证加减，并着重突出对证用药：如失眠偏剧，可重用酸枣仁，加夜交藤、合欢皮各 15 克，川黄连 3 克，或加柏子养心丸（中成药）每晚服 9 克；阴虚明显、有口干、大便秘结，加石斛、麦冬各 9 克，芦根 15 克，望江南 30 克，生首乌 9 克；气虚明显有乏力懒动，加党参、黄芪、黄精、玉竹各 9 克；性躁易怒，加山栀 9 克，龙胆草 3 克，丹皮 9 克；腰痛，加杜仲、续断、狗脊各 9 克；眩晕，加熟地 15 克，菊花 9 克，天麻 6 克；上火（虚火上炎）加旱莲草、女贞子各 15 克，决明子、夏枯草各 9 克。一般情况可以原方服用，不须加减。

疗效◇屡用效佳。

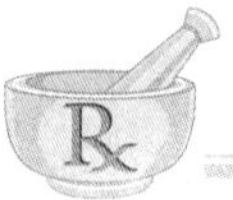

§10 治阴道炎（带下）秘方

10.1 止带固本汤

来源◇彭静山，《名医秘方汇萃》

组成◇淮山药 15 克，白芍 20 克，人参 15 克，炙黄芪 20 克，鹿角 30 克（先煎）、龟板 15 克（先煎）、龙骨（先煎）、牡蛎（先煎）各 30 克，五倍子 15 克，升麻 3 克。

用法◇每日 1 剂，水煎服，日服 2 次，早、晚各服 1 次。

功用◇调理冲任，止带固本。

方解◇白带过多日久与任、督、冲、带四脉关系甚密，名曰“白淫”，久则气血皆虚，元气不固，经络失调，宜用通经活络固本止带之法，以使阴阳平衡，补虚培元。本方以鹿角益气补虚、散瘀活血，亦可制成鹿角胶，其补督脉即补诸阳经也；龟板能通任脉、养心益血、补肾调肝；二味合用，能升提任、督，约束带脉，经络平衡、可助培元固本止带之功也。人参、黄芪两味同用可大补气血，使冲脉旺盛，十二经脉皆随之旺盛也；加以山药、白芍入脾、肝、肾经，涩精气、敛阴血，补敛双施；龙骨、牡蛎、五倍子之强力收敛，可束带脉；升麻之升提中气可固冲脉。诸药合用，其义有三：①补可扶弱；②涩可固脱；③调整经络。如此补、敛、固三法于一方，何患带下之证不止哉。

主治◇妇女白带久而不愈，渐致虚怯。

凡因下元不固，致使白带多而日久耗损气血经络失调者，症见带下清冷量多，质稀薄或如锦丝状，终日淋漓不断，伴小溲清长，夜尿多，腰酸，舌淡、脉沉细者宜用本方。

加减◇如月经先期者，加当归、黄芩、黄连；月经后期者，加香附、丹参；有瘀血者，加桃仁、红花。

疗效◇多年使用，治验甚多，疗效卓著。

10.2 健脾止带方

来源◇许润三，《名医秘方汇萃》

组成◇白术 50 克，泽泻 10 克，女贞子 20 克，乌贼骨 25 克。

用法◇每日 1 剂，上药用冷水浸泡后，文火煎两次，共取汁 300 毫升，日分 2 次服。

功用◇健脾利湿，养阴止带。

方解◇古人认为带下病成因不离水湿，而湿又由脾虚而生。后世医家大多遵此立法施治。湿多兼寒兼热，而本方施治重点在脾虚之带病，并不兼寒兼热。故方中重用白术以健脾祛湿，复用泽泻以利湿扶脾，辅以女贞子养阴滋肾，乌贼骨固涩止带。诸药合用，共奏健脾止带之功。

主治 脾气虚弱（体虚）引起的白带证。

凡症见：带下色白或淡黄、质黏稠、无臭气、绵绵不断、面色萎黄、四肢不温、精神疲倦、纳少便溏或两足跗肿，舌淡苔白腻、脉缓弱者可投用本方。

加减 若带下量多、清稀如水者，可加鹿角霜 10 克；兼水肿者，加益母草 30 克；兼食欲不振者，加陈皮 10 克；兼血虚者，可加当归、白芍各 10 克。

疗效 屡用效佳。一般服 6~15 剂可愈。

附记 本方适用于身体虚弱所引起的白带证，至于生殖器炎症或肿瘤引起的白带多，则不宜用之。

10.3 清肝利湿汤

来源 刘奉五，《刘奉五妇科经验》

组成 瞿麦、萹蓄各 12 克，木通 3 克，车前子、黄芩、牛膝、丹皮、川楝子各 9 克，柴胡 5 克，荆芥穗 4. 5 克。

用法 水煎服，每日 1 剂，日服 2 次。

功用 清肝利湿、升阳除湿、活血化滞。

方解 赤白带下，月经中期出血以及盆腔炎引起的子宫出血，此因湿热侵入血分所致。所以用完带汤或清肝止淋汤则难以取效。所以方用黄芩苦寒入血分，凉血清肝；瞿麦、萹蓄、木通、车前子苦寒清热利湿；柴胡、荆芥穗、川楝子既能和肝升阳除湿，又能疏解血中之热；丹皮、牛膝活血通经，通因通用以清血中之伏热、导血分之湿热外出。本方清利湿热而不伤正，升阳散湿而不助热，故用之效佳。

主治 肝经湿热，热入血分所引起的赤白带下，月经中期出血，以及由盆腔炎所引起的子宫出血或月经淋漓不止。

疗效 临床屡用,本方对赤带或赤白带下等证均有较好的疗效。治验甚多,疗效显著。

10.4 赤带方

来源 朱小南，《朱小南妇科经验选》

组成 香附炭、合欢皮各 9 克，生地 12 克，川黄柏 9 克，白芷炭 3 克，焦白术 6 克，地榆炭 12 克，土茯苓、侧柏炭、海螵蛸各 9 克，新会皮 6 克。

用法 水煎服，每日 1 剂，日服 2 次。

功用 疏肝清热、养血束带。

方解 病由肝郁而起。郁火内炽，下克脾土，脾虚失运，致湿热之邪蕴于带脉之间，而肝不藏血，亦渗于带脉之内所致。故方用香附炭疏肝开郁，兼有止血

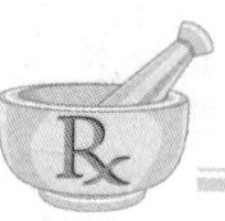

之功；合欢皮开郁健脾、和营安神；川黄柏、土茯苓清热利湿、解毒止痛；白术、陈皮健脾利湿；海螵蛸固带脉止带下；地榆炭、侧柏炭清热凉血止血。复用少量白芷炭加入清泄药中，不独可以燥湿止血，而且为治带的引经药。诸药合用，共奏疏肝清热、养血束带之功。待带下治愈后，应随证更方继续调养以复健康。

主治 ◊ 赤带。

疗效 ◊ 临床屡用，治愈者颇多。

10.5 补肾固带汤

来源 ◊ 裘笑梅，《裘笑梅妇科临床经验选》

组成 ◊ 芡实 15 克，桑螵蛸 12 克，党参 15 克，淡附片 3 克，煅牡蛎 30 克，赤石脂、煅龙骨、炙白鸡冠花各 12 克。

用法 ◊ 水煎服，每日 1 剂，日服 2 次。

功用 ◊ 补肾固涩、清热止带。

方解 ◊ 肾主精，职司封藏。妇女若肾气虚衰、封藏失司、带脉不固而见带下之疾，此属肾虚带下。方中取芡实、桑螵蛸补肾固精，复加党参益气、附子助阳以增强补肾之力；更入龙牡、赤石脂收敛固涩，佐入白鸡冠花清热止带。诸药合用，共奏补肾固涩、清热止带之功。

主治 ◊ 肾虚带下。

疗效 ◊ 多年应用，颇有效验。

10.6 益气导水汤

来源 ◊ 姚寓晨，《名医治验良方》

组成 ◊ 潞党参 30 克，焦白术 10 克，云茯苓 12 克，川桂枝、莪术、桃仁各 10 克，瞿麦、泽兰、温六散（包煎）各 12 克。

用法 ◊ 每日 1 剂，水煎服，日服 2 次，早、晚各服 1 次。

功用 ◊ 益气固带、逐瘀导水。

方解 ◊ 《张氏医通》云：“赤白带下，积久不愈，必有瘀血留着于内。”脾虚水湿不化，气虚血脉不和，津液不能上达则口干喜饮，水湿夹瘀浊下注则带下赤白。由此说明，带下赤白相兼，多属虚实夹杂之证。故方用四君以健脾，桂枝以温阳，益母草《新修本草》云：“主浮肿下水。”《本草纲目》谓：“活血破血，治小便不通”，为水血兼治之品；另入莪术专治赤白带下以化瘀消滞，以通为补；与泽兰相伍，分利水湿；更以桃仁泥逐瘀，温六散导水，故收效佳。

加减 ◊ 临证应用，可随证加减，圆机活法，方能得心应手。

疗效 ◊ 临床屡用，治验颇多，疗效显著。

10.7 固冲止带汤

来源 ◇ 赵棻，《中国当代中医名人志》

组成 ◇ 潞党参15克，生黄芪20克，麦芽、谷芽各30克，鸡内金10克，土茯苓15克，枳壳6克，金樱子7克，苏芡实、连须各15克，桑螵蛸10克，生甘草、制香附各4克。

用法 ◇ 每日1剂，水煎服，日服2次，早晚各服1次。

功用 ◇ 健脾利湿，固冲止带。

主治 ◇ 脾虚湿毒，带下清稀，绵绵难愈，纳少倦怠乏力，或腰膝酸软，舌淡苔薄或苔白厚、脉濡或弱。

加减 ◇ 以本方为主，治脾虚湿注为带，病久伤肾，当多服数剂，始能见效。若乏力有重坠感，加升麻6克；若头晕、腰酸、耳鸣，加制首乌15克，川续断12克，去枳壳；有兼黄带者，加苍术6克，川黄柏5克。

疗效 ◇ 屡用屡验，疗效卓著。

10.8 苓药芡苡汤

来源 ◇ 徐志华，《名医治验良方》

组成 ◇ 土茯苓、淮山药、芡实、薏苡仁、莲须、橹豆衣、樗白皮各9~15克（或随证酌定）。

用法 ◇ 每日1剂，水煎服，日服2次。

功用 ◇ 健脾利湿、解毒涩带。

方解 ◇ 带下多与湿有关，且多涉及于脾，故方中用性味甘淡之土茯苓、山药、芡实、苡仁补气健脾、渗湿化浊，为治带下病之主药；莲须、橹豆衣、樗白皮收涩固脱止带。合而用之，共奏补气健脾、渗湿化浊、收涩固脱止带之功。

主治 ◇ 带下。

加减 ◇ 白带多因脾气虚弱，不能运化水湿，水湿之气下陷所致。故加党参、白术、鸡冠花、银杏仁，以增强补脾益气、收敛化浊之功；黄带多因湿热蕴结下焦、损伤冲任二脉所致。故加苍术、黄柏、萆薢、木通以清热燥湿，分清去浊利湿；若见带下质稠、气腥臭、外阴瘙痒者，可外用苦参洗剂（苦参、百部、蛇床子、花椒、紫槿皮、地肤子各等分）煎汤熏洗坐浴。每日1次，1剂可连用3天。

疗效 ◇ 临床屡用，疗效显著。

附记 ◇ 验之临床，用治黄带、白带，确有佳效。一般服15剂左右即可获愈。

10.9 祛湿止带汤

来源 ◇ 张又良，《名医治验良方》

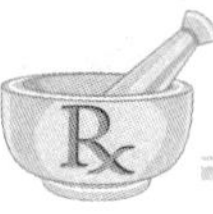

组成 羌活、防风、白芷、僵蚕、薏苡仁、蛤壳、茯苓、陈皮（剂量可随证酌定。笔者应用一般前四味各用9克），蛤壳、陈皮各6~9克，苡仁、茯苓（改用土茯苓）各30克。

用法 每日1剂，水煎服，日服2次。

功用 祛风化湿、收涩除带。

方解 带下证多为湿邪所致。本方系张氏积50余年的临床经验，总结修订而成。方用羌活、防风、白芷、僵蚕祛风胜湿；苡仁、茯苓、陈皮健脾渗湿；蛤壳收敛涩带。合而用之，共奏祛风化湿、收涩除带之功。

主治 带下病。

加减 临证根据夹风、夹痰、夹瘀，湿从寒化，湿从热化等证型，随证加减：①夹风。风湿滞于胞宫而致带下者，可见带下色白，或微黄，伴有遍体游走酸楚，关节酸重，头胀较甚，重用羌活、防风，加独活；②夹痰。痰湿内盛之带下者，可见带下色白质稠，头胀胸闷，泛恶作呕，舌苔白腻或薄白，或黄腻，脉弦滑，去防风，加制南星、姜半夏、象贝母、前胡；③夹瘀。经期冲任内虚，若此时冒雨涉水，或感受风寒湿邪，外邪乘虚而入，与经血互结胞中，可见带下赤白，腹痛腹胀、四肢酸楚、微恶风寒，舌苔薄腻而白、脉浮濡，去蛤壳、茯苓，加红花、当归、赤芍、泽兰、木香等；④湿从寒化。脾虚失运、湿邪内生而发为带下，可见带下色白，或淡黄而质清稀、肢倦纳少，四肢不温，口淡不渴，大便时溏，舌淡，脉虚细。去防风、白芷、僵蚕，加制附子、干姜、桂枝、焦白术、茵陈等；⑤湿从热化。湿郁化热，蕴结胞中，或肝阳素亢，肝火与脾交合，注于下焦，而致带下，可见带下色黄，或赤白，气甚腥秽、质黏稠，或见发热，下腹隐痛，阴痒，尿短赤或灼热有痛感，舌苔黄腻，脉弦数，减防风、陈皮、僵蚕，加焦山栀、黄芩、车前子、川黄柏等；带下色黄，加茵陈；白带腥秽甚者，加鱼腥草；肝火偏甚，加柴胡、龙胆草。

疗效 长期使用，颇有效验。

附记 本方组方与分型，与一般有别，确具特色。本方验之临床，并随症加减得当，确每收良效，一般连服6~10剂左右即愈或显效。

§11 治妊娠恶阻秘方

11.1 健脾和胃饮

来源 裘笑梅，《裘笑梅妇科临床经验选》

组成 党参12克，白术、茯苓各9克，陈皮3克，淡竹茹、法半夏各9克，苏梗2.4克，砂仁3克（冲）、炙枇杷叶9克，煅石决明30克。

用法◊水煎服，每日 1 剂。

功用◊健脾和胃化痰、平肝降逆止呕。

方解◊妊娠恶阻，多系肝气上逆犯胃，肺金之气不得下降所致。故方用党参、白术补气，气充则脾健而胃强；竹茹、枇杷叶能清肺和胃，肺金清则肝气易平；砂仁、苏梗行滞利气；陈皮、半夏、茯苓化痰止呕；石决明之重以平肝降逆。如此则肝逆得降、肺得清肃，恶阻自可除矣。

主治◊早孕恶阻。

疗效◊临床屡用、效果颇捷。

11.2 安胃饮

来源◊刘奉五，《刘奉五妇科经验》

组成◊藿香 9 克，苏梗、川厚朴、砂仁各 6 克，竹茹、半夏、陈皮、茯苓各 9 克，生姜汁 20 滴兑服。

用法◊水煎服，每日 1 剂，日服 2 次。

功用◊和胃、降逆、止呕。

方解◊妊娠恶阻，一般多因胃气虚弱、胃气不能下行反而随逆气上冲所致。方中不用苦寒之品，而以辛香和胃兼用降逆止呕之药，使胃气平和，逆气下降，则吐止胎安。本方系根据临床实践经验，以藿香正气散，橘皮竹茹汤加减变化而成。方用藿香、苏梗辛温芳香，理气和胃而除湿；厚朴宽中、降气、和胃止呕；茯苓渗湿益胃；砂仁、橘皮辛香理气和胃；竹茹辛凉和胃、降逆止呕；生姜汁味辛理气和胃而止吐；半夏辛苦微温、燥湿化痰，和胃降逆。方中诸药多具有理气和胃、降逆止呕之功、其中尤以生姜汁及半夏之效果最为显著。生姜为止呕圣药，味辛主开主润，不寒不热，不入煎剂而兑服、其药性具存。盖辛以散之，呕乃逆气不散，此药行阳而散气，故能止呕。捣汁用主治呕逆不能下食，散烦闷、开胃气，其效更速。半夏降逆止呕之功显著，可用于多种呕吐，但《本草纲目》中记载半夏堕胎，孕妇禁忌，因此妊娠恶阻应当慎用。但刘氏在多年临床实践中，方入半夏从未发现有堕胎者，而且疗效甚好。半夏虽为妊娠慎用药，因为“有病则病挡之”，所以方中用半夏，既能降逆止呕，又不影响胎气，所以用药在个人之妙用。

主治◊胃虚气失和降所引起的妊娠恶阻。

疗效◊多年使用，治验颇多，疗效显著。

11.3 祖传定呕饮

来源◊何子淮，《何子淮妇科经验集》

组成◊当归 9 克，炒白芍、桑叶各 12 克，焦白术、子芩各 9 克，苏梗 6 克，绿梅花、玫瑰花、砂仁（带壳）各 3 克，煅石决明 24 克。

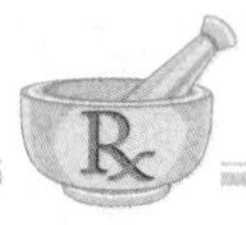

用法 ◊ 水煎服，每日 1 剂，日服 2 次。

功用 ◊ 平肝和胃，降逆止呕。

方解 ◊ 肝气犯胃，胃失和降，以致肝胃不和，呕吐随作。方用清降之煅石决明为主药，清肝潜阳，降逆重镇而不损下元，砂仁带壳和气、降逆、安胃兼顾；桑叶清养头目而凉肝；归身、白芍养阴血、滋肝体；焦白术、子芩、苏梗清热强胃、宽中止呕；绿梅花、玫瑰花养阴柔肝。诸药合用，共奏平肝和胃、降逆止呕之功。盖孕妇冲任之血养血，储血日减，阴不足阳越横逆而犯胃，以致呕吐心烦。《临证指南医案》云：“脾宜升则健、胃宜降则和”，故法以降逆平肝，和胃止呕之方疗之，效果颇佳。待吐定胃纳转香，即宜清补以养胎元而善后。

主治 ◊ 肝胃不和之妊娠恶阻。

加减 ◊ 腹痛，加木香；腰痛，加杜仲、川断；夹痰，加枇杷叶；便秘，加瓜蒌仁等。

疗效 ◊ 临床反复验证，疗效颇佳。

11.4 健降止呕汤

来源 ◊ 朱小南，《朱小南妇科经验选》

组成 ◊ 焦白术 9 克，姜半夏、姜竹茹、橘皮、砂仁（后下）各 6 克，淡子芩 9 克，乌梅 1 枚，苏梗 6 克，左金丸 3 克。

用法 ◊ 水煎服，每日 1 剂，日服 2 次。

功用 ◊ 健脾宽中、降逆清热。

方解 ◊ 恶阻由胎气上逆，影响脾胃而引起，治以健脾胃宽中，降逆清热为主。方用焦白术、橘皮、砂仁、苏梗健脾宽中；辅以姜半夏、姜竹茹、淡子芩、乌梅、左金丸降逆清热；诸药合用，降逆止呕之功颇著。

主治 ◊ 妊娠恶阻。

加减 ◊ 胃寒，去子芩，加生姜、伏龙肝；胃热，酌加姜川连、活水芦根；兼有呕血，加鲜生地、藕节炭以凉血止血，兼有腰酸，加杜仲、续断以固肾壮腰。

疗效 ◊ 屡用颇验。

11.5 化浊安中饮

来源 ◊ 唐吉父，《中国中医秘方大全》

组成 ◊ 藿香叶、老苏梗、姜半夏、大腹皮各 6 克，伏龙肝 12 克，老生姜 3 片、建兰叶 3 张、白蔻仁 2 克，新会皮 6 克，白茯苓 9 克，左金丸 2 克（包）。

用法 ◊ 水煎服，每日 1 剂，日服 2 次。

功用 ◊ 芳香化浊，和中降逆。

方解 ◊ 妊娠恶阻，一般分四型，其中以痰湿内留型为多见。方中以藿香、建兰芳香逐秽；陈皮、半夏、茯苓利湿化痰；伏龙肝、苏梗温中降逆；蔻仁宽中化湿而止呕吐，复以左金丸调和肝胃，故可使胃和而胎安。

主治 妊娠剧吐，尤适于伴有倦怠嗜卧、渴不引饮、尿少便停、口甜等症状。

疗效 治疗31例，痊愈30例，1例无效。治愈率为96.7%。一般于服药后1~2天即能见效，90%以上在7~10天内消除症状。少数患者愈后因饮食不当，情绪波动因素，偶有复发。

11.6 温中和胃饮

来源 耿胎超，《千家妙方·下》

组成 苍术、砂仁各6克，厚朴、藿香梗、桔梗各5克，陈皮、木香各6克，小茴香、益智仁各5克，炙甘草1.5克，生姜3片。

用法 每日1剂，水煎服汁，少饮频服，以不吐为度。

功用 辛温化浊，温中和胃。

方解 妊娠初期，肾精之阴济养胎元，肝失肾养，肝气姿横，胃气不降，故不食而吐。又肝脏之脉过阴器、抵少腹、夹胃属肝络胆，上贯膈布胁肋、故恶阻之症多兼有寒热、口苦、胸胁胀满，少腹痛等症状。故方中以平胃散料以和胃降逆，加桔梗、木香以升清降浊；益智仁、小茴香辛香化下焦之浊气；砂仁、藿香梗以健胃止呕，诸药合用，能温化下焦，使清升浊降，中焦之气化健运，肝气而不上逆，其病自愈。

主治 妊娠反应（呕吐）。

加减 有热者，加黄芪；寒盛者，加吴茱萸；胎动不安者，加苎麻根；子宫少量出血者，加苎麻根炒炭用；腹痛者，加酒炒杭芍。

疗效 临床验证多年，无论轻重，均可应手取效。

11.7 妊阻汤

来源 程爵棠，《百病中医集验高效良方》

组成 紫苏梗、姜半夏、制香附各9克，伏龙肝（先煎）、旋覆花（包煎）各15克，川黄连3克，生姜、大枣冬5克。

用法 每日1剂，方中伏龙肝加水适量煎20~30分钟去渣取汁，再纳诸药入煎，沸后再煎（文火）10分钟，再如法煎1次，二汁混匀，少量频饮。

功用 理气和胃、降逆止呕。

方解 方中以苏梗、制香附、川黄连、大枣理气和胃，且川连有清热止呕之功；再入姜半夏、伏龙肝、旋覆花、生姜降逆止呕。诸药合用，共奏理气和胃，降逆止呕之功。

主治 妊娠剧吐。

加减 临证应用，一般以本方即可，若兼证重者，亦可随证加减。

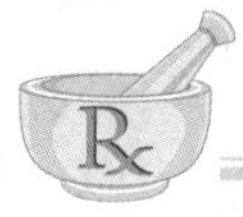

疗效◊多年使用，奏效颇捷，屡用效佳。

附记◊服药后，呕吐止即停服，不可过剂。待吐止后改用香砂六君子汤加减调理善后，巩固疗效。

§12 治妊娠高血压综合征秘方

12.1 加减鲤香汤

来源◊何子淮，《何子淮妇科经验选》

组成◊白术 30 克，枳壳 9 克，生姜、陈皮各 4.5 克，鲤鱼 1 条（约 500 克）。

用法◊上药加水煎取汁，另将鲤鱼去鳞及内脏，洗净，加水煮熟，制取鱼汁约 500 毫升，分 2 次冲上药汁服。每日 1 剂，日服 2 次。

功用◊健脾理气，利水安胎。

方解◊胎水肿满属脾虚湿停，壅滞为患，故方中重用健脾燥湿、利水安胎之白术为君；佐生姜、陈皮以助脾，鲤鱼为引，使中州旋运、水去肿消满除，万象更新。增枳壳一味为臣，一因水湿阴邪为患，气机为之滞塞，健脾之味稍佐运气，更相得益彰；二因白术健脾行水，但性壅滞，反易致满、臣以枳壳，取枳术意，寓消于补，可相辅相成；三因枳壳理气行水，其性升提，故行水消肿之功益甚而无动胎损元之弊，诸药合用，收效颇佳。

主治◊羊水过多（胎水、子满）。

疗效◊屡用效果颇佳。

12.2 羚羊琥珀散

来源◊钱伯煊，《妇科方萃》

组成◊羚羊角、琥珀、天竺黄、天麻、蝉蜕、地龙各等份。

用法◊上药共研细末。每次服 1.5~3 克，日服 1~4 次，或发作时急用。

功用◊平肝定痉、熄风宁心。

方解◊方中羚羊角为清肝要药，酸苦性寒、平肝泻火、主痉、痫、狂越，凡肝热急证，必用本品，故以之为主药；琥珀甘平，入心肝血分，安神镇痉，散瘀利水；天麻平肝熄风，疗眩晕、痉挛最善；地龙咸寒，清热止痉，通络利尿；天竺黄甘寒，清心热而豁痰开窍、泻肝火而去风定痉；蝉蜕凉散风热、平肝熄风。全方 6 味，皆指心肝而发，治疗痉、痫为用，功力专一而效捷，用于心肝风热所致之子痫危证，常可转危为安，使病情渐趋和缓。先兆子痫，与西医所谓轻度，或中度妊娠中毒症相类似，常出现高血压、水肿，蛋白尿。本方降压效果相当好，且具利尿之功、能消水肿、故早期用之，可使病情稳定，不至于急剧恶化。

主治◇子痫，证属心肝风热者。妊娠后期，或分娩期间，猝然剧烈头痛，耳鸣眩晕，吊睛抽搐，牙关紧闭，遂致昏迷。少顷平复，继后复作。可用于轻度，或中度妊娠中毒症。

疗效◇临床屡用，奏效甚捷。

12.3 平肝散

来源◇钱伯煊，《女科方萃》

组成◇黄芩、夏枯草、炒牛膝、白薇、当归、菊花各9克。

用法◇水煎服，每日1剂，2次分服。或共为细末，每服6~9克，每日服3次。

功用◇平肝泻火。

方解◇本方以黄芩、夏枯草清泻肝火；以白薇、当归滋阴养血以缓肝脏刚燥之性；以菊花滋阴养肝、疏散风热；本方证下虚上实，故用牛膝下行阴血，以补肝肾。全方重在清肝降火，故适用于肝阳亢越、内风蠢动之证。

主治◇先兆子痫，或轻型子痫、属肝阳上亢者。可用于妊娠中毒症。

加减◇先兆子痫，或以石决明代牛膝。症重者但用牛膝无妨。子痫发作，可作汤剂，加服羚羊琥珀散。

疗效◇临床屡用，每收良效。

12.4 黄芪腹皮汤

来源◇杜中语，《中国中医秘方大全》

组成◇黄芪30克，大腹皮15克，白术20克，当归15克，茯苓20克，党参15克，山药30克，泽泻10克，车前草15克。

用法◇水煎服，每日1剂，日服2次。

功用◇健脾益气，行水利水。

方解◇张景岳曰："盖水为至阴，故其本在肾；水化于气，故其标在肺，水维于土、故其制在脾。"说明妊娠水肿，主要是脾虚水泛，治宜健脾利水。故方用黄芪补气升阳，气升则水降，阳温气运则水利肿退；山药、白术、党参，培补中气，脾健则水湿可利；当归苦泄温通；茯苓、泽泻，车前草淡渗利湿而起消肿之功。诸药合用，共奏健脾益气、行水利水之效。

主治◇妊娠水肿（子肿）。

加减◇兼肾阳虚者，去党参、当归，加制附子，白芍各15克，生姜3片；兼气滞者，去党参，山药，加香附子15克，乌药10克；兼血虚者，加熟地30克，阿胶20克；兼胎动不安者，加杜仲15克，寄生20克；兼食欲不振者，加山楂15克，神曲15克。

疗效◇治疗58例，治愈43例（占74.1%），显效14例（占24.2%），无效1例。总有效率为98.3%。

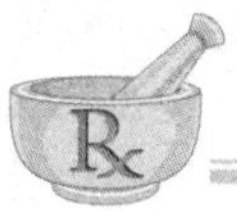

§13 治胎位异常（难产）秘方

13.1 妊娠正位汤

来源 冉雪峰，《冉氏经验方》

组成 当归6克，白术9克，川芎1.5克，白芍9克，泽泻6克，茯苓、黄芪各9克，人参3克，黄芩6克。

用法 水煎服，每日1剂，分2~3次服，可连服3周。

功用 补气血、矫胎位。

方解 妊娠胎位异常，多因气血虚弱所致，故方用参、芪、术、苓补气，归、芍、芎补血，气血足，胎位即可复正。

主治 妊娠胎位异常。

疗效 屡用效佳。

13.2 气血双补汤

来源 邹达英，《中国中医秘方大全》

组成 当归、川芎、黄芪、党参、白术、白芍、续断、枳壳、熟地、甘草各10克。

用法 水煎服，每日1剂，日服3次。

功用 补气补血。

方解 气为血之帅，血为气之母，气行则血运，故胎能自行转正。方用黄芪、党参、白术、甘草（即四君子汤去茯苓加黄芪）补气；四物（归、芎、地、芍）补血。续断补肾；枳壳理气安胎。共奏气血双补之功，气血充足则胎儿自能复正。本方可避免外倒转术引起的胎盘早剥、早产、胎儿宫内窘迫等副作用；且对骨盆狭窄者，胎儿小等，也可用之无妨。

主治 胎位不正，或经外倒转术无效者，或第一胎腹壁较紧张者。

疗效 治疗140例，有10例未复诊外，顺利扶正125例，痊愈率为96.15%。

§14 治先兆流产（胎漏）秘方

14.1 安胎合剂

来源 朱水香，《中国中医秘方大全》

组成 菟丝子、熟地各12克，党参、怀山药各15克，白术、续断、桑寄生各10克，甘草6克。

用法 水煎服，每日1剂，日服2次。

功用 养血益气、健脾补肾、固冲安胎。

方解 中医认为先兆流产主要是因脾虚肾亏，气血不足，冲任不固，胞脉失养所致。方中菟丝子是保胎药中极重要之品，具有雌激素活性，而雌激素对维持妊娠起着重要作用；肾精之化，因于脾胃，故以党参、白术、山药、甘草健脾益气、养胎载胎；菟丝子配熟地、续断、桑寄生补肾养血。诸药相伍，能促进子宫生长发育，且对胎儿无任何不良影响。对妊娠晚期之先兆流产亦有效。本方据江西中医学院实验证明，安胎作用有三方面：一是抑制子宫收缩；二是能加强垂体—卵巢促黄体功能，三是促进子宫发育。

主治 先兆流产。

加减 腰腹痛者，加杜仲、枸杞；胀痛甚者，加炒白芍、陈皮；阴道下血者，加阿胶、仙鹤草、地榆炭；恶心呕吐者，加竹茹、陈皮、黄连、苏叶、砂仁等；偏阴虚胎热者，加生地、麦冬、黄芩；偏气虚胎寒者，加黄芪、艾叶炭。

疗效 治疗 100 例，均为住院病人，年龄最小 21 岁，最大 36 岁。结果痊愈 98 例，治愈率达 98%。阴道出血停止，无腰酸腹胀，B 超检查证明为活胎者方为治愈。其中服药 5 剂以内即愈者 12 例，5~10 剂愈者 51 例，11~15 剂愈者 27 例，16~20 剂愈者 8 例，20 剂以上者 2 例。

14.2 清热安胎饮

来源 刘奉五，《刘奉五妇科经验》

组成 山药 15 克，石莲、黄芩各 9 克，川连 3 克（或马尾连 9 克）、椿根白皮、侧柏炭各 9 克，阿胶块 15 克（烊化）。

用法 水煎服，每日 1 剂，日服 2 次。

功用 健脾补肾、清热安胎、止血定痛。

方解 胎漏相当于西医的先兆流产。妊娠初期，由于血聚养胎，故病人多见阴虚而阳气偏盛，阳盛则热，下扰血海，迫血妄行，以致胎漏下血，腰酸、腹痛等症。《本草备要》中曾云白术、黄芩为安胎圣药。因为白术能健脾，脾健则能统血，黄芩苦寒能清胎热。而妊娠又多阴虚血热，而白术偏于温燥，故以山药代替白术，取其味甘性平，健脾补肾，补而不热；石莲性味微苦寒，能健脾补肾、滋养阴液；黄芩、黄连清热安胎；椿根白皮，味苦涩寒，收涩止血；侧柏叶苦涩微寒，凉血止血，炒炭后又能收敛止血；阿胶本属甘平而微寒，有清热凉血、益阴安胎之功，又因阿胶其性黏腻，能凝固血络善于止血，对妊娠患者既可安胎，又可止痛。古人曾用胶艾汤治疗妊娠下血，因为艾叶偏温弃而不用，代之以芩、连清胎热而安胎。总之本方健脾补肾，补而不热，清热而不伤正，收涩止血而安胎。本方配伍严谨，用药丝丝入扣，方证相符，故用之多效。

主治 妊娠初期胎漏下血，腰酸、腹痛属胎热者。

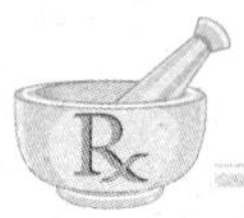

加减◊出血量多时，加贯众炭、棕榈炭、生地、旱莲草；脾肾两虚、胎系不固，加菟丝子、川断、桑寄生；气虚者，加党参、黄芪、白术；小腹下坠者，加升麻炭；阴虚血热者，多见胎动不安，或有小腹疼痛，加白芍、炙甘草。

疗效◊临床验证30例（证属阴虚血热者），结果均获痊愈。而且见效颇捷。

14.3 固肾安胎饮

来源◊徐志华，《中国中医秘方大全》

组成◊桑寄生、当归、白芍、川断各9克，苎麻根12克，杜仲、阿胶各9克，炒艾叶3克，菟丝子9克，甘草4.5克，生地、生黄芪、西洋参各12克。

用法◊水煎服，每日1剂，日服2次。

功用◊补气益血，固肾安胎。

方解◊本病多因气血亏虚、脾肾不足以致冲任不固，不能摄血养胎。故方用参芪补脾益气；当归、白芍、生地养血和营；阿胶、艾叶安胎止血；甘草、白芍缓急止痛；胎系于肾，故用杜仲、川断、桑寄生、菟丝子固肾强腰以安胎；苎麻根养阴安胎、清热止血。有人认为祖国医学中肾—冲任—胞宫的作用与现代医学的下丘脑—垂体—卵巢—子宫系统功能较为相似。说明肾与生殖内分泌系统密切相关。本方重在补益肾气、肾气充则胎安。

主治◊先兆流产。

加减◊如阴虚血热者，去艾叶，加旱莲草9克；如有外伤诱因、加砂仁3克。

疗效◊治疗56例，年龄一般在30岁左右，最小23岁，最大39岁，结果痊愈（症状和体征消失，达到保胎足月分娩）54例占96.4%，无效2例（因就诊时间较晚）。本方服10~30剂就能达到保胎目的。

14.4 加味芎归汤

来源◊裘笑梅，《裘笑梅妇科临床经验选》

组成◊当归9克，川芎1.2克，党参12克，黄芪9克，参三七末1.2克（吞服）。

用法◊水煎服，每日1剂，日服2次。

功用◊补气摄血，散瘀生新。

方解◊妊娠跌仆闪挫，有伤胎气。傅青主说："妊妇有失足跌损致伤的胎元，必以补气血，而少佐以行气祛瘀之品，则瘀散胎安矣。"本方即是宗付氏之说而制订的。方用党参、黄芪益气；当归养血以保胎元；合少量川芎，行血中之气；配三七祛瘀止痛。是方寓通于补，既能和营活血以疗胎伤，又能益气养血以保胎。此方之妙，在于治伤而不损胎元、补气血而不壅滞，故无通利之害，亦愈跌闪之伤，诚为两全之良方。

主治◊妊娠跌仆、闪挫伤胎。症见阴道出血、腰酸胀下坠。

疗效◊临床屡用，效果甚佳。一般服3剂即诸症消失，胎安而愈。

14.5 生麦安胎饮

来源 宋光济，《名医治验良方》

组成 生地、苎麻根各12克，麦冬、黄芩各6克，甘草3克，川续断、桑寄生各9克。

用法 每日1剂，水煎服，日服2次。

功用 养阴清热、止血安胎。

方解 胎漏、胎动不安，一般分气虚、血热、肾虚三型。其中尤以阴虚血热为多见。方中生地、麦冬、甘草养阴清热以治本；黄芩、苎麻根清热凉血、安胎止漏；续断，桑寄生滋肾安胎，而性平不热。诸药合用，功效清热滋肾、止血安胎之效。因而是一剂安胎止血、预防流产的良方。本方标本兼顾，适用于阴虚内热、冲任不固之胎漏、胎动不安等病。

主治 胎漏、胎动不安（阴虚内热、冲任不固型）。

加减 纳差呕恶，加白术9克，姜半夏、苏梗各6克，陈皮7克，姜竹茹9克；便秘、加瓜蒌仁12克；屡孕屡堕者，加菟丝子9克，黄芪12克，粳米15克，以益肾固胎。

疗效 临床屡用，疗效颇著。

附记 验之临床，屡收特效。

14.6 保胎方

来源 许润三，《名医治验良方》

组成 菟丝子、淮山药各30克，桑寄生20克，川续断、甘草、阿胶（烊化）各10克，党参、生白芍各15克。

用法 每日1剂，水煎服，日服2次。

功用 补肾健脾、养血安胎。

方解 先兆流产，不仅与肾虚有关，而且与脾虚也有密切关系。故方用菟丝子补肾气；桑寄生、川断固肾系胎；阿胶养血止血，四药合用，共奏补肾养血、固冲安胎之功；党参性味甘平，归脾、肺经，能健脾益气；山药既能健脾，又能补肾固精，与党参合用以强后天之本，助气血生化有源，胎得所养；芍药苦酸微寒，归肝、脾经，善敛阴止血；甘草性味甘平，归十二经，能补脾益气，又善缓急止痛，甘草与芍药相合则缓解挛急腹痛。诸药相伍为用，可收补肾健脾、养血安胎之效。

主治 各种先兆流产，习惯性流产。

疗效 临床屡用，疗效颇佳。

附记 验之临床，每获佳效。

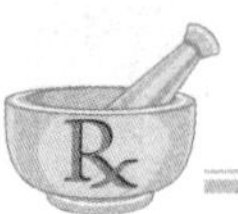

§15 治习惯性流产（滑胎）秘方

15.1 固胎汤

来源 刘云鹏，《名医秘方汇萃》

组成 党参、炒白术各30克，炒扁豆9克，淮山药15克，熟地30克，山茱萸、炒杜仲、川续断各9克，桑寄生15克，炒白芍18克，炙甘草3克，枸杞子9克。

用法 每日1剂，用水浓煎2次，分2~3次温服，连续服用，须超过以往流产天数半月。

功用 脾肾双补，止痛安胎。

方解 肾主藏精为先天之本，脾主运化为后天之源，胎元系于脾肾、肾精足则胎元得固，脾气旺则胎有所载，脾肾功能正常，胎孕自然无恙。若禀赋不足，或房事太过，劳倦内伤，或情志失调等，则往往导致肾气亏损，不能固胎。脾气虚弱，不能承载而滑胎。因此，凡滑胎患者，大都因脾肾双亏而致病。本方以党参、白术、扁豆、山药、甘草健脾益气、补后天；熟地、山茱萸、杜仲、枸杞子养血益精补先天；川续断、桑寄生补肾安胎，治腹痛；白芍敛阴养血，缓挛急，止腹痛。本方主药量重是其特点，如重用白术、熟地，乃求其力专也。

主治 滑胎（习惯性流产、腰痛、小腹累坠痛，脉沉弱无力，舌质淡，或有齿痕、苔薄）。

加减 若小腹下坠加升麻、柴胡各9克以升阳举陷；小腹掣痛或阵发性加剧者，白芍用至30克，甘草15克以缓急止痛；小腹胀痛，加枳实9克以理气止痛；胎动下血，加阿胶12克，旱莲草15克，棕榈炭9克以固冲止血；口干咽燥，舌红苔黄，去党参加太子参15克；或选用黄芩9克，麦冬、石斛、玄参各12克以养阴清热安胎；胸闷纳差，加砂仁、陈皮各9克以芳香和胃；呕恶，选加竹茹、陈皮、生姜各9克以和胃止呕；畏寒肢冷，少腹发凉，加肉桂6克，制附子9克以温阳暖胞。

疗效 刘氏数十年来以此方治滑胎，疗效显著。临床除胚胎停止发育外，一般都能见效。甚至滑胎6~8次者，犹能获得正常分娩，且婴儿体格、智力发育良好。

15.2 安胎防漏汤

来源 班秀文，《名医秘方汇萃》

组成 菟丝子20克，覆盆子、川杜仲各10克，杭白芍6克，熟地黄、潞党参各15

克，炒白术、棉花根各 10 克，炙甘草 6 克。

用法 未孕之前，预先水煎服此方 3~6 个月；已孕之后，可以此方随证加减。每日 1 剂，日服 2 次。

功用 温养气血，补肾固胎。

方解 习惯性流产，属于祖国医学的胎动不安、胎漏、滑胎的范畴。其起病原因，既有男女双方先天的因素，又有妇女本身虚、实不同，但以本病而言由于多次流产之后，冲任及肾气多属亏损，故临床所见，以虚证为多。故方用菟丝子辛甘平，覆盆子甘酸微温，二药同用，有补肾生精、强腰固胎之功；杜仲甘温，补而不腻、温而不燥，为补肾之要药，能补肾安胎；当归、白芍、熟地俱是补血养肝之品，肝阴血足，则能促进胎元的发生；党参、白术、棉花根甘温微苦，能健脾益气，升阳化湿；既有利于气血的化生，更能升健安胎；甘草甘平，不仅能调和诸药，而且能益气和中、缓急止痛。全方有温养气血、补肾生精、固胎防漏之功。

主治 习惯性流产。

加减 若堕胎或小产连续发生 3 次以上，屡孕屡堕者，谓“滑胎”，亦即西医所称“习惯性流产。”《妇人良方大全》将其病机责之于“血气损，不能养胎”。腰者，为肾之外府，说明数堕胎之因，肾虚是其根本，故治疗此证当以补肾为主，但还需未雨绸缪、防微杜渐，消灭其习惯性于萌芽状态，因而用药要随症加减，服药时间要提前。如腰脊及少小腹胀坠疼痛，加桑寄生 12 克，川续断 10 克，砂仁壳 3 克，紫苏梗 5 克；阴道出血，量少色红，脉细数者，加荷叶蒂 12 克；苎麻根 15 克，黄芩、阿胶各 10 克；如出血量多色红，宜减去当归之辛温，再加鸡血藤、旱莲草各 20 克，大叶紫珠 10 克；出血日久，淋漓暗淡、腹部不痛者，加桑螵蛸 10 克，鹿角霜 20 克，花生衣 30 克，党参加至 30 克；在未孕之前，要预服此方 3~6 个月，以培养其根蒂；已孕之后，以此方随证加减。只要符合补养气血、固肾壮腰之要旨，自能足月产矣。

疗效 多年使用，治验甚多，疗效满意。

15.3 补肾固本汤

来源 刘熙政，《名医治验良方》

组成 菟丝子 15 克，覆盆子、枸杞子、川续断、紫河车、党参、茯苓、白术、黄芪、陈皮各 10 克，车前子、甘草、木香、砂仁各 6 克。

用法 每日 1 剂，水煎服，日服 2 次。

功用 健脾益肾、滋肾益精。

方解 连续流产，相当于中医堕胎、滑胎之证，除外器质性病变，多因禀赋不足，素体脾肾气虚，月事失调，胞脉失养，以致胎不成实而自堕。故方中用菟丝

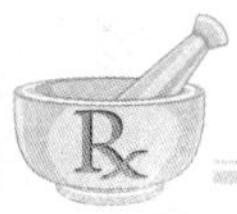

子甘辛，入脾、肝、肾，强阴益精；覆盆子甘酸微温，补肾固精；枸杞子甘平，滋肾益气；车前子甘寒，强阴益精；川续断苦温，补肾暖宫；紫河车大补气血，用以补肾益精，温而不燥，暖宫固冲；党参甘温，扶脾养胃；白术苦温，健脾燥湿，扶助运化；茯苓甘淡，合白术健脾渗湿；炙甘草甘温，补中和胃；黄芪甘温，健脾益气；木香、砂仁、陈皮和胃利气。诸药合用，共奏甘温益气、健脾养胃、滋肾益精之功。本方肾、肝、脾同治，健脾益胃以利生化之源，滋肾益精以固冲任之本。

主治 ◊ 脾肾两虚，腰酸腿软，足膝水肿，呕恶便溏，经血不调，胎动不安，小产滑胎。还可用治堕胎后无器质性病变或脾肾两亏而致胎萎不长者。

加减 ◊ 临证运用，可随证略作加减。

疗效 ◊ 临床屡用，疗效卓著。

附记 ◊ 验之临床，每获佳效。

15.4 调补冲任方

来源 ◊ 王云路，《中国中医药报》

组成 ◊ 白术、黄芩、桑寄生、续断、人参各9克，茯苓、莲子各15克，砂仁2克，甘草9克。

用法 ◊ 水煎服，每日1剂。连服3剂后，则隔日服1剂。于怀孕之月份起，每月服5剂，连服至妊娠7个月。

功用 ◊ 调补冲任，安奠胎元。

方解 ◊ 习惯性流产（滑胎）多以冲任损伤不能摄血养胎所致。胞宫主月经及怀孕，“肾以系胞”。王冰注《素问》说：“冲为血海，任主胞宫，二者相资，故能有子。”可见冲任二脉与胎孕之关系极为密切，冲任二脉通盛，胎孕自可正常。冲脉任脉隶属于阳明，调阳明即可固冲任；肝肾是冲任之本，补肝肾就是固冲任，是故调补冲任就能起到安奠胎元的作用。“调补冲任方”，系根据先师纪翱臣的“偏方”（白术、黄芩、寄生、续断、陈皮、竹茹、砂仁、甘草）化裁而来。方中的参、术、苓、草补气益脾胃；寄生、续断补益肝肾，莲子开胃进食；砂仁理气安胎，白术燥湿，黄芩清热，湿热一去，其胎自安。诸药合用，以收调补冲任、安奠胎元之功。

主治 ◊ 习惯性流产。

加减 ◊ 胎漏下血者，加阿胶30克（另烊化，分2次兑服）。地榆炭30克，升麻、柴胡各9克以益气升提；血虚腹痛者、加炒当归6克，黄芪30克，白芍15~30克以补气生血、和营止痛；肾阳虚腰冷痛者，加巴戟天、鹿角胶（另烊化，分2次服）各9克以温补肾阳；肾阴虚腰酸痛者，加枸杞子30克，熟地15克以培补肾阴；白带过多者，加芡实30克，海螵蛸15克以健脾燥湿、涩精止带；恶阻者，加陈皮、竹茹各9克以理气止呕。

疗效◊多年使用，屡收卓效。

15.5 滋肾育胎丸

来源◊罗元恺，《中国中医秘方大全》

组成◊菟丝子240克，川续断、巴戟天、杜仲各90克，熟地150克，鹿角霜、枸杞子各90克，阿胶、党参各120克，白术90克，无核大枣肉50克，砂仁15克。

用法◊上药除熟地、阿胶、枸杞子、大枣肉外，各药共研细末，另将熟地、枸杞子反复熬煎、去渣以液溶化阿胶使之成稀糊状，另将大枣肉捣烂，将药末与药液及枣肉调匀，并加适量煮炼过的蜜糖，制成小丸，收贮备用。每日服3次，每次服6克。

功用◊补肾益脾，养血固冲。

方解◊方中以滋补肾阴肾阳为主，佐以补气健脾养血。其中菟丝子为主药，性味辛甘平，入肝肾二经，《名医别录》谓"治男女虚冷，添精益髓，去腰痛膝冷，能补肾益精固胎。"党参健脾补气；鹿角霜补元阳、生精髓；配以巴戟天，杜仲、川断补肾固冲；枸杞子、熟地、阿胶养肝滋血；白术、大枣补气健脾；砂仁理气调中。全方肾、肝、脾、气血同治，以益冲任之本。本方曾通过动物实验证实能改善卵巢子宫的血流，从而促进卵巢子宫的生长发育，促进卵巢黄体的发育，并使子宫内膜腺体分泌过多。又经贵阳中医学院证实菟丝子、川断有抗维生素E缺乏症的作用，而有利于孕卵的发育。

主治◊习惯性流产，先兆流产或不孕症。

疗效◊治疗133例，治愈126例，成功率达94.7%；无效7例，无效率达5.3%。

15.6 固胎饮

来源◊沈脩，《中国中医秘方大全》

组成◊熟地12克，炒当归9克，甘草4.5克，炒白芍、桑寄生各9克，川断12克，党参、菟丝子各9克，五味子3克，怀山药12克，黄芩、白术各9克，南瓜蒂4个。

用法◊水煎服，每日1剂，日服2次。

功用◊补肾益气、清热安胎。

方解◊本证可由肾亏气血虚而易堕，也可因肝旺气血热而易动。治疗上应以补肾而益气养血，清肝而泄热和荣为主。方中以地黄、白芍、当归养血和荣；以党参益气补虚，盖使胎孕以赖母体之气以煦之，母体之血以濡之。胎之举摄安固，胥赖肾之作强，故方中用熟地佐以怀山药、菟丝子、川断、桑寄生以补摄肾脏而固其根本，更配五味子之酸，敛下焦肝肾。然胎前属热，肝旺之质、胎火易盛，故用苦寒之黄芩清泄肝火胎热，又可监补药性温之偏。白术

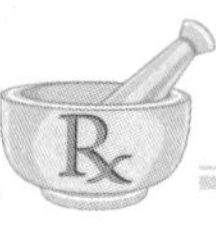

补益脾胃，合黄芩为安胎圣药；甘草和诸药又能缓胎毒；南瓜蒂则为引药而设。诸药合用，共奏补肾益气、清热安胎之功。所以，用本方治疗，只要孕妇注意休息，保胎是可以成功的。

主治 习惯性流产。

加减 如有阴道出血，加陈棕炭、侧柏叶各9克。

疗效 治疗48例，44例痊愈，4例无效。

15.7 培育汤

来源 赵松泉，《中医杂志》（1）1988年

组成 桑寄生、菟丝子各12克，川断、炒杜仲、太子参各10克，山药15克，山萸肉、石莲肉各10克，芡实12克，升麻9克，大熟地、苎麻根、椿根白皮各10克。

用法 水煎服，每日1剂，日服2次。

功用 补气养荣，固肾安胎。

方解 历代医家对保胎看法各异，朱丹溪主张“大补气血”，叶天士亦认为“屡孕屡堕者由于气血不充”，傅青主有“安胎重脾肾，补其气不足，泄其火之有余”之说，张锡纯则认为“男女生育皆赖肾气作强，肾旺自能荫胎也”。抓住肾虚、气血亏损是治疗保胎之关键，故方用太子参、怀山药、芡实、升麻健脾以补气；以桑寄生、杜仲、菟丝子、川断、山萸肉、大熟地、石莲肉固肾以养血，本固则胎可安。因为妊娠多胎热，故加椿根皮、苎麻根凉血止血以治其标，使之补虚而不助胎热，清热而不损胎气。另据资料反映，用中医滋肾健脾法保胎，不但能使阴道出血停止，改善腹痛、腰酸等症状，并且尚有维持妊娠黄体、改善滋养层功能，促使孕卵发育等作用。故本方用之多效。

主治 习惯性流产。

加减 如肾阳虚，加补骨脂、鹿角胶；肾阴虚，加女贞子、旱莲草，枸杞子、桑椹子、生地；血虚，加当归、首乌、阿胶；阴虚血热，减熟地，加地骨皮、黄芪、生地；气虚，加生黄芩、党参、白术、炙甘草。

疗效 治疗76例，痊愈60例，成功率为79%。

15.8 加味三青饮

来源 裘笑梅，《裘笑梅妇科临床经验选》

组成 冬桑叶30克，青竹茹12克，丝瓜络炭6克，熟地30克，山药、杜仲各15克，菟丝子9克，当归身6克，白芍15克。

用法 水煎服，每日1剂，日服2次。

功用 清热凉血、滋阴补肾。

方解 ◊ 习惯性流产，临床上以阴虚内热型较为多见。故方用桑叶滋阴降火，能清血海之热，合竹茹清热止血凉血；丝瓜络炭既能清热，又能滋阴生津、止血安胎，三味其色均青，入厥阴肝经，能清肝经之热，使相火静则胎安，为妇女崩中动胎之要药。熟地滋阴；山药、杜仲、菟丝子补肾；归身、白芍养血敛阴。诸药合用，共奏清热凉血、补肾安胎之效。

主治 ◊ 习惯性流产。

加减 ◊ 胸闷，加苏梗 3 克，白术 9 克。

疗效 ◊ 临床屡用，效果良好。

15.9 活血化瘀汤

来源 ◊ 郑天松，《名医治验良方》

组成 ◊ 益母草、当归各 30 克，赤芍、白芍、川芎各 20 克，炒桃仁 15 克，蒲黄（布包）、五灵脂（布包）各 10 克，炮姜，木香各 6 克，肉桂（后下）、生甘草各 3 克。

用法 ◊ 每日 1 剂，水煎服，日服 2 次。

功用 ◊ 温经行气，养血活血，祛瘀生新。

方解 ◊ 堕胎下血，以有瘀血者为多。本方乃由四物汤、生化汤、失笑散化裁而来。方用益母草、当归、赤白芍、川芎、桃仁养血活血、祛瘀生新；蒲黄，五灵脂活血行瘀，散结止痛；炮姜温经化瘀，且可引药入营；木香行气；肉桂温经；甘草调和诸药。诸药合用，共奏温经行气、养血活血、祛瘀生新之效。

主治 ◊ 堕胎下血（指自然堕胎或人工堕胎下血不止），时有血块，少腹作痛，及瘀滞蓄留等症。

加减 ◊ 下血块多、少腹痛甚者，若患者无宿疾，禀赋强壮，可酌加生大黄、牛膝、红花增强破瘀攻下、荡涤留滞的作用；脾胃虚弱、素禀不足者，加山药、白术、陈皮健脾益气、补气扶羸；出血日久，阴虚发热者可加生地、丹皮、地骨皮、黄芩育阴凉血，解肌清热；肾气素虚、腰腿作痛者，加桑寄生、熟地、杜仲、川续断，强筋骨、利关节、滋肝肾。

疗效 ◊ 经数十载的临床验证，疗效卓著。

附记 ◊ 验之临床，确有特效。

§16 治宫外孕（异位妊娠）秘方

16.1 宫外孕方

来源 ◊ 经验方，《医方新解》

组成 ◊ 丹参 15 克，赤芍、桃仁、乳香、没药各 9 克，三棱、莪术各 6 克（此为

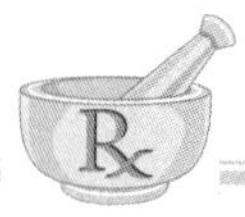

Ⅱ号方，减去三棱、莪术即为Ⅰ号方）。

用法◊水煎服，每日1剂，日服2次。

功用◊活血破瘀、消癥定痛。

方解◊方中以丹参、赤芍养血活血；桃仁、三棱、莪术破血散结；乳香、没药化瘀止痛。合而能活血破瘀，消癥定痛。综观全方，既能促进血管外自体血流及血块的吸收，又能解痉、镇痛，故可活血破瘀、消癥定痛。

主治◊宫外孕流产或破裂。症见月经过期，漏下不畅，血色暗红，或夹肉膜块物、腹痛突发、痛而拒按、多自小腹开始而延及全腹。

疗效◊临床屡用、效果良好。据山西医学院第一附属医院于1974年报道：以本方为主，非手术疗法治疗690例宫外孕患者，其中未破损型3例，休克型111例，不稳定型308例，包块型268例，均获痊愈。又据重庆医学院第一附属医院报道：以本方为主、中西医结合非手术治疗宫外孕23例，随访到22例，月经均恢复正常、包块消失。8例已足月产。

附记◊本方Ⅰ号方适用于不稳定型，Ⅱ号方适用于包块型，两方均用于已破损型。本方还可用于治疗妇科常见的炎性疾患，如盆腔炎性包块、输卵管积水、积液，亦获得良好效果。

16.2 活络效灵汤

来源◊李秀珍，《中国中医秘方大全》

组成◊丹参15克，赤芍、桃仁各12克，乳香10克，没药、金银花、蒲公英各15克。

用法◊水煎服，每日1剂，日服2次。

功用◊活血化瘀、清热解毒。

方解◊本方由张锡纯“活络效灵丹”（丹参、当归、生乳香、生没药）加减化裁而成。方用丹参、赤芍养血活血，桃仁破血散结，乳香、没药化瘀定痛，复加金银花、蒲公英，配赤芍，取其清热解毒、凉血化瘀。因为输卵管妊娠往往由输卵管炎引起，而输卵管妊娠流产或破裂，血郁少腹，日久势必化热，故用本方效果良好。

主治◊输卵管妊娠包块已经形成，或血郁少腹已见化热之势。

加减◊腹痛甚者，加元胡12克，蒲黄、五灵脂各10克；消包块，加三棱、莪术各10克，夏枯草20克；肛门坠胀，加黄芪20克；防止肠粘连加川厚朴12克，广木香10克；大便干结，加大黄10克；补气血加当归15克，山药10克。

疗效◊治疗43例，其中包块型34例，不稳定型9例。结果治愈26例，好转16例，1例无效改手术治疗。总有效率为97.67%。

附记◊上列二方均系从活络效灵丹化裁而成。笔者曾用活络效灵丹加减治疗宫外孕包块型、阴性（即陈旧性宫外孕）多例，均获包块消失，月经恢复正常而愈。说明中医对宫外孕阴性（-）是有良好效果的；若属阳性（+）仍以中西医结合抢救或手术治疗为善。

§17 治产后发热秘方

17.1 理血驱风汤

来源◇秦正生，《辽宁中医杂志》（4）1984 年

组成◇荆芥 3~5 克，泽兰叶 10~15 克，秦艽 5~10 克，炮姜炭 2~5 克。

用法◇水煎服，每日 1 剂，日服 2 次。

功用◇理血驱风。

方解◇方中用荆芥理血驱风，治产后风热发热；泽兰叶以行血养血而不伤正；复以秦艽养血舒筋、祛风通络，解热镇痛；终以炮姜炭温血分之寒，而敛浮阳，以化瘀生新定痛。合用共奏理血驱风之效。

主治◇产后发热。

加减◇若感染邪毒而发，加薄荷 6 克（后入）、金银花 30 克，赤芍 15 克，细生地 10 克，紫丹参 15 克；大便未解，加火麻仁 30 克，纳差，加焦山楂 30 克，陈皮 30 克，青蒿梗 15 克；瘀血而致，加桃仁、益母草各 10 克，王不留行 30 克；外感风寒，加金银花、海桐皮各 30 克，薄荷 6 克、焦山楂 15 克；感受湿热而发，加海桐皮 30 克，益元散 30 克，荷梗 10 克，炒全当归 10 克，焦山楂 15 克。

疗效◇临床屡用，疗效满意。

附记◇治疗本证，应从“虚”、“瘀”二字出发，再随证加入除去病因（辨证求因）之品。以本方随证增损，用之无不立验。

17.2 祖传桂枝生化汤

来源◇何子淮，《何子淮女科经验选》

组成◇桂枝、炒白芍、炒荆芥、蔓荆子、炒当归、炒川芎、益母草、艾叶、炮姜、通草、炙甘草。

用法◇水煎服，每日 1 剂，日服 2 次。

功用◇扶正祛邪、调和营卫。

方解◇产后外感发热，多因风寒乘虚而入，郁而热骤。故方用桂枝温经散寒、解肌发表。桂枝虽有辛温解表之用，但有芍药敛阴不伤正气；炒荆芥解表而理血分；蔓荆子体轻而浮，主升而散，清利头目，达邪外出；配合生化汤通滞和营、补血消瘀，而达“邪去正安”之用。故用之多效。

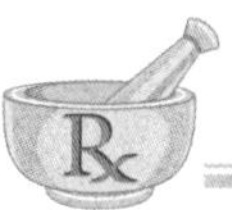

主治 ◊ 产后外感发热。

疗效 ◊ 临床屡用，一般服 1~2 剂，即热除体复。收效颇捷。

17.3 柴胡四物汤

来源 ◊ 曾文长，《江苏中医》(6) 1990 年

组成 ◊ 柴胡 15~24 克，太子参 7~12 克，黄芩、白芍各 9~15 克，甘草 3~6 克，半夏、当归、川芎各 6~12 克，生地 15~30 克，生姜 2~4 片，大枣 3~5 枚。

用法 ◊ 水煎服，每日 1 剂，日服 2 剂。

功用 ◊ 扶正清透。

方解 ◊ 《邯郸遗稿》云："产后日晡发热转甚，非柴胡不能治，以八珍汤加柴胡，或四物汤合小柴胡汤治之亦效。"本证多因外邪乘虚而入，与正气相争，搏结于血室所致，故方用柴胡舒肝解郁、提举陷入血室之外邪，使之透达而出；黄芩苦寒清热，使半表半里之邪热得以内彻；复以参、草、夏、姜、枣等调和营卫；四物滋养肝血。合用共奏扶正祛邪之功。

主治 ◊ 产后寒热往来、头晕目眩、胸闷呕吐、默默不欲饮食、周身不适、腹痛拒按、恶露不尽、或咳、或乳汁不通、乳房肿胀焮痛、舌红苔薄白或白腻、或光剥少苔、脉浮数、或弦数、或弦细数。

加减 ◊ 实热，去当归、川芎、白芍，加金银花、连翘、蒲公英、黄柏、赤芍；湿热、去当归、川芎、白芍，加龙胆草、蛇舌草、滑石、苡仁、赤芍；瘀热，去白芍，加赤芍、丹参、桃仁、红花、牛膝；虚热、加青蒿、鳖甲、秦艽；食滞，加神曲、山楂、莱菔子；高热烦渴，加生石膏、知母；乳汁不通、乳房肿痛、焮红、加金银花、蒲公英、牛蒡子、全瓜蒌、皂刺、王不留行、路路通、漏芦。

疗效 ◊ 治疗 135 例，痊愈 107 例（占 69.93%），有效 41 例（占 26.80%），无效 5 例。总有效率为 96.73%。

17.4 参芪荆防汤

来源 ◊ 王淑波，《中国中医秘方大全》

组成 ◊ 荆芥 30 克，柴胡 15 克，防风、薄荷各 10 克、党参 12 克，黄芪 15 克，当归、白芍、陈皮各 10 克。

用法 ◊ 水煎服，每日 1 剂，日服 2 次。

功用 ◊ 益气血、透风热。

方解 ◊ 产后百脉空虚，腠理疏松，卫阳不固，对气候冷热适应能力差，以及由于失血、产道损伤、恶露等，生殖器易为细菌侵入、邪毒从阴户走窜经脉，以至蔓延全身而发热。故方用参、芪、归、芍益气血、扶正气；以荆、防、薄

荷、柴胡、陈皮开腠理、祛风邪。合用有益气血、透风热之效。

主治◇产后高热。

加减◇瘀血发热，加益母草15克，桃仁、红花、丹参各10克；暑湿发热，加生石膏30克，知母12克，厚朴、半夏各10克；热度持续不退者，加黄芩10克。

疗效◇治疗10例，其中败血症2例、产褥感染8例。结果痊愈9例，无效1例。

§18 治产后尿潴留秘方

18.1 益气导溺汤

来源◇姜玉玫，《中国中医秘方大全》

组成◇党参、白术各12克，扁豆10克，茯苓12克，桂枝、炙升麻、甜桔梗各10克，通草12克，乌药10克。

用法◇水煎服，每日1剂，日服2次。

功用◇益气升陷、通阳利尿。

方解◇中医认为产程长、产妇神疲力竭、手术创伤、产时失血等诸因素造成产妇真元失损、气血空虚，故而发生尿潴留。方用党参、白术、茯苓、扁豆补气扶脾；升麻、桔梗举陷升上以启下；乌药温宣下焦之气；桂枝、通草化气行水而利尿。诸药合用，共奏益气升陷、通阳利尿之功。

主治◇产后尿潴留。

加减◇肾虚者，加服六味地黄丸；阳虚者，加附子；有感染者，加金银花、蒲公英。

疗效◇治疗顽固性产后尿潴留（导尿2次以上，并采用多种方法仍不能自主排尿者）12例、全部治愈。多数用药1~2剂，最多5剂即恢复自主排尿，无1例复发。

18.2 加味桂车汤

来源◇裘笑梅，《裘笑梅妇科临床经验选》

组成◇肉桂1.2克（吞服）、车前子15克（包）、生黄芪12克，冬葵子9克。

用法◇水煎服，每日1剂，日服2次。

功用◇益肾补气、调理膀胱和三焦气化。

方解◇产后小便不通，关键是膀胱和三焦气化失常所致。方中肉桂禀天地之阳气、味厚性升，为阴中之阳气，通百脉而入下焦肝肾之经，为温补之品，能补命门之火不足，引火归元；车前子禀土中之阴气，味甘性降，为阴中之阴药，入肝肾小肠之经，为行水泄浊之品，利小便而不泄气，强阴益精。二药合

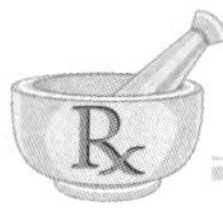

用，一温一寒、一升一降，相互促进，引火归元，温阳利水，使州都气化得行，则小便自通。所以用黄芪者，一则取其甘温益气，使肺脾之气旺，气能行水；二则仿丹溪治癃闭之探吐法。丹溪云："吾以吐法通小便，比如滴水之器，上窍闭则下窍无从泻通，必上窍开而下窍之水出焉。"黄芪既能补益肺气，乃启水之上源，与肉桂、车前子同用，开上达下、相辅相成，其效更显矣。

主治◇产后小便不通。

加减◇若产后恶露未尽，加当归、川芎；肾虚较甚，加杜仲、牛膝、桑寄生；膀胱郁热，加淡竹叶、木通、忍冬藤、益元散。

疗效◇治疗3例，服药5~7剂，均能自行排尿而获痊愈。

附记◇笔者临床验证10例，均获痊愈。其效果如斯言，信哉。

§19 治产后大便难秘方

19.1 养血润燥通幽汤

来源◇贾锐，《陕西中药》(7) 1988年

组成◇生地、当归、党参、火麻仁各15克，枳壳、桃仁各10克，川芎、柏子仁各7.5克，甘草5克，槟榔片2.5克。

用法◇水煎服，每日1剂，早晚各服1次。

功用◇养血润燥，通幽解便。

方解◇产后大便秘结，多因产后失血伤阴、津液不足、胃中枯燥、大肠失润，以致传导不利而大便难，故方用生地、当归滋阴补血；党参益气；火麻仁、桃仁、柏子仁润肠通便；配以枳壳、槟榔片理气宽中、破滞荡积而疏通腑气，伍甘草和中益脾、调和诸药。合用共奏养血润燥、通幽解便之效。

主治◇产后大便难，便干燥如栗子秘涩不通。

加减◇若因阴虚灼津而致者，重用生地，并酌加滋阴之药。便后肛门疼痛，加生地榆10克，防风7.5克；7日不大便，加大麦芽25克，苁蓉10克；腹痛胸痞，加木香5克，炮姜2.5克；食后呃逆，加陈皮10克，砂仁5克；大便带血，加炒槐花、阿胶（烊化）各10克。

疗效◇治疗201例，服药1~3剂，最多10剂，结果痊愈（便通、症状完全消失）182例（占90.55%），显效（服药6剂、症状明显减轻、2日便1次）7例（占3.48%），好转（服药9剂、症状减轻）9例（占4.48%），无效3例。总有效率为98.5%

19.2 养血润肠汤

来源◇朱小南，《朱小南妇科经验选》

组成◇油当归9克，炒黑芝麻12克，柏子仁9克，制香附6克，炒枳壳4.5克，焦白术6克，甜花蓉、云茯苓各9克，陈皮6克。

用法◇水煎服，每日1剂，日服2次。

功用◇养血润肠通便。

主治◇产后大便难（证属血枯肠燥）。

加减◇数日未便者，加全瓜蒌。

疗效◇验之临床，确有疗效，多1剂即愈。

附记◇平日多食菠菜，早晨空腹食蜜糖一大匙，然后再饮温开水一大杯，往往能达到润肠通便之目的。若治疗辅以此食疗法，则奏效尤捷。

§20 治产后恶露不绝秘方

20.1 缩宫逐瘀汤

来源◇许润三，《中国中医药报》1990年

组成◇当归、川芎、生蒲黄、生五灵脂各10克，党参20克，枳壳10克，益母草15克。

用法◇上药用冷水浸泡后以文火煎煮2次，共取药汁300毫升，分2次服用。每日1剂。

功用◇缩宫逐瘀。

方解◇妇人产后冲任虚损，气血不足，瘀血往往内滞，致新血不得归经，引起产后恶露不绝，正如《胎产心法》所云："恶血不尽、好血难安。"故本方取当归、川芎养血活血，蒲黄、五灵脂逐瘀止血；辅以枳壳理气，使气行血畅，瘀血得以排出；复加益母草养阴活血、祛瘀生新。加党参者，意在补气，以增强胞宫收缩动能，它的性能虽与五灵脂相畏，但二药同用，往往能提高逐瘀之效，起到相辅相成的作用。药理研究证明，益母草、枳壳和蒲黄对动物均有兴奋子宫平滑肌、使子宫收缩增强的作用，并且蒲黄还有止血作用，能使瘀血时间和凝血酶原时间缩短，使血小板数目增加。如本方具有缩宫逐瘀之效。不全流产乃胞衣不下致出血不止，同是瘀血内阻，血不归经，本方亦恰中其要。此外，经血排泄不畅引起的痛经也宜用本方。

主治◇产后恶露不绝，不全流产及痛经等病。

加减◇血虚明显者，党参改用50克；出血量多者，党参改用100克；腰痛甚者，五灵脂改用15克；下瘀血块多者，加三七粉3克（分冲）；出血日久者，

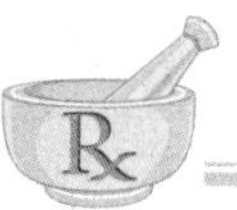

加桑叶 20 克；血气臭者，加黄柏 10 克；水肿者，加生黄芪 50 克；食欲不振者，加生山楂 15 克。

疗效◇屡用屡验、疗效颇著。曾临床验之，因瘀血内阻引起的产后恶露不绝和经行痛经各 15 例，以本方依法用之，结果均获痊愈。

20.2 益气固护汤

来源◇何子淮，《何子淮女科经验选》

组成◇黄芪、党参各 15 克，白术、白芍、鹿衔草各 9 克，升麻 5 克，阿胶珠 12 克，川断、远志各 6 克，炙甘草 5 克。

用法◇水煎服，每日 1 剂，日服 2 次。

功用◇益气养血、固守胞络。

方解◇素体虚弱，气血不足。故方中重用黄芪、党参益气升阳，中气足砥柱有权；白芍、白术养肝敛肝、补益肝脾；鹿衔草入肝脾两经，有补益止血之功，升麻引甘温之药上升，以补卫气而实其表；阿胶为血肉有情之品，可修补胞络之伤；加川断一味补肾养肝而复元阳，为诸药之后盾；远志既为引药，又辛温通利、振作心阳；甘草调和诸药以益脾。心本血之总汇，升气举陷，则血自循经而回乡。胞络复旧、神采奕奕，既治血又疗本也。

主治◇流产（或人工流产）淋红不断，症见淋漓量少，或多色淡、绵绵不断、净后数天复见少许、似净非净、无腹痛、面色㿠白、精神疲惫、头晕腰酸、气短少言。苔薄质淡、脉虚细。

加减◇临床运用，可随证加减。

疗效◇多年使用，每收良效。

附记◇笔者曾用本方加当归 9 克，益母草 15~30 克，治疗产后恶露不绝（证属气虚不摄）10 例，结果痊愈 9 例，显效 1 例。效果颇佳。

20.3 红酱饮

来源◇裘笑梅，《裘笑梅妇科临床经验选》

组成◇蜀红藤、败酱草各 30 克，白花蛇舌草 15 克，贯众、蒲黄炭各 12 克，牡丹皮、栀子、双花炭各 9 克，谷芽 12 克。

用法◇水煎服，每日 1 剂，日服 2 次。

功用◇清热解毒、行瘀止血。

方解◇产后抵抗力低下，容易继发感染，形成子宫内膜炎，而致恶露持续不止，治宜清热解毒，亦很必要，不可拘泥于“产后宜温”之说，而不敢用寒凉之品。应遵“有是证、用其药”之旨，故方中重用红藤、败酱两药，意在活血清热解毒；配白花蛇舌草、贯众、双花以助清热解毒之力，复入牡丹皮、栀子、蒲黄之清热凉血、散瘀止血；更佐谷芽醒胃悦脾而助健运、并防寒凉之药伤胃之弊。故本方是治疗产后子宫内膜炎的一首良好方剂。

主治 子宫内膜炎而致产后恶露淋漓。

加减 气虚者，加黄芪、党参，若气虚下陷者，再佐升麻；肾虚者，选加狗脊、续断、桑寄生、菟丝子、补骨脂、杜仲、怀山药之类，瘀血证明显者，选加益母草、当归、川芎、赤芍、牡丹皮、山楂、失笑散、大黄炭、桃仁之类；气滞证明显者，加制香附、广木香之类，取气行则血行之意。特别对胎盘残留者，活血祛瘀尤为急务。

疗效 临床屡用，疗效颇著，一般连服1~10剂即获痊愈。验之临床，确诚信为经验之谈。

20.4 缩宫逐瘀汤

来源 马桂文，《中国中医秘方大全》

组成 当归、川芎、桃仁各9克，炮姜4.5克，益母草、枳壳、焦山楂各20~40克，刘寄奴9克，蚤休9克，甘草4.5克。

用法 水煎服，每日1剂，日服2次。

功用 理气活血、缩宫逐瘀。

方解 产后恶露不绝，从现代医学角度来看，主要是因产后子宫复旧不良、感染、胎盘胎膜残留所致。方用当归、川芎养血活血；益母草、枳壳、山楂缩宫逐瘀；刘寄奴活血祛瘀；蚤休清热解毒，且有缩宫逐瘀之功；炮姜温理以增气行血畅之功；甘草解毒并调和诸药。据中药药理研究，方中当归、川芎、刘寄奴、益母草、枳壳均对子宫有兴奋作用；当归、川芎、蚤休、甘草等有一定的抑菌作用。综观全方，具有收缩子宫、促进残留胎盘排出，并可抗感染、促进子宫内膜修复等作用。

主治 产后恶露不绝。

加减 气虚者，加黄芪；脾虚，加党参、白术；小腹冷痛，加台乌、焦艾叶；恶露色淡、质稀，加补骨脂、赤石脂；热象明显，去炮姜、川芎；腰痛，加焦杜仲、川断；恶露混杂黄水、气味腥臭，加黄柏、鱼腥草。

疗效 治疗50例，结果痊愈（服药后出血停止、症状消失）48例（占96%），有效（出血减少、症状减轻）1例（占2%），无效1例。总有效率为98%。50例中，服药最少2剂，最多6剂，平均3~4剂。又据［《中医杂志》（11）1990年］刘新生报道，用本方（川芎、当归、刘寄奴、桃仁各12克，蚤休、枳壳各20克，益母草、焦山楂各30克，炮姜6克，甘草3克）治疗产后恶露不绝68例，服药2~10剂，获痊愈63例（占92.7%），好转3例（占4.4%），无效2例。总有效率为97.1%。

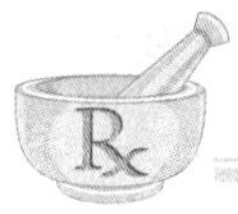

20.5 银黄汤

来源◊田中立，《中国中医秘方大全》

组成◊金银花炭、益母草各 15 克，炒黄芩、炒丹皮、炒蒲黄、茜草、焦山楂、焦六曲各 10 克，党参 12 克，贯众炭 30 克，大黄炭 6 克。

用法◊水煎服，每日 1 剂，日服 2 次。5 剂为 1 疗程，最多为 2 疗程。

功用◊益气祛瘀、清热止血。

方解◊本方以党参、焦山楂、焦六曲益气养血、健脾和胃为基础；以茜草、益母草、炒蒲黄祛瘀止血为关键；金银花炭、大黄炭、炒黄芩、炒丹皮、贯众炭清热止血，防止本病传变。方中大黄炭一味、不仅清热，还有止血不留瘀之功，历来为医家所推崇。诸药合用，共奏益气祛瘀、清热止血之功。

主治◊产后恶露持续 3 周或流产后阴道出血持续 10 天以上不净。

疗效◊治疗 62 例，治愈（药后血止）56 例，好转（药后出血减少、或用药期间出血停止，停药后又出血）3 例，无效 3 例。56 例痊愈患者，服药最少 2 剂，最多 10 剂，平均 5. 5 剂。

20.6 益气清宫固冲汤

来源◊姚寓晨，《名医秘方汇萃》

组成◊太子参 15 克，炙黄芪 30 克，生地 15 克，炒黄芩 12 克，贯众炭、乌贼骨各 15 克，重楼 30 克。

用法◊每日 1 剂，先将药物用清水浸泡 1 小时，浸透后煎煮，煮沸后，文火煎 30 分钟，二煎沸后，文火煎 30 分钟，两次药液合并，混匀、分 2 次早晚空腹温服。

功用◊益气清宫，固冲止血。

方解◊妇科血证，其病机以气虚营热、虚实夹杂者居多。本方即据此而拟。方中炙黄芪补中益气、升举清阳，为益气摄血之要药；太子参甘苦微寒，既可补气，又能清热滋阴，为一味清补之品，两药合用，共奏益气摄血，健脾固冲之功；生地黄功能清热凉血、滋阴降火，为营血分之要药；炒黄芩清热、安胎，两药相伍滋阴凉血、清热宁络；贯众炭为止血治崩漏之佳品，现代医学研究，贯众煎出液有收缩子宫的作用，且收缩子宫而止血之效可与麦角称雄；乌贼骨味咸性温，功专收敛、止血，为止血之良剂，两药合伍共奏解毒固涩之功；重楼缩宫而止血，使塞流与澄源并举。诸药协奏，益气清宫固冲也。

主治◊月经过多，经间期出血；崩漏：胎漏以及人流，或产后恶露不绝等属气阴两虚、营热扰冲者，症见面色少华、头晕、乏力、腰背酸软、心烦口干、舌偏红、苔薄中剥、脉细数。

加减 凡属气阴两虚、营热扰冲之妇科血证，使用本方均可收到明显效果。如夹瘀者，加煅花蕊石15克，参三七5克；气虚较著者，用潞党参易太子参，加焦白术、炙升麻；阴虚较甚者，配合二至丸（女贞子、旱莲草）、阿胶；胎漏者，加苎麻根、桑寄生、菟丝子。

疗效 治疗月经过多100余例病人，以及50多例产后恶露不绝者，均收到了满意的效果。

§21 治产后缺乳秘方

21.1 益气通乳汤

来源 验方，《妇科证治概要》

组成 野党参、黄芪、王不留行各15克，当归身12克，麦冬、天花粉、陈皮各9克，穿山甲6克，通草3克，猪蹄2个。

用法 水煎服，每日1剂，日服2次。

功用 补气养血、通络催乳。

方解 方中党参、黄芪补气养血；当归活血补血；麦冬、花粉滋阴养胃；陈皮理气健脾；穿山甲、通草、王不留行活血通络下乳；猪蹄为血肉有情之品，能填肾精、滋胃液、通乳。本方以补气养血为主，气血旺盛，能化生乳汁，再辅以通乳之品，乳汁当如涌泉。

主治 产后乳汁缺乏、证属气血虚弱者。症见乳汁稀少或无乳、乳房软无胀感、心悸气短、面色无华、舌淡红苔薄白、脉细弱。

疗效 屡用屡验，效果甚佳。

21.2 疏肝通乳汤

来源 验方，《妇科证治概要》

组成 当归、穿山甲、漏芦、麦冬各9克，白芍、柴胡、川芎、青皮各6克，薄荷4.5克，王不留行、瓜蒌各15克，皂角刺3克。

用法 水煎服，每日1剂，日服2次。

功用 疏肝解郁、通络下乳。

方解 方中以当归、川芎、白芍养血活血；柴胡、青皮疏肝理气；穿山甲、漏芦、王不留行活血通经下乳；瓜蒌、皂角刺、宽胸散结消肿。本方用于肝郁气滞引起的乳汁不通，最为对证之方。

主治 产后乳汁缺乏、证属肝郁气滞型。症见乳汁不行、乳房胀满而痛、精神郁闷、胸胁胀满、食欲减退、甚或恶寒发热，舌暗红、苔薄黄、脉弦或数。

疗效 屡用效佳。

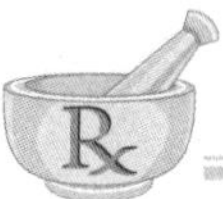

21.3 加减涌泉散

来源◊王季儒，《肘后积余集》

组成◊生黄芪、当归各 30 克，穿山甲 10 克，王不留行 12 克，漏芦 6 克，通草 5 克，白术 10 克，广陈皮 6 克。

用法◊水煎服，每日 1 剂，日服 2 次。如以七星猪蹄煮汤煎药，其效更显。

功用◊大补气血、疏通经脉。

方解◊古人说："穿山甲、王不留行，妇人服之乳常流。"盖二味有通经络、行血脉之力，使乳腺通畅，则乳汁可下，然必须先滋其化源，使乳汁充盈，则源远流长，庶无枯竭之虑。比如上源无水，河道虽通，亦无水可下。黄芪、当归大补气血，为生乳之源；白术健脾，以助运化之机；穿山甲、王不留行、漏芦、通草疏通经脉；广陈皮理气，与黄芪同用，则补中有行，补而不滞，使乳汁之生机充沛、不似涌泉散之只疏通经道，而不助其生化之源也。涌泉散盖为单纯经络壅滞、乳腺不通者而设，如兼气血虚损乏生化之源者、必重用黄芪，其效乃彰。

主治◊产后无乳或乳少或清稀。

疗效◊屡用屡验、效果甚佳。

21.4 益源涌泉饮

来源◊何子淮，《何子淮女科经验选》

组成◊党参、黄芪、当归、羊乳各 30 克，熟地 15 克，焦白术 12 克，天花粉、王不留行各 9 克，通草 5 克。

用法◊水煎服，每日 1 剂，日服 2 次。

功用◊壮脾胃、滋化源、补气血、通乳下。

方解◊产后缺乳、以气虚血少者为多见，故方中以党参、黄芪、当归、熟地、白术壮脾胃、补气血以滋化源；配以天花粉养胃阴而生乳源；羊乳强壮补气而通乳；加王不留行、通草宣通乳络、促乳汁分泌。总之，气血充沛，则乳汁自生。故用之效佳。

主治◊产后乳汁稀少（属虚证）。

疗效◊临床屡用，均获良效。

21.5 通乳丹

来源◊哈荔田，《中国中医秘方大全》

组成◊炙黄芪、野党参、秦当归、天花粉各 12 克，原寸冬、炒白术各 9 克，生麦芽 15 克，王不留行、钟乳石各 12 克，净漏芦 9 克，穿山甲 6 克，方通草 3 克。

用法 ◊ 用猪蹄1对煮汤代水煎药，每日1剂，日服2次。连服5剂即效。

功用 ◊ 补益气血、舒郁通络。

方解 ◊ 方中以党参、白术、黄芪等健脾益气；当归、花粉、麦冬等养血滋液；猪蹄补血通乳；诸药补气血、滋化源，用其治本；佐以王不留行、穿山甲通络；钟乳石、净漏芦下乳，俾补中有疏，相得益彰。再重用生麦芽，不仅鼓舞胃气而助消化，且能疏畅气机，以助肝用，俾中州得运、升降有权，则化源自滋、乳汁自充。同时在服药后3小时以温热毛巾敷两乳，并轻轻按揉，以助乳腺之通畅，对疗效有很大作用。

主治 ◊ 产后乳汁不足（虚证）。

疗效 ◊ 验之临床、效果甚佳。最多服药5剂即乳汁倍增。

21.6 通乳饮

来源 ◊ 哈荔田，《中国中医秘方大全》

组成 ◊ 防风4.5克，海桐皮12克，豨莶草、威灵仙各9克，川断、秦当归各12克，杭白芍、东白薇各9克，刘寄奴、王不留行、净漏芦各12克，穿山甲、炒青皮各4.5克，北细辛1.5克。

用法 ◊ 水煎服，每日1剂，日服2次。

功用 ◊ 疏风养血、活络化瘀。

方解 ◊ 感受风寒、血脉壅滞、乳管不畅而致乳汁不行实证，治宜疏风通络。方用刘寄奴、青皮、王不留行、穿山甲、净漏芦等行气活血、通乳下乳；川断、当归、杭芍、白薇等补肾养血、滋液通乳；复加防风、海桐皮、威灵仙、豨莶草、细辛等疏风胜湿、宣痹通络。此虽非下乳之品，但能针对病因，祛邪通络，俾血脉宣畅，乳水自行。服药后3小时左右以温热毛巾热敷两乳，并轻轻按揉，以助乳腺通畅对疗效大有裨益。

主治 ◊ 感受风寒而致实证乳汁不行。

疗效 ◊ 临床屡用，确有良效，一般服药3剂即乳汁增多、诸症消失而愈。

§22 治女性不孕症秘方

22.1 助孕汤

来源 ◊ 祝谌予，《新中医》（9）1984年

组成 ◊ 广木香、当归各10克，柴胡、香附各3克，紫河车、羌活、益母草、白芍各9克。

用法 ◊ 水煎服，每日1剂，日服2次。若月经无明显病痛者可于经后第10~15天服本方4~6剂。

功用◊疏肝解郁、养血调经。

方解◊《妇科切要》云："妇女无子皆由经水不调，经水所以不调者，内有七情之伤，外有六淫之感，或气血偏盛，或阴阳相乘所致。"故方用柴胡疏肝解郁、升举阳气，味辛。郁非辛不开，辛可助热（血热可用醋柴胡，辛散酸收并用）；当归补血活血、调经止痛、性温、属阳主动、活血通经，量应大（一般用15~30克）或用归尾（养血用10克）或用全当归，出血证、便溏者用炒当归，倒经者用酒洗当归，取其一升一降，升达病所，引血下行之意。若为月经先期者，当归量应少于白芍量。白芍微寒，属阴性静，补血益肝肾真阴而收敛脾气之散乱、肝气之横逆，柔肝润肝止痛；若逐血导瘀、破积泄降则用赤芍；若月经衍期者，用量则应少于当归。香附理三焦之气，尤长于疏理肝气郁滞可调经止痛，为气中血药，行血中之气（香附性燥，血热及子宫出血者用制香附）。益母草行血祛瘀，调经补肾利湿，月经不调兼下者尤宜。广木香为三焦气分之药，能升降诸气，下焦之气滞尤宜，乃塞者通之意，可行输卵管之气，有利于卵子与精子经过的道路畅通无阻。羌活升提督脉之阳气。紫河车乃血肉有情之品，可益气养血、添精补督任，主治虚损劳气、下元衰惫、不能生育（若药源不足，可用菟丝子、枸杞子代替，以补肝肾、添精益髓，为正常行经、妊娠提供必要的先决条件）。

主治◊肝郁不孕症。

加减◊若月经有明显异常者，重在调经，可在上方之基础上加减化裁。如实热，加丹皮、山栀；虚热，加知母、黄柏或生地、玄参；气虚，加党参、怀山药、黄芪；实寒，加桂心、莪术、紫石英；虚寒，加巴戟天、仙灵脾、艾叶；痰湿，加苍白术、川厚朴、枳壳；血瘀，加桃仁、红花；输卵管不通，加木通、丝瓜络、吴茱萸。

疗效◊经临床应用有效率达80%，服药1~3个疗程即能受孕。但也有的在3个疗程后受孕者。

附记◊妇女孕育，与肝脾肾三脏关系密切，脾肾健则精血足，肝气舒则经血畅，此为受孕之先决条件。而本方正具有疏肝调经、滋肾安血、调整阴阳、摄精助孕之功能，故用之临床，多获佳效。

22.2 经验种子济阴丹

来源◊李岛三，《中医必读》

组成◊西洋参50克（人参更佳），茯苓75克（乳汁拌），白术75克（土炒），甘草50克（炙），熟地50克（另捣），当归100克（酒洗），川芎75克（酒炒），白芍75克（酒炒），陈皮50克（四制），阿胶50克（蒲黄炒珠），艾叶50克（醋炙），杜仲50克（姜汁炙），续断100克（酒炒），菟丝子200克（酒炒），茺蔚子75克（炒），鹿角霜100克（火煅、鹿茸更胜），香附子200克（去毛，用童便、盐水、姜汁各制1次，晒干）。

用法◊上药共研成极细末，炼蜜为小丸，每天早晚空腹各服10克，用米汤或滚汤送下。

功用◊双补气血、调经种子。

方解◊此方功在八珍（参、苓、术、草、归、芍、地、芎）气血双补；余药用在调经种子。以异功（四君加陈皮、姜、枣）益气补中、健脾养胃、行气化滞；以四物（归、地、芍、芎）补血调经；以杜仲、川断、鹿角霜补冲、任、督脉；以菟丝子、茺蔚子启宫种子，俾使气充、血旺、经调，焉能不受孕乎？

主治◊妇人气血两虚，血海空虚、子宫寒冷、带下崩漏，腰痛腰酸、瘦弱不孕；或产后失调，隔久不孕等症。

加减◊如血热经早者，再加丹皮、益母草各25克；如素寒经迟腰痛者，再加吴茱萸、小茴香、干姜、肉桂等适量。

疗效◊临床应用，凡妇女无病者即用此方种子，屡试屡验，效果甚佳。

22.3 补肾种子方

来源◊罗元恺，《古今名方》

组成◊金樱子18~30克，菟丝子、党参、熟地各24克，桑寄生、首乌各30克，羊藿叶9克，枸杞子15克，砂仁3克（后下）。

用法◊水煎服，每日1剂，分2次服。

功用◊补肾、益气、补血。

方解◊方中党参、熟地滋补气血；金樱子、菟丝子、桑寄生、何首乌、枸杞子均为补肾填精之品，合而用之，其力更宏；砂仁行气宽中、健脾化湿，与上述补药相伍，可使补而不腻，宜于久服；羊藿叶温肾助阳，有雄激素样作用，能振奋肾气、促进生育功能的恢复。本方为峻补之剂，适用于气血虚弱、久不生育的患者服用。

主治◊子宫发育不良、月经不调，或不排卵、不生育者。

疗效◊多年临床治疗观察，有效率可达85%以上。疗效尚属满意。

22.4 陈氏求嗣方

来源◊陈筱宝，《近代中医流派经验选集》

组成◊当归12克，川芎9克，香附、泽兰各12克，红花9克，丹参15克，牛膝12克，艾叶、川断各9克，益母草15克，月季花6克，赤砂糖50克（冲化）。

用法◊月经来潮时当日开始，水煎服。每日1剂，分2次服。

功用◊养血活血，去瘀生新。

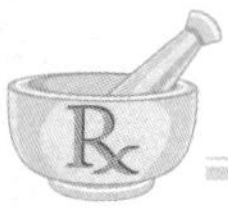

方解 ◊ 妇人久不孕、审无病患，检查宫体、输卵管正常，必因气血郁滞所致。方中当归、丹参，补血养血；川芎、泽兰、红花、牛膝、川断活血化瘀；益母草、月季花活血调经；香附、艾叶温经散寒、调畅气机。本方有祛瘀生新之效，能使气血通畅，充旺而易于生育。

主治 ◊ 因气血郁滞而致不孕症。

加减 ◊ 月经先期，加赤芍、丹皮各 9 克；月经后期，加鹿角、巴戟天各 12 克；经行腹痛，加元胡 9 克，木香 6 克；腰痛，加秦艽、杜仲各 9 克。经净之后，每日服七制香附丸。

疗效 ◊ 屡试屡验。

22.5 调补冲任汤

来源 ◊ 陈沛嘉，《名医治验良方》

组成 ◊ 大熟地、全当归各 10 克，白芍、桑椹子、桑寄生，女贞子各 15 克，仙灵脾、阳起石各 10 克，蛇床子 3 克。

用法 ◊ 隔日 1 剂，水煎，分 2 次服用。

功用 ◊ 滋养肝肾、温补冲任。

方解 ◊ 方中熟地甘微温，归肝、肾经，是滋补肝肾养血益精之要药；当归、白芍养血补血、敛阴柔肝；桑椹子、女贞子既能补益肝肾，又具补血之功；仙灵脾、阳起石、蛇床子、桑寄生温补肾气。诸药相伍为用，以收滋养肝肾、温补冲任之功。本方对内分泌失调、子宫偏小，而无严重器质性病变的患者疗效较好。有些基础体温单相、或虽双相，但不典型的患者服用本方后常可转为典型双相，而后受孕。

主治 ◊ 肾之精气不足、冲任失养、月事不调，以致不孕。

加减 ◊ 如遇偏阳虚者，可加鹿角霜 10 克（或鹿角片 10 克，鹿角粉 3~6 克），附子 6 克以温补命门；偏阴虚者，加龟板 10 克，玉竹 15 克，柏子仁 10 克，生地 15 克，滋补阴液；气虚者，加党参 15 克，白芍以益气养血；湿热者加黄柏 6~10 克，椿根皮、泽泻各 10 克，以清热利湿；宫寒者，加吴茱萸 6 克，细辛 3 克，陈艾叶 5 克以散寒暖宫；痰湿者，加苍术、白术各 10 克，陈皮、半夏、山楂各 10 克以化痰祛湿；气滞者，加香附、乌药、青皮、陈皮各 10 克，逍遥丸 15 克（包煎）以理气行滞；血瘀者，加穿山甲、皂角刺各 10 克，失笑散 15 克（包煎）以活血化瘀。

疗效 ◊ 屡用效佳。

附记 ◊ 凡经期间或遇感冒、腹泻时暂停服用此方。此外，此类患者因素禀肝肾不足，冲任不调，虽孕而养育尚难。因此孕后尚需服用养血安胎之品以补其不足，以收全功。

22.6 调肝汤

来源◇韩百灵，《名医治验良方》

组成◇白芍25克，怀牛膝、王不留行各20克，当归、通草、瓜蒌、川楝子、枳壳各15克，青皮10克，皂角刺、生甘草各5克。

用法◇隔日1剂，水煎服，日服2次。或经期服药为宜。

功用◇调经助孕。

方解◇方中白芍、当归调肝养血和血；川楝子、青皮、枳壳、瓜蒌、疏肝理气解郁；牛膝、王不留行、通草、皂角刺活血通络，畅达冲任；甘草调和诸药。诸药合用，共奏调经助孕之功。

主治◇不孕症。本证多发于青年时期。易受情志影响而致气血不和；肝失条达，疏泄失职，络脉不畅，月经不调，自难受孕。

加减◇兼肾虚者，酌加川断、桑寄生、杜仲、熟地、山萸肉等；兼肝郁化热者，酌加生地、丹皮、知母等；兼血瘀者，酌加桃仁、红花、姜黄等；兼肝脾不和者，可与丹栀逍遥散合用。

疗效◇临床屡用，疗效显著。

附记◇此外，本病治疗非一日之功，往往需要一个较长的调整、恢复过程，因此注意患者精神疏导，增强信心与信任十分必要。同时让男女亦做检查，配合饮食调理，可收事半功倍之效。

22.7 孕胎汤

来源◇吴竺天，《江西中医药》（2）1988年

组成◇川续断、狗脊、肉苁蓉各12克，阳起石30克（先煎），香附6克，川楝子、柴胡、佛手片各9克，淮山药12克，广木香5克，六曲、藿香、苏叶各10克，当归9克，牛膝10克，川军9克，鸡血藤15克。

用法◇每日1剂，水煎服，日服2次。

功用◇疏肝调经、理气扶脾、益肾助阳，养血活血。

方解◇不孕症与冲任两脉密切相关。冲为血海，隶属于肝，任主胞宫，隶属于肾，脾为后天之本，气血生化之源，所以肝脾肾三脏与孕胎密切相关。只有肾气充盛，肝气调和，脾胃健运，才能使冲任盛通，受精孕胎，其治应以疏肝、益肾、健脾为法，故方用川续断、狗脊、肉苁蓉、阳起石、滋肾助阳、壮腰；柴胡、香附、川楝子、佛手片疏肝调经、理气和中；淮山药、广木香、六曲、藿香、苏叶醒脾理气、助运以化生气血；当归、鸡血藤、牛膝、川军养血活血，祛瘀生新。尤其大黄（川军）一味、每方必用，有推陈出新之功，瘀血不去、新血何生。实为用药之妙。本方集疏肝调经、理气扶脾、益肾助阳、养血活血于一炉。临床投治，每能获效，实为孕育之良方。

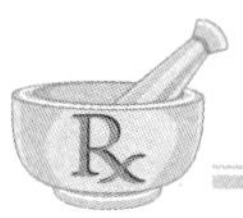

主治◇不孕症。

加减◇兼带下，加枳实、扁豆花、白薇等。瘀血，加桃仁、红花、三棱、莪术等；有妇科炎症合并小叶增生者，加川红藤、败酱草、穿山甲、鳖甲、牡蛎；血虚合四物汤加大枣。在益肾的基础上，根据证情，或佐以疏肝或佐以健脾，或侧重化瘀，守常通变，自能应付自如。

疗效◇临床屡用，每获卓效。袁茂云临床验证效佳。

22.8 温肾种子汤

来源◇谢海洲，《名医秘方汇萃》

组成◇艾叶12克，香附、当归、川芎各9克，熟地黄15克，吴茱萸9克，赤芍15克，川续断12克，肉桂6克，黄芪15克，狗脊12克，桑寄生15克，乌药9克，小茴香4克。

用法◇每日1剂，水煎服，日服2次，早晚各温服1次。

功用◇益肾暖宫、温经散寒。

方解◇《圣济总录》云："妇人所以无子，由于冲任不足，肾气虚寒故也。"傅青主亦云："夫寒水之地，不生草木；重阴之渊，不长真龙，胞胎寒冷，又何能受孕哉！"故方中用四物汤加黄芪养血益气调经；香附理气和血调经；桑寄生、川续断、狗脊温养肝肾，调补冲任；更以吴茱萸、肉桂、艾叶、小茴香、乌药等品暖寒水以温养督脉。全方既温养先天之肾气以化精，且又培补后天益气生血，使精充血足，冲任脉通，胎孕乃成。本方适宜于肾阳虚衰，胞宫寒冷所致不孕症。

主治◇婚后不孕。月经后期，量少色淡，面色晦暗、精神萎靡、性欲淡漠、腹痛腿软、少腹冷痛、手足欠温、小便清长、大便不实、舌淡而苔白水滑，脉沉细或沉迟。

疗效◇多年使用，治验甚多，坚持服用（一般连服5~6个月）疗效满意。

附记◇临证应用，可随证加减，久服效佳。

§23 治输卵管阻塞秘方

23.1 通管汤

来源◇庞泮池，《中国中医药报》

组成◇当归、熟地、赤芍、白芍、川芎各9克，桃仁12克，红花、生茜草各9克，海螵蛸、制香附各12克，路路通、石菖蒲各9克，生苡仁12克，皂角刺9克，败酱草、红藤各15克。

用法◇水煎服，每日1剂，日服2次。于经净后开始服用。

功用◊活血化滞、清障滞、通胞络。

方解◊本病病机主要为瘀阻，根据《石室秘集》："任督之间，倘有疝瘕之证，则精不能施，因外有所障也。"由于疝瘕积聚，阻于脉络，以致精不得施，始后无子。疝瘕之成，大都为血滞或血瘀，故本方首选用桃仁四物汤为基础，四物汤养血活血，加入桃仁、红花，功专活血化瘀，以上六味药，皆入肝经，化瘀除滞，但活血必须行气，气机运行，以助活血，故用制香附、路路通、石菖蒲理气通络；加入皂角刺、苡仁以消积通障；方中生茜草、海螵蛸二药，即《素问·腹中论》的四乌贼骨芦茹丸，原方治血枯经闭，芦茹即茜草，活血行瘀，海螵蛸或温以软坚散结，达消积通络之效。本病病期较长，大量攻破，而耗正气，故以并不峻烈之活血消积而不伤正气之药；同时瘀久常易化热，加入败酱草、红藤、清热凉血、散瘀通络。全方走肝肾血分缓消瘀积，可以久服。

主治◊因盆腔炎症引起的输卵管阻塞性不孕症（经输卵管造影明确诊断者）。

加减◊由于患者体征、症状有所不同，需随证加减：如经前下腹刺痛，烦躁易怒，脉弦，苔薄边暗，有肝经气郁者，去熟地，加柴胡6克，郁金9克；平素腰膝酸软、小腹隐痛、经行有块，脉细无力、舌苔暗淡、肾元不足者，去红藤，加菟丝子11克，仙灵脾9克；口渴咽干、大便燥结，脉细数、舌质红、有阴虚内热者，去熟地，加生地、丹皮、黄芩各9克；临经形寒肢冷、腹痛喜热熨、脉细舌淡有寒者，去败酱草、红藤，加桂心、炮姜各5克，小茴香6克。

疗效◊多年应用，治验甚多，确有良效。

23.2 疏通汤

来源◊孙守富，《新中医》（5）1986年

组成◊败酱草、大血藤、地丁草、蒲公英各30克，土茯苓、香附子各15克，川楝子、王不留行、车前子、郁金各12克，炮穿山甲、两头尖各10克。

用法◊水煎服，每日1剂，日服2次。

功用◊清热解毒利湿、舒肝解郁、活血祛瘀通络。

方解◊本病多因脏腑气血不足或因手术及月经后，胞脉空虚，感受湿热毒邪，客于胞宫或胞脉、气血瘀滞而发病。故方用败酱草、大血藤、地丁草、蒲公英清热活血通络；以土茯苓、车前子利湿解毒，且土茯苓配蒲公英、地丁草解毒利湿之功尤著；复以香附子、川楝子、郁金舒肝解郁；以王不留行、炮山甲、两头尖配郁金、大血藤、败酱草活血祛瘀通络。诸药相伍，共奏清热解毒利湿、疏肝解郁、活血祛瘀通络之功。故在临床治疗中收到较满意的疗效。

主治◊输卵管阻塞。

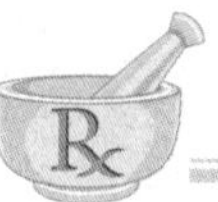

加减◇若月经周期长、淋漓不尽者，加熟大黄6克；月经量少、色淡者，加八珍益母丸，早晚各服15克；乳房胀痛、小腹坠者，加四制香附丸，早晚各服15克。

疗效◇治疗25例，结果痊愈18例，无效7例。治愈病例疗程多达2~6个月，1例为8个月。

23.3 通卵受孕种育丹

来源◇韩玉辉，《中国中医秘方大全》

组成◇当归、炒蒲黄各10克，荔枝核15克，干姜、川芎各8克，玄胡15克，赤芍10克，官桂4.5克，炒茴香3克。

用法◇水煎服，每日1剂，日服2次。

功用◇温经暖宫，活血理气。

方解◇输卵管不通，一般多因肝郁气滞、胞脉不通，或素体肥胖、痰湿内阻所致。治宜温经暖宫、活血理气为法。本方系曲佛手散、失笑散合导气汤加减化裁而成，方中以当归活血养血、调经止痛；玄胡、川芎、赤芍、蒲黄、荔枝核，均为散瘀活血、理气行滞之品；官桂、茴香、干姜温经散寒。合而用之，共奏温经暖宫，活血化瘀，理气行滞之功。

主治◇输卵管阻塞而致不孕。

加减◇肝郁气滞，去干姜、官桂、茴香，加青皮、郁金、丹皮、香附：体胖痰湿，加白术、茯苓、车前子、益母草；瘀血、少腹疼痛，加制乳香、山甲、留行子：经来少腹冷痛，重用干姜、官桂、茴香；带多，加土茯苓、槟榔、苡仁。

疗效◇治疗37例输卵管阻塞患者，其中坚持治疗的32例已受孕25例，7例输卵管已畅通。

23.4 地蚤汤

来源◇张述黄，《名医治验良方》

组成◇地丁草、蚤休、虎杖各15克，当归、川楝子、延胡索各10克，川芎5克。

用法◇每日1剂，水煎服，日服2次。

功用◇疏肝理气、清利湿热、活血化瘀。

方解◇妇科多种病证，每由肝郁、湿热而起，故方用地丁草、蚤休、虎杖3味药性寒味苦、燥湿清热，且虎杖、蚤休又可活血调经；元胡、川楝子疏肝泄热，理气止痛；当归、川芎活血祛瘀。诸药合用，共奏疏肝理气，清利湿热、活血化瘀之效。

主治◇凡肝经湿热气滞、瘀血凝结之证，皆可用之。其病证相当于现代医学之多种妇科炎症性疾病，如附件炎、输卵管积水、输卵管不通等。

加减 ①附件炎：多因湿热伏于胞中，肝经气滞血瘀所致。如热毒重者，加金银花、连翘、蒲公英；偏血虚者，加丹皮；偏湿热者，加川黄柏；偏湿重者，加车前子、萆薢；疼痛明显者，胀痛加香附、枳壳、刺痛加乳香、没药、失笑散；痛在小腹加橘核；痛在腰部加川断、桑寄生等。②输卵管积水：多因湿热、气滞、血瘀、络脉阻塞所致，加猪苓、茯苓、泽泻、车前子以利湿泄浊，收到显效。③输卵管不通：多因湿热内蕴、气滞血瘀所致，可选加山楂肉、败酱草、桃仁、炮山甲等，以加强活血化瘀之力。

疗效 张氏执医40余年，对妇科病证颇有研究。本方从肝郁、湿热辨治，随证稍事加减，左右逢源，用于临床，疗效颇著。

附记 笔者临床验证多例，效佳。半年后均受孕。

23.5 输卵管阻塞不孕方

来源 许润三，《名医秘方汇萃》

组成 ①口服方：柴胡10克，枳实、赤芍各12克，生甘草3克，丹参30克，三七粉3克（分吞）、穿山甲20克，麦冬、皂角刺、路路通各10克。②热敷方：透骨草30克，川乌10克，威灵仙20克，肉桂10克，乳香、没药、当归各20克，红花10克，丹参30克，赤芍15克。③灌肠方：丹参、赤芍各30克，三棱、莪术、枳实、皂角刺、当归各15克，乳香、没药各10克，透骨草15克。

用法 给药前患者均在经后3~7天进行输卵管通畅试验，证实为输卵管阻塞的患者，然后给予中药治疗。治疗包括口服、热敷、灌肠三种，连用至月经来潮为一疗程。其中：口服方，每日1剂，水煎服，日服2次，经期停服。热敷方，将其药共辗成绿豆大颗粒，装布袋内、滴入少许白酒，蒸40分钟，敷下腹部，再在布袋上面压热水袋保温，温度维持在40℃左右约40~60分钟，每日1次，2日更换1次，月经期间一般停用。

灌肠方，每晚1剂，浓煎200毫升，保留灌肠，温度以39℃左右为宜，每日1次。每灌肠10次，休息3~4次。经期停用。

功用 疏肝理气，活血化瘀，润管通管。

方解 输卵管阻塞为导致不孕症的主要原因之一。依据其临床表现，按照辨证施治的原则，采用具疏肝理气，活血化瘀作用的四逆散为基础方进行治疗颇为适宜。同时根据造影所见，输卵管粘连、堵塞属瘀血为患，又配用丹参、三七促使瘀血消散，促进粘连松解，以利输卵管恢复正常生理功能。本方还配用穿山甲、皂角刺、路路通等通管良药，使其透达输卵管炎症粘连、堵塞之区域，再加上麦冬养阴生津，能润能通，具有润管通管之功。

主治 输卵管阻塞所致不孕症，多有不同程度的乳胀，小腹疼痛，经前腹痛等。

加减 本方以肝气郁结、气滞血瘀立意。如兼见下腹痛，黄带多、质稠气秽者加龙

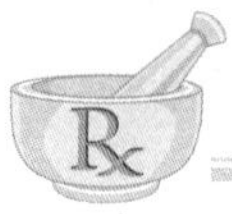

葵、蛇莓；经前乳房胀痛者，加露蜂房、荔枝核；经期小腹冷痛或带多清稀、气腥者、加鹿角霜、肉桂；输卵管积水者，加大戟、䗪虫、仙灵脾或荔枝核、泽兰；输卵管结核者，加夏枯草、蜈蚣；子宫发育不良者，加山萸肉、紫河车；面色苍白，舌质淡者，加黄芪、当归。

另参照月经周期用药亦很重要。尤其是对合并黄体不全，亦即基础体温上升不良或基础体温维持时间短者更为重要。每届月经中期应加用补肾壮阳之品，如鹿角霜、肉桂、紫河车等以提高黄体水平。在经前数日，冲任气血充盛，可重用活血化瘀之品。经后气血较虚，需酌加补养药，如此顺从月经周期调理，既有利于调整或维护月经周期，又有助于输卵管的疏通，从而提高治疗效果。

疗效◇屡用屡验，坚持服用，均可收到较为满意的疗效。一般连用半年以上即效。

附记◇本方经临床应用无不良反应，只有个别病人出现腹胀、肠鸣、便溏、尿频。一般经加用补脾益气药即纠正。还有极个别病人药后出现撕裂样剧烈腹痛，可能是由于药力通达输卵管粘连区域，使粘连松解所致。据临床观察，凡患者药后出现下腹剧痛的，大多见效快，疗程短。

另参合外治可弥补内治之所不及。以行气活血、散结祛滞药为主，辅以气味俱厚，通经走络，开窍透骨，软化粘连组织之品，组成灌肠方、热敷方。通过临床观察，证明此治法确实可以补充内治法的不足。

§24　治卵巢囊肿秘方

24.1　消散囊肿汤

来源◇沈仲理，《中医杂志》(6) 1989 年

组成◇大生地 15 克，赤白芍各 6 克，刘寄奴 10 克，半枝莲、红藤各 20 克，鸡内金 9 克，全当归、黄药子各 10 克，泽漆 12 克，夏枯草 15 克，海藻 20 克，生甘草 6 克。

用法◇水煎服，每日 1 剂，日服 2 次。

功用◇消痰软坚，清热化瘀，以控制卵巢囊肿发展，进而消散囊肿。

方解◇其治遵“坚者削之”之旨、方用黄药子、刘寄奴。二药为必用品，故为主药。其中黄药子化痰散结，消肿解毒，为治瘿瘤，瘰疬、癌肿之要药，实为卵巢囊肿必用之佳品；刘寄奴一药，《大明本草》记载：“通妇人经脉，癥结”，善于破血消散。更助以红藤清热解毒散结；泽漆化痰攻破；夏枯草、鸡内金有软坚之力；当归、赤芍祛瘀活血；半枝莲善抗癌肿；海藻软坚消痰；生地、白芍滋阴柔肝；败酱草清热活血；甘草解毒并调和诸药。全方配伍具有控制卵巢囊肿发展，进而消散囊肿之功效。

主治 卵巢囊肿。

加减 气虚者，加黄芪、党参、太子参、白术；阴虚内热者，加南北沙参、龟板、制黄精、麦冬、白薇、玉竹、穞豆衣、女贞子、旱莲草；肝火偏亢者，加黄芩、川楝子、丹皮；腹胀便溏者，加煨木香、怀山药、秦艽；伴有牙龈出血者，加山茶花，侧柏叶；夜寐不安者，加柏子仁、夜交藤、景天三七、朱远志、龙骨、五味子；心悸不宁者，加茶树根；腰脊酸楚者，加功劳叶、金狗脊；经量偏多者，加花蕊石、沙氏鹿茸草，禹余粮、炒槐花；瘀块多者，加血竭；经量少，伴有两侧少腹剧痛者，加三棱、莪术、马鞭草；合并子宫肌瘤者，加生贯众、水红花子、马齿苋、鬼箭羽、生蒲黄，并同时服用沈氏消瘤片；伴有输卵管积水者，加炒黑丑、半边莲、乌蔹莓；有肝病史者，去黄药子。

疗效 临床应用，疗效颇为满意。笔者曾用本方配合卵巢囊肿丸治疗验症2例（其中1例单侧、1例双侧），连服用汤剂1~3个月，间服丸剂，每周服3~4次。待病基本痊愈后，单用丸剂、每日服2次。连服1~2个月调理善后，均获痊愈。并均于1年后受孕。虽病例不多，亦足证明本方疗效确实。

24.2 卵巢囊肿丸

来源 沈仲理，《中医杂志》（6）1989年

组成 西党参、全当归各45克，川芎30克，桃仁45克，石见穿、刘寄奴各150克，黄药子、荆三棱各75克，炒黑丑45克，海藻100克，蛇床子、粉丹皮各30克，半枝莲100克，天葵子75克，山楂肉45克，青皮、广陈皮各30克，败酱草75克。

用法 上药共研细末，水泛为丸绿豆大小。每次服6克，日服2次，1个月为1疗程。

功用 活血祛瘀、清热化痰、软坚消散。

主治 卵巢囊肿。

疗效 一般服一剂或2剂即可见到明显疗效，甚至达到完全消散的效果。若配合汤剂服用，则疗效尤佳。

24.3 加味化坚汤

来源 羊明德，《千家妙方·下》

组成 桃仁、杏仁、橘皮、丹皮、桂枝各9克，甘草6克，食醋30克，大黄10克，蜂蜜30克（冲服）。

用法 每日1剂，水煎服，日服2次。

功用 破瘀软坚，理气行滞。

方解 本方系《黄氏八种》之化坚丸加减化裁而来。方中桃仁破血、杏仁润肺，

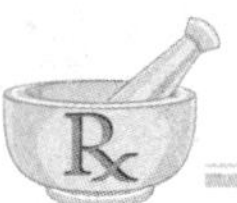

二药均有丰富的油脂，故能起滑利下行的作用；陈皮、桂枝辛温理气、温润血脉；佐以丹皮活血凉血；甘草调和诸药；加之大黄促其攻下破瘀之力；妙在醋、蜜二味，一取酸收软坚，一取蜜润滋补，这样一收一润，促进了癥块的速行，俾邪去而正不伤，所以用之颇效。

主治 卵巢囊肿（血瘀凝结型）。

加减 临床应用，可随证加减。

疗效 临床屡用，疗效满意。

附记 验之临床，确有良效。

§25　治子宫肌瘤秘方

25.1　理气逐瘀消脂汤

来源 裘笑梅，《名医秘方汇萃》

组成 炒当归、赤芍各9克，川芎3克，橘红、姜半夏各6克，炙甘草3克，制香附、元参、浙贝母、炒川续断各9克，炒枳壳6克，失笑散12克（包煎）、生山楂、牡蛎（先煎）各20克，白花蛇舌草12克，莪术6克。

用法 每日1剂，水煎服，日服2次。

功用 活血祛瘀，理气消脂。

方解 子宫肌瘤往往影响妇女的生育，导致不孕。《巢氏病源》说："癥痞之病其形冷结，若冷气入于子脏则使无子，若冷气入于胞络搏于血气，血得冷则凝，令月水不通了。"本方是为证属血瘀气滞、痰湿壅滞导致不孕者所设。故方用橘红、甘草、半夏（二陈汤去茯苓）、香附、山楂等理气化痰消脂；当归、川芎、赤芍、莪术、元参、浙贝母、牡蛎、失笑散活血祛瘀，消癥止痛；其中白花蛇舌草一味消肌瘤，虽苦寒而无伤胃之弊。全方活血祛瘀、理气化痰、消癥止痛。俾气顺痰化、瘀祛癥消而痛止，此时再调经求子自当一举而功。

主治 子宫肌瘤、子宫内膜异位合并不孕。

加减 临证应用，可随证加减。

疗效 屡用效佳，一般连服30剂左右可愈或显效。

25.2　疏肝散结汤

来源 印会河，《名医治验良方》

组成 柴胡9克，生牡蛎30克（先煎）、丹参、赤芍、玄参、当归、夏枯草、海藻、昆布、海浮石（先煎）、牛膝15克，川贝母3克（研冲）。

用法 每日1剂，水煎服，日服2次。

功用◊疏肝解郁、活血化瘀、软坚散结。

方解◊上述肿瘤与肝胆经脉循行位置与传感有密切关系。故立疏肝散结法用以治疗子宫肌瘤等肿瘤，从而达到脉道以通、气血乃行的目的。方中柴胡疏肝解郁；当归、赤芍、丹参理肝经之血瘀；牛膝引药下行；牡蛎，海浮石、玄参、川贝母、夏枯草、海藻、昆布，软坚散结。合而用之共收疏肝散结之功。

主治◊多种肿瘤病（包括子宫肌瘤、乳腺瘤、甲状腺瘤等）。

加减◊若胸软骨炎、乳腺增生者，加蒲公英30克；甲状腺肿瘤，加桔梗10克，小金丹3粒（1日3次，每次1丸）；有烦躁汗出者，适当配栀子豉汤；妇女更年期子宫肌瘤，月经过多，加牛膝10克，泽兰叶15克，茺蔚子30克；颈淋巴结炎，去牛膝，加桔梗、枳壳各9克。

疗效◊临床屡用，效果颇著。

附记◊笔者验之临床有效，但须多服，其致始著。

25.3 清瘀化癥汤

来源◊沈仲理，《中国中医秘方大全》

组成◊党参12克，制香附15克，生贯众、半枝莲各30克，鬼箭羽、海藻各20克，木馒头30克，天葵子15克，甘草9克，紫石英15克。

用法◊水煎服，每日1剂，日服2次。

功用◊清热化瘀、破癥散结。

方解◊子宫肌瘤的病程一般较长，瘀血凝结日久必致化热，如再过用温化散瘀之品，恐其出血更甚。故选用贯众、半枝莲、海藻、鬼箭羽、天葵子等化瘀软坚、清热散结之品，其中贯众、鬼箭羽既有破瘀散结之力，又有疗崩止血之效，对于子宫肌瘤兼有出血过多者尤宜。入党参、制香附益气解郁以助化瘀散结之力；紫石英重镇安神，并疗痈肿；甘草解毒，调和诸药，合用共奏清热化瘀，破癥散结之功。

主治◊子宫肌瘤。

加减◊分型加减：气滞血瘀者，加当归9克，丹参12克，金铃子、元胡各9克，三棱12克；经血过多者，上方去天葵子、海藻、三棱，加花蕊石30克，鹿衔草12克，参三七、血竭各2克（均研末吞服）。阴虚火旺者，去党参、紫石英，加生熟地各9克，炙龟板、北沙参、夏枯草各12克，白薇9克，桑寄生12克；经血过多者，去海藻、天葵子、木馒头，加水牛角30克（先煎）、丹皮、紫草各9克，羊蹄根30克；脾虚气弱者，去天葵子，加黄芪15克，白术、白芍各9克，怀山药15克，炙升麻9克，金狗脊12克；出血过多者，上方去木馒头、海藻、加煅龙牡各15克，煅代赭石、景天三七各15克，地锦草15克；偏阳虚者，加炮姜炭6克，煅牛角腮12克，赤石脂、

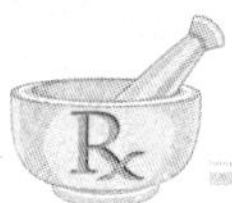

禹余粮各 15 克。随证加减、经血多瘀块者，加鹿衔草、炒五灵脂各 12 克；小腹痛，加金铃子、延胡索各 9 克；腰酸痛，加桑寄生、金狗脊各 12 克；乳房胀痛，加全瓜蒌 12 克，路路通 9 克；白带多，加马鞭草 12 克，白芷炭 9 克；便秘，加火麻仁 12 克。

疗效 54 例子宫肌瘤患者，经本方治疗后，症状改善总有效率为 94.2%。其中显效（月经恢复正常，临床证状消失或显著改善）29 例，有效（经血量减少 30%以上，症状有一定好转）22 例，无效 3 例。肌瘤改善总有效率为 66.7%，其中显效（肌瘤消失）15 例，有效（肌瘤明显缩小）21 例，无效 18 例。

25.4 橘荔散结丸

来源 罗元恺，《新中医》（8）1990 年

组成 橘核、荔枝核、川续断、小茴香、乌药、川楝子、海藻、岗稔根、莪术、制首乌、党参、生牡蛎、风栗壳、益母草各适量。

用法 上药共研细末、炼蜜为丸如梧桐子大。每日服 3 次，每次服 6 克。半饥半饱时以开水送服，若素体偏热或兼热象者以淡盐水送服。月经干净 3 天后开始服用，月经前 3~5 天停药，以 3 个月为 1 疗程，观察 1~3 个疗程。

功用 行气散结，软坚敛涩，益气活血。

方解 《妇科玉尺》云："妇女患此，大致皆胞胎生产、月水往来、血脉精气不调及饮食不节，脾胃亏损，邪气相侵，积于腹中所生。"但致因虽杂，总不外乎是正虚邪聚、虚实夹杂所致。本方由《济生方》之橘核丸和《景岳全书》之荔枝散加减化裁而成。通过临床反复验证、修订而始定。方中荔枝核、橘核、风栗壳、小茴香、川楝子、乌药理气散结、止痛消癥；莪术行气破血，攻逐积滞；海藻、生牡蛎软坚散结；党参补气益血健脾；川续断补肾舒筋；制首乌、岗稔根补血止血（兼月经过多者尤宜）；益母草活血调经、行血散瘀，能明显增强子宫肌肉的收缩力和紧张性。总观全方能攻能守、寓补于攻、寄消于散、起到行气散结、软坚敛涩、益气活血之效，确有提高机体抗肿瘤能力的作用，故疗效较好。

主治 子宫肌瘤。

疗效 经广州中医学院附属医院临床再验证 150 例，结果痊愈 18 例，有效 111 例，无效 21 例，总有效率为 86%。

25.5 治子宫肌瘤方

来源 邓铁涛，《邓铁涛临床经验辑要》

组成 桂枝、云茯苓、赤芍各 12 克，桃仁 10 克，丹皮 12 克，三棱、莪术各 10 克，炒山甲 12 克。

用法◊每日1剂，水煎服，日服2~3次，同时加服子宫肌瘤丸，每晚服3丸。

功用◊活血化瘀、软坚散结。

主治◊子宫肌瘤。

加减◊月经过多或经期延长可先服胶艾四物汤以止血；腹痛甚，可加服失笑散或五灵止痛散。

疗效◊临床屡用，疗效显著。

附记◊附：宫肌瘤丸：桂枝、茯苓、赤芍、桃仁、丹皮、蒲黄、五灵脂各等份为细末，炼蜜为丸，每丸6克，每晚服3丸。

§26 治盆腔炎秘方

26.1 丹芍活血行气汤

来源◊罗元恺，《中医杂志》（7）1980年

组成◊丹参、赤芍各15克，乌药12克，丹皮、川楝子各9克，元胡、桃仁泥各12克，败酱草30克，当归10克，香附9克。

用法◊水煎服，每日1剂，日服2次。

功用◊活血化瘀、行气止痛。

方解◊盆腔炎归属在经病疼痛范畴。就诊病人以慢性盆腔炎较多，患者经年累月下腹疼痛不止，经前或经行疼痛更明显，带下增多，此多因气血不畅、气滞血瘀所致。治宜活血化瘀行气以止痛。故方用丹参、赤芍、当归、桃仁养血活血、化瘀止痛；川楝子、元胡、乌药、元胡、香附疏肝泻热、理气止痛；败酱草、丹皮清热凉血、解毒镇痛。诸药合用，共奏活血化瘀、行气止痛之功。

主治◊慢性盆腔炎。

加减◊同时加用双柏散（广州中医学院附属医院方：大黄、黄柏、侧柏叶、泽兰等药组成）外敷患部，或用大黄、虎杖、蒲公英、丹参、枳壳，水煎，保留灌肠，每日1次，10天为1疗程。

疗效◊临床屡用，内外合治，效果颇佳。

26.2 血竭化癥汤

来源◊何子淮，《何子淮妇科经验选》

组成◊血竭末（酒吞），干漆（去烟），制没药，五灵脂，穿山甲，桃仁，制大黄各适量。

用法◊水煎服，每日1剂，日服2次。

功用◊破血消癥，化瘀止痛。

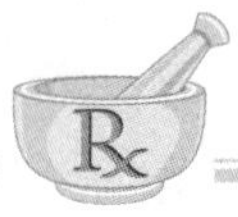

方解 方用血竭为君，其功虽“补血不及当归、地黄，破血不及桃仁、红花，止血不及蒲黄、三七”，然一药而功兼补血、破血、止血之用，能攻补兼施，散瘀生新，活血定痛，与较多的攻积散瘀之品同用则较稳妥，且无后顾之忧；取干漆破血散瘀，治日久凝结之瘀血、削经年坚结之积滞（炒令去烟，或将漆纸烧灰存性入方，为常规炮制法）；制大黄破积行瘀，攻下瘀血，治女子经闭，瘀血癥瘕；桃仁质重性降，祛局部瘀血，另加没药散血消肿；五灵脂行血中气滞；穿山甲散血通络。诸药合用，共奏破血消癥，化瘀止痛之功。

主治 慢性盆腔炎（包块型）、子宫肌瘤、卵巢囊肿和卵巢积水等病。

加减 若经血量少，加虎杖、鸡血藤、番红花（或土红花代）；经水量多，去五灵脂、穿山甲、桃仁，加制军炭、炒荠菜花、丹皮、失笑散、檵木花、参三七（或云南白药）、莲房炭、血余炭；经痛剧烈，加制川草乌、乌药、红木香、延胡索；白带黄稠，可随证选加龙胆草、白英、生苡仁、臭椿皮、地丁草、七叶一枝花、白槿花、扁豆花、车前草、凤尾草等。另外如当归、瓦楞子、浙贝母、川芎、槟榔、三棱、莪术、赤白芍、茴香、皂角刺、鸡内金、荔枝核、水红花子、鬼箭羽等亦可随证加用或替换运用。

同时配用消痞膏（麝香、公丁香、阿魏、细辛、五灵脂、肉桂、木鳖子，共研细末，于清凉膏中加入上药末，和匀成膏）外敷包块部位，每5天换药1次。

疗效 临床屡用，多获良效。

26.3 血竭消聚汤

来源 何子淮，《何子淮妇科经验选》

组成 血竭末（吞）、桂枝、茯苓、桃仁、泽泻、葫芦壳、车前草、枳实、草蔻仁、砂仁各适量。

用法 水煎服，每日1剂，日服2次。

功用 行滞消聚。

方解 寒湿瘀滞结于下焦。故方用桂枝化气通阳而消其本寒；瘕聚之成必夹湿热为巢囊（寒郁化热），故取茯苓、泽泻、车前、葫芦壳以下其湿热。寒凝必气滞，故用枳实、砂仁理气消水；气滞则瘀滞，佐以血竭、桃仁活血散瘀。全方合用共奏行滞消聚之功。

主治 盆腔炎（包块型）、子宫肌瘤、卵巢囊肿、积水尤宜。

加减 另如石韦、萆薢、赤小豆、玉米须、昆布、海藻等可随证加减。同时用消痞膏（方如上列）外敷包块部位。

疗效 临床屡用，多获良效。

26.4 二藤汤

来源 ◊ 裘笑梅，《裘笑梅妇科临床经验选》

组成 ◊ 忍冬藤、蜀红藤各 30 克，大黄、大青叶、紫草根（后下）、牡丹皮、赤芍、川楝子、制延胡索各 9 克，生甘草 3 克。

用法 ◊ 水煎服，每日 1 剂，日服 2 次。

功用 ◊ 清热化湿、凉血活血、解毒祛瘀、消肿止痛。

方解 ◊ 方中以二藤为主药，取其清热解毒；配入大青叶、紫草、赤芍、牡丹皮凉血活血；大黄泻血中之热而导秽浊；延胡索、川楝子行气止痛；甘草和中解毒，合用共奏清热解毒、凉血祛瘀之功。本方是治疗妇科炎症疾患的一个良好方剂，尤其对急性盆腔炎、子宫内膜炎、附件炎等病证，据证而施，每有卓效。

主治 ◊ 盆腔炎、子宫内膜炎、附件炎等。

加减 ◊ 若兼证严重可随证加减。

疗效 ◊ 临床屡用，每获卓效。验之信然。

26.5 盆腔灵汤

来源 ◊ 张西芝，《中国中医秘方大全》

组成 ◊ 当归 20 克，赤芍 12 克，丹参、延胡索各 15 克，三棱、香附、台乌药、红藤、败酱草各 30 克，甘草 6 克。

用法 ◊ 水煎服，每日 1 剂，日服 2 次。

功用 ◊ 清热解毒、活血化瘀、理气止痛。

方解 ◊ 方中红藤、败酱草清热解毒，消肿止痛；当归、丹参、香附、三棱、延胡索理气止痛、活血化瘀；赤芍清热凉血、活血散瘀，药理试验有抑菌、镇静、止痛之功；乌药行气止痛，有抑菌作用；甘草调和诸药，具有解毒作用。诸药相伍，共奏清热解毒、活血化瘀。理气止痛之功。故用之每收良效。

主治 ◊ 盆腔结缔组织炎、输卵管卵巢炎、子宫内膜炎等。

疗效 ◊ 治疗 102 例，治愈 72 例，显效 13 例，好转 13 例，总有效率为 96.1%。

26.6 消癥饮

来源 ◊ 邱颖恒，《中国中医秘方大全》

组成 ◊ 当归、丹参各 12 克，海藻 15 克，茯苓 6 克，薏苡仁 30 克，炮甲珠 12 克，川芎 6 克，金银花 9 克，连翘 10 克，橘核 12 克，青皮 6 克，延胡索 9 克。

用法 ◊ 水煎服，每日 1 剂，日服 2 次。

功用 ◊ 清热解毒、行气活血、利湿散结。

方解 ◊ 方中当归、丹参、川芎活血祛瘀；炮甲珠祛瘀散结、消肿排脓；茯苓、薏苡

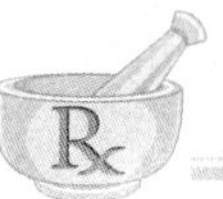

仁利水除湿、健脾渗泄；且薏苡仁还有排脓消痈之功；青皮疏肝破气，常与橘核配用理气散结止痛；海藻化痰软坚散结；金银花、连翘清热解毒、消肿止痛。金银花、连翘配海藻、橘核为用，治疗癥瘕结块，作用甚著。用治输卵管卵巢炎，尤以慢性者效果最佳。

主治 ◊ 急、慢性输卵管卵巢炎，子宫肌炎、盆腔结缔组织炎等。

加减 ◊ 附件增厚、附件囊肿未消失者，加三棱、莪术、昆布、牡蛎；气虚，加党参、黄芪；血虚，加鸡血藤，紫河车；脾胃虚弱，加白术、大枣、炙甘草；脾肾阴亏，加枸杞子、怀山药、熟地；寒凝气滞，加小茴香、干姜。

疗效 ◊ 治疗 31 例，痊愈 22 例，好转 8 例，无效 1 例，总有效率为 96.8%。

26.7 归竭合剂

来源 ◊ 蒲辅周，《蒲辅周医案》

组成 ◊ 当归、川芎各 6 克，醋制鳖甲 15 克，吴茱萸 4.5 克，桃仁、赤芍各 6 克，肉桂、槟榔、青皮、木香、莪术、三棱、大黄各 3 克，延胡索 6 克，血竭 3 克。

用法 ◊ 上药加水浓煎两次，混合，分 2 次温服，每日 1 剂。

功用 ◊ 活血化瘀、软坚散结。

方解 ◊ 方中当归、川芎、桃仁、赤芍、血竭活血化瘀；鳖甲、三棱、莪术软坚破结；肉桂、吴茱萸温经散寒；青皮、木香、元胡、槟榔行气止痛；大黄荡涤积滞，全方共奏祛瘀散结之功。

主治 ◊ 石瘕。症见腹大如箕，非三月孕形、腹胀痛而小腹坠甚，拒按而坚，亦非孕象，且连日流血而腰不痛，又不似胎漏。可用于盆腔炎包块型。

疗效 ◊ 屡试屡效。

26.8 清热解毒汤

来源 ◊ 刘奉五，《刘奉五妇科经验》

组成 ◊ 连翘、金银花、蒲公英、紫花地丁各 15 克，黄芩 9 克，瞿麦、萹蓄各 12 克，车前子、丹皮各 9 克，赤芍 6 克，地骨皮 9 克，冬瓜子 30 克。

用法 ◊ 水煎服，每日 1 剂，日服 2 次。

功用 ◊ 清热解毒、利湿活血、消肿止痛。

方解 ◊ 急性盆腔炎，多属中医内痈范畴，多因毒热壅盛，湿热下注，气血瘀滞所致。治以清热解毒为主，佐以利湿、凉血、活血。方用连翘、金银花、蒲公英、紫花地丁清热解毒、消痈散结；黄芩清热燥湿；地骨皮清热凉血退热，以去气分之热；配以瞿麦、萹蓄、车前子清热利湿；冬瓜子渗湿排脓，消肿止痛；佐以赤芍、丹皮清热凉血、活血化瘀。综观全方，重在清热解毒、兼顾利湿、活血化瘀而止痛。

主治 ◊ 急性盆腔炎（证属湿毒热盛型者）。

疗效 ◊ 多年应用，疗效显著。

26.9 暖宫定痛汤

来源 ◊ 刘奉五，《刘奉五妇科经验》

组成 ◊ 橘核、荔枝核、小茴香、胡芦巴、延胡索、五灵脂、川楝子、制香附、乌药各9克。

用法 ◊ 水煎服，每日1剂，日服2次（温服）。

功用 ◊ 疏散寒湿、温暖胞宫、行气活血、化瘀止痛。

方解 ◊ 盆腔炎以湿热下注及下焦寒湿型为多见。本方适用于寒湿型盆腔炎，与中医寒疝相似。本方是以橘核丸为借鉴，从临床实践中逐渐摸索制订而成。方用橘核、荔枝核。小茴香、胡芦巴温经散寒以除下焦寒湿；制香附、川楝子、乌药、延胡索、五灵脂行气活血、化瘀定痛。且香附与延胡索相伍，一入气分、一入血分，行气活血、化瘀止痛相辅相成。而乌药既能散寒活血、理气止痛，又能排泄停聚之水湿，对于寒湿所引起的白带尤宜。全方合用，功效颇多，而重在寒湿。

主治 ◊ 慢性盆腔炎（因寒湿瘀滞所致者），或用于宫冷不孕等证。

疗效 ◊ 多年应用，效果颇佳。

26.10 乌芍三草汤

来源 ◊ 丁宝光，《江苏中医》（12）1990年

组成 ◊ 台乌药、赤芍、凤尾草、鱼腥草、马鞭草各15克，制香附、当归、川芎、土茯苓各10克。

用法 ◊ 水煎服，每日1剂，日服2次。

功用 ◊ 清热化湿，理气止痛，活血化瘀。

方解 ◊ 盆腔炎以气滞湿阻血瘀，虚实夹杂之证型在农村为多见。方中乌药、赤芍为理气通滞，活血化瘀之要药，经现代药理研究，乌药有较强的扩张血管，加速血液循环，缓解肌肉痉挛性疼痛的作用；赤芍既可清热凉血，又可活血祛瘀。二药得当归、川芎、香附之助，则理气化滞、活血祛瘀之效更著。方中之三草，均为清热利湿解毒之佳品。且马鞭草性味苦寒，苦能下降，寒能清热，具有清热凉血，利湿祛瘀之功；土茯苓助三草清热解毒利湿。诸药相伍，共奏清热解毒化湿、理气止痛、活血祛瘀之功，并有提高机体免疫功能，改善盆腔血液循环和局部营养，促进渗出物吸收等作用。故而用之多效。

主治 ◊ 盆腔炎，多见下腹疼痛、白带多，或有囊性不活动包块。

疗效 ◊ 治疗48例，结果痊愈28例，显效8例，有效10例，无效2例，总有效率

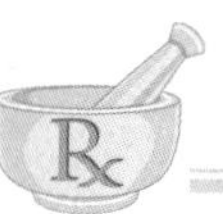

为 95.8%。

26.11 盆腔化瘀汤

来源◊徐淑安,《中国中医秘方大全》

组成◊当归尾、益母草、香附子、苏梗各 30 克。

用法◊水煎服，每日 1 剂，日服 2 次。

功用◊活血化瘀、调和气血。

方解◊方中当归、益母草活血祛瘀、调经凉血；香附疏肝理气、活血调经、解热镇痛、抗菌消炎；苏梗解表和中、行气，药理试验有扩张血管解热之功，还可抑制葡萄球菌。诸药合用，共奏活血化瘀、调和气血之功。

主治◊子宫肌炎，子宫内膜炎，输卵管卵巢炎，盆腔结缔组织炎等。

加减◊发热，加金银花、蒲公英、败酱草；腹痛，加川楝子；带下增多，加土茯苓；失眠，加五味子；食欲不振，加焦三仙；月经量多，加阿胶。

疗效◊治疗 80 例，痊愈 47 例，显效 24 例，有效 7 例，总有效率为 97.7%。

26.12 清化汤

来源◊赵翠英,《上海中医药杂志》(8) 1987 年

组成◊血竭 6 克，苎麻根 20 克，茜草、海螵蛸各 15 克，桃仁、山楂各 10 克，蒲公英 15 克，败酱草 20 克，益母草 15 克，泽泻 10 克。

用法◊水煎服，每日 1 剂，日服 2 次。

功用◊清热解毒、活血化瘀、利湿止痛。

方解◊方中蒲公英、败酱草清热解毒；桃仁、益母草活血祛瘀；血竭祛瘀止痛，敛疮止血；山楂活血化瘀、化积止痛，药理研究有抑菌及促进子宫收缩的作用；苎麻根有凉血止血之功；海螵蛸收敛止血，与茜草相伍，既能止血，又补肾养精生血；泽泻清热、利水渗湿。合而用之，共奏清热解毒、活血化瘀、利湿止痛之功。本方配伍严谨，方药丝丝入扣，恰合病机，故而奏效颇捷。

主治◊子宫内膜炎。

加减◊腹痛，加金银花 15 克，延胡索 10 克；赤白带下，加马鞭草 20 克，生苡仁 10 克；腰酸，加川断 15 克，桑寄生 10 克；血虚，加当归 10 克，阿胶 10 克（烊化）。

疗效◊治疗 50 例，皆获痊愈。平均治愈天数为 7 天，较西药对照组疗效为捷，西药平均治愈天数为 11 天。

26.13 理冲汤

来源◊王耀廷,《中国中医秘方大全》

组成◇党参、黄芪、三棱、莪术、鸡内金各15克，白术、山药、知母、天花粉各10克。

用法◇水煎服，每日1剂，日服2次。

功用◇益气扶正，活血化瘀。

方解◇方用党参、黄芪、白术、山药健脾益气，扶助正气以增强肌体抗病能力；复以三棱、莪术、鸡内金活血化瘀、行气止痛，且鸡内金还有消积开胃之功；知母、天花粉养阴清热，散结排脓。全方共奏益气祛瘀之功，标本同治，疗效显著。

主治◇盆腔结缔组织炎和输卵管卵巢炎等盆腔炎症。

加减◇胸胁少腹胀痛，加延胡索15克，郁金20克；腹泻，去知母，加白芍20克；发热、带多、色黄臭，加白蔹、败酱草各50克；有包块者，加䗪虫、水蛭各2.5克（研末冲服）；内热口干，加生地25克，天冬20克。

疗效◇治疗51例，痊愈18例，显效20例，好转11例，无效2例，总有效率为96.1%。平均服药43剂愈。

26.14 柴枳败酱汤

来源◇刘云鹏，《名医治验良方》

组成◇柴胡、枳实各9克，赤白芍各15克，甘草6克，丹参15克，牛膝9克，三棱、莪术各12克，红藤15克，败酱草30克，香附12克，大黄9克。

用法◇每日1剂，水煎服，日服2次。

功用◇清热凉血，行气逐瘀，消积止痛。

方解◇方中柴胡枢转气机，透达郁热；枳实配柴胡升清降浊，调理气机；赤白芍敛阴和血；甘草和中，与芍药同用，缓解舒挛；三棱、莪术破血气消积；红藤、败酱草清热解毒行瘀；香附疏肝行气；大黄凉血行瘀，复以牛膝、丹参活血祛瘀，引诸药直达病所。众药合用，达清热凉血，行气逐瘀，消积止痛之功。

主治◇盆腔炎。症见瘀热内结，小腹疼痛。黄白带下等症。

加减◇若急性发热，当配伍五味消毒饮，或选加大、小承气汤等；若系癥瘕久不化者，酌加土鳖虫9克，鳖甲15克；黄白带下，有气味者，可选加黄柏9克，蒲公英，薏苡仁各30克；经行腹痛拒按者，加蒲黄9克，五灵脂12克；经期延长者，可选加蒲黄炭、茜草各9克，炒贯众15~30克；气虚者，可加党参15克，白术9克。

疗效◇临床屡用，颇有效验。

附记◇验之临床有效，坚持服用，疗效始著。

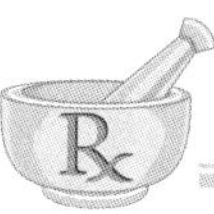

§27 治子宫颈炎秘方

27.1 清宫解毒饮

来源 班秀文,《中国中医药报》1990 年

组成 土茯苓 30 克，鸡血藤、忍冬藤、薏苡仁各 20 克，丹参 15 克，车前草、益母草各 10 克，甘草 6 克。

用法 水煎服，每日 1 剂，日服 2 次。

功用 清热利湿，解毒化瘀。

方解 子宫颈炎，是现代医学的病名，有急，慢性之分。从临床症状看，急性时，宫颈红肿，有大量的脓性分泌物，色白或黄，质稠黏而秽臭，腰及小腹胀痛，个别患者伴有发热、口渴，脉弦细数，苔黄腻，舌边尖红；慢性时，则宫颈糜烂，带下量多，少腹、小腹胀疼，腰酸膝软，甚或性交时阴道辣痛或出血。证属湿热带下或湿瘀带下的范畴。治之宜用清热利湿、解毒除秽、活血化瘀之法。本方适用甘淡平之土茯苓为主药，以利湿除秽、解毒杀虫；忍冬藤、车前草，薏苡仁之甘寒，既能辅助土茯苓利湿解毒，又有清热之功，而且甘能入营养脾，虽清利而不伤正；鸡血藤之辛温，能补血行血，是以补血为主之品；益母草之辛苦微寒，能活血祛瘀，利尿解毒；丹参一味，功同四物，有补有行，与鸡血藤、益母草同用，则补血化瘀之功益彰；甘草之甘，既能调和诸药，又能解毒。全方以甘、辛、苦为主，寒温并用，甘则能补，辛则能开，苦则能燥，寒则能清，温则能行。故本方有热则能清，有湿则能利，有毒则能散能解，有瘀则能化能消。凡是湿热蕴结下焦，损伤冲、任脉和胞宫，以湿、瘀、热为患而导致带下量多，色白或黄，质稠秽浊，阴道灼痛或辣痛者，连服 20~30 剂，其效显著。

主治 子宫颈炎。

加减 带下量多，色黄而质稠秽如脓，加马鞭草 15 克，鱼腥草、黄柏各 10 克；发热口渴者，加野菊花 15 克，连翘 10 克；阴道肿胀辣痛者，加紫花地丁 15 克，败酱草 20 克；带下夹血丝者，加海螵蛸、茜草、大蓟各 10 克；阴道瘙痒者，加白鲜皮 12 克，苍耳子、苦参各 10 克；带下量多而无臭秽阴痒者，加蛇床子、槟榔各 10 克；带下色白、质稀如水者，去忍冬藤、车前草，加补骨脂、桑螵蛸、白术各 10 克，扁豆花 6 克；每性交时阴道胀痛出血者，加赤芍 12 克，地骨皮、丹皮各 10 克，田三七 6 克；腰脊酸痛，小腹胀坠而痛者，加桑寄生 15 克，川杜仲、川续断各 10 克，骨碎补 15 克。

疗效 临床屡用，疗效显著。

§28　治慢性附件炎秘方

28.1　加减斑龙汤

来源◇徐荣斋，《千家妙方·下》

组成◇鹿角霜、补骨脂、桑螵蛸、锁阳、龙骨各9克，砂仁末3克，熟地20克，茯神、山萸肉，菟丝子各9克，炒白芍6克，煅牡蛎30克。

用法◇先将龙骨、牡蛎加水煎煮30分钟后，再入余药水煎服，每日1剂，日服2次。连服半个月后可隔日1剂。

功用◇温煦督带。

方解◇带下骨痛，是妇科疾患中的一种慢性消耗病，与督带二脉亏损有关。方用鹿角霜，锁阳、熟地、菟丝子、补骨脂补肾以宣补督带二脉；龙骨，牡蛎滋阴潜阳以静摄带脉、固涩止带；砂仁宽中理脾以复脾阳；茯神宁心安神；山萸肉、白芍养肝柔肝，缓急止痛；桑螵蛸收涩止带。诸药合用，温能通络，涩能止带，以温补为主，以涩为用，共奏温煦督带之功。

主治◇慢性附件炎（带下骨痛）。症见带下缠绵，质清而稀，经又来潮时周身筋骨疼痛，经净时继又白带量多，少腹坠胀疼痛等证。

疗效◇临床屡用，效果颇佳，一般服药5剂左右获痊愈。

28.2　解毒化癥汤

来源◇孙继铭，《江苏中医》（12）1990年

组成◇土茯苓、败酱草各30克，蒲公英20~30克，制乳没各6~12克，丹参20克，当归12克，橘核9克。

用法◇水煎服，每日1剂，日服2次。

功用◇解毒利湿，化瘀散结。

方解◇病由湿热瘀阻而致，故方中重用土茯苓、败酱草、蒲公英清热解毒利湿，丹参、当归、乳香、没药活血消癥消结；橘核行气调血，引药入经。共奏解毒利湿、化瘀散结之功。

主治◇慢性附件炎。

加减◇腹痛较甚者，去丹参，加三棱、莪术各6克；肾虚者，加川断15克，桑寄生20克，菟丝子12克；脾虚者，加白术12克，山药15克；白带量多者，加芡实12克，白果6克；阳虚者，加附子6~9克，肉桂3克；月经期，去乳香、没药、丹参，加枸杞子15克，杜仲12克。

疗效◇治疗24例，治愈（主症、体征消失）10例；好转（主症及体征减轻或部分消失）13例，无效1例。总有效率为95.83%。

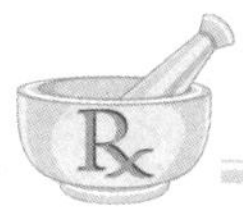

§29 治外阴白斑秘方

29.1 白斑方

来源 金谷城，《千家妙方·下》

组成 生地、当归、白芍各10克，川芎3克，桑白皮、地骨皮、荆芥、防风、浮萍各10克，磁石30克，钩藤10克，牛膝5克。

用法 水煎服，每日1剂，日服2次。

功用 泻肺补肝。

方解 外阴白斑是外阴部的一种特殊病态，以病变处皮肤粗糙、增厚、发硬、呈不规则散在白色斑块为特征。主症是难以忍耐的奇痒。中医认为肺主宣散、输精于皮毛。即皮肤毛发的滋润荣养靠肺。局部皮肤发白、增厚、粗糙、发硬，中医称为肌肤甲错，是局部血瘀的表现。这种瘀血是由于肺热伤阴，宣散失司，不能输精于皮毛的结果。故方中用泻白散清肺热；荆芥、防风、浮萍宣散肺气以祛风；用四物汤养血活血以祛风润燥；加磁石、钩藤熄风止痒。诸药合用，共奏泻肺补肝，祛风止痒之功，故而用之多效。

主治 外阴白斑。

疗效 治疗观察40余例，发现止痒作用特别好，除个别无效外，绝大多数服药1周内即止痒、白斑消失，继续服药就可巩固。如果停药后又痒，再服仍然有效。

29.2 清肝化斑汤

来源 言庚孚，《言庚孚医疗经验集》

组成 苦参15克，蛇床子、龙胆草、山栀仁各10克，赤芍12克，当归、白鲜皮各10克，刺蒺藜15克，生姜皮、生甘草各3克。

用法 水煎服，每日1剂，日服2次。

功用 清肝利湿、祛风败毒。

方解 外阴白斑属祖国医学的“阴痒”范畴。通过临床实践体会，本病与风、热、湿、毒内伏有关。风者，百病之长，善行数变，与湿热混合，蕴积于肝，下注阴户，遂成本证。临床则表现阴部奇痒，焮痛，或生疮为其特征（当包括其癌变），治则侧重于清热解毒、祛风除湿。方用苦参、龙胆草、山栀仁清热解毒利湿；蛇床子、白鲜皮、刺蒺藜祛风止痒；赤芍、当归活血驱风；生姜皮利水健脾；甘草解毒、调和诸药，合用共奏清肝利湿、祛风活血之功。再配以除湿止痒之外洗方，内外并治，故效佳。

主治 外阴白斑。

加减 ◊ 同时配用阴痒外洗方：苦参片60克，白鲜皮、蛇床子、香艾叶各30克，九里光120克，生白矾15克（后下）。先将前5味药煮开，后下入生白矾，煮成3000毫升药水，去渣后乘热外洗阴痒部，每日早晚各洗1次。每剂用2日。

疗效 ◊ 多年使用，治愈甚多，效甚灵验。

§30 治子宫脱垂秘方

30.1 提挺汤

来源 ◊ 程爵棠，《临床验方集》

组成 ◊ 炙黄芪50克，升麻9克，柴胡、枳壳、桔梗各6克，牡蛎15克，生甘草3克。

用法 ◊ 水煎服，每日1剂，早晚各服1次。

功用 ◊ 益气升提、收敛固脱。

方解 ◊ 阴挺之病，属中气下陷者居多。本方是从家传验方之治疗脱肛的提肛饮（炙黄芪、升麻、柴胡、炙甘草）加味而成。方中重用黄芪益气升阳，炙用重在走里，补中有升，一举两得；辅以升麻、柴胡、桔梗，助黄芪以增强升提之功，且柴胡疏肝解郁以顺气；枳壳下气宽中，共使下陷之气得顺；牡蛎收敛固脱；甘草解毒、调和诸药。合而用之，共奏益气升提、收敛固脱之功。

主治 ◊ 子宫脱垂（阴挺）或脏器下垂、脱肛等。

加减 ◊ 气虚甚者，加党参30克（加红参10克更妙）；胃下垂，加党参、白术各15~30克；如兼阴痒和宫颈糜烂，则加用外治方，（具体方药详阅《百病中医熏洗熨擦疗法》）一书。

疗效 ◊ 治疗子宫脱垂357例，结果痊愈325例，显效25例，有效4例，无效3例，总有效率为99.16%，其中痊愈率为91.04%。

附记 ◊ 临床实践证明，本方不仅治疗阴挺效果好，而且用治胃下垂、脱肛，效果亦佳。

30.2 升麻牡蛎散

来源 ◊ 孙淑莲，《浙江中医杂志》（8）1987年

组成 ◊ 升麻6克，牡蛎12克。

用法 ◊ 上药共研细末，每日1剂，分2~3次空腹服下，或每日1剂，水煎服。服药不能间断，至愈为度。

功用 ◊ 升举阳气、收敛固涩。

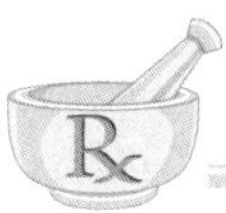

方解 本病多因气虚下陷，或肾虚不固所致，方用升麻升举阳气；牡蛎收敛固涩。故用之多效。如坚持服用3个疗程（疗程按病情而定，Ⅰ度为1个月、Ⅱ度为2个月、Ⅲ为3个月），痊愈率尤佳。

主治 子宫脱垂。

疗效 治疗723例，痊愈529例（占73.1%），好转156例（占21.6%），无效38例。

附记 在应用本方期间，服药不能间断，不能从事重体力劳动。少数病例服药1周以上，自觉下腹部有轻微痛感，不必停药，不要减量。

又据［《四川中医》（11）1986年］李治方报道：用升麻4克（研末），纳入一枚鸡蛋内（蛋顶端钻一小孔），以白纸蘸水将孔盖严，孔口朝上入于蒸笼内蒸熟，去壳内服，每日早晚各服1次，10天为1疗程，疗程间停服2日再继服。治疗120例子宫脱垂患者，经3个疗程治疗，痊愈104例，显效12例，无效4例。

30.3 补益提宫汤

来源 董智良，《千家妙方·下》

组成 黄芪、党参各15克，生甘草6克，苍白术、粉萆薢、椿树皮、陈皮、柴胡各9克，全当归12克，升麻15克，红枣5枚。

用法 水煎服，每日1剂。

功用 补中益气、健脾化湿。

主治 重度子宫脱垂。

加减 同时配用外用药粉（鸡内金4.5克，赤石脂9克，五倍子6克，冰片0.6克。共研极细末，置瓶中密封，备用），取适量外敷宫体、后将宫体纳入阴道。

疗效 临床屡用，内外并治，效果颇佳。

附记 如轻度子宫脱垂，单用外用药粉洗敷数次，即获痊愈。

30.4 益气升提汤

来源 岑观海，《名医治验良方》

组成 高丽参9克，黄芪30克，肉苁蓉18克，川续断、菟丝子、柏子仁各15克，白术、当归各10克，枳壳6克，升麻4.5克。

用法 每日1剂，水煎服，日服2次。

功用 益气固脱、润肠通便。

方解 方中以高丽参、黄芪、白术、升麻益气健脾、升阳固脱；肉苁蓉、菟丝子、川续断可温肾以固冲任；当归、柏子仁配肉苁蓉润肠通便，以防便秘；枳壳一味，苦泄下行，理气宽中，与方中它药相配，以使升降相宜，补而不壅。

可见本方之特点，在于升中有降，益气固脱，润肠通便。

主治◊子宫脱垂（阴挺）。

疗效◊临床屡用，疗效颇著，一般用药15剂左右即愈。复以补中益气丸、归脾丸善后调理，以巩固疗效。

§31 治阴痒秘方

31.1 老年阴痒方

来源◊姚寓晨，《名医治验良方》

组成◊①内服方：熟女贞子、旱莲草各15克，何首乌、山萸肉各12克，炒赤白芍各10克，炙龟板20克（先煎）、生熟薏苡仁各30克，土茯苓30克，老紫草15克，福泽泻10克。②外用方：仙灵脾、蛇床子、老紫草、覆盆子各适量（或各15~30克）。

用法◊内服方，每日1剂，水煎服，早、晚各服1次。外用方，可水煎熏洗，坐浴，并另将此四味药各50克为细末，加凡士林调匀成软膏状外用。

上2方，15天为1疗程，停3天，再行第二个疗程，痊愈为度。

功用◊育阴填精、渗湿清热。

方解◊老年外阴瘙痒虚多实少，与青壮年以实为主有别，《素问·阴阳应象大论》有："年四十阴气自半"之说，下焦乃肝肾所司，肝肾精血亏损，累及任脉，故阴部枯萎瘙痒。方选山萸肉与何首乌相配以精血同补；炙龟板滋阴填精，与甘寒之紫草相伍，清润入下焦，对老妇阴痒尤宜。又以生熟薏苡仁同用，健脾渗湿，更配以外治药润肤止痒，迳去邪毒。终以二精丸（黄精、枸杞子）伍以丹参（3药各等分）助气固精、活血驻颜。

主治◊老妇阴痒。

疗效◊屡用效佳，一般连用4~7个疗程可愈。

31.2 濯毒涤痒汤

来源◊经验方，《四川中医》（5）1988年

组成◊地肤子、百部各15克，蛇床子20克，苦参15克，白鲜皮20克，川椒9克，川黄柏10克，白矾9克，蝉蜕10克，大青盐9克。

用法◊先将上药纳入一纱布袋中扎紧口，放入锅内，加清水适量，煮沸30分钟，将药液倒入盆内，趁热先熏后洗患部，每日熏洗2~3次，每次熏洗约30分钟。

功用◊清热燥湿、解毒杀虫、祛风止痒。

方解◊阴痒之证，古人多云属湿热内蕴；或风热湿邪侵入外阴、化而为虫所致。本

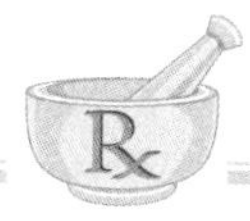

方除常用的“祛湿、杀虫、止痒”之品外，妙加蝉蜕、白鲜皮以祛风邪，大青盐杀虫止痒，入心肾两经，引药入经，从而增强了疗效。

主治◊凡各种原因引起的外阴瘙痒症、滴虫性阴道炎引起的阴痒尤佳。

加减◊若老年性阴道炎引起的阴痒，加生地20克，效果亦佳。

疗效◊本方临证使用40年，治验颇多，用之多验。

§32 避孕与引产秘方

32.1 节育生化汤

来源◊张鹏举，《千家妙方·下》

组成◊川芎10克，当归25克，桃仁、红花各2克，姜炭1.5克，炙甘草2克，芸苔子12克。

用法◊用黄酒、童便适量，加水共煎2次，共取药汁约150毫升，每日1剂，分2次服。于月经时连用3~5剂。未曾孕育之妇不可用。

功用◊活血化瘀，致督脉受损、胞脉失养，形成不孕。

方解◊经云：“女子二七而天癸至，任脉通，太冲脉盛，月事以时下，故有子。”反之则不孕。方中之川芎、当归行血活血；红花、桃仁、芸苔子活血化瘀；炮姜温经止痛，甘草调和诸药而能活血化瘀，且能止痛。因其确有化瘀生新之功，故以生化汤名。

主治◊避孕。

疗效◊用以避孕多例、用药1疗程，多已9年未再孕育，确属有效。

32.2 益母芎归汤

来源◊周芝兰，《中国中医秘方大全》

组成◊当归30克，川芎10克，丹参、益母草各15克，川朴、红花、桃仁、怀牛膝各10克。

用法◊水煎服，每日1剂，日服2次。3剂为1疗程。

功用◊养血活血，祛瘀催产。

方解◊中医认为过期不产，属气血虚弱和气滞血瘀。方用当归、川芎为主。当归养血活血、调经止痛、川芎为血中气药，上至巅顶、旁达肌肤、走而不守，二者配合，可加强活血祛瘀之力；佐以桃仁、红花、丹参、益母草活血祛瘀，合川朴可降气导滞，牛膝引血下行，诸药配合达到养血活血，祛瘀催产、引胎下行之功。经药理实验证实，当归有兴奋子宫，川芎能加强家兔子宫收缩，红花能使子宫发生有节律性收缩的作用。

主治◊过期不产、宫缩乏力、产程滞延、严重妊娠中毒症需提早引产者。

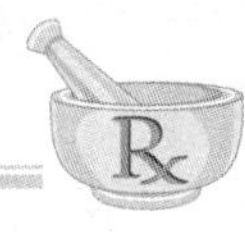

加减◊气虚乏力者，加黄芪30克；胎膜早破者，加金银花30克，连翘15克；有出血倾向者，加血余炭10克，仙鹤草15克；伴妊娠中毒症者，合用五苓散或钩藤汤。

疗效◊引产126例。诱发宫缩时间：服药1~3天内诱发宫缩者92例（占72.2%）；服药1~6天内诱发宫缩者119例，有效率为94.4%。引产成功率：服药后诱发宫缩119例中，105例自然分娩，成功率为89%，其中21例因头盆不称而手术分娩。

§33 治妇科其他疾病秘方

33.1 加减归脾二仙汤

来源◊王云铭，《中国当代中医名人志》

组成◊白术9克，党参15克，黄芪30克，当归6克，茯苓、远志、木香、桂圆肉各9克，熟地15克，仙茅9克，仙灵脾15克，甘草9克。

用法◊每日1剂，水煎服，日服2次。经后服。

功用◊理气养血、温养胞宫。

主治◊子宫发育不良。

疗效◊多年使用，效果甚佳。

33.2 肾气归芪二仙汤

来源◊王云铭，《中国当代中医名人志》

组成◊熟地30克，干山药5克，山茱萸、牡丹皮、茯苓、泽泻各9克，炮附子、肉桂各6克，仙茅9克，仙灵脾15克，当归6克，黄芪30克。

用法◊每日1剂，水煎服，日服2次。经后服。

功用◊温补肾阳，补气生血。

主治◊卵巢功能不足。

疗效◊多年使用，效果颇佳。

附记◊又肾阴不足所致者可用熟地30克，干山药15克，山萸肉、牡丹皮、茯苓、泽泻各9克，当归6克，黄芪30克，蛇床子9克，菟丝子15克，五味子9克。主治、用法同上。功能滋阴益肾，佐以补血，故用之多效。

33.3 解郁养血汤

来源◊刘学勤，《名医秘方汇萃》

组成◊全当归、炒白芍各12克，柴胡、薄荷叶各7克，夏枯草12克，白菊花9克，苍耳子7克，粉甘草5克。

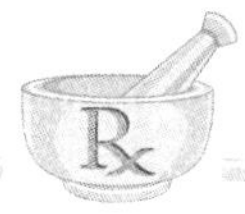

用法◊每日1剂，水煎服，日服2次。中、晚饭前2小时温服。

功用◊疏肝解郁，养血柔肝。

主治◊性交口噤，阴部抽搐，或憋胀麻木。

加减◊若性交后五心奇痒，加草红花、地肤子活血祛风；性交时肢体似瘫，神志昏糊，加柏子仁、酸枣仁、焦远志养心安神；性交时阴部热辣，颤抖跳动，加女贞子、旱莲草养阴滋肾。

疗效◊屡用屡验，疗效卓著。

33.4 青金止淋汤

来源◊王耀庭，《名医治验良方》

组成◊大青叶50克，海金沙25克，金钱草50克。

用法◊每日1剂，水煎服，日服3次。服药期间宜多饮水。

功用◊清热利湿通淋。

主治◊子淋。妊娠期间尿频、尿急、尿道灼痛。对一般尿路感染亦有效。

疗效◊屡用屡验，疗效卓著。

附记◊本方药简效宏，用于下焦湿热所致者（实证），用之多效，且奏效颇捷。临证应用，可随证加减。

33.5 活络蠲痹汤

来源◊王耀庭，《名医治验良方》

组成◊鸡血藤、海风藤各15克，威灵仙12克，五灵脂、防风各9克，汉防己12克，穿山龙30克，地龙、当归各12克。

用法◊每日1剂，水煎服，日服2~3次。

功用◊祛风活络、蠲痹定痛。

主治◊产后身痛，症见周身关节肿胀疼痛，痛如锥刺，畏寒无汗，得温痛减。

加减◊畏风寒者，加麻黄。

疗效◊屡用效佳，一般服药5~10剂即可见效。

33.6 治胎水方

来源◊陈玉琦，《名医秘方汇萃》

组成◊白术20克，茯苓、陈皮、大腹皮、防己、木瓜、茵陈、神曲各15克，枳壳10克。

用法◊每日1剂，水煎服，日服2次。

功用◊健脾利水、理气消肿。

主治◊脾虚胎水肿满（羊水过多症）、腹大异常。并伴有下肢浮肿，B超检查胎儿无明显畸形者可用。

疗效 ◊ 临床屡用，疗效显著。

33.7 外阴溃疡方

来源 ◊ 陈玉琦，《名医秘方汇萃》

组成 ◊ 樟丹 40 克，生蛤粉 50 克，炉甘石 20 克，上冰片 5 分。

用法 ◊ 上药共研为极细末，贮瓶备用，勿泄气。用时取本散适量，用香油调匀成糊状，涂在外阴溃疡处，每日涂 2 次。至愈为度。

功用 ◊ 燥湿止痒，去腐生肌。

主治 ◊ 阴蚀、女阴溃疡。

疗效 ◊ 屡用效佳。一般上药 5 天见效，15 天左右可愈。

33.8 柴胡橘叶煎

来源 ◊ 朱进忠，《名医治验良方》

组成 ◊ 柴胡、赤芍各 10 克，瓜蒌 30 克，当归、青皮、橘叶、枳实各 10 克。

用法 ◊ 每日 1 剂，水煎服，日服 2 次。

功用 ◊ 理气活血、化瘀散结。

主治 ◊ 肝郁气结、瘀滞不化、乳房疼痛，或乳房结块，或月经失调，月经将至以前乳房胀痛或窜痛，或乳下有条索状物疼痛，色微紫，或带状疱疹，剧烈疼痛难止，舌苔白，脉弦滑者。

加减 ◊ 若锁骨上或颈部淋巴结肿大者，加夏枯草 15 克；乳衄者，加降香、茜草各 10 克：突然乳汁不通者，加王不留行 4 克。

疗效 ◊ 屡用屡验，效果颇著。

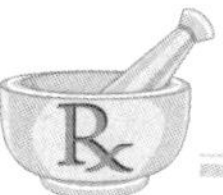

儿科秘验方

§1 治急性上呼吸道感染秘方

1.1 桂芪汤

来源 ◊ 朱瑞群，《名医治验良方》

组成 ◊ 桂枝 2 克，白芍 12 克，黄芪 15 克，甘草 3 克，生姜 2 片，红枣 10 枚。

用法 ◊ 每日 1 剂，水煎服，日服 2 次。

功用 ◊ 调和营卫、益气固表。

方解 ◊ 易感小儿，大多是先天禀赋不足或后天失养，或感冒之后，过服解表剂，损伤卫阳，以致表卫气虚、营卫失和所致。故方重用黄芪益气固表；桂枝辛温解表、祛风通阳；白芍酸苦微寒，和阳敛阴；体弱儿童，卫气虚弱，营卫不和，营阴不守，故桂枝用量宜轻，再重用白芍，二味相合，达到解表中寓敛汗之功；生姜微量，助桂枝以通阳；甘草、大枣甘缓调中，并助芍药和营。诸药合用，共奏调和营卫，益气固表之功。

主治 ◊ 上呼吸道反复感染。

疗效 ◊ 临床屡用，疗效显著。

1.2 卫气双解汤

来源 ◊ 洪百年，《中国中医秘方大全》

组成 ◊ 羌活、桔梗、羊蹄根各 4.5~9 克，板蓝根 6~12 克，七叶一枝花 9~18 克，黄芩 4.5~6 克，生石膏 12~75 克，寒水石 9~45 克，生甘草 1.8~3 克。

用法 ◊ 水煎服，每日 1 剂，日服 2 次。

功用 ◊ 清热、解表。

方解 ◊ 外感之邪、由卫分入气分、治宜表里同治、卫气双解为法，方用羌活、桔梗宣肺散寒、除湿解表，以板蓝根、黄芩、七叶一枝花、羊蹄根清热解表，加生石膏、寒水石清热泻火，甘草调和诸药、与桔梗相伍，又能化痰止咳。根据洪氏经验，方中去寒水石，降高热速度稍减，去寒水石及石膏则降热速度明显减慢，去黄芩、七叶一枝花、板蓝根后，则退热后有起伏。故合而用之，效果颇佳。

主治 小儿各型上呼吸道感染。

加减 寒象明显者，加麻黄或桂枝；痰多，加杏仁或皂荚；咳剧，加鱼腥草；咳剧日久，加半枝莲或桑白皮；神烦不安，加糯稻根或朱灯芯。

疗效 治疗 118 例，服药后 12 小时退热者 37 例（占 31.3%）；12~24 小时退热者 71 例（占 60.2%）；24~48 小时内退热者 6 例（占 5.1%）；无效（48 小时后仍不退热者）4 例。总有效率为 96.6%。

1.3 荆芥消风汤

来源 楚中鑫，《湖南中医杂志》（1）1991 年

组成 荆芥、防风、浙贝母、荆胡、杏仁、木通各 5 克，粉葛根 12 克，枳壳 4 克，僵蚕 6 克，薄荷、蝉蜕各 3 克。

用法 水煎服，每日 1 剂，分 2 次服，婴幼儿分数次服完。

功用 祛风解表、化痰止咳。

方解 方中以荆芥、防风为主药，二药协同，其祛风解表之功颇著；辅以薄荷、蝉蜕、僵蚕疏散风热，化痰止咳；粉葛根解肌，缓解肌肉痉挛；以浙贝母、杏仁、前胡宣肺化痰止咳；枳壳宽胸下气；木通清热利小便，使热从溲泄。此方融辛温、辛凉、辛散之药寓于一方，实属辛平解表之良剂。诸药合用，各专其长，故“风寒”、“风热”之感冒，皆可应用。据吴介作医师大量病例观察：疗效可靠、效著，确是临床上能够重复使用于治疗小儿急性上呼吸道感染的良方。

主治 小儿急性上呼吸道感染。

加减 咽喉痛而见咽红或扁桃体肿大者，加牛蒡子、射干、山豆根各 5 克，板蓝根 12 克；喉中痰鸣者，加麻黄 2 克，赤芍 5 克，葶苈子 6 克，地龙、蒲公英各 10 克；呕吐、腹泻、纳呆者，去杏仁、防风，加桔梗 5 克，丁香 2 克，神曲 10 克，车前草 5 克；高热烦渴者，加生石膏 15 克，知母 15 克；低热不退者，加青蒿、知母各 5 克。

疗效 吴介作报道：治疗 198 例，年龄最小的 3 个月，最大的 12 岁。发病 1~3 天者占 70%以上。本组病例均有流涕、鼻塞、喷嚏、咽部不适、咽痛，喉中痰鸣、发热，食纳欠佳、呕吐、腹泻，舌质淡红或舌尖红、苔薄白或薄黄、脉微数或浮数。结果服药 3 剂而获痊愈 143 例，显效 37 例，有效 14 例，无效 4 例。总有效率为 98%。

1.4 银前荆杏汤

来源◊李江，《云南中医杂志》（6）1988 年

组成◊金银花、元参各 15 克，白前、杏仁各 12 克，荆芥、薄荷、甘草各 6 克。

用法◊水煎服，每日 1 剂，频服。

功用◊疏散风热、宣肺止咳。

方解◊方中以金银花轻宣透表、清热解毒为主药；辅以薄荷、荆芥辛散表邪，透热外达；白前性微温而不燥，长于降气止咳、祛痰，与杏仁、甘草同用，益增宣肺止咳之功；配以玄参清热养阴、利咽解表，又可避免因辛散太过而耗劫阴津之弊。方中白前、杏仁属辛温之品，但温而不燥，与金银花等辛凉药相伍寓反佐之意，有平衡阴阳之妙用。甘草能调和诸药。诸药配伍为用，共奏疏散风热、宣肺止咳之功。

主治◊小儿急性上呼吸道感染。

加减◊大便秘结，加大黄 3 克；夹湿邪者，加滑石 18 克。

疗效◊治疗 326 例，年龄最小的 6 个月，最大的 15 岁。病程为 12 小时至 1 周。本组病例多见有发热、咳嗽、鼻塞、流涕、咽部充血，或扁桃体肿大、咽壁滤泡增生。舌质红苔薄黄或白润、指纹红、脉浮数。结果，除 3 例因拒服中药而治疗失败外，余 323 例，服药 2~3 剂后均获痊愈。治愈率达 100%。随访一周以上均属正常。

1.5 白附麻辛汤

来源◊何志，《云南中医杂志》（6）1989 年

组成◊白附子、半夏、陈皮、茯苓各 3 克，麻黄、细辛、甘草各 15 克。

用法◊水煎服，每日 1 剂，频服。

功用◊祛风燥湿、化痰止咳。

方解◊方用白附子温燥辛散，祛风豁痰；麻黄散肺寒、驱邪气、宣肺气、平咳喘；细辛开肺气、破凝寒、涤痰浊；半夏燥湿祛痰、降气平喘；陈皮行气健脾，燥湿化痰；茯苓渗水湿、健脾胃，甘草益脾和胃、消除痰源。诸药合用，共奏祛风散寒，燥湿化痰、宣肺止咳之功。

主治◊小儿上呼吸道感染（风寒咳嗽）。

加减◊兼喘者，加干姜、杏仁、苏子；呕吐者，加砂仁、生姜、白术；泄泻，加藿香、厚朴、桔梗；腹痛，加肉桂、木香；恶寒发热者，加防风、荆芥、羌活；头痛者，加川芎、白芷。

疗效◊治疗 18 例，年龄最小的 4 个月，最大的 14 岁。本组病例：多见咳嗽频作、咳声重浊、喉间痰鸣、痰白稀薄、鼻塞流涕、恶寒无汗，或发热头痛、全身酸痛、恶心呕吐、口唇色淡、苔薄白、脉浮紧。以咳嗽、痰多、鼻塞、唇

淡、苔白为主要特征。平均服药 2 剂，全部治愈。

1.6 新加正气汤

来源 王传吉，《名医秘方汇萃》

组成 苏叶、藿香各 10 克，连翘 15 克，薄荷 5 克，白芷、川黄连、黄芩各 10 克，甘草 5 克。

用法 每日 1 剂，水煎服，日服 4 次。水煎取汁约 150 毫升。1 岁以内 1 次服 20 毫升，2 岁以内 30 毫升，3 岁以内 40 毫升，隔 2 小时服 1 次。3 岁以上 150 毫升，日分 3 次服之。

功用 解表化湿、清热和中。

方解 临床所见小儿外感表证以风邪夹湿、阻中化热型较为多见。应用本方疗效较好，且取效迅速。方中主以藿香芳香化湿、理气和中而能解表；辅以苏叶、白芷、薄荷，解表而化湿邪，四味合用解表化湿之功相得益彰；佐以黄连、黄芩、连翘、甘草清热解毒。综观全方具有解表化湿、清热和中之效。

主治 小儿外感表证，风邪夹湿，阻中化热者。症见发热汗少，头痛身重，困倦嗜睡，纳呆便溏，胸闷泛恶，或呕吐腹泻，或鼻塞流涕、咳嗽不甚，口渴而不多饮，苔白或滑腻，舌质偏红，脉浮濡而数等风邪夹湿，阻中化热的外感表证。

加减 若咳嗽，可加前胡 10 克，杏仁 5 克；恶心呕吐，加半夏 10 克，陈皮 5 克；腹泻，加滑石 12 克，炒苡仁 10 克。

§2 治小儿高热秘方

2.1 慈幼清解汤

来源 王静安，《中国中医药报》

组成 石膏 30~60 克，青蒿 15~30 克，白薇 30 克，桑叶 10 克，赤芍 3~6 克，柴胡 6~10 克，黄连 1.5~6 克，荆芥 9 克，山楂、神曲各 10~15 克，槟榔 6~9 克，天花粉 9~15 克，大青叶 15~30 克。

用法 上药用凉水浸泡 5~10 分钟后，文火煎煮，将药煮沸后 10 分钟取汁，视病儿大小给药，患儿饮药后，放至床上，盖被，待病儿微汗出，用热毛巾或干毛巾擦汗。日服 3~4 次。

功用 清热解表、透邪导滞。

方解 小儿高热是儿科常见症状之一，由于小儿为“纯阳之体，稚阴稚阳”，最易感受病邪，邪气最易嚣张，邪正交争急剧，则易于出现高热，由多年临床经验，深感治疗小儿高热，须以“大将”方才可去敌邪，否则杯水车薪，药

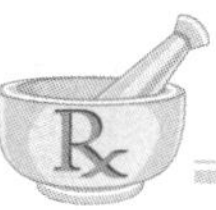

轻病重，不能取效。故切不可因其年小而不敢用药。方中石膏其性凉散，有透表解肌之力，为清阳祛实热之圣药，故有“温病之实热，非石膏莫解”之说，其功入血分，善清血分之热，行血中之滞，使邪不凝于血分为方中主药，石膏得青蒿，白薇，桑叶之助，对高热迫血妄行者用之甚佳。大青叶清热解毒，凉血泄热，与黄连配用解毒清心热，以杜绝邪犯心包之势。柴胡，荆芥发散郁热，透营转气，引邪外出，给外邪以出路，实为本方之妙。花粉养阴清热，顾其津液耗损；配伍山楂、神曲、槟榔消食导滞，保中土、且制约他药伐中之弊，使邪去正安。全方诸药合用，共奏清热解毒，透邪导滞之功，使体微汗出，大便通，鸱张之热毒自去矣。

主治 ◊ 小儿高热。

加减 ◊ 高热引动肝风者，选加羚羊角、犀角、钩藤、虫壳；热入营血，选加丹皮、玄参、生地，麦冬；鼻衄，选加荷叶、白茅根、焦栀；因湿热所致，选加黄芩、滑石；对小儿年龄不足周岁者，去石膏，视病情缓急配用紫雪丹。

疗效 ◊ 临床屡用，奏效甚捷，疗效显著。

2.2 三解汤

来源 ◊ 邹习荣，《四川中医》（3）1985

组成 ◊ 羌活、石膏、柴胡、薄荷（后入）、黄芩、酒大黄、青蒿、金银花、大青叶、神曲、甘草（剂量视病情酌定）。

用法 ◊ 水煎服，每日1剂，频服。

功用 ◊ 清热解毒，和解少阳，通府导滞。

方解 ◊ 小儿腠理疏薄，卫外力弱，易罹外邪。外感温热是导致小儿高热的主要原因之一。温热外感，传变迅速，加之小儿脾常不足，感邪后易兼夹食滞，蕴热生痰，内外合邪，而致表里同病。大凡客邪，贵在早逐。小儿高热，即使初起病在表卫，亦应早投重剂，力挫其势，同时兼清其里，先安未受邪之地，故方用羌活，柴胡，薄荷疏散卫表之邪；黄芩、石膏苦寒真折气分之热，大黄釜底抽薪，导热下行，荡涤阳明积热，合神曲消食除热，以收清下之功；柴胡，青蒿，黄芩和解半表半里之热，再加金银花、大青叶等清热解毒之品，使卫气同解，少阳因和，邪祛正安，故用之效捷。

主治 ◊ 小儿外感高热。

加减 ◊ 咳嗽者，加桑叶，前胡；呕吐者，加陈皮，竹茹；皮肤见瘀点者，加犀角或羚羊角，丹皮，赤芍；嗳腐吞酸者，加焦山楂，麦芽；小便短赤者，加竹叶，木通；大便稀溏者，酌减大黄用量。

疗效 ◊ 治疗100例，全部治愈。其中1~2天内体温降至正常者78例，2~3天内者17例，3天以上者5例。

2.3 小儿退热灵

来源◇陈红庆，《中国中医秘方大全》

组成◇僵蚕、蝉蜕、薄荷、荆芥、桔梗各12克，黄芩、连翘、神曲、玄参、竹叶、山栀各20克，甘草6克，蔗糖适量。

用法◇上药制成糖浆100毫升，1岁以内每服5~10毫升；1~2岁，10~15毫升；2~5岁，15~20毫升；6岁以上服20~25毫升，日服3次。高热患儿服药体温未降者，以2小时服药1次，体温降后，仍依前法服用。

功用◇辛凉解表，清热解毒，利咽止咳，消食和中。

方解◇本方取僵蚤，蝉蜕散风清热，解毒止痉；荆芥，薄荷，解表清热，黄芩，山栀，竹叶，连翘清热解毒，透热外出；玄参养阴清热；桔梗，甘草利咽止咳，神曲消食和胃。综观全方，具有辛凉解表，清热解毒，利咽止咳功能。因服药量少，价廉效宏，且无副作用，故适用于儿科临床运用。

主治◇小儿上感发热。

加减◇治疗110例，服药后6小时内体温恢复正常者24例（521.8%），12小时内28例（25.5%），1天内34例（占30.9），2天内13例（占11.8%），3天内4例（占3.6%）4天内2例（占1.8%），有效率为95.5%，24小时退热者78.2%，无效5例（54.55）。

2.4 小儿退热方

来源◇王烈，《名医治验良方》

组成◇黄芩50克，柴胡40克，黄连30克，寒水石，白屈菜各250克，菊花6克，牛黄5克，重楼，射干，板蓝根，蝉蜕、紫荆皮，天竺黄各4克，珍珠，冰片各2克，麝香1克。

用法◇上药共研极细粉，制成片剂，或装入胶囊、备用。每次服0.8~1.5克，温开水兑服，日服4次。

功用◇清热解毒，利咽安神。

方解◇方中黄芩、柴胡、黄连，寒水石为主药，此四味药善走肺胃，以清表里之热；菊花、牛黄、重楼、射干、板蓝根为佐，解毒抗炎，余兼利咽安神，止咳，化痰，镇静之功。众药合用，效广力专，奏效颇佳。对病毒感染发热具有良好的清热效果。

主治◇小儿发热。可用于小儿四时感冒，温毒壮热，表里夹杂，咽喉红肿，以及其他病毒感染性病症。

疗效◇临床屡用，疗效卓著。如长春中医学院附属医院依此法治疗小儿发热500例，有效率达89.8%，平均退热时间为1.5天。

附记◇验之临床，确有卓著。

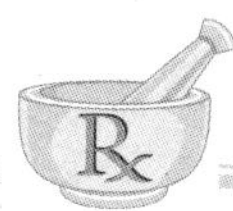

2.5 退热灵

来源 李晏龄，《名医治验良方》

组成 犀角3克（可由较大剂量水牛角代替），黄连，栀子，滑石各6克。

用法 上药共研极细来，过细罗，贮瓶备用。每日服3次。6个月以下，每次服0.3克；6个月至1岁、每次服0.3~0.5克；1~3岁，每次服0.5~0.9克；3~6岁，每次服0.6~1.2克，6~12岁每次服1.5克。

功用 清热泻火，凉血解毒。

方解 方中犀角（或水牛角）咸寒，入心，肝，胃经，清心安神，凉血止血，泻火解毒，实验研究，本品静脉注射可使因大肠杆菌所致发热的家兔体温恢复正常；黄连苦寒，入心，肝，胃大肠经，清热燥湿，泻火解毒；栀子苦寒，入心，肝，肺，胃经，泻火除烦，清热凉血解毒；滑石味甘淡性寒，入胃，膀胱经，清解暑热。四药合用，共奏清热泻火，凉血解毒之功。

主治 外感风寒，风寒化火所致高热。

加减 临床屡用，效果显著。

附记 验之临床，奏效颇捷。因小儿脾常不足，使用本方时，应注意中病即止，尔后用健脾消食之品调理之，以促进机体的防御机能，提高抗病能力。

2.6 蒿柴薇丹汤

来源 滕宣光，《名医治验良方》

组成 青蒿、银柴胡，白薇，丹皮各10克。

用法 每日1剂，水煎服，日服2次或频服。

功用 清热凉营，护营防灼。

方解 小儿有“脏腑嫩，藩篱疏，易于转变；肌肤嫩，神气怯，易于感触”特点，所以感受外邪，从阳化热者为多，热易伤阴，易致耗阴劫液。故方用青蒿芳香，清热透络，引邪外出；银柴胡入少阳，厥阴，搜邪退热。白薇，丹皮清营凉血。四药相伍，既清气营之热，又益阴凉血而不腻邪，突出了清热凉营，护营防灼之力。从而避免了热邪伤阴耗液之弊。用于临床，对于小儿急性发热性疾病，不但退热快，而且对兼有咳嗽、咽喉肿痛者，可使症状减轻或消除。

主治 小儿急性高热性疾病。

加减 临证根据症状随时加味。兼咳嗽者，加苏子、桑白皮、黄芩、杏仁；兼咽喉肿痛者，加野菊花，大青叶。

疗效 临床屡用，退热快，疗效显著。

附记 验之临床，奏效颇捷。治疗多例均愈。

§3 治新生儿黄疸及肝炎综合征秘方

3.1 茵瓦退黄汤

来源◇袁述章，《名医治验良方》

组成◇茵陈，瓦松，穿肠草各10克，紫草5克，青皮，茜草各6克。另配青矾散（青黛、明矾），随汤送服。

用法◇每日1剂，水煎服，日服2次或频服。

功用◇清热利湿，清瘀除浊，润燥退黄。

方解◇胎黄多以湿热为患，故方用茵陈清热利湿为主，配合瓦松，穿肠草，紫草凉血，利水，清湿热；青皮理气开郁；茜草化瘀，在胆道阻塞则瘀结内停，故配合青矾散，猪膏发煎治疗。诸药合用，共奏清热利湿，消瘀除浊，润燥退黄之功效。故用之每收显效。

主治◇新生儿黄疸、或胆道阻塞性黄疸。

加减◇临证应用，可随证选用白鲜皮、茯苓皮、冬瓜皮、桑白皮、陈皮、马鞭草等药，或方中配琥珀面；猪膏发煎，随服。若腹胀重者。加虻虫，水蛭，丹参、红花；若便秘者，加火麻仁，郁李仁，或酒大黄等。

疗效◇临床屡用，每收显效。

3.2 婴儿利胆方

来源◇时毓民，《名医治验良方》

组成◇茵陈，金钱草，郁金，赤芍各12克，当归、生山楂各9克，虎杖6克，生大黄3克（后下）。

用法◇每日1剂，水煎服，日服2次或频服。

功用◇清热利湿，活血化瘀。

方解◇胎黄的发生，多因乳母湿热遗留于胎儿所致。方中茵陈，生大黄，金钱草有清热利湿之功，然《张氏医通》中提到，“诸黄虽多湿热，然经脉久病，无不瘀血阻滞也。”故在方中加用生山楂，赤芍，当归，虎杖，以增强活血化瘀功效。近代药理证实，赤芍可以改善肝脏微循环，扩张胆管；当归对动物实验性肝炎有保护作用；生山楂活血消食和胃，对肝胃不和有纳呆的患儿尤为适合。总之，全方配方既清热利湿，又活血化瘀。是治疗婴儿肝炎综合征（胎黄）的有效方剂。

主治◇胎黄（湿热黄疸型婴儿肝炎综合征）。

疗效◇时氏治疗35例，总有效率达100%，其中治愈率为88.6%。停药后平均随访10个月，生长发育正常，病情无反复，疗效甚为满意，后经上海数百例

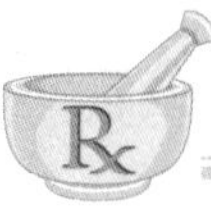

患儿应用证实，效果甚佳。

3.3 清热退黄汤

来源◊时毓民，《中西医结合杂志》（1）1986 年

组成◊茵陈，金钱草，萹蓄各 12 克，山栀，车前子（包煎）、广郁金各 9 克，虎杖 6 克，生大黄 3 克（后下），生甘草 4.5 克。

用法◊每日 1 剂，水煎服，日服 2 次或频服。同时配用西药强的松。

功用◊清热利湿，活血利胆。

方解◊方中用车前子清热利尿；萹蓄利尿通淋，祛湿退黄；金钱草利胆通淋，清利退黄，以上三药有加强茵陈，广郁金的利胆作用；山栀清热利湿，用于湿热黄疸；大黄有清热解毒及促进胆汁分泌的作用；虎杖清热解毒，祛风利湿，活血通络，能促进肝细胞的修复、再生及减轻炎症等，使黄疸消退，肝功能恢复正常；甘草解毒，并调和诸药。合而用之，共奏清热利湿，活血利胆之功，故有之多效。

主治◊婴儿肝炎综合征（胎黄）。

加减◊气虚者，加太子参 12 克；肝脾肿大，加丹参 12 克，川芎 6 克；病程后期，SCPR 的高者，加田基黄 12 克，五味子 3~4.5 克。

疗效◊治疗 50 例，治愈率为 98%。

附记◊笔者临床验证多例，均获得满意疗效。

3.4 消黄利胆汤

来源◊张志魁，《中西医结合杂志》（7）1986 年

组成◊茵陈 15 克，制大黄、泽泻各 3 克，茯苓、金钱草各 9 克，栀子 6 克

用法◊水煎服，每日 1 剂，少量频服。同时适当配合西药对症治疗，如抗生素，维生素 C，能量合剂等。

功用◊清热，利湿，消黄利胆。

方解◊方用茵陈，金钱草消黄利胆，清利湿热；栀子、制大黄清热，通腑；茯苓、泽泻渗湿健脾；方中茵陈，金钱草均有促进胆汁分泌及扩胀胆管之作用，退黄效果颇著。

主治◊新生儿黄疸。

加减◊若皮肤有脓疱疮及脐炎者，加金银花；惊厥者，加钩藤，僵蚕；腹泻者，去大黄，加黄芩；热重者，加羚羊角粉（吞服）。

疗效◊治疗45例，除1剂发生核黄疸无效外、余44例全部治愈。退黄时间3~12天。

3.5 阳黄清解汤

来源◊王著拙，《中国中医药报》

组成 绵茵陈 10 克，白英、生栀子各 6 克，黄柏 3 克，四川金钱草 15 克，川郁金 3 克

用法 每日 1 剂，水煎 2 次，混合一起，日分 2~3 次温服。

功用 清热利湿，化瘀退黄。

方解 新生儿阳黄，症见目黄，身黄，颜色鲜明如橘皮，哭闹不安，呕吐、腹胀，不欲乳食，口干而渴，或大便秘结，小便短赤或有发热，舌红苔黄腻，指纹紫滞。揆其病因，多由孕母受湿热传入胎儿，或婴儿于胎产时，出生之后，感受湿热邪毒重，蒸肝胆，以致胆汁湿泄而发黄疸，故又称胎黄或胎疸。方中用茵陈，白英清热利湿，利湿退黄，共为主药；生栀子，黄柏，金钱草苦寒泻火，清利湿热均为辅药、郁金清气活血为佐。诸药协同共奏清热利湿，化瘀退黄之效。只要新生儿湿热俱盛出现阳黄症状者，皆可加减运用，每获良效。

主治 新生儿黄疸，常见于新生儿感染伴有发热及黄疸，新生儿肝炎综合征及部分新生儿阻塞性黄疸等，临床症状，主要表现为阳黄者。

加减 若身有发热者，加柴胡，黄芩以祛邪热；呕吐者，加鲜竹茹，陈皮和胃降逆；大便秘结者，加生大黄通腑泄热，釜底抽薪；小便欠利者。加滑石，车前草利水通淋；腹胀甚者，加枳壳，厚朴。

疗效 临床屡用，每获佳效，笔者临床验证多例，服药 2~5 剂，均获痊愈。

3.6 茵栀四逆散

来源 谭兴诗，《四川中医》（4）1987 年

组成 茵陈 12 克，栀子、枳壳、大腹皮、藿香各 5 克，板蓝根、金钱草，柴胡各 8 克，赤芍、木通各 4 克，茯苓、郁金各 6 克，丹参 10 克。

用法 水煎服，每日 1 剂，日分 6 次服。

功用 疏肝利胆，清热除湿。

方解 新生儿阻塞性黄疸，多属胆道发育不良或胆道狭窄，闭锁所致。属祖国医学的“胎黄”范畴。此为本虚标实，故当治其标，以清胆退黄，疏肝理气为主，兼温脾化湿治腹胀等。方中茵陈，栀子，金钱草，板蓝根以清热解毒，利湿退黄；柴胡、枳壳、木通、大腹皮疏利气机；茯苓温脾化湿；丹参、赤芍、郁金以活血化瘀。上方使热清湿除，气顺血活，肝胆通利，则病自愈。后以健脾扶正，续加调养，而获功效。

主治 新生儿阻塞性黄疸。

加减 黄疸、腹胀减轻后，加牡蛎，夏枯草、莱菔子，以软坚消癥块，健脾消食。

疗效 治愈 1 例，患儿出生 36 天，症见精神萎靡，巩膜及全身皮肤发黄，色泽鲜明、面部手指枯瘦如柴，腹部胀大如蛙腹，青筋暴露，不矢气，大便不爽，色黄灰白，尿黄如浓茶等，西医诊断为“先天性胆道狭窄”，建议手术治

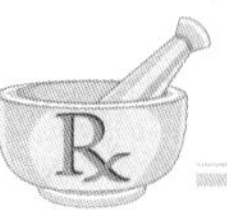

疗，其家属，不愿接受而求治中医。服本方 4 剂后，小便增多，能矢气，腹胀减轻，能吸乳，烦躁啼哭减少，再进 10 剂，黄疸基本消退，腹胀大减，后再加牡蛎，夏枯草，以软坚消块，健脾消食，再用人参启脾丸、参苓白术散等方 10 余剂善后，追访 4 年、身体健康。

3.7 退黄汤

来源◇王静安，《名医秘方汇萃》

组成◇茵陈 15~30 克，栀子 6~9 克，黄连 3 克，广郁金 12~15 克，白蔻 6 克，香附 15~30 克，苏梗 9 克，金钱草 30 克，满天星 30 克，花斑竹 30 克。

用法◇每日 1 剂，先将诸药用冷水适量浸泡 5~10 分钟后再用文火煎 10 分钟，取汁，水煎两次，二汁混合，视小儿年龄给药，每日服 4 次，4 小时服 1 次。

功用◇清热除湿，利胆祛痰。

方解◇本方茵陈性苦微寒。苦燥脾湿，祛中焦湿邪，苦泄下降，又引湿邪从小便而出，其寒能清热，清泻肝胆之郁热，为治肝脾湿热之主药；栀子清湿中之热；黄连清中焦湿热，三药合用，使湿热分消，从下而解，为治黄疸之主药，配伍郁金、白蔻、香附、苏梗宣通气机，并可化湿祛瘀；金钱草、满天星、花斑竹利湿退黄，合而用之，使气化湿而化，湿去而邪无所留，则其热自退，其黄自消，堪谓清化湿热，退黄之效方。

主治◇婴儿黄疸。症见全身皮肤，面目发黄，颜色鲜明或紫暗，小便深黄而短，腹部臌胀，大便秘结或溏，舌苔黄腻，质红、指纹红紫等。

加减◇本方药组成以治湿热发黄为主的黄疸较适宜。

若感受疫毒，黄疸初起，症见发黄、恶寒，身热不扬，纳呆或食少，恶心呕吐，溲黄赤，短少，大便不实。苔厚黄腻或微白，脉数沉细，纹红青紫，属脾湿过重者，加苍术 9 克，草果 10 克；新生儿阻塞性黄疸，为气郁不畅，经络阻滞，隧道壅滞，加用疏肝破气之品，重用白蔻，香附加青皮，香橼，槟榔各 10 克，炒麦芽，炒谷芽各 30 克；大便干结者，加胖大海 10~15 克，腑气得通邪气得出；如见腹部有痞块者，加紫丹参 15~30 克，鸡内金 10~15 克，酥鳖甲，粉山甲各 15 克，以活血软坚消痞：呕吐者，加陈皮 6 克，姜汁竹茹 9 克，素体虚弱，色黄晦暗，手足欠温，邪气虽盛，正气亦虚者，加明沙参，黄芪各 30 克。

疗效◇多年使用；治验甚多，疗效满意。一般服 3~5 剂见效，15 剂左右可愈。

3.8 利肝汤

来源◇田成庆，《名医治验良方》

组成◇茵陈 25 克，板蓝根 10 克，败酱草 15 克，夏枯草、尾连，黄芩，黄柏，金钱草各 10 克，木通 6 克，滑石 15 克（包煎）。龙胆草 3 克，柴胡 6 克。

用法◊每日1剂，水煎服，日服3次或频服。

功用◊清热解毒，利湿退黄。

方解◊方中茵陈黄芩、黄柏、龙胆草、滑石、木通、金钱草等都有清热利湿的作用，尾连、板蓝根有清热解热之功；败酱草能解毒，且可活血；夏枯草、柴胡均可清肝胆之热。综观本方组成宜于肝胆湿热型肝炎。

主治◊小儿黄疸型传染性肝炎。症见发热，口干，口苦、口渴，大便干，尿深黄如浓茶，身黄巩膜面部发黄，舌质红，苔黄，或黄腻，脉弦数，或弦滑等。

加减◊凡湿热蕴伏所致黄疸型传染性肝炎，治宜清利肝胆湿热，本方可用，如兼有外感风热者，加金银花，连翘，大青叶各10克，薄荷5克，生石膏15克；并外感风寒者，加苏叶10克，荆芥穗5克；肝痛者，加川楝子、香附，乌药，赤芍各10克；纳差者，加焦三仙各10克，鸡内金、炒谷芽，扁豆各10克；便秘者。加熟军3克。

疗效◊屡用屡验，效果颇著。

3.9 小儿肝炎方

来源◊王鹏飞，《中医杂志》（4）1985年

组成◊青黛5克，紫草12克，贯众，寒水石，焦山楂各10克，乳香6克，茜草、木瓜，绿茶各10克。

用法◊水煎服，每日1剂，日服3次。

功用◊清热解毒，活血行瘀，运湿退黄，调和气血，消积止痛。

方解◊方中紫草、乳香、山楂入血分，凉血活血化瘀，主以清血分瘀热，血中瘀热得清，脾胃气机得畅，则湿热之邪得除。此即所谓“黄疸必伤血，治黄要治血”的论点。久服活血药是否伤气？“有是病，用是药”，病邪祛，药则停。另外，治血药药中如紫草，味甘咸性寒，喜入血分，擅凉血解毒，血热瘀结，则可活血化瘀，《本草经疏》称本品有“补中益气”的作用。焦楂消食积，散瘀滞，善入血分、功能化瘀开郁行结，其性平和，化瘀血而不伤新血，开气郁而不伤正气；乳香，行气活血而不伤血、气血互相通和，故亦有生血之力，血行畅通，瘀结祛除，解除阻塞，疏通胆道，为除黄疸，缩肝大之主药。青黛、寒水石清热解毒，且有利湿退疸之功。配以贯众则湿热邪毒易除。加木瓜于咸寒之品中，佐以酸温以和胃化湿。绿茶微苦，凉，主治肝胆湿热，利水退黄，对降转氨酶有卓效。茜草活血利水。综观全方以活血化瘀为主，辅以清热解毒，正符合《素问·至真要大论》：谨守病机，各司其属，有者求之，无者求之，盛者责之、虚者责之，必先五胜，疏其血气，令其调和，而致和平”之义。

主治◊小儿黄疸型肝炎，非黄疸型肝炎及乙型肝炎等。

疗效◊在20余年临床实践中，用此方治疗200余例上述3型肝炎，发现本方对退

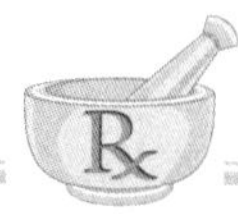

黄，降转氨酶，降浊，降絮均有良好的疗效。一般黄疸型及无黄疸型肝炎，服药1个月后，肝功能可恢复正常。乙型肝炎约需服药20个月，可促使部分患儿乙型肝炎表面抗原转阴。疗效卓著。

3.10 白茅木贼汤

来源◇曹旭，《中国中医秘方大全》

组成◇白茅根15克，木贼草，板蓝根，郁金各9克，枳壳6~9克，金钱草15克，滑石9~12克。

用法◇水煎服，每日1剂，分数次服。

功用◇清热利湿，活血化瘀。

方解◇方用白茅根、木贼草、板蓝根清热凉血；郁金、枳壳、金钱草，滑石利胆，且方中白茅根，郁金还有活血化瘀之功。综观全方有清热利湿，活血化瘀之功。用治阳黄尤宜。

主治◇新生儿肝炎综合征。

加减◇大便干，加大黄；大便稀溏，加白术，茯苓；有热象，加黄芩，栀子；腹胀，加川朴，大腹皮或莱菔子；腹水，加半枝莲，车前子；纳差，加神曲，鸡内金，山楂；肝大硬加大黄䗪虫丸0.2~0.25克；配合服用或后期加硝矾散0.2~0.25克。

疗效◇治疗25例小儿肝炎，结果痊愈12例，减轻9例，无效4例，总有效率为84.%。

§4 治婴儿不乳秘方

4.1 清热导赤饮

来源◇蒯仰山，《幼科条辨》

组成◇姜黄连1.5克，大黄0.5克，桃仁1.5克，枳壳、槟榔各0.5克，赤芍1克，木通1克，竹叶0.5克。

用法◇每日1剂，水煎频饮。

功用◇遂痰，清热，通便。

方解◇方中用大黄，黄连以通里清热；枳壳，槟榔理气导滞；桃仁、赤芍活血化瘀；竹叶、木通清利小便。诸药合用，能使秽浊郁积自二便排出，秽净热除，自会吮乳。

主治◇不乳（秽浊郁积）。

疗效◇临床屡用，每获良效。一般1剂，最多2剂即获痊愈。

§5　治新生儿硬肿症秘方

5.1　附子桂枝汤

来源 倪际外，《中国中医秘方大全》

组成 熟附子，桂枝各1~2.5克，炙甘草3克

用法 每日1剂，水煎2次取汁，分数次频服。

功用 温阳祛寒，利水行瘀。

方解 方中以熟附子强心回阳，温经散寒；桂枝驱寒，温通经脉，消除寒凝之肿满；炙甘草益气，并调和诸药，合用共奏温经祛寒，利水行瘀之功。

主治 新生儿硬肿症。

加减 气虚，加党参，黄芪；神萎，呼吸不匀，口含痰沫，加僵蚕，半夏，石菖蒲，郁金，胆南星，牛黄；血瘀，加丹参，赤芍，红花，桃仁，郁金；夹热夹实，加大黄，槟榔，丹皮（大黄用1~1.5克）；肿甚，小便不利合五苓散。

疗效 治疗25例，临床治愈23例，其中1天治愈4例，2天治愈2例，3天治愈3例，4~5天治愈4例。1例无效，1例死亡。

5.2　温阳活血汤

来源 谭兴诗，《四川中医》（1）1987年

组成 桂枝、桃仁、红花、当归、川芎各6克，白芍、丹参、大枣、伸筋草，广巴戟，黑故纸各8克，生姜5克

用法 每日1剂、水煎、频频喂服。

功用 补脾益肾，温阳活血。

方解 本病多先天不足，脾肾阳虚，气滞血瘀所致。多见患儿下肢大腿水肿发亮、按之凹陷，皮下组织变硬。故方用桂枝，巴戟，故纸温补脾肾；桃仁、红花、当归、川芎，丹参活血化瘀，伸筋草除湿舒筋；大枣、生姜健脾和中。综观全方、通过温阳活血，而能促进血流量、改善微循环，从而能改变硬肿现象。

主治 新生儿硬皮症。

疗效 治疗多例，分别服药2~4剂而获痊愈。待肿硬消失后再以四君，归脾之类调养善后。

5.3　硬肿汤

来源 何蕊英，《中国中医秘方大全》

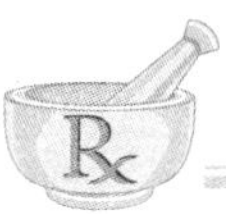

组成 生黄芪、茯苓、猪苓各9克，泽泻、麦冬、白术6克，白人参2克，五味子0.6克，甘草3克。

用法 每日1剂，水煎服，少量频服。

功用 益气养阴，健脾利水。

方解 新生儿硬肿症，多因先天禀赋不足，脾肾阳虚所致。病之轻者，重在脾虚。方用黄芪、白人参益气健脾；白术、茯苓、猪苓、泽泻利水健脾；麦冬养阴；五味子敛脾；甘草解毒，并调和诸药。诸药合用，共奏益气养阴，健脾利水之功。

主治 新生儿硬肿症轻、中度者。

疗效 多年使用，用治轻、中度硬肿症效果颇著，一般服5~12剂即愈。但对重症疗效不显。

§6 治脐风秘方

6.1 蝉蜕止痉汤

来源 张居远，《新中医》（10）1985年

组成 蝉蜕30~50克，僵蚕6个、全蝎3个，大蜈蚣1条

用法 每日1剂、水煎2次，取药汁50毫升，分2次（上、下午各1次）服，或用注射器从患儿口内徐徐注入给药，或用鼻饲法给药。

功用 驱风通络，熄风镇痉。

方解 《简明中医辞典》载：“蝉蜕治小儿惊痫，破伤风。”验之临床证实大剂量蝉蜕确有驱风解痉之功，又有人报道：“蝉蜕对破伤风毒素引起的破伤风，可延长存活时间”。由此可见，大剂量蝉蜕的有效浓度高，对破伤风杆菌有抑制或阻断破伤风杆菌毒素对神经节作用。且验之临床，且无不良反应。方中配以僵蚕，全蝎，蜈蚣更加增强了熄风止痉之功。

主治 新生儿破伤风。

疗效 经治7例，均获痊愈。一般服3~5剂即获痊愈。验之临床，证明疗效颇佳。

6.2 镇痉通络饮

来源 闾呈修，《幼科条辨》

组成 蝉蜕10克，胆星3克，天麻2克，全蝎、僵蚕各3克，蜈蚣3条，钩藤6克，地龙10克，菊花6克，白附子、千年健、白芷、半夏、大黄各3克

用法 每日1剂，水煎服，或用鼻饲法给药。

功用 脐风。

方解 若体壮而兼见大便不下者，加槟榔、玄明粉以泻下秽浊；高热不退，面红耳

赤，口干舌红者，加龙胆草，黄芩以泻热平肝。

疗效◊临床屡用，疗效颇著。

§7　治婴儿呕吐秘方

7.1　清胃止吐汤

来源◊王均模，《浙江中医杂志》（5）1982 年

组成◊姜竹茹 6 克，炒陈皮 3 克，生大黄 1.5 克，春砂仁 1 克。

用法◊水煎服，每日 1 剂，分多次频服。

功用◊清胃止呕。

方解◊方中竹茹清胃，砂仁醒脾，二药均善止呕；陈皮理气和中；大黄通腑泄热。诸药合用，共奏清胃止呕之功。此方对新生儿脏腑柔弱，瘀血湿热壅结肠胃，浊气上逆而致的呕吐最为对症，故用之每能见效。

主治◊新生儿呕吐。

加减◊若大便泄泻，舌质红，去大黄，加川黄连；腹胀，加生麦芽；黄疸，加茵陈。

疗效◊明竟成医师临床验证 40 例，疗效满意。

7.2　扩幽解痉汤

来源◊蔡化理，《中西医结合儿科试用新方》

组成◊木香、砂仁、枳壳各 4.5 克，蝉蜕 9 克，陈皮 6 克，半夏、甘草各 3 克

用法◊水煎服，每日 1 剂，于早、中、晚各服 1 次，或频频喂服。

功用◊和胃降逆，理气止呕。

方解◊多因乳食不节，脾胃蕴热或其他因素而导致胃气上逆所致。故方用陈皮，砂仁，半夏，甘草和胃降逆；蝉蜕驱风止痉；以木香，枳壳理气止呕。合而用之，共奏和胃降逆，理气止呕之功，用之临床，疗效甚佳。

主治◊新生儿幽门痉挛呕吐，量不多，呕吐物多为陈旧性奶块，次数时多时少，时轻时重，大便正常，幽门部摸不到肿块。

疗效◊［《陕西中医》（1）1990 年］报道，丛春艳临床验证 21 例，结果，服药后 24 小时内减轻者 18 例，48 小时的呕止者 19 例，72 小时呕止者 2 例。治愈率达 100,%。证明本方能够重复使用，疗效甚佳。

7.3　通幽降逆汤

来源◊吕雪卿，《浙江中医杂志》（10）1991 年

组成◊代赭石，党参，白芍，焦山楂各 30 克，陈皮、川朴、桃仁、红花各 10 克，

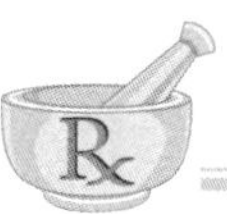

半夏18克，茯苓45克，泽泻、竹茹各15克，甘草6克，生姜3片。

用法◊水煎服，每日1剂，少量多次频频喂服，并嘱乳母同服。

功用◊祛痰降逆，和胃通幽。

方解◊小儿先天性幽门肥厚属中医“呕吐，反胃”范畴。多因孕妇情志不畅，或跌扑惊恐，气机逆乱，痰饮，瘀血交结于患儿幽门，胃失和降，气逆于上而发为呕吐。现代医学多主张手术治疗，为免除小儿手术疾苦多求治中医。方用半夏，陈皮、竹茹、代赭石、川朴、生姜化痰降逆，解除呕吐；党参、茯苓、泽泻健脾利湿以祛痰湿之源；桃仁，红花，山楂，和胃通幽之功。只要辨证明确，用之每获良效。

主治◊小儿先天性幽门肥厚症（呕吐）。

疗效◊临床屡用，每收良效。一般连服20~30剂即获痊愈。

7.4 清热导滞饮

来源◊蒯仰山，《幼科条辨》

组成◊姜黄连、枳壳、桃仁、竹茹各1克，大黄、陈皮、赤芍各1.5克，生姜1片

用法◊水煎服，每日1剂，少量频服。

功用◊清热和胃，通便逐秽。

主治◊新生儿吐乳（秽恶壅结型）。

疗效◊屡用屡验，效果甚佳。

7.5 加味二陈汤

来源◊张奇文，《幼科条辨》

组成◊半夏、陈皮各3克，茯苓、神曲、炒谷芽各4.5克，黄连1克，厚朴、炙甘草各1.5克

用法◊水煎服，每日1剂，少量频服。

功用◊消乳化滞，和胃止呕。

主治◊伤乳呕吐。

疗效◊屡用效佳。验之临床，有效率达100%。

§8 治小儿肺炎秘方

8.1 肺炎汤（一）

来源◊黎炳南，《名医治验良方》

组成◊①麻黄、杏仁、桔梗，大青叶、蚤休、毛冬青、苡仁、甘草。②党参、麦冬、五味子、白术、茯苓、陈皮、龙骨、炙甘草（此两方剂量可随年龄，

体质，病情酌定）

用法◇随证选用。每日1剂，水煎服，日服2次或频服。

功用◇①清热宣肺，化痰通络；②气阴双补，祛除余邪。

方解◇小儿肺炎，初起重点在于痰，热，瘀，闭，即使外感风寒，亦可骤转化热，痰热闭肺。故方①用麻黄，杏仁，桔梗宣肺开闭，化痰定喘；大青叶，蚤休，毛冬青清肺泻火，其中毛冬青兼能祛瘀通络，止咳化痰。蚤休尚可止咳平喘，熄风定惊，以防闭厥之变。苡仁利湿而健脾扶正，共奏清热宣肺，化痰通络之功。而在肺炎后期，邪衰正气亦虚，故方。②用四君子汤（参、术、苓、甘）健脾益气；麦冬、五味子、龙骨敛阴生津；陈皮理气化痰。诸药合用，有气阴双补，祛除余邪之功。方分为二，治分初终，其效卓著。

主治◇小儿肺炎（方①主初期，方②主后期）。

加减◇方①加减法：若高热烦渴者，加生石膏；痰盛者，加苏子，葶苈子，另加猴枣散冲服；若痰热壅盛、最易蒙蔽心包，内陷厥阴，可早投“温病三宝”，以挫其病势，防邪深入；因肺朝百脉，肺气郁闭，血脉亦随之涩滞；而致心血瘀阻，所以应早投毛冬青，丹参等通络活血之品；若见面白，肢冷，自汗，唇紫，应投参附汤，并加桃仁，丹参，红花以益气扶阳，祛瘀通脉。

方②加减法：偏阴虚者，加天花粉，沙参，青黛，海蛤粉；偏阳气不足自汗者，加桂枝，白芍，法半夏；喘促而余热留恋者，加青蒿，鳖甲、毛冬青。

疗效◇临床屡用，分期辨治，疗效满意。

附记◇黎氏分期施治可资效法。验之临床，每获佳效。

8.2 腺病毒肺炎汤

来源◇蔡化理，《中西医结合儿科试用新方》

组成◇金银花、连翘、大青叶各15克，桔梗、生地、麦冬、甘草各6克，车前子12克，胆南星1克，玄参9克。

用法◇水煎服，1~1.5岁，每日服半剂，1.5~3岁，每日服1剂。共煎两次，分4次服，每6小时服1次。

功用◇清热解毒，祛痰平喘。

方解◇方中以金银花、连翘、大青叶、蚤休清热解毒、并有抑制细菌和病毒的作用；蚤休，胆南星，桔梗宣肺祛痰，止咳平喘；生地、麦冬、玄参养阴泻火；车前子利水止咳；甘草解毒，并调和诸药。合而用之，共奏清热解毒，祛痰平喘之功。临床用以抗生素治疗无效的小儿病毒性肺炎，确具较好疗效。

主治◇小儿病毒性肺炎。

加减◇治疗158例，服药7~28剂，治愈率为96.2%。

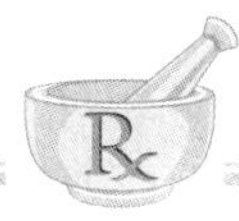

附记◊笔者临床验证多例，均愈，疗效确实。

8.3 苦降辛开汤

来源◊刘弼臣，《名医秘方汇萃》

组成◊黄连1克（或用马尾连3克），黄芩10克，干姜1克，半夏3克，枳壳，川郁金各5克，莱菔子3克。

用法◊每日1剂，水煎服，日服3次。

功用◊苦降辛开，豁痰宣闭。

方解◊本方以芩连之苦降，治疗肺胃郁热，解除内闭之邪；姜夏之辛开，祛除胸中痞满，宣通内郁痰浊；枳壳，郁金，莱菔子逐痰水，破痰实，直导胸中之滞，使里结客邪，无所依附而自解，每收开中焦痰实，通宣肺气之闭的功效。

主治◊小儿肺炎，症见高热，喉中痰鸣，咳逆喘急，胸满腹胀，痰壅泛吐，舌苔白腻，脉象弦滑等。

加减◊当小儿肺炎出现痰壅泛吐，胸满腹胀，舌苔白腻，脉象弦滑，属于痰热内羁的指征，方可应用本方。如果喘咳痰鸣，面色青紫，泛吐痰沫，脉象沉细，则属寒痰上泛，法专温振胃阳，化痰除饮，就非本方适应证了。临床运用时，还要注意不宜过量，因为大苦沉寒能使脾胃受伤，辛温大热，有导致口燥咽干之弊。所以"临证指南医案"，谆谆告诫我们："微苦以清降，微辛以宣通"，其主要关键在一"微"字。使用本方时，若能同时根据临床，不同证情，分别酌加杏仁、山栀、炙杷叶，南沙参，地骨皮，桑白皮，黛蛤散，生姜等药，灵活配伍，辨证论治，往往可获更佳疗效。

疗效◊屡用屡验、疗效卓著。一般5剂见效或痊愈。

8.4 宣肺化痰汤

来源◊王静安，《名医秘方汇萃》

组成◊炙麻绒12克，荆芥6克，炙百部12克，炙旋覆花15克，芦根30克，灵前胡12克，橘络15克，黄连6克，桔梗9克，山楂，神曲各10克，枳壳9克。

用法◊每日1剂，先将上药用温开水浸泡15分钟，待药煎沸后，用文火再煎5~10分钟，滤药取汁，每日服4~5次，适量。

功用◊宣肺透邪，降气化痰。

方解◊临床上小儿咳嗽的致病因素很多，但不论何种原因，咳嗽总不离乎肺。肺气壅遏，宣降失常为产生咳嗽的主要机制，因此对咳嗽的治疗强调宣降肺气。方中炙麻绒其性较麻黄缓和，但宣肺止咳功效不变，并具有解表祛邪之功。据现代药理研究，麻黄碱有舒张支气管平滑肌的作用，为方中主药；荆芥祛风解表，其性平和、使表邪去，咳嗽自平；配以百部，旋覆花，前胡降气止咳，则止咳力量更强；用山楂，神曲，枳壳健脾开胃，调五脏，止呕逆，消痰（《日华子本草》）具有消食导滞通腑，以增强纳食，使腑气通畅之功。肺气赖六腑以通气，六腑通则肺气亦降，是六腑以通为用，肺气以降为和，肺气顺降咳自平矣。此即通腑所以泻肺之理也；小儿乃纯阳之体，感邪易于化热，故兼热者多见，方中芦根，黄连以清热泻肺；枳壳，桔梗，橘络相配，理气化痰。以上诸药配伍，共奏宣肺透邪，降气化痰之效。治疗小儿咳嗽疗效确佳。

主治◊小儿肺炎咳嗽。

加减◊本方组成以小儿生理病理特点为宗旨，以何种咳嗽总离不开肺为契机。概言之肺失清肃是咳嗽产生的基本病机，治疗时应重在宣肺顺气化痰，用药应考虑小儿肺脏娇嫩特点，相机行之。兼见厌油者，去黄连，加紫苏；咳嗽痰黄，大便秘结者，去黄连，加黄芩、石膏；热痰甚者，加瓜蒌，配合中成药，蛇胆陈皮末，咽喉红肿，干咳不断，舌质红者，加射干，腊梅花、金银花、去枳壳；久咳伤阴，干咳痰少，少苔者，去芦根，黄连，枳壳，加沙参，桑叶，天花粉，麦冬，炙杷叶；咳喘气急痰多者，加胖大海、苏子、葶苈子、丝瓜络；久咳痰少，数月不止，加配草药五皮草、青蛙草、肺经草、六月雪、兔耳风，炙杷叶各 15 克；舌苔厚腻，属湿热者，加冬瓜仁，木通，滑石；咳嗽声嘶者，加射干，金银花，蝉蜕；兼吐者，加苏梗，姜制竹茹；脾虚便溏者，去芦根、枳壳，加陈皮，兼发疹者，去枳壳，加金银花，丹皮，蝉蜕，大青叶，不一而足，堪称辨病用药精细。

疗效◊多年使用，治验甚多，疗效满意。一般服 2~3 剂见效，4~6 剂可愈。

附记◊小儿咳嗽系常见病，多发病。本方立意缜密全面，已为临床所印证，亟待剂型改革以造福于患者。

服药期间，忌生冷油腻之品。若需用中成药“蛇胆陈皮末”，用温开水调服，每日一支，两次分服；若需配草药，先将草药用清水洗净，晾干后，放入热水锅内加 30 克蜂蜜炙，然后与他药共煎。

8.5 清气汤

来源◊沙星垣，《名医特色经验精华》

组成◊生石膏 30 克（杵细，先煎），豆豉、连翘、杏仁、金荞麦各 9 克，甘草 3 克（小儿剂量酌减）

用法◊水煎服，每日 1 剂，日服 2 次。

功用◊清气透表，解热消炎。

方解◊方中以豆豉，连翘透表解热；重用石膏清气解热；杏仁润肺止咳；金荞麦清热解毒；甘草解毒和中。方药证合，收效甚捷。

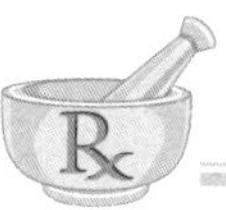

主治◊大叶性肺炎。

加减◊热重者，生石膏可加至120克；表证重者，可加荆芥，薄荷、桑叶各6克；气分热，可加黄芩、知母各9克，竹叶6克，金银花30克；咳多，加桔梗，牛蒡子各6克，痰稠如脓，加芦根，鱼腥草各30克，苡仁9克；痰中夹血者，加白茅根30克，藕节9克。

疗效◊临床屡用，收效甚捷。

8.6 蚤休汤

来源◊黄星垣，《名医特色经验精华》

组成◊蚤休30克，黄芩18克，虎杖、败酱草、瓜蒌各20克，芦根30克（成人量，儿童酌减）

用法◊水煎服，每日1剂，日服3次。

功用◊清热解毒，活血化瘀，化痰平喘。

方解◊急性肺炎，热、痰、喘三大证、均系热毒之变。故方用蚤休、黄芩、虎杖，败酱草，大青叶，鱼腥草清热解毒；桃仁，茜草活血化瘀，化痰平喘；瓜蒌宽胸理气，善于化痰；芦根善清肺热，专于利窍。守以重剂。高热，咳喘，脓痰诸多证能较快得到缓解。

主治◊急性肺炎（春温）。

加减◊治疗156例，3天内体温降至正常，症状明显缓解者67例。

疗效◊笔者曾临床验证数例，均以本方随证进退加减，均获痊愈。且奏效甚捷。

8.7 六二清肺汤

来源◊魏长春，《名医特色经验精华》

组成◊桑白皮，地骨皮，桑叶，枇杷叶各9克，鲜芦根，白茅根各30克，知母、浙贝母、苦杏仁、冬瓜仁各9克，北沙参、南沙参各15克

用法◊水煎服，每日1剂，日服2次或频服。

功用◊轻清宣泄、祛邪保津、化痰利肺。

方解◊本方系从千金苇茎汤，泻白散，清燥救肺汤化裁而来。专为阴虚而设（若体实证实或出现营血分证候时，则须另选他方）。故方用桑白皮，地骨皮清泄肺热；桑叶解表；枇杷叶下气止咳；浙贝母清化痰热；知母泻火润燥；芦根，茅根清热润肺，生津止渴，兼能凉血止血；杏仁宣肺平喘；冬瓜仁涤痰排脓；北沙参、南沙参清润养肺，止咳祛痰。诸药随证加减、灵活变通，可使方证合拍，药中病所，故而用之多效。

主治◊风温，冬温，肺热咳喘。适用于元虚邪实，阴虚气弱，风热犯肺，肺气上逆，发热咳喘，痰中带血，神志清楚，大小便通调，舌红燥，苔薄白，脉滑数。可用大叶性肺炎。

加减 若舌苔黄腻者，可去二参，加黄芩，焦山栀各9克，以清降肺火；痰中带血者，可去二叶、加二草（仙鹤草、旱莲草各9克）；津亏舌绛者、可用玄参易南沙参，去二叶加二冬（天冬、麦冬各9克），生地12克，石斛9克；大便干结者，可去杏仁，加瓜蒌仁9克或生大黄6克。

疗效 临床屡用，收效甚佳。又《浙江中医杂志》（2）1988年报道：用本方治疗小儿肺炎，热甚者，加生石膏，黄芩，痰中带血或鼻衄者，去桑叶，枇杷叶、加藕节、旱莲草；大便不通兼高热者、加生大黄、喘甚者，加葶苈子。治疗46例，随证加减，获痊愈。平均服药10剂。

8.8 清热解毒方

来源 印会河，《中医内科新论》

组成 生石膏30克（先煎），元参15克，金银花15克，大青叶30克，菖蒲6克，连翘9克，黄连4.5克，麦冬9克，钩藤12克，鱼腥草30克

用法 水煎服，每日1~2剂，日服2~4次。或小儿频服，剂量酌减。

功用 清热开窍。

方解 大叶性肺炎，热陷神昏，病属危候，安危之机，在于顷刻。故必须救治及时，方可挽危亡于紧急。故方用生石膏，黄连清气热；金银花、连翘、鱼腥草、大青叶清热解毒；元参、麦冬清热生津；菖蒲开窍治神昏，钩藤定风除抽搐。诸药合用，共奏清热开窍之功。

主治 大叶性肺炎（热陷神昏），症见神昏嗜睡，谵语狂躁，或抽搐动风，目直视，舌红少津，脉数。

疗效 临床屡用，效果甚佳。验之临床，本方甚为灵验。若用之得当，及时，多可转危为安。每获佳效。

附记 临床应用，应宜随证灵活加减，救治及时，尤为关要。不过病人危候，必要时须协同西医进行抢救。

8.9 痰热咳喘方

来源 何天有，《陕西中医》（8）1991年

组成 金银花5~10克，荆芥、薄荷、黄芩、陈皮、枳壳、桔梗、前胡各3~10克，鱼腥草、白茅根各5~20克，甘草3~6克

用法 水煎服，每日1剂，分2~4次服。

功用 清热解毒，宣肺降气，止咳定喘。

方解 方中金银花，黄芩，荆芥，薄荷清热解毒，驱邪外达；陈皮，桔梗宣降肺气，平喘止咳；前胡、鱼腥草、白茅根、甘草清化肺中痰热。诸药合用，可使邪热外达、痰热内清，肺气通利，诸证自可消失。故用之效佳。

主治 小儿肺炎。

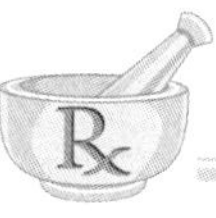

加减◊发热重者，加生石膏，知母；咳嗽痰多，加桑白皮，杏仁，贝母；喘促重，加地龙、苏子；腹胀消化不良者，加炒莱菔子；大便秘结者，加大黄、瓜蒌；咽喉肿痛，加山豆根、牛蒡子。

疗效◊治疗180例，结果痊愈148例，显效21例，有效7例，无效4例。总有效率为97.8%。治愈病例用药10天以内，则症状完全消失，肺部听诊或胸透恢复正常。

8.10 轻宣利肺汤

来源◊王香菊，《辽宁中医杂志》（2）1989年

组成◊金银花，鱼腥草各5~15克，连翘、百部、桔梗、紫菀、蚤休、橘红各5~10克，杏仁、车前子各3.5~10克，薄荷、甘草各3.5~7.5克

用法◊上药加清水600毫升，煎至200毫升，日分4次服，6小时服1次，每日1剂。

功用◊宣肺透邪，清热解毒，化痰止咳。

方解◊小儿为稚阳之体，易感外邪，邪气侵袭，每易化热，热灼津液成痰，痰热壅盛、肺失肃降而致咳喘。故方中重用金银花，连翘、鱼腥草以清热解毒；杏仁，桔梗，甘草宣肺止咳，利咽化痰；橘红、紫菀疏利肺气；百部润肺化痰；蚤休镇痉止咳平喘；车前子清肺热利水；薄荷散风热，利咽喉，合用共奏宣通肺气透邪，清热解毒化痰，止咳平喘之功，再用少饮频服的方法而具有吸收快，疗效好的特点。

加减◊咳嗽痰多，加莱菔子；喘促重，酌减紫菀，加地龙，麻黄，蝉衣；腹满不食，消化不良，加神曲，麦芽；大便稀溏，加焦白术、茯苓；便结溲黄，加大黄。

疗效◊治疗150例，多数经西药治疗效果不显，或反复发作。最小年龄3个月，最大为13岁，3~20天。结果，全部痊愈，其中服药3天以内热退，症状明显好转，5天以内肺部干湿啰音吸收者90例（占60%）；7天以内肺部干湿啰音吸收者55例（占36.6%）；10天以上治愈5例（占3.4%）治愈率达100%。

8.11 健脾益肺汤

来源◊郭孝月，《山东中医杂志》（6）1986年

组成◊茯苓12克，黄芪15克，白术，蝉蜕各9克，半夏、陈皮、防风各6克，甘草3克。

用法◊水煎服，每日1剂，日服2次。若肺内啰音较多者，加用抗生素短期治疗。

功用◊健脾益肺固表，化痰止咳。

方解◊间质性肺炎，属中医的久咳，多由急性感冒发展而来，或因失治，误治及护

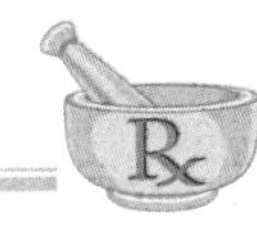

理不当所致。西医目前尚无特殊治疗。本方由二陈汤，玉屏风散加蝉蜕而成。方用二陈汤健脾燥湿化痰，理气和中，调气机，和表里；玉屏风散具有补气，固表，止汗之功，且固表而不留邪，驱邪而不伤正。蝉蜕一药、有开宣肺窍，祛风胜湿，清热解毒之用。合而用之，共奏健脾燥湿，益气固表，化痰止咳之功。临床观察，本方有增强食欲，强壮身体，改善贫血之功效。

主治◊间质性肺炎（久咳）。

加减◊气虚重者，加党参，太子参；有热痰者，加黄芩、桑白皮；复感外邪兼风热表证者，加金银花、连翘；腹胀、纳呆者，加焦三仙，鸡内金，怀山药；有瘀血者，加丹参、赤芍、红花；咳剧痰多者、加紫菀、款冬花。

疗效◊治疗 27 例、结果痊愈（临床症状消失、肺部叩诊及听诊正常、X 线摄片病变吸收）18 例（占 66.66%）；基本痊愈（临床症状显著缓解，肺部叩诊，听诊基本正常或进步，X 线检查摄片示肺部病变未完全吸收）6 例（占 22.22%）；好转（症状又上述检查有改善）2 例（87.42%）；无效 1 例。总有效率为 96.3%。多数服 20~40 剂，最少 15 剂，最多服 60~100 剂。

8.12 肺炎汤（二）

来源◊张志朝，《中国中医秘方大全》

组成◊黄芩、连翘、麻黄、杏仁、麦冬、玄参、紫菀、菊花、桑叶、甘草、虎杖（以上药物剂量需要根据年龄计算酌定，其中黄芩，连翘可重用，2 岁可用 10~15 克，2~5 岁用 20~30 克）。

用法◊水煎服，每日 1 剂，日服 2 次。

功用◊清热解毒，祛痰平喘，养阴润肺。

方解◊方中的黄芩，连翘，虎杖清热解毒活血；菊花，桑叶疏风解表，紫菀、麻黄祛痰平喘；玄参，麦冬养阴润肺。临床观察，本方对症状较轻的风温闭肺型疗效显著，对重症痰热蕴肺型及恢复期的肺虚邪恋型疗效略差。

主治◊各型小儿肺炎。

加减◊太阳经证为主时加桂枝，芍药；少阳经证者，加柴胡，半夏；对心衰有阴虚证象者加生脉汤，有阳虚证象者与参附汤相伍，并酌加丹参、桃仁；正虚邪恶者，加沙参，川贝母。

疗效◊治疗 118 例，治愈 95 例（占 80.55%），有效 21 例（占 7.7%）无效 2 例（占 1.7%）。总有效率为 98.3%。其中，风温闭肺型 68 例，治愈 61 例，痰热蕴肺型 22 例、治愈 15 例；肺虚邪恋型 28 例，治愈 19 例。

8.13 钩藤竹黄汤

来源◊邓启沅，《中国中医秘方大全》

组成◊钩藤、天竺黄各 9 克，全蝎 3 克，僵蚕、莱菔子各 9 克，大黄 6 克，黄芩、

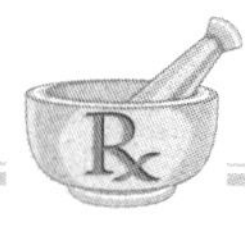

车前子各9克，麻黄4.5克，地龙干9克，生石膏30克，知母9克，木通3克。

用法 水煎服，每日1剂，日服2次。

功用 清热解毒，止咳化痰，宣肺平喘。

方解 方中以钩藤，天竺黄、全蝎、僵蚕清热平肝，熄风止痉，豁痰；车前子，莱菔子，大黄，黄芩、知母清热解毒，止咳化痰，通利二便；麻黄，地龙干宣肺止咳平喘；生石膏清肺热。综观全方以清热化痰为主，佐以宣肺平喘。

主治 各型小儿肺炎，尤以痰热型肺炎更为适用。

加减 发热较高重用大黄，石膏；咳喘甚者稍重用麻黄、地龙干。

疗效 治疗166例，服药后1日内退热者17例，2日61例、3日68例、4日20例，咳喘证状消失，2日内17例，3日41例、4日71例、5日20例，6日17例。治愈率达100%。

8.14 益气活血汤

来源 张淑仙，《江苏中医》（1）1989年

组成 党参、白术、茯苓、麦冬各9克，黄芪、丹参各15克，甘草、赤芍各6克

用法 水煎服，每日1剂，少量频服。

功用 益气活血。

方解 小儿肺炎迁延日久，终致气虚血瘀之证，治以益气活血为法，故方用党参、黄芪、白术、茯苓、甘草健脾益气，且具有增强巨噬细胞吞噬功能和提高淋巴细胞转化率的作用，以丹参、赤芍活血化瘀；麦冬养阴润肺。益气药与活血药同用，能改善微循环，增强纤溶活性，提高免疫功能。配合中药外熨法，可使药物经皮肤循经络传导而发挥作用，且可加快局部血液循环，促进炎症吸收，故用之多效。

主治 小儿迁延性肺炎（咳喘），症见面色皖白、出汗、纳呆、咳嗽、舌淡，苔薄白。

加减 同时配用中药外熨方（白芥子，香附子，莱菔子，葶苈子各30克，食盐150克，生姜适量，混合炒热）外熨背部，1日2次，每次熨10~15分钟。

疗效 治疗48例，结果痊愈41例，好转5例，无效2例，总有效率为93.7%。

8.15 补气养阴汤

来源 石呈峰，《中西医结合杂志》（2）1988年

组成 党参、黄芪、白术、黄精、丹参、沙参、熟地、五味子、仙灵脾各15克。

用法 每日1剂，上药加水煎至200毫升。乳儿每次服20毫升，幼儿每次服30毫升，学龄前儿童每次服40毫升，学龄儿童每次服50毫升，1日服2次。7天为1疗程。

功用◊益气润肺，养阴固本。

方解◊反复下呼吸道感染，多属虚证。以气虚为主，累及肺、脾、肾三脏，治宜补虚为主，增强机体免疫力。方用党参、黄芪、黄精补气，且兼补肺脾之虚。沙参有清肺热，养肺阴，补肺虚的作用；熟地、沙参、黄精、五味子滋阴；仙灵脾温补肾阳。通过补肺，脾、肾之虚，益气润肺，养阴生津、扶正固本，调节全身机能，尤其调节免疫功能，从而防止反复下呼吸道感染的复发而收全功。

主治◊反复下呼吸道感染（包括支气管肺炎、支气管炎，支气管哮喘）。

疗效◊治疗36例，服药后（1~4疗程）随访观察1年各疾病复发情况，结果27例未再复发（占75%），复发1次5例（占14%），复发2次4例（占11%）。临床观察，服药后患儿精神食欲，体力均明显好转，不仅复发次数（未治疗前每年复发住院3次以上）减少，症状减轻，同时细胞免疫，体液免疫及补体水平均有明显提高，并能维持半年以上。

8.16 清肺化痰汤

来源◊郭中元，《名医秘方汇萃》

组成◊板蓝根20克，黄芩、浙贝母、橘红各10克，天竺黄15克，元参12克，炒杏仁、白前各10克，鱼腥草15克，芦根20克，炙紫菀12克，甘草10克。

用法◊水煎服。轻者，日服1例，早晚2次分服；重者，日服2剂，分4~6次服完。

功用◊清热化痰，降逆止咳。

方解◊本方系从《千金方》苇茎汤，《温病条辨》桑菊饮，《清太院配方》太极丸化裁制成。方中以芦根、板蓝根，天竺黄三药为君；芦根性味甘寒，清肺胃之热，生津止渴，并能透邪外去；板蓝根性味苦寒，功能清热解毒，近代药理实验研究证实其对多种革兰阴性，阳性细菌及流感病毒均有抑制作用；天竺黄性味甘寒，为清热化痰要药，对于痰热壅盛的喘咳尤为擅长；辅以黄芩、元参、鱼腥草清肺泻火；紫菀、杏仁、白前降逆止咳；浙贝母清热化痰；橘红理气化痰；甘草泻火和中。全方用药以清热化痰为主，佐以降气止咳之品，邪热得清，肺金清肃，气机通畅，咳喘自宁，故适用于温邪犯肺之咳喘。随证加减得当，常获卓效。

主治◊温邪犯肺所致的咳喘（风温、春温、冬温）。凡症见咳嗽气喘、声高痰涌，痰液浓稠或黄，发热面赤，烦躁口渴，大便或干或秘，小便短赤，舌苔中心黄腻，脉滑数者，即为本方的适应证。

加减◊若病初起具有表证者，应根据发热情况酌加解表药，使邪从外解，如发热轻、微恶风寒、有汗，加薄荷、蝉衣、芥穗，疏风解表；如发热较重，少汗、口苦，加柴胡、葛根，发表解肌；如连日阴雨、天气潮湿，表为湿郁，

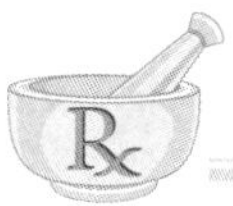

热虽不甚，但肢体疲乏拘急，加浮萍、桑枝，解表祛湿；邪入气分后，高热汗出而热不解，加生石膏、知母、金银花，清气透热；痰热壅肺、高热喘促，加生石膏，麻黄，清热宣肺平喘；如病人汗多，或平素肝阳上亢、不宜使用麻黄，加地龙、桑白皮，泻肺平喘；热邪灼液痰稠不易咳出，加桔梗、海浮石，祛痰软坚；热邪伤津，口干欲饮，加天花粉、麦冬，生津润肺；如肺移热于大肠，肠腑热结，大便数日不通，加大黄，元明粉、瓜蒌、泻热通便；肺与大肠相表里，腑结通，热得外泄，肺热亦常随之减轻。

疗效 ◊ 屡用屡验，疗效卓著。

§9 治支气管哮喘秘方

9.1 补肾平喘汤

来源 ◊ 陈超，《中国中医药报》1990年

组成 ◊ 太子参30克，麦冬、陈皮、姜半夏各10克，炒苏子、地龙各15克，五味子、补骨脂各10克，灵磁石30克，乌梅肉15克，胎盘6克，桃仁10克。

用法 ◊ 水煎服，每日1剂，日服2次。

功用 ◊ 补肾益肺，平喘止咳化痰。

方解 ◊ 本方以太子参、麦冬、五味子为主，意在滋补肺心肾，益气养阴。方中用太子参不用人参，以避其燥，有补肺健脾、大补元气之功；麦冬养阴润肺，益胃生津，《别录》谓可“强阴益精……保神，定肺气，安五脏，令人肥健”；五味子酸温，入肺肾二经，有敛肺滋肾，生津收汗涩精之功，孙思邈称其“在上可滋源，在下则补肾”，实为肺肾双补之要药，用于虚喘尤为适宜；太子参、麦冬又有补脾胃之力，以滋气血之源，即叶天士云：“益肺药皆甘，补土母以生子”；陈皮、姜半夏理气止咳化痰，斡旋中焦；苏子降气定喘消痰；地龙活血通络，解痉止喘，现代药理研究其有效成分有显著舒张支气管作用；乌梅酸甘温，入肺肾二经，治久咳，可以纳肺之气，《本草逢源》谓有“吸气归元”之功，故此能收肺气，纳肾气；胎盘大补元气，补而不燥，可阴阳双补，《本草经疏》称此药“大补而不燥，有返本归原之功”；磁石辛咸而平，入肺肾二经，可纳气平喘；补骨脂辛温，入肾助阳，使肾水不寒，蒸腾气化，肺水得荫，对于肾虚咳喘，历代医家均喜用之；桃仁活血行瘀，润肠通便，能使肺之脉通畅，补中有通之意。综观全方，以补肾为主，兼顾脾胃，阴阳双补，有化痰理气，行气活血，止咳平喘，通畅脉络之效。且性味和平，补而不燥，滋而不腻，适宜长服。

主治 ◊ 支气管哮喘，慢性喘息性支气管炎。

加减 ◊ 阴虚，加生地，玄参；阳虚，加制附片，肉桂；气虚，加黄芪、白术、玉

竹；血虚，加阿胶、当归；血瘀，加丹参、川芎、赤芍；心悸，加酸枣仁、生龙牡、柏子仁；浮肿，加茯苓、苡仁、车前子、葶苈子；喘甚，加洋金花，蛤蚧；咳甚，加瓜蒌仁、川贝母；发热，加柴胡、黄芪、生石膏、鱼腥草、金银花、连翘。

疗效 多年应用，效果颇佳。

9.2 附子大黄细辛汤

来源 田从豁，《中国中医药报》

组成 制附片 12 克（先煎），大黄炭 6 克，木通、当归身、桃仁各 9 克，细辛 3 克，生甘草 9 克。

用法 水煎服，每日 1 剂，日服 2 次。

功用 温阳散寒、活血祛瘀。

方解 肺寒哮喘，多由素体阳虚肺弱、痰湿内停，感外邪而肺失宣降，肺气上逆，气促痰鸣而发。方用附片、细辛，辛温之品温阳通经，以恢复肺之宣降；阳虚寒盛，气涩而迟互成因果，用归身、桃仁、大黄炭活血而助气行，使肺气即时得降；又用木通通经，甘草护胃和调，不平喘而喘自平。针刺取治肺喘之验穴孔最，则为急则治标，取平喘利肺以缓急之意。

主治 哮喘急性发作或喘息性支气管炎，尤其对单纯性过敏，青壮年或体虚而邪偏于肺寒者，症见哮喘而兼痰清稀色白，胸膈满闷，面色暗滞，畏寒肢冷，舌苔白滑，脉弦滑或浮紧。

加减 ①配合针刺：取双侧孔最穴。用 1.5 寸 30 号毫针，刺入 1 寸左右，使针感下达手指，上达前胸，并用提插捻转泻法，留针 30 分钟。留针时，每隔 5 分钟，行针 1 次。②加减运用：哮喘发作时，先行针刺以平喘，再服上方，每日 1 剂。如有外感表证者，先于脊柱两侧，风门及大肠俞穴拔走罐，使皮肤微红为度，再用毫针刺大椎穴，留针 5 分钟，接用上法。若咳嗽明显，咯白泡沫痰，难咯出者，针刺天突穴，用 2 寸毫针，先直入 1 寸，针体弯曲，沿气管前向下，使针感传向前胸，得气后行针 2 分钟，不留针，再针合谷（双）穴，用提插泻法，行针 1~3 分钟，不留针。并于上方加石韦 30 克（先煎），若体壮，便秘，苔黄腻者，针刺原方加大肠俞（双），用 2~2.5 寸毫针直刺，使针感达小腹部，用提插捻转泻法，行针 1~3 分钟，不留针；中药可将上方中大黄炭改酒军 6 克，加苦参 9 克，细辛改为五味子 9 克；针刺加足三里穴，用 1.5 寸毫针直刺，使针感达足，得气后留针 30 分钟。

疗效 笔者依上法临床验证多例，均获良效。

9.3 二麻四仁汤

来源 陈苏生，《中国中医药报》

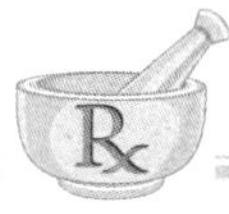

组成 炙麻黄、麻黄根各 4.5 克，苦杏仁、桃仁、郁李仁、白果仁（打）、百部、款冬花各 9 克，车前草 24 克，生甘草 4.5 克，陈辛夷、苍耳子各 9 克。

用法 水煎服，每日 1 剂，日服 2 次。小儿可酌量分多次服。

功用 调整肺气，排痰止咳，散风脱敏。

方解 方中麻黄辛散，开腠理，宣肺气，透毛窍，散风寒，解痰平喘，但能收缩血管，故高血压患者忌用。又因发散力较强，故体虚多汗者亦忌之。麻黄根与麻黄作用相反，不但能止汗固表，而且还能扩张血管，使血压下降，呼吸幅度扩大。两者合用，一开一合，开合相济，调整肺气，不但能加强肺的活动功能，而且没有升高血压，助长兴奋的流弊。杏仁降肺气之上逆，桃仁化血络之凝瘀，一气一血，能调畅肺部郁血，顺气降逆。郁李仁滑肠下气，清能去浊；白果仁敛肺而敛痰，一滑一涩，能起上（痰）下（便）分消之功。百部、款冬花，《济生方》为百花膏，用于喘嗽不已，亦可治痰中带血。车前草、生甘草排痰止咳，调和诸药，陈辛夷、苍耳子散风脱敏。诸药合用，共奏调整肺气、排痰止咳、散风脱敏之功。

主治 哮喘、咳嗽。

加减 若服本方出现便溏，一般可不与处理，严重者去郁李仁，加藿香、川朴；如湿重纳呆，可加苍术、川朴；便难，加大腹皮、瓜蒌仁、火麻仁；痰稠不畅，加象贝母、瓜蒌皮；中满气滞，加柴胡、生牡蛎、郁金、菖蒲；腹胀，加大腹皮、瓜蒌；热重，加土茯苓、忍冬藤、连翘、白薇；如过敏症状不明显者，去陈辛夷、苍耳子；过敏症状明显者，加白僵蚕、净蝉蜕；泛呕者，加制半夏，姜竹茹；昼轻夜甚；加夜交藤、合欢皮；痉咳，加玉蝴蝶；气虚，加太子参、明党参；阴虚，加北沙参、麦门冬、知母、玄参；肾不纳气，喘息甚者，加黑锡丹。

疗效 临床屡用，疗效颇著。

9.4 治哮喘验方

来源 董建华，《北京中医学院学报》（3）1986 年

组成 麻黄 5 克，杏仁、地龙各 10 克，全蝎 3 克（研末冲服），川芎 10 克。

用法 水煎服，每日 1 剂，2 次分服。

功用 宣肺、解痉、平喘。

方解 方中麻黄宣通肺气、解表散寒；杏仁通降肺气、化痰润燥，二者相伍，一宣一降，以行肺气宣降之职；地龙，全蝎止痉平喘；川芎行气开郁。诸药配合，有解痉活络平喘之功。故而用之多验。

主治 哮喘。

加减 ①哮喘发作期，痰热内壅，加黄芩、川贝、葶苈子；热甚，再加生石膏；痰多再加莱菔子、苏子、全瓜蒌；痰黏腻再加海浮石、生蛤壳；肺燥热，加沙

参、麦冬、玉竹、桑白皮；外感寒邪，加桂枝、干姜、细辛、五味子。②哮喘缓解期，去麻黄，加扶正之品。肺脾气虚，加黄芪、党参、白术、功劳叶；气阴两虚，加黄芪、党参、沙参、麦冬，冬虫夏草、仙鹤草；肾阳虚，加附片、紫河车、桂圆、紫石英、沉香；肾阳虚，加生熟地、女贞子、核桃肉、五味子、沉香。

疗效 验之临床，疗效甚佳。

9.5 哮喘通用方

来源 陈耀堂，《名医特色经验精华》

组成 蜜炙麻黄、光杏仁各9克，生熟地各12克，山萸肉6克，五味子、干姜各3克，旋覆花9克（包）、生甘草3克。

用法 水煎服，每日1剂，日服2次。

功用 补肾纳气、止咳平喘。

方解 方中生地、熟地、山萸肉峻补肾气、纳气定喘；麻黄、杏仁宣肺止咳平喘；五味子敛肺止咳，且能防止麻黄等药辛散太过，耗伤肺气；生姜、旋覆花和胃降逆；生甘草调和诸药。本方重在补肾，以治其本，兼能平喘，以治其标，标本同治，散敛并用，故治疗肾气不足的哮喘，最为合拍。

主治 肾气不足的哮喘，也可用于支气管哮喘。

加减 寒加附片、黑锡丹（包煎）各9克；热加黄芩、地龙、桑白皮各9克；阴虚，加沙参、麦冬各9克；痰多，加白矾6克，半夏9克；痰不易咳出，加白芥子、炙远志各6克；动则喘甚，加补骨脂、核桃肉各9克；湿重，加川朴、半夏各9克；过敏引起者，加凤凰衣，蝉衣各4.5克，露蜂房6克；感染重者，加鱼腥草30克，四季青9克，野荞麦根30克；纳食量少，食后作胀而喘更甚者，加薤白4.5克。针刺鱼际穴，常可收到立止咳喘之奇效。

疗效 临床屡用，疗效甚佳。

9.6 参蛤麻杏膏

来源 董淑六，《中医杂志》（9）1987年

组成 生晒参60克（如用党参、剂量加倍）、蛤蚧两对、麻黄（去节）60克，杏仁100克，炙甘草50克，生姜60克，红枣（去核）120克，白果肉20枚。

用法 方中生晒参，另煎收膏冲入，蛤蚧去头足研末冲入收膏。余药加水浸泡一宿，浓煎3次，去渣，滤取三次清汁再浓缩，加入冰糖500克，生晒参汁，蛤蚧粉收膏，装瓶备用。每日早晚各服一食匙，开水冲服。不分男女老幼，常年均可服用。

功用 健脾纳气、宣肺散寒、止咳平喘。

主治 支气管哮喘缓解期，慢性支气管炎伴有肺气肿。

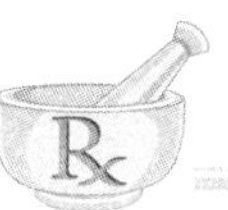

加减 ◊ 如咳嗽低热，可加桑白皮 90 克，地骨皮 120 克；如痰多呈泡沫状，加干姜 10 克，细辛 15 克；如大便干结，加熟地 120 克，当归 90 克；如心悸盗汗，加麦冬 100 克，五味子 45 克。

疗效 ◊ 多年使用，凡哮喘缓解期，坚持服用，每收良效。

附记 ◊ 本方亦可作哮喘病基本痊愈后调治善后剂之用。服药期间，切忌烟、酒、红茶、萝卜、鱼腥及一切过敏性食物、辛辣食物，生冷果品。若伤风停食，可缓服数日。

9.7 脱敏平喘汤

来源 ◊ 朱秀峰，《江苏中医》（11）1990 年

组成 ◊ 麻黄 7 克，钩藤 12 克，老鹳草 20 克，葶苈子 7 克，乌梅 9 克，甘草 3 克。

用法 ◊ 水煎服，每日 1 剂，日服 2 次。

功用 ◊ 宣肺平喘，脱敏解痉。

方解 ◊ 方用麻黄宣肺平喘；葶苈子泻肺（气）化痰；老鹳草脱敏解痉；乌梅有脱敏作用；钩藤解痉抗菌。合用共奏脱敏平喘之功。

主治 ◊ 支气管哮喘。

加减 ◊ 临床一般分四型：即寒证型加细辛、川椒、干姜，兼风寒，加荆芥、防风、白芷、贯众、豆豉、桂枝等；热证型加苡仁、冬瓜仁、鱼腥草、金荞麦、虎杖、海浮石等；兼肺肾阴虚型加天冬、麦冬、青果、蝉衣、玉蝴蝶；兼肺肾气虚型，加南北沙参、补骨脂、仙灵脾、丹参、降香、紫石英。

疗效 ◊ 治疗 100 例，临床控制 71 例，好转 27 例，无效 2 例，总有效率为 98%，控制率为 71%。

9.8 加味止喘灵

来源 ◊ 李富汉，《黑龙江中医药》（3）1990 年

组成 ◊ 炙麻黄、杏仁、白果、半夏、地龙、甘草各 3 克，射干、五味子各 2 克，茶叶 1 克，生姜 1 片，葱白半支（为 3~5 克常用剂量，视年龄大小可适当增减）。

用法 ◊ 水煎服，每日 1 剂，代茶频服。

功用 ◊ 疏风散寒，宣利肺气，化痰平喘。

方解 ◊ 方中麻黄直入肺经，善走卫分，为开宣肺气之要药，发汗解表以散风寒，宣畅肺气而平咳喘；生姜、葱白辛温通阳，协麻黄以散外邪，共为君药；杏仁止咳平喘，半夏燥湿化痰；茶叶化痰清神，为治暴喘之要药；射干、地龙专清肺经之热，降逆祛痰而平喘，并防寒郁、痰湿化热。无热则防之，有热则清之，且防麻黄、半夏之温燥，五者为臣；五味子、白果敛肺定喘为佐；使散中有收，防哮喘，益肺气耗散太过而发生变证。使以甘草镇咳化痰调和诸

药。全方融解表祛邪、宣利肺气、镇咳化痰、平喘截哮、寒温并用、散中兼收于一炉，药味虽简，然平喘止哮之功颇彰著。诸药合而用之，外邪得散，肺气得宣，清肃下降，输布正常，痰生无源，故哮喘得平。根据药理研究证实：本方具有扩张支气管、解除支气管痉挛，抗变态反应及镇咳祛痰平喘作用，从而达到控制哮喘发作的目的。

主治 支气管哮喘。

加减 发热者，炙麻黄改用生麻黄；缺氧症状明显者，可给予氧气吸入。

疗效 治疗50例，临床治愈（哮喘完全控制，肺部体征消失）36例，其中2天治愈6例，3天治愈9例，4天治愈17例，5天治愈4例。显效（哮喘基本控制，两肺哮鸣音未完全消失）11例，无效3例。总有效率为94%。

9.9 熊胆地龙散

来源 张国铨，《陕西中医》（7）1990年

组成 熊胆5克（或羊胆倍量）、地龙10克，龙葵20克，葶苈子15克，浙贝母、蟾蜍炭（活蟾蜍、去头、黄泥外包，火烧为炭）各12克，炙麻黄8克，甘草5克。

用法 上药共研极细末，混匀备用。2~4岁每次服4克，5~7岁服8克，8~11岁服12克，每日服3次，白开水送服。1~2周为1疗程，一般以1疗程为度。

功用 清泻肺热、化痰降逆、止咳平喘。

方解 本方系家传经验方。方中熊胆，药理研究证实：具有抗炎、抗过敏、解除支气管痉挛等功效；龙葵清热解毒，活血消肿，药理研究证实，有缓解支气管痉挛作用；葶苈子、麻黄宣肺泻肺，止咳平喘，地龙，蟾蜍炭解痉平喘；浙贝母、生甘草清热化痰，止咳平喘，诸药合用，共奏清泻肺热，化痰降气，止咳平喘之功。对风热犯肺，痰热壅肺，热毒伤肺等实喘有较好的治疗效果。并可使患儿发作时间延长，发作频度减少。

主治 小儿支气管哮喘。

加减 若呼吸道感染严重者，加用抗生素治疗。

疗效 治疗80例，结果近期控制（哮喘、哮鸣音消失）64例，好转（哮喘缓解）12例，无效4例，总有效率为95%。

9.10 麻地定喘汤

来源 冯益真，《山东中医杂志》（2）1991年

组成 炙麻黄3~6克，地龙6~9克，银杏、苏子、甘草各4.5~6克，黄芩、连翘、当归、川芎、射干各6~9克。

用法 每日1剂，上药加水煎至100~200毫升，分4~6次服，如呕吐重或口服困

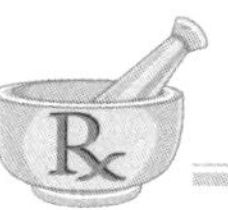

难者分 2 次保留灌肠。同时配合必要的静脉输液，抗生素及降温、止呕、镇静、雾化吸入等治疗，对照组除上述方法（除中药外）外，加用激素及强心剂。

功用 ◊ 清热平喘、涤痰消瘀。

方解 ◊ 小儿喘息性疾病，属祖国医学“哮喘”范畴。方用麻黄宣肺定喘；地龙通络化痰、解痉止咳；银杏、苏子降逆祛痰，止咳平喘；黄芩、连翘清泄肺热；集宣、通、清、降于一方，以除致病之因；复加射干清咽化痰；当归、川芎理气消瘀，共奏清热平喘、涤痰消瘀之效。根据现代药理研究，本方具有平喘止咳，抗过敏、抑菌、抗病毒，强心利尿以及镇静、改善微循环等作用。临床应用，再配用有关西药、故用之效果显著。

主治 ◊ 喘息性疾病（包括支气管哮喘、喘息性支气管炎、毛细支气管炎）。

加减 ◊ 热重者，加生石膏、知母；并发心力衰竭者，加生脉散；抽风者，加钩藤、紫雪丹等。

疗效 ◊ 治疗 200 例，其中支气管哮喘 95 例，喘息性支气管炎 65 例，毛细支气管炎 40 例，结果：治愈（治疗 3 天后，症状、体征显著减轻，5~7 天基本消失），122 例（占 65%）；有效（治疗 3 天后症状、体征有所好转，5~7 天明显减轻，7~10 天基本消失）64 例（占 32%），无效 14 例（占 7%）。对照组 200 例中治愈 95 例（占 48%），有效 80 例（占 40%），无效 24 例（占 12%）。两组总有效率比较，$P<0.05$，有显著差异。且从退热、咳喘、啰音等三大症状消失时间比较，均有显著意义（$P<0.05$）。

9.11 治哮灵

来源 ◊ 王烈，《中国中医秘方大全》

组成 ◊ 地龙 5 克，麻黄 2.5 克，苏子 1.5 克，射干 1 克，侧柏叶 2 克，黄芩 2 克，白鲜皮、刘寄奴、甘草、苦参、细辛各 1 克，平贝母 2 克，僵蚕 1.5 克，橘红 1 克，冰片 0.05 克。

用法 ◊ 上药按比例浓缩制成 100 片，每片 0.1 克。1 日 3 次口服，3 岁以内每次 2~4 片，4~6 岁 4~6 片，6~12 岁 6~8 片，12 岁以上 8~12 片。10 天为 1 疗程。

功用 ◊ 宣肺平喘、通络活血。

方解 ◊ 方中以麻黄、黄芩、射干、白鲜皮、苦参等清热宣肺；苏子降气平喘；侧柏叶、平贝母、僵蚕、橘红镇咳化痰；细辛温肺化饮；地龙、刘寄奴通络活血；甘草调和诸药，冰片增强本方止哮平喘、镇咳化痰的功效。本方偏凉性，适用于小儿热证哮喘，但方中麻黄、细辛性温，故对寒热诸证皆可应用。动物实验表明，本方有明显的镇咳、祛痰、镇静、解热作用。动物的急性和亚急性毒理实验也证明本方安全无毒。

主治 哮喘，无论热证或寒证均可适用。

疗效 治疗117例，近期治愈69例（占58.97%），显效22例（占18.8%），有效22例（占18.8%），无效4例。总有效率为96.6%。在获愈病例中，哮喘缓解快者于服药2小时后，平均少于1天。

9.12 平喘汤

来源 张梦侬，《临证会要》

组成 炒枳壳、炙麻黄、桔梗、炙甘草、杏仁泥、前胡、款冬花、紫菀、法半夏各10克，海蛤粉15克，细辛、五味子各2.5克，鲜生姜3片、大枣3枚。

用法 每日1剂，水煎1小时，分3次温服，此系成人剂量。如1~3岁小儿1剂可分3日，分15次服完。4~8岁儿童1剂可分2日，分8次服完。如久病重病，可连服3剂，其哮喘当平，至少要见减轻，还可以继续服3剂，再停药观察。

功用 散寒解热、化痰降气。

方解 《素问》云："诸气膹郁，皆属于肺"，"诸痿喘呕，皆属于上"，"诸逆冲上，皆属于火"。因本病是火热痰饮为本，风寒水气为标。由于痰饮与火热内伏于中上二焦，再经外感风寒水湿，使热湿火气不得外散，火性炎上，转夹痰饮上冲而致。治宜升散、降逆、泄热并用。本方是由《金匮要略》之射干麻黄汤加减而成。方用咸平无毒、清热利湿、化痰定喘、降逆下气之海蛤粉为主药，加桔梗以助麻黄、细辛、生姜之辛温宣散，升提开发；再加杏仁、前胡、枳壳、法半夏、款冬花、紫菀、五味子之降逆、敛肺、化痰、下气；合甘草、大枣之甘温补益脾肾、润肺和中。本方升中有降，散中有收，温中有清，泻中有补，故能收到止咳定喘、降气化痰、散寒清热、利湿行水，敛肺安胃之功，故用之其效颇著。

主治 哮喘。

加减 先用按摩法缓其冲逆、平其哮喘，方法是：医者在病者背后，将两手搭在病者两肩上，用两手大拇指各按在脊柱两侧肺俞穴上，以轻重合度的手法按揉3~5分钟，其喘立止，再服方药，其效尤著。

疗效 历年治愈病人甚多，疗效显著。一般服此方3剂，其哮喘即平。经过观察，有些新发轻症，服药3~5剂后，即未再发。如果病人用过激素，则效差、如未用过激素，则效佳。

9.13 截喘汤

来源 姜春华，《名医治验良方》

组成 佛耳草、碧桃干、老鹳草各15克，旋覆花、全瓜蒌、姜半夏、防风各10克，五味子6克。

用法◊每日1剂，水煎服，口服2次。

功用◊降逆纳气、化痰截喘。

方解◊本方系姜氏经对支气管哮喘的截治方法进行长期研究，结合临床实际疗效筛选民间单验方优化而成。方中佛耳草出自《本草纲目拾遗》，功专化痰止咳平喘；老鹳草出《本草纲目拾遗》，功能祛风活血，清热解毒，民间有老鹳草平喘的单方，该药含有槲皮素，能祛痰扩张支气管，老鹳草煎剂在试管内对金黄色葡萄菌、肺炎球菌、链球菌以及流感病毒均有抑制作用，能控制支气管哮喘发作的呼吸道感染；碧桃干酸苦收敛，《饮片新参》有"除劳嗽"的记载，民间有治顽喘的经验。上三味除痰镇咳而平喘逆，且能调节自主神经功能为主药。辅以旋覆花开结化痰、降逆止咳；瓜蒌清上焦积热、化浊痰之胶结、开胸中痹阻；姜半夏清痰下气，去胸中痰满尤佳；佐以五味子补肾纳气、镇咳敛肺；防风《药法类象》谓："治风通用，泻肺实。"是一味抗过敏的有效药，能抑制支气管哮喘发作期的变态反应，清除过敏原的刺激。合而用之共具清肺化痰、降逆纳气截喘之效。

主治◊咳嗽痰多、气逆喘促（慢支、肺气肿、支气管哮喘发作期）。

加减◊气虚者，加白参3克，黄芪80克；肾虚者，加肉苁蓉、巴戟天、补骨脂各15克，亦可加蛤粉3~6克；阴虚有热者，加黄柏、知母、元参、生地各9克；咳甚引起喘促无痰或痰不多者，可加南天竹、马勃各6克，天浆壳3克；热喘加石膏15克，知母、黄芩各10克；寒喘加炮附片9克，肉桂3克，并以鹅管石9克研粉服，或加服紫金丹（须特制，砒石5克，明矾10克，豆豉100克，糊丸绿豆大小，每服七八丸，日服2次，有肝肾病勿服，有效与否一星期为止，切勿多服常服）；痰多咳出不爽者，加苏子、白芥子、莱菔子各10克；胃家实便秘者加服调胃承气汤一剂；喘止后常服河车大造丸、左归丸或右归丸，每次服3克，每日服2次。

疗效◊多年使用，治验甚多，疗效卓著。

9.14 解表化痰平喘汤

来源◊邰经明，《名医治验良方》

组成◊炙麻黄、杏仁、桂枝、陈皮、半夏、苏子各9克，炙甘草6克。

用法◊每日1剂，水煎服，日服2次，以喘平为期。

功用◊温散解表、理气降逆、化痰平喘。

方解◊有关历代文献记载中，哮与喘多分别论述。《东医宝鉴》云："呼吸急促谓之喘，喉中有声谓之哮"，又说："哮即痰喘甚而常发者。"从而说明，哮可兼喘，而喘不一定兼哮。据临床观察，哮与喘的临床表现都没有离开呼吸急促，故现多合称之为哮喘。本方所主治之哮喘，为临床最为常见者。其病因多为外感风寒，侵袭于肺，内伏痰饮上逆，壅塞气道，故出现喉中痰鸣，呼吸急促，难以平卧。故方中以麻黄、杏仁、桂枝为君，温散寒邪以解表，可使肺气得以宣通；内伏痰饮，故用陈皮、半夏、茯苓为臣以消痰化饮；佐甘草增强祛痰、和中、健脾之功；加苏子为使，其有助陈皮、半夏理气降逆化痰之功。本方具有温散解表、理气降逆，化痰平喘之作用和配伍相得益彰之妙。

主治 ◊ 哮喘。凡外感风寒或痰饮所致者。包括支气管哮喘、喘息性支气管炎。

加减 ◊ 内有痰火，微感外邪，症见微恶寒、身壮热、痰稠色黄，吐之不利，舌苔干燥或色黄，脉数或滑者，此乃寒束痰火之哮喘，本方减去桂枝、苏子，加知母、贝母、生石膏以清热化痰平喘；如病程较长，损及于脾，健运失司，化生痰饮，上注于肺，阻塞气道，喉中痰鸣，舌苔白或腻，脉象缓弱，此乃脾虚痰湿所致，治疗宜遵李士材所说："治痰不理脾胃非其治也。"本方应加党参、白术补中健脾；寒甚加干姜温化痰湿，喘可自平。年老病人，肾虚失纳，下元不固，动则即喘，登高加剧，此乃肾不纳气之虚喘，本方慎用，以免虚虚之虞，改服都气丸或麦味地黄丸。肾阳虚者，改服金匮肾气丸（病情需要也可改为汤剂），坚持长期服用，缓缓图之。此类方药具有益肾气、固下元、壮水益火，治疗虚喘之作用。

疗效 ◊ 临床屡用，若能坚持治疗，疗效颇著。

附记 ◊ 本方对外寒束肺之寒喘有良效。本方是祛邪之剂，故应中病即止，不可久用。对于热喘、虚喘则不宜用之。

9.15 止哮汤

来源 ◊ 王烈，《名医治验良方》

组成 ◊ 苏子、地龙、前胡、川芎各 15 克，苦参、麻黄各 5 克，射干、黄芩、白鲜皮、刘寄奴各 10 克。

用法 ◊ 每 2 日 1 剂，水煎 2 次，煎出液总量约 300 毫升（5 岁量），每日 3 次，每次 50 毫升温服。

功用 ◊ 宣肺清热、降气平喘、活血通络。

方解 ◊ 小儿哮喘，是小儿呼吸系统常见疾病，发作时以"气壅、血瘀、痰阻"为病理变化。方中苏子、射干、麻黄、前胡有宣通开肺，降气平喘之功；地龙有开肺解痉之力；苦参、黄芩、白鲜皮有宣肺清热之效；川芎、刘寄奴、地龙有活血通络之用。方中一宣一降，一清一活，配伍甚妙，在注意止哮平喘的同时，配合活血通络，使血活络自通，瘀自去，瘀去则气可行，壅可散，痰自化，故而使哮喘发作时所致之气壅、血瘀、痰阻之证得以改善，邪气去而哮喘自止。

主治 ◊ 小儿哮喘，症见咳嗽气促，喉间哮鸣明显，甚则呼吸困难，喘憋，烦躁不得卧，双肺布满哮鸣音，咽红、口干、小便短赤、大便秘结，舌质红苔黄等。

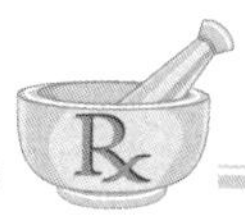

多见于小儿哮喘，支气管炎、支气管哮喘、细支气管炎等。

加减◊若喘甚，重用苏子，加马兜铃；哮甚者重用地龙；痰盛者，加瓜蒌皮、葶苈子、胆南星；久哮多瘀则加用桃仁；喘憋伴便秘轻者，加用莱菔子以降气豁痰，消导通便，稍重者加枳实，干结者加番泻叶以盛者下之，清大肠而泻肝平喘。

疗效◊临床屡用，效果颇著。

附记◊笔者临床，验证数例，多收显效，效佳。

9.16 麻杏射胆汤

来源◊董淑六，《名医治验良方》

组成◊净麻黄5克，大杏仁10克，嫩射干9克，玉桔梗6克，杜苏子9克，净蝉衣4.5克，炒僵蚕、制半夏各9克，广陈皮、生甘草各4.5克，鹅管石12克（煅、杵）、江枳实、制胆星各6克。

用法◊每日1剂，根据剂量大小，先将冷水浸过药面，约半小时再加水少许，煎沸后再煎10分钟左右，头煎取汁一碗，接着加水煎熬二煎，取汁大半碗，把头煎、二煎药汁一同灌入热水瓶内，分2次顿服。如小儿可分3~4次服，当天服完。

功用◊宣肺化痰，降气定喘。

方解◊本方以射干麻黄汤（《金匮要略》）、导痰汤（《济生方》）加减而成，为宣肺化痰、降气定喘有效方剂。

主治◊支气管哮喘，慢性气管炎急性发作期。症见咳嗽痰多，咳吐不爽，胸闷气急，喉痒作呛有哮鸣音，夜间不得平卧，乳娥肿胀，苔薄白腻，脉浮滑数。中医辨证为风寒客肺，痰浊内阻，肺气失于宣降者。

加减◊本方为急性支气管炎，慢性喘息性气管炎伴有肺气肿等疾病的有效方剂。临床应用可随证加减：如有口渴烦躁、痰黏、舌红苔黄者，上方去半夏、陈皮，加石膏30克，知母，贝母各12克；如形寒肢冷无汗，痰白呈泡沫状，舌苔白滑者，可去蝉衣、僵蚕、桔梗，加桂枝4.5克，细辛3克，干姜2.4克；如咽红乳娥肿痛、痰稠，舌红脉数者，可去半夏、陈皮，加金银花、连翘各9克，炒牛蒡子12克；生麻黄改用水炙麻黄5克；如溲黄便秘舌红者，可去桔梗、甘草，加黄芩9克，桑白皮12克，生麻黄改用蜜炙麻黄5克，制半夏改用竹沥半夏9克，广陈皮改用广橘络；如咳喘气逆，腹胀胁痛者，去桔梗、甘草，加莱菔子、白芥子各9克；如脘腹痞胀、口黏纳差、苔白腻者，去蝉衣、僵蚕，加厚朴4.5克，焦六曲12克；如有头胀头痛，鼻塞多涕者，可去半夏、陈皮，加辛夷，苍耳子各9克。

疗效◊临床屡用，疗效卓著，一般服15~30剂左右即效或痊愈。

9.17 哮喘夏治方

来源◇赵清理，《名医秘方汇萃》

组成◇制附子9克，党参、白术、茯苓各12克，陈皮9克，半夏7.5克，炙杷叶、炙冬花各15克，甘草3克。

用法◇每日1剂或两剂，文火久煎，分2次温服。

功用◇培补脾肾、化痰利肺。

方解◇本方由四君子汤加味而成，功擅温补脾肾。脾健则痰湿无以生，肾强则哮喘无以作，诚为治本之方，故方用制附子温肾强心，驱阴寒之邪；党参、白术、茯苓、甘草益气健脾；半夏、陈皮燥湿、化痰、止咳；炙杷叶，炙冬花、宣肺平喘止咳；甘草和中而调和诸药。诸药合用，共奏温补肺、脾、肾以绝痰源；宣肺化痰饮，以定喘咳之功，又妙在冬病夏治，未雨绸缪，防患于未然。

主治◇支气管哮喘及喘息性支气管炎缓解期，预防发作。

疗效◇屡用屡验，效佳。

9.18 平哮汤

来源◇崔玉衡，《名医治验良方》

组成◇炙麻黄6~9克，炒杏仁12克，桑白皮20克，地龙12克，蝉衣6克，蜈蚣1~2条，当归12克，石韦20克，细辛5克，徐长卿20克，生甘草5克。

用法◇发作时，上方每日1剂，水煎服，日服2次；发作后，上方剂量加大2~5倍（即2~5剂一起），共研细末，炼蜜为丸，每丸9克，每次1粒，1日3次，口服以巩固疗效。

功用◇理肺平喘、解痉脱敏。

方解◇本病亦是老年常见多发病。方用炙麻黄解表宣肺，通利水道，其性属阳；地龙凉血平喘，熄风通络，其性属阴，一阴一阳，具有解痉脱敏作用；地龙去麻黄之辛燥，麻黄减地龙之咸寒；徐长卿镇痛止咳，活血解毒；蝉衣散风热，宣肺定痉，两药均有脱敏作用。桑白皮清泻肺气之逆，北细辛温开气道之闭，二药寒热并用，相得益彰；石韦镇咳祛痰、平喘利水；又哮喘反复发作，造成肺气宣降失常，肺络瘀血，入当归活血，能达血行而助气行，且有脱敏作用。蜈蚣咸温有毒具有祛风解痉、解毒散结、活络止痛之功效，并协同当归活血通络，改善肺及气管血液循环，改善气道通气量，从而增加肺组织对炎症的吸收，减少痰液分泌而达到治喘平哮之目的。可谓组方遣药，匠心独运。

主治◇支气管哮喘，发作期及持续期，寒热不甚明显者。

加减◇若证型偏热者，加僵蚕、生石膏、鱼腥草；偏寒者，加干姜、桂枝，重用细

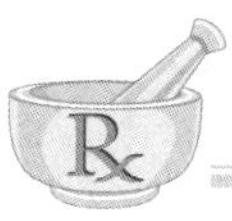

辛；痰盛气逆者，加葶苈子、半夏、云茯苓；气虚者，加黄芪、太子参、白果仁；咳剧者，加款冬花、白前、枇杷叶。其他如全虫、土元、穿山甲等虫类药，均有解痉通气，行痰开闭之效，临证当酌情选用。

疗效◊屡用效著。

§10 治麻疹秘方

10.1 透疹汤

来源◊李启琨，《广东中医》（11）1962年

组成◊连翘2.4克，蝉蜕1.5克，北紫草3克，牛蒡子2克，葛根6克，桔梗、金银花各2.4克，甘草1.2克。

用法◊水煎服，每日1剂，以上为1～3岁小儿剂量，4～6岁加50%，7～12岁加倍。无虚寒不足等征象出现时，可连续服至疹收热退为止。一般服药1～7剂。

功用◊宣肺解毒、清热透达。

方解◊方中以连翘清热解毒；蝉蜕疏解风热、宣肺镇痉；北紫草凉血解毒、透发麻疹；牛蒡子宣肺透疹；葛根透解肌热；甘草清热解毒；金银花、桔梗开肺清热，故能协同透邪外达，清热解毒。中医历来重视麻疹透达，认为出疹之顺逆为重要一关。如能迅速透达即可缩短病期，减轻症状，降低病死率。本方集透疹与解毒为一体，组方较为理想。本方一般不作加减，用于各期，同样具有良好的疗效。

主治◊麻疹初期，麻疹将出未出，隐现于皮肤之间，发而不透或出而即没者。

疗效◊治疗2378例，其中882例为侵袭期，余为各期，除有15例死于严重并发症外，余2363例均告治愈，治愈率为99.37%。

10.2 清肺解毒汤

来源◊谢云桂，《湖南中医杂志》（2）1989年

组成◊生石膏10克（另包、先煎），炙麻黄4克，杏仁、连翘各9克，板蓝根15克，金银花12克，法半夏6克，甘草3克。

用法◊水煎服，每日1剂，分4次服。

功用◊清热解毒、宣肺化痰。

方解◊麻疹是“肺经见证独多”的一种疾病，加之小儿肺为娇脏，卫气不固，麻疹邪热易于闭经，所以肺炎是麻疹的常见并发症，多见于麻疹的见形期。证属麻毒内闭，痰热壅肺。故方中以连翘、板蓝根、金银花、生石膏清热解毒、透邪外达；麻黄（蜜炙）、半夏、甘草、杏仁宣肺化痰。临床用之，疗

效颇佳。麻疹并发肺炎是急重实证，只要辨证准确，就要大胆用药，大剂治之，使之药专力宏，直达病所，故收佳效。

主治◊麻疹合并肺炎。

加减◊高热不退者，加柴胡、知母；咳嗽剧烈者，加前胡、桔梗；气促鼻煽甚者，加地龙、葶苈子；喉间痰鸣者，加天竺黄、川贝母；心烦口干者，加栀子、瓜蒌根；麻疹出而不透者，用鲜柚子叶、浮萍各50克，煎水外洗。治疗期间停用一切西药。

疗效◊治疗50例，其中住院治疗8例。结果：痊愈（服药4~8天，自觉症状消失，肺部湿性啰音消失，血验、胸透正常）45例（占90%）；有效（服药10天，自觉症状减轻，啰音减少，胸透未恢复正常）4例，无效1例，总有效率为98%。

10.3 麻杏桑石汤

来源◊张梦侬，《临证会要》

组成◊麻黄绒、桔梗、杏仁泥、牛蒡子、前胡、冬桑叶、甘草、炒枳壳各10克，生石膏粉15克，鲜芦根60克。

用法◊每日1剂，水煎1小时，去上沫，频频予服，可代茶饮。3剂为1疗程。

功用◊辛凉甘寒、宣畅肺络、清热泻火、理气化痰。

方解◊麻疹失治或不避风寒，极易引起肺失宣降而咳喘。证属热毒内蕴、肺失宣降，故方中取《伤寒论》麻杏石甘汤辛凉宣泄，清肺平喘；加桔梗、前胡、桑叶、枳壳宣降肺气、化痰平喘；鲜芦根一味是《千金方》苇茎汤之主药，可加强清肺泄热，以防热盛伤津，又配以牛蒡子解热散结。诸药配合则肺气之郁者得以宣畅，热蕴于里者得以清泄，而咳喘诸证亦可告平。

疗效◊临床屡用，疗效颇佳。

§11 治水痘秘方

11.1 清热解毒汤

来源◊谢翠珠，《浙江中医杂志》（8）1987年

组成◊金银花、连翘各6~9克，紫草、木通各4.5~6克，黄连、甘草各3~4.5克。

用法◊水煎服，每日1剂，分2~3次服。

功用◊清热解毒祛湿。

方解◊本方具有较强清热解毒之功，并有一定祛湿之力，对于感受时邪、内蕴湿热之水痘颇为适用。方用金银花、连翘、甘草清热解毒；黄连清热泻火燥湿；紫草凉血解毒；木通利湿泄热。诸药配合，具有提高免疫机能，抑制病毒，

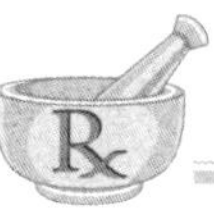

消炎解毒，修复组织等作用，故具有较好疗效。对于轻证，似有清热过重之嫌，用当加减。

主治◇小儿水痘。

加减◇轻型微热或不发热，有流涕、咳嗽、咽红等证，本方去黄连、紫草，加竹叶6~9克，牛蒡子3~6克，薄荷3~4.5克（后入）；重型壮热、烦渴、唇红目赤、便秘、溲赤、疱色紫暗、疱浆晦浊，舌红苔黄燥厚腻，脉洪数者，加赤芍、茯苓各6~9克，鲜生地、生苡仁各15~30克。

疗效◇治疗60例，其中轻型13例，重型47例，治疗后均获痊愈。退热时间最短半天，最长2天，平均1天；水痘结痂时间，大部分2~3天，少数4天，平均3天。全部病例无并发症及继发疾病。

11.2 银石汤

来源◇李江，《黑龙江中医药》（1）1990年

组成◇金银花、石膏各30克，玄参、紫草、泽泻各15克，薄荷9克，荆芥6克

用法◇每日1剂，水煎2次，共取汁200~250毫升，分服。其中3岁以下服200毫升，3岁以上服250毫升。分2~3次服。

功用◇清热解毒、疏风凉血祛湿。

方解◇水痘是急性传染病，容易在幼儿及小学生中形成流行。方中重用金银花、石膏解毒清热；配伍泽泻利水渗湿泄热，使毒邪得以从小便而出；玄参、紫草滋阴凉血、解毒透疹，并可防止祛湿而伤阴；薄荷、荆芥疏风止痒，其中荆芥辛温，能缓和诸药寒凉之性，以护胃气，益增解毒之功，寓反佐之意。诸药配伍，共奏清热解毒、疏风凉血祛湿之功。对于水痘属风热夹湿及湿热炽盛型均有效。现代药理研究证实：金银花有抗病毒作用；石膏能抑制发热时过度兴奋的体温调节中枢，抑制汗腺分泌，并降低血管通透，减少渗出，从而阻断斑丘疹形成疱疹，同时促使疱疹迅速结痂干燥；泽泻能增加尿量，并加快尿素、氯化物等体内代谢物质的排泄，因此也能抑制疱疹形成，与石膏有协同作用；薄荷含有薄荷醇、薄荷酮等成分，具有镇痛止痒之功。

主治◇水痘。

疗效◇治疗116例小儿水痘，均获痊愈。服药2~5剂，平均治疗2.95天。其中伴有发热者均在服药1剂后体温降至正常。随访观察一周正常。

§12 治幼儿急疹秘方

12.1 幼儿急疹散

来源◇蔡化理，《中西医结合儿科试用新方》

组成 ◊ 蝉蜕、升麻各10克，胆制僵蚕12克，地龙5克，天竺黄、桔梗、粉甘草各3克。

用法 ◊ 上药共研细末，装瓶备用。3~6个月婴儿每次服0.2~0.3克，6~12个月每次服0.3~0.5克，1~2岁每次服0.5~1克。每日3次，白开水送服。

功用 ◊ 解热止惊、透疹解毒。

方解 ◊ 方中蝉蜕、地龙、天竺黄、胆制僵蚕退热镇惊；以蝉蜕、升麻、桔梗解表透疹。共奏解热止惊、透疹解毒之功。

主治 ◊ 幼儿急疹。

疗效 ◊ 治疗多例，每获良效。

12.2 青地石香汤

来源 ◊ 吴彤，《集验百病良方》

组成 ◊ 青黛3克，地骨皮、寒水石、藿香各9克。

用法 ◊ 水煎服，每日1剂，分4次服。

功用 ◊ 清热解毒凉血。

方解 ◊ 方中青黛清热凉血，为解毒要药；地骨皮清热凉血；寒水石清热泻火；藿香解表化湿和中。四药相配，有清热凉血解毒之功。

主治 ◊ 婴幼儿急疹（早期和出疹期）。

加减 ◊ 咳嗽，加木瓜、乌梅、百合、紫菀、白果各9克；纳差，加草蔻、砂仁各3克，神曲、焦山楂各9克；黏液血便，加地榆、椿根白皮各9克；口疮，加通草3克，金果榄、紫草各9克，白芷6克，乳香9克；抽风，加益元散、钩藤、木瓜各9克；烦躁，加钩藤、竹茹各9克；高热（39℃以上），加板蓝根注射液或柴胡注射液，每次1支，日2次，肌注，热退停用。

疗效 ◊ 治疗45例，用药2~3剂，均获痊愈。

§13 治小儿腹泻秘方

13.1 小儿腹泻方

来源 ◊ 徐小洲，《名医特色经验精华》

组成 ◊ 防风、乌梅、甘草各5克，桔梗3克，葛根、生山楂、谷芽、麦芽、扁豆衣、黄芩各10克，黄连2克，陈石榴皮10克。

用法 ◊ 水煎服，每日1剂，日服2~3次。

功用 ◊ 祛风清热、健脾利湿。

方解 ◊ 方中防风、葛根祛风解表；山楂、谷芽、麦芽、扁豆衣健脾胃，助消化；桔梗升清阳；黄连、黄芩清热燥湿、解毒；乌梅、石榴皮固涩止泻；甘草缓急

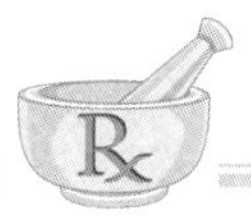

止痛，并调和诸药。本方配伍周到，其效不同凡响。

主治 ◊ 小儿腹泻。病程较短，泻下稀薄或臭秽，苔薄白或腻之证，无论是因六淫外感或伤食所致，均可服用。

加减 ◊ 湿盛苔腻，加厚朴、马齿苋各10克；尿少，加赤茯苓、车前子各10克；阳虚舌淡，去黄芩、黄连，加炮姜、黑附片各5克。

疗效 ◊ 验之临床，疗效颇著。

13.2 调中止泻汤

来源 ◊ 郭治纲，《幼科条辨》

组成 ◊ 焦山楂12克，茯苓、车前子、葛根各6克。

用法 ◊ 水煎服，每日1剂，分多次服。

功用 ◊ 消食健脾，升清降浊，利尿止泻。

方解 ◊ 病因伤食致泻，治宜消食化滞、调中止泻。故方中重用焦山楂，取其消食化滞、敛阴收涩止泻；茯苓健脾利湿；车前子利尿而不伤阴，苓、车合用，健脾利尿止泻；葛根既能解肌退热，又能升清降浊、生津止泻。小儿阴常不足，泻下易于伤阴而现口渴，微热之证，此方药切合病机，药性和平，四药合用，共奏消食健脾、升清降浊、利尿止泻之功，故用之其收效甚捷。

主治 ◊ 小儿伤食腹泻。

加减 ◊ 若泄泻初起，腹痛泻下不爽者，用本方送服牛黄散（牵牛子、大黄各等分，研细末，备用）0.5克以导滞止泻。

疗效 ◊ 临床验之，每获良效。

13.3 通补汤

来源 ◊ 卞兴亚，《陕西中医》（5）1985年

组成 ◊ 炒白术、茯苓、猪苓、车前子、泽泻、通草、炒柴胡、陈皮各3克。

用法 ◊ 水煎服，每日1剂。加蔗糖调味，分数次频服。或日服2次。

功用 ◊ 健脾利湿、升阳止泻。

方解 ◊ 本病多因感受湿邪，或过食生冷，乳食不节，或久病久泻，耗伤脾气所致。本方乃依“通因通用”之法而制，“以通为补”故名。方用白术、茯苓健脾燥湿利水；猪苓、车前子、通草渗湿利水；陈皮健脾理气；柴胡升阳；甘草和中调药。诸药合用，共奏健脾利湿升阳之功，以恢复脾胃化机则腹泻自止。

主治 ◊ 小儿非感染性腹泻。

加减 ◊ 伤食泻、加焦山楂、炒麦芽、鸡内金等；脾虚泻，加党参、山药、扁豆等。属于重型者则根据脱水程度给予适量输液，有酸中毒者，应予积极纠正。

疗效 ◊ 治疗766例，治愈744例，转院20例（未效转院8例，自动转院12例），

死亡2例（1例伴心衰，1例并发尿毒症）。治愈率为97.1%。一般服药1~6天，最多15天即愈。

附记 ◊ 治疗期间，轻型应禁食8~12小时，重型禁食12~24小时，余按常规进行。

13.4 增液益胃汤

来源 ◊ 张仕明，《四川中医》（3）1986年

组成 ◊ 人参9克，葛根20克，白术5克，茯苓、茵陈各9克，藿香5克，金银花6克，乌梅12克，马齿苋20克，甘草5克。

用法 ◊ 上药加水1000毫升，煎至500毫升。嘱其停乳食24小时频频饮用。

功用 ◊ 益气生津、清热除湿。

方解 ◊ 本证是湿热之邪蕴积肠道、损伤正气，而致本虚标实之证。故方用人参益气生津、固元气以改善血液循环状况；重用葛根意在鼓舞胃气生津；茯苓渗湿实脾；白术燥湿健脾而和中；藿香辟秽泄浊而醒脾，乌梅酸平，取其酸甘化阴之意，固涩止泻；茵陈、金银花、马齿苋均能清热解毒。本方药性平和，无苦燥伤胃之虑。诸药合用，补不留邪，凉不犯寒，温不偏燥，相得益彰，共奏益气生津、清热、除湿之效。

主治 ◊ 小儿重症腹泻。症见腹泻、尿少、腹满、口唇干燥或发绀，或伴有呕吐、面色苍白、精神萎靡、烦躁或脱水。

加减 ◊ 不发热或热势不甚者，去马齿苋、金银花；心肾阳虚者，加干姜、附片以回阳救逆。严重脱水，见药即吐者，加用生脉注射液和西药静脉输液（本组中有4例）。

疗效 ◊ 治疗80例，服药少则3剂，多则7~8剂，均获痊愈。

13.5 益气温阳汤

来源 ◊ 李仁铭，《陕西中医》（8）1990年

组成 ◊ 炙黄芪45克，炮姜、车前子、诃子各15克，陈皮、焦白术、茯苓各10克，黄连2克，焦山楂6克。

用法 ◊ 水煎服，每日1剂（病重2剂）。小儿每次服50毫升，成人（16岁）每次服100毫升，日服3~4次。一旦水泻控制，即要减量服用。

功用 ◊ 益气温阳、固涩止泻、兼清余毒。

方解 ◊ 小儿轮状病毒性腹泻，属中医水泻范畴。方中重用炙黄芪益气；炮姜温中散寒；车前子、茯苓、白术利水实大便；诃子涩肠止泻；黄连清热解毒；焦山楂消食化滞。全方合用，益气温阳，固涩止泻，兼清余毒，为攻补兼施，而重在温补。故临床用治轮状病毒性腹泻（肠炎），具有显著的临床疗效。

主治 ◊ 小儿轮状病毒性腹泻（水泻）。

加减 ◊ 如兼感冒者，加藿香、防风；兼吐者，加半夏；兼腹痛者，加白芍；若大便

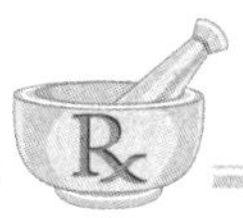

每日次数在30次以上者，可重用黄芪、诃子。

疗效◊治疗67例，结果特效（服药后1~2小时水泻得到控制，6小时大便次数正常）42例；良效（用药8小时后大便次数正常）19例；有效（用药12小时后大便次数正常）5例；无效（用药15小时内大便次数无改变）1例。总有效率为98.5%。而西药对照组（痢特灵、土霉素、酵母片等）22例，总有效率为32%。治疗组疗效明显优于对照组。

13.6 化湿健脾汤

来源◊施宗文，《辽宁中医杂志》（2）1989年

组成◊藿香、木香各6克，茯苓、法半夏、麦芽、神曲、陈皮各10克，葛根、焦山楂各9克，生姜1片。

用法◊上药加冷水浸泡20分钟后煎煮，每隔30分钟左右频服1次，每次服3~7毫升，每1.5日1剂。

功用◊芳香化湿、健脾和中。

方解◊本方系家传验方。小儿脾胃薄弱、胃肠嫩小，无论外感六淫，或内伤饮食均可引起腹泻。方用藿香芳香化湿，木香理气和中；茯苓、半夏、陈皮健脾利湿；葛根升清降浊；焦山楂、麦芽、神曲消食化滞。诸药合用，共奏芳香化湿、健脾和中之效，用治婴幼儿腹痛腹泻、下痢赤白、久泻不止，每获良效。

主治◊婴幼儿腹泻，或赤白痢。

加减◊兼外感表寒，加苏叶、防风各6克；下痢赤重，加黄连5克；下痢黏冻，加苍术10克；发热苔黄，加金银花、连翘、败酱草各10克；四肢抽搐惊厥者，加钩藤15克，天麻、蝉蜕各6克；呕逆者，加竹茹5克，生姜适量。

疗效◊治疗婴儿腹泻20例，均获痊愈。服药最少3剂，最多7剂即愈。

13.7 温阳止泻汤

来源◊董廷幼，《浙江中医杂志》（5）1988年

组成◊炒党参6克，陈皮、广木香各3克，苍术（粉泔水浸）、车前子、葛根、炒麦芽各10克，淡附片、干姜各1.5克，炒金银花5克。

用法◊每日1剂，水煎至150毫升，分3~4次口服。

功用◊温阳健脾、化湿止泻。

方解◊婴幼儿脾常不足，复受湿邪，使运化失健，久则易伤脾阳，脾阳伤则不能温运腐熟水谷，而致泻泄不愈。故方用炒党参补脾益气；苍术燥湿健脾；车前子利尿实大便；葛根升清降浊以止泻；木香、陈皮理气和中；干姜、附子温阳暖中；麦芽善消乳食，佐以炒金银花清泄肠热。诸药合用、共奏温阳健脾、化湿止泻之功。然而在临床应用中，注意附子用量，宜掌握在1.5克，

最大不能超过 2 克，以免辛燥太过、耗伤阴液。同时暂停母乳，嘱母服维生素 B_1 等药，以根除病源，以收良效。

13.8 肠炎散

来源 ◊ 廖卫东，《中西医结合杂志》（1）1990 年

组成 ◊ 炒苍术、炒扁豆、茯苓、苡仁、车前子、金银花、赤石脂各 150 克，木香、藿香、黄芩、鸡内金、葛根各 100 克，肉豆蔻、厚朴各 50 克，山楂 90 克，泽泻 60 克。

用法 ◊ 先将上药烤干，共研成极细末，备用。1 岁以内者每次服 2. 5 克，1 岁以上每次服 5 克，每日服 2 次，连服 2 日观察疗效。

功用 ◊ 健脾消食、化湿止泻。

方解 ◊ 方中以茯苓、苡仁、泽泻、车前子淡渗利湿；藿香、苍术芳香化湿；扁豆、苍术、茯苓健脾燥湿。现代药理研究证明：车前子有降低肠腔内渗透压和保护肠黏膜及吸附解毒作用；茯苓、苍术能增强淀粉酶和左旋木糖吸收率。另外，黄芩、金银花对多种细菌有抑制作用；赤石脂有吸附炎性渗出物作用。加黄芩、金银花清泄肠热；赤石脂涩肠止泻；木香、厚朴理气和中；葛根升清降浊；鸡内金、山楂、肉豆蔻消食健脾，且有促进食物消化吸收之功。综观全方，有抗菌、抗病毒、助消化、止泻之效。对于婴幼儿秋季腹泻，特别是水泻，早期适当配伍使用收涩药（如赤石脂），于病无妨，并可起到缩短疗程的作用。

主治 ◊ 婴幼儿秋季腹泻。

疗效 ◊ 治疗 29 例，结果痊愈 24 例，好转（大便次数明显减少，其他伴随症状及体征基本消失者）5 例。总有效率达 100%。

13.9 泽苓保赤汤

来源 ◊ 田国桢，《陕西中医》（7）1986 年

组成 ◊ 泽泻、猪苓各 14 克，诃子 5 克，生姜 6 克，大枣 3 枚、砂仁 3~5 克，白术、山药、扁豆各 6~10 克，苍术 3~6 克。

用法 ◊ 水煎服，每日 1 剂，少量频服。

功用 ◊ 健脾燥湿、分利湿浊。

方解 ◊ 方中以白术、山药、扁豆、苍术健脾祛湿，砂仁醒脾化湿，行气宽中；诃子涩肠止泻；泽泻、猪苓渗利湿浊，分导水湿从小便而去；姜枣和胃止呕。诸药合用，本方以健脾燥湿、分利湿浊为主法，通过分利，达到涩肠止泻之目的，故而对小儿腹泻有较好的疗效。

主治 ◊ 小儿秋季腹泻。

加减 ◊ 若有发热者，加连翘、薄荷；大便色黄，加六一散；腹胀，加川朴、大腹

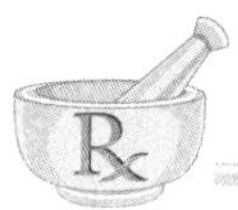

皮；食欲不振，加神曲、麦芽。

疗效 治疗 81 例，除 1 例未继续坚持治疗外，其余 80 例均获痊愈（98.8%），无 1 例脱水或死亡。一般退热时间为 1~2 天，止泻时间为 2~4 天。

13.10 渗湿运脾汤

来源 胥桂生，《陕西中医》（8）1990 年

组成 六一散 12 克（包煎）、茯苓、炒苡仁、藿香、炒谷芽、炒麦芽各 10 克，炒苍术、煨葛根各 6 克，陈仓米 45 克。

用法 每日 1 剂，上药加水煎 2 次，取汁 400 毫升，入锅内，加入陈仓米，煮至汤稠，取汤分 6~8 次喂服。2 天为 1 疗程。以上剂量为 1.5 岁患儿，<6 个月剂量减半，>18 个月者剂量酌加。

功用 芳香渗利、运脾止泻。

方解 本方系根据“脾健不在升，贵在运”，“治湿不利小便，非其治也”，以及“利小便，实大便”之古训而制方。方用六一散、茯苓、苡仁渗湿健脾；藿香、苍术芳香化湿，醒脾和中；炒二芽，消谷运脾；煨葛根升清降浊而止泻，陈仓米补脾胃。并随证加减，共奏芳化渗利、运脾止泻之功。用之临床，颇有效验。

主治 婴幼儿夏秋季腹泻。

加减 发热，加苏叶 10 克；呕吐，加姜半夏 10 克，陈皮 6 克；腹胀加煨木香 6 克，炒莱菔子 10 克；尿少，加车前子、泽泻各 10 克；大便热臭，加炒黄芩 6 克，金银花炭 12 克；大便酸臭，加焦山楂 10 克。

疗效 治疗 124 例（脱水或电解质紊乱者，经常规输液及纠正电解质紊乱），结果：治愈（大便成形、全身症状消失、大便镜检无异常）108 例，好转（大便次数及水分减少、全身症状改善、大便镜检脂肪或脓细胞偶见）10 例，无效 6 例，总有效率为 95%。

13.11 病毒腹泻汤

来源 黄道明，《中西医结合杂志》（11）1988 年

组成 葛根、藿香、石榴皮各 3~6 克，茯苓、乌梅、白术、大青叶各 5~9 克，白蔻仁 2 克，广木香 2~3 克，板蓝根 10~15 克。

用法 水煎服，每日 1 剂，日服 2 次。

功用 健脾除湿、涩肠敛阴、清热解毒。

方解 方用葛根生津止渴，升脾胃阴阳；茯苓利尿渗湿、补脾宁心；藿香升清降浊、辟秽和胃、醒脾；蔻仁温中化湿，益脾胃；石榴皮、乌梅酸涩固肠敛阴：白术、健脾燥湿和胃；板蓝根、大青叶清热抗病毒；广木香散滞和胃。诸药合用，共奏健脾除湿、涩肠敛阴、清热解毒之功。脱水者、辅以西药，

可缩短疗程。治疗期间，禁饮白开水，病初禁乳食。

主治 秋季腹泻。

加减 口渴不重者，去乌梅；舌绛无津者，去藿香，加石斛、花粉；体虚者，去大青叶，加太子参；大便有食物残渣者，加焦三仙；脱水者给予口服补液盐（ORS），或静脉点滴 3∶2∶1，或 4∶1 液体。

疗效 治疗 86 例，结果治愈（上述症状消失，腹泻停止，大便成形，水、电解质紊乱纠正、恢复正常饮食）79 例，好转（以上任何一项未恢复者）7 例。总有效率达 100%。住院最长 8 天，最短 3 天，平均输液 2 天。

13.12 五肉涩肠汤

来源 姚尊华，《陕西中医》（5）1980 年

组成 莲子肉 15 克，山楂肉 10 克，诃子肉 7.5 克，乌梅肉 3 克，大枣肉 20 克（为 1 周岁剂量、再视年龄增减）。

用法 水煎服，每日 1 剂，日服 3 次。

功用 健脾益气、涩肠止泻、消积。

方解 小儿久泻，多为脾胃不摄。故治重在益脾涩肠止泻。方用莲子肉健脾益肾、固肠止泻；诃子肉、乌梅肉既能涩肠止泻，又能生津止渴；大枣、山楂具有益气健脾、和胃消食之功。诸药合用，共奏健脾益气、涩肠止泻，兼以消积之功。又方中多属酸甘之品，常易为婴幼儿所喜食。

主治 婴幼儿迁延型腹泻。

疗效 治疗 62 例（均属单纯性消化不良、病程在 1 个月以上），结果痊愈 42 例（占 67.7%），好转 16 例（占 25.8%），无效 4 例。总有效率为 93.5%。有效病例服药最少 3 剂，最多 20 剂。

13.13 参芪归连汤

来源 夏大胜，《实用中西医结合杂志》（3）1990 年

组成 红参（另煎、兑入）、黄连各 4~6 克，黄芪 12~15 克，当归 5~10 克。

用法 水煎服，每日 1 剂。每剂煎成 50~80 毫升，分数次频频喂服。必要时可补液，纠正水、电解质紊乱。

功用 益气补脾、燥湿止泻。

方解 小儿久泄，必致脾虚失运、气血化源不足、泻泄不止。因此补益脾气，恢复脾运胃纳功能，为治疗本病之关键。故方用红参大补元气，能振奋脾胃之元气，也是治疗脾胃虚弱的主药。黄芪补气升阳、温养脾胃，配当归补气生血；黄连燥湿止泻，并有广谱抗菌作用。本方药少力宏，故收效甚捷。

主治 小儿迁延性慢性腹泻。

疗效 治疗 36 例，服药 5~10 剂，结果全部治愈。治愈率达 100%。

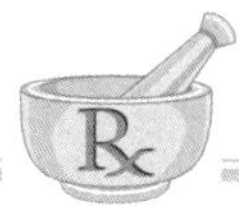

13.14 健脾柔肝汤

来源◊詹起荪，《浙江中医学院学报》（1）1983年

组成◊炒白术、藿香、炒荠菜花、炒白芍、陈皮各5克，扁豆花、焦六曲、钩藤各6克，煨木香、防风、玉蝴蝶各2克，扁豆衣、朱茯苓各9克。

用法◊水煎服，每日1剂，频服。

功用◊健脾扶运、柔肝镇惊。

方解◊惊泻是婴幼儿泄泻中一个类型，好发于6个月以内的婴儿。病由肝旺脾虚而起。本方由益脾镇惊散与痛泻要方加减化裁而来。方中白术、茯苓、陈皮健运脾土为主；白芍柔养肝体，荠菜花、扁豆衣（花）、玉蝴蝶等轻灵之品，既可鼓舞脾胃之气，又可调整脾胃功能。木香煨用实大肠止泻，陈皮行气助运、燥湿健脾；玉蝴蝶清轻疏肝理脾而不伤气，川朴用花行气化湿而不耗气，藿香芳香化湿、醒脾，焦六曲消食助运，钩藤平肝镇惊；朱茯苓渗湿宁心。本方以扶正为主佐以疏木，组方严谨，切中惊泻病机，共奏健脾扶运、柔肝镇惊之效。尤其适用于婴幼儿惊泻，煎汤频服，效果颇佳。

主治◊惊泻。

加减◊兼见外感鼻塞，酌加苏梗、蝉衣；咳嗽不爽者，酌加前胡、浙贝；痰鸣痰甚者，酌加竹沥、半夏；小便量少者，酌加竹芯、车前草；大便气臭、尿黄者，酌加炒淡芩；胃纳不佳，酌加炒谷麦芽，山楂炭；脘腹不舒，酌加朴花；脾虚、面色不华者，酌加党参；湿疹流水，可选加炒薏米仁、地肤子、白鲜皮。

疗效◊治疗46例，年龄在1~6个月者29例，7~12个月者16例，1岁以上者1例。结果：痊愈（大便每天不超过2次、大便正常或软便、全身症状消失）31例；好转（大便基本成形、次数明显减少、全身症状基本消失）14例，无效1例。总有效率为97.83%。

13.15 温阳扶脾汤

来源◊苏学贤，《中国中医秘方大全》

组成◊党参、白术、干姜、山药各3克，茯苓4.5克，甘草1.5克，灶心土60克，萝卜老根1个（或用莱菔子6克）、母乳炒焦米、红糖各30克。

用法◊每日1剂，水煎2次，代茶频服。

功用◊益气健脾，温中散寒，消食止泻。

方解◊小儿泄泻日久，必伤脾胃阳气，脾阳不足，温化无权，寒湿困脾，故小儿久泻多见脾阳不足和寒湿困脾之虚中夹实之候。故方用党参、白术、茯苓、山药，益气健脾、燥湿止泻；干姜温中散寒、行气止痛；灶心土温脾止泻；莱菔子消食导滞；母乳炒焦米、红糖、甘草甘以缓急、温中和胃。全方共奏温阳扶脾、消食导滞之功。本方攻补兼施，既温运脾阳，又散寒化湿以止泄泻。用治脾胃虚寒、寒湿困脾之小儿久泻，切中病机，临床疗效满意。

主治◊小儿久泻。

加减◊兼表证者，加藿香1克，防风2克，蝉蜕3克，鲜荷叶半片；兼寒，加肉桂、附片各1克；兼热，减党参、干姜，加黄连、黄芩各1克，鲜荷叶半片；食滞，加神曲、麦芽、山楂各3克，鸡内金1克；腹痛，加陈皮、木香、川朴各1克。

疗效◊治疗300例，痊愈242例，好转33例，无效25例，总有效率为91.7%。

13.16 六味止泻散

来源◊张介宾，《名医秘方汇萃》

组成◊白术200克，泽泻150克，云茯苓200克，猪苓150克，车前子100克，木瓜50克。

用法◊以上诸药，按质分炒、共研细末，瓶装备用。用量：1岁以内每次10克，每日2次；1~3岁，每次15克，每日2次；4~7岁以上，每次15~20克，每日3次。开水泡服。

功用◊健脾渗湿，分清止泻。

方解◊小儿“脾常不足”是泄泻发病的内在因素。祖国医学认为：“泄泻之本，无不由于脾胃”。脾主运化，其气宜升；胃主受纳，其气宜降。升降失调、纳运失职，致使清浊不分，则生泄泻。故调理脾胃是治疗泄泻的基本法则。利尿止泻之法常为临床所用，《景岳全书》指出：“治湿不利小便、非其治也”。所以择其健脾利湿之意则寓在此中。方中以白术健脾燥湿为主，辅以泽泻利水渗湿，直达下焦膀胱；猪苓、云苓、车前子增强利水之功为佐，使以木瓜酸收而固涩。六药合用，则脾健湿除，其泻自止。

本方源于四苓散加车前与木瓜而成。一是增强利尿之功，意在利小便以实大便；二是妙用木瓜一味乃借其酸收涩肠，既止泻而又防利水太过。其效较原方为优，故为治脾虚泄泻的有效良方。

主治◊大便泻下清谷，或食后则便，或稍进油腻生冷之物则泻次增多，饮食减少，神疲倦怠，睡眠露睛，小便短少，面色萎黄，舌苔薄白，质淡。

加减◊本方适宜脾土亏虚，清浊不分之泄泻。若乳食不化，加山楂、神曲；久泻不止，加诃子、石榴皮。

疗效◊屡用屡验，疗效颇著。一般连服2日即效，4~6日即愈。

13.17 滞泻方

来源◊李今庸，《名医秘方汇萃》

组成◊党参10克，白术6克，茯苓10克，甘草5克，苡仁10克，陈皮5克，麦

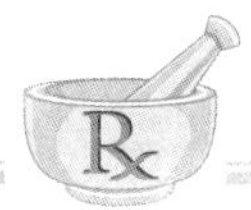

芽10克，黄连3克，石榴皮6克，马齿苋10克，神曲6克。

用法 每日1剂，水煎服。药汁稍浓缩，加糖，半岁以内，一次服15毫升，每隔2~3小时1次，半岁至1岁，一次服20毫升，2~3小时1次；1岁以上，一次服25~30毫升，2~3小时1次。

功用 健脾和胃、清热化滞。

方解 幼儿腹泻的特点，既见脾虚，又有积滞。脾愈虚乳食愈难运化而愈积滞；反之，积滞愈久，愈妨脾健运，而脾愈虚，形成恶性循环，故治疗宜补脾又兼导滞；又脾虚积滞，最易蕴生湿热，或易感湿热，故清湿热之品，诸如黄连、马齿苋等常不可少。故本方以四君子汤补脾健运为主；加苡仁甘淡利湿，亦是为了健脾；其次为神曲、麦芽、陈皮等，其主要作用为和胃化滞；余下黄连、马齿苋、石榴皮主要用于清湿热，清湿热而不伤阴，而利于脾的健运，而马齿苋、石榴皮虽味酸，但却无留邪之弊，此三药均有良好的清湿热、治泻痢的效果，不论脾虚积滞或单纯湿热泄泻都有显著疗效。

主治 小儿积滞腹泻。

加减 小儿泄泻，伤于饮食者，最为常见。诚如《素问》所论："饮食自倍，肠胃乃伤。"小儿又"脾常不足"，内因与外因合而为一，构成本病好发年龄多在2岁以下。故本病治疗要点以健脾祛湿为主，扶正重在健脾，祛邪重在利湿。本方旨意在此也。若呕吐加砂仁，发热加金银花；积滞重者加槟榔；腹痛加白芍。

疗效 多年使用，治验甚多，疗效满意。

13.18 加味益脾镇惊散

来源 周炳文，《名医秘方汇萃》

组成 党参9克，白术5克，茯苓6克，甘草3克，钩藤5克，朱砂0.3克，琥珀1克。

用法 每日1剂，水煎服，日服3次。

功用 益气镇惊、理脾养血。

方解 小儿稚阴稚阳，脾常不足，肝常有余。故脾易虚肝易旺，加之小儿神气怯弱，易受惊恐，每易导致肝旺侮脾，脾失健运，乳食不化而成泄泻。因此，婴幼儿惊泻主要是肝脾功能失调所致、脾虚肝旺乃惊泻病机关键。故方用党参、白术、茯苓、甘草健脾益气化湿；钩藤平肝祛风；朱砂、琥珀镇惊安神，诸药合用为扶脾抑肝镇惊之剂。

主治 惊吓泄泻。症见惊惕不宁，睡中时惊醒，泄泻粪便如水或粪青如苔，目珠淡蓝，指纹淡红或青色。

加减 惊泻是婴幼儿泄泻中的一个类型。惊泻粪青如苔、泻色青有味，发热，睡卧不安，大便日行四五次，多则十余次，平素胆怯易惊，寐时多汗，胃纳欠佳，紫纹多淡红，若调治不当，往往缠绵难愈。本方宜于以上诸症治疗。如兼肠热食滞，腹胀，大便次数无度，黏如胶，矢气者，加黄连、木香、砂仁、焦三仙、陈米。另外还要强调饮食忌口，饮食需择清淡易消化之品，忌食生冷瓜果、肥甘厚味。

疗效◊屡用屡验，疗效满意。

13.19 参连健化汤

来源◊史方奇，《名医治验良方》

组成◊党参、黄芩、大枣各 6 克，黄连、干姜、法半夏、炙甘草各 3 克，生扁豆 10 克，泽泻 6 克。

用法◊每日 1 剂，水煎 2~3 次，再将药汁合而浓缩。如用红参、西洋参、须另煎汁兑服。每次服 10 毫升，每日服 7~8 次。若呕吐重者，每次可减至 5 毫升左右，每日可增至 10 多次或数十次。或日服 2 剂。

功用◊温中补脾、升清降浊、清热燥湿。

方解◊小儿脾虚久泻，易伤脾阳，而致升降失调、寒热错杂、本虚标实之候。方中党参、炙甘草、大枣、扁豆补脾以升清；干姜温中以醒脾；法半夏、泽泻除湿以降浊；黄连、黄芩清热以燥湿。本方体现了补泻温清升降的配伍法度，集扶正祛邪、调理升降、寒温并用三法于一方，结构严谨，组合全面，药物剂量不可随意改变，如随证加减，须遵法度，方能收效。

主治◊小儿脾虚久泻。

加减◊病重者，加大党参用量；病甚者，可用红参或西洋参；注意黄连与干姜配伍，脾虚热重者黄连用量应加大，脾虚寒重者干姜用量可加大，两者一苦寒、一辛温，寒温并施，不可随意更换或代用；兼表有风寒者，加苏叶 3 克；有风热者，加金银花、连翘各 6 克；夹食者，加山楂、神曲各 3 克，莱菔子 6 克；便泻稀水者，加车前仁 6 克；呕吐重者，加大半夏用量，更甚者用灶心土 30 克煎汤，代水煎汤；服数剂不效者，升清力逊，加升麻、莲米或荷叶各 6 克。

疗效◊临床屡用，效果满意。

附记◊笔者临床验证数例、均获痊愈。

13.20 小儿慢性腹泻方

来源◊王祖雄，《名医治验良方》

组成◊北沙参、炒白术、陈皮、炒谷芽、炒麦芽各 6 克，茯苓 9 克，炙甘草、砂仁、荷叶各 3 克，鸡内金、煨诃子各 5 克。

用法◊每日 1 剂，水煎服，频服。

功用◊健脾益气升清、消导积滞止泻。

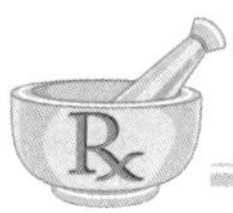

方解 ◊ 小儿慢性腹泻、多以脾虚为本，食滞为标。故方用北沙参、炒白术、炙甘草健脾开胃；炒谷麦芽、鸡内金消食导滞；荷叶、煨诃子升清止泻；陈皮、砂仁理气醒脾。合而用之，以健脾益气升清为主，消导积滞止泻为辅。方药切中病机，故用之多效。

主治 ◊ 小儿慢性腹泻。

加减 ◊ 如兼见呕吐、嗳气、腹胀较甚者，加法半夏 6 克，川厚朴 5 克。

疗效 ◊ 临床屡用、效果甚佳。

附记 ◊ 本方需服 1 周以上，继以五味异功散等方慢慢调理善后，方奏全功。此外，应嘱咐患儿家属，一定要注意患儿饮食有节。除正餐外，少吃零食杂食为宜。

13.21 车前白术汤

来源 ◊ 孙德光，《名医治验良方》

组成 ◊ 车前子 6 克（包煎）、白术、甘草、粟壳各 3 克，木香、黄连须各 4 克。

用法 ◊ 每日 1 剂，水煎服，日频服。

功用 ◊ 利尿健脾、升清降浊、涩肠止泻。

方解 ◊ 方用车前子为君药，取利小便可以实大便之意，虽利水而不伤阴；白术以健运中焦、斡旋中气，使清升浊降，泄泻自除；黄连须厚肠胃；木香行气，与粟壳合用，可使粟壳涩肠止泻而不致收涩太过；甘草调和诸药，兼缓木香燥烈之性。本方看似平淡，然则配伍有度，灵活应用，疗效颇佳。

主治 ◊ 小儿各种泄泻。

加减 ◊ ①随证加减，如寒湿泻，加防风、砂仁、干姜、炙麻黄；暑湿泻，加生石膏、苍术；脾虚泻，加淮山药、茯苓；肾虚泻，加肉蔻、附子；伤食泻，加神曲、鸡内金。②配合针刺：取穴少商、商阳、中脘，长强，每日 1 次。

疗效 ◊ 临床屡用，针药并用，疗效颇佳。

附记 ◊ 笔者临床验证多例，均获佳效。

§14 治小儿遗尿秘方

14.1 遗尿合剂

来源 ◊ 周慈发，《名医治验良方》

组成 ◊ 党参、沙参、白术、生地、覆盆子、桑螵蛸、仙鹤草各 9 克，当归、石菖蒲各 6 克，远志 4.5 克，五味子 3 克，生牡蛎 30 克（先煎）。

用法 ◊ 每剂药水煎 2 次，合并滤液，将每剂浓缩至 500 毫升即可。每日服 3 次，每次服 20 毫升。

功用◊健脾补肾、固涩止遗。

方解◊肾主闭藏，开窍于二阴，职司二便。若小儿素体虚弱，肾气不足，下元虚寒，则闭藏失职而发生遗尿；又脾主运化，喜燥恶湿而制水，中气不足则上虚不能制下，致使无权约束水道而遗尿。病关脾肾，故方用党参、白术、仙鹤草补中益气、健胃生津；生地、当归养血补血；妙在覆盆子、桑螵蛸补肾固精；五味子、沙参养阴生津补肾；生牡蛎敛阴涩精；远志、石菖蒲安神益智、开窍功效。综合为用，其效不凡。

主治◊小儿遗尿（脾肾两虚型）。

疗效◊临床屡用，疗效满意。

附记◊验之临床，均获佳效。本方对于小儿遗尿属下焦湿热者不宜，切记！

14.2 益气缩泉固关散

来源◊周鸣岐，《中医杂志》（8）1989 年

组成◊黄芪、炒山药各 30 克，益智仁 100 克，桑螵蛸 40 克，白果仁 100 克，补骨脂 10 克。

用法◊上药共研细末、备用。成人每次服 10 克，小儿酌减。日服 2 次，早晚空腹各服 1 次，用白开水送服。

功用◊补肾缩泉。

方解◊遗尿多责之于肾，因肾司二便、主膀胱气化。在小儿多为肾气未充，在老人多为肾气虚衰。故治疗遗尿补肾缩泉为第一大法。方中黄芪补气升阳、助膀胱气化；山药益脾补肾且具收敛之性，配白果、补骨脂、桑螵蛸、益智仁可起到补肾缩泉之效。

主治◊遗尿。

疗效◊临床屡用，效果甚佳。一般坚持服用 15~30 日即可获效。

14.3 补肾固脬汤

来源◊王季儒，《肘后积余集》

组成◊生牡蛎 20 克，桑螵蛸 15 克，潼蒺藜 9 克，菟丝子 12 克，益智仁 6 克，覆盆子 10 克，熟地 20 克，山茱萸 9 克，猪脬 1 个（煅存性）（小儿剂量酌减）。

用法◊水煎服，每日 1 剂，早晚空腹各服 1 次。

功用◊补肾固脬。

方解◊遗尿多因肾虚失摄。故方用生牡蛎味咸性涩、补肾固脬，故对遗尿滑泄皆有疗效；桑螵蛸、覆盆子、潼蒺藜、菟丝子、熟地、山茱萸补肝肾而固下元；益智仁暖肾而缩小便；猪脬，以脬补脬，专治遗尿。合用则具补肾固脬之功，故用之效佳。

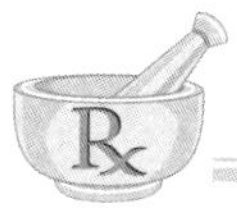

主治◊遗尿。

加减◊如中年人脉沉细无力，为相火不足，加补骨脂、巴戟天各12克，小茴香5克；如老年人为肺肾俱虚，加黄芪15克，白果10克，党参15克，山药30克，芡实（盐水炒）15克。

疗效◊验之临床，每获良效。

14.4 节泉汤

来源◊郝玉明，《山西中医》（4）1991年

组成◊党参、鸡内金各10克，桑螵蛸、菟丝子各12克，酸枣仁15克（小儿剂量酌减）。

用法◊水煎服，每日1剂，早晚分服。10天为1疗程。

功用◊温肾健脾、醒脑止遗。

方解◊方中桑螵蛸、菟丝子温肾固精、缩尿止遗；党参、鸡内金健脾消食、培土制水；酸枣仁醒脑治多唾。诸药合用，培本固元，使膀胱开阖适度，遗尿自可渐除。

主治◊遗尿。

加减◊膀胱湿热者，加黄柏6克。

疗效◊治疗192例（年龄最小5岁，最大57岁），结果痊愈160例（占83.33%），有效26例（占13.51%），无效6例，总有效率为96.87%。对照组（用氯酯醒）治疗50例，结果痊愈17例，有效18例，无效15例，总有效率为70%。两组差异非常显著（$P<0.01$）。

14.5 小儿遗尿方

来源◊徐小洲，《中国中医秘方大全》

组成◊补骨脂、金樱子、防风、藁本、石菖蒲、浮萍各10克，甘草5克。

用法◊水煎服，每日1剂，分3~4次服。7剂为1诊，4诊为1疗程。

功用◊温肾固摄、宣肺开窍。

方解◊小儿遗尿，多因肾气不足、下元虚寒，或病后体弱，脾肺气虚所致。方用补骨脂、金樱子温肾固摄；用防风、藁本既可宣肺，又可散膀胱寒湿；浮萍宣发肺气，通调水道；石菖蒲开心窍；甘草调和诸药。诸药合用，切中病机，有温肾固摄、宣肺开窍之功，故用之多效。

主治◊小儿遗尿。

加减◊气虚见倦怠乏力、少气懒言者加党参10克，黄芪15克，山楂肉10克；有热见小便色黄甚、咽干等症，加知母10克，黄柏2克；久病不愈、病属顽固者，加麻黄10克。

疗效◊治疗109例，痊愈17例（停药6个月以上不再尿床），进步61例，无效31

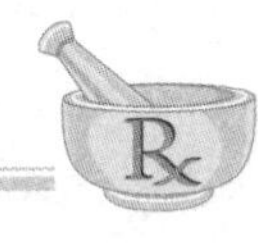

例，有效率占71.56%。

附记◊本方对因糖尿病、尿崩症、尿路感染、慢性肾脏疾病及大脑发育不全等因素所致遗尿无效。故治疗前必须排除。

14.6 小儿遗尿方

来源◊徐迪三，《中国当代中医名人志》

组成◊党参、炙黄芪、覆盆子、菟丝子各9克，蚕茧10枚、煨益智、桑螵蛸、炙鸡金各9克，金樱子15克。

用法◊水煎服，每日1剂，日服2次。

功用◊益气补肾、固涩止遗。

主治◊小儿体内肾气不足的遗尿及尿频症。

疗效◊验之临床，每获良效。

附记◊又李碧自拟遗尿方，药用：桑螵蛸30克，益智仁15克，黄芪30克，党参12克，升麻9克，覆盆子12克，五味子9克，炒山药15克，乌药6克，桔梗9克，甘草6克（小儿剂量酌减）。每日1剂，水煎服，分2次日间服。主治遗尿。功能益气健脾，温肾固涩。屡用效佳。

§15 治小儿尿频秘方

15.1 滋阴益肺汤

来源◊池绳业，《中国中医秘方大全》

组成◊北沙参、麦门冬各9克，五味子5克，生地15克，知母6克，怀山药12克，车前子9克，泽泻6克，石韦9克，桔梗5克。

用法◊水煎服，每日1剂，日服2次。

功用◊益肺、清热、养阴。

方解◊方中取味甘微寒之北沙参入肺，补益肺气、清热滋阴、使肺气清肃下行；麦冬养阴清肺、通调水道，以归膀胱，与生地配伍，取其肺肾相生之意；五味子敛肝固肾、生津收汗；知母清热除烦；山药培土生金；泽泻、车前子、石韦通利膀胱；桔梗开提肺气，为下病取上之意。本方针对尿频证多有肺肾阴虚征象，故能取得疗效。

主治◊小儿尿频。

疗效◊治疗6例，获得良好疗效。一般服用4～6剂，症状即有明显好转。临床验之多效。

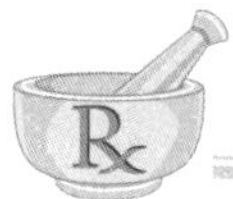

15.2 补气温肾汤

来源 ◊ 李洪如，《江苏中医》（8）1990 年

组成 ◊ 炙黄芪 12 克，益智仁、桑螵蛸各 10 克，焦白术、乌药、制附片各 6 克，山药 15 克。

用法 ◊ 上药加冷水适量浸泡 20 分钟、水煎 2 次，共煎至 200 毫升，小于 3 岁者日服 100 毫升、大于 3 岁者日服 200 毫升。每日 1 剂。

功用 ◊ 补气温肾、约束水道。

方解 ◊ 《小儿药证直诀》云：“五脏六腑，成而未全……全而未壮。”故小儿脾肺之气常虚、下元命门之火常亏。稍有失常则可导致膀胱摄纳及蒸化水液失常而致尿频，尿急。故方用黄芪、白术、山药补肺脾之气以充实后天，使水液得以制约而依时排泄；制附片、温肾以助元阳，并能激发全身之气；益智仁、桑螵蛸收敛固涩以治标；乌药为引、导肺、脾、肾之气入膀胱。诸药合用，共奏补气温肾、约束水道之功，故能收到显著疗效。

主治 ◊ 小儿多尿证。

加减 ◊ 夹有湿热尿痛者，加萹蓄、六一散（包）各 10 克；夹外感流涕者，加桔梗 6 克；夹食滞纳减者，加陈皮 6 克，焦山楂 10 克；阳虚小便清长者，加肉桂末（冲）3 克；气虚少动者，加党参 10 克。

疗效 ◊ 治疗 30 例，年龄 1~12 岁，病程 3 天至 1 年。服药 3 天症状消失者 20 例、服药 6 天症状消失者 7 例，服药 15 天症状消失者 3 例。治愈率达 100%。

15.3 麦枣远志汤

来源 ◊ 王玉润，《上海老中医经验选编》

组成 ◊ 淮小麦、红枣、珍珠母、夜交藤、磁石各 30 克，菟丝子、覆盆子、补骨脂各 15 克，甘草、茯神、远志各 9 克，五味子 6 克。

用法 ◊ 水煎服，每日 1 剂，日服 2 次。

功用 ◊ 养心安神、补益肾气。

方解 ◊ 尿频、尿急为 2 岁以上小儿泌尿系统疾病中一个较常见的病症，多因心肾不交所致。本方乃《金匮要略》之甘麦大枣汤加味而成。方用甘麦大枣汤养心安神、和中缓急；加远志、茯神、磁石、珍珠母、夜交藤以加强养心安神之效。佐以菟丝子、覆盆子、补骨脂以补益肾气；五味子滋肾生津，心肾之阴得补，虚火则除，故尿频诸症可愈。

主治 ◊ 尿频症。

疗效 ◊ 临床屡用、效果良好。

15.4 二蛸固肾汤

来源 张子仪,《幼科条辨》

组成 桑螵蛸、海螵蛸、菟丝子、仙灵脾各6克,肉桂、乌药、核桃仁、熟附子、升麻各3克,益智仁10克。

用法 水煎服,每日1剂,日服2次或频服。

功用 温补下元、固摄止遗。

方解 多因下元虚寒、膀胱失约所致。方中二蛸皆为固涩之品;肉桂、附子、菟丝子、仙灵脾、核桃肉均为温补肾阳之要药;益智仁、乌药调下元之气化;尤恐肾中之阳伏潜不动、稍加升麻,意在升提,以生发气机。肾阳充、气化行、则遗尿和尿频可愈。

主治 适用于畏寒、脉沉、智力欠佳之遗尿或尿频者。

疗效 多年使用,疗效颇佳。

附记 验之临床,对尿频或遗尿均有良效。

15.5 桑螵蛸散

来源 秦英,《黑龙江中医药》(1)1990年

组成 桑螵蛸、益智仁各15克,黄芪、山药各10克。

用法 上药烘干共研细末,冲服或吞服,一日2次,每次服3克,或水煎服,每日1剂。

功用 益肾涩尿。

方解 小儿尿频是由于小儿体质羸弱、肾气不固、膀胱约束无能、气化不宣、下焦虚寒,不能遏制水液所致。方中以桑螵蛸补肾助阳涩尿;益智仁、山药益肾缩泉;黄芪补气升阳。诸药合用,共奏益肾缩泉之功。用治下焦虚寒、气化不宣引起的尿频,临床效果显著。

主治 尿频症。

疗效 治疗51例,治愈(尿频数症状消失、无反复)49例,治愈率96.08%。其中服药2天治愈者2例,服药3天治愈4例,服药4天治愈14例,服药5天治愈21例,服药6天治愈6例,服药7天治愈2例。2例未追踪到结果。

15.6 尿崩汤

来源 刘弼臣,《名医治验良方》

组成 桑螵蛸、台乌药、黄芪各15克,淮山药12克,补骨脂、益智仁、五味子、白果仁、炙鸡内金各10克,生姜2片,大枣5枚。

用法 每日1剂,水煎服,日服3次。

功用 健脾益肾、收敛固涩。

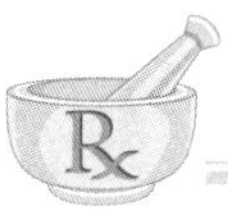

方解 尿崩症是指抗利尿激素分泌不足，或肾脏对抗利尿激素反应缺陷引起的症候群。其特点是多尿、烦渴、低比重尿和低渗尿，多因肾虚不摄、膀胱失约所致。本方系由桑螵蛸散、缩泉丸、巩堤丸3方化裁而成。故方中用桑螵蛸、益智仁、乌药，温肾助阳、固精缩泉；黄芪、山药健脾益肾固小便；鸡内金涩小便、止遗尿；五味子、白果仁收敛固涩；生姜、大枣调和脾胃。诸药合用，则脾气健，肾气旺，气化正常，津液得散布，则多饮、多尿诸症消除。

主治 尿崩。伴多饮（烦渴）、面色萎黄、舌淡、指纹淡、尿色淡。

疗效 临床屡用、效果颇著。

附记 本方名为编者拟加。临床验证效佳。

§16 治小儿夏季热（暑热证）秘方

16.1 薷膏汤

来源 陈光祖，《名医治验良方》

组成 香薷、石膏（一般用量之比为1∶10）。

用法 每日1剂，水煎服，日服2~3次。

功用 祛邪透表、泄热除烦。

方解 夏季暑热内盛，复感外邪之表闭里热证，治宜祛邪透表、泄热除烦。故方用香薷祛邪解表；以生石膏泄热除烦，且有透表之效。

主治 小儿夏季热。症见高热无汗、苔薄黄、脉浮数或滑数。

加减 若表证较重，可重用香薷；里热偏盛，则重用石膏；如邪闭重，加豆豉、藿梗；里热盛，加藿香叶、金银花、竹叶；渴甚，加芦根、天花粉。

疗效 临床屡用，疗效卓著。一般用1~2剂即愈。

附记 验之临床，奏效颇捷，效著。

16.2 滋阴八味汤

来源 罗明察，《广西中医药》（3）1985年

组成 沙参15克，麦冬、山药各12克，茯苓、乌梅各6克，丹皮5克，玄参、覆盆子各9克。

用法 水煎服，每日1剂，代茶频服。

功用 养阴清热、健脾益肾。

方解 多因脾肾素亏、阳气本虚、复感暑热之邪，而致气阴两虚，暑邪亦盛之候。方用沙参、麦冬、玄参养阴生津清热；丹皮清热凉血，配玄参善清阴分之热，乌梅、覆盆子敛肺生津、固涩小便；茯苓、山药健脾益肾、以助生化之源。诸药配伍，药力专宏，恰中病机，故用之多效。

主治 ◊ 小儿夏季热。

加减 ◊ 高热，加生石膏 30 克，青蒿 10 克；口渴甚者，加蚕茧 10 克或参须 3~5 克；尿频无度者，加益智仁 10 克或桑螵蛸 5 克；腹泻者，去玄参，加扁豆 10 克，麦芽 7 克，白术 5 克；有皮肤疮疡者，加苦参、金银花、蒲公英各 7 克；心烦者，加莲芯 3 克或栀子 5 克；惊厥者，加钩藤 10 克。

疗效 ◊ 治疗 130 例，结果痊愈 70 例，显效 30 例，有效 21 例，无效 9 例，总有效率为 93.1%。有效病例中，服药最少 3 剂，最多 30 剂，平均为 15 剂。

16.3 桑菊清暑汤

来源 ◊ 唐冬秀，《集验百病良方》

组成 ◊ 羊耳菊 10~30 克，桑椹子 10~15 克，麦冬、黄芪、葛根各 6~10 克。

用法 ◊ 水煎服，每日 1 剂，日服 3 次。

功用 ◊ 清暑益气、养阴生津。

方解 ◊ 方用羊耳菊散寒解表、祛风，对夏季热的长期发热、无汗有明显解除作用；桑椹子、麦冬、葛根滋阴生津止渴；黄芪补气。全方滋阴而不妨碍脾胃，兼补气有气阴相生之妙，药精味简，力量专一效宏。若合并腹泻，乃脾不化湿所致，用苍术、白术健脾燥湿；柴胡行气，气化湿亦化也；升麻升中阳；诃子固涩；麦芽和胃助消化，如此配伍，腹泻可止。

主治 ◊ 小儿夏季热。

加减 ◊ 若合并腹泻、解水样大便，加柴胡、升麻各 3 克，苍术 5 克，白术 6 克，诃子、炒麦芽各 3 克。

疗效 ◊ 治疗 112 例，治愈（体温正常，尿多、口渴症状消失，精神、食欲转佳）101 例、治愈率为 90.18%。无效 11 例。

附记 ◊ 方中羊耳菊，别名白面风、白牛胆、大力王、毛柴胡、叶下白、山白芷等。为菊科旋覆花属植物，全草入药，根效为佳，性味辛温微苦。

16.4 夏热汤

来源 ◊ 林瑞石，《中国中医秘方大全》

组成 ◊ 金银花、连翘、白薇、西洋参（另炖、兑服）、淡竹叶各 9 克，糯稻根 30 克，蝉蜕 3 克，象牙丝 12 克（先煎）、甘草 3 克（此为学龄儿童量，2 岁以下酌减 1/3 量）。

用法 ◊ 水煎服，每日 1 剂，分 2~3 次服。

功用 ◊ 辛凉清透、益气养阴、退热除烦。

方解 ◊ 方中金银花、连翘辛凉清透；白薇清热解毒，同为主药；辅以西洋参益气降火、甘凉生津；淡竹叶清热除烦；糯稻根养阴退虚热；蝉蜕疏散风热，平肝定惊；象牙丝化痰清热镇惊；甘草调和诸药，白薇配西洋参善清气虚之发

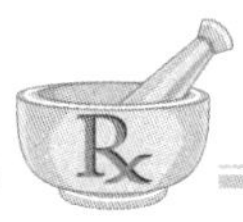

热，解表热得西洋参则扶正以驱邪。诸药相伍，共奏辛凉清透、益气养阴、退热除烦之功。

主治 ◊ 小儿夏季热。

加减 ◊ 兼外感风热者，去西洋参，加沙参 9 克，薄荷 4.5 克；咳者，加杏仁 9 克；感寒邪而恶寒者，去白薇，加香薷 6 克；素体阴虚者，加女贞子、旱莲草各 9 克；脾虚湿困者，选加莲子、芡实、藿香、法半夏、鸡内金等。

疗效 ◊ 治疗 53 例，痊愈 47 例，平均治愈天数为 9 天，治愈率为 88.68%。

16.5 清暑导滞汤

来源 ◊ 张梦侬，《临证会要》

组成 ◊ 香薷、淡豆豉、苏叶、建曲、枳壳、谷麦芽、青蒿、连翘、陈皮各 10 克，厚朴、胡黄连各 6 克，焦山楂 15 克。

用法 ◊ 上药加水浓煎，3 岁以下小儿，2 日 1 剂；3 岁以上小儿，3 日服 2 剂；7 岁以上小儿，每日 1 剂，日服 2~3 次。

功用 ◊ 清解暑邪、消磨积滞。

方解 ◊ 经曰："先夏至日者为病温，后夏至日者为病暑。"暑多夹湿。今暑缚于外，食滞于中，治宜清暑消食并施。方用香薷辛温发散兼能利湿；厚朴、枳壳、陈皮宽中除满，理气消滞；加苏叶、淡豆豉既可加强香薷解表作用，又可以配伍厚朴等味行气调中，再用清芬之青蒿宣透暑热；胡黄连、连翘苦寒泻火解毒清解内闭暑热以疗久热不退；渴饮舌红诸症加山楂、神曲、谷麦芽消食磨积，调理中州。综观全方，能发表解暑、调和营卫，故得汗而热退、积滞消、腐秽随之而去、诸证自除。

主治 ◊ 小儿夏季热（暑邪夹积滞）。

疗效 ◊ 临床屡用，效果颇佳。

16.6 清暑生津汤

来源 ◊ 孟仲法，《名医秘方汇萃》

组成 ◊ 生石膏 20 克，知母、竹叶、甘草各 4.5 克，西洋参 3 克，鲜石斛 6 克（干品减半）、鲜芦根 20 克，鲜生地 12 克（干品减半），黄芩 3 克，粳米 15 克。

用法 ◊ 每日 1 剂，水煎服，日服 3 次。热重时一日可服 2 剂，可连续服用数周。

功用 ◊ 益气清热、养阴生津。

方解 ◊ 夏季热是婴幼儿所发生的一种特有的季节性疾病。疾病渐起发热，持续不退，无固定热型，体温常在 38℃~40℃之间，一般午后较高，早晨较低，其体温与气候关系密切，天气愈热，体温愈高，天气较凉，体温亦随之下降，病程一般可达二三个月，甚则更长，但秋凉后多能自愈。本病初起口渴不甚明显，病延日久，体温虽高则口渴愈甚，一昼夜可饮水 4~5 升，甚则更多。

小便一昼夜可达数十次，饮水愈多，小便亦多，其色清而长，体温愈高，但大都不见汗出，甚则毫无汗泄。疾病初起，多不显病容，或偶有消化不良，多饮等症状。本方从白虎加入参汤化裁而来。在原方清热、益气生津的基础上，以西洋参替代人参、使其在益气的同时加强清热养阴之功；石膏、知母、竹叶、黄芩清肺胃之热；生地、石斛、芦根可凉血滋阴，在清热之中更增生津益液之功；粳米、甘草和胃以保护胃气。本方正适宜于此病的初中期，因此本方对暑伤肺胃的患者最为有效。

主治 小儿暑热证，又名夏季热，与中医学中的“疰夏”、“消渴”，“暑温”等证类似。其病机由于暑气蕴遏肺胃、熏灼皮毛、腠理闭塞、耗气伤津而致，婴幼儿为多见。临床上以夏季长期发热不退、口渴多饮、多尿、汗闭为主要症状。似与某些小儿对高热气候适应不良有关，尤以出生后过第一个夏季的婴儿最为多见，一次发生后，常可连续发生数年。

加减 若热重不退者，可加金银花 9 克，连翘 6 克；口渴多饮，多尿者，可加蚕茧 3 枚，天花粉 4.5 克；舌红口干、烦躁不安者，可加西瓜翠衣、莲肉各 6 克，玄参 4.5 克；纳呆、大便不实者，可加生山楂 9 克，白术 6 克，白扁豆 9 克，而去知母、石斛及生地；高热已退而有低热缠绵者，可加银柴胡 6 克，地骨皮 9 克，去石膏、知母；乏力倦怠、精神不振者，可加孩儿参、黄芪各 10 克。

疗效 屡用效佳，一般服 10~15 剂可愈。

§17 治小儿低热秘方

17.1 清上温下方

来源 董廷瑶，《中国中医秘方大全》

组成 川连 3 克，附片 4.5 克，青蒿、白薇、炒桑叶、花粉、地骨皮各 9 克，知母、淡竹叶各 6 克，生甘草 3 克。

用法 水煎服，每日 1 剂，分 3 次服。连服 3~10 剂。

功用 清上焦、温肾阳、退虚热。

方解 小儿低热，每多虚中夹实、寒热错杂。邪热在上则心烦眠扰、热势朝轻暮重、汗多营液已伤而渴饮便干，元阳虚弱则小便清长、表阳不固致汗出较多。方用附片温运肾阳；川连、淡竹叶、桑叶清上焦之热；配青蒿、白薇、花粉、地骨皮生津和营；知母清虚热。诸药相伍，切中病机，故用之卓效。

主治 小儿低热，半月不退，朝轻暮重，汗出较多，心烦眠扰，口渴喜饮，大便干结，且小便清长。

加减 失眠者，加茯神 9 克；纳差脾虚，加白术 9 克，谷麦芽各 9 克。

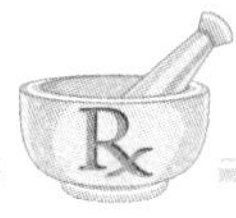

疗效 ◊ 临床屡用，效果甚佳，一般服药 5~10 剂即热退而愈。

17.2 银胡蒿桑汤

来源 ◊ 沈舫钦，《中国中医秘方大全》

组成 ◊ 银柴胡、青蒿、桑叶、丹皮、桑皮、地骨皮各 10 克，甘草 1~2 克，粳米 15~30 克。

用法 ◊ 水煎服，每日 1 剂，分 3~4 次服。

功用 ◊ 清肝凉血、滋阴退热。

方解 ◊ 方中银柴胡、青蒿透达肝经血热外出；丹皮、地骨皮清肝凉血；桑叶、桑皮肃肺清金而制肝；甘草和中、粳米护胃。诸药合用，共奏清肝凉血、滋阴退热之功，用治小儿低热，效果颇佳。而且对小儿肺炎、支气管炎、感冒等所致低热，亦有良效。

主治 ◊ 小儿低热（阴虚血热型）。

疗效 ◊ 治疗 11 例，全部治愈。其中服药 1 剂而愈者 9 例，服 2 剂而愈者 2 例。

附记 ◊ 笔者临床验证多例，皆获满意效果。本方对小儿肺炎、支气管炎、感冒等所致低热，亦有良效。

17.3 益气养阴汤

来源 ◊ 韩铁山，《辽宁中医杂志》（1）1990 年

组成 ◊ 党参、何首乌、黄芪、地骨皮、黑柴胡、知母、泽泻、白芍、桂枝、陈皮各 6~15 克。

用法 ◊ 每日 1 剂，水煎。1~3 岁者煎 2 次，分 4 次温服；4~10 岁者煎 3 次，分 3 次温服；11~13 岁者煎 2 次，分 2 次服。

功用 ◊ 益气养阴、清透邪热。

方解 ◊ 病由气阴亏虚、邪热留恋而致者，治宜益气养阴、清透邪热，故方用党参、黄芪、陈皮健脾益气；白芍、首乌滋养阴血；地骨皮、知母、泽泻、柴胡入阴分，和阴清热；桂枝配白芍调和营卫、走表达邪。综观全方，补虚而不留邪、祛邪而不伤正。使阳气得充、阴液得养、邪热清解、阴平阳秘，其病自愈。

主治 ◊ 气阴亏虚发热。

加减 ◊ 夹食滞者，加神曲、槟榔以理气消食；阴虚甚者，加麦冬、北沙参以滋养阴津；热甚者，加黄芩、干葛以泄热。

疗效 ◊ 治疗 151 例，年龄 3~13 岁，病程 16 天至 3 年。结果治愈 143 例（占 95%），好转 6 例（占 4%），无效 2 例，总有效率为 99%。治愈病例中，服药 4~6 剂而愈者 89 例，7~9 剂者 40 例，10~15 剂者 14 例。

附记 ◊ 服中药期间，停用一切西药。

17.4 青蒿低热饮

来源 冯视祥，《中国中医秘方大全》

组成 厚朴、草果仁、槟榔、白芍、黄芩、知母各10克，青蒿12克，甘草3克。

用法 水煎服，每日1剂，分3~4次服。

功用 辟秽化湿、开达膜原。

方解 方中厚朴芳香化浊、祛湿理气；草果仁辛香化浊、辟秽止呕、宣透伏邪；槟榔辛散湿邪、化痰破结、使邪速溃；黄芩、白芍、知母泻火解毒、清热滋阴，并可防止诸辛燥药之耗散伤阴；甘草既能清热、又可调和诸药；青蒿引热外出。诸药合用，共奏辟秽化湿、开达膜原之功，故用之效佳。

主治 小儿低热。

疗效 屡试屡验。一般服本方热退至正常后，再以健脾利湿之剂收功，巩固疗效。

§18 治流行性乙型脑炎秘方

18.1 益气清解汤

来源 陈恩树，《中国中医秘方大全》

组成 生晒参4~8克，麦冬、板蓝根、大青叶各15~20克，金银花、连翘各8~10克，生石膏30~50克，丹皮、知母、竹叶各6~10克，生地10~20克，甘草2~5克。

用法 水煎服，每日1剂，口服或鼻饲。

功用 益气扶正、清热解毒。

方解 本病多实热，又有气阴耗损之候，故遣药宜顾护正气、清热解毒，是方之设即针对此。方中人参、麦冬、甘草益气养阴、顾护正气；石膏、知母大清气分实热；大青叶、板蓝根清热解毒凉血；金银花、连翘、竹叶轻宣泄热；生地、丹皮养阴凉血。故疗效可靠，堪为效法。尤其辨证加减皆能针对病情、用药得体，确较妥帖。

主治 流行性乙型脑炎急性期重型和极重型。

加减 用药同时辅以输液等支持疗法；高热者，生石膏增为60克，加抗热牛黄散1克，或紫雪丹2克，每日2次；神志昏迷，加石菖蒲、郁金各6~10克；抽搐惊厥，加地龙10~15克，钩藤、僵蚕各6~10克；或用止痉粉（全蝎、蜈蚣、僵蚕等分研末）2~3克鼻饲，每日3次，重者再加羚羊角粉1克鼻饲，每日3次；气阴欲脱者，生晒参改用5~10克；若虚阳外脱者，加附子2~6克；痰浊盛，加胆南星、法半夏各4~6克；腹胀、苔腻，加藿香、厚朴、法半夏各4~6克；便秘不通，加生大黄、玄明粉各3~6克。

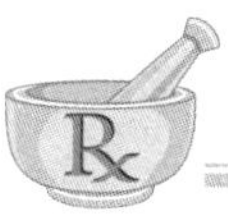

疗效 ◊ 治疗 80 例，属邪犯卫气型 11 例，气营两燔型 40 例，疫毒内陷型 29 例。结果临床治愈 72 例（其中 28 例于恢复期用益气养阴、活血通络等品调治），5 例留有神呆或失语，吞咽不畅，肢体麻痹等证，3 例死亡。有效率为 96.25%，平均疗程为 8 天。

18.2 抽薪饮

来源 ◊ 李瑞云，《新中医》（5）1981 年

组成 ◊ 大黄 10 克，生石膏 30~45 克，竹叶、金银花、麦冬各 15 克，钩藤、知母各 12 克，甘草 5 克。

用法 ◊ 上药加水 500 毫升煎至 150 毫升，1 次口服，或分 2 次鼻饲。一般 1~2 剂，大便通畅，排出污黑烂便，体温则开始下降。

功用 ◊ 攻逐邪热。

方解 ◊ “乙脑”乃属中医之温病范畴。其特点是发病急骤、传变迅速，且易伤津，早期如果失治或误治，则邪热旋即入侵气分或营分而很快出现壮热不退，并见神昏抽搐。治宜急下泄热以存阴。故方用大黄攻下，取其釜底抽薪之法而达到急下存阴之目的。石膏辛凉，质重而气轻，不但清热泻火之力强，而且善于排泄内蕴之邪热，合大黄而共奏攻逐邪热之效；知母苦寒质润，既助石膏清热，又合麦冬养阴；竹叶清热利尿，以助石膏、大黄除胃中实热，并能止渴除烦；甘草助石膏、知母清热而生津。本方配伍，丝丝入扣，恰中病机。急症急治、堪为效法。通过釜底抽薪，邪热从大便而泄，可顿挫病势，则昏迷、惊厥诸症亦随之而解。

主治 ◊ 流行性乙型脑炎。症见高热、神昏、抽搐。

加减 ◊ 如病情重笃、热深厥深，即使邪热已退，也不能旋即清醒者，可加服安宫牛黄丸以荡涤痰浊，清心开窍；如见抽搐频作，则加蝉蜕、地龙、石菖蒲之类以祛风镇痉。

疗效 ◊ 临床适当运用本法，对“乙脑”出现的高热、抽搐控制快。治疗 12 例，均取得了较好的效果。

附记 ◊ 验之临床，确有捷效。但方中大黄中病即止，不可过剂。再随证加减调治，以收全功。

18.3 镇心涤痰汤

来源 ◊ 陈树庄，《浙江中医杂志》（3）1988 年

组成 ◊ 龙齿、鲜生地各 30 克，琥珀 5 克，半夏（竹沥拌炒）、天竺黄各 12 克，陈胆星 9 克，石菖蒲 8 克，辰麦冬 15 克。

用法 ◊ 水煎服，每日 1 剂，日服 3 次。

功用 ◊ 豁痰开窍、滋阴熄风、宁心安神。

方解 “乙脑”治后留有神志痴呆、表情淡漠、耳聋失语、手足抽搐，甚至瘫痪等后遗症。治疗颇感棘手。遵“百病多由痰作祟”、“痉病多痰”之训，治宜从豁痰开窍入手。故方用龙齿、琥珀镇心安神而定惊，俾心宁神安则精神振而神识转清、痴呆消失而举止复常；以陈胆星、竹沥、半夏、天竺黄、石菖蒲豁痰开窍，使语言通利而耳聋复聪；麦冬、鲜生地养阴滋液，阴液复则内风自灭、抽搐自止。诸药合用，共奏豁痰开窍、滋阴熄风、宁心安神之功，用治乙脑后遗症可获得十分满意的疗效。

主治 乙脑后遗症。

加减 痰浊蒙窍、精神神志症状偏重者，加礞石滚痰丸，中病即止；气阴不足、余热留恋者，加北沙参、焦山栀、地骨皮；津耗过度、口咽干燥、大便干结者，加鲜石斛、玄参、生首乌；水不涵木、虚风内动、手足拘挛或蠕动者，加知母、鳖甲、玳瑁；肝肾不足、髓海空虚、耳鸣耳聋者，加龟板、枸杞子、五味子。

疗效 治疗 11 例，结果全部治愈。

18.4 通络健脑汤

来源 关幼波，《千家妙方·下》

组成 生地、丹皮、石斛各 10 克，全蝎 3 克，蜈蚣 1 条，僵蚕 3 克，钩藤 4.5 克，茯神 12 克，佩兰 4.5 克，木瓜 10 克，生石决明 18 克，赤白芍各 10 克，忍冬藤 15 克，炒知母、炒黄柏、丝瓜络各 10 克。

用法 水煎服，每日 1 剂，日服 2~3 次。

功用 育阴清热、活血化痰、通络解痉。

方解 原发中毒性痢疾，系因湿热为患，而且湿热俱盛，弥漫三焦，蒙闭心包，故见高热神昏，经治虽愈，但由于热盛灼津炼液，湿盛黏滞胶固，湿热交阻而成痰，痰阻经络，筋脉失养，而致中毒性脑炎后遗症，症见左上下肢痿软，右上肢屈曲僵硬，手指拘急，握拳不能伸张，时有痉挛、神疲乏力、目光呆滞、反应迟钝，舌根强直、语言謇涩、说话不清。苔薄白、脉沉滑稍数。正如《素问·生气通天论》云：“湿热不攘，大筋软短，小筋弛长，软短为拘，弛长为痿。”由于湿热炽盛、津液大伤，水精不能四布，筋脉失于濡润，则为拘、为痿、舌根强直、语言謇涩。所以治以育阴清热、活血化痰、通络解痉为法。方中生地、白芍、木瓜、知母、石斛育阴缓急舒筋；黄柏、忍冬藤清热燥湿、解毒通络；赤芍、丹皮、丝瓜络凉血活血通络；钩藤、全蝎、蜈蚣、僵蚕熄风化痰通络；茯神、生石决明宁心安神、平肝潜镇；佩兰芳香醒脾、化湿助运，以防痰湿再生。诸药合用，以育阴清热、生津增液，以化结痰、濡润筋脉，气血流畅，水精四布，使拘挛者急缓舒展，废痿者强力复用。

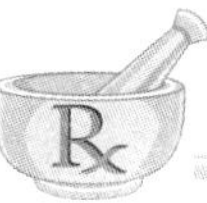

主治 ◊ 中毒性脑炎后遗症（中毒性痢疾后）。症见左上下肢痿软、右上肢屈曲僵硬，手指拘急，握拳不能伸张，时有痉挛、神疲无力、目光呆滞、反应迟钝、舌根强直、语言謇涩、说话不清。苔薄白，脉沉滑稍数。

加减 ◊ 临床运用，可随证加减。

疗效 ◊ 临床屡用，均获佳效。一般服药 3 剂见效，20 剂即获痊愈。

§19　治小儿麻痹症（痿证）秘方

19.1　膏葛芩连汤

来源 ◊ 赵锡武，《中国中医秘方大全》

组成 ◊ 生石膏 15 克，葛根 12 克，甘草 9 克，金银花、杭白芍各 12 克，川连 4.5 克，黄芩 9 克，全蝎、蜈蚣各 3 克。

用法 ◊ 水煎服，每日 1 剂，日服 2 次。

功用 ◊ 清热透表、芳香逐秽、调肝熄风、宣痹通络。

方解 ◊ 本病为风热暑湿疫毒所致。故于急性发热期当予疏风清热，利湿通络之法，颇切病机。方中葛根、金银花、石膏清透肌表之热；黄芩、黄连清热解毒；芍药、甘草酸甘化阴以防伤阴；全蝎、蜈蚣驱风通络，并防痉厥瘫痪。故是方疗效确凿、若能进而掌握，其辨证加减则不独可应对各种兼变之症，且于麻痹各期亦有一定疗效。

主治 ◊ 小儿麻痹症急性发热期。

加减 ◊ 初起，可加局方至宝丹、安宫牛黄丸、紫雪丹；无汗者，加麻黄；发热者，加大青叶、板蓝根、连翘；烦躁、加钩藤、胆草；痛者，加天麻、芍药；通络，加地龙、僵蚕；麻痹在下肢，加牛膝、寄生；麻痹在上肢，加川芎、地龙、寄生；口眼歪斜，加细辛、辛夷、川芎、白芷等；兼暑者，加藿香、滑石；呕者，加半夏、陈皮、竹茹；大小便闭者，用大柴胡汤加芒硝、车前子、地肤子、紫雪丹。

疗效 ◊ 治疗 129 例，重型 52 例中，痊愈 10 例、基本痊愈 7 例；显著好转 7 例，好转 28 例；中型 67 例中，痊愈 33 例，好转 34 例；轻型 10 例，全部痊愈。总有效率达 100%。以上统计为 2 个月期间观察结果，一般中型及轻型多在 1 个月左右痊愈；最快 1 例为时仅 1 周即已痊愈。

19.2　通络起痿膏

来源 ◊ 王民义，《儿科学术会议论文资料汇编 · 1988 年》

组成 ◊ 三七、五倍子、血竭、乳香、没药、水蛭、蜈蚣、地鳖虫、雄黄、马钱子、冰片、川芎各等份。

用法 上药共研细末、备用。每取药粉适量，用蜂蜜调和成膏状（不可太稀），将膏涂于纱布上，外面加上一层油纸（或塑料布），或直接将膏药涂于患处。然后用绷带包扎好（但不可过紧）。一般可涂整个上、下肢，也可涂于上下肢关节处。

功用 通经活血起痿。

主治 小儿麻痹症瘫痪期。

疗效 治疗 76 例，单用本方外治后，结果痊愈 48 例，显效 18 例，有效 10 例。有效率为 100%。若配合内治，则疗效更佳。

19.3 通络起痿丸

来源 高俊彦，《新中医》（8）1982 年

组成 黑犬胫骨 30 克（香油炙酥），马钱子 15 克（温水浸 10 天，刮去皮毛，香油中炸黑，去净油气）、地龙 20 克，大蜈蚣 15 条、黄芪 30 克，党参 50 克，白术 20 克，玉竹 50 克，当归 20 克，红花 8 克，牛膝 15 克，桂枝 8 克，全蝎 10 克，杜仲 20 克，龟板 30 克（盐水炙）、茯苓 20 克，黄柏 15 克。

用法 上药共研细末，炼蜜为丸。每日服 3 次，每次服 5 克。不能服丸者，可改作散剂，每次服 2.5 克。

功用 通络起痿。

方解 方中用党参、黄芪、白术补阳明之气；玉竹滋润宗筋，补阳明之液；佐黑犬骨、龟板、杜仲、牛膝补骨强阴益肾；地龙、蜈蚣、桂枝通经活络；当归、红花养血活血；茯苓清肃肺气；黄柏泻肾火，且能制约温药，使可久服；再以马钱子为使，其走窜之功甚伟，周身百节，无处不到，与虫类药配伍，相得益彰，共奏起痿振筋之效。

主治 小儿麻痹后遗症。

疗效 治愈 24 例中，0.5~1 周岁者 6 例，2~3 周岁者 14 例，4 周岁者 4 例。双下肢瘫痪者 8 例，偏瘫者 6 例，颈肌麻痹头部歪斜者 4 例，偏瘫兼口眼歪斜者 2 例。

19.4 瘫痪健步灵

来源 蔡化理，《中西医结合儿科试用新方》

组成 天麻、仙灵脾、黄芪各 500 克，鸡血藤 1000 克，牛膝 120 克，制南星 30 克，全蝎、僵蚕各 30 克，地龙 60 克，蜈蚣 50 条。

用法 先将前 6 味药加清水适量，煮沸 2 小时，去渣留液，加热蒸发成流浸膏；再将后 4 味药研碎过筛制成细粉。将此细粉掺入流浸膏内和匀，置于干燥箱内或自然干燥后，取出制成粉剂，装瓶备用。3 岁以下者每次服 0.5~1 克；3~6 岁者每次服 1~1.5 克，6~12 岁者，每次服 1.5~2 克。每日 3 次，饭后

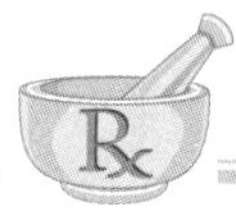

白开水送服。

功用 ◊ 活血祛风、温肾补气、强筋通络。

方解 ◊ 方用仙灵脾、黄芪温肾补气；天麻、鸡血藤、制南星、祛风止痛、行血通络；牛膝散瘀强筋、引药下行，为引经药；全蝎、蜈蚣、僵蚕、地龙配伍，祛风活络。临床观察，全方有增强神经肌肉功能作用，有利于弛缓性麻痹的恢复，故用之效果颇佳。

主治 ◊ 感染性多发性神经根炎（属中医“痿痽”、“麻木”等范畴）、多发性神经炎、面神经麻痹，以及病毒性麻痹、婴儿麻痹后遗症（早期）等。

加减 ◊ 本方若与附子马钱散（制附子 90 克，制马钱子 1 克，共研细末，装瓶备用）同用，可提高疗效。3~6 岁者每次服 0.5~1 克；6~9 岁者每次服 1~1.5 克；9~12 岁者每次服 1.5~2 克，温开水送服。

疗效 ◊ 治疗 14 例传染性多发性神经根炎，大都于服药 10 天左右，开始好转，两下肢肌肉张力增强，能扶行走。平均每人服药 45 天左右，基本上完全恢复正常，全部治愈。

附记 ◊ 临床上运用本方治疗多发性神经炎、面神经麻痹等其他疾病而见上述各症者，也收到了较好的疗效。

§20 治小儿多动症秘方

20.1 滋阴潜阳汤

来源 ◊ 滕宣光，《北京中医》(5) 1987 年

组成 ◊ 生牡蛎（先煎）、枸杞子、夜交藤各 12 克，珍珠母 10 克（先煎）、女贞子 15 克，白芍 10 克。

用法 ◊ 水煎服，每日 1 剂，日服 3 次。

功用 ◊ 滋补肝肾之阴，平补潜阳。

方解 ◊ 小儿多动症，颇似祖国医学“瘛疭”之证。与肝、脾、肾三脏有关。肝主筋，故病位在肝，“肝肾同源”，肝肾之阴为人体一身阴液之根本。若肾阴不足，肝阴亦虚。阴虚则阳亢；“脾为后天之本”、脾虚化源不足，肾所藏之精亦随之减少，阴精不足，舒筋脉失养，则阳躁而动。故多动症多为阴虚阳亢所致。方中用女贞子、枸杞子、白芍以补肝肾之阴；以珍珠母、牡蛎、夜交藤平肝潜阳、养心安神。阴充阳潜，则多动之症可渐渐消除。

主治 ◊ 小儿多动症。

加减 ◊ 阴血不足、面色萎黄、舌淡者，加熟地 10 克，阿胶 12 克（烊化）；脾虚气弱、纳少、便溏、乏力者，加茯苓 15 克，白术 6 克；夜寐不安，加炒枣仁 15 克。

疗效◊治疗15例，全部治愈。最少服药15剂，最多服55剂。随访半年未见复发。

20.2 清脑益智汤

来源◊徐俊晃，《中西医结合杂志》（1）1982年

组成◊鹿角粉（冲服）、益智仁各6克，熟地20克，砂仁（拌捣）4.5克，生龙骨30克，炙龟板、丹参各15克，石菖蒲、枸杞子各9克，炙远志3克。

用法◊水煎服，每日1剂，日服2次。饭后服。连用2个月为1疗程。

功用◊培补精血、调整阴阳、开窍益智。

方解◊本证多因精血不足引起阴阳失调所致。方中用鹿角、熟地大补精血；生龙骨、炙龟板滋阴潜阳、镇静安神；菖蒲、远志开窍益智化痰；枸杞子配熟地，能增强滋阴补血之功；益智仁，助阳能加强鹿角之力；与龟板又能改善记忆；丹参活血安神，既助龙骨安神之力，又使诸药补而不滞。综观全方、有滋阴潜阳、涤痰开窍、活血祛瘀之功。诸药协同，不但使全身精血得到迅速补充，调和阴阳，而且确有开窍益智之力。

主治◊小儿多动症。

疗效◊治疗20例，结果显效11例，有效6例，无效3例，有效率为85%。

20.3 菖志龙牡汤

来源◊宋知行，《中国中医秘方大全》

组成◊九节菖蒲15克，炙远志4.5克，生龙牡各30克（先煎），琥珀2克（研吞）。

用法◊水煎服，每日1剂，日服2次。

功用◊镇心安神、益智开窍。

方解◊小儿多动症的特点在于心神不宁、心窍不开。故方用龙骨、牡蛎、琥珀宁心重镇安神；以九节菖蒲、远志开窍。神宁窍开，则诸证可愈。

主治◊小儿多动症。

加减◊究其病因有虚实之分，实证可由火旺扰心，加黄连1.5克，龙胆草4.5克，竹叶10克，竹茹6克，钩藤10克清火；兼大便干，加火麻仁12克；亦可因痰浊蒙蔽，加陈皮4.5克，半夏10克，茯苓12克，川朴6克化湿痰；胃呆纳少，加焦山楂、神曲各10克；舌苔腻、舌尖红者，加黄连15克，竹茹6克，陈皮4.5克，半夏10克，茯苓12克；若动作欠灵活、反应迟钝、记忆力差者，当属虚证，其中形寒肢冷，舌淡胖者为阳虚，可加鹿角2克，附片6克，黄芪12克；舌红苔少、心烦难眠、口干者为阴虚，加龟板、生地、熟地、百合、石斛各10克。

疗效◊治疗50例，显效14例，好转24例，有效8例，无效4例，总有效率为92%。

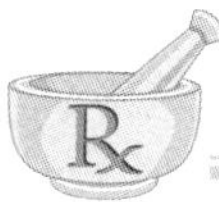

§21 治小儿大脑发育不良秘方

21.1 儿童智力晶

来源 王玉润，《益智健脑效验方精选》

组成 菖蒲、补骨脂、远志各120克，肉豆蔻90克，人参30克，蔗糖、蜂蜜适量。

用法 上药研为细末，掺入适量蔗糖、蜂蜜、制成结晶颗粒，备用。每日服2次，每次2匙，温开水冲服。

功用 开胃健脾、养心安神、开窍益智。

方解 本方以肉豆蔻、补骨脂温中健脾，增强消化功能；人参、远志养心安神；菖蒲开窍益智。诸药合用，能增进儿童智力发育、改善大脑反应功能，使思维及记忆功能增强，促进儿童生长发育，开发智力。据对照实验，服用本品（方）后能增加智商，其中以动作提高幅度较大，说明它在促进机体全面增长发育基础上，改善了大脑的反应功能，使思维和综合分析能力有所提高。

主治 儿童智力低下。

疗效 屡用屡验，坚持服用，疗效颇佳。

附记 本方用于个别成年及老年脑神经功能迟钝病例，也收到较好的疗效。

21.2 益智健脑汤

来源 何世英，《广西中医药》（4）1983年

组成 益智仁、合欢花、菖蒲、女贞子、炒杜仲、牛膝、竹叶、楮实子、旱莲草、瓦松、黄精、神曲各9克，何首乌30克，莲子心5克。

用法 水煎服，每日1剂，日服3次，或共研细末，炼蜜为丸，每丸1.6克重。每日用量：1岁2丸，3岁4丸，6岁6丸，年长儿酌加，分2~3次口服。一般是连服半年至1年，必要时长期坚持服用（遇感冒或其他急性病时停药）。

功用 补肾充脑、益智安神。

方解 小儿智力低下症，多因肾虚，脑髓亏虚所致。方中用女贞子、旱莲草、杜仲、首乌、楮实子、黄精等滋补肝肾精血，精血充足，则脑髓旺盛，能促进生长发育；以合欢花、菖蒲、远志、莲子心、益智仁等益智安神；竹叶清热；牛膝活血散瘀，以助开发之力。诸药合用，有促进智力发育之功。又长期服用，日进必见奇功。

主治 先天智力低下，或由于颅内感染，中毒性脑病等引起的智力障碍后遗症。

加减 偏肾阴虚，酌加大生地、山萸肉、桑椹子等；偏肾阳虚，则加鹿茸、人参、

菟丝子等；肝风抽搐，酌加紫贝、紫石英、石决明、茯神、钩藤、全蝎、蜈蚣、天竺黄、胆南星等；神昏失语，酌加牛黄、麝香；有热象，酌加龙胆草、枸杞子。

疗效◊本方对先天智力低下或中毒性脑炎后遗症等具有益智健脑的作用，效果颇佳。段延广临床验证，每获良效。

21.3 补肾健脑片

来源◊张之珠，《山东中医杂志》（6）1985年

组成◊人参、白术、云茯苓、熟地、炙甘草、杜仲、巴戟天、山萸肉、肉苁蓉、牛膝、菟丝子、当归、山药、连翘各2份、枸杞子3份、鹿茸、砂仁各1份。

用法◊上药按比例配制。方中鹿茸用烧酒烧去绒毛，白术、砂仁和杜仲炒用。各药烘干共研细末，制成片剂。每片重0.3克。1岁以内者每次服1/2～1片，1～2岁者服1.5片，2岁以上者服2～3片，每日2～3次。疗程为3～6个月。

功用◊补肾健脾、填精补髓、健脑益智。

方解◊脑为髓之海，肾主骨生髓，故大脑发育不良，多因肾虚精亏所致。故方用鹿茸、巴戟天、肉苁蓉、菟丝子、熟地、杜仲、山萸肉、牛膝、枸杞子、山药等阴阳双补，尤功在填精补髓；以人参、白术、云苓、甘草健脾益气，意在补后天以充养先天之不足；当归补血，以其精血同源；取砂仁理气以防滋腻碍胃；连翘清热，可使甘温不致过燥。本方配伍严谨，药性平和，可以久服。

主治◊小儿大脑发育不良，脑功能障碍。

疗效◊治疗42例，结果经智力发育考核，显效12例，有效25例，无效5例；经运动发育考核，显效16例，有效18例，无效8例。

附记◊凡3岁以上患儿服用本方均无效。

21.4 鹿地龟板汤

来源◊徐俊晃，《中医杂志》（1）1985年

组成◊鹿角粉6克（冲服）、熟地20克，砂仁4.5克，生龙骨30克，石菖蒲9克，炙远志3克，丹参、炙龟板各15克，枸杞子9克，益智仁6克。

用法◊水煎服，每日1剂，分早、中、晚3次服。3个月为1疗程。

功用◊补肾填精、开窍益智。

方解◊肾藏精、精生髓充脑，精不足者补之以味。方中鹿角、龟板、熟地大补精血，且鹿角、龟板乃血肉有情之品，前者益肾填精，后者滋阴壮骨；熟地生精、补五脏，三药合用，共奏补肾填精、充髓益脑之功；佐以生龙骨、石菖蒲、远志以镇静安神、开窍益智；枸杞子滋阴；丹参活血养血；砂仁补气；益智仁益肾。诸药合用，共奏补肾填精、充髓益脑、镇静安神、益智开窍之

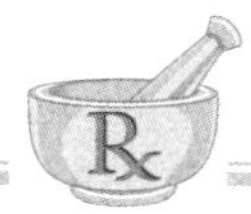

功。故用之多效。

主治◊小儿大脑发育不全症。

疗效◊治疗19例，其中轻度（愚鲁）13例，中度（痴愚）5例，重度（白痴）1例。用本方治疗3~9个月，结果显效5例，有效10例，无效4例。

21.5 补脑益智汤

来源◊史方奇，《中国中医秘方大全》

组成◊枸杞子、龟板、巴戟天、杜仲、党参、茯苓、木瓜各6克，白术、黄连各3克，砂仁3克。

用法◊水煎服，每日1剂，日服3次，同时每日吃猪脊髓10克，兔脑1具。

功用◊补肾充脑、健脾益气。

方解◊方中以枸杞子、龟板、巴戟天、杜仲补肾充脑；用兔脑和猪脊髓，是以脑补脑的“脏器疗法”；以党参、白术、茯苓健脾益气；砂仁行气；黄连清热；木瓜通脑；均为监制大队补药之过腻、过热之性而设。

主治◊小儿大脑发育不良。

加减◊原编者经验，须加重药力时，可加鹿角片，研末，每日用2~6克，分2~3次冲服。

疗效◊治疗1例获痊愈。笔者验之临床，治疗多例，亦均获良效。

§22 治小儿脑积水（解颅）秘方

22.1 健脑利水丸

来源◊何世英，《中国中医秘方大全》

组成◊熟地、山药、鹿角胶、牛膝、茯苓、黄精、猪苓、茺蔚子、车前子、肉苁蓉、丹皮各10克，当归6克。

用法◊上药共研细末，炼蜜为丸，每丸重1.5克，备用。每日早晚各服1次，3岁以下者，每次服半丸。

功用◊补肾填精、益脑健脾利水。

方解◊脑积水，古称“解颅”。是由于肾虚髓海不充、水湿停聚颅内所致。故方用熟地、鹿角胶、肉苁蓉补肾填精；山药、黄精健脾益气，以促进脑的发育；同时以茯苓、猪苓、车前子利水；当归、丹皮、茺蔚子活血，血液流畅，更有利于颅内积水的排出；牛膝一味，既补肾，又活血，还能引颅内之水自下而排出。诸药配合为用，共奏排出积水、促进脑组织发育的功效。

主治◊婴幼儿脑积水。

疗效◊治疗10例，显效（症状基本消失、超声波检查正常）4例，好转（症状减轻、脑室波缩小）5 例，无效 1 例。

附记◊本方为丸剂，作用较缓，服药要有耐心，一般连服药 9 个月后收效，亦有长达 2 年零 2 个月而完全恢复正常者。若颅内高压十分剧烈，合并感染和胃纳差、舌苔厚腻者，不宜服用本方。

22.2 通窍利水汤

来源◊张学文，《陕西中医》（8）1991 年

组成◊丹参、川芎、赤芍各 5～10 克，川牛膝、车前草各 6 克，白茅根 10 克，葱白 2 寸、生姜 2 片、大枣 3 枚、茯苓 15～30 克，麝香 0.1 克（冲服）、桃仁、红花各 3~6 克。

用法◊水煎服，每日 1 剂，日 2 次以黄酒送服，必要时可同时使用西药利尿剂。

功用◊活血化瘀、通窍利水。

方解◊颅脑水淤、脑络壅塞是本病之关键，化瘀利水，祛邪通窍又是治疗的关键。故方用丹参、川芎、赤芍、桃仁、红花活血化瘀；白茅根、牛膝散瘀利水；以车前草、茯苓、葱白、姜、枣健脾利水；麝香芳香通窍。诸药合用，共奏活血化瘀，通窍利水之功，故用之每收良效。

主治◊小儿脑积水。

加减◊一般茯苓、川牛膝用量宜重，并可根据病情选用当归、益母草、琥珀等药。如癫象明显者，加三七粉（冲服），或用丹参注射液 2~4 毫升，肌注，每日 1 次；先天性解颅者，加鹿角胶、寄生；温病后期，毒瘀交加者，加羚羊角（或用山羊角 10 倍量代之）；抽搐者，加钩藤、僵蚕；外伤者，加苏木；治疗后期，加杜仲、桑寄生、鹿角胶、黄芪等补肾益气之品，用量据患儿年龄、病情而定。

疗效◊临床屡用，效果颇著。

22.3 补肾益髓汤

来源◊朱国昌，《新中医》（6）1983 年

组成◊山萸肉、茯苓、泽泻各 3 克，怀山药 5 克，菟丝子、熟地、白术各 4 克，丹皮 2 克，肉桂（焗）、制附片各 1 克。

用法◊水煎服，每日 1 剂，日服 3 次。6 剂后病情好转改 2 日或 3 日 1 剂，连服 1 月，再配服肾气丸，早晚各服 10 克，连服 5 日。

功用◊补肾益精、健脾利水。

方解◊本方系金匮肾气丸加菟丝子、白术而成，具有补肾益精髓之功。肾虚髓海不足，故方取六味地黄丸滋补肾阴；加肉桂、附片少许补水中之火以鼓舞肾气、正合“少火生气”之经旨。加菟丝子补肾精以增六味之功；加白术健脾燥湿以强后天，与茯苓、泽泻、山药相伍，其健脾利水之功尤著。且资气

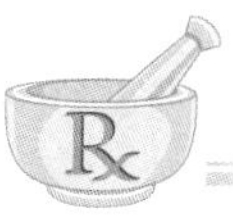

血生化之源，亦合“先天促后天、后天补先天”之意。因药中病所，故投之显效。

主治 解颅（脑积水）。

疗效 用本方治疗患儿神识呆滞、头大、神疲、颈软向四侧倾斜、眼睑下垂、眼球外凸、巩膜发蓝、面虚浮……前囟按之约有鸡蛋大小如囊裹水、前胸、脊柱均外凸起、便溏尿频、肢端发冷等证，均获痊愈，健如常儿。

22.4 补肾健脑汤

来源 徐相富，《上海中医药杂志》（4）1985 年

组成 枸杞子、菊花各 15 克，地黄 20 克，山萸肉、山药各 15 克，丹皮、泽泻、云苓各 10 克，牛膝 7.5 克。

用法 水煎服，每日 1 剂，日服 3～4 次。连服 3 个月。同时用肉桂、细辛各 15 克，干姜 3 克，共研细末，用人乳或猪胆汁调敷囟门处，药干则换。

功用 补肾健脑、利水解毒。

方解 病由肾虚，病位在脑，波及心脾，治之大法，当以补肾治水、益髓健脑为主。考龟得阴精最充，鹿得阳气最足，阿胶（驴皮胶）乃气血双补之品，三胶皆具收敛补益之功，与地黄、枸杞子合用，能补先天、益阴阳、助肾治水健脑，故分型而重用之，颇具阴中求阳，阳中求阴，阴阳互生之妙。山药、云苓、泽泻、白术等物有健脾燥湿、益气而资后天之效；山萸肉、五味子等具有滋阴收敛纳气之能；菊花、车前子有清头风、解毒明目、利颅内积水之效，与丹皮、云苓、泽泻、牛膝相伍，尤有泄火降毒、引上泛积水下行之功；知母、黄柏、黄芩、黄连、栀子、大黄等是滋阴解毒圣药；诸药合用，具有调阴阳、安五脏、益六腑、理气血、补肾健脑、升清降浊、利水解毒，导火邪下行之妙用。若本病发时即治，不失时机，治本带标，明确辨证，法则对证，药必中病，治必有效。

主治 小儿脑积水（解颅）。

加减 若阴虚者，加龟板胶、五味子、知母、黄柏、阿胶；伴驼背者，加鳖甲或鳖甲胶；阳虚者，加鹿角胶、轻用龟板胶；阴阳两虚者，三胶合用。气血不足，加红参、鹿茸粉；脾虚，加党参、白术、砂仁；食滞，加焦山楂、焦麦芽、焦神曲，减地黄用量；便秘，加当归、首乌；夹瘀热者，加大黄；便稀，加车前子，并增大泽泻、云苓、山药用量，减地黄用量；惊悸，加朱砂、琥珀粉；呕吐，加半夏、竹茹、鲜生姜；伴毒热者，加山栀、黄芩、黄连、大黄；高热惊厥者，加安宫牛黄丸。

疗效 治疗数例，疗效满意，均告愈出院。

§23 治小儿佝偻病秘方

23.1 菟参龙牡汤

来源◇陈文利，《北京中医》（4）1991年

组成◇菟丝子30克，党参、北芪各10克，白术、陈皮、柴胡、郁金、五味子各6克，龙骨、牡蛎各20克。

用法◇每日1剂，浓煎取汁，日服3次，连服1个月。

功用◇疏肝、健脾、补肾。

方解◇小儿佝偻病，多因脾肾不足所致，与肝有关，肝气有余则横克脾土，而致相克相制之患。佝偻病发病多为早期轻型，症见夜惊、烦躁、多汗之证，证属肝脾不调，治以健脾补肾疏肝之法，验之临床，获得确切良效。本方用柴胡、郁金疏肝；党参、黄芪、白术、陈皮健脾；菟丝子补肾；五味子、龙牡收敛安神，共奏疏肝、健脾、补肾之功，取得了与维生素D同等疗效。

主治◇小儿佝偻病（缺乏维生素D所致者）。

疗效◇治疗115例，年龄5个月至7岁，115例中合并反复呼吸道感染37例，贫血31例，泄泻17例，营养不良21例，惊厥4例。结果，按1986年全国标准，总有效率为83%。

23.2 利湿健脾汤

来源◇朱长义，《中国中医秘方大全》

组成◇苍术、白术、黄柏各6克，茯苓、木瓜、牛膝、木通、栀子各5克，茵陈6克，藿香、甘草各3克。

用法◇水煎服，每日1剂，日服2次。

功用◇健脾疏络、清热利湿。

方解◇小儿佝偻病，临床从湿热论治甚少。且独辟蹊径而获效。方用白术、茯苓，健脾益气，苍术燥湿健脾助运；木瓜通络；黄柏、牛膝、茵陈、栀子清热利湿；藿香芳香化湿。全方利湿为重，湿去则脾运得健，再佐以参苓白术散以健脾，确不失为治疗佝偻病之新法。

主治◇小儿佝偻病伴肢肿、溲少、苔黄腻、脉濡等证。

加减◇湿热证消除后，予参苓白术散善其后。

疗效◇治疗1例佝偻病。3岁，诊断为佝偻病，两下肢呈“O”形畸形，伴湿热证象。服本方5剂证减，再进3剂，证消。予参苓白术散善后，少食油腻，多进蔬菜。半年后复查，“O”形腿消失，诸证痊愈。

23.3 龙牡健脾散

来源◊苏忠国,《中级医刊》(11)1987年

组成◊龙骨、牡蛎各50克,苍术15克,五味子5克。

用法◊上药共研细末。每日服3次,每次服1.5克,加白糖适量或盐开水冲服。连服15天至3个月。

功用◊补肾健脾。

主治◊小儿佝偻病。

加减◊脾虚者,加服补中益气汤,水煎服,每日1剂,日服3次,连服15天至3个月;体弱阴虚者,加服补肾地黄丸,每次1~3丸,日服3次,连服15天至2个月;在服上药基础上,同时给予钙糖片(0.15克),每次2片,每日3次口服。橙汁鱼肝油每次服2~5毫升,每日3次,连服15~30天。患儿为中度者,加用维生素D_3,一般在口服钙片3天后,肌注30万单位,每周肌注1次,连用2~3次,有感染者,可选用抗生素治疗。多晒太阳,加强户外活动,积极防治慢性疾病,多食含维生素D及钙磷较多的食物,如肝、蛋黄、蔬菜、水果等。活动期患儿避免脊柱和肢体受压,以防畸形。

疗效◊治疗112例,年龄最小7天,最大3岁。结果:痊愈96例(占85.71%),好转16例(占14.24%),总有效率达100%。治愈病例中,治疗最短者15天,最长75天,平均31.2天。

§24 治女童性早熟秘方

24.1 清泻相火方

来源◊顾文华,《中国中医秘方大全》

组成◊知母、黄柏、生地、茯苓、丹皮、泽泻、炙龟板、夏枯草各9克,生甘草4.5克。

用法◊水煎服,每日1剂,日服2次。

功用◊滋补肾阴、清泻相火。

方解◊女童性早熟,系因肾阴虚相火旺所致,故方用生地、龟板滋补肾阴、潜阳制火;黄柏、知母泻相火而坚真阴;佐以丹皮、泽泻、茯苓泻虚火,利湿浊;龙胆草、夏枯草清肝燥湿。诸药配伍,共奏滋补肾阴、清泻相火之功。本方配伍精当,切中病机,故临床疗效较好。本方很可能对下丘脑—垂体—卵巢轴的提前发动、功能亢进有一定的抑制作用之故。

主治◊肾阴不足、相火偏旺所致的女童性早熟症。

加减◊乳房触痛、易怒,加逍遥丸9克;阴道流血,加旱莲草12克;阴道有分泌

物，加龙胆草 4.5 克。

疗效◇治疗 10 例，其中 3 岁以下 1 例，3~7 岁 6 例，7~12 岁 3 例。病程 1 周至 4 年。均有第二性征提前出现。10 例中 9 例经服本方 14~150 剂后治愈，经长期随访，除 1 例已到青春期，乳房又增大外，余均未见反复，疗效巩固。10 例中仅 1 例 6 岁女童，病程已达 4 年，乳房已完全发育，服本方治疗无效。

附记◇笔者临床验证 2 例，亦获痊愈。

24.2 滋阴泻火汤

来源◇时毓民，《中医杂志》（2）1990

组成◇生地、知母、玄参、夏枯草、黄柏、泽泻、赤芍、三棱各 9 克，炙龟板 9~12 克，龙胆草 3~12 克，生麦芽 30~60 克，生甘草 4.5 克。

用法◇水煎服，每日 1 剂，日服 2 次。疗程为 0.5 个月~1 年 1 个月，平均 5.2 个月。

功用◇滋阴泻火。

方解◇女童性早熟病儿多有胆小、面部升火、急躁易怒、五心烦热、口渴、舌质红、脉弦等肝肾阴虚、相火偏旺的症状，因此应用本方最为适合。故方用生地、龟板滋阴益肾；知母、元参、黄柏滋阴泻火；龙胆草泻肝降火、清热利湿；夏枯草清肝散结；赤芍、三棱活血软坚；生麦芽有舒肝回乳的作用。方中龙胆草应从小剂量开始，逐渐加量，因人而异，以免引起克伐胃气之弊。经观察，有 2 例应用龙胆草 3~4.5 克，疗效不显，后加至 12 克，乳房迅速缩小，可见龙胆草是治疗性早熟的主要药物之一。

主治◇女童性早熟。

加减◇阴道分泌物多者，加椿根皮 12 克，芡实 15 克；阴道流血，加旱莲草 9 克，仙鹤草 12 克。

疗效◇治疗 25 例，年龄 15 个月~7 岁 9 个月。结果，性早熟症状及体征消失者 17 例，性早熟症状及体征明显减轻者 6 例，无效 2 例。获效时间为 0.5~2.5 个月。24 例乳房增大，治疗后大都恢复常态。在获效的 23 例中，有 12 例于停药后平均 6 个月进行随访，11 例无复发，1 例乳房增大，此时已足 18 岁，故未进行治疗。

§25 治小儿心肌炎秘方

25.1 参芪十九汤

来源◇刘孝贤，《中国中医秘方大全》

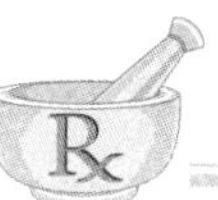

组成◊党参、黄芪、丹参、炒酸枣仁各15~30克，当归、川芎、薤白头、茯神各9~15克，白术、柏子仁、瓜蒌各9~24克，郁金、炙远志、云茯苓各6~9克，桂圆肉12~24克，大枣5~10枚，枳壳、厚朴各9~12克，炙甘草3~6克。

用法◊水煎服，每日1剂，日服3次。1个月为1疗程。

功用◊补益心气、温通心阳、活血化瘀。

方解◊本病多因正气虚弱，复感于邪，内客于心所致。方用党参、黄芪、白术、茯苓、甘草、大枣补益心气，有调节机体免疫功能的作用；酸枣仁、柏子仁、桂圆肉、炙远志、茯神养心滋阴、安神定悸；当归、川芎、丹参、郁金活血化瘀通络；有扩张血管、改善血液循环的作用；瓜蒌、薤白头、枳壳、厚朴温通心阳，宽胸理气。本方不仅有利于病毒性心肌炎的康复，而且能防止心、脑、肾栓塞等并发症的发生。因本方以扶正为主，故能收到较好疗效。

主治◊心肌炎。

疗效◊治疗70例，痊愈（症状全部消失，体征、心电图等检查恢复正常）68例，好转（症状、体征、心电图等检查有减轻）1例，无效1例。总有效率为98.6%。平均疗程为27.5天。

25.2 银花益母饮

来源◊刘兴运，《中国中医秘方大全》

组成◊金银花30克，益母草20克，苦参、当归、党参各15克，炙甘草6克。

用法◊水煎服，每日1剂，日服2次。疗程2个月。

功用◊益心强心、活血祛瘀、清热解毒。

方解◊病毒性心肌炎，多因外感风寒，湿热搏于心脉，使心气受阻，导致气虚血瘀，痹阻心阳，故有："脉痹不已，复感于邪，内舍于心"之说。故方用金银花清热解毒；益母草可明显的减慢心率，增加心肌冠状动脉及外围的血流量，改善心肌的微循环，对心肌的超微结构、特别是对微粒体有保护作用；当归可降低心肌耗氧量，改善心肌微循环；苦参能改善心肌细胞膜、K^{+}-Na的传导，使心肌的应激性降低，延长绝对不应期，由此能抑制异位起搏点，防止和治疗心律失常；党参有扶阳益气、增强心脏功能，防止心衰；炙甘草和中益气。诸药合用，共奏益气强心、活血祛瘀、清热解毒之功。

主治◊病毒性心肌炎。

疗效◊治疗82例，结果显效（症状与体征消失、心电图改变恢复正常，并稳定半年以上者）59例，好转（症状、体征及心电图均有改善）19例，无效4例。总有效率为95.1%。

25.3 补气养血汤

来源◇王常勇，《中西医结合杂志》(7) 1991年

组成◇生黄芪、丹参、板蓝根各20克，炙甘草25克，党参（或太子参）、麦冬、当归、白芍各10克，五味子、阿胶（烊化）、生姜各5克，生地、茯苓、苦参各15克，桂枝2.5克，大枣5枚。

用法◇水煎服，每日1剂，日服3次。30天为1疗程。

功用◇益心气、补心血、宁心神、化瘀滞、通血脉、解热毒、扶正祛邪。

方解◇证以心肺气阴亏虚为本，邪毒内侵为标，治以补益气血养心为主，化瘀通脉解毒为法。方用炙甘草、生黄芪、党参（或太子参）、大枣补气；生地、当归、白芍、阿胶补血；麦冬、五味子养阴；桂枝、生姜壮心阳、通血脉；茯苓宁心运脾；丹参活血化瘀；板蓝根、苦参清心解毒。全方有益心气、补心血、宁心神、通血脉、化瘀滞、解热毒之功效。同时配合能量合剂、复方丹参注射液静滴，以营养心肌、改善心肌供血、发挥中西药的协同作用，从而能收到满意疗效。

主治◇病毒性心肌炎。

加减◇胸闷重，加瓜蒌20克，薤白10克；自汗，加防风6克；手足欠温，加附子5克；虚热，加丹皮、地骨皮各10克；失眠，加夜交藤50克；纳差，加陈皮15克；血瘀，加川芎10克，红花5克。西药配合10%葡萄糖250~500毫升，加能量合剂、复方丹参注射液4~8毫升静滴，每日1次，15天为1疗程，连用2疗程。

疗效◇治疗组（中西医结合）50例，结果痊愈19例，显效24例，好转6例，无效1例，总有效率为98.8%。对照组（西药常规应用抗心律失常药物，镇静，对症治疗，加能量合剂、维生素C 2.5克静滴，每日1次、10%葡萄糖250~500毫升，15天为1疗程，连用2疗程）50例，结果：痊愈8例，显效12例，好转25例，无效5例，总有效率为90%。治愈率、显效率均有显著差异（$P>0.05$和0.001）。

25.4 参芪瓜蒌汤

来源◇俞美玉，《上海中医药杂志》(11) 1985年

组成◇黄芪、党参各10克，麦冬、白芍、五味子、葛根各6克，郁金、瓜蒌各5克，泽兰、当归、丹参、刘寄奴各4.5克，炙甘草5克。

用法◇每日1剂，浓煎，频喂，必要时配合西药对症治疗。

功用◇益气养阴、活血化瘀、清热解毒、宁心安神。

方解◇小儿脏腑娇嫩，形气未充，腠理疏薄，表卫不固，抗病能力差，故而为外邪乘袭而致病。邪气袭肺，内及于心，而耗伤心之气阴、气阴既伤，鼓动无

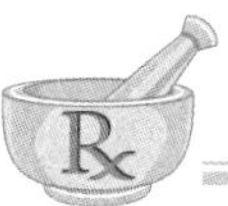

力，血行不畅，瘀阻于内而致心神不宁，症见心悸、怔忡、脉结代，证属正虚（气阴不足）邪实（血瘀、邪毒）、虚实夹杂。治宜益气养阴、活血化瘀、清热解毒、宁心安神之法。方中黄芪、党参、甘草益心气；麦冬、当归、白芍养心阴；五味子收敛耗散之心阴、心气；葛根、瓜蒌、郁金宣痹通络；配泽兰、刘寄奴活血化瘀；当归、丹参养血脉化瘀滞、使营卫调和、气阴得以恢复，则诸证自平。

主治◊小儿病毒性心肌炎。

加减◊气阴虚，加生晒参3克，玄参、生熟地各5克；气滞血瘀，加桃仁、红花各3克，川芎、赤芍各4克；心悸、心慌，加柏子仁、远志各5克，磁石、珍珠母、龙骨、牡蛎各4克，夜交藤、枣仁各6克；湿重，加白术、茯苓、藿香、佩兰各6克；心阳虚，加桂枝5克，红参3克；纳呆，加山楂、谷麦芽各5克；砂仁3克；胸闷，加薤白、陈皮、木香各4.5克；热重，加石膏、寒水石各10克，柴胡、黄芪、板蓝根、金银花、连翘、淡竹叶、白花蛇舌草各5克；呕吐，加法半夏3克，竹茹10克。

疗效◊治疗12例（均为住院患儿，均有感染史），结果4例症状、体征消失、心电图恢复正常；8例好转，有效率为100%。

§26　治小儿蛔虫症秘方

26.1　使香消积汤

来源◊吴逸华，《上海中医药杂志》（9）1988年

组成◊使君子、槟榔、神曲、白芍、榧子、川楝子各8克，山楂肉、茯苓各10克，乌梅3枚、木香6克。

用法◊上药以温水2碗半浸泡半小时后，文火浓煎至半碗，于半饥饱时温服。婴儿可分数次服完。一般连服3天。

功用◊理气止痛，驱虫消积。

方解◊蛔虫症一般既有虫积，又有脾虚。故方中以使君子、榧子为驱虫药，其性平味甘，能消积除疳、杀虫而不碍胃；木香行气止痛、温暖脾土、通畅气机；乌梅安蛔；川楝子理气止痛杀虫；神曲、山楂等消食和胃导滞；茯苓渗湿健脾；白芍缓急止痛；更取大黄清下陈积之功，使虫邪排出体外，腑气得以通畅。全方攻补兼施，药性平和，杀虫不碍胃、祛邪不伤正。故用之颇见效验。

主治◊小儿蛔虫症。

加减◊驱虫为主且大便不溏者，加大黄6克（后下），川楝子易苦楝根皮6克；便溏或泻下完谷不化或大便次数增多，加石榴皮8克；疳积患儿加疳积草

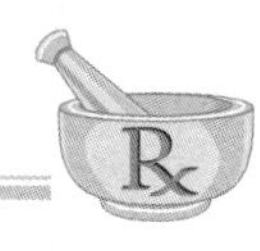

10克。

疗效 一般服药3剂后腹痛解除，排出大量虫体或粪检虫卵转阴。治疗278例中，治愈243例（占87.41%）；有效33例（占11.87%），无效2例。近期有效率达99%以上。

26.2 使君子汤

来源 曹旭，《陕西中医》（10）1988年

组成 使君子肉（微炒）、苦楝根皮、陈皮各9克，槟榔15克，木香、枳壳各6克，大黄3~6克（后下）、甘草3克。

用法 水煎服，每日1剂，早晚分2次服。年龄偏大者，可连续服2剂。

功用 杀虫驱虫、理气止痛。

方解 方中使君子、苦楝根皮、槟榔等均为杀蛔虫之要药，有杀虫驱虫之功；加大黄乃取其使蛔虫从大便而下；陈皮、木香、枳壳理气止痛，通畅气机，与大黄相伍，可使腑气畅通，使蛔虫无容身之所。甘草调和诸药。共奏杀虫驱虫、理气止痛之功。组方严谨，堪可效法。

主治 小儿蛔虫症。

疗效 林宝珊临床验证，治疗30例，服药1剂即有蛔虫排出者22例，另8例均服2剂后见有蛔虫排出。排虫率达100%。

26.3 槟君苦楝汤

来源 郑宏阅，《上海中医药杂志》（17）1987年

组成 槟榔50克，使君子20克，苦楝根皮15克，木香6克，枳壳15克，乌梅10克。

用法 水煎服，每日1剂，日服2次。小儿减半。连服3天为1疗程，服药2剂未解大便，可用肥皂水50毫升清洗灌肠，以促排蛔。治疗过程中有呕吐脱水者，予输平衡液。发热及化验血象过高有肠道感染者，可加用抗生素。

功用 驱虫安蛔，行气止痛。

方解 方中槟榔、使君子、苦楝根皮均为驱虫要药，配木香、枳壳行气导滞止痛；乌梅和胃安蛔。诸药合用，驱蛔安蛔并举，和胃行气消滞并存，用之临床，每获良效。

主治 肠道蛔虫症。

疗效 治疗106例，其中胆囊炎胆管炎型80例，胆囊梗阻型14例，胰腺炎型13例。结果痊愈96例，好转6例，无效4例。75例服药半小时后症状消失；76例服药第2剂后排蛔；14例服药3剂后排蛔；3例孕妇疗效满意，未见不良反应。

26.4 槟榔陈金汤

来源◇张若芬,《浙江中医杂志》(1)1990年

组成◇槟榔10克,全瓜蒌、茵陈各12克,番泻叶、陈皮各6克,苦楝根皮9克。

用法◇上药加水适量浓煎至150~200毫升,熟豆油20毫升送服。每日1剂,上述药物剂量可视患儿年龄及体质状况增减。若发热可予庆大霉素(常规用量);呕吐不能口服者,改为保留灌肠。

功用◇驱蛔杀虫、通利大便。

方解◇方中用槟榔、苦楝根皮驱蛔杀虫;全瓜蒌、番泻叶通利大便;茵陈、陈皮清利理气,助番泻叶等药通便导滞。诸药合用,共奏驱蛔杀虫、通便导滞之功。待驱虫之后,再进扶正健脾之品,以防攻利伤正。

主治◇小儿蛔虫性肠梗阻。

疗效◇治疗13例,年龄3~13岁之间。结果:全部治愈。服药1剂治愈者2例,2剂4例,3剂4例,6剂2例,1例灌肠1剂而愈。

§27 治小儿蛲虫病秘方

27.1 榧黄散

来源◇秦亮,《黑龙江中医药》(5)1991年

组成◇榧子肉(焙干)、生大黄各等分。

用法◇上药共研细末,开水冲服,日服3次。每次服为(年龄+1)×0.4克。连服1周。

功用◇杀虫止痒。

主治◇小儿蛲虫病。

疗效◇治疗96例,显效(症状消失、镜检虫卵阴性)87例,有效9例,总有效率达100%。

27.2 驱蛲汤

来源◇朱小晓,《广西中医药》(6)1988年

组成◇槟榔20克,川楝子15克,细辛1克,百部10克,乌梅6克,大黄8克(后下),使君子适量(不入汤剂、炒熟、去壳食仁)。

用法◇①早晨空腹服熟使君子仁,1岁服2粒,按增1岁递加2粒类推,但最多不得超过20粒;②上药水煎至6毫升,服完使君子仁后即服汤剂;③服药1小时左右后再进早餐。

功用◇驱虫杀虫、通便排虫。

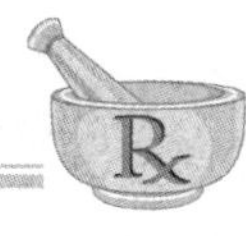

方解 本方之槟榔、乌梅、百部、川楝子、使君子均有驱虫、麻痹虫体的作用；细辛散寒止痛；大黄泻下通便，导虫体从大便而出。连服3剂，基本可以驱净蛲虫，效果颇著。又因本方有轻泻作用，凡患有肠炎、痢疾的小儿暂时又不宜使用本方。

主治 小儿蛲虫病。

加减 同时加用杀虫药棉外治，即取蛇床子、百部各40克，加水浓煎至120毫升。将小棉球投入药液中浸透，然后用烤箱烤干（晒干亦可）备用。临睡时取一药棉球蘸少许花生油或香油、菜油，塞入肛门，次日晨间取出。一般连用3天。

疗效 治疗90例，结果：痊愈87例，好转3例，总有效率达100%，其中治愈率为96.6%。

§28 治小儿肝糖原累积症秘方

28.1 加味健脾补肝汤

来源 关幼波，《千家妙方·下》

组成 生黄芪10克，当归6克，白芍10克，白术4.5克，扁豆、党参、赤芍、丹参、鸡内金、王不留行、炒稻芽各10克，地龙3克，泽兰12克，乌梅、郁金各3克，香附、僵蚕各6克，紫草4.5克，败酱草15克。

用法 水煎服，每日1剂，日服2次。另以玉米须煎汤，代茶饮。

功用 健脾补气、养血补肝、活血化瘀、解毒散结。

方解 本病系由肝脾两虚、痰血败毒凝聚所致。当从治痰入手。方中之生黄芪、当归、白芍、丹参、乌梅益气养阴血、柔肝缓急，使之肝守藏血理气之职；党参、白术、扁豆、炒稻芽、鸡内金，健脾益气、消导和胃，以助后天之本，使之脾尽运化散精之能，水湿得运以断生痰之源；香附、郁金、泽兰、王不留行、赤芍、地龙行气活血，使之气血流畅，痰血化散、瘀去新生；败酱草、紫草解毒活血以消内蓄之败毒；僵蚕解毒熄风。另用玉米须煎汤代茶，清热利湿。全方健脾补气、养血补肝、活血化瘀、解毒散结、攻补兼施、以补为主、扶正祛邪以扶正为先。方中虽无杏仁、橘红等狭义化痰之品，而是补血养肝，健脾补气，调理气血，活血化瘀，气顺则痰易消，血活则痰易化，不但能使已经瘀结的痰血清除化散，而且阻断生痰之源，治痰之妙乃在此也。待药后症状改善后，可随症稍事加减，如用生牡蛎养阴软坚，路路通活血通络，木瓜利湿平肝、壮筋骨；蒲公英解毒。进退为方，直至痊愈。

主治 小儿肝糖原累积症。

疗效 治疗2岁男儿1例，用本方加减进药70余剂，获痊愈。10年后随访，健康

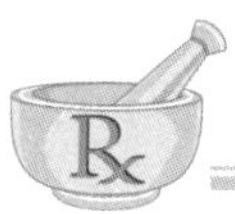

正常。

§29 治百日咳秘方

29.1 痉咳方

来源◊徐迪三，《名医秘方汇萃》

组成◊桑白皮、杏仁各9克，生石膏30克（先煎），鱼腥草、黄芩、百部各9克，天浆壳4只，天竹子、腊梅花各9克。

用法◊每日1剂，水煎服，日服2次。

功用◊清肺降逆、化痰止咳。

方解◊方中天竹子与腊梅花，为《本草纲目拾遗》三奇方中的主要药物。通常用于阵发性剧咳，为治疗久咳及顿咳的要药。现代药理研究已证明，天竹子中所含的南天竹碱，具有麻痹呼吸中枢的作用。因此对阵咳有较强的抑制作用。但在应用时必须掌握药量，用量不宜过大，以免引起中毒。桑白皮具有清泻肺热的作用。黄芩、石膏都能清肺胃之热；杏仁宣肺止咳；百部及天浆壳为治疗久咳及百日咳的要药。天浆壳宣肺平喘、止咳化痰，与百部同用，更能增强其止咳的作用。现代药理实验研究亦证明百部中所含的百部碱能降低呼吸中枢的兴奋作用。

主治◊百日咳痉咳期。

加减◊凡症见咳声连连，甚至达数十声不止，咳后有鸡鸣样吸气性回声，常于呕吐痰涎后方少定，并往往少定又作等。百日咳痉咳期可选用本方。若热盛加板蓝根、射干、野菊花、芦根等，咳剧加紫菀、款冬花、桃仁等；气逆加葶苈子、白芍等；痰多加海浮石、海蛤壳、莱菔子等；干咳加川贝母、黄精、人参等；咳血加墨旱莲、茜草根、藕节、仙鹤草、白茅根等；阴虚舌剥加乌梅、南北沙参、天冬、麦冬等。

百日咳脑病变可应用下列药物：高热可加用安宫牛黄丸、紫雪丹、牛黄清心丸之类；抽搐可加用羚羊角、至宝丹、牛黄抱龙丸、琥珀抱龙丸之类；神志昏迷者可用苏合香丸之类。

疗效◊多年使用，疗效满意。一般服3剂即见效，8~10剂可获痊愈。

29.2 百马汤

来源◊黎炳南，《名医治验良方》

组成◊百部10克，马兜铃3克，炙甘草6克，大枣4枚。

用法◊每日1剂，水煎服，日服3次。

功用◊降气止咳、补益脾肺。

方解◇方中百部、马兜铃擅于降气止咳，对于痉咳连连之证颇有捷效。而证多起于体虚，久咳必伤肺气，若专于攻邪则重伤其气，此病势缠绵之因也，故对体虚者，能否恰如其分地运用攻补兼施之法，是速愈本病之关键。本方用大枣、炙甘草即示扶正之意，惟马兜铃性寒而味甚苦，婴儿服之易吐，当以轻剂取效（3~4 克），配用枣、草可调其味。体若虚寒者，更助以温补之品，则量虽小而可获事半功倍之效。临证时，据其证候特点，加味调治。

主治◇百日咳，不论证属何型，皆可加减用之。

加减◇本方为治百日咳的基础方。若外感风邪，痰热束肺，症见发热、流涕、咳嗽阵作，夜间尤甚，痰黄、舌质略红、苔薄白，脉滑数，可选加麻黄、防风、前胡、桔梗、大青叶、连翘等；若痰浊互结，肺络受阻，症见痉咳连连，面赤发憋，涕泪俱出，痰黏难咳，咳甚呕吐黏痰或伴食物，可选加苏子、葶苈子、鹅管石、沙参、地龙；偏热者再加毛冬青、蚤休；若肺阴不足，正虚邪恋，病久阴伤，余热留恋，症见低热不退，或五心烦热，咳嗽痰少，盗汗、口干、咽红，本方加青黛、海蛤粉、沙参、麦冬、五味子、天花粉；若中运不健，肺脾两虚，素体虚弱，或病久正伤，症见面色萎黄、咳嗽无力、纳呆便溏、自汗盗汗，本方加党参、白术、陈皮、法半夏、鹅管石、五味子。

疗效◇临床屡用，疗效满意。一般服 5 剂见效，10~15 剂可获痊愈。

29.3 缓痉镇咳汤

来源◇陈光祖，《名医治验良方》

组成◇蜈蚣 2 克（冲服），僵蚕 4 克，地龙、鹅不食草各 6 克，南天竹子、天浆壳各 10 克。

用法◇每日 1 剂，水煎服，日服 2 次。

功用◇清热化痰、缓痉镇咳。

方解◇本病系因蕴痰伏络，肺金失其清肃，肝火偏旺，反侮肺金所致。治当肝肺同治，以清金抑木。故方中蜈蚣辛温以解痉挛、止咳嗽；僵蚕辛咸入肝肺二经，既能解痉，又能疏散风热、化痰散结，合蜈蚣以增强缓痉镇咳之作用；地龙咸寒降泄，下行走窜，善清肝热，既有解痉止咳平喘之功，又有化痰通络之效；南天竹子、天浆壳、鹅不食草为治疗百日咳之良药，功专清热止咳化痰，与缓痉之药相伍，则效更宏。

主治◇百日咳痉咳期。

加减◇临证应用，可随证加减。

疗效◇临床屡用，每获佳效。一般服 5~10 剂即可痊愈。

29.4 百日咳方

来源◇徐小洲，《名医治验良方》

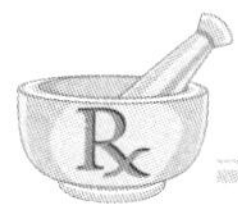

组成◊蒲公英30克，北秦皮、天竹子、炙百部、炙甘草各10克。

用法◊每日1剂，水煎服，日服2次。

功用◊清热解毒、降逆止咳。

方解◊本病的发生是由于感受时疫邪毒，邪热蕴肺，煎熬津液，酿液成痰，痰阻气道，而肺失清肃，肺气上逆所致，故方用蒲公英、北秦皮清热解毒，且秦皮尚可祛痰、镇咳、降逆；炙甘草润肺祛痰，用量偏大；炙百部润肺止咳；天竹子具有较好的止嗽镇咳作用。诸药合用，共奏清热解毒、降逆润肺止咳之功。用治百日咳最为恰当。但临证应用须灵活加减，用之方能得心应手，效佳。

主治◊百日咳。

加减◊眼睑浮肿，加冬瓜皮10克；寐后汗出，加麻黄根10克；咳嗽不畅，加桔梗3克；痰多便结，加礞石滚痰丸10克（包煎）；咯血，加鲜茅根30克；病情较重者加鱼腥草30克，北秦皮剂量可增加到20~30克，天竹子可改为15克。

疗效◊临床屡用，疗效显著，一般服10剂左右可获痊愈。

29.5 麻杏代赭汤

来源◊张贵印，《名医治验良方》

组成◊麻黄、杏仁、旋覆花（包煎）、代赭石（先煎）、清半夏、茯苓、前胡、枇杷叶、百部、鹅不食草、甘草各适量。

用法◊每日1剂，水煎服，日服3次。

功用◊降肺和胃、化痰散邪。

方解◊本病的发生，虽然以时邪为外因，但必须在素体脾胃不调、痰浊内蕴的条件下，方可发病。若脾胃不调，即古谓：“小儿脾常不足”，土不生金，必致肺卫气弱，每易感受时令风邪、内外合邪而成顿咳。其治必须重视脾胃，降胃即降肺，化痰即利肺，健脾即益肺，故宜肺胃同治。方用麻黄、杏仁宣降肺气，止咳平喘；旋覆花、代赭石化痰行饮，降胃气之逆；清半夏、云茯苓散凝结之痰饮，健脾以绝生痰之源；前胡、枇杷叶、百部、鹅不食草止咳化痰、降气平喘。合而用之，共奏降肺和胃、化痰散邪之功。用治顿咳，疗效可靠。

主治◊百日咳痉咳期（顿咳）。

加减◊胸满者，加瓜蒌；痰多者，加浙贝母；大便干结者，加桃仁、冬瓜仁；热壅者，加生石膏；气虚者，加人参、五味子。

疗效◊屡用屡验，疗效满意。一般服2剂见效，5~10剂即收全功。

29.6 红百煮散

来源 冉雪峰，《冉氏经验方》

组成 百部根、紫菀、生地、苦葶苈各 15 克，红花 3 克，杏仁、旋覆花、浙贝母各 9 克。

用法 共研细末，混合均匀，分小包。每日 1 包，水煎，分 2~3 次温服。5 岁以下儿童酌减。

功用 止咳化痰、降气逆。

方解 方中以百部、紫菀、杏仁宣肺止咳；生地、红花养血活血；旋覆花、葶苈子、浙贝母降逆化痰。采用煎散法，用药量少而效宏，值得推广。

主治 顿咳（百日咳）。

疗效 验之临床，屡获佳效。

29.7 温肺化饮汤

来源 张先五，《中医杂志》（10）1989 年

组成 半夏、麻黄、五味子、干姜、天竺黄、贝母、甘草各 10 克，细辛 3 克，百部、葶苈子各 15 克。

用法 用水先煎麻黄，除去浮沫后再加余药，水煎 30 分钟至煎成药液 200 毫升。1~3 岁每日服 70 毫升、4~10 岁服 100 毫升，11~16 岁服 150 毫升，分早、晚两次服。

功用 温肺化痰、降逆止咳。

方解 百日咳始见于明代冠平《全幼心鉴》。因此病有传染性，故又称“疫咳”。方中麻黄、细辛、干姜温肺散寒；半夏降逆除痰；贝母、百部、葶苈子、天竺黄行气化痰止咳；五味子敛肺止咳。全方共收温肺化痰、降逆止咳之功。现代药理研究证明，半夏有较强的镇咳作用，其作用原理是直接抑制咳嗽中枢；浙贝母所含生物碱，有解除支气管痉挛、扩张支气管平滑肌的作用；细辛、百部具有抗菌作用；麻黄碱对支气管痉挛有较持久的解痉作用；五味子的乙醚提取物有增强肾上腺皮质功能，增强机体对有害刺激非特异性抑制能力的作用。这些证明，本方与现代医学对百日咳的抗菌、镇静、镇咳祛痰及使用肾上腺皮质激素的治疗原则近似。

主治 百日咳（属寒邪束肺者）。

加减 腹胀便溏者，去葶苈子，加白术、茯苓各 10 克，砂仁 6 克；自汗者，加桂枝 6 克，白芍 10 克；寒热互作者，加柴胡 10 克。

疗效 作者应用于临床 40 余年，屡获良效，一般连服 5 剂左右即愈。

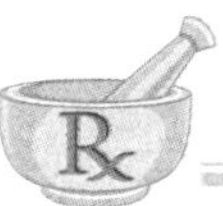

29.8 镇肝止咳汤

来源 ◊ 郑启仲，《中医杂志》（10）1989 年

组成 ◊ 柴胡 6 克，白芍 8 克，龙胆草 6 克，代赭石 12 克，钩藤 9 克，僵蚕 5 克，蜈蚣 1 条，胆南星 3 克，硼砂 1.5 克，枸杞子 6 克，甘草 3 克，青黛 3 克。

用法 ◊ 水煎服，每日 1 剂，分 2 次加冰糖频服。

功用 ◊ 清肝泻火、化痰解痉、镇肝止咳。

方解 ◊ 小儿肝常有余。百日咳初感在肺，其病在肝；木火刑金，风痰相搏，咳由肺起，其制在肝。故立“镇肝止咳”之法。方中柴胡为君以疏达肝气；青黛、龙胆草清肝泻火；白芍平肝解痉；代赭石重镇降逆；钩藤、胆南星、僵蚕、蜈蚣平肝熄风、化痰解痉；硼砂清热化痰；枸杞子配白芍养肝缓急解痉。诸药合用，共奏清肝泻火、化痰解痉、镇肝止咳之功。

主治 ◊ 百日咳（痉咳期）。

疗效 ◊ 治疗 240 例，结果：痊愈（痉挛性咳嗽消失）177 例（占 73.7%），显效（痉挛性咳嗽基本消失）33 例（占 13.8%），好转 19 例，无效 11 例，总有效率为 95.4%。

29.9 解除痉咳汤

来源 ◊ 林文宗，《浙江中医杂志》（1）1987 年

组成 ◊ 僵蚕、全蝎、蝉衣、地龙、杏仁、胆南星、天竺黄各 3 克，青黛、甘草、黄芩、地骨皮、瓜蒌实、百部各 4 克。

用法 ◊ 水煎服，每日 1 剂，日服 2 次或频服。

功用 ◊ 凉肝解痉、清肺豁痰、抑菌止咳。

方解 ◊ 方中用僵蚕、蝉衣、全蝎、地龙以疏肝祛风通络止痉。肝得疏泄，痉挛松弛，则痉咳自止；青黛、黄芩、地骨皮以凉肝清肺、泻热解毒；天竺黄、胆南星、瓜蒌实清热化痰；百部、杏仁润肺抑菌止咳；甘草缓急解痉、调和诸药。合用共奏凉肝解痉、清肺豁痰、抑菌止咳之功。

主治 ◊ 百日咳痉咳期。

加减 ◊ 呕吐者，加旋覆花 3 克，代赭石 10 克；白睛溢血，或痰带血者，加藕节、鲜白茅根各 6 克，菊花 3 克。

疗效 ◊ 治疗 50 例，年龄 8 个月至 6 岁之间，病程最短 1 周，最长 6 周以上。结果痊愈 37 例，显效 13 例，总有效率为 100%。

29.10 紫茶二仁汤

来源 ◊ 黎仲慈，《湖南中医杂志》（1）1988 年

组成 ◊ 紫草、矮地茶、沙参、桑白皮各 10 克，杏仁、贝母、桃仁、甘草各 5 克。

用法◇水煎服，每日1剂，日服3次，7天为1疗程。

功用◇活血解毒、祛痰止咳。

方解◇本病系由病邪犯肺，肺气失宣，气郁化热，酿液成痰，阻遏气道所致。方用紫草解毒透瘀凉血；矮地茶解毒祛痰、凉血；沙参、甘草以养脾肺；杏仁、贝母以利肺；桑白皮、桃仁以消痰血。药虽8味，诚为解毒祛痰活血之良方，故收效满意。

主治◇百日咳。

加减◇痉挛性阵咳者，加葶苈子（包煎）10克，地龙5克；咳痰多者，加天竺黄、胆南星各3克；痰呕甚多者，加代赭石10克，清半夏5克；面目浮肿者，加肺经草10克（又名小金尾草、地竹柏）、鸭跖草10克；咳血较多者，去桃仁，加白茅根30克，藕节10克；肺气虚者，沙参加至30克。

疗效◇治疗100例，年龄均为9岁以下，病程为1~3个月。结果痊愈85例，好转10例，无效5例，总有效率为95%。

29.11 顿咳汤

来源◇彭永礼，《中国中医秘方大全》

组成◇枇杷叶（蜜炙）11克，白芥子2.5克，苦参15克，麻黄7.5克，大黄2.5~5克（此为1周岁剂量，其他年龄视病情增减）。

用法◇先将前3味药用水300毫升煎沸后，再加入麻黄、大黄煎至45毫升。每日1剂，分3次温服。

功用◇宣降肺气、豁痰清热、解痉止咳。

方解◇方中以麻黄宣肺解表、止咳平喘；枇杷叶清肃肺气、降逆平喘，与麻黄同用。一宣一肃，使肺行宣降之职；白芥子善祛胶稠黏痰，镇咳止痉；苦参清热解毒，并可监制麻黄、白芥子之热性；大黄通大肠而涤垢。药仅5味，其效颇著。

主治◇百日咳阵发性痉挛性咳嗽。

加减◇兼虚寒腹泻者，去大黄；恢复期可加杏仁、紫菀、百合等。

疗效◇治疗224例，结果痊愈（症状消失）186例（服药一周以内治愈者117例，1~2周以内治愈者69例）；好转32例，无效6例，总有效率为97.3%。

29.12 百旋龙赭汤

来源◇陈建平，《中国中医秘方大全》

组成◇百部10克，旋覆花6克（包煎），地龙5克，代赭石15克（打碎），大贝母、天冬、麦冬各6克，黄芩3克，炙枇杷叶1张。

用法◇水煎服，每日1剂，日服3次。

功用◇肃肺解痉、化痰止咳。

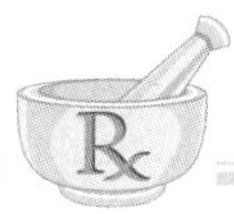

方解◊方用百部、贝母止咳化痰；黄芩清上焦肺胃之热；旋覆花、代赭石平肝降逆止呕；地龙解痉；天冬、麦冬养阴肃肺；枇杷叶理气化痰。本方适用于百日咳肺阴虚之证，具有较为可靠之疗效。

主治◊小儿百日咳之肺阴虚者。

加减◊咳而呕吐痰涎者，加川连、陈皮、法半夏；舌苔黄腻者，加蒌仁泥、黛蛤散（包）；痉挛性咳嗽较剧者，加白僵蚕、制胆南星、全蝎；咳而鼻衄及球结膜出血者，加白茅根、藕节炭、生地炭、蒲黄炭。

疗效◊治疗120例，结果全部治愈（以痉挛性咳嗽完全消除，血白细胞检查正常为痊愈），其中服5剂而愈者10例，10剂26例，20剂80例，30剂4例。

29.13 百龙汤

来源◊马莲湘，《浙江中医学院学报》（2）1981年

组成◊百部、南沙参、天冬、麦冬、浙贝母、瓜蒌皮、炙紫菀、车前草各9克，化橘红、地龙、姜竹茹、鹅不食草各6克。

用法◊水煎服，每日1剂，日服2~3次。

功用◊化痰降逆、清肺养阴。

方解◊百日咳痉咳期，多因疫邪郁闭肺经，此不仅邪壅肺窍，肺失肃降，而且肺阴日渐暗耗。肺为娇脏，不耐邪侵，喜清肃而恶燥逆。故治宜清润肺金、化痰降逆。所以方用百部、天冬、麦冬、南沙参养阴润肺化痰，其中百部据药理试验能降低呼吸中枢兴奋性，有明显的镇咳作用；地龙性寒味咸、清热解痉，据药理试验证明，有一种含氮的物质，对支气管有显著扩张作用，从而促使痰浊从呼吸道排出；浙贝母、姜竹茹、瓜蒌皮清热润肺化痰；姜竹茹兼能和胃降逆；鹅不食草宣畅肺窍、止咳化痰，为百日咳痉咳期的有效药；炙紫菀止咳化痰；车前草具有清化热痰之功，药理试验证明，其能营养气管黏膜上皮细胞，以减少上皮细胞脱落，作用于呼吸中枢，使呼吸运动深大而且慢，故有显著的镇咳作用；痰随气而升降，气壅则痰聚，气顺则痰消，故配入理气降逆化痰之橘红，性虽偏温燥，但在清热养阴润肺药中温燥之弊得制而专于顺气消痰。正如《证治准绳》庞安常说："善治痰者，不治痰而治气，气顺则一身津液亦随气而顺矣。"诸药配伍，显效益彰。肺金清肃，气道畅通，痰浊排出，痉咳亦止。

主治◊百日咳痉咳期。

加减◊咳久伤及肺络而见咳血、衄血或巩膜出血者，加鲜生地、白茅根各9克，以凉血止血，或生山栀清热止血；咳痰稠黏不易咳出者，加竹沥半夏6克以清热祛痰；呕逆频作，加炒枇杷叶、代赭石各9克以和胃降逆止呕。

疗效◊多年使用，效果颇佳。一般服药10~15剂，即获痊愈。验之临床，疗效显著可靠。

29.14 百远葶苈汤

来源◊周文华，《四川中医》（2）1986年

组成◊炙百部10克，炙远志6克，葶苈子10克，杠板归20克，海浮石、黛蛤散（包煎）、炙冬花各10克，姜半夏6克，象贝母9克，生甘草4克（婴幼儿药量酌减）。

用法◊水煎服，每日1剂，日服3次。

功用◊泻肺降逆、镇咳化痰。

方解◊方中以百部镇咳，远志化痰，葶苈子泻肺，共为主药；再配以海浮石；黛蛤散、象贝母清肺消痰；半夏、冬花降逆下气止呕；杠板归为民间治疗百日咳之草药。诸药合用，共奏泻肺降逆、镇咳化痰之效。百日咳痉咳期症状较重，非用重剂难以奏效。本方重剂投之，故收效颇捷。

主治◊百日咳痉咳期。

加减◊肺热痰稠不易咳出者，加天竺黄、鲜竹沥；湿盛苔腻者，加陈皮、川朴；目浮肿明显者，加车前子、桑白皮；伴有鼻衄及巩膜出血者，加白茅根、仙鹤草。

疗效◊治疗136例，其中服药10剂以内，阵咳停止者92例（占67.6%），阵咳减轻者37例（占27.2%），无效7例。总有效率为94.8%。

29.15 百咳汤

来源◊李年春，《湖南中医杂志》（1）1989年

组成◊当归、桃仁、桔梗、儿茶、麻黄、杏仁、法半夏各10克，冬瓜仁12克，枳壳6克，仙鹤草15克，陈皮5克。

用法◊水煎服，每日1剂，日服3次，7天为一个疗程。

功用◊活血化瘀、宣肺化痰。

方解◊临床观察：百日咳患者常有眼结膜充血和痰中带血倾向的这一特征。故治以活血化瘀止血，宣肺化痰为法。方中当归、桃仁、仙鹤草、儿茶活血化瘀、止血；桔梗、陈皮、法半夏、麻黄、杏仁、冬瓜仁宣肺止咳化痰；且桃仁、杏仁配枳壳通腑理气，通大肠而泻肺之郁热。运用于临床，收效良好，且无副作用。

主治◊百日咳。

加减◊治疗60例，年龄为2~14岁。结果全部治愈。其中治疗1周内痊愈者35例。2周19例，3周6例。

29.16 百日咳方

来源◊汤浦康，《千家妙方·下》

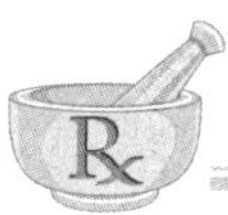

组成◊生熟地各12克，天冬、麦冬各12克，百部9克，陈皮6克，葶苈子15克，苏子3克，桑皮9克，贝母3克，沙参、枇杷叶、车前子、冬瓜仁各9克。

用法◊水煎服，每日1剂（浓煎），分4~5次服。

功用◊清肺下气、滋阴化痰。

方解◊疫邪伤肺，痉咳不已。方用二地滋阴；二冬润肺；百部清热化痰；陈皮调中；葶苈子泻肺邪；苏子降肺气；桑皮泻肺火；沙参、枇杷叶养肺阴；贝母、冬瓜子化痰；车前子导邪外出。合用则阴复肺润、火去热清、痰化咳止、症消而病自愈。

主治◊百日咳（痰热交阻，肺气不利）。

疗效◊临床屡用，效果颇佳。一般3剂即愈。

29.17 加味苇茎汤

来源◊刘弼臣，《名医治验良方》

组成◊芦根、薏苡仁、冬瓜仁、桃仁、苏子、葶苈子、车前子、钩藤、全蝎、炙枇杷叶、白茅根各适量（剂量可视病情酌定）。

用法◊每日1剂，水煎服，日服3次。

功用◊清热泻肺、豁痰降逆。

方解◊百日咳多因风寒或瘟疫之气侵袭肺卫，深蕴气道未得透达而成。加以伏痰内蕴与外邪搏结，势必郁而化热，煎熬津液，酿成痰浊，阻塞气道，壅塞不宣，以致肺气上逆所致。方中芦根性味甘寒，大量用之，能泄气分之热，有清肺泄热之功；桃仁善化血分热结；生苡仁清肺利湿化痰；冬瓜仁上清心肺蕴热，下导大肠积滞，四味合用有清肺化痰；通瘀排脓之功。加入苏子、葶苈子，降逆化痰，利气消肿；钩藤、全蝎镇痉止咳；枇杷叶降逆化痰；白茅根凉血止血；车前子镇咳利水消肿。合而用之，常可缩短疗程，迅速达到制止痉咳的目的。

主治◊百日咳。

加减◊临症应用，若辅以鹭鸶咯丸，则收效更佳。

疗效◊多年使用，治验甚多，疗效满意。

§30 治小儿积滞秘方

30.1 硝黄萎葛汤

来源◊余无言，《名医治验良方》

组成◊生大黄9克，元明粉12克（分冲）、炒枳壳9克，全瓜蒌12克，葛根、生黄芩各9克，焦楂肉12克，莱菔子9克，鲜竹叶30片。

用法 每日1剂，水煎服，日服2次。

功用 通腑泄热、清化生津。

方解 本方系大承气汤之加减方，针对患儿阳明经热之燥、实、痞、满病证，方用生大黄、元明粉、枳壳、瓜蒌以通腑泄热；黄芩、竹叶、葛根以清热生津；焦楂肉合莱菔子兼有清化痰涎之功。此方虽以通腑、清热为主，但峻下而不失于保阴津，承气而兼能护胃气。制方配伍，体现了余老善用经方化裁的高手和临症特色。

主治 儿童食积痉病。

加减 屡用效捷。

30.2 消食散

来源 张介安，《中国中医药报》1990年

组成 厚朴200克，鸡内金、陈皮各60克，建曲、槟榔、二芽（谷麦芽）、茯苓各100克。

用法 以上各药，按质分炒，共研细末，装瓶备用。开水泡服，1岁以内，每次5克；1~3岁，每次10克，4~7岁，每次15克；7岁以上每次20克，每日2~3次。或本方取常量煎服，每日1剂，日服3次。

功用 行气消积、导滞和胃。

方解 胃属六腑之一，经云："六腑者，传化物而不藏，故实而不能满也。"正常时，六腑的纳运饮食，传导水谷是虚实更替，通而不滞。后世又提出："六腑以通为用，腑病以通为补。"源于此理论根据，胃气以通降下行为顺，以滞塞上逆为病。今饮食内伤，阻滞于胃腑，胃脉不通，气血不畅，故而百病皆生。消除积滞，是疏通胃腑的根本，腑通则诸证皆除。方中以厚朴辛苦温，行气宽中、消臌胀为主药；辅以鸡内金、槟榔去陈腐而消宿积；建曲、二芽消食化滞为佐；茯苓、陈皮健脾和中为使，全方功能消宿积而化滞、行气破积而和中，达到"菀陈除，肠胃洁，饮食自进"的目的。

主治 纳呆，嗳腐吞酸，腹胀肠鸣，口渴喜饮，手足心热，头顶汗多，夜寐不宁，大便干结或便溏不爽，舌苔白厚腻。

加减 兼有风寒咳嗽者，加苏叶、姜半夏；兼风热者，加金银花、连翘；兼暑湿者，加藿香、佩兰；兼发热者，加地骨皮；口干甚者，加石斛；口臭，加生石膏。

疗效 临床屡用，效果颇佳。据［《辽宁中医杂志》（2）1982年］报道：用本方加减治疗1000例，结果痊愈者914例，好转57例，无效29例。1~3天治愈者569例，4~7天治愈者，290例，8天以上治愈者112例。即本方去鸡内金，加广木香、石斛、灯芯，脾虚食滞去厚朴、槟榔，加北条参、白术、莲子肉。余同上。

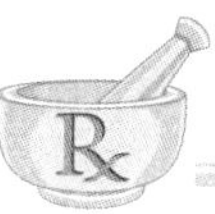

附记 在服药过程中，宜少食并禁食生冷、油腻、辛辣之品，以免复损脾胃正气，有碍康复。

30.3 使香消积汤

来源 吴逸华，《中国中医秘方大全》

组成 使君子10克，榧子8克，川楝子10克，神曲8克，山楂肉10克，乌梅3枚，木香6克，白芍8克。

用法 上药用温水浸泡半小时后文火浓煎，半饥饱温服，数次服完。每日1剂。

功用 理气止痛、安蛔消积。

方解 小儿积滞由虫积所致者亦不少见。方中以使君子、榧子驱虫消积；木香理气止痛；乌梅安蛔和中；川楝子理气杀虫；神曲、山楂肉消食和胃；白芍缓急止痛。全方杀虫而不碍胃，驱邪而不伤正，诚为治小儿消积之良方。

主治 虫积食滞、气滞血瘀的小儿积滞。

加减 以驱虫为主，且大便不溏者，加生大黄6克（后下），川楝子易苦楝根皮6克；便溏者，加石榴皮8克；腹部臌胀者，加槟榔8克；疳积，加疳积草10克。

疗效 治疗110例，大多数服3剂症状缓解，粪便可排出寄生虫，少数连服6剂才有效者多伴有严重的消化不良。结果均治愈。

30.4 和肠饮

来源 粟敏，《四川中医》（9）1988年

组成 罂粟壳、牡蛎各20克，乌梅、白芍、五味子、麦冬、葛根、连翘、山楂、神曲、茯苓各6克，黄连、甘草各3克。

用法 每日1剂，水煎频服，宜小剂开始，逐渐加量，以不出现呕吐为度。

功用 滋阴固涩、消食导滞。

方解 小儿稚阴未长，泄泻日作，必耗气伤津，故消食止泻是防止病情加重和传变的关键。方中以罂粟壳、牡蛎固涩止泻为君，以防阴液之脱失；配用乌梅、白芍、甘草、五味子、麦冬酸甘化阴、滋液生津为臣、以补阴津之既失；小儿肌肤薄弱、脾常不足，为病多兼外邪及伤食，故佐用葛根、连翘、山楂、神曲、黄连疏散外邪、消食导滞；泄泻之作，乃脾胃失调，水谷并杂，下走大肠，故用茯苓淡渗分利，使水谷得分而各行其道；甘草调和诸药。全方合用，共奏泄止、阴复、邪去、病愈之功。

主治 小儿中毒性消化不良。

疗效 治疗30例，年龄7个月至2岁，多伴有脂肪泻和不同程度脱水，结果全部治愈。服药最少1剂，最多3剂，其中15例配合输液。

§31 治小儿厌食证秘方

31.1 温中运脾汤

来源 蒋仰三,《名医治验良方》

组成 制附子3克，肉桂1克，干姜2克，炒白术6克，炒苍术5克，茯苓6克，鸡内金5克，焦山楂、神曲各10克，炒枳实6克，青、陈皮各5克，甘草3克。

用法 每日1剂，水煎服，日服2次，其中鸡内金应研末冲服方不破坏其有效消化酶素。

功用 温中运脾。

方解 小儿厌食证，一般病程较长，多以不思饮食为主要症状，究其原因，不外乎先天脾胃虚弱，加之后天调理失当，如恣食生冷之物等等，而致寒湿困阻，脾虚食滞，导致运化失司。《名医方论》云：“阳气始动于温，温气得而谷精运。”方中附子、肉桂去脏腑之寒湿，补火暖土；配干姜以增强暖中除寒之功；苍术、白术皆可升可降，一为阳、一为阴中之阳，一为补中除湿，一为益气和中，且能强脾土，伍茯苓共奏燥湿健脾之功而温运脾胃；枳实能消胃中之虚痞，逐心下之停水；青、陈皮破滞气、削坚积，且消食宽胃，相伍而行气导滞；鸡内金、焦山楂、神曲皆为消食开胃之品。诸药相伍，中宫得温，脾土始运，磨谷消滞，升降调和，恙疾皆降矣。

主治 小儿厌食证（寒湿中困、脾失健运型）。

加减 本方加减后还可疗寒湿中阻之滞泻、呕吐、积滞等脾胃运化失司之证。兼泄泻者，加砂仁3克，苡仁米30克；兼呕吐者，加姜半夏、苏叶、苏梗、旋覆花（包煎）各6克，蔻仁3克；兼积滞者，加槟榔5克，莱菔子6克，谷麦芽各10克。

疗效 多年使用，治验甚多，疗效满意。一般服5~7剂见效，10~15剂可愈。

附记 本病在城市小儿中较为多见，尤其在独生子女中每每易见，临床投用本方治之，疗效卓著。如果小儿的发育营养比较好，只是偶有食欲低下，或正在患病的小儿而出现的食欲不振，均不是厌食证。

31.2 桂枝汤加味

来源 董延瑶,《中国中医药报》1990年

组成 桂枝3克，白芍6克，生姜2片，红枣3枚，清甘草3克。

用法 每日1剂，水煎2次取汁小半碗，分2次温服。患儿喜食。

功用 调和营卫、促醒胃气。

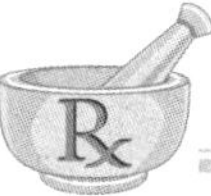

方解◊目前流行的小儿厌食证，是由于家长对独生子女的溺爱，加上喂养不当，滥进滋补，久之使脾胃生化机能失常。有的父母还要强喂、打骂，更造成小儿精神紧张、营养紊乱、形体更弱、膝虚汗多、面色不华等症状。经仔细观察，发现患儿大多舌净苔少，腹软无积，大便坚硬，容易感冒发热。凡此种种都因营养不当、营养过剩之故。此证既无积可消，又胃不受补。董氏从中医“脾胃主一身之营卫，营卫主一身之气血”的理论考虑，此病是由脾胃不和而影响营卫失调，采用鼓舞营卫、振奋胃气之法，故方用生姜助桂枝以和表，大枣助白芍以调营阴，甘草合桂枝、生姜可辛甘化阳，甘草合白芍又能酸甘化阴，甘草合大枣则养脾胃、资汗源。药仅5味，但它们之间这种内在复杂的联系，形成了本方的多面性和临床运用的广泛性。在长期实践观察中，验明此方实为一个体质改善剂、强壮剂、神经安定剂，或里虚里寒，中焦化源不足，潜在的虚的一面的调节剂。尤在泾说：“此汤外证得之，能解肌去邪气，内证得之，能补虚调阴阳。”所以此方能调和营卫，以促醒胃气，使之思食。

主治◊膝虚汗多、纳呆厌食。

加减◊如有不同的兼证，须加味处理，如舌红花剥、阴液不足者，加养胃生津之品，如玉竹、百合、石斛、麦冬、生扁豆、生地等酌情选入；鼻衄，加白茅根、藕节；便秘，加生首乌以润之，切忌泻剂；寝汗淋漓者，加麻黄根、糯稻根以止汗；舌淡阳虚，可加入附子；虚寒腹痛，倍芍药加饴糖……至于新邪感袭须辨其轻重而另作化裁。

疗效◊临床屡用，疗效甚佳，一般服数剂后即营卫和、胃纳开而获愈。

31.3 凉肝健脾汤

来源◊王益谦，《江苏中医》(12) 1990年

组成◊乌梅、白芍、川石斛各6克，夏枯草、炒扁豆各10克，生麦芽、炒麦芽、生谷芽、炒谷芽各15克，糯稻根5克，生甘草4克。

用法◊水煎服，每日1剂，日服3次，6剂为1疗程。

功用◊抑肝扶脾、养胃清热。

方解◊厌食一证，古称“恶食”。乃脾胃虚弱土虚木强，肝郁化热，胃阴亏损之本虚标实之夹杂证，治疗当以清肝补脾养胃为大法。然小儿脏腑娇嫩，脾胃虚弱，不耐攻伐，故只宜凉肝，切忌大苦大寒以伤脾胃生化之气，病延日久，中焦气馁，“虚不受补”，故补脾切忌甘温厚味；脾胃居中土，脾升则健，胃降则和，故养胃切忌滋腻壅滞。故方中以乌梅、白芍之酸直入肝经，柔肝养肝；配以夏枯草清肝火、散郁结；炒扁豆、麦芽、谷芽甘淡平，一升一降，以健脾益胃；更以乌梅、白芍、甘草酸甘化阴，配以石斛以养胃生津；糯稻根培土止汗退虚热。诸药相合，凉肝除热而不伤正气。健脾益气而不壅

滞，养阴生津而不碍胃气，共奏抑肝扶脾、养胃清热之功。即或有兼证，只要辨证准确，随证加减，每能取得较为满意的效果。

主治◊不思纳食，伴内热，渴喜冷饮、寝汗、消瘦、性情急躁等症。

加减◊内热甚者，加胡黄连、青蒿或地骨皮、丹皮；口渴甚者，加炒知母、瓜蒌根；汗多者，加牡蛎、淮小麦；夹食滞者，加炒山楂、炒神曲；夹虫积者，加使君子、榧子肉。

疗效◊多年使用，屡收良效。一般服3~6剂即可痊愈。

31.4 补脾益胃汤

来源◊李志文，《四川中医》（6）1987年

组成◊太子参、山药、茯苓、白术各10克，陈皮、佩兰各7.5克，乌梅5克。

用法◊水煎服，每日1剂，日服3次。

功用◊平补气阴、益胃健脾。

方解◊厌食一证，属脾胃虚弱、胃阴不足者居多。方用太子参、山药滋脾益气；白术、陈皮行气益胃；乌梅滋养胃阴；佩兰芳香醒脾；茯苓健脾渗湿。合之共奏平补气阴、益胃健脾之效，故用之多效。

主治◊小儿厌食证。

加减◊脾虚重者，加扁豆、龙眼肉；湿重者，加白蔻仁，减乌梅；渴加黄精；便干加麦冬；夜喘者，加蝉蜕；腹痛，加元胡；烦急者，加莲子心；虫积者，加使君子。

疗效◊临床屡用，疗效甚佳。

31.5 和胃进食饮

来源◊陈厚忠，《湖南中医杂志》（2）1988年

组成◊神曲、山楂、炒麦芽各15克，法半夏6克，茯苓8克，陈皮5克，炙甘草4克，木香2.5克。

用法◊上药加水700毫升，浸泡30分钟左右，先用武火煎沸，再以文水煎20分钟，取汁，再水煎1次，二汁混匀煎至250毫升，分3次饭后半小时内服，每日1剂。

功用◊和胃消食、健脾助运。

方解◊脾胃为后天之本，气血生化之源。脾不和则纳呆，胃不开则食不进，脾胃不和则精微不得四布以滋养全身，故消瘦、烦躁、厌食，方中神曲、山楂消肉食而健胃；炒麦芽消食和脾，食滞中脘用之最良；二陈理气和中、燥湿化痰；木香行气消滞。诸药合用，共奏和胃消食、健脾助运之功。

主治◊小儿厌食证。

加减◊脾不健运者，加土炒白术，重用茯苓；胃不纳食者，加鸡内金，重用焦三

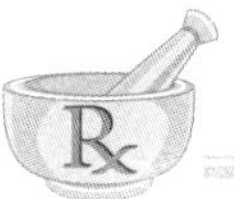

仙；气虚体弱者，加太子参、怀山药；胃阴虚者，酌加木瓜、乌梅；平素易感冒或稍兼外感者，加生姜、大枣调和营卫。

疗效◊治疗50例，年龄6个月至6年，结果痊愈（症状消失，纳食量如同龄常儿，身体无恙，不偏食，不择食，4个月内无反复者）35例；显效（症状基本消失，但稍有偏食择食，2个月内有反复者）10例；有效3例；无效2例。总有效率为96%。其中服药3剂起效者28例，5剂起效者20例，服10剂还未起效者2例。

31.6 健脾饮

来源◊赵斌，《陕西中医》（8）1990年

组成◊木瓜、乌梅、茯苓各6~9克，山药12~15克，扁豆、苡仁、麦芽各9~12克，薄荷叶20克（后下），甘草3~6克。

用法◊水煎服，每日1剂，分3次温服，10剂为1疗程。

功用◊健脾消食、和胃进食。

方解◊方中木瓜、乌梅，现在药理研究含有苹果酸、维生素C等物质，可促进胃液分泌，使胃的蠕动增加、排空加速；山药、麦芽含有淀粉酶、蛋白分解酶、糖转化酶；扁豆、茯苓、苡仁含有维生素B_1及微量元素钙、磷、铁等；薄荷叶养胃生津。诸药同用，能增加胃液的分泌和排泄，促进消化吸收，从而改善小儿的食欲。

主治◊小儿厌食证。

加减◊积滞，加焦山楂、神曲各6~9克；脾胃虚弱，加党参9~12克，白术6~9克；脾虚湿阻，加藿香9~12克，砂仁6~9克；阴虚胃热，加沙参6~12克，丹皮6~9克；肝脾不和，加柴胡6~9克，白芍9~12克；虫毒扰脾，加槟榔6~9克，白芍9~12克。

疗效◊治疗86例，年龄在1~14岁之间，结果痊愈58例，显效19例，有效7例，无效2例。总有效率为97.7%。大多数患儿服药2~3剂后即见饮食有所增加。服药最少5剂，最多13剂。平均服药8剂。

31.7 消疳汤

来源◊周文川，《中国当代中医名人志》

组成◊青皮、莪术各10克，胡黄连6克，山药15克，制鳖甲12克。鸡内金，山甲珠各5克，明党参15克，甘草3克。

用法◊上药加水500毫升，煎煮30分钟，取液去渣，再煎1次，将两次药液混匀，加白糖适量，分两次温服，或共研细末，每次服10克，1日3次，用温开水送服。

功用◊理滞清热。

方解◊小儿疳积厌食，多责肝胆积热，耗伤脾胃阴津，肝胃有热则咬牙盗汗，脾阴耗伤则因之厌食，化源不足，血枯不荣，则见消瘦青黄，毛发不泽。本方以理滞清热为主旨，脾肝胆积热得清，则脾胃阴伤自复。药以青皮、莪术、胡黄连理滞泄火；二甲，内金软坚消积；辅以山药、明党参、甘草以扶脾胃阴津，并可制约理滞泻火药带来的不良反应，故疳积日久、肝脾肿大、形瘦肢枯、厌食困乏者皆宜。

主治◊小儿厌食，疳积，虫积，症见面黄消瘦、印堂色青、夜卧盗汗、毛发不泽。

加减◊如伴消化不良、饱闷、便溏，尤可加用焦三仙或砂仁、扁豆以助消导。

疗效◊临床反复验证，疗效颇佳。

31.8 调解散

来源◊江育仁，《名医治验良方》

组成◊苍术、山楂、六曲各等份。

用法◊上药共研极细末，备用。3 岁以下，每次服 1 克，日服 3 次，饭后服；3 岁以上每次服 1.5~2 克，日服 3 次，饭后服。服用时以少量蜂蜜，开水调服。

功用◊芳香助运、醒胃化滞。

方解◊遵“脾健不在补，贵在运”之旨，故方中以苍术芳香助运；山楂醒胃化滞；六曲清运兼备，与苍术相配伍，助运作用更强。苍术一味，历来医家嫌具有伤津劫液之弊，小儿一向慎用。《本草崇源》云：“凡欲补脾，则用白术；凡欲运脾，则用苍术。”其运脾与补脾之区别，在于白术的性能是守而不走，苍术的性能是走而不守。故白术善补，苍术善行。实际上所见脾失运化的患儿，临床上均无阴伤之明证。

主治◊长期食欲不振，厌食，拒食，面黄消瘦，大便稀或夹有不消化食物残渣等一切脾胃失调证。

疗效◊临床屡用，疗效显著。一般连服 15 日左右，即收佳效。

§32 治小儿疳积（营养不良）秘方

32.1 健脾消积汤

来源◊张梦侬，《临证会要》

组成◊胡黄连、白芜荑、鹤虱、槟榔、榧子肉、炒建曲、炒麦芽、雷丸（打）、焦山楂、白术各 10 克，川椒炭 1.5 克，厚朴、枳壳各 6 克，苦楝根皮 15 克。

用法◊每日 1 剂，浓煎，每日空腹服 3 次。3 岁以内小儿，可分 2 日 6 次服。

功用◊清热、消滞、健脾、杀虫、磨积。

方解◊由于饮食不节，脾胃先伤，健运失职，湿郁热蒸，日久生虫成疳。本方从化

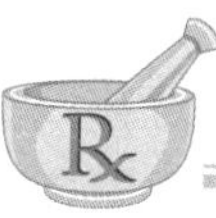

虫丸合曲麦枳术丸加减化裁而成。方用胡黄连清肝胃湿热；川椒、芜荑、鹤虱、槟榔、榧子、雷丸、苦楝根皮杀虫；白术健脾燥湿；枳壳、厚朴除满消痞；山楂、神曲磨积消食。诸药合用，具有清热杀虫消滞之功，故用之效佳。

主治◊疳积，形体干瘦，四肢骨瘦如柴，肚腹大如箕，青筋暴露，五心烦热，皮肤干燥，中脘痞硬，纳食少，饮水多，喜吃焦香甜味，或吃生米、泥炭、食盐、布条、纸屑等。

疗效◊临床屡用，效果颇佳。

附记◊本方兼治小儿潮热、自汗、形瘦、口渴不欲纳食，或虫积腹痛等症。连续服用 3 剂，自能纳食，或泻蛔虫。验之效果亦佳。

32.2 三甲散

来源◊马荫笃，《名医特色经验精华》

组成◊炙鳖甲、炙龟板、炙穿山甲、鸡内金、炒槟榔各 30 克，砂仁 12 克，番泻叶 3 克。

用法◊上药共研细粉。1 岁服 1 克，一日服 3 次，开水冲服。

功用◊消食导滞、消癥破积。

方解◊方中鳖甲、龟板、穿山甲滋阴软坚、消癥破积；鸡内金健脾胃，消食滞；槟榔杀虫破积，下气行水；砂仁行气宽中，健脾化湿；番泻叶用量较轻，缓泻导滞，以通六腑。诸药合用，可使疳积消而脾胃健，郁热除而诸症退。

主治◊小儿疳积（实滞型）。症见面色萎黄、发干稀疏、厌食嗳气、呕吐乳食、咬牙、流口水、小便臊，指纹紫青，脉滑数，舌红、苔白腻。亦可用于小儿消化不良。

加减◊大便干结者，可少佐清导散，（大黄、二丑等量研细粉）下之；伴腹痛呕吐者，加白蔻散（白蔻仁 30 克，砂仁 24 克，青皮、陈皮、香附、莪术各 9 克，共研细粉）理气止痛。

同时配用针刺四缝穴，每次针 1 侧，3 日 1 次。

疗效◊验之临床，屡获良效。

32.3 化滞消疳汤

来源◊杨恩，《黑龙江中医药》（4）1990 年

组成◊三棱、莪术、槟榔、鸡内金、青皮、陈皮、砂仁、焦三仙、胡黄连、白术、山药、扁豆各适量。

用法◊水煎服，每日 1 剂，日服 3 次。

功用◊消积健脾、理气和胃。

方解◊疳积包括积滞和疳证，积乃疳之渐、疳乃积之极。积滞证多为邪实阶段。失

治误治后进一步发展，导致脾胃功能虚弱而变为疳证。方用三棱、莪术、槟榔消积导滞；白术、山药、扁豆、健脾益气；砂仁、青皮、陈皮行气健脾；焦三仙、鸡内金以消积和胃醒脾；积滞日久化热伤阴者用胡黄连以清伏热。诸药合用，共奏消积健脾、理气和胃之功效。

主治◊疳积。

加减◊纳呆食少，腹胀便溏者，去槟榔，加茯苓、莲肉并重用白术；形体消瘦，面色萎黄无华者，加党参、熟地、白芍；手足心热、口唇干裂，舌红少苔者，去砂仁，加沙参、生地。

疗效◊治疗 29 例，结果痊愈 22 例，好转 6 例，无效 1 例。总有效率为 96.54%。

32.4 杞地六神汤

来源◊许金魁，《辽宁中医杂志》（2）1986 年

组成◊枸杞子 5~9 克，茯苓 3~9 克，潞党参、怀山药各 9 克，熟地黄、炒白术、炒扁豆各 6 克。

用法◊水煎服，每日 1 剂，日服 2 次。

功用◊温脾滋肾。

方解◊小儿营养不良症，虽寒热虚实交错，但脾胃亏损为要。治以补脾胃之阳为主，滋五脏之阴为辅，故方用党参，山药、白术、扁豆、茯苓补气助阳；枸杞子、熟地滋补阴精诸药相伍共奏温脾滋肾之功；再根据不同兼证，灵活加减，临证应用，疗效甚佳。

主治◊小儿营养不良（疳积）。

加减◊若见腹胀、腹泻、食欲不振、嗜食异物，加草豆蔻、乌梅、黄芩；口渴、盗汗、去茯苓，加麻黄根、花粉；鼻孔红赤、咳喘者，加枇杷叶、百部；口舌生疮，夜间烦躁不眠，加竹叶、木通；抓人咬奶头，加钩藤、杭菊花；下痢，加白头翁；腹痛，加使君子；日久发热不退，加地骨皮；阳虚，加炮干姜；厌食，加鸡内金。

疗效◊临床屡用，疗效甚佳，一般服药 6 剂可获痊愈。

32.5 磨积散

来源◊陆石如，《名医秘方汇萃》

组成◊鸡内金、生谷芽、焦麦芽各 30 克，生黄芪 25 克，胡黄连 12 克，五谷虫、蜣螂虫各 30 克。

用法◊上药共研细末，备用，每晚服 3~6 克，用红糖水调服之。

功用◊补脾健胃、磨积消食、清热。

方解◊疳积即现代医学的“营养不良”。疳者干也，即津液干涸之意。“乳贵有时，食贵有节”。小儿乳食不节，恣食肥甘生冷，或父母过于溺爱妄投高级营养

滋补食品，损伤脾胃，食而不化，壅滞中焦，脾气不运，形成积滞，积滞日久，郁而化热，灼伤津液，脏腑肌肉无以濡养，身体消瘦，形成此证。方中鸡内金能磨积、消食；黄芪助气；胡黄连反佐黄芪之甘温，同时有消积、清虚热之功；生谷芽能生发胃气；焦麦芽能清导化滞；五谷虫、蜣螂虫有消疳积之功。全方药味不杂，配伍精练，一补一消，一升一降，补而不过，消而毋伐，从而使脾胃运化功能逐渐恢复正常，疳积也日趋消失。

主治 ◊ 小儿疳积。症见尿如米泔，经常发热，继之面黄肌瘦，腹大青筋，嗜凉多饮，小便清长，皮肤干燥，毛发稀疏竖立，结膜干燥，角膜软化，困倦多眠，肢体水肿，大便稀溏或干如羊粪。

加减 ◊ 疳积是一个虚实互见的病，治疗原则，总以调理脾胃为主。胃滞宜消，脾虚宜补。脾胃损伤还不甚而积滞重者，祛邪消积为主；脾胃虚弱，禀赋不足，当补其不足为主；体壮者先除其积，后补其虚；体虚者，先补其虚，而后消积，或攻补兼施；其他兼证，亦随证辨治。本方立意亦即此也。如有结膜干燥，角膜软化时，可加谷精草、菟丝子；重者可加枸杞子；如系脾虚泄泻时，可酌加茯苓、白术等；此外还可加用当归补血。

疗效 ◊ 屡用屡验，疗效卓著。

§33 治小儿疝气秘方

33.1 参楝荔枝汤

来源 ◊ 王健中，《湖北中医杂志》（6）1990 年

组成 ◊ 党参、川楝子各 9 克，陈皮、炙甘草、柴胡、木瓜各 5 克，升麻 7 克，云苓 6 克，桔梗、荔枝核各 12 克。

用法 ◊ 水煎服，每日 1 剂，日服 2 次（本方剂量为 1~2 岁小儿用量。再随年龄大小增减）。或加用外敷方（吴茱萸 6 克，木瓜 10 克，小茴香 12 克，川楝子，橘核各 20 克，共研细末，分为 2 包），每用 1 包，放铁勺中加热，布包敷患侧，两包交替使用，每日敷 1 次，每次 1 小时。

功用 ◊ 补中升陷、散寒利湿、理气止痛。

方解 ◊ 《医宗金鉴》云："诸疝厥阴任脉病，外因风寒邪集凝，内因湿热或寒邪，证皆牵睾引腹痛，胎疝多因禀赋弱，总审热纵寒疼痛。"本病多外因风寒凝集，内因湿热或寒郁，加之小儿先天不足或护理不周，湿热下注；或气虚不能固摄，中气下陷，而使腹内组织下掉，不能复位所致。故方用党参、炙甘草甘温，补中益气和脾胃；陈皮理气健脾；升麻、柴胡引甘温之气上升；木瓜酸温化湿消肿；茯苓甘平渗湿益心脾而补虚；川楝子苦寒清热利湿，疏肝理气止痛，为治疝病之要药；橘核、荔枝核理气止痛，善治疝痛。再辅以外

敷。诸药合用，使寒湿散而痛止，脾胃健则元气足，升阳益气，则气陷自举，而疝病自愈。

主治◇小儿疝气病。

加减◇兼寒者，加吴茱萸3克，小茴香5克；兼热者，加黄柏5克。

疗效◇治疗102例，结果治愈42例，好转40例，无效20例，总有效率为80.17%。大多数患儿服药5~7剂即愈，服药最少者3剂，最多者为15剂。有8例复发，仍用上法治疗获愈。

33.2 小儿疝气汤

来源◇程兴军，《新中医》（4）1988年

组成◇乌梅肉、橘核、石榴皮、枳壳、川楝子、小茴香、向日葵秆内白心各10克，吴茱萸6克，肉桂3克。

用法◇水煎服，每日1剂，日服2~3次。3剂为一疗程。

功用◇疏肝缓急、温经散寒、燥湿行气止痛。

方解◇疝气之病，因感受寒湿之邪而引起者居多。多因素体阳虚，或调护不当，病邪侵入，客于肝肾之经脉，以故寒湿凝滞，聚于阴分所致。方中肉桂、吴茱萸温经散寒、行气止痛；川楝子、小茴香、枳壳疏肝治疝止痛；乌梅、橘核缓急止痛；石榴皮、向日葵秆心燥湿健脾。诸药合用，共奏疏肝缓急、温经散寒、燥湿行气止痛之效。

主治◇小儿疝气。

加减◇无湿热者，去向日葵秆心；寒盛者，肉桂加至6克；气虚者，酌加参芪之类。

疗效◇治疗40多例，疗效满意，轻者3剂，重者6~9剂即可获愈。

33.3 消疝汤

来源◇范宝安，《幼科条辨》

组成◇小茴香、茯苓、青皮、白术、当归、白芍各5克，荔枝核、山楂核、川楝子各9克，甘草3克，沉香粉1.5克（冲服）。

用法◇水煎服，每日1剂，日服3次。

功用◇疏肝解郁、利湿散寒。

方解◇方中以小茴香、荔枝核、山楂核散寒行气散结；青皮、川楝子、白芍、当归舒肝解郁、柔肝和血；茯苓、白术健脾利湿；沉香温降，引药下行；甘草调和诸药。共奏疏肝解郁，温化水湿之功，使有形之湿从小便而出。气顺湿去则病自愈。

主治◇鞘膜积液（水疝）。症见阴囊水肿，状如水晶，外无红热，内蓄黄水，下控睾丸，上引少腹，苔薄白而腻，脉沉弦。

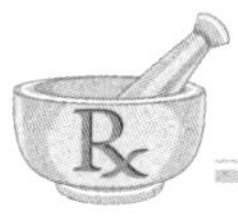

加减 ◊ 若因外伤所致之阴囊水肿，兼有坠痛者，加桃仁、红花以活血化瘀。

疗效 ◊ 屡用效佳，一般 9~12 剂即愈。

33.4 完疝汤

来源 ◊ 李孔定，《名医秘方汇萃》

组成 ◊ 柴胡 6 克，白芍 15 克，枳实 12 克，甘草 6 克，黄芪 12 克，北五味子 6 克，荔枝核 12 克，黄芩、萱草根各 10 克。

用法 ◊ 每日 1 剂，诸药纳陶罐内，清水浸泡 1 小时，煮沸 10 分钟，取汁 150 毫升，煎 3 次取汁混匀分 4 次温服。

功用 ◊ 升陷降气。

方解 ◊ 本病病机为中气下陷，小肠等腹腔脏器下坠腹股沟，局部气血运行受阻而成。以气陷为本，气滞为标。气滞由气陷而成，但气滞又可反过来阻碍气陷的升复。故治以升陷治本，降气治标。方中柴胡、黄芪、甘草、萱草根益气升提以治气陷；枳实、荔枝核、黄芩，苦辛通降，以治气滞；白芍、五味子，酸敛收气，以固既升之脏。如中气完全升复，疝气已全部消失，则重在补中益气，自当减苦降之味。

主治 ◊ 小儿疝气。

加减 ◊ 疝已全消，则去黄芩，减枳实、荔枝核量为各 4 克，续服 5 剂，以巩固疗效。

疗效 ◊ 多年使用，疗效显著。

附记 ◊ 服药期间，忌剧烈活动。食勿过饱。本病冬天皮肤收缩，治疗较易，夏天皮肤松弛，治疗较难。

33.5 水疝方

来源 ◊ 张敏元，《名医治验良方》

组成 ◊ 桃仁、川牛膝、地龙、荆芥穗、甘草各 3 克，红花 1.5 克，益母草、茯苓各 6 克，车前子，泽泻各 5 克，麻黄 0.9 克。

用法 ◊ 每日 1 剂，水煎服，日服 3 次。

功用 ◊ 活血利水。

方解 ◊ 根据前人“疝本肝经，宜通勿塞”及“血不行则病水”的论述，水疝之积液与寒湿之邪导致局部血行不畅有密切关系。因此欲治其水当活其血，故立活血利水之法。方中桃仁、红花、益母草、川牛膝入肝经，活血祛瘀、疏通血脉，以利积液消除；泽泻、茯苓、车前子渗利水湿；佐以荆芥穗、少量麻黄宣通肺气；地龙通络利水；甘草和中。诸药合用，共奏活血利水之功。

主治 ◊ 小儿睾丸鞘膜积液（水疝）。

加减 ◊ 气虚者，去荆芥穗，加黄芪；脾肾阳虚者，加肉桂、白术；阴虚者，加北沙参。

疗效◊多年使用，屡获佳效，一般服6~10剂即获痊愈。

§34　治流行性腮腺炎秘方

34.1　解毒散结汤

来源◊张荣显，《中国中医秘方大全》

组成◊金银花20克，连翘12克，大青叶10克，板蓝根、生石膏各15克，黄连、黄芩、夏枯草、玄参、蚤休各10克，薄荷、僵蚕各5克。

用法◊水煎服，每日1剂，日服3次。

功用◊疏风清热解毒、消肿散结。

方解◊方中金银花、连翘清热解毒；薄荷疏风清热；板蓝根散结消肿；黄芩、黄连清心肺郁热；玄参、夏枯草清热散结；生石膏解肌清热；大青叶解毒凉血；蚤休清热解毒、消肿止痛；僵蚕熄风散结。诸药合用，共奏疏风清热解毒、消肿散结之功。再随证加减，可用于各种流行性腮腺炎。

主治◊小儿流行性腮腺炎。

加减◊热盛，加栀子10克，龙胆草5克；淋巴结肿大，加花粉，赤芍、蒲公英、川楝子各10克；肿而坚硬、加昆布、海藻各10克，土贝母5克；恶心呕吐，加陈皮6克，竹茹、藿香各10克；易感风寒，加荆芥5克，苏叶、淡豆豉各10克；低热，加青蒿、地骨皮、知母各10克；便干，加熟军6克；咽痛，加锦灯笼、桔梗、山豆根各6克；睾丸肿痛，坚久不消，加茴香橘核丸3克，日服3次；抽搐，加全蝎3克，蝉衣6克，钩藤10克；肿痛明显，加用金黄膏外敷，日2次；高热不退，加紫雪或小儿牛黄散，救急散等。

疗效◊治疗900例，全部治愈。双侧腮腺肿大者409例，单侧肿者495例。治疗1~3天痊愈者536例，4~7天259例，8天以上105例。

34.2　六味消毒饮

来源◊郑则敏，《中国中医秘方大全》

组成◊板蓝根、忍冬藤各15克，夏枯草、白僵蚕、赤芍、连翘各10克。

用法◊水煎服，每日1剂，日服2次。

功用◊清热解毒、软坚消肿。

方解◊方中以板蓝根、连翘清热解毒；忍冬藤通络；赤芍凉血活血；夏枯草、白僵蚕软坚散结，本方对热毒蕴结之痄腮具有较好疗效。若能结合辨证加减，则疗效更为理想。

主治◊流行性腮腺炎。

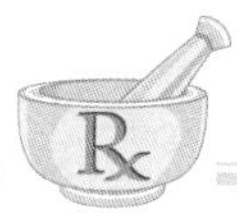

加减 ◊ 发热，加牛蒡子、大青叶；口渴，加天花粉、鲜芦根；伴扁桃腺炎，加白桔梗、轻马勃、粉甘草；胃脘不舒或纳减，加川朴花、生麦芽；大便干结，加全瓜蒌、大黄。合并睾丸炎用龙胆泻肝汤加板蓝根、橘核。外治可用金黄散。

疗效 ◊ 治疗 50 例，均获痊愈，在治疗中无 1 例并发症，服药 2~5 剂，平均 3 剂。

34.3 板蓝根汤

来源 ◊ 周观原，《河南中医》（4）1986 年

组成 ◊ 板蓝根、大青叶、连翘各 6~10 克，金银花 10~15 克，甘草 3~5 克。

用法 ◊ 水煎服，每日 1 剂，日服 3~5 次（喂服）。

功用 ◊ 清热解毒、消肿散结。

方解 ◊ 方中金银花、连翘清热解毒；板蓝根散结消肿；大青叶解毒凉血；甘草解毒，并调和诸药，合用共奏清热解毒，消肿散结之功。

主治 ◊ 小儿流行性腮腺炎。

疗效 ◊ 病重者，加用清热解毒注射液。

疗效 ◊ 治疗 52 例，全部治愈。一般 2~3 剂均能使热退肿消，且不留后遗症。

§35 治小儿舞蹈病秘方

35.1 羌菊白麻汤

来源 ◊ 朱鸿鸣，《幼科条辨》

组成 ◊ 羌活 6 克，菊花、钩藤各 9 克，白附子、白芷、升麻各 6 克，白芍 12 克，蝉衣、南星各 4.5 克，防风 5 克，生石决、珍珠母各 15 克（先煎）。

用法 ◊ 水煎服，每日 1 剂，日服 3 次。

功用 ◊ 疏散外风、平熄内风。

方解 ◊ 外受风邪，引动内风。方用羌活、防风、白芷、菊花、蝉衣疏散风邪；白芍，钩藤、升麻、生石决、珍珠母平肝熄风；白附子、南星化瘀祛风，故用之多效。

主治 ◊ 小儿舞蹈病（轻症），症见情绪不稳、喜怒无常，手舞足蹈，似不规则、不自主的舞蹈动作，或身躯绕脊柱扭转。体温不热或低，二便自调，舌淡红，苔薄白，脉多浮弦。

疗效 ◊ 验之临床，屡收良效。

35.2 五虫熄风汤

来源 ◊ 朱鸿鸣，《幼科条辨》

组成 白芍、牛膝各10克，钩藤12克，石决明15克，升麻、全虫、僵蚕、地龙、制南星、炮山甲各9克，蜈蚣2条。

用法 水煎服，每日1剂，日服3次。

功用 平肝熄风、豁痰通络。

方解 经云："诸暴强直，皆属于风"，"诸风掉眩，皆属于肝"。风邪化热，肝风内动，痰瘀阻络，病情急重，"急则治其标"，故方用白芍柔肝熄风；钩藤、天麻、石决明平肝熄风；全虫、蜈蚣、地龙，山甲搜风镇痉；僵蚕，制南星化痰止痉。共奏平肝熄风、豁痰通络之功。

主治 小儿舞蹈病（重症），上述症状逐渐加重，并见呼吸不规则，四肢动作障碍，言语、咀嚼和吞咽困难，失眠、苔白厚、脉弦滑。

疗效 验之临床，效果甚佳。

35.3 滋肾养肝汤

来源 朱鸿鸣，《幼科条辨》

组成 熟地15克，白芍、女贞子、旱莲草、制首乌、生地、玄参、怀牛膝各12克，枸杞子、黄芩各9各、金银花15克，黄连6克。

用法 水煎服，每日1剂，日服3次。

功用 滋养肝肾、固本清热。

方解 急性发作期过后，肝风虽止，肝肾阴亏未复，故方用熟地、女贞子、旱莲草、枸杞滋肾阴；白芍、首乌养肝肾；怀牛膝补益肝肾；生地、玄参滋阴降火；肝肾真阴得复，筋脉濡润，动风因之可止。佐以黄连、黄芩、金银花清热解毒，本方标本兼施，以治本为主，兼治其标，正复邪祛，其病自愈。

主治 小儿舞蹈病（稳定期或病后恢复期），不自主运动消失，情绪稳定，或苔薄黄。

疗效 以上3方是朱氏治疗小儿舞蹈病之经验方。经多年临床实践观察，随证选方用药，对证施治，屡收佳效。笔者临床验证15例，均用本方和上二方，随证选用调治，并随证加减，均获痊愈。疗效显著可靠。

§36 治小儿肾炎秘方

36.1 五草汤

来源 刘弼臣，《名医治验良方》

组成 倒叩草30克，鱼腥草、半枝莲、益母草、车前草各15克，白茅根30克，灯芯草1克。

用法 每日1剂，水煎服，日服2次。

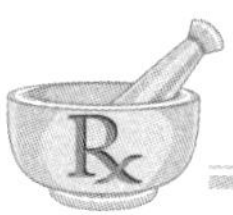

功用 ◊ 清热解毒、利尿渗湿、活血降压。

方解 ◊ 小儿肾炎，多由感受风邪、水湿，加之禀赋不足，以致邪伏于内而发病。本方是在巡回医疗过程中，综合民间土单验方自制而成。方中鱼腥草、半枝莲性味辛寒，功能清热解毒，活血渗湿；倒叩草、灯芯草，清热解毒、利水消肿；益母草可活血通络，去瘀生新（现代实验证明有明显的利尿降压作用）；车前草甘寒滑利，可清热渗湿，利水消肿，现代实验证明抗菌消炎、利尿降压作用；白茅根，清热凉血止血。诸药合用，有很强的清热利水，活血解毒作用。同时根据临床不同证候，分别配合以传统的“发汗、利尿、逐水、燥湿、理气、清解、健脾、温化”等八法，灵活配伍，辨证论治。

主治 ◊ 小儿急、慢性肾炎、肾病综合征，泌尿系感染等病。

加减 ◊ 如发热恶风寒，加麻黄、浮萍各3克；身痛倦怠，加秦艽10克，羌活5克；发热、心烦、口干，加生石膏25克（先煎），黄连1.5克，山栀2克；小便不利，加猪苓、茯苓、泽泻各10克，生姜皮1克；水肿甚者，加川椒3克，防己10克，陈皮3克；二便不利加商陆15克，葶苈子3克，大黄5克（后下），二丑末3克（冲服）；面黄食欲不振，加党参、黄芪、扁豆各10克，怀山药15克；胸闷面黄、腹胀便溏，加苍术、炒川厚朴各3克；藿香10克，煨木香3克；便稀脉细，加肉桂、附子各10克，干姜1克；血尿久而不已，加琥珀1克（冲服），女贞子10克，旱莲草15克，止血效果更佳。

疗效 ◊ 经用本方治疗小儿肾炎500余例，均获得满意疗效。临床观察：本方对湿毒、风邪阻遏导致的水肿（肾炎）、血尿疗效显著。一般1周左右水肿消失，2周左右肉眼血尿消失，镜下血尿经过3个月左右的治疗，均可消失而愈。

附记 ◊ 能过临床验证，本方不仅对小儿肾炎疗效卓著，而且对泌尿系感染及肾病综合征亦常收到满意的效果。

§37　小儿肾病综合征秘方

37.1　三合化裁汤

来源 ◊ 裘沛然，《名医治验良方》

组成 ◊ 黄芪、牡蛎各40克，泽泻15克，黑大豆30克，大枣7枚。

用法 ◊ 每日1剂，上药用凉水浸泡30分钟，先煎牡蛎30分钟，再与余药混合，微火煎煮40分钟。每剂煎2次，将两次药液混匀，每日早晚各温服1次。

功用 ◊ 扶正祛邪、渗利收涩。

方解 ◊ 此病为免疫性疾病，由抗原抗体复合物所引起，属中医“水肿”范畴。乃系三焦气虚之受水湿泛滥所致。肺虚不能制其上源，脾虚不能运化水湿，肾虚则气化无权，而至满溢，非攻、下、汗、利所能取效，亦非温阳滋补所能奏效。本方系由仲景防己黄芪汤、牡蛎泽泻汤及景岳玄武汤3方化裁而成，方用黄芪，既有补肺、健脾、益肾之功，又有协调三焦，祛除水湿之效，一药而具多能，故重用为君；牡蛎既泄水气，又涩精气；泽泻固肾而能治水，利尿又不伤阴；黑大豆益肾治水，消胀下气；大枣滋脾土，以平肾气，具益土而胜水之功。诸药合用，寓补于通，扶正祛邪，渗利与收涩交相为用，使肺气得调，水道得畅，脾气得健，水湿能运，肾气得养，开合有常，则疾病痊愈。本方药虽5味，但选择精妙，对正虚而邪胜者，治邪不伤本，扶正能祛邪，因而收效颇著。

主治 ◇ 小儿肾病综合征。

疗效 ◇ 临床屡用，疗效显著。

附记 ◇ 笔者临床用本方验证多例，徐徐调治，均收佳效。

§38　治小儿癫痫秘方

38.1　钩藤饮

来源 ◇ 赵心波，《名医治验良方》

组成 ◇ 生石决明15克（先煎），天麻6克，钩藤9克，郁金、红花、桃仁各5克，石菖蒲9克，僵蚕5克，龙胆草9克，桑枝6克，全蝎1克，蜈蚣1条（此为笔者拟定，5岁以上用量或随年龄及病情另行酌定）。

用法 ◇ 每日1剂，水煎服，日服3次。

功用 ◇ 清肝熄风、开窍化痰。

方解 ◇ 方用天麻、钩藤、全蝎、僵蚕、蜈蚣熄风止痛；石决明、龙胆草、桑枝清泄肝火；菖蒲、郁金化痰开窍；尤妙在用红花、桃仁活血行血，取“治风先治血，血行风自灭”之意。诸药合用，共奏清肝熄风、开窍化痰之效。

主治 ◇ 小儿癫痫。

加减 ◇ 若痰盛加青礞石、天竺黄、胆南星、半夏；中焦痰阻，酌用黄芩、竹沥汁；正气虚者加人参、茯神、远志；伴有消化不良，大便燥结，除酌用消导药外，对1岁以上儿童适当使用生大黄或大黄炭通便，并常加增液生津之品。小儿大便一通，则病立即有减轻的情况，即所谓“邪有出路”。另可视情酌加羚羊角粉适量。

疗效 ◇ 经长期追踪观察，有效率高达93%，可谓疗效卓然，非同凡响。

38.2　神赭散

来源 ◇ 李修五，《名医治验良方》

组成◊建神曲、生代赭石各等份。

用法◊上药共研细末，备用。1~5岁，每次服6~10克；6~10岁，每次服10~15克；11~15岁，每次服15~20克；16岁以上按成人量，每次服20~25克。日服3次。饭后用开水调服。1个月为1个疗程。

功用◊降逆化痰、和胃消食。

方解◊癫痫发病机制为脏气不平，复因风阻痰浊上蒙清窍，流窜经络，导致精神恍惚，甚则突然晕倒，口吐涎沫，二目上视、四肢抽搐等症状。本病虚证极少，故镇逆气、化痰浊是其治疗大法。方用代赭石，入肝、心包经，善镇逆气，降痰涎；建神曲，入脾胃经，善和胃消食，化痰涎，且有助于代赭石之吸收消化，相互为用。药仅两味，其功非凡。

主治◊小儿癫痫。

加减◊如遇癫痫抽搐者，加蜈蝎散（蜈蚣、全蝎各等份、共研细末备用），每次0.3~0.5克以熄风止痉。

疗效◊临床屡用，效果甚佳。

附记◊服药期间还应注意如下禁忌：①忌荤腥油腻；②忌精神刺激；③忌过重、过累劳动。

38.3 除痫散

来源◊林夏泉，《临证见解》

组成◊天麻72克，淡全虫60克，当归150克，炙甘草60克，胆南星21克。

用法◊上药共研细末，备用。轻者日服1~2次，重者日服2~3次。每次服3克，以开水送服。

功用◊祛风、化痰、养血。

方解◊小儿癫痫之因，先天多与胎惊、遗传等因素有关；后天则多由痰、热、风、惊、食滞、血瘀等因所致。而其所发生，主要由于体内气血虚弱，脏气不平，而造成风痰、虚实交错为患。由此可见，癫痫之发作总不离在本为虚，在标为实。虚者正气虚，脏腑气血虚弱；实者邪气实，风盛痰壅，故其治疗应抓住风、痰、虚之理，故立祛风、化痰、养血之法。先贤曾云："治疗小儿癫痫，不外乎清肝、养血清心、豁痰。如有虚损，则宜补益。清肝在于泻心经之火而安神开窍。肝热心火，皆能使气血不顺，炼液成痰，火升痰壅，肝失条达，肝风内动，而作抽搐。痰阻清窍，则神识不清，而出现昏倒，所以必须着重于祛痰。如有亏损，自当于缓解后进行补益。"方中天麻甘平入肝经，为祛风镇静之主药，且有疏痰气、清血脉之功。淡全虫入肝经，搜风以定搐，与天麻相得益彰。风之由来是肝血少，血少而生风，肝风内动则眩晕抽搐，所以用当归以养血、活血，而得到血行风自灭的效果。治痫之法，首先治痰，胆南星性味苦凉，清热化痰，熄风定惊，化痰而不温，熄风而不燥并以炙甘草解毒，调和诸药，且固中而助当归之补养。合而用之，共奏祛风、化痰、养血之效。

主治◇小儿癫痫。

加减◇在治疗癫痫过程中，常以汤剂与除痫散配合应用，以散剂长期服用，汤剂则间断服，一般在发作时配合使用，以增强药效。

汤剂亦以本方（除痫散）为基础，分量加以调整，改：天麻6克，淡全虫4.5克，当归15克，炙甘草4.5克，每日1剂，水煎服，日服3次。并可随证加减：如痰多，舌白腻，脉滑者，加法半夏9克；顽痰不化者，加礞石4.5克，乌豆花9克；肝火旺而心烦易怒，舌质红，脉弦者，加干地黄15克，白芍12克，生石决明15克（或珍珠母30克）；肾虚耳鸣，腰酸者，加女贞子、菟丝子各9克，川断15克；血虚面色苍白，舌淡、脉细者，加何首乌、桑寄生、鸡血藤各15克；心悸惊恐，睡眠不宁者，加麦冬9克，五味子4.5克，生龙齿15克；大便稀薄者，加茯苓、蚕砂各15克；大便秘结者，加肉苁蓉15克，秦艽12克。

疗效◇多年使用，治验颇多，疗效满意。

38.4 定痫豁痰汤

来源◇詹赵苏，《名医治验良方》

组成◇天麻5克，钩藤9克（后下），僵蚕、地龙各6克，胆南星5克，辰茯苓9克，炒白芍、炒当归、郁金、陈皮各5克。

用法◇每日1剂，水煎服，日服2次。

功用◇熄风定痫、豁痰活血。

方解◇癫痫之病，由于惊、风、痰、食、瘀等诸因而致，且每多兼见。故方用天麻熄风定痫止痉，为本方主药；钩藤平肝熄风，镇痉止搐；僵蚕祛风化痰，定痫镇痉；地龙祛风、定痫通络；胆南星（牛胆汁制），制后燥性已减，性味苦凉，能化痰熄风定痫；茯苓健脾化痰、宁心安神，用朱砂拌之，宁心安神之效更显；当归因其性温能散，肝性所喜，故专入肝经以助血海，养血活血；炒白芍，柔肝养血、平抑肝阳；郁金清心解郁、行气破瘀，为血中之气药；陈皮理气解郁、宽中化痰。诸药合用，可达熄风定痫、豁痰活血之功。

主治◇小儿癫痫。

加减◇痰涎壅盛者，加竹沥、半夏、浙贝母各6克；夹乳食积滞者，加神曲、山楂炭各6克，炒谷麦芽各9克；血滞心窍者，加丹参9克，川芎6克。

疗效◇临床屡用，疗效显著。

附记◇本病乃顽固之疾，治疗务必持久；二要加强护理，还可配用单方治疗，以朱砂、儿茶纳入猪心，放入瓦罐中加水煮熟，用文火炖过夜。去猪心中药渣，切片蘸醋吃，量小儿胃口给服。如此更能提高疗效。

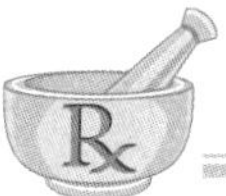

§39 治小儿肠麻痹、肠套叠秘方

39.1 温脐散

来源◊董廷瑶，《名医秘方汇萃》

组成◊肉桂、公丁香、广木香各1.5克，麝香0.15克。

用法◊上药共研细末，熟鸡蛋去壳，对剖去黄。纳药末于半个蛋白凹处，覆敷脐上，外扎纱布。2小时后如能肠鸣蠕动，矢气频转，则为生机已得，便畅腹软，转危为安。如未见转矢气，可再敷一次，必见其功，屡用屡验，其效非凡。

功用◊温阳导滞。

方解◊用本方药敷脐孔上，治疗小儿肠麻痹症。该症是起于患儿泄泻后脾气虚惫，导致腹胀如鼓，叩之嘭嘭，呼吸短促，食入即吐，而便稀不畅，次多量少，常有黏液，其小溲尚通，形神困疲，病情严重。现代医学认为此系因腹泻所致，低血钾或“停滞性”缺氧而导致肠麻痹。若不及时治疗，可危及生命。由于药入即吐，因此另辟蹊径，制“温脐散”外敷法以弥补之，使即转矢气，转危为安。本方为温香之品，借麝香的渗透之力，深入肠腔，旋运气机。若得频转矢气，为脾阳复苏之机，即是向愈之兆。婴幼儿泄泻，常遇肠麻痹，其势危急，病情严重者，多系脾惫气窒，中焦阻滞，升降失职，遂致气阻于下而大便不畅，胃气上逆而呕恶呼吸短促，药入即吐，汤剂不纳，内治不易，故施此外治，治效颇彰。

主治◊小儿肠麻痹。

疗效◊屡用屡验，奏效颇捷，效佳。

附记◊此类病患，以小儿为多见，屡用本方，历试不爽。可旋运气机，使升降复常而获生机。又此类病患，每多脾阳不振，故应以附子理中汤加木香、砂仁善后为妥。

39.2 活血利气汤

来源◊董廷瑶，《名医秘方汇萃》

组成◊小茴香、干姜、官桂各3克，延胡索6克，没药3克，蒲黄、五灵脂各9克，川芎3克，当归、赤芍各6克。

用法◊每日1剂，水煎服，日服2次。

功用◊活血利气、通络止痛。

方解◊本方治疗小儿复发性肠套叠。从患儿腹痛阵阵，痛而拒按，有的伴面色晦暗，舌质色青等症状推理而论，此为肠道局部血分瘀结。乃仿王清任少腹逐瘀汤法，活血利气，通络止痛。灵活运用，疗效显著，且可根除不发。

少腹逐瘀汤原方以小茴香、干姜、官桂温经散寒，通达下焦；延胡索、没药行气散瘀、消肿定痛；蒲黄、五灵脂活血祛瘀、散结止痛；川芎为血中之气药，配合当归，赤芍以活血行气。全方主要在于温经散寒、活血利气、化瘀止痛、通达下焦。

主治 小儿肠套叠。起病急骤，病情较重，腹痛阵作或持续剧痛，腹肌紧张，板硬拒按，或按即离手有阵发剧痛，或见腹部包块、肿物、肠型，或常伴随发热、呕吐、大便不通，属西医儿外科常见病，急性发作时，常在 X 线下以空气或钡液加压灌肠使之复位（整复）。但患儿每多反复发作，甚至上午复位，下午又发。

加减 凡症见痛如针刺，固定不移或包块，按之则痛，得温较舒，遇冷加重，舌有瘀点，口唇紫暗，脉象细涩者，宜使用本方。但病情复杂，变化多端，故在临床实践中，可随证加减：若寒甚必重用姜、桂；气滞血瘀，可选用木香、乳香、桃仁、红花、枳壳、川楝子等活血利气；腹部包块者，可加三棱、莪术、山甲片化瘀消癥；随宜而施，多可根治。

疗效 临床屡用，疗效显著。

39.3 治肠套叠方

来源 邓铁涛，《邓铁涛临床经验辑要》

组成 旋覆花 5 克，代赭石 15 克（先煎），党参 9 克，炙甘草 5 克，生姜 2 片，大枣 3 枚，法半夏 9 克。

用法 上药文火慢煎，顿服。

功用 降逆理肠、调畅气机。

主治 小儿肠套叠。

加减 服上药汁半小时后，即用蜂蜜 100 毫升，加开水 200 毫升，拌匀，待温度为 37℃时灌肠。与此同时，用梅花针叩击腹部肿块。

疗效 屡用效佳。

§40 治小儿夜啼秘方

40.1 定惊汤

来源 奚伯初，《名医治验良方》

组成 黄连、石决明、钩藤、竹叶、灯芯、朱茯神、首乌藤、炙甘草、煅龙骨、煅牡蛎、生地、枣仁各等份或视病情酌定。

用法 上药用凉水浸泡 30 分钟，先煎龙骨、牡蛎、石决明 20 分钟后，再与余药同

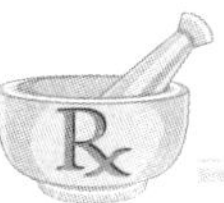

煎 30 分钟，澄出药液，于晚上睡前半小时服用，每日 1 剂。

功用 ◊ 清心平肝、安神定惊。

方解 ◊ 小儿夜啼，系心火内炽，肝热熏蒸三焦，上扰清窍所致。治当清心平肝、安神定惊为法，故方用黄连、竹叶、灯芯、生地清心泻火安神；石决明、煅龙牡，钩藤平肝潜阳，熄风定惊；朱茯神，首乌藤、枣仁养心益肝安神；甘草导赤引热下行，并调和诸药。全方药物合用，俾心火得清，肝阳得平，心神安定，惊啼自除。本方用药精细，药量适中，每在平淡中见功夫，投之多应手而效。

主治 ◊ 小儿夜啼。

疗效 ◊ 临床屡用，疗效卓著。

40.2 钩藤饮

来源 ◊ 王鹏飞，《名医治验良方》

组成 ◊ 钩藤、益元散各 10 克，蝉衣、木香、槟榔各 3 克，乌药 6 克。

用法 ◊ 每日 1 剂，水煎服，日服 3 次或频服。

功用 ◊ 清热平肝、调理胃肠、通利关窍。

方解 ◊ 小儿夜啼，临床多见于小儿病后，饮食不当，受惊后以及缺钙等情况下出现，此时多为“肝常有余”，“脾常不足”，胃肠积滞，心火内盛之际。方用钩藤、蝉衣清热平肝、熄风止惊；复以辛苦温之木香、槟榔、乌药理气而调理胃肠；以益元散通利关窍。合而用之，共奏清热平肝、调理胃肠、通利关窍之功，从而使三焦安宁、啼哭烦闹自止。

主治 ◊ 小儿入夜惊哭啼闹。症见日间精神如常或多眠，食欲欠佳，大便多偏干，指纹淡紫、舌质红、苔白。

疗效 ◊ 临床屡用，收效甚捷，一般服 5 剂左右即愈。

§41 治小儿脱肛秘方

41.1 益气举脱汤

来源 ◊ 余立杉，《新中医》（2）1987 年

组成 ◊ 红参（高丽参更炒）、升麻各 10 克，炙黄芪 80 克，乌梅 3 个（儿童剂量酌减）。

用法 ◊ 红参另炖兑入，后 3 味加水 600 毫升，煎至 250 毫升，取汁，再加水 300 毫升，煎至 100 毫升，两汁混合，掺入参汤，分早晚各服 1 次。

功用 ◊ 益气举脱。

方解 ◊ 脾虚气陷，且非一日所成，非大剂不能与证相应，故方重用红参、黄芪强中

益气，且黄芪伍升麻以增强升提之力，并入少许乌梅以助收敛固脱。再配以外治消炎燥湿，收敛固脱，内外并治，脱肛之疾可望桴鼓。重度脱垂尤必多服，奏效必佳。

主治◊脱肛。

加减◊脱肛严重者，升麻加至15克；如兼有他症，则酌加对症之药，但主方不变。每日1剂，不可间断，至愈为度。同时在治疗中配用外洗方：方用乌梅、五倍子各20克，金银花、黄柏各30克。每日1剂。上药加水3000毫升，煎至2500毫升，置于盆内，待温，坐浴洗肛部，每日早晚各1次。

疗效◊治疗14例，痊愈（脱肛完全回纳、自觉症状消失，随访1年未复发）11例，有效3例。服药一般5~10剂，最多16剂。

41.2 提肛饮

来源◊张梦侬，《临证会要》

组成◊黄芪15克，当归10克，党参15克，白术、升麻、柴胡、炙甘草、樗根白皮、陈皮、罂粟壳各10克。

用法◊水煎服，每日1剂，1日3次温服。多服数剂为好。

功用◊益气升阳、收涩固脱。

方解◊脱肛以肛门括约肌松弛为标，以正气大虚下陷为本。因肺主气，与大肠相表里，大气虚而下陷则脱肛。故方用党参、黄芪、白术、甘草以补气；当归补血；升麻、柴胡以升提；陈皮理气；入罂粟壳与樗根白皮之收敛涩肠而固气。然必须配合外治之法，其效始著。

主治◊脱肛（一般分轻、中、重度三型）。

加减◊如中、重度脱肛。脱肛不回缩者则先用生卷柏120克，煎水，先熏后洗，连洗数日，每次务将已干黏膜熏洗润滑，能缩回少许为佳。继用煅枯白矾15克，煅五倍子30克。共研细末，香油调匀，于熏洗后外涂擦肛门上。每日1次。

疗效◊多年使用，每获佳效。

41.3 加味补中益气汤

来源◊彭显光，《名医秘方汇萃》

组成◊黄芪30克，潞党参20克，升麻、柴胡各15克，陈皮、当归各9克，白术、诃子各15克，淮山药20克，煅牡蛎粉15克，炙甘草6克（此为成人量，小儿酌减）。

用法◊每日1剂，上药除牡蛎粉外，其他药加入药罐内煎开30分钟去渣留汁。再放入牡蛎粉调匀内服。每日分3次服用。20剂为1疗程。

功用◊补中健脾、举陷固摄。

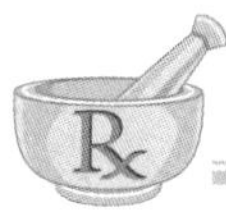

方解 彭氏认为，脱肛系气虚不能固摄所致。故方用黄芪甘温补中益气，升阳固表，故为主药；辅以党参、白术、山药、炙甘草益气健脾养胃；陈皮理气和胃；当归养血和阴；升麻、柴胡助主药以升提下陷之阳气；诃子苦酸温涩，温以开胃调中，涩以固脱止泻；牡蛎味咸入血分，煅后能止盗汗、去烦热、益精气、固滑脱，与诃子相伍，可固脱收敛助主药敛耗散之气。合而用之，共奏补中健脾、举陷固摄之功。

主治 一、二、三期直肠脱垂（脱肛）。

加减 本方证为脾胃之虚，中气下陷所致脱肛，除见直肠脱垂之外，还可见少气懒言，四肢乏力、饮食无味、舌淡苔白、脉虚软无力为使用要点。如患者面色苍白、心慌、头晕目眩、脱出直肠常伴有溃疡等，此为血虚，可加熟地 20 克，白芍 15 克；如体弱健忘，腰膝酸痛，耳鸣，尿频，肛门松弛，多见于老人、妇人，此为肾虚，可加肉桂 10 克，枸杞子、巴戟天、补骨脂、益智仁各 15 克，龟胶、鹿胶各 10 克；如肛门灼热、肿胀、红赤疼痛、大便干结、口干不欲饮，此为虚火湿热，可加黄芩 15 克，黄连 10 克，火麻仁 20 克，枳实 12 克。此外可用五倍子、煅龙骨、煅牡蛎各 15 克，冰片 5 克。共研细末，名固脱收敛散，大便后涂敷于脱垂部分，纱布包扎，则效果更佳。

疗效 多年使用，治验甚多，疗效满意。

附记 笔者用于小儿脱肛，依本方剂量的三分之一，试治数例，内外并治，均获痊愈。

41.4 提肛饮

来源 程爵棠，《山东中医杂志》（1）1983 年

组成 炙黄芪 30 克，升麻 9 克，柴胡 6 克，炙甘草 3 克。

用法 每日 1 剂，水煎服，日服 3 次。

功用 益气升陷。

方解 脱肛之病，属中气下陷者居多，治宜益气升陷。方中君以炙黄芪益气升阳，炙用，重在走里，且补中有升，一举两得，且重用，其益气升阳之功尤著；臣以升麻、柴胡升陷，助君药以增强益气升陷之功；佐以炙甘草，温中健脾，且能协调诸药之性，故兼之为使。药仅四味，共奏益气升陷之功。配伍严谨，功专效宏，用之效佳。

主治 脱肛，或脏器下垂，子宫脱垂（阴挺）等。

加减 若脱肛伴见黏膜充血红肿胀痛，或兼便血、感染者等一切炎症，加配熏洗方（土茯苓、蒲公英各 30 克，生甘草 5 克），煎水，先熏后洗患部，每日早晚各 1 次。若脏器下垂、阴挺等亦可用之。

疗效 用本方治疗脱肛 45 例，结果痊愈 29 例，显效 10 例，有效 4 例，无效 2 例。总有效率为 95.8%。

附记◊本方为程氏祖传秘方。据临床观察，本方用治脱肛效佳，后试用于脏器下垂，阴挺等病，只要随证加味，效果亦佳。二十多年来，笔者用本方治疗因中气下陷所致的脏器下垂、脱肛、阴挺等病甚多，疗效显著。待病痊愈后，再进香砂六君子丸或补中益气丸善后调治数日，以巩固疗效。

§42　治小儿其他疾病秘方

42.1　地龙通络汤

来源◊彭兆麟，《陕西中医》（1）1991 年

组成◊广地龙 7 克，桂枝尖、粉甘草各 5 克，全当归、郁金、丹参各 10 克，川芎 6 克，黄芪 15 克。

用法◊水煎服，每日 1 剂，日服 2 次。

功用◊温经益气、活血化瘀、通络。

方解◊小儿钩体病脑脉管炎急性偏瘫，属中医中风范畴。多因先后天不足、气滞血瘀所致。方中以桂枝温经通阳；地龙熄风通络；郁金、丹参、当归、川芎活血化瘀；当归配黄芪益气生血。诸药合用，共奏温经益气、活血化瘀、熄风通络之功。再辅以外治，故疗效颇佳。

主治◊小儿钩端螺旋体病急性偏瘫（由小儿钩体病脑脉管炎引起者）。

加减◊大便秘，加牵牛子 6~7 克；纳呆，加鸡内金 7 克，炒麦芽 10 克；腹胀，加川厚朴、陈皮各 10 克；阴虚盗汗，加牡丹皮 7 克，地骨皮 2.5 克。

同时配用：①静脉用药：复方丹参注射液一般 8~10 毫升加入 10%葡萄糖液 60~100 毫升中静滴（用量根据年龄大小而异），10~15 滴/min，每日 1 次。②针灸治疗：上肢取穴肩髃、曲池、合谷；下肢取穴环跳、阳陵泉、足三里；口眼歪斜取穴地仓、颊车、合谷等。依瘫痪部位不同，每日每个部位交替选用 1~2 穴，每日 1 次。宜用泻法，并可加用低频电刺激。

疗效◊治疗 21 例（年龄在 1.5~7 岁之间，发病 2 周入院），结果痊愈（肌力恢复达 4~5 级，肢体功能活动完全恢复）20 例（治疗 20 天以内 13 例，30~50 天 7 例），无效 1 例，治愈率为 95%。

42.2　蓝根骨皮汤

来源◊张义，《儿科学术会议论文资料汇编·1988 年》

组成◊板蓝根、蒲公英、紫花地丁各 15 克，地骨皮、沙参、生地、玄参各 9 克，生甘草 3 克。

用法◊水煎服，每日 1 剂，分 3~4 次服用。

功用◊清热解毒、滋阴软坚。

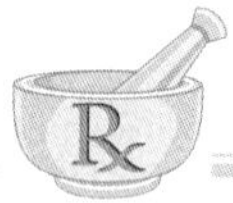

方解 ◊ 传染性单核细胞增多症属中医“温病”“喉痹”范畴。多因热毒侵犯所致。方中板蓝根、蒲公英、紫花地丁清热解毒；地骨皮退虚热；沙参、生地滋阴清热；玄参软坚散结、滋阴清热；生甘草解毒并调和诸药。临床用之，疗效甚佳。

主治 ◊ 小儿传染性单核细胞增多症。

加减 ◊ 发热为主者，加荆芥、白薇、知母；淋巴结肿大者，加鳖甲、郁金、竹茹、厚朴、枳实、代赭石、金石斛等；兼咽峡炎者，加牛蒡子、山豆根、生百合、锦灯笼；白细胞增高，重用甘草；白细胞减少，加太子参、黄芪、生山药；贫血、加鸡血藤、黄芪、当归、阿胶；黄疸，加茵陈、滑石、栀子、黄芩、川楝子。

疗效 ◊ 治疗 393 例，结果痊愈 368 例，治愈率达 93.6%。

42.3 桑藤术络汤

来源 ◊ 汤邦杰，《新中医》（9）1982 年

组成 ◊ 鲜桑枝 15~24 克，忍冬藤 12 克，丝瓜络 9 克，白术、牛膝各 3 克，秦艽、僵蚕、防己、黄柏各 6 克，甘草 1.5 克。

用法 ◊ 水煎服，每日 1 剂，日服 3 次，以 3 剂为 1 疗程。

功用 ◊ 祛风舒筋、调和气血、清利湿热。

方解 ◊ 髋关节滑囊炎，多因风寒湿邪犯络（关节）所致。方中桑枝、秦艽疏风除湿；佐僵蚕熄风解痉；忍冬藤、丝瓜络清热舒筋，以利关节；防己除湿，配白术健脾燥湿，可消关节滑囊之积液；甘草解毒和中，寓扶正祛邪之意；牛膝活血化瘀，引药下行，故兼之为使，使诸药达下肢以止痛；黄柏清利湿热，使湿热之邪得以外祛里清。诸药配伍，共奏祛风舒筋、调和气血、清利湿热之功。

主治 ◊ 小儿髋关节单侧性（暂时性）滑囊炎。

加减 ◊ 尿浊，加萆薢；身热，加地骨皮、丹皮、黄芩；外展时痛者，加地龙、白毛藤（白英）；麻木，加紫草；有外伤史者，加丹参、地龙。

疗效 ◊ 治疗 60 例，病程均在半月左右。服药 2~9 剂，1 例为 15 剂，结果全部治愈。

附记 ◊ 服药期间，忌食辛辣，不宜下床做剧烈活动，避风寒，以利于提高、巩固疗效。

42.4 儿童溃疡散

来源 ◊ 杨林，《浙江中医杂志》（11）1988 年

组成 ◊ 炙黄芪 500 克，桂枝、血竭各 20 克，炒白芍 200 克，炙甘草、九香虫各 50 克，枯矾 30 克，黄连 45 克，白及、乌贼骨、徐长卿各 300 克。

用法 ◇ 上方除枯矾外，将余药一起放入烘箱烤干，亦可用文火烤干，后与枯矾混合，共研为细末，过80~120目筛，装瓶备用。服药前将本散用水或蜂蜜调成糊状，饭前半小时吞服。每次服10~20克，日服3次，勿饮开水。30天为1疗程。

功用 ◇ 益气健脾、生肌敛溃、消肿止血。

方解 ◇ 儿童胃及十二指肠溃疡，其临床表现极不典型，幼儿主要表现脐周围疼痛，少儿为胃脘部疼痛，吞酸及嘈杂，多因脾胃气虚所致。治疗以益气健脾为主。故方用黄芪建中汤温中补气，和胃缓急，此为基础方；加黄连清热和胃；白及、血竭收敛止血消肿，均可加速创面愈合；枯矾燥湿、止血、制酸；乌贼骨，收敛制酸；徐长卿清热解毒、镇痛解痉；九香虫温中理气止痛。诸药合用，共奏益气健脾，生肌敛溃，消肿止血之功。

主治 ◇ 儿童胃十二指肠溃疡。

加减 ◇ 如呕吐加姜半夏、姜竹茹等。

疗效 ◇ 治疗53例，痊愈30例，好转17例，无效6例（其中3例因上消化道大出血，2例胃穿孔而转外科手术治疗）。本组病例，均经确诊。其中男39例，女14例。年龄最小5岁，最大16岁。

42.5 静慧汤

来源 ◇ 刘焯，《中国当代中医名人志》

组成 ◇ 白芍20克，天麻10克，玄参15克，牡蛎25克，僵蚕、钩藤、百合、合欢皮各10克，夜交藤15克，胆南星、夏枯草各10克。

用法 ◇ 每日1剂（8岁患儿1日量），水煎服，日服3次。

功用 ◇ 镇静熄风、化痰安神。

主治 ◇ 小儿摇头斜眼，肢体抽动，注意力不集中，喉中有声，口出秽浊。

疗效 ◇ 屡用屡验，效果颇佳。

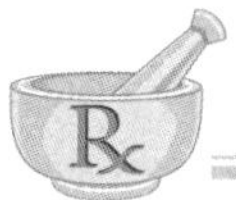

男科秘验方

§1 治前列腺炎秘方

1.1 参前六黄汤

来源 ◊ 方药中，《名医治验良方》

组成 ◊ 党参、黄芪、生地黄、车前子各 15 克，黄连、蒲黄、黄柏、黄精各 10 克，淮牛膝 12 克。

用法 ◊ 每日 1 剂，水煎服，日服 2 次。

功用 ◊ 益气、解毒、利湿。

方解 ◊ 方中生地、黄精滋补肾气；淮牛膝壮腰补肾，活血通利；车前子、黄连清利湿毒；蒲黄活血化瘀，利小便；黄柏坚阴利湿；参芪益气、托里排脓。诸药合用，共奏益气、解毒、利湿、排脓之功。

主治 ◊ 前列腺炎。

疗效 ◊ 屡用屡验，效果甚佳。

附记 ◊ 前列腺炎主症为小便不利，局部疼痛和局部肿胀，化验有脓白细胞，与外科痈症“红、肿、热、痛”极为相似，由此可以把它看成一种痈症。临床治疗，针对痈之病理，除解毒清热外，佐以托里排脓之品，诸如参芪、皂角刺、炮甲类收效较著，不妨一试。

1.2 活血清利汤

来源 ◊ 叶继长，《名医治验良方》

组成 ◊ 猪秧秧 100 克，半边莲 15 克，鱼腥草 30 克，红花 10 克，桃仁、泽兰、茯苓、车前子各 12 克，滑石 18 克，甘草 3 克，桂枝 6 克。

用法 ◊ 每日 1 剂，水煎服，日服 3 次。

功用 ◊ 清热解毒利湿、活血化瘀通阳。

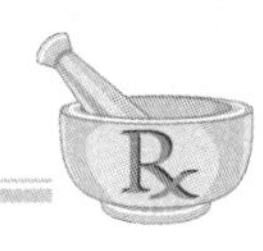

方解 ◊ 慢性前列腺炎，大致属祖国医学气淋、劳淋与精浊之范畴，其主要病因是多湿多热。若久病不愈，湿热长期不清，一则耗伤正气，二则精道气滞血瘀，往往虚实错杂，或因湿热长期不清，致精道气滞血瘀；或因情志不舒，肝郁气滞，气郁化火，或因饮食不节，劳累过度，房事不节等，致湿热乘虚侵袭精室。所以，主要病因病理在于气滞血瘀，湿热留恋，因而临床出现尿频、小便滞涩，或淋沥不已，会阴、小腹、睾丸不适或有胀痛，小便末或小便时尿道中有白色分泌物溢出等。或因素体肾阳虚，再加之湿热耗伤，导致阳痿早泄之症。治以活血化瘀、清利湿热并进，才能清除湿热之毒，与气血之瘀滞，以达到治疗的目的。方用猪秧秧、半边莲、鱼腥草、茯苓、滑石、甘草以清热解毒利湿，特别重用猪秧秧，清热解毒、利湿通淋；桃仁、红花、泽兰，以活血化瘀；桂枝通阳化气。合而用之，共奏清热解毒利湿、活血化瘀通阳之功。

主治 ◊ 慢性前列腺炎。

加减 ◊ 若肝郁气滞致会阴、小腹、睾丸胀痛明显者，加青皮 10 克，川楝子、橘核各 12 克；湿热壅阻致尿道滞涩刺痛或有尿不尽之感者，加木通，王不留行各 9 克；湿热下注，血热妄行而致血尿，有红细胞者，加茅根、小蓟各 15 克；湿热蕴结，下注膀胱，致尿末或小便时有白浊溢出者加萆薢、败酱草各 15 克；肾阳虚致阳痿、早泄、性功能减退者加淫羊藿 10 克，鹿角胶 12 克。

疗效 ◊ 治疗 45 例，结果痊愈 26 例，好转 19 例，有效率 100%。

附记 ◊ 治疗期间，每 2 周复查 1 次前列腺液与尿三杯试验，分清标本缓急，灵活加减，方能获得较好的疗效。

1.3 清热利湿化瘀汤

来源 ◊ 邹经，《中国中医药报》

组成 ◊ 蒲公英 30 克，金银花 20 克，连翘、滑石、茯苓、车前子各 15 克，莲须、当归、赤芍各 12 克，败酱草 15 克，丹参 20 克，穿山甲 9 克，王不留行 15 克，甘草 6 克。

用法 ◊ 水煎服，每日 1 剂，日服 2 次。

功用 ◊ 清热利湿、活血化瘀。

方解 ◊ 急性前列腺炎，相当于中医的“淋浊”范畴。其病因多为肾虚湿热下注，蕴结下焦，郁久化热，影响膀胱气化所致。方中蒲公英、金银花、败酱草、连翘苦寒清热解毒以消炎；茯苓、滑石、车前子、莲须淡渗通利小便以祛湿；当归、赤芍、丹参活血化瘀；穿山甲、王不留行散结消肿；甘草调和诸药。本方清热利湿、活血化瘀，相得益彰。

主治 ◊ 急性前列腺炎。

加减 ◊ 前列腺炎有急、慢性之分，急性多见于病程短的中青年患者，湿热偏盛，采

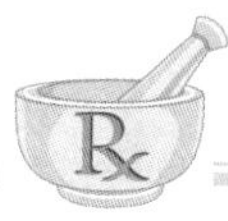

用本方治疗，疗效可靠。但由于病情有轻重缓急的不同，故在用药时，要结合具体病情，辨证加减、灵活化裁，以免有虚虚实实之虑。对急性前列腺炎的治疗，应以“急则治其标”，侧重于苦寒清热利湿，忌用辛温，以免助邪而伤肾阴。同时也要注意本病急性期，湿热之邪已解，有关症状消失，苦寒清热利湿之药可以减量或不用，以免寒凝助长前列腺的增生。特别是病程久的老年患者，前列腺肿大，更应注意慎用苦寒清热利湿之剂，老年性前列腺肿大，多有正气不足，治疗可用“化瘀软坚固气汤”（当归、川芎、赤芍、丹参、炒山甲、王不留行、茯苓、败酱草、甘草）缓缓图之。可使肾气渐复、膀胱气化，以免肥大的前列腺再增生，压迫尿道，出现癃闭，转为危证。据临床观察，本方是治疗老年性前列腺肥大、稳妥且有效的方剂。

疗效◊临床屡用，效果颇佳。

1.4 白浊汤

来源◊张梦侬，《临证会要》

组成◊金银花、蒲公英各 60 克，黄柏、知母、瞿麦、木通、栀子仁、萆薢、车前子各 10 克，六一散（包）15 克，琥珀 5 克（研末，分 3 次冲服）。

用法◊上药加水 3 升，熬成 1 升，分 3 次温服，每次另加生韭菜汁一酒杯兑入药汁中服，以 10 剂为 1 疗程。

功用◊清热泄湿、泻火解毒、疏利小便、宣通气机。

方解◊方中重用金银花、蒲公英败毒通淋；黄柏、知母、木通、栀子仁滋阴泻火；萆薢、瞿麦、车前子、六一散，更加一味琥珀末通五淋、利小便；生韭菜汁消瘀和血利窍。诸药合用，具有清热、泻火、败毒、消瘀、滋阴、利窍之功，用治五淋白浊，疗效较好。

主治◊白浊，症见尿意频数，溺时茎中作痛，常带白浊，甚则小便滴沥而出，龟头常有脓样黏液污衣，有时将尿道口封闭，结成干痂，不经洗涤或挑拨则尿不得出，有时尿中常有米泔样白浊。

疗效◊屡用效佳。

附记◊本方名为编者拟加。若诸证悉平，改以丸剂善后，巩固疗效，方用制首乌 120 克，潼蒺藜、茯苓、菟丝子、川萆薢、山药、炒黄柏、炒知母、生地、制龟板、炒牛膝、芡实、车前子、建泽泻、升麻各 60 克，金钱草 150 克。共炒研成极细末，炼蜜为丸如梧桐子大。每次服 40 粒，空腹淡盐汤下，每日 2 次。忌口。

1.5 龙胆消炎汤

来源◊程爵棠，《陕西中医》（2）1991 年

组成◊龙胆草、蒲公英、土茯苓各 15~30 克，黑山栀、败酱草各 15 克，茜草、丹

皮、肿节风各9~15克，川黄柏、萆薢、柴胡各9克，夏枯草10克。

用法 水煎服，每日1剂（病重2剂），日服2~4次。

功用 清热利湿、解毒消肿。

方解 本病之作，虽肾虚（或脾虚）为发病之本，但其标为湿热瘀滞。主要是肝经湿热下注，结聚会阴，血瘀阻滞经络所致。所以清利湿热为治疗前列腺炎的基本大法。方中君以龙胆草泄肝利湿；臣以川黄柏燥湿泻火；萆薢清热利湿；土茯苓、败酱草清热利水，且土茯苓尤善清下焦湿热之毒；佐以蒲公英、肿节风、黑山栀、夏枯草清热解毒，散结消肿；茜草，丹皮合夏枯草、败酱草则凉血、活血、化瘀之功尤著，入方既可使血分湿热之毒外泄，又可防血热灼伤脉络之弊；柴胡善能疏肝解郁，又能泄肝，且能引诸药之性直达病所，故兼之为使。诸药相伍为用，共奏清热利湿、解毒消肿之功。

主治 白浊（前列腺炎）。症见阴中流浊、尿道口常有乳白色或无色黏液分泌，晨起有时尿道口被黏液封闭。小便时常觉下腹、会阴部及阴茎有隐痛和胀坠感，余沥不净，或有灼热感，或尿血，或排尿困难，或尿闭。或伴有头晕头痛，失眠健忘，或前列腺肿大；或排尿次数增多，或性功能减退或亢盛，或心烦、尿赤、大便干结或不爽。急性还伴有恶寒发热，全身疼痛，身重乏力；慢性还伴有腰膝酸软，头晕耳鸣，四肢不温，或唇色淡白，眩晕，心悸，或下肢水肿。舌淡或红、苔薄白或薄黄，脉弦数或虚细、或虚缓无力。

加减 急性或慢性急性发作，重用龙胆草、蒲公英、肿节风，加金银花15克，连翘9克，薄荷6克（后下）；慢性去川黄柏、黑山栀、减轻龙胆草、蒲公英、肿节风用量，并加川楝子、赤芍各9克；腰痛，去川黄柏、土茯苓、肿节风、山栀，加杜仲、川楝子、狗脊、元胡、川断各9克；下腹及会阴疼痛甚者，去川柏、土茯苓、肿节风、山栀，加川楝子、元胡、制乳香、制没药、青皮、陈皮各6~9克；血精（或尿血）加槐花、白茅根、仙鹤草各9克；头晕失眠多梦者，加石菖蒲、远志、茯神各9克，并去川黄柏、土茯苓；坠胀，加升麻、橘核、荔枝核各9克；兼肾虚者合当归饮加减；脾虚者合参苓白术散加减；伴见前列腺硬肿者，合少腹逐瘀汤加减。

疗效 治疗210例，其中，急性前列腺炎85例中，痊愈78例，显效7例；慢性前列腺炎125例中，痊愈75例，显效25例，有效17例，无效8例。总有效率为96.19%。

1.6 加味膀胱化浊汤

来源 关济民，《千家妙方·上》

组成 北黄芪18克，党参15克，桑螵蛸9克，丹参、菟丝子、泽泻各12克，女贞子、广东王不留行（薜荔果）各15克，小茴香4.5克，台乌药、车前子、两头尖各9克。

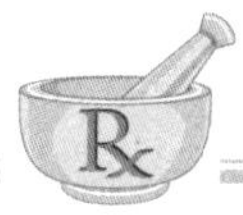

用法◊水煎服，每日1剂，日服2次。

功用◊固脾肾、利膀胱、化湿浊。

方解◊慢性前列腺炎，在老年人中属常见病之一。一些病人缠绵日久，又过服清利之剂，以致脾肾气虚，膀胱气化不行，下焦湿热内蕴所致。故方用菟丝子、女贞子、桑螵蛸以固肾；黄芪、党参以补气；小茴香、台乌药行气化湿；丹参、两头尖、广东王不留行活血散结；泽泻、车前子利尿通淋。诸药合用，坚持服用，故而疾病能够较快获愈。

主治◊慢性前列腺炎。

疗效◊屡用效佳。

1.7 清利理化汤

来源◊余惠民，《中国中医秘方大全》

组成◊川楝子、川牛膝、刘寄奴、桃仁、甘草、黄柏、小茴香各10克，薏苡仁、白芍各20克，败酱草30克，熟附子3克，瞿麦、玄胡索各15克。

用法◊水煎服，每日1剂，日服2次。

功用◊清热利湿、理气化瘀。

方解◊慢性前列腺炎临床以实证为多见，即使虚证，亦兼下焦湿热瘀阻。故治以清利湿热、理气化瘀为法。方用黄柏、瞿麦、败酱草、苡仁清利湿热；玄胡、川楝子、刘寄奴、桃仁、川牛膝理气化瘀。诸药合用，方中病机，故用之效佳。

主治◊慢性前列腺炎。

加减◊小便灼热甚者，去附子、小茴香，加滑石15克；睾丸坠痛、气短者，加党参、黄芪各10克；阳痿、早泄、脉沉细者，合五子衍宗丸温养肾气；射精疼痛及血精者，去附子、小茴香，加生地15克，知母10克，白茅根30克，炒蒲黄10克；前列腺体有结节者，加醋鳖甲20克，生鸡内金10克。

疗效◊治疗慢性前列腺炎34例，痊愈14例，好转16例，无效4例，总有效率为88.23%。

1.8 清化散结汤

来源◊陈树森，《名医名方录》第一辑

组成◊黄柏15克，连翘20克，野菊花、鱼腥草各15克，白花蛇舌草30克，紫草、丹参、赤芍各15克，黄芪20克，淫羊藿15克。

用法◊每日1剂，水煎服，日服2次（早、晚分服）。

功用◊清化散结。

主治◊慢性前列腺炎。

疗效◊曾治25例病人，治愈18例，好转6例，无效1例。

附记 ◊ 又同书第三辑载利水通淋汤：栀子、茯苓各12克，当归10克，白芍、黄柏、黄芩、生地、泽泻各12克，木通10克，车前子、滑石、牛膝、金银花（双花）各20克，甘草10克。主治及用法同上。效果亦佳。

§2 治前列腺肥大秘方

2.1 舒肝散结方

来源 ◊ 印会河，《中医内科新论》

组成 ◊ 柴胡9克，丹参、赤芍、当归各15克，生牡蛎30克（先煎），玄参15克，川贝母3克（分冲），夏枯草、海藻、昆布、海浮石（先煎）各15克，牛膝9克。

用法 ◊ 水煎服，每日1剂，日服2次。

功用 ◊ 舒肝散结。

方解 ◊ 本证多见于老年，大多与肝有关。故方用柴胡舒肝解郁；当归、赤芍、丹参，理肝经之瘀血，此因前列腺部乃肝之经脉所在也。牛膝引药下行；牡蛎、海浮石、玄参、川贝母、夏枯草、海藻、昆布等同有软坚散结之作用，以消肿块。诸药合用，共奏舒肝散结之功。

主治 ◊ 前列腺肥大（前阴癥积），小便癃闭不通，多先由小便滴沥不尽开始。多见于老年。苔腻，脉弦有力。兼治乳腺增生、肋软骨炎、子宫肌瘤、颈淋巴结炎等。

加减 ◊ 老年性前列腺肥大，外加肾金子5粒（桂圆肉包裹），一次服下，有利提高疗效；乳腺增生、肋软骨炎，去牛膝，加蒲公英、全瓜蒌各30克；子宫肌瘤，加泽兰叶15克，茺蔚子30克；颈淋巴结炎，去牛膝，加桔梗、枳壳各9克。

疗效 ◊ 多年使用，效果甚佳。印氏已将本方列入临床“抓主症”之方，见老年性前列腺肥大、小便癃闭病人，率先用此效果良好。同时上述各病，随证加减，效果亦佳。

2.2 愈癃启闭汤

来源 ◊ 董平，《中国中医药报》

组成 ◊ 黄芪9~30克，肉桂3~9克（后下），熟军5~9克（后下），桃仁9克，川牛膝、炮山甲各9~15克，王不留行、虎杖各15克，夏枯草30克，沉香3克（后下），橘核9克。

用法 ◊ 每日1剂，煎2次，空腹温服。

功用 ◊ 温阳化气、散结利窍。

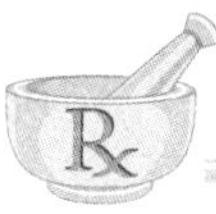

方解 ◊ 老人癃闭由前列腺肥大而致者总由肾衰而来。一因肾衰必然下焦虚寒，致令气凝血瘀并与败精，湿痰互结而不化，积久成块，可以阻塞水道；二因肾衰必然气化不及州都，致使膀胱藏津液而不能出；轻则涓滴不利而为癃，重则点滴全无而为闭。可知此证性质属于本虚标实。本方用黄芪、肉桂温阳化气以扶其本；大黄、桃仁、川牛膝开下焦瘀结以治其标，两路皆为主力。虎杖、夏枯草能化败精、消痰积；山甲、王不留行尤能下走厥阴经络，消肿散瘀，通利关窍，故均用为辅佐，以奏软坚散结通关利窍之功。更用沉香、橘核为使，沉香能导引主药直达下焦，温肾化气，散结导滞；橘核，专入肝肾，擅长消肿止痛，用于癃闭则有行气通关之效。全方扶正祛邪，标本兼顾，若加减得法，投之多效。

主治 ◊ 老人癃闭证因前列腺肥大而致者。

加减 ◊ ①辨阴阳寒热。老人癃闭以阳虚为多。若有肾阳偏虚见症，可加仙灵脾、益智仁、巴戟天、桑螵蛸、生鹿角，甚者加附子、鹿茸粉等，以鼓舞肾气，助阳通窍。若为中焦阳气偏虚证，常重用黄芪，加人参、炙甘草；如有中气下陷见证，应去熟军、桃仁、川牛膝、沉香，而加升麻、柴胡、桔梗以升举清阳，则浊阴自降。若遇偏阴虚内热者，芪桂当用小量，再去熟军、桃仁、山甲、沉香、桔梗等味，另加知母、黄柏、生熟地、元参、猪苓、茯苓、泽泻、车前子之属，用以滋肾坚阴，使其阴液得复，则阳能化气，癃闭自通。②辨标本缓急。本方是根据扶正祛邪的一般原则进行组合的，然而临床所见在标本缓急之间多有差异。本虚为著者，如何加减已如前述，现就常见的两种标急证候介绍加减经验如下：一为有瘀结重症见症者，当重用方内散结开窍药量，再配加归尾、赤芍、泽兰、琥珀、地龙、蜣螂粉等味，以增化瘀之力；甚至加土鳖虫、水蛭，攻坚破癥。若瘀阻兼夹痰结，尚可加牡蛎、昆布、海藻、元参、贝母、海蛤壳等以助其消痰散结。二为并发湿热淋证者，此因水湿久郁膀胱化热而来，应去黄芪、沉香，肉桂当用小量，加黄柏、知母滋肾通关，另加石韦、萹蓄、瞿麦、琥珀、滑石、甘草梢以清热化浊通淋；热毒盛者，再加败酱草，蒲公英、白花蛇舌草，半枝莲、穿心莲等清热解毒渗湿药类，待标证缓解，再顾其本。

疗效 ◊ 临床屡用，近期疗效显著。若在症状缓解后，连用几料丸方以资巩固，远期疗效亦佳。

附记 ◊ 由其他情况发病的另有治法，不宜滥用此方。

2.3 消癃方

来源 ◊ 张寿水，《中医杂志》（7）1989 年

组成 ◊ 沉香 2 克（后下），肉桂 1.5 克（后下），黄柏、知母、石韦各 9 克，车前子 12 克，当归 9 克，王不留行、赤芍、白芍、菟丝子 12 克，巴戟天各 12

克，皂角刺9克，生甘草3克。

用法◊水煎服，每日1剂，日服2次。

功用◊益肾化瘀、利湿降浊。

方解◊本方由《金匮翼》之沉香散和《兰室秘藏》之滋肾通关丸化裁而成。尤适用于前列腺增生所致的癃闭。该证多由肝肾亏虚，热瘀结于下焦、壅闭而成。方中取沉香降气开结、破瘀；配以肉桂、菟丝子、巴戟天、黄柏、知母益肾泻热；石韦、车前子利湿降浊；当归、王不留行、赤芍、皂角刺活血化瘀；白芍、甘草敛阴缓急止痛；且甘草调和诸药，皂角刺利关开窍。诸药合用，共奏益肾泻热，利湿降浊，活血化瘀，开结利窍之功。

主治◊癃闭（前列腺增生）。

疗效◊临床屡用屡验。若坚持服用，每获痊愈。

附记◊①治疗期间，忌酒及辛辣食物；②煮药法：上药除沉香、肉桂外，其他药物先用清水浸泡30分钟，再煎煮30分钟，然后加入沉香、肉桂，稍沸即可。每剂煎2次，将两次煎液混合即可服用。

2.4 老人癃闭汤

来源◊晁中桓，《千家妙方·上》

组成◊党参24克，黄芪30克，茯苓12克，莲子18克，白果9克，萆薢12克，车前子15克，王不留行12克，吴茱萸5克，肉桂6克，熟地30克，肉苁蓉15克，甘草梢10克。

用法◊水煎服，每日1剂，日服2次。

功用◊益气健脾、温补肾阳、涩利同用。

主治◊前列腺肥大并发尿潴留。

加减◊因尿道感染小便热痛者，加金银花、土茯苓各30克；小便带血者，加地榆炭12克；小便混浊者，加益智仁12克；全身水肿者，加陈皮、大腹皮、通草各10克；因服药食欲减少者，加陈皮10克，砂仁9克。

疗效◊治疗65例，治愈40例，好转11例，无效6例，转作手术治疗3例，记录不详5例。治愈病例中，有4例复发，再服原方治疗仍有效。服药最少2剂，最多30剂，平均10剂左右。

2.5 宣导通闭汤

来源◊查玉明，《名医秘方汇萃》

组成◊黄芪75克，车前子30克，甘草20克，升麻7.5克，淮牛膝25克，淫羊藿15克，滑石25克。

用法◊每日1剂，水煎2次，头煎药用冷水浸泡半小时后煎煮，首煎沸后，慢火煎30分钟；二煎沸后再煎20分钟。每次取汁100毫升，两次混合一起，分两

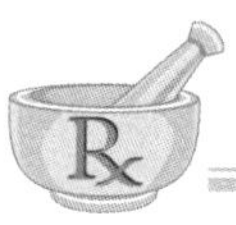

次，早、晚餐后1小时服用。

功用 益气升清、利水通闭。

方解 老年前列腺肥大，起病缓慢，逐渐加重，主要表现为排尿功能障碍，尿路感染和慢性肾功能不全。此多由脏腑虚衰，无以助阳通窍，肾气不足，阴无以化，开阖失调，则小便不利。本方立意不是单纯利尿，功在上开肺气，以司肃降；升举中气，以升清降浊，清气升，则下窍自通，乃下病上取之法。本方系由《医林改错》黄芪甘草汤化裁加味而成。方中以黄芪为君，升气补中，助阳化气；车前子主气癃利水道。两药一升一降，下走膀胱以行水；甘草补三焦元气，可升可降，助气化通其闭塞为佐；升麻上行，气升则水降；牛膝下行，活血通脉，以助升降之机；淫羊藿主阴萎、茎中痛、利小便、益气力；配滑石利窍，能行上下表里之湿，尿道涩痛可除。全方补气力专，升举元气，化气行水，使小便通利。

主治 老年前列腺肥大。

加减 凡症见小腹坠胀，时欲小便而得出，或量少而不爽利，或小便不能控制，时有夜间遗尿，神疲倦怠等可选用本方。若大便秘结，加肉苁蓉20克；尿道涩痛，加蒲公英25克，木通10克；咳喘加杏仁、细辛各5克。

疗效 多年使用，治验甚多，疗效显著。一般服3~5剂见效，6~10剂可愈。

2.6 双虎通关丸

来源 张锡君，《名医治验良方》

组成 琥珀粉、虎杖、当归尾、桃仁、石韦各10克，海金沙、大黄各15克，地鳖虫20克。

用法 上药共研细末，蜜丸，每丸重10克。每日服3次，每次服1丸，用葎草、白花蛇舌草各30克，煎汤送服。

功用 通瘀散结、清热利水。

方解 方中地鳖虫、桃仁、当归尾、琥珀等活血化瘀药，能使毛细血管通透性增强，有利于对肿大包块的吸收和排泄；同时又能增强吞噬细胞的吞噬功能，促进对肿大包块的分解、吸收。大黄、虎杖、琥珀也有通瘀之功，其中大黄、虎杖兼能泻下，琥珀粉兼能利水通淋，加入石韦，海金沙，利尿功能更著。佐以葎草、白花蛇舌草清热解毒，以预防或控制感染。老年人正气不足，故用蜂蜜益气和中，缓和药性。诸药合用，不仅能活血通瘀散结，且能通利二便，排除瘀毒。

主治 前列腺增生症。

加减 若伴有动脉硬化、冠心病、高血压者，另加海藻30克，煎汤送服。

疗效 临床屡用，收效颇佳。

附记 本方祛邪有余，扶正不足，若配合六味、八味丸（即六味地黄丸、金匮肾

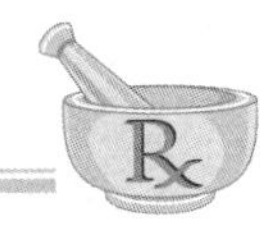

气丸）服用，或许收效更著。

2.7 前列汤

来源◇梁剑波，《名医秘方汇萃》

组成◇益智仁、淮山药、黄芪、白术、党参各 30 克，桑螵蛸、山萸肉、杜仲、续断、熟枣仁、五味子各 15 克，煅龙骨、煅牡蛎各 20 克。

用法◇上药用淡盐水拌过，蒸透晒干，共研细末，炼蜜为丸，如绿豆大。每次服 10 克，开水送下，日服 2 次。8 岁以下小儿，药量减半。

功用◇温肾补精、约制膀胱。

方解◇方中党参、白术、黄芪、山药健脾益气、运化水湿；益智仁、桑螵蛸、五味子、煅龙牡有益肾固精、缩尿之功；杜仲、续断、山萸肉、熟枣仁，补肝肾、益精气。诸药合用，共奏益肾固精，缩尿之功。本方以补为主，通过补肾，使之气旺，司小便功能正常，故不治肥大而肥大自消。故以虚证为主者，本方最为合拍。

主治◇老年性前列腺肥大症。

疗效◇多年来以本方治疗老年人肾气虚寒，夜多小便，脬气不固，颇验。治肥大效佳。

2.8 清利化瘀汤

来源◇吴光明，《名医治验良方》

组成◇萹蓄、瞿麦、车前子、冬葵子、丹参各 15 克，滑石、山栀、泽泻、王不留行、泽兰、牛膝、桃仁各 10 克，木通，甘草各 5 克。

用法◇每日 1 剂，水煎两次，各煎 20～30 分钟，共取汁 300～400 毫升，分 2 次口服，早、晚各服 1 次。

功用◇清热利湿、通经化瘀。

方解◇本病病位在下焦膀胱，病因为湿热，病机为瘀血败精聚结。热、湿、瘀互结，治当以清热利湿、通经化瘀为主，故方中以八正散清热利湿为主，清利下焦膀胱之湿热，不用八正散难以奏效；通下焦之经脉，化下焦之瘀血，选用王不留行、泽兰、桃仁、牛膝、丹参功能尤佳。故而切合病机，收效颇佳。

主治◇前列腺肥大。

加减◇若血象检查白细胞升高者，加金银花 15 克；小便镜检有白细胞、脓细胞者，加蒲公英 30 克，败酱草 20 克；体温在 38.5℃以上者，加生石膏 30 克；伴咳嗽气喘者，加桑白皮 15 克，黄芩、杏仁各 10 克；小腹胀痛明显者加乌药、川楝子各 10 克；小便混浊如米泔者，加萆薢 15 克；大便秘结者，加酒制大黄 10 克。

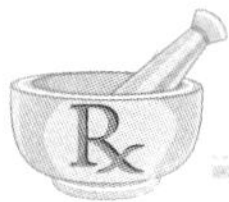

疗效 治疗 33 例，临床治愈（小便通畅，症状消失）25 例；好转（小便通畅，但夜尿仍较多，小腹略有不适）8 例，全部有效。服药最少者 6 剂，最多者 40 剂，平均 25 剂。

2.9 补肾软坚活血汤

来源 常培华，《集验百病良方》

组成 核桃夹 30 克，鳖甲（先煎）、熟地各 20 克，肉桂 3 克，黄柏、知母各 10 克，芒硝 15 克，桃仁、红花各 10 克，赤芍 15 克，川牛膝、皂刺、王不留行、车前子、甘草各 10 克，竹叶 6 克。

用法 每日 1 剂，水煎服，日服 2 次。

功用 补肾软坚、活血祛瘀。

方解 前列腺肥大尿潴留，多见于 50 岁以上男性，大多属纤维组织增生，与性激素有关。目前国内外医家较统一的观点认为，老年性前列腺肥大因睾丸发生萎缩，体内性激素失去平衡，从而导致前列腺增生肥大。中年人前列腺肥大多因性生活频繁导致前列腺反复充血，引起睾丸提前收缩诱发前列腺组织增生，或经常尿路感染膀胱炎，细菌由前列腺的排泄管侵入腺体内部引起前列腺炎，长期遭受炎症慢性刺激导致腺体纤维增生，压迫尿道，造成尿路梗阻。此病中医属“癃闭”范畴。其主要机制为肾虚膀胱蓄热瘀结，气化失司，影响三焦决渎，导致小便不利，甚则小腹膨隆，小便点滴不出。方中黄柏、知母、肉桂为通关丸，功能清下焦湿热，助膀胱气化；桃仁、红花、赤芍、川牛膝、王不留行、车前子、竹叶活血化瘀，通淋利尿；核桃夹临床反复验证有攻坚，散结、通窍作用；配皂刺、鳖甲、芒硝更增强活血软坚散结之力；竹叶、甘草清心利尿，缓急止痛。诸药合而成方，补肾软坚以护正，活血祛瘀以散结，标本兼治，故而用之效佳，疗效满意。

主治 前列腺炎，前列腺肥大尿潴留所引起的小腹膨隆，尿频、尿急、尿痛、小便点滴难出，小腹部、会阴部、腰骶部酸胀刺痛等。

加减 气虚，加党参、黄芪。

疗效 本组病例（34 例）全部有效，其中临床治愈（尿频、尿急、尿痛消失，尿液顺利排出，随访半年以内未复发）31 例；显效（尿能排出，但小腹部不适，尿频仍然存在，半年以内时有反复）3 例。本疗法，轻者 3~5 剂，重者 10~15 剂可愈。

附记 下面再介绍几首名医秘方，供临床选择使用。经笔者临床再验证，均收到了较好的疗效。

(1) 解放军总医院名医陈树森经验方：丹参、赤芍、淫羊藿、补骨脂、海藻各 15 克，黄芪 20 克，桃仁、红花各 10 克。每日 1 剂，水煎服，日服 3 次。如尿检有红细胞者，加紫草 10 克，有白细胞者，加黄柏、连翘各

15克。本方用于夜尿频多，排尿不爽，尿后余沥之前列腺增生症效果尤佳（引《陈树森医疗经验集粹》）。

⑵ 上海名医张伯臾经验方：知母、黄柏、升麻各9克，肉桂0.9克，石韦、瞿麦各15克，丹参30克，当归、赤芍、海藻各12克，虎杖、六一散（包煎）各18克，琥珀末1.2克（分2次吞服）。每日1剂，水煎服，每日早、晚各服1次。本方适用于前列腺肥大症。功能清热利湿、活血化瘀，参以软坚散结。临床疗效满意（引《张伯臾医案》）。

⑶ 安徽名医程亦成经验方：乳香、没药、桃仁、赤芍、茯苓、滑石、生苡仁、黄柏各10克，通草5克，琥珀末2克（分吞）。每日1剂，水煎服，早晚各服1次。本方用治前列腺增生引起的小便不通或点滴不畅，小腹胀急等症。一般应服用3~5剂可愈（引《名医名方录》第四辑）。

⑷ 天津名医杨锦堂经验方：猪苓、茯苓、黄芪、知母、阿胶（烊化）各15克，滑石20克，泽泻、黄柏、海金沙各10克，蒲黄、肉桂、没药各5克，琥珀末1.5克（冲服）。每日1剂，水煎服，早、晚分服。本方用治前列腺增生，疗效较著（引《名医名方录》第一辑）。

§3 治遗精秘方

3.1 遗精方

来源◇张灿玾，《中医杂志》（4）1989年

组成◇五倍子30克，茯苓60克。

用法◇上药共研极细末，或为丸为散均可。每日空腹服6克，早晚各1次，温开水送服。

功用◇宁神固涩。

方解◇《医学纲目》载："王元珪虚而泄精，脉弦大，累与加减八珍汤，吞河间秘真丸及珍珠粉丸，其泄不止。后用五倍子一两，茯苓二两，为丸服之良愈。此例五倍子涩脱之功，敏于龙骨，蛤粉也。"此即为本方的出源。方虽简，然其理甚妙，用茯苓之开泄，且入心宁神，加五倍子之固涩闭阖，且入肾经敛浮火，正可以应肾脏动静开阖之机，心肾交通之制。此方妙在茯苓之用，不单取其宁神之效，且有补肾之功。补肾不独地黄、鹿茸之类，茯苓利水渗湿，有助肾司水液之功，亦为补也。

主治◇遗精梦泄、或滑精不止。

加减◇若相火旺者，可加知母、黄柏；虚甚者，酌加补品。

疗效◇临床屡用，效甚颇著。

附记◇服此方时，忌辛辣之物。

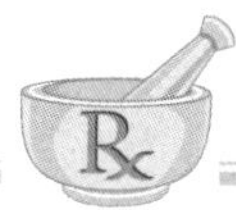

3.2 益肾固精方

来源◊丁甘仁，《新编经验方》

组成◊生地、山萸肉、煅龙骨、煅牡蛎、怀山药、泽泻（盐水炒）、金樱子、茯神、天冬、北芡实各9克，川黄柏（盐水炒）、远志（去心）各4.5克，白蒺藜、女贞子各9克，莲蕊须6克。

用法◊水煎服，每日1剂。

功用◊益肾固精。

方解◊方中以生地、山药、山萸肉、泽泻以补肾；黄柏、芡实益肾，清肾经虚火；茯神、远志、天冬养心宁神；蒺藜、金樱子、龙牡、莲蕊须涩精。故可使心肾相交，精关固闭，而遗精之证可愈也。

主治◊遗精。

疗效◊屡用屡效。

3.3 补肾固精丸

来源◊张梦侬，《临证会要》

组成◊熟地、黄芪、山萸肉、煅龙骨、莲蕊须、韭菜子、益智仁、覆盆子、金樱子、五味子、黄柏炭各60克，五倍子250克，白茯苓120克，山药120克，砂仁30克。

用法◊上药共炒研极细末，炼蜜为丸如梧桐子，备用。每次服50丸，每日3次，空腹温开水送下。

功用◊培元固本、涩精补气。

方解◊遗精日久不愈，导致肝肾阴伤精损，则相火愈炽。故方用熟地生精补肾、养血滋阴；黄芪补中益气、长肉生肌；山萸肉温补肝肾、秘气固精；莲蕊须涩精固气、通肾清心；韭菜子治筋痿遗尿、溺血泄精；山药治虚劳遗精，降火生津；益智仁摄涎唾、缩小便、涩精固气；龙骨粉安五脏、定魂魄、止梦遗泄精；黄柏泻膀胱相火、补肾水不足；茯苓能宁心安神、治遗精；覆盆子补肝肾、助命门、治筋痿遗尿；金樱子补脾肾、固精气、治梦泄遗精；五味子益气生精、敛肺滋肾；五倍子治虚劳遗浊、降火生津；加砂仁和胃醒脾、补肺益肾。合和作丸常服。

主治◊遗精。平人在1月或数月内梦中遗精1~2次，是精满自溢的正常现象。若经常或每夜遗精，引起头晕、目眩、神疲、体倦、腰痛、心慌，这是病态。甚至日日心中略有感触，精液即自行流出，此名漏精或名滑精。

加减◊肺肾虚甚者，加红参、甘草、麦冬各60克。

疗效◊多年使用，治验甚多，疗效颇佳。

附记◊本方名为编者拟加，更须自觉戒除手淫恶习，节制房事，常收事半功倍之效。

3.4 秘精汤

来源 ◊ 党铎，《新中医》（2）1990 年

组成 ◊ 锁阳、芡实、沙苑蒺藜、莲须、金樱子各 31 克，煅龙牡各 21 克，知母、黄柏各 15 克。

用法 ◊ 水煎服，每日 1 剂，日服 2 次。

功用 ◊ 益肾固精。

方解 ◊ 遗精之证，历代论述颇详，治法甚广，然青少年男子遗精，正值青春发育之期，天癸刚至，精气初盈，生活又多曲运神机，杂念妄想，或年轻早婚，房事过度，或年少无知，频犯手淫，以至肾精亏耗。而此病又为隐曲之疾，始则不以为然，久则愧对人言，以致沉疴缠身，负担颇重，由梦遗可至滑精之重期，终则精关不固，肾气虚弱，封藏失职。肾精亏耗，相火煽动，火扰精室，阳事易举，这与遗精频作，而成恶性循环。对此治遵“肾者主蛰，封藏之本，精之处也”之旨，用固涩精关之法，以复封藏之本，方中以金樱子、煅龙牡收敛固摄以固精关；芡实，沙苑蒺藜补肝肾、益精气；知母、黄柏滋肾阴、抑相火；莲须上清心火之炎、下固肾精之关，如是补而无王道之峻，涩而无温燥之弊，精关得固，其精自充，相火复位，精室潜谧，其精不妄自泄也。

主治 ◊ 青少年遗精。

疗效 ◊ 治疗 120 例，其中滑精 15 例，梦遗 83 例，无梦或劳累思虑过度而遗者 37 例。药后精止而 3 个月不遗者为有效。3 个月以内遗者为无效。120 例中，6~10 剂而止者 57 例，11~15 剂而止者 43 例，16~20 剂而止者 8 例。无效 12 例。

3.5 九味固精汤

来源 ◊ 程爵棠，《临床验方集》

组成 ◊ 五倍子 15 克，芡实、韭菜子、石莲须、金樱子各 9 克，白茯苓、熟地各 15 克，煅龙骨（先煎 30 分钟）、山萸肉各 9 克。

用法 ◊ 水煎服，每日 1 剂，病重者 2 剂，日服 2~4 次。

功用 ◊ 滋肾填精、固涩秘精。

方解 ◊ 《临证指南医案》云：“遗精一证，不越乎有梦、无梦、湿热三者范围。”《医宗必读》云：“以不梦而自遗者，心肾之伤居多，梦而后遗者，相火之强为害。”印会河教授说：“遗精主要是阴虚火旺和阳不摄精。因梦交而遗精，责在阴虚火旺者为多；无梦而遗精，由阳气虚不能摄精所致。”说明病因虽多，不外乎是“肾虚肝郁，心肾不交，湿热下注，阴虚阳扰，精关失固”所致。病责在肾，关乎心肝。治宜滋肾填精，止涩固精为法，故方用

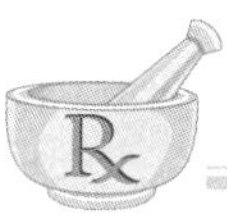

五倍子酸平无毒，诸家本草未言治遗精，而《太平惠民和剂局方》重用五倍子以治虚劳遗浊，极其有效；又《医学纲目》遗精方，即用五倍子为君，书云："五倍子涩脱之力，敏于龙骨、蛤粉也。"五倍子固涩闭阖，且入肾经敛浮水以应肾脏动静开阖之机，心肾交通之制，故以为君；臣以芡实、金樱子、石莲须、山萸肉、韭菜子秘气固精；龙骨安五脏、定魂魄、止梦遗泄精，以增强填精固涩之功；且石莲须通肾清心；金樱子补脾肾；山萸肉滋补肝肾，以降火生津；尤妙在用茯苓之开泄，入心宁神，虽补肾不及地黄、鹿茸之类，且利水渗湿，有助肾司水脏之功，亦为补也。入熟地生精补肾，养血滋阴。诸药配伍为用，实具一清一补，一涩一泄之妙用，共奏滋肾填精、止涩固精之功。

主治 ◊ 遗精（包括梦遗、滑精、自淫），症见有梦或无梦而遗精，或梦与人交而遗精，或见强中，或头晕目胀、心烦口渴，或五心烦热、健忘，或腰膝酸软、四肢欠温，或耳鸣。舌红苔黄，或舌淡、苔白或少苔，脉弦数或虚细而数。

加减 ◊ 病出一源，故无论梦遗、滑精、自淫均可根据病情变化随证加减，广为应用。如阴虚火旺偏甚者，以生地易熟地，加川黄柏、知母、元参各9克；肝经火盛加龙胆草15克，大青叶、山栀子，黄芩各9克，甚加羚羊角粉1~1.5克（冲服）；肾阳虚加巴戟天、肉苁蓉、锁阳各9克；腰腿痛加杜仲、川断、菟丝子各9克；肝郁气滞加生香附9~15克，柴胡6克；气虚加党参、怀山药各9克；大便秘结，加生大黄6~9克（便通即去之）；心神不宁加远志、酸枣仁各9克；湿热甚者，加泽泻、车前子、川黄柏、萆薢各9克；自淫加萆薢9克。

疗效 ◊ 治疗100例，结果痊愈75例，显效22例，有效3例，总有效率达100%。

附记 ◊ 在药治同时，还要节房欲、戒手淫、忌阅看黄色书刊电影，耐心疏导，消除心理障碍，保持和气乐观，方可收到事半功倍之效。

3.6 壮肾药物腰带

来源 ◊ 冯瑞华，《集验百病良方》

组成 ◊ 淫羊藿36克，龙骨45克，补骨脂30克，潼沙苑70克，阳起石、五味子各20克。

用法 ◊ 将上药加工成粉状，装入特制带状布袋内，束于腰部双肾区处（每日不少于12小时）。束10日更换1次，30日为1疗程。每疗程间隔10日后再行下1疗程。一般用1~3个疗程。肾区热敷可加快和提高疗效。

功用 ◊ 温肾壮阳、涩精止遗。

方解 ◊ 方中淫羊藿、补骨脂、阳起石温肾壮阳，涩精止遗；其余诸药多辛温、芳香，易于皮肤吸收，归肝、肾、脾、心、肺经，既可壮阳，又能滋阴；既可益精，又能涩精，适用于肾阴亏损、肾阳不足之遗精。

主治◇遗精（肾虚型）。

疗效◇治疗129例，治愈（症状消失，停止治疗3个月未复发）80例，好转（症状明显改善，清醒时不遗，偶有梦或无梦而遗）35例，无效14例。有效率为89.1%。

3.7 二参汤

来源◇张成忠，《集验百病良方》

组成◇元参、沙参各30克，寸麦冬、锁阳各15克。

用法◇每日1剂，水煎服，日服2次。

功用◇养阴回阳、益肾固精。

方解◇方中元参、沙参、寸麦冬养阴益精，更佐以锁阳固精回阳。名老中医门兆义认为，梦遗者命门火旺，肾虚阴亏，故加黄柏益阴，兼清下焦命门虚火；滑精者命门火衰，阴损及阳，加肉桂，以补命门之火。滋阴补阳，故能临床取效。

主治◇遗精日久、阴精亏损。

加减◇梦遗者，加黄柏6~10克；滑精者，加肉桂3~6克。

疗效◇屡用效佳，一般服3剂见效，10~15剂可愈。

附记◇又胡达坤用刺猬皮100克，培干研细末，分作7包，每日1包，用甜酒汁兑服。用治肾虚精关不固引起的遗精。治疗11例，均获痊愈。

§4 治血精症秘方

4.1 血精解毒饮

来源◇周国民，《名医治验良方》

组成◇地锦草、鹿衔草各30克，石韦、马鞭草各40克，土茯苓20克。

用法◇每日1剂，水煎两次，煎沸后各文火煎15分钟，两汁混合，分2次（早、晚）口服。

功用◇解毒利湿、健脾益肾。

方解◇血精症，是指以排出血性精液为主要症状的疾病。多由纵欲房事、不洁性交、手淫、七情过度、过于疲劳、感受寒湿、败精内阻、湿热内蕴等因所致。现代医学认为，血精是由精囊炎或急性前列腺炎引起，与炎症部位的小血管受损、血液外溢有关。中医治疗，目前多从湿热下注、阴虚火旺、瘀血内阻、脾肾气虚等仍为辨证治疗依据，也有提出须治肾治血。周氏认为：本病无论何证何型，治则应以解毒为主，辅以利湿、止血，益肾。故方中地锦草、鹿衔草、石韦、马鞭草均具有较强的解毒作用，后3味特别是对泌尿生

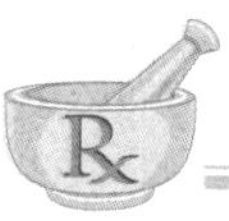

殖系统的炎症具有独特的功效；土茯苓健脾利湿兼以解毒；地锦草、石韦兼以止血，鹿衔草兼以益肾、除湿、止血。全方配伍精当，突出解毒治则，主辅恰相兼顾。故用之效佳，是一剂有效良方。

主治 ◊ 血精症。

疗效 ◊ 治疗 16 例，治愈 15 例，显著好转 1 例（服药 4 剂，血精明显减少，后中断治疗）。有效率 100%，其中治愈率达 93.7%。治疗时间多在 1~2 周内。

附记 ◊ 在治疗过程中，严禁房事。

4.2 蒲灰散

来源 ◊ 范立金，《金匮要略》

组成 ◊ 生蒲黄 70 克，滑石粉、栀子（炒）、当归、生地、木通、赤茯苓、生甘草各 30 克。

用法 ◊ 上药共研细末，备用。每次取 15 克，水煎煮沸后连渣服之，日服 3 次。

功用 ◊ 化瘀利湿、泄热通淋、凉血止血。

方解 ◊ 血精症多为湿热下注，热瘀互结所致。本方出自《金匮要略》。原文曰："小便不利，蒲灰散主之。"方中之蒲灰（即蒲黄），性味甘平，其之改生用，既能收敛止血，又能行血祛瘀，有止血而不留瘀之特点。同时，又有明显的利尿通淋作用。滑石甘淡寒滑，善清膀胱之湿热，通利水道，为治热淋之良药。二药合用，具有化瘀利湿、泄热通淋、凉血止血之功。入栀子、生地清热、凉血、止血；当归活血；木通、赤茯苓利湿健脾；甘草解毒和中，以增强上述之功。

主治 ◊ 血精症（湿热下注，热瘀互结型）。

加减 ◊ 尿急尿频，尿意不尽等尿道刺激症缓后，即去当归、生地、赤茯苓、木通、甘草，仅用蒲黄、滑石粉、栀子（炒）3 味，按原比例配制。服法同上。

疗效 ◊ 治疗 13 例，全部治愈（用药 7~20 天，尿急、尿频、尿意不尽等尿道刺激症消失；尿液转清，精液清稀如常）。治愈率 100%。

附记 ◊ 服药期间禁忌房事；治愈之后亦当节制。

4.3 萆薢解毒利湿汤

来源 ◊ 尹桂馥，《名医秘方汇萃》

组成 ◊ 萆薢 20 克，土茯苓、白术、石菖蒲、石韦、败酱草、冬葵子各 15 克，黄柏、莲子芯、车前子各 12 克。

用法 ◊ 每日 1 剂，水煎服，早、晚各服 1 次。另加 500 毫升水煎后，局部外敷。日 2 次。再用大黄炭 4 克，琥珀 4 克，阿胶 2 克，共研细末，日早、中、晚 3 次白开水送服总量一半（约 5 克分 3 次服）。10 天为 1 疗程。

功用 ◊ 清热利湿，解毒散瘀。

方解 ◊ 血精一症，主要是由于过食肥甘酒热之品，而致脾胃健运失常，积湿生热，热毒深陷于血分，壅塞精囊，灼伤阴络而致。本方是由《医学心悟》萆薢饮化裁而成。萆薢饮功效在于清热利湿，分清泄浊。又加味解毒、化积滞、行瘀血、滑窍通利的大黄炭、琥珀、阿胶、败酱草、土茯苓、石韦、冬葵子等。故而治本病不仅可以杀菌、消炎，而且还可以收敛、止血、止痛。加之局部外敷、效若桴鼓。

主治 ◊ 血精。

加减 ◊ 腰痛甚者，加续断、狗脊、杜仲各 15 克；不寐，加酸枣仁，柏子仁各 15 克；阳痿加蜈蚣 2 条；遗精加锁阳、芡实各 12 克；前列腺质地硬者，加山甲、三棱、莪术各 12 克。

疗效 ◊ 治疗 24 例，治疗 3 个疗程。痊愈 12 例，好转（症状消失，肉眼不见血精）8 例，无效 4 例。总有效率 83. 3%

§5　治不射精症秘方

5.1　加味血府逐瘀汤

来源 ◊ 颜德馨，《名医秘方汇萃》

组成 ◊ 当归、生地、牛膝、红花各 9 克，桃仁 12 克，柴胡、枳壳、赤芍各 6 克，川芎、桔梗各 4. 5 克，甘草 3 克，紫石英 30 克，蛇床子、韭菜子各 9 克。

用法 ◊ 每日 1 剂，水煎服，日服 3 次。

功用 ◊ 活血化瘀，温肾通窍。

方解 ◊ 本方是由桃红四物汤，合四逆散加桔梗、牛膝、紫石英、蛇床子、韭菜子而成。故方中桃红四物汤活血化瘀；四逆散疏肝解郁、调畅气机；桔梗，牛膝，一升一降，使气血更易于运行。紫石英配牛膝温肾通窍；蛇床子、韭菜子温补肾阳。诸药合用，共奏疏肝解郁、活血化瘀、温肾通窍之功。

主治 ◊ 青壮年不射精症（属血瘀型）。

疗效 ◊ 多年使用，疗效显著。一般服 5~7 剂见效，30 剂左右可愈。

附记 ◊ 治疗不可求速效，只宜缓图。不可专事通利，应通补兼施。否则欲速不达，事与愿违。患者也不可心急，慢慢来，配合治疗，方可取效。另外，在用药物治疗的同时，应配合心理疏导，行为疗法，可收事半功倍之效。

5.2　排精汤

来源 ◊ 周贤道，《名医秘方汇萃》

组成 ◊ 黄芪 30 克，当归 9 克，急性子 12 克，蜈蚣 2 条，石菖蒲、川牛膝、车前子各 10 克，麻黄 4. 5 克，路路通 15 克，冰片 3 克（分冲）。

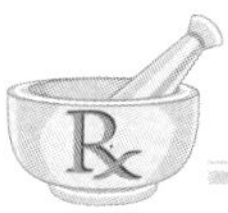

用法 ◊ 每日1剂，水煎服，日服2次。10天为1疗程。

功用 ◊ 活血通络，通利精道。

方解 ◊ 不射精症虽与肝肾二脏关系最为密切，但其直接原因则是精关不开、精窍失灵。故治疗应以通关开窍为主，并在此基础上结合全身症状及舌脉进行辨证论治。方中以黄芪、当归补气生血；急性子、路路通、川牛膝、蜈蚣活血通络；石菖蒲、麻黄、车前子、冰片通利精道。诸药合用，共奏补气生血、活血通络、通利精道之功。同时配用针刺，可振奋阳气，通调精关。因此采取药针配合，可提高疗效。

主治 ◊ 不射精症。

加减 ◊ 若肾阳虚加仙灵脾30克，肉苁蓉15克，肉桂、附片各4.5克；肾阴虚加知母12克，川黄柏9克，龟板、生地、熟地各15克；肝气郁结，加柴胡12克，枳实9克，白芍15克，甘草6克；兼瘀血加桃仁、红花各10克，土鳖虫9克，王不留行子15克；湿热下注加龙胆草6克，黄芩、山栀各9克，滑石20克。

同时针刺：第1组穴为曲骨、大赫（双）、太溪（双）、太冲（双）。第2组穴为肾俞（双）、关元俞（双）、三阴交（双）。每日2次，交替用毫针针刺，得气后，每10分钟行针1次，提插捻转补泻手法，留针30分钟，10天1疗程。针刺时曲骨、大赫、三阴交用中等刺激、行平补平泻；太溪、肾俞、关元俞用轻刺法，行补法，并出针后，紧按针眼2分钟；太冲用强刺激，重泻，出针时用开合泻法。如失眠多梦加神门；焦急不安加心俞、内关；梦遗加灸关元，并针志室，得气后，行补法。

疗效 ◊ 治疗30例，22例痊愈，8例中断治疗。

附记 ◊ 治疗期间暂停房事。此外，在治疗过程中应进行性知识教育，减轻患者心理负担，并嘱戒除烟酒、增加营养，加强体育活动，保持乐观，以增强治疗信心。

5.3 化瘀赞育汤

来源 ◊ 颜德馨，《新中医》（6）1991年

组成 ◊ 柴胡、红花、桃仁、赤芍、川芎、当归各9克，熟地30克，紫石英30克，枳壳、桔梗、牛膝各5克。

用法 ◊ 水煎服，每日1剂，日服2次。

功用 ◊ 疏肝益肾、活血化瘀。

方解 ◊ 男性疾病、医家多责之于肾，从温补肾阳或填养肾精治疗而获效者固然不少，但也有久服补肾之药而无功者。其实与肝有关，若情志不遂、抑郁不安，必然导致肝气郁结，气滞日久，血流失畅，足厥阴经脉为之失养，则“阴器不用”的男科疾病迭起。况且肝藏血、肾藏精，肝肾同居下焦，精血

同源，生理相依，必致病理互累。因此，对男科疾病从肝肾同治，是一条行之有效的治疗途径。所以方用柴胡、枳壳疏理气机；桃红四物汤活血祛瘀、气血双调，其治在肝；改生地易熟地以滋养肾精；紫石英温补肾阳，阴阳并补，其治在肾；加入桔梗、牛膝提上利下，贯通血脉、疏肝气之有余，化血脉之瘀结，而使肾气得以振奋。诸药合用，共奏疏肝益肾，活血化瘀之功，用治阳痿、早泄、不射精、睾丸肿痛、阴囊萎缩等男科疾病多验。对久服补肾药，实其所实者尤宜。

主治◊阳痿、早泄、不射精、睾丸肿痛、阴囊萎缩等。

加减◊阳痿，加蛇床子、韭菜子各9克；早泄梦遗，去紫石英、牛膝，加黄柏、知母各9克；不射精，加炮穿山甲、王不留行各9克；睾丸肿痛，加橘核、小茴香各6克，川楝子9克；睾丸肿块，加三棱、莪术、海藻、昆布各9克。

疗效◊多年使用，治验甚多，均取得较满意疗效。

5.4 通精汤

来源◊霰景春，《新中医》(6) 1990年

组成◊淫羊藿、车前子、蛇床子各10克，肉苁蓉15克，鹿角胶6克，怀牛膝30克。

用法◊水煎服，每日1剂，日服2次。

功用◊温肾生精，通利精道。

方解◊治遵“精感、欲强，关利”六字诀。故方用肉苁蓉、鹿角胶补精，精盛方有精可射；用淫羊藿、蛇床子欲强。二者均有雄性激素样作用，相伍催欲更强。欲强交合时方能加速性高潮到来；加牛膝、车前子利关，关利则精液排射无阻。《本草逢源》云：“牛膝，性滑利窍，司疏泄。”《本草经疏》云：“车前子主气壅，通肾气。”历来认为：梦遗失精二者在所当禁，此反其意而用之，取其通利精道。本方配伍严谨，药切病机，故收效显著。

主治◊不射精症。

加减◊阴虚火旺，加玄参15克，知母10克；下焦湿热，加黄柏10克，泽泻15克；肝郁气滞，加青皮、枳壳各10克。

疗效◊治疗36例，痊愈34例，其中女方怀孕29例，未孕5例。无效2例。治愈率为94%。疗程最长3个月，最短10天，平均50天。

附记◊如未愈前，同房次数可适当增加，每周3~5次，见效后，则控制在每周1次。

§6 治阳痿秘方

6.1 加味天雄散

来源◊赵锡武，《赵锡武医疗经验》

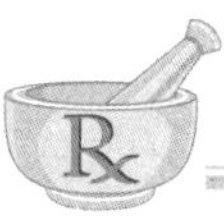

组成 ◊ 附子、当归、巴戟天各12克，白术、生龙骨、生牡蛎、肉苁蓉、淫羊藿各18克，韭菜子15克，枸杞子9克，党参30克，肉桂、冬虫夏草各6克。

用法 ◊ 水煎服，每日1剂，2次分服。

功用 ◊ 补肾固精、益气壮阳。

方解 ◊ 方中党参、当归、白术益气补血；巴戟天、肉苁蓉、淫羊藿、韭菜子、枸杞子、冬虫夏草补肾填精；附子、肉桂振奋肾阳；龙骨、牡蛎固肾涩精。综观全方，以培补肾精为主，气血足，肾阳旺，则阳痿诸症自愈矣。

主治 ◊ 肾阳不足、精关失固，症见头晕疲乏、腰痛怕冷、阳痿早泄、脉沉细，两尺无力，苔薄。可用于阳痿早泄，精子不足的男性不育症。

疗效 ◊ 临床应用，须持续久服，坚持治疗，每获痊愈。

6.2 补肾壮阳丸

来源 ◊ 张琪，《临床经验集》

组成 ◊ 熟地50克，山萸肉、怀山药各25克，茯苓、泽泻、丹皮各20克，菟丝子25克，肉桂、附子各20克，狗肾1具，鹿鞭25克，仙灵脾20克，红参25克，仙茅、枸杞子、知母、黄柏、肉苁蓉、巴戟天各20克。

用法 ◊ 上药共研极细末、炼蜜为丸，每丸重15克，收贮备用。每次服1丸，日服2次，白开水送服。

功用 ◊ 补肾、益精、壮阳。

方解 ◊ 本方由金匮肾气丸加味而成。方用金匮肾气丸（熟地、山萸肉、山药、茯苓、泽泻、丹皮、肉桂、附子）温化肾气，滋阴助阳；知母、黄柏清肾经虚火，监制桂附之热；狗脊、鹿鞭，补肾壮阳；红参补气。此方配伍精妙之处在于用大队补肾阳、助命火之药外，还配伍一些滋阴补肾之品，因为“善补阳者，必于阴中求阳，则阳得阴助而生化无穷；善补阴者，必于阳中求阴，则阴待阳升而源泉不竭。”是方配伍精当妙化无穷。是用治肾阳虚衰之阳痿证之良方。

主治 ◊ 阳痿（证属肾阳虚弱、命门火衰）。

疗效 ◊ 临床屡用、确有佳效。

6.3 益肾填精汤

来源 ◊ 杨少华，《杨少华医案》

组成 ◊ 熟地、阳起石各15克，山药、狗脊、覆盆子、仙灵脾各12克，葛根、川断、伸筋草、桑螵蛸、知母、巴戟天、蛇床子各9克，远志6克。

用法 ◊ 水煎服，每日1剂，日服2次。

功用 ◊ 益肾、填精、兴阳。

方解 ◊ 方中熟地、山药、狗脊、川断、覆盆子、巴戟天、补肾填精、培其本源；阳起石、仙灵脾、伸筋草、蛇床子、壮肾兴阳，振奋肾气；知母滋肾阴、降虚火；远志安心神、止梦遗；桑螵蛸，益肾精、止滑泄。诸药合用，有滋化原、举生气、补肝肾、固精关等作用。

主治 阳痿（不育证），证属肝肾两虚者。症见婚后多年未育，或因避孕抑制接触而致阳痿不举，或举而不坚，精子多数畸形，活动力差，舌尖红、苔薄根腻，脉弦细。

疗效 临床屡用，效果甚佳。坚持服用，每获痊愈。

6.4 益精壮阳汤

来源 郑侨，《老中医经验汇编》第一集

组成 熟地、山萸肉、山药各15克，茯苓12克，枸杞子15克，肉苁蓉12克，锁阳、巴戟天各12克，淫羊藿30~60克，白人参、炒枣仁、菟丝子各12克，天冬、甘草各9克。

用法 水煎服，每日1剂，日服3次，或共研细末，炼蜜为丸，每丸重9克。每服1丸，每日3次，白开水送下。忌食腥冷物。

功用 填精益髓、壮阳补肾。

方解 多因恣情纵欲、耗精伤肾，阴损及阳、阴阳两亏，治疗填精益髓、壮阳补肾。方用熟地甘微温补血滋阴；山萸肉酸苦微温、补益肝肾；山药甘平，补脾肺、滋肾阴；茯苓甘温益脾；枸杞甘平，滋补肝肾益精；肉苁蓉甘酸咸温，补肾壮阳；锁阳甘温益精兴阳；巴戟天甘辛微温入肾、强阳益精；淫羊藿辛香甘温，入肝肾、补命门、益精气；白人参甘温微苦，大补元气；炒枣仁，酸平养肝、宁心安神；菟丝子甘辛平补肝肾；天门冬，甘苦微寒，生津养阴；甘草甘平补脾益气。其中锁阳、巴戟天、淫羊藿为必用之品，尤其淫羊藿得用30~60克才能收效。诸药组合成方，共奏填精益髓、壮阳补肾之功。

主治 阳痿，证属肾阴阳两亏。

加减 命门火衰加鹿茸6克。

疗效 多年使用，疗效甚佳。

6.5 壮肾抗痿散

来源 程爵棠，《新中医》（4）1991年

组成 熟地黄、阳起石、巴戟天、淫羊藿、肉苁蓉、覆盆子各90克，生黄芪、当归、白芍、麦冬、枸杞子、柏子仁、石菖蒲、鹿衔草、鸡内金各80克，海龙3条、韭菜子、九香虫、蜈蚣、甘草各30克。

用法 先将淫羊藿（羊脂炙）、鹿衔草（温水洗净）、阳起石（煅透白酒淬碎）、海龙（白酒浸1~2小时，炭火烤黄），再合其他诸药一起晒干或烘干，共研

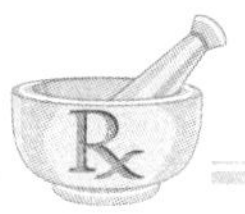

极细末，过80~120目筛，贮瓶备用，或炼蜜为丸如梧桐子大，贮瓶备用。每日3次（分早、中、晚饭前服），每次服3~6克，温开水送服。

功用◇滋肾填精、强阳抗痿。

方解◇阳痿之因，古人论之甚详，如《类证治裁》云："或先天禀弱，或后天食少，亦有湿热下注，宗筋弛纵而致阳痿者，……伤色欲者，须辨水衰火衰，水衰者真阴亏乏，……火衰者精气虚冷……"《景岳全书》则云："但火衰者十居七八，火盛者仅有之耳……忧思太过……惊恐不释者亦致阳痿。"说明阳痿致因甚多，且阳虚居多。治疗本病，应抓住病之根本，兼顾兼证。以治肾为主，再随证辅以疏肝、清利、活血，和解之剂。壮肾抗痿散方用熟地滋肾填精；配白芍养血缓急；麦冬润燥生津；枸杞子滋肝肾、生精血；海龙滋阴散瘀以增强滋肾填精之功。佐巴戟天、淫羊藿、肉苁蓉、覆盆子、阳起石温肾壮阳以抗痿；再入黄芪益气；当归活血补血，石菖蒲、柏子仁养心安神以壮阳道；蜈蚣、九香虫通络走窜兴阳之道；韭菜子配鸡内金温肾固精以治早泄；黄芪配当归，补血养肝；鹿衔草祛风湿、强筋骨；甘草解毒以调和诸药之性。诸药合用，共奏滋肾填精、强阳抗痿之功，而且无助伤阴之弊。大量临床实践证明，本方确是治疗阳痿的一首有效良方。一般情况，只用本方，坚持用之，多能取效。

主治◇阳痿（性神经衰弱），症见阴茎痿软而不勃起，或不全勃起、或勃起不大、大而不坚，或坚而不久、乍交即泄、阴茎迅速痿软。且兼证多因证而异。

加减◇临床中，一般情况仅用本方即可，若病情或兼证明显、再根据中医辨证分型选方，水煎送服本散，如肾虚型偏阳虚甚者或加用金匮肾气丸或大补元煎加减；肝气郁结型，选用柴胡疏肝散或逍遥散加减，肝经湿热型用龙胆泻肝汤加减；肝血瘀阻型，用四逆散加活血化瘀和益肾助阳之品；寒热错杂型用乌梅丸加仙灵脾、蛇床子、鹿角胶之类。医不执方，贵在化裁，疗效始著。

疗效◇治疗120例，结果痊愈（阴茎勃起持久、性生活正常、生育能力恢复，诸症若失，1年以上未复发者）85例；显效（阴茎勃起能持续10~20分钟、性生活基本正常、诸症显著改善，1年以内有复发者）28例；有效（阴茎勃起在10分钟以下，诸症改善）5例；无效（阳痿及诸症未见改善）2例。总有效率为98.3%。

本组病例，医治10天以内痊愈或见效者5例，11~20天者7例，21~30天者15例，31~40天者18例，41~50天者15例，51~60天者15例，61天以上者45例。最短7天，最长一年半，平均55天。

附记◇本方为程氏祖传秘方。临证中，还要注意患者的年龄体质。一般来说，年轻人之阳痿，多责之失志（精神因素，为肝郁、惊恐）、湿热、阴虚；高龄人之阳痿，多责之肾虚、且阳虚居多，但又不尽然。实践证明，青年人亦有阳虚，高龄人亦有肝郁。继发性阳痿，又应注意到致病原由，如因血管性疾病、甲状腺功能减退、前列腺炎及泌尿系感染或药物等引起的阳痿，应治宿疾而阳痿自除。治疗阳痿，在进行药物治疗的同时，还要善于进行心理疏导，消除心理障碍，激发性感，并消除精神紧张恐惧心态，从容为之，可收到事半功倍之效。

6.6 蜻蜓展势丹

来源◊石春荣，《名医治验良方》

组成◊大蜻蜓40只、原蚕蛾30只、露蜂房20克（酒润）、丁香、木香、桂心各10克，胡椒5克，生枣仁、酒当归、炙首乌各20克。

用法◊上药共研为细末，炼蜜为丸如梧桐子大，或为散剂，备用，每次服7~8克，空腹以黄酒送服。日服2~3次。

功用◊峻补肾督、壮阳展势。

方解◊方中蜻蜓、蚕蛾为通补养身之品，于补益之中，尤具活泼之性，皆可入肾、督、肝脉，用其血肉有情之体峻补肾督肝脉之虚、以壮阳展势起痿。其中蜻蜓，《名医别录》云其功能“强阴，止精”、《日华子本草》云“壮阳，暖水脏”，《陆心本草》谓其“治肾虚阳痿”。临床观察，本品可入肾经、督脉，能补肾兴阳以强壮阴器，且活而不滞，补中有行，实为治疗肾虚阳痿之佳品。临床验证，确有良效。露蜂房、丁香、木香、桂心、胡椒温煦肾督，益火之源。枣仁、当归、首乌，滋阴养血，阴中求阳，使源泉不竭，并防温阳燥烈之品伤阴耗血之弊。诸药合用，肾督得补，肝脉得温，阳痿得起，共奏峻补肝肾，壮阳展势之效。

主治◊阳痿（证属肾督亏虚型）。伴见腰膝酸软、畏寒肢冷、舌淡苔白、脉沉迟。

疗效◊屡用屡验，疗效满意。一般服3~5日见效，15~25日可愈。

6.7 蜈蚣疏郁汤

来源◊石春荣，《名医治验良方》

组成◊大蜈蚣2条（研末分吞）、地龙、海参（研末分吞）各10克，蚕蛹15克，柴胡、香附、王不留行各10克，白芍20克，当归15克。

用法◊每日1剂，水煎服，日服2次。

功用◊疏达肝脉、畅行宗筋、展势起痿。

方解◊阳痿一症，多从肾阳虚论治，有效有不效。诚然肾主生殖，阳事活动多由肾发。然肝主宗筋。肝气不畅，气血瘀滞，宗筋失主，也易引起阳痿。故方用蜈蚣为君，辛温有毒，善入厥阴肝经，“走窜之力最速，内而脏腑，外而经络，凡气血凝聚之处，皆解开之”（《医学衷中参西录》）。故为肝郁阳痿之君药，柴胡、香附、疏肝理气；地龙、王不留行，活血化瘀，畅达宗筋；海参、蚕蛹滋肾壮阳；当归、白芍养血柔肝，并防蜈蚣等辛燥之品耗伤阴血。

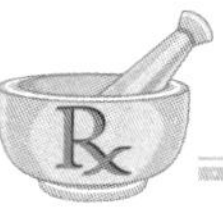

合而用之，共奏疏肝、柔肝、养血、补肾之功。而君以蜈蚣，确收良效。

主治◊阳痿。此由心情不畅，抑郁不舒，肝失疏泄所致。

疗效◊屡用屡验，疗效满意。

附记◊治疗期间暂忌房事。

6.8 化瘀起痿汤

来源◊石春荣，《名医治验良方》

组成◊水蛭 3~5 克，当归 20 克，蛇床子、淫羊藿、川续断、牛膝各 15 克，熟地 30 克，紫梢花 5 克，桃仁、红花各 10 克（水蛭、紫梢花各研细末吞服）。

用法◊每日 1 剂，水煎服，日服 2 次。

功用◊活血化瘀、补肾起痿。

方解◊瘀血痹阻宗筋，气血不能充养，故阳具痿起不振。经云："治病必求于本"，活血化瘀为治本大法。又肾主生殖，阳事活动多赖肾气的鼓动。故在治本的基础上佐以鼓动肾气之品则可收事半功倍之效。故方中水蛭咸平有毒，入肝、膀胱经，功能活血化瘀、通经破滞。《本草经疏》云其治"恶血，瘀血……因而无子者。"善趋下焦，走血分而攻瘀。因其本为水生，乃水精所化，物随水性，虽为嗜血之虫，但其药力缓布持久，亦少酷烈之性。精道、尿道之瘀血惟本品可剔除之。用少功多，剂微而效著，故以本品为君药。当归、桃仁、红花、牛膝活血化瘀，为臣；蛇床子、淫羊藿、紫梢花、川续断、熟地，补肾壮阳，为佐；当归、熟地滋补阴血，防水蛭、红花活血之品伤及阴血，又为之使。诸药合用，共奏活血化瘀、畅达宗筋、补肾起痿之功。

主治◊阳痿。此多因外伤或手术损伤，或长期手淫，忍精不泄，合之非道等，以致精血瘀滞于宗筋脉络，心肝肾气不达外势，血气精津难以滋荣所致。

疗效◊屡用屡验，疗效满意，一般服 8 剂见效，20 剂左右可愈。

6.9 沙苑清补汤

来源◊路志正，《名医治验良方》

组成◊沙苑蒺藜、莲子肉、芡实各 12 克，生龙骨（先煎），生牡蛎（先煎）各 21 克，川黄连 3 克，大生地 6 克，栀子 3 克，麦门冬 9 克，五味子 6 克。

用法◊每日 1 剂，水煎服，日服 2 次。

功用◊平调阴阳、清心补肾。

方解◊古今医家治疗阳痿，多从温肾入手，结果往往事与愿违、疗效不著。丹溪有云："阳常有余，阴常不足"，今人尤如此。或因思虑太过，或因纵欲过度，或因工作紧张；又因人际关系复杂，劳心费神、阴血暗耗，久则阴虚于下，火旺于上，阳事不举，治宜平补阴阳，清心补肾。故方中沙苑蒺藜，味甘性温，张石顽称之为“精虚劳要药”，最能固精。莲子甘淡而温，汪昂称其能交水火而媾心肾，安靖上下君相火相济；芡实味涩而固精，补下元，益肾精；生地、麦冬、五味子，滋补阴精；川黄连、栀子清心火；龙牡，镇心安神。诸药合用，共奏平补阴阳、清心补肾之功。

主治◊阳痿（证属阴虚火旺型）。

疗效◊临床屡用，每收良效。

6.10 蜘蜂丸

来源◊朱良春，《名医治验良方》

组成◊花蜘蛛30克（微焙）、炙蜂房60克，熟地黄90克，紫河车、仙灵脾、淡苁蓉各60克。

用法◊上药共研细末，蜜丸如绿豆大、备用。每次服6~9克，每日早、晚各服1次，开水送下。

功用◊补肾填精、化瘀通窍。

方解◊方中花蜘蛛、炙蜂房、紫河车血肉有情之品，功善滋阴补阳；仙灵脾、淡苁蓉、熟地善双补肾之阴阳。诸药合用，共奏温养肾阴肾阳之功。另外，方中花蜘蛛、蜂房尚有化瘀通窍之功，对于阳虚血瘀者尤有良效。

主治◊劳倦伤神、思虑过度、精血暗耗、下元亏损，而致阳事不举者。

疗效◊临床屡用，疗效显著。

附记◊本病愈后，若偶有复发现象，续服该丸，仍可收效。

6.11 补肾丸

来源◊朱良春，《名医治验良方》

组成◊蛤蚧一对，熟地、菟丝子，金樱子、巴戟天、淡苁蓉各45克，紫河车30克。

用法◊上药共研细末，水泛为丸如绿豆大，备用。每次服6~9克，每日早、晚各服1次，温开水送服。

功用◊补肾填精。

方解◊方中蛤蚧，为血肉有情之品，功擅温补肾阳，为君；淡苁蓉、菟丝子、金樱子、巴戟天，滋阴补阳，为臣；紫河车血肉有情之品，大补气血，峻补肾阴，为使。本方所用药物，一是血肉有情之品，补阳而不伤阴；二是阴阳并调，既能温补肾阳，又能滋养肾阴。阴生阳长，源泉不竭，阳痿可起，滑精自止。合而用之，功能补肾填精。

主治◊阳虚阳痿、滑精等症。

疗效◊临床屡用，疗效满意。

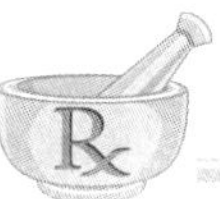

6.12 强阳丸

来源◊汤承祖，《名医治验良方》

组成◊大熟地240克，当归180克，川芎120克，五味子60克，黄芪、补骨脂，菟丝子、金樱子、覆盆子、车前子、枸杞子各180克，蛇床子120克，甜苁蓉180克，陈皮90克，甘草60克，黄狗肾180克。

用法◊先将黄狗肾切片、文火焙，另研细粉，其余诸药捣碎另研粉，然后将两种药粉混合后再研，过100目筛，水泛为丸如绿豆大，备用。每次服10克，日服3次，饭前温开水送服。

功用◊温补肾阳、养血和络、益肝兴阳。

方解◊方中熟地、当归、川芎、黄芪，益气、养阴、活血，使气血旺盛、充养先天。黄狗肾为血肉有情之品，功擅温补肾阳。补骨脂、菟丝子、金樱子、覆盆子、枸杞子、蛇床子、甜苁蓉、五味子，平补肾阴肾阳。车前子利湿通窍，使补而不滞。陈皮、甘草调和胃气，并防滋补之品腻膈碍胃。诸药合用，补而不滞，共奏气血并调、阴阳同补之功。

主治◊已婚、未婚之阳痿病，以及肾阳虚滑精、漏精、早泄等症。

疗效◊屡用屡验，效果甚佳。

6.13 阳痿验方

来源◊古康德，《名医治验良方》

组成◊麻雀12只，地龙40克，蜈蚣（中等大）20条，淫羊藿叶（或茎）50克。

用法◊上药分别研为细末（麻雀去毛及内脏）焙干，然后混匀研末，分为40包，备用。每次服1包，日服2次，用米酒适量冲服。20天为1疗程。

功用◊补益肝肾、通络兴阳。

方解◊方中麻雀味辛性温，有补益肝肾、健脑安神之功效；地龙通经活络，引药下行直达病所；蜈蚣兴阳事，治疗本病疗效极佳；淫羊藿叶（或茎）峻补肾阳，兴奋性功能，可治疗阳痿。

主治◊阳痿。

疗效◊运用本方治疗10余例阳痿患者，有效率达100%，其中痊愈率为98%以上。

附记◊服药期间，忌食腥冷等食物。

6.14 回春兴阳散

来源◊陈雷，《名医治验良方》

组成◊山萸肉、熟地、杞果、石燕、白术各40克，巴戟天30克，当归（原文列当）、五味子、茯神，淮山药各25克，鹿茸、炙海马各10克，炙蛤蚧1对，炙蜂房25克，炙蜗牛50个，阳起石50克，仙灵脾30克，全虫、蛇床子、地龙各25克。

用法◊上药共研细末，过120目筛后分成60包，或炼蜜为丸，备用。每次服1包或1丸，日服2次，饭前服用。1个月为1疗程。

功用◊益肝肾、壮肾阳、健脾通络。

方解◊历代医家对阳痿多有论述，治法亦有千秋，但多以壮阳为主。张景岳云："火衰者十居七八，火盛者仅有之耳"，《类证治裁》又云："伤于内则不起，故阳之萎。"陈氏以精之封藏在肾、神之主宰在心，肾受五脏六腑之精而藏之，源源能用，但用必有节。为此，阳痿症多由纵欲过度、严重手淫、恐惧不释、神思过用等而致。肾虚精竭，命门火衰，宗筋不振，阴筋不兴病所由起。特将历代医家治疗经验，结合临床实践拟订本方，以补先天养后天，水升火降则为合，阳痿自愈。

主治◊阳痿。

疗效◊治疗297例、治愈274例，占92.25%。

附记◊服药期间忌食生、冷与烟酒。

6.15 疏肝清利汤

来源◊黎志远，《集验百病良方》

组成◊柴胡、枳实、苍术各9克，黄柏、知母各10克，丹参、当归、路路通各12克，牛膝15克，白茅根、薏苡仁各20克，龙胆草18克。

用法◊每日1剂，水煎服，日服2次。

功用◊清热利湿、养血活血、疏肝利胆。

方解◊方中以柴胡、枳实、疏解枢机；龙胆草、黄柏、知母、白茅根、苍术、苡仁清热利湿、苦寒坚阴；配用牛膝、当归、丹参、路路通养血活血通络。诸药合用，共奏疏肝利胆、清热利湿、养血通络之功。

主治◊阳痿。此因肝胆郁滞、湿热下注所致。

加减◊若胸脘痞闷，加郁金、佩兰；少腹胀痛，加川楝子、五灵脂；腰部酸软，加桑寄生、川断；遗精早泄，加枣皮、菟丝子、枸杞子；失眠多梦，加合欢花、炙远志；湿热偏重，加栀子、滑石；湿甚加苍术、薏苡仁。

疗程◊治疗27例，治愈16例，好转8例，无效3例。服药最少10剂，最多30剂以上。

附记◊此外，调摄精神饮食是治疗本病的重要一环。"宣其抑郁，通其志意"，使其保持精神愉悦，房事有节，饮食有常，方可收到事半功倍之效。

6.16 清心泻肝汤

来源◊孙飞翔，《集验百病良方》

组成◊细川连1.5克，龙胆草6克，肥知母、黄柏（盐水炒）各10克，肉桂3克

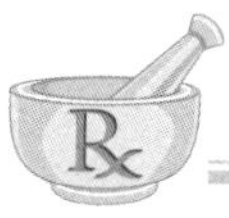

（后下）、朱茯苓、酸枣仁、生地，天门冬各 15 克。

用法 ◊ 每日 1 剂，水煎服，早、晚各服 1 次。

功用 ◊ 清心泻肝、滋阴利湿。

方解 ◊ 阴茎属肝，阳痿即筋萎。阳痿之症，责之肝者居多，又乙癸同源，关系密切。肝火炽盛，下劫肾阴，导致肾阴亏虚；肾水既亏，不能上济心火，导致心火独亢；心肝之火偏亢，灼伤筋脉，伤及阴器，遂致阳痿。故方用黄连清心火，龙胆草泻肝火，导湿热；朱茯苓，酸枣仁养心安神；盐水炒黄柏引药入肾，兼泻相火，诸药合用，直折上炎之火；佐以生地、肥知母、天门冬滋阴，使肾水上济于心，心火不亢；配肉桂交通心肾、调和阴阳。故用之效佳。

主治 ◊ 阳痿（心肝火旺型）。

疗效 ◊ 治疗 18 例，服药 1~6 剂均愈。所治病例有效率达 100%。

附记 ◊ 并嘱夫妻和谐、相互体贴、加强爱抚，摒除忧虑，调摄情志，身心愉悦，树立必胜之信心。同时配合心理治疗，理解配合，方能收到事半功倍之效。

6.17 阳痿丸

来源 ◊ 姜富春，《集验百病良方》

组成 ◊ 制附子、甘草各 10 克，蛇床子、淫羊藿各 15 克，益智仁 10 克，女贞子、旱莲草各 9 克。

用法 ◊ 上药共研细末，炼蜜为丸计 12 粒，备用。每次服 1 粒，日服 3 次，温开水送服。4 天为 1 疗程。

功用 ◊ 暖肾固精、滋补肾阴。

方解 ◊ 方中制附子、蛇床子、淫羊藿、益智仁补元阳、益肾火、暖肾固精，助肾气；配女贞子、旱莲草，滋补肾阴，清虚热，并牵制补阳药的辛燥之性，主辅相配，补阳而不伤阴，滋阴而不损阳；使以甘草、蜂蜜调和诸药，补脾益气，滋阴润燥。全方配伍，温中有清，升中有固，阴阳双补，精气同调，使元阳旺盛，阴精充盈，故是治疗阳痿的有效良方。

主治 ◊ 继发性阳痿。

加减 ◊ 若气虚明显者，加黄芪、党参；若腰困明显者，加枸杞子、杜仲；若阴虚明显者，加龟胶、鹿角胶；若阳虚明显者，加巴戟天，菟丝子，阳起石；若小腹冷胀者，加小茴香、台乌药；滑精明显者，加金樱子、覆盆子。

疗效 ◊ 治疗 15 例，痊愈 10 例，显效 3 例，有效 2 例。疗程最短者 15 天，最长者 30 天。

附记 ◊ 服用本丸，在服完 1 疗程后，若需再服，应间隔 6 天，忌连续服用。本方服后有头痛、头晕、轻度恶心等副作用，一般不需特殊处理，忌空腹服药，服药期间忌性生活。

6.18 附桂汤

来源 王裕琴，《集验百病良方》

组成 附子（先煎）、肉桂各6克，杜仲、菟丝子（炒）、淮山药、丹参各15克，山萸肉、仙茅、枸杞子各12克，巴戟天10克，生地20克。

用法 每日1剂，方中附子先煎1小时，再入余药同煎20~30分钟，取汁200毫升，分早、晚2次分服。

功用 温补肾阳，滋阴化瘀。

方解 方中以附子、肉桂温补命火。然“善补阳者必于阴中求阳，阳得阴助，而生化无穷”，辅以山萸肉、山药、枸杞子、生地，补阳配阴；巴戟天、仙茅、杜仲、菟丝子温而不燥，补而不峻，以助附桂之力；丹参除烦化瘀。合而用之，而渴欲饮、多溲自瘥，肾精得充阳气得补，阳痿自愈。

主治 肾气匮乏引起的阳痿伴消渴。

疗效 津伤口渴加麦冬15克：阳事不举加阳起石（先煎）、牡蛎（先煎）各15克。

疗效 屡用效佳。一般服20余剂可愈。

附记 屡用屡验，疗效显著。

6.19 珍珠镇缓解痉汤

来源 李炳茂，《集验百病良方》

组成 珍珠母30克，朱砂0.1克（冲服），琥珀6克，茯苓、白芍、地龙各15克，当归、甘草、远志、菖蒲各10克，蜈蚣3条。

用法 每日1剂，水煎，于房事前半小时顿服。

功用 镇缓解痉。

方解 方中珍珠母镇心安神；朱砂、琥珀、茯苓更助其效，以降低交感神经的兴奋性；白芍、甘草酸甘化阴、缓急解痉，抑制血管、平滑肌痉挛，扩张周围血管；地龙、蜈蚣解痉走窜、助兴阳道；当归养血活血，改善生殖器官的血液供应；远志、菖蒲安神定志。合而用之，有镇心安神，酸甘缓急，解除血管平滑肌的痉挛，改善阴茎的血液供应，增起勃起力度，延长勃起时间等作用，故用之疗效极佳。

主治 阳痿早泄、不射精、遗精、性交恐惧症等。

疗效 治疗百余例，效果显著。

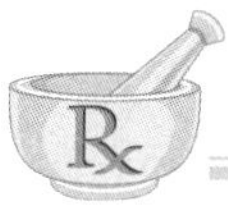

§7 治男性不育症秘方

7.1 补肾育精汤

来源◊李毅，《四川中医》（11）1986年

组成◊菟丝子、女贞子、五味子、枸杞子、覆盆子、沙苑子、蛇床子、车前子、肉苁蓉各10克，黄精、首乌、当归、生地、熟地、仙灵脾各15克。

用法◊水煎服，每日1剂，日服2次。

功用◊滋补肝肾、补益精血、兴阳秘精。

方解◊男子原发性不育症，大多数性生活正常，多无明显的肾阴肾阳偏衰之象。治以平补肾气、协调阴阳为法，方用八子滋补肝肾；黄精、首乌、二地、当归补益精血，仙灵脾、肉苁蓉、阳起石兴阳秘精。全方水火相济，乙癸同益，使肾之阳回阴充，助精养、肾气旺、精气充盈、阴阳和、故能有子。

主治◊男子原发性不育症，或伴有乏力、腰酸、性欲淡漠等症状（精液异常所致者）。

加减◊性欲淡漠或轻度阳痿者，去车前子、加韭菜子10克，阳起石30克；死精子者，可重用仙灵脾50克，并加服雄蚕娥粉，每次3克，1日服2次。

疗效◊治疗10例，治疗（15天为1疗程，最长90天，最短37天，平均51.3天）后，9例精液常规检查正常，近两年内随访有5例有嗣。

附记◊复查精液前一周禁房事和热水浴。

7.2 九子生精丸

来源◊王广见，《新中医》（10）1990年

组成◊枸杞子、菟丝子、覆盆子、五味子、车前子、韭菜子、女贞子、桑椹子、苣胜子各等份。

用法◊上药共研极细末，炼蜜为丸，每丸重9克。每次服1克，每日夜半，下晡二次服药淡盐汤送下。3个月为1疗程。

功用◊阴阳并补、生化肾精。

方解◊肾藏精，寓真阴真阳，肾多虚证、其病理改变非阳虚，即阴亏。温肾助阳，益肾滋阴，为其大法，肾属任癸为水脏，宜润不宜燥，应选温而不燥、补而不滞、润而不腻、滋阴和阳之品。九子多液汁，性平质润，含蕴生之气。枸杞子、菟丝子、覆盆子、韭菜子温肾阴以助精子活力；女贞子，桑椹子、苣胜子滋肾阳以充生精物质基础：五味子固肾敛精，有养精蓄锐之意；车前子泄肾中浮火，以防助阳生燥之弊。全方阴阳并补、生化无穷。下晡乃申酉金气旺时，金能生水；夜半为亥子水气旺时，此二时投药，药气借助经气，效

力更宏。遵《内经》“谨候其时，其气与期”之旨。用药 9 味，亦取《内经》“天地之至数，始于一，终于九焉”之旨。

主治 ◊ 特发性少精症。症属先天不足或后天失调。精神疲乏、头晕耳鸣、健忘腰酸，或无自觉症状。

疗效 ◊ 治疗 210 例，痊愈（精子总数大于 4 千万个，精子密度，每毫升精液中精子大于 2 千万个，自觉症状消失）175 例（占 83.3%）；好转（精子总数和精子密度虽有增加，但未达正常指标、自觉症状部分消失）29 例（占 13.8%）；无效 6 例（占 2.9%）。总有效率为 91.1%。最长 4 个疗程，最短 1 疗程，平均 1.5 疗程。

7.3 益肾生精丸

来源 ◊ 张梦侬，《临证会要》

组成 ◊ 制首乌 120 克，菟丝子、枸杞子、五味子、覆盆子、车前子、女贞子、蛇床子、韭菜子、桑椹子、地肤子、决明子、楮实子、石莲子、金樱子、益智子、潼蒺藜、胡芦巴、补骨脂、苏芡实、红参须、淫羊藿、远志肉、阳起石（火煅）各 60 克。

用法 ◊ 除阳起石另用火煅水飞外，石莲子带壳共炒熟，合研极细、过箩、炼蜜为丸如梧桐子大，备用。每次服 50 丸，每日于早晚饭前 1 小时以淡盐汤送下各 1 次。如因事不能按时照服，每日至少或早或晚服 1 次。不能急于求成，须坚持常服 1~2 年。

功用 ◊ 补肾益精、调和营卫、畅通气血。

方解 ◊ 本方以治阳痿方和五子衍宗丸加味而成。方用补肝益肾、添精益髓之何首乌为君；暖丹田、壮元阳、助命火、滋肾益精强阳之蛇床子、覆盆子、胡芦巴、补骨脂、枸杞子、楮实子、益智子、韭菜子、红参须、淫羊藿、阳起石；能固精气、养真阴、补虚劳之菟丝子、蒺藜子、决明子、桑椹子、女贞子、金樱子、石莲子、五味子、地肤子、苏芡实；补精壮阳、养心宁神之远志。本方药性中正平和，不用桂附辛热燥烈之品以助阳而伤阴，更不用参茸珍贵价昂之品，助阴阳平补，气血调和，故须常服，其效始著。

主治 ◊ 无精症（证属肾虚精亏）。

疗效 ◊ 临床屡用，治验甚多，均获佳效。

7.4 益精毓麟丸

来源 ◊ 彭静山，《中国中医药报》1990 年

组成 ◊ 熟地、菟丝子各 30 克，覆盆子 25 克，茯苓 20 克，枸杞子、补骨脂各 30 克，车前子 10 克，炒韭子 15 克，肉桂 10 克，五味子 15 克，鹿茸 5 克，沉香 10 克，胡桃仁 5 克，巴戟天 25 克。

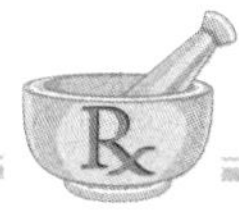

用法 ◊ 上药共研极细末，炼蜜为丸，每丸重 10 克。1 日 2 次，每次服 1 丸，淡盐汤送下。

功用 ◊ 滋阴补肾、益髓填精。

方解 ◊ 凡精子不足或无精子者，多属肾阴亏损。《内经·上古天真论》云："阴者藏精而起极也，阳者卫外而为固也。"必先补其肾阴，少加补肾阳之药。此类患者，或无症状，但必面色无华、脉来两尺无力。或精清精冷，或同床尚遗精，甚者阳痿、腰酸腿软，故以补肾阴为主，少加补肾阳之药。服之既可免舌干口燥之患，又有填精补髓之功。故方用熟地等大队滋补肾阴之品以滋肾益精；善补阴者，必于阳中求阴，故少加肉桂、鹿茸、巴戟天等助阳生精，故用之效佳。

主治 ◊ 男性婚后久不育。经检验精清、精冷、精子不足或无精子。

疗效 ◊ 屡用效佳。如无特殊症状者，按原方服用，不可间断，每月检验精液 1 次，精液正常、精子数足而活跃时，即有受孕之可能。

附记 ◊ 此方药不寒不燥，使肾阴充足，肾阳亦壮，阴阳调和，水火既济。故投之必效。服药期间，最宜节欲，若且补且泄，药则无功。无病者尚宜养生，病者尤当注意。

7.5 化精汤

来源 ◊ 施汉章，《中国中医药报》

组成 ◊ 生苡仁 30 克，生地 10 克，麦冬 15 克，女贞子 10 克，滑石 20~30 克，茯苓 10 克，虎杖 12 克。

用法 ◊ 每日 1 剂，水煎服，日服 2 次。15 日为 1 疗程，服 1~2 疗程可效。

功用 ◊ 滋阴清热、健脾渗湿。

方解 ◊ 精液不液化症，多由湿浊瘀阻下焦，郁久化热，或由相火亢盛，耗伤阴液，以致精稠难化，从而引起不育症。本病为本虚标实之证，临床利湿太过则伤阴，加重阴虚之本；滋补太腻，则助湿浊之标，故每每棘手。方中用生苡仁、茯苓健脾以运化湿浊；生地、麦冬、女贞子滋养阴液，又清热邪；滑石甘寒，协助清热利湿而不伤阴液；虎杖苦寒，清热利湿、兼祛瘀滞。全方滋而不腻，祛邪而不伤正，共奏滋阴清热、健脾渗湿之功。

主治 ◊ 精液不液化症。

加减 ◊ 热盛，加知母、玄参各 10 克；湿邪盛，加猪苓、泽泻、木通各 10 克。

疗效 ◊ 临床屡用，效果甚著。一般连服 15 剂左右即获痊愈。

7.6 五子生精汤

来源 ◊ 邱德泽，《江西中医药》（3）1988 年

组成 ◊ 潼蒺藜 30 克，枸杞子 15 克，菟丝子 30 克，韭菜子、苡仁、怀牛膝、北沙

参各15克，五味子、覆盆子各10克。

用法◊水煎服，每日1剂，日服2次。

功用◊温肾滋阴。

方解◊肾为先天之本，主骨而藏精，为生殖发育之源。故男性不育症多从肾入手。精液量少者多为阴虚，精液清稀量多者多为阳虚，故补肾宜阴阳并补而在阴中求阳或阳中求阴。本方由五子衍宗丸加味而成。方用五子衍宗丸治肾虚遗精，阳痿早泄，久不生育等症，加沙苑蒺藜、怀牛膝均属甘温补肾之品；北沙参甘寒润肺，与诸药相伍，寓有金水相生之意。合用共奏温肾滋阴之功。

主治◊男性不育症，如阳痿、精子量少或精子活动差。

加减◊阴虚精少者，加鱼鳔、黄精、熟地；阳虚精液清稀者，加附子、肉桂、仙灵脾、巴戟天，鹿角胶等；气虚乏力者加黄芪、党参或红参；下焦有湿热者，加黄柏、苍术、萆薢；精液中有红白细胞或脓细胞者，加黄柏、知母、金银花、败酱草；头晕眼花，腰酸耳鸣者，加熟地、首乌、龙骨、牡蛎；畏寒肢冷，腰酸阳痿者，加附片、肉桂、白术、鹿茸、蜂房等。

疗效◊治疗32例，治愈24例（1月内治愈20例、2月内治愈4例），好转6例，无效2例。

附记◊服药期间，适当节制房事、增加营养、戒烟酒、除烦恼。

7.7 温肾益精汤

来源◊罗元恺，《名医治验良方》

组成◊炮天雄6~9克，熟地、菟丝子、怀牛膝、枸杞子各20克，炙甘草6克，仙灵脾10克。

用法◊每日1剂，水煎服，日服2次。

功用◊温肾益精。

方解◊方中炮天雄、仙灵脾温肾壮阳；熟地、枸杞子、菟丝子、怀牛膝，滋阴养肝、平补肝肾；炙甘草，调和诸药。诸药合用，平补阴阳，温肾益肝、填精育嗣。从临床观察，对阳虚者用之尤宜。因方中阴阳并补，故多服、久服无伤阴化火之弊，故可久服。

主治◊肾虚精绝之不育。

疗效◊临床屡用，坚持服用，疗效满意。

7.8 十子育麟汤

来源◊李培生，《名医治验良方》

组成◊枸杞子、五味子、覆盆子、蛇床子、桑椹子、菟丝子、车前子、金樱子、益智仁、炒补骨脂、红参、肉苁蓉、鹿角胶、龟板胶、杜仲、淫羊藿、当归、熟地、橘红各等份。

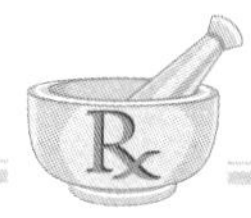

用法 ◊ 每日 1 剂，水煎服（上药各为 9 克），日服 2 次。方中红参可另炖兑服。亦可研细末为散为丸或熬膏服。

功用 ◊ 滋阴壮阳、补益精气。

方解 ◊ 不育一症，虽有瘀血、痰浊等标实的一面，但肾精亏虚仍为其主因。或者说病因为何，最终结果都是肾精不足以致不育。方中五子衍宗丸滋肾育麟，为古今不育症第一方。蛇床子、桑椹子、金樱子、益智仁、肉苁蓉、淫羊藿、杜仲补肝肾、益阴精；补骨脂、鹿角胶、龟板胶，温补肾督；当归、熟地、养血益精；红参大补元气，与当归使气血双补，以充肾源；橘红理气化痰和胃、防补药腻胃。诸药合用，共奏滋阴壮阳，气血双补之功。

主治 ◊ 阴阳两虚或阴虚、阳虚交错出现的不育症患者。

加减 ◊ 方中各药剂量亦可根据病情酌定，并可随症加减。

疗效 ◊ 屡用屡验，疗效显著。

7.9 韭子五子丸

来源 ◊ 谢海洲，《名医治验良方》

组成 ◊ 柴狗肾一具，韭菜子 15 克，蛇床子、五味子各 10 克，菟丝子 30 克，补骨脂 12 克，桑螵蛸 30 克，覆盆子、生山药各 15 克，车前子 9 克，盐炒知母、盐炒黄柏各 9 克，全当归 12 克。

用法 ◊ 每日 1 剂，水煎服，日服 2 次。或研末为丸。

功用 ◊ 温肾壮阳、益阴填精、清热利湿。

方解 ◊ 方中五子衍宗（少枸杞子）补肾育麟；柴狗肾、韭菜子、补骨脂温补肾阳；桑螵蛸固精气；生山药益脾阴；全当归养血和血；蛇床子、车前子利湿热；知母、黄柏坚阴利湿。诸药合用，共奏温肾壮阳、益阴填精、清热利湿之功。

主治 ◊ 不育症。

加减 ◊ 临床应用，随症加减。

疗效 ◊ 多年使用，灵活加减，坚持服用，效果甚佳。

7.10 活精汤

来源 ◊ 斑秀文，《名医治验良方》

组成 ◊ 熟地 15 克，山萸肉 10 克，淮山药 15 克，牡丹皮、茯苓、麦冬、当归各 10 克，泽泻、白芍、素馨花各 6 克，女贞子 10 克，红花 2 克，枸杞子 10 克，桑椹子 15 克。

用法 ◊ 每日 1 剂，水煎服，日服 2 次。

功用 ◊ 滋肾疏肝。

方解 ◊ 方中以六味地黄丸功专滋补肝肾、寒燥不偏，而兼补气血；当归、白芍、素

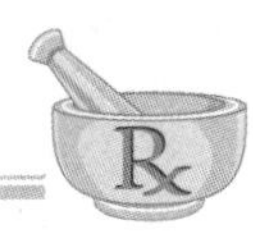

馨花、红花，养血活血，柔肝疏肝；枸杞子、桑椹子、女贞子、麦冬滋补肝肾精气。诸药合用，共奏调肝益肾、畅达气血之功。

主治 死精症。

疗效 屡用屡验，效果甚佳。一般连服30剂左右可愈。

7.11 生精助育汤

来源 房金，《集验百病良方》

组成 熟地黄、菟丝子各20克，淫羊藿、党参、天精子（即枸杞子）、淮山药各15克，仙茅12克，鹿角胶、紫河车各6克。

用法 每日1剂，水煎服，日服2次，早、晚各服1次。

功用 滋肾化源、生精助育。

方解 祖国医学认为，精是生命的原始物质，具有生长发育、繁殖后天等作用。肾藏精，脾为精微化生之源。肾精亏乏可致不育。治宜滋肾填精，补气健脾。故方用熟地黄、紫河车、天精子、鹿角胶等厚味之品，滋肾填精，以充实肾之阴精；淫羊藿、菟丝子、仙茅温补肾阳，寓阴中求阳之意，使阴得阳助生化无穷；党参、淮山药补气健脾，使水谷之精不断滋生，以补肾精化生之源。诸药合用，共奏滋肾化源、生精助育之功。

主治 男性不育症。

加减 肾阴虚加女贞子、桑椹子；肾阳虚加制附子、肉苁蓉；气虚加黄芪；脾肾两虚，便溏泄泻加补骨脂、炒白术；睾丸坠痛加川楝子、荔枝核；精液有脓球加金银花、蒲公英；精液不液化加黄柏、知母、土茯苓，减鹿角胶、紫河车。

疗效 治疗83例，痊愈45例，有效33例，无效5例，总有效率为94%。治疗时间最短20天，最长70天。无精子患者疗效最差。

附记 服药期间节房事，可安排在女方排卵期同床。从临床观察：服本方而致女方怀孕者，多数是男胎。

7.12 益精丸

来源 吴宜澄，《集验百病良方》

组成 熟地、制黄精各1.2千克，蜂房（蜜炙）、鹿角胶、狗脊、川断各1千克，当归、仙灵脾、肉苁蓉、沙苑子、制首乌各1.5千克。

用法 先将熟地、肉苁蓉、当归、蜂房、首乌，用乙醇浸泡提取，回收乙醇后浓缩得流浸膏①；其余药如黄精、狗脊、川断及仙灵脾的一部分以水煎煮3次，再浓缩得流浸膏②；将鹿角胶烊化后加入流浸膏②；将沙苑子和川断、仙灵脾的剩余部分粉碎为细末，以利吸收①②流浸膏，于60~70℃干燥，再粉碎成粉末装入胶囊，每粒装药粉0.25克。备用。每次服5粒，日服3次、淡

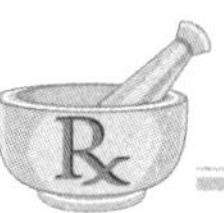

盐水送服。1个月为1疗程。1疗程后复查精液1次，如未达正常，再继服第2疗程；如已正常，则改为维持用量，每次服4粒，日服2次。对合并阳痿、早泄者，可同时治疗，对合并生殖道炎症者则先行治疗炎症，待病情控制后再用本药治疗。

功用◊生精补血。

方解◊方中熟地、当归补血；黄精补气，其中当归可活血，能改善生殖系统的血液循环，且与续断都具有维生素E的作用，可以提高精子的密度和数量；仙灵脾、肉苁蓉、鹿角胶温补肾阳，生精填髓；沙苑子、首乌、狗脊、蜂房平补肝肾、解毒消炎。合而用之有生精补血作用。

主治◊精液量少、精子活动率低、活动度差、精子密度低等精液异常所致的不育症。

疗效◊治疗86例，临床治愈63例，有效10例，无效13例，总有效率为84.9%。经随访，女方受孕26例，孕育率为30.2%。

7.13 益肾种子汤

来源◊于增瑞，《名医秘方汇萃》

组成◊大熟地15克，枸杞子、覆盆子，山萸肉、巴戟天、仙灵脾、肉苁蓉、韭菜子各10克，紫河车6克，生黄芪15克，全当归10克。

用法◊每日1剂，水煎服，日服2次。

功用◊益肾填精。

方解◊男性不育症，临床上有原发和继发之分，究其病因，或因禀赋素弱，房事不节，肾不藏精致肾气虚亏；或因婚后求子心切，擅自滥用壮阳之品，则兴奋过甚，以致肾之阴阳失调，精少不育；或因用心过度，心火上亢，火亢则水不升而心肾不交，精液外溢，从而肾元亏损，命门火衰，或因素多食膏粱厚味，体质肥胖，生湿聚痰，痰湿内阻，气机不畅，湿热下注；或因思虑惊恐、情志不畅，肝气郁结、疏泄失常，血气不和，宗气虚衰，肾虚肝郁；或因肾虚血瘀、瘀血阻滞精道。孕育是一个复杂的生理过程，而致病之因甚多，然而根本之因实属肾气虚衰，精宫清冷，气血两亏。诚如《证治准绳》所论“医之上工，因人无子，悟男则主于精，治以补肾为要。”故自拟益肾种子汤益肾填精、补气养血治疗精子异常、精液不液化、不射精致不育症取得满意效果。方中仙灵脾、巴戟天皆入肾经，以温肾壮阳，巴戟天尚有升发肾气而有兴阳之功；精不足者补之以味，紫河车为血肉有情之品，滋补强壮，为补肾填精之佳品；肉苁蓉甘咸温入肾经血分，补肾命火，益精兴阳，《本草纲目》云：“……肉苁蓉强阳、益精气多子。”枸杞子、覆盆子、菟丝子，取其五子衍宗丸之意，以填精补髓，疏利肾气；熟地、山萸肉，性微温、补肝肾之阴，为提供生精血物质基础；肝肾同源、精血互生，当归补血汤（当归、黄芪）以补气养血；韭菜子味辛甘、性温，温补肝肾。综观全方益肾填精、阴阳互补、气血互生。临床示其兼症加减权变以达孕育嗣续之功。

主治 男性不育症（精子异常、精液不液化、不射精）。

加减 待精液检查恢复正常值后改服人参鹿茸丸、五子衍宗丸巩固疗效，促其怀孕。其精子异常者（精子减少，成活率低下，活动度弱）属肾精亏损者可重用紫河车，加鹿角霜等血肉有情之品。肾虚肝郁者，加柴胡、郁金、香附、石菖蒲；阴虚湿热者，加二至丸（女贞子、旱莲草）、龙胆草、败酱草、泽泻，去紫河车、巴戟天、肉苁蓉；阴虚火旺者，去紫河车、巴戟天、肉苁蓉，加二至丸、知母、黄柏、鳖甲，麦冬；若属肾精亏损不射精者，加麻黄、蜈蚣、地龙、白芍、牛膝；肝郁肾虚不射精则在肝郁肾虚型中加穿山甲、麻黄；属肾虚寒湿不液化者，基础方去山萸肉、覆盆子，大熟地，加知母、黄柏、小茴香、鱼鳔、丹参；若属肝肾阴虚，上焦湿热不液化者在上方去巴戟天、仙灵脾、肉苁蓉，加天花粉、败酱草、元参、知母、黄柏、鱼鳔，以滋补肝肾、清利湿热。

疗效 治疗185例，治疗20天或1个疗程以上，其中72例女方怀孕，妊娠率为38.92%；92例有效，有效率为49.72%；21例无效。总有效率为88.65%。

7.14 还少丹

来源 朱明达，《集验百病良方》

组成 熟地、制首乌、淮山药、枸杞子各200克，巴戟天、肉苁蓉、楮实子、仙灵脾、杜仲、补骨脂、川续断、牛膝、茯苓、莲肉、芡实、山茱萸、五味子各150克，远志、菖蒲、小茴香各100克，蛤蚧4对，糯米500克。

用法 将蛤蚧（去头足及鳞）切成方块用酒浸润放入锅内，至酒吸尽，烘干出锅，糯米浸一宿后沥干炒熟，其余药均烘干后与蛤蚧、糯米共研细末，贮瓶备用。每次服10~15克，日服2次，温开水送服。

功用 温肾壮阳、滋肾填精、固肾安神。

方解 肾中阴阳气血亏虚是本病的根本病机。男性不育症虚实夹杂，累及多脏，但最终必见肾中阴阳气血亏虚，临床上以肾亏、精虚、气血两亏为其主要证型，各种实证造成男性不育症，只是早期阶段。还少丹加味，方中巴戟天、肉苁蓉、楮实子、仙灵脾、杜仲、补骨脂、蛤蚧、小茴香，温肾壮阳；熟地、枸杞子、制首乌滋肾填精；川续断、牛膝通行血脉且强腰膝；糯米、山药、茯苓、芡实、莲肉助生化之源以养先天；莲肉、芡实配山茱萸、五味子能固肾涩精；莲肉配远志、菖蒲又能交通心肾以安神。诸药合用，共奏调补肾中阴阳气血之功。

主治 男性不育症。

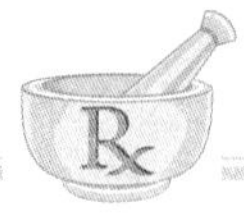

疗效◊治疗89例，痊愈57例，好转23例，无效9例。总有效率89.8%。

附记◊药物治疗与精神治疗、性咨询指导并举，方能收到事半功倍之效。

7.15 补肾益血填精汤

来源◊邓光远，《名医秘方汇萃》

组成◊熟地、菟丝子各15克，巴戟天、枸杞子、山萸肉、制首乌、刺蒺藜各12克，当归、白茯苓、锁阳、丹参、鹿角胶、龟板各10克；蛇床子、砂仁、小茴香各6克。

用法◊每日1剂，水煎服，日服2次。

功用◊补肾生精、活血祛瘀、暖命门健脾。

方解◊男性不育症多责之肾、肝、脾及阴阳宗筋或肾精不足，或肝郁气滞，或血少血瘀，或宗筋松弛，故立补肾，疏肝，补血活血，健脾法之体系，使之气血健、肾气（精）旺、气机畅，从而两精相搏而成孕。故本方重在补肾，佐以活血健脾。方中熟地、菟丝子、枸杞子、巴戟天、锁阳、山萸肉、制首乌、刺蒺藜、鹿角胶、龟板补肾生精，并促进内分泌和性腺功能的康复；当归、丹参补血活血祛瘀、疏通精道，加强血液循环和增加睾丸纳氧量，有利于精子的生成；小茴香、蛇床子暖命门通督脉；白茯苓、砂仁健脾祛湿，使脾胃健运，气血充足，又可矫正补肾药之腻，从而使生殖器功能恢复正常。

主治◊男性不育症。也可治疗因肾虚引起的精神倦怠、头晕目眩、腰膝酸软、遗精早泄、尿蛋白、乳糜尿等症。

加减◊临床用药指征：精子数小于0.4/ml、精子成活率低于30%，用原方；无精子或死精加冬虫夏草、炙甘草；精子不液化加知母、羚羊角；不射精加柴胡、青皮；输精管阻塞加山甲、山楂肉、路路通；阴茎发育不良加仙茅、仙灵脾、狗鞭、海马；早泄加阳起石、狗鞭、肉桂、附子。

疗效◊治疗253例，其中年龄最大者52岁，最小者22岁；结婚时间最长者30年，最短者1年。结果痊愈（精液化验各项指标正常，或配偶已受孕）189例（治愈率为74.5%）；有效（临床表现和检验各项有关值都有好转但未痊愈）53例，无效11例。总有效率95.5%。

§8 治副睾炎秘方

8.1 柴橘乌贝汤

来源◊翟慕东，《四川中医》（4）1986年

组成◊柴胡6克，橘核、附片各9克，乌药、青皮各6克，海藻、大贝母、白芥子各12克。

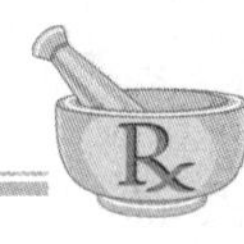

用法 水煎服，每日 1 剂，日服 2 次。

功用 疏肝理气、温经散寒、化痰散结。

方解 寒性收引，其主疼痛，湿痰凝聚、而成有形。此因寒邪客于肝经、痰湿凝结所致。故方用柴胡、乌药、橘核行肝经之积气；大贝母、海藻、白芥子祛痰、软坚散结；青皮疏理肝气、燥湿化痰；附片温经散寒。合而用之，功效颇著。

主治 副睾炎。症见形寒肢冷，右副睾肿坠、疼痛、副睾尾部至头部触及一条索状硬结，疼痛放射向腹股沟，小便清长。舌淡苔薄白、脉多沉弦。

加减 若寒邪退却、痰湿转热者，去附片、青皮，加黄柏、知母；寒甚者，加肉苁蓉、炮姜；脾虚、痰湿甚者，加党参、白术、茯苓。

疗效 治疗多例，均获良效。一般 7~10 剂即获痊愈。

8.2 附子大黄汤

来源 冉雪峰，《冉氏经验方》

组成 附片 9 克，大黄 3 克，元胡、荔枝核、橘核、川楝子各 9 克，小茴香 6 克，桂枝 3 克，广木香、黄柏、红花各 9 克，甘草 6 克。

用法 荔枝核、橘核、川楝子打碎，大黄、小茴香、桂枝、广木香、黄柏、甘草后下。水煎服，每日 1 剂，分 2~3 次温服。

功用 理气止痛、活血化瘀、消肿。

方解 本方是由《金匮要略》大黄附子汤和《六科证治准绳》三层茴香丸并方加减而成。方中附子、桂枝温经散寒；大黄行滞破结；荔枝核、橘核、元胡舒筋止痛；黄柏泻火利湿；甘草和中；红花活血化瘀。临床治疗寒疝，效若桴鼓之应。《止园医话》中云："余实已经过数十年之临床实践，以附子、大黄加入普通治疝气之药中，速收特效"，确为经验之谈。

主治 寒疝。可用于慢性附睾炎、鞘膜积液等症。

加减 急性期局部肿大、疼痛、体温升高，同时有精索肿胀和压痛者，去附、桂，加金银花、大青叶各 25 克，丹皮 9 克；坠痛者，加黄芪 9 克，升麻 3 克；硬块难消者，加红花 9 克。

疗效 临床屡用，疗效颇著。

8.3 温通利湿方

来源 丁甘仁，《新编经验方》

组成 柴胡、炒桂枝各 5 克，荔枝核、橘核、香附（醋炒）、延胡索（醋炒）各 9 克，茴香 3 克，小青皮 6 克，云茯苓、泽泻（盐水炒）、路路通各 9 克，桔梗、广木香各 3 克。

用法 水煎服，每日 1 剂，日服 2 次。

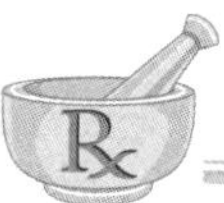

功用◊散寒除湿、利气行滞。

方解◊方用柴胡疏肝解郁；桂枝温经散寒；云茯苓、泽泻淡渗利湿，延胡、茴香、香附、青皮、木香、橘核、荔枝核利气行滞，以止疝痛；路路通疏通经络。诸药相伍，共奏散寒除湿，利气行滞之功，故对寒疝有较好疗效。

主治◊疝气之因于寒者。

疗效◊屡用屡验，效果颇佳。

8.4 消核汤

来源◊张梦侬，《临证会要》

组成◊煅荔枝核、海藻、昆布各15克，广木香10克，川楝子、山楂（盐水炒）、炒橘核各15克，吴茱萸（盐水炒）、枳实（盐水炒）、延胡索（盐水炒）各10克，紫花地丁20克，天葵子10克，蒲公英、白花蛇舌草各60克。

用法◊上药多加水煎，分两日6次服。30剂为1疗程，结核消失停药，如未消尽，可续服1疗程，直至全消。

功用◊理气化痰、软坚散结。

方解◊多因肝肾亏损、痰瘀气滞，结聚于副睾所致，故方用荔枝核、川楝子、橘核、吴茱萸、木香、延胡索、枳实理气散结，药用盐水炒，取咸能入肾、软坚、引药下行；昆布、海藻咸寒入肾软坚散结，消痰核；山楂散瘀滞；紫花地丁、天葵子、蒲公英、白花蛇舌草清热解毒、消瘀散肿。诸药合用，共奏理气化痰、软坚散结之效。

主治◊副睾结核，症见副睾结核多生在一侧，或双侧的。初起多无自觉症状，待发展至蚕豆或拇指头大小，在无意触痛时方才发觉。坚硬如石，触之则痛。多有迁延数年不愈者。大凡本病患者，都影响生育。

疗效◊多年使用，若能坚持服用，每收全功。

8.5 加味疝气方

来源◊陈松筠，《江苏中医》（2）1984年

组成◊吴茱萸、苦楝子、青皮、枳壳、荔枝核、橘核、山楂、牛膝、炒栀子、白芍、甘草（剂量可随症酌定）。

用法◊水煎服，每日1剂，日服2次。

功用◊温肝散结、理气止痛。

方解◊《金匮要略》云："淋之为病，小便如粟状，小腹弦急，痛引脐中。"张子和谓："气疝，其状上连肾区下及阴囊。"两证病变部位皆属厥阴肝经，其病机不外乎是寒瘀湿阻所致。方用吴茱萸辛苦大热，入厥阴气分，温肝逐寒；枳壳、荔枝核导滞行气；栀子通泄膀胱湿热；山楂磨积消瘀；加牛膝引药下行，直达病所；橘核、苦楝子、青皮助行气导滞之功；白芍、甘草缓急

止痛，其效更显。

主治◊肾绞痛，可用于石淋和寒疝、气疝。

加减◊小便频急灼热，或尿检红、白细胞增多，并有脓细胞者，加木通、泽泻、生苡仁；血尿加白茅根、小蓟；腹胀加厚朴、槟榔；呕吐加半夏；疼痛持续，日轻夜重，加元胡、桃仁；石淋加金钱草、飞滑石、鸡内金。

疗效◊夏昌辉等报道，用本方治疗肾绞痛（石淋）40 例，结果痊愈 37 例（占 92.5%），好转 2 例，无效 1 例。总有效率为 97.5%。

附记◊笔者用本方加附子、大黄、桂枝，治疗副睾炎（寒疝）30 例，用药 10 剂左右均获显效或痊愈，总有效率为 98.5%，其中痊愈率为 80%以上。同时体会，用治石淋，待痛止或缓解后，加附子、金钱草、海金沙、鸡内金、郁金等以温肾排石。

§9 治睾丸炎秘方

9.1 三棱汤

来源◊于占祥，《集验百病良方》

组成◊山楂核 20 克，海藻 15 克，桃仁 10 克，杜仲炭 15 克，防己 10 克，荔枝核、蒲公英各 20 克，木香 25 克，牛膝 10 克，泽泻 15 克，橘核 20 克。

用法◊每日 1 剂，水煎服，日服 2 次。

功用◊清热解毒、软坚散结、活血止痛。

方解◊中医治疗睾丸炎采用清热解毒、消炎利湿、活血化瘀，软坚散结、理气止痛等法。故方用蒲公英、防己、泽泻清热解毒、消炎利湿；桃仁、牛膝活血化瘀，促进炎症吸收；山楂核、海藻、荔枝核、橘核软坚散结；杜仲炭、木香补肾理气，缓急止痛。诸药合用，可达到缩短疗程，迅速治愈的目的。

主治◊急性睾丸炎。

疗效◊治疗 32 例，治愈率 100%。其睾丸肿痛消失时间，2 天内者 14 例，3~5 天者 18 例；睾丸肿大消失时间，2 周内者 18 例，半月~1 个月者 14 例。

9.2 三草二核汤

来源◊李宇俊，《集验百病良方》

组成◊夏枯草 30 克，败酱草 20 克，龙胆草 15 克，橘核、荔枝核各 20 克，乌药 15 克，小茴香、木香、赤芍各 10 克，延胡索 15 克，桃仁、枳壳各 10 克。

用法◊每日 1 剂，水煎服，日服 3 次。

功用◊清热利湿、理气散结、活血祛瘀。

方解◊睾丸炎属中医“子痈”范畴，如清代《外科证治全书》所言：“肾子作痛，

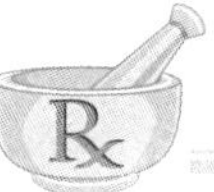

下附不能上升，外观红色者，子痈也。”其病因多由于外受寒湿，化生湿热；或饮食不节，情志郁结，湿热内生，行于小腹，下络阴器，凝滞经络不通而致。治当清热利湿，疏肝理气、散结止痛。方用夏枯草、败酱草、龙胆草，清热利湿，泻火解毒为主药；橘核、荔枝核、小茴香、乌药、枳壳、木香疏肝理气、散结止痛；赤芍、桃仁、延胡索活血祛瘀以疏通经络。故诸药配伍为用，用于治疗睾丸炎，一般均能收到满意效果。

主治 睾丸炎，症见阴囊肿大，疼痛剧烈、向腹股沟及下肢放射痛，附睾肿大，质硬有硬结及压痛，全身不适者。

加减 若热毒炽盛、高热烦渴、局部红肿痛甚者，加生石膏 50 克，鱼腥草 30 克，虎杖 15 克，以增强清热解毒之力；头痛恶寒，四肢酸楚者，加荆芥、防风各 15 克以解表祛风；若已成脓者，加穿山甲、皂角刺各 10 克，白芷 15 克以托里排脓；局部坚硬胀痛者，加昆布、海藻各 20 克，莪术 10 克，以软坚散结；大便秘结者，加生大黄、芒硝各 15 克以泄热通便；小便短赤不利者加车前草、滑石各 20 克，淡竹叶 10 克以清热利尿。

疗效 治疗 36 例，治愈（睾丸肿痛及伴随症状消失，随访 1 年未复发）32 例；显效（肿大之睾丸明显缩小，但尚未完全恢复正常）4 例。总有数率达 100%。治愈者，疗程最短 3 天，最长半个月。

9.3 治睾丸炎方

来源 邓铁涛，《邓铁涛临床经验辑要》

组成 生大黄、熟附子、黄皮核、荔枝核、柑核、芒果核、橘核各 10 克，王不留行 15 克。

用法 每日 1 剂，水煎服，日服 3 次。

功用 寒温并用、行气止痛。

主治 慢性睾丸炎、附睾炎、睾丸痛。

加减 腰膝酸痛者加狗脊 30 克；气虚者加五爪龙、黄芪各 30 克；血瘀者加炒山甲，丹皮各 15 克；热象明显者加生地 24 克，玄参 15 克，龙胆草 10 克，车前子 20 克。

疗效 屡用屡验、疗效显著。

9.4 温阳消结汤

来源 刘贵仁，《河南中医》（5）1986 年

组成 制附片、干姜各 30~60 克，白芍、甘草各 30 克，大黄、桂枝、细辛、路路通，橘核、当归各 10 克。

用法 每日 1 剂，水煎服（方中附子久煎一个半小时），日服 2 次。晚上煎第 3 遍，取法倒盆中熏洗患处。睾丸肿甚者，可用丁字带托敷阴囊，注意卧床休息。

功用◇温阳消结。

主治◇急性睾丸炎。

加减◇若服用本方1周后，肿痛仍未全消者，可加乌梅、僵蚕各10克。若肾阳偏虚，加肉桂、菟丝子；肝阳偏虚加乌药、吴茱萸、肉苁蓉；寒滞肝脉型，加乌药、吴茱萸、小茴香；肝气郁结型，减附子、干姜剂量四分之三，加柴胡、青皮、川楝子；若兼阴痒，胁肋胀痛，口苦，小便混浊，苔薄黄，脉弦数者，减附子、干姜剂量十分之九、桂枝、细辛剂量三分之二，大黄增为15克，并加柴胡、龙胆草、黄芩；若兼腮腺炎并发睾丸炎者，去桂枝、细辛，加金银花、板蓝根、大青叶，亦减附子、干姜剂量十分之九；若因外伤所致睾丸炎者，加桃仁、红花。

疗效◇治疗100例，年龄18~41岁，疗程最短1天，最长半个月；原发91例，继发9例。结果痊愈97例，显效3例，总有效率达100%。治愈者，疗效最短3天，最长半个月。

§10 治男性乳房发育异常症秘方

10.1 消疬汤

来源◇皮巨川，《中国中医秘方大全》

组成◇柴胡、白芍、法半夏、茯苓、白芥子、香附、瓜蒌各9克，青皮4.5克，牡蛎30克（先煎）。

用法◇水煎服，每日1剂，日服2次。

功用◇疏肝理气、化痰软坚。

方解◇男子乳房发育症，属中医“乳疬”范畴，为肝失所养、痰瘀气滞所致。方用柴胡、青皮、香附、白芍疏肝理气；法半夏、白芥子、茯苓化痰；牡蛎、瓜蒌软坚。诸药合用，共奏疏肝理气、化痰软坚之功。

主治◇男子乳房发育症。

疗效◇治疗22例，全部治愈，疗程最短11个月，最长4个月，多数为1~2个月，包块全部消失。

10.2 乳疬内消汤

来源◇程爵棠，《陕西中医》（5）1985年

组成◇夏枯草12克，炒橘核、青皮各9克，制香附、蒲公英、生牡蛎（先煎30分钟）各15克，黄药子12克，法半夏、浙贝母各9克，白芥子7.5克，皂角刺、露蜂房各6克。

用法◇水煎服，每日1剂，日服3次。

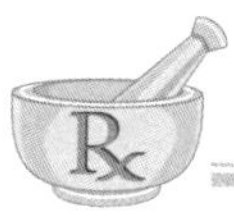

功用 ◊ 理气化痰、软坚散结、通络消肿。

方解 ◊ 乳疬为肝胃二经经脉循行之地，内连肝胃，故乳疬之病，多因肝气郁结、气滞痰凝、结聚乳房所致。治宜理气化痰、软坚散结。方中君以制香附、炒橘核、青皮疏肝解郁、理气散结，气顺则痰消；臣以夏枯草、法半夏、浙贝母、白芥子化痰散结，佐以蒲公英、黄药子清热凉血，解毒消肿，且黄药子不仅有凉血解毒之功，且消肿抗癌作用甚强，入方既能解气中血滞，又能防止肿块之癌变；皂角刺、蜂房、牡蛎软坚散结，且蜂房合黄药子抗癌作用甚强。制香附性通十二经，理气解郁，故兼之为使。诸药配伍，共奏理气化痰、软坚散结，通络消肿之功。

主治 ◊ 乳疬（男性乳房发育异常症，乳房纤维腺瘤）。

加减 ◊ 若乳房肿块坚硬，日久不消、加鹿角粉 6 克（冲服）。若配用塞鼻方（法半夏 9 克，白芥子 15 克，共研细末，备用），用酒精药棉（或用二层消毒纱布）沾本散 3 克，卷成条状塞入鼻孔内（左乳塞右鼻、右乳塞左鼻、两乳塞两鼻），每日 3 次、每次塞 1~2 小时，则奏效尤捷。

疗效 ◊ 治疗 65 例，结果痊愈 49 例，显效 12 例，有效 3 例，无效 1 例。总有效率为 98.5%。用药最少 7 天、最多 65 天，平均 25 天。

附记 ◊ 本病若兼阴虚者，先服本方 5~10 剂后，再改用六味地黄汤加黄药子、炒白芍、制香附、白芥子、牡蛎。待阴复后，再用本方治之，直至痊愈。若配用拔核散外敷患部，则奏效尤捷。本人应用，均以本方为主，配用消核散和塞鼻方外治，治验甚多，均收卓效。

10.3 消核散

来源 ◊ 程爵棠，《陕西中医》（5）1985 年

组成 ◊ 皂角刺、露蜂房、山慈菇各 90 克，樟脑 49 克，生半夏、生南星各 150 克，全蝎 30 克，蜈蚣 60 克，黄药子 90 克。

用法 ◊ 共研细末，贮瓶备用，勿泄气。临证时可视患部肿块大小，取本散适量，用陈米酒或鸡蛋清调敷患部，若药层干后取下如上法再调再敷，保持药层湿润。每日换药 1 次。为方便活动，可用纱布包扎固定。

功用 ◊ 化痰通络、软坚散结。

方解 ◊ 乳疬、痰核、瘰疬及一切阴毒肿块，皆因痰气交结，壅滞络窍、肌肤所致。治宜化痰通络、软坚散结。方中君以皂角刺开窍搜风、活血通络散结，治痈疽尤宜；臣以露蜂房、山慈菇、樟脑、黄药子善能软坚散结、活血通络，且有消炎解毒之功，佐以生半夏、生南星温化痰结、祛风通络；蜈蚣、全蝎熄风活络，软坚散结；又樟脑芳香走窜，无处不到，载诸药之性直入病所，故兼之为使。诸药配伍为用，外敷患处，其化痰通络、软坚散结之力颇著。

主治 ◊ 乳疬（男性乳房发育异常症）、痰核、瘰疬及一切阴毒肿块。

疗效 屡用屡验，疗效显著。

附记 本方为笔者祖传秘方。据临床观察，凡一切乳疬、痰核、瘰疬及一切阴毒肿块用之多验。一般用本方外敷即可消散，若证情严重，配用乳疬内消汤加减内服，则奏效尤捷。三十多年来，用本方外治上述诸证甚多，总有效率达100%。

§11 治男性更年期综合征秘方

11.1 淫杞龟鹿丸

来源 范述方，《四川中医》（10）1987年

组成 淫羊藿、枸杞子、龟板、鹿角胶各30克，巴戟天、淮知母、黄柏（盐炒）各15克，酸枣仁、牡蛎、山茱萸、沙苑子各25克，党参、杜仲、淮山药、补骨脂各20克，芡实50克。

用法 上药共研细末，炼蜜为丸。每次服12克，日服3次，温开水送服。

功用 泻火育阴、潜阳固涩、调理冲任。

主治 男性更年期综合征。

疗效 治疗35例，均获得满意疗效。

11.2 更年汤

来源 曹耀中，《河北中医》（2）1990年

组成 鹿角胶（烊化），紫河车（冲服）各10克，肉苁蓉15克，巴戟天20克，党参、茯苓、枸杞子、车前子（包煎）、茵陈、桑椹子、炙甘草各15克，清半夏10克，淫羊藿25克，生地黄、熟地各30克。

用法 每日1剂，水煎服，日服3次。

功用 益肾平肝、利水化痰。

主治 男性更年期综合征。

加减 若幻听幻视、多疑善虑甚者，加生龙骨、生牡蛎各18克，鲜竹沥汁3克（冲服）、龟板胶15克（烊化）；若阳痿早泄、滑精、梦交等性功能障碍明显者，则重用鹿角胶、紫河车，并加鱼鳔10克，桑螵蛸15克。

疗效 治疗36例，治疗3个月，痊愈24例，显效9例，无效3例，总有效率为91.7%。

附记 本方名为编者拟加。笔者临床验证数例，效果甚佳。

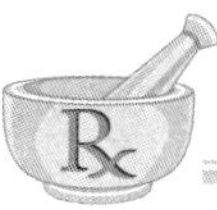

§12 治阴茎硬结秘方

12.1 丹参散结汤

来源◊王玉章，《名医治验良方》

组成◊紫丹参、黑玄参各12克，白芥子、当归、淮山药、丝瓜络、橘核、熟地、生地、莪术各10克，忍冬藤30克，鸡血藤20克。

用法◊每日1剂，水煎服，日服2次。

功用◊温肾散寒、健脾化湿、活血通络。

主治◊阴茎硬结症，或阴茎纤维海绵体炎，属中医玉茎结疽范畴。

加减◊若年事已高，排尿不畅，或年轻而腰酸疼痛明显并伴有早泄、阳痿者，可酌加续断、桑寄生、山萸肉、金狗脊、仙灵脾等；少腹胀满，尿意不尽者，加乌药、木通、琥珀；便溏畏寒，舌体胖大，边有齿痕者，加白术、茯苓；阴茎硬结疼痛明显者，加玄参、川楝子；体质较好而硬结日久不消，舌暗红，有瘀斑瘀点者，加三棱、夏枯草、桃仁、红花、水红花子。

在汤药停服期间，可服用丸药，若肾虚明显者予金匮肾气丸、六味地黄丸；瘀血明显、体质较好者，予活血消炎丸、大黄䗪虫丸；寒象明显者，予阳和丸、回阳通络丸。

疗效◊屡用屡验，坚持服用，疗效颇著。

§13 治男科其他疾病秘方

13.1 八仙长寿丸

来源◊胡与谦，《集验百病良方》

组成◊熟地15克，丹皮、淮枣皮各10克，茯苓15克，泽泻10克，淮山药20克，北五味子10克，麦冬15克。

用法◊每日1剂，水煎服，日服2次。

功用◊滋肾健脾、利湿止汗。

主治◊阴囊汗出症。

疗效◊临床验证多年，治愈多人，有益于老年人的健康。

13.2 枯矾散

来源◊李漠君，《集验百病良方》

组成◊枯矾10~15克，青黛10克，煅石膏10~15克，冰片1~5克，滑石15~30

克，生甘草 15 克，苍术 6~10 克，雄黄 3~5 克，黄柏 10~12 克。

用法 上药晒干或焙干，共研细末，备用。凡局部皮肤干裂结痂无渗液者可用菜油调敷患处；凡局部有渗液流黄水者，则可将药粉干擦患处，1 日数次。

功用 清热利湿、祛风止痒。

方解 方中以枯矾解毒杀虫、收湿止痒为君；煅石膏、青黛、滑石、冰片清热解毒、防腐、生肌止痒为臣；甘草性味甘平，对寒性之君药——枯矾有其制约作用，促进新生肌肤，从而达到扶正祛邪之功效，故为佐；苍术、雄黄性辛温有祛风除湿、杀虫、解毒止痒之作用，共为佐药，一是协助主药兼治风湿之邪，二是以其性温制约众多苦寒之品，以免弊病。黄柏为苦寒下降之品，可引药入肝肾，直清下焦之湿热，故为使。此方药虽 9 味，然却由二妙散、碧玉散、二味拔毒散等方剂组成。妙在以枯矾为君，故无论急性之湿热、风热实证，或慢性血虚风燥、脾虚之虚证，皆可收到较为满意的疗效。

主治 阴囊湿疹。

疗效 治疗 120 例、治愈 75 例，显效 33 例，有效 9 例，无效 3 例。总有效率为 97.5%。

13.3 草蜜膏

来源 朵志刚，《集验百病良方》

组成 甘草 10 克，蜂蜜 100 毫升。

用法 先将甘草放入砂锅内，加 200 毫升水浸泡 20 分钟，再煎煮 30 分钟，滤去渣，浓缩至 20 毫升。然后加入蜂蜜。煮沸，去除浮沫，装入消毒容器内备用。用生理盐水清洗局部患处，拭干，用本膏适量局部涂敷。干后再涂，日涂 5~10 次。

功用 清热解毒、止痛润燥。

方解 阴茎龟头溃疡，是由药物过敏（如磺胺类及抗生素类药物引起），由于阴茎龟头部肌肉伸缩性较大，且毛细血管丰富，神经末梢敏感，一旦引起溃疡，不易愈合。每当勃起时即易引起溃疡面出血，影响愈合。内服药物，又难达病所。本方用生甘草，具有清热解毒、缓急止痛、促进溃疡面愈合的作用；蜂蜜富含多种营养成分，也具有清热解毒，止痛润燥，保护溃疡面的作用。二药相伍，即增强了清热解毒的功效，又起到保护创面，促进愈合的目的。

主治 阴茎龟头溃疡。

疗效 多年使用，疗效满意。一般均在用药 3~5 日内痊愈。

13.4 阴肿消

来源 雷贵仙，《集验百病良方》

组成 ①千里光 50 克，苍术 20 克，野菊花 50 克，艾叶 50 克；②红蚯蚓（鲜）10

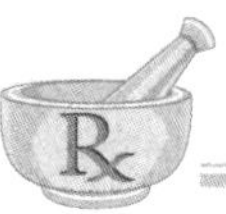

条，白砂糖 10 克，冰片 5 克。

用法 ◊ 1 号方：上药水煎，趁热时熏洗，温时则清洗，连续多次，冷却加温后可重复使用，日洗不少于 5 次；2 号方：从泥土中挖取红蚯蚓足量，洗净置瓷碗（筒）内，或瓶中，加入冰片、白砂糖，待溶化为汁，取此液用消毒棉签蘸取，于 1 号方洗净后涂上。日涂 3~5 次。

功用 ◊ ①清热解毒、祛湿止痛；②清热镇痉、防腐止痛。

方解 ◊ 1 号方中苍术燥湿清热；千里光清热解毒、消炎抗菌；野菊花也具有清热解毒等作用，艾叶具止痛、抗炎抗过敏之效。四药共奏清热燥湿、消炎解毒、止痛抗过敏之效。2 号方红蚯蚓（即地龙）清热镇痉入肝经，现代药理研究有局部麻醉作用，与冰片共奏止痛之效，又具防腐清热之功；白砂糖清凉泻火、解毒，三药合用具清凉，解毒、防腐、止痛、止痒之效。又因“阴肿”之疾乃系湿热或邪毒引起为多，故此二方能立奇功也。

主治 ◊ 多种阴茎肿大、女阴肿大，特别对外源接触过敏性有特效。

疗效 ◊ 屡用效佳，1~3 日内必愈，其效若神。

13.5 加味乌头汤

来源 ◊ 栾宏庆，《集验百病良方》

组成 ◊ 乌头 5 克，肉桂 8 克，吴茱萸 6 克，茴香、肉苁蓉、锁阳、仙灵脾、金铃子、乌药各 10 克，粉甘草 6 克。

用法 ◊ 每日 1 剂，水煎服，日服 3 次，温服。

功用 ◊ 燥湿祛寒、补肾壮阳、益气生精。

方解 ◊ 阴缩证，系阴茎萎缩内陷而得名，皆因肾阳虚衰所致。方中乌头大辛大热之品（剧毒，须用白蜜煎熬，以制其毒），有搜风、燥湿、祛寒、补下焦阳虚之功，辅以肉桂补命门相火，二药合用，治痼冷沉寒；锁阳、肉苁蓉甘温入肾经，补肾壮阳益精。善疗阴中痛；金铃子、乌药理气止痛除湿；甘草温中缓急。诸药合用，共奏燥湿祛寒，补肾壮阳，益气生精之功。

主治 ◊ 男子阴茎萎缩。

加减 ◊ 脾虚者加党参、茯苓各 10 克；湿困者加泽泻 10 克。

疗效 ◊ 屡用屡验，效果甚佳，一般服 3 剂见效。再服 15 剂可愈。初愈后，原方加益气健脾之品，再服 7 剂，以巩固疗效。

13.6 治性交受风方

来源 ◊ 张炯标，《集验百病良方》

组成 ◊ 金银花 30 克，生甘草 20 克，苦瓜干 20 克，鬼羽箭 15 克。

用法 ◊ 每日 1 剂，水煎服，日服 2 次，温服。

功用 ◊ 解毒消炎、透邪退热。

方解◇色风病，医籍少见，实为《伤寒论》内之少阴证也。性交后肾已虚，不慎风邪直袭肾脏，故脉现微细，但欲寐，面红为戴阳，邪在肾而腰痛。故方用金银花、甘草、苦瓜干，能解病毒消炎退热；鬼羽箭直入肾脏而驱邪外出。用之确有奇效。

主治◇男女性交不慎受风。

疗效◇屡用效佳，一般服 2 剂可愈。

附记◇此方乃我业师以重金买得之秘方，用之确有奇效。我用此方救治了不少危重色风病人。

13.7 性灵胶丸

来源◇王俊侠，《集验百病良方》

组成◇鹿茸、僵蚕、制附子、柏子仁各 60 克。

用法◇上药共研细末后，装入 1 号空心胶囊内（原为炼蜜为丸），紫外线常规消毒，备用。每次服 5 粒，日服 3 次，用黄酒或温开水送下。

功用◇温肾壮阳，散结安神。

方解◇方中鹿茸温而不烈，益气填髓，由下元上达玉精；僵蚕能化痰散结，并能促进血脉或输精畅通；附子温阳益肾，有强心作用，并能兴奋垂体——肾上腺皮质系统；柏子仁平肝宁心，协调心肾功能。四药合用能兴奋神经，疏通血脉，唤起一身功能，对性功能障碍有显著疗效。

加减◇性冷淡、阳痿、早泄及各种性功能障碍。

疗效◇治疗 88 例，其中男性 66 例，女性 22 例。全部有效，有效率达 100%。

附记◇本方系王氏祖传秘方。

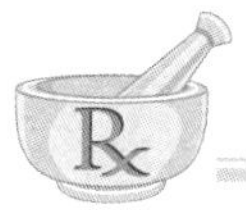

骨伤科秘验方

§1 治颈椎病秘方

1.1 骨痹汤

来源◊关幼波，《名医名方录》第一辑

组成◊葛根、白芍各30克，威灵仙15克，木瓜、姜黄、甘草各10克。

用法◊每日1剂，水煎服，日服2次（早、晚各服1次）。

功用◊祛风除湿，缓急止痛。

主治◊颈椎病。

疗效◊屡用屡验，疗效颇佳。

附记◊下面几首名医秘方，屡用有效。供临床选用。

(1) 辽宁名医王乐善之经验方（加味葛根汤）　葛根20克，桂枝、白芍、大枣、当归、川芎、申姜、狗脊、杜仲、牛膝、鹿角胶（捣碎烊化冲服）各15克，麻黄、生姜、甘草各5克。每日1剂，水煎服，日服2次（早、晚各服1次）。验证有效（《名医名方录》第三辑）。

(2) 湖南名医易希元之经验方（逐痹汤）　当归、白芍、鸡血藤各15克，川芎、威灵仙、白芷、独活、秦艽、延胡索、五加皮、豨莶草、甘草各10克，细辛5克。每日1剂，水煎服，日服2次，屡用有效（《名医名方录》第四辑）。

1.2 搜风通络汤

来源◊蒋森，《中医杂志》（1）1985年

组成◊葛根20~30克，全蝎10~12克，蜈蚣2条，乌蛇、赤芍、川芎、自然铜、穿山甲、木瓜各13~15克，鹿衔草20克，黑木耳10~12克，甘草6克。

用法◊水煎服，每日1剂，日服2次。

功用◇搜风通络，活血祛风。

方解◇颈椎病，属中医痹证（骨痹）范畴。叶天士云："治痹用搜风剔邪通络之品，如蜣螂、全蝎、地龙、山甲、蜂房之类。"故方用全蝎、蜈蚣、乌蛇配鹿衔草、穿山甲、木瓜以搜风，祛湿，通络；"治风先治血，血行风自灭。"故佐以川芎、赤芍、自然铜以活血祛风。所以用葛根者，取其引经、舒筋之效。综观全方，本方可能有促进椎间孔周围关节囊滑膜充血，神经根炎性水肿消退，改善脊髓、神经根及颈椎血液循环及营养状态，缓解肌肉痉挛等作用。

主治◇颈椎病。

加减◇气候变化时症状加重者，加豨莶草、汉防己；椎动脉型或合并冠心病者，加丹参、红参；合并高血压者，加玄参、钩藤；气虚者，加黄芪；肾虚者，加淫羊藿、补骨脂。

疗效◇治疗89例，结果临床治愈（自觉症状及体征完全消失，随访1年未见复发者）26例，显效（主要症状及体征基本消失，恢复原工作，或症状、体征完全消失而随访不足1年或于1年内复发者）44例，有效（症状、体征部分减轻，能从事轻便工作）14例，无效15例。总有效率为94%。本方对神经根炎型（共77例）临床治愈19例，显效43例，有效12例，无效3例，椎动脉型（共8例）临床治愈7例，显效1例，效果较好。凡属有效病例，一般服药5~10剂症状即可明显减轻。经临床观察，当服汤剂至症状基本消失后，改服丸剂或胶囊（将药物装入胶囊中吞服）1月左右，对提高和巩固疗效有一定作用。

1.3 白芍葛根汤

来源◇杨六中，《江苏中医》（10）1990年

组成◇白芍45克，葛根20克，炙麻黄3克，桂枝9克，甘草6克。

用法◇每日1剂，水煎2次，取汁300毫升，分2次服用。5剂为1疗程，可连服5~8疗程。

功用◇养血柔肝，润筋解肌，祛风止痛。

方解◇痹证型颈椎病，中老年之人，肝肾不足，精血亏少，肝不养筋，筋虚邪侵，客于颈部而致颈部疼痛等症。正如柯韵伯云："头项强痛，下连于背，牵引不宁，是筋伤于风也。"故方用葛根解肌止痉，濡润筋脉，主治颈背强；麻黄、桂枝解肌和营、祛邪外出，且方中重用白芍，故为主药，既可养血柔肝，使筋有所生，肝有所养，又可通脉络、缓挛急，止疼痛。现代药理报道：白芍配甘草，能解除中枢性及末梢性肌肉痉挛，以及因痉挛引起的疼痛。且白芍味酸，麻桂辛温，一散一收，散而不伤阴，收而不留邪。本方有养血柔肝、润筋养阴之功而达祛邪治病之效，使本病得以治愈。

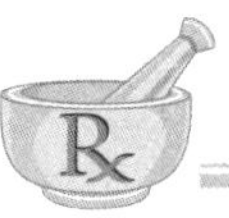

主治 ◊ 痹证型颈椎病。

加减 ◊ 肢体麻木较甚，加全蝎、桑枝；病久，上肢活动受限，加桃仁、红花；颈背疼痛较剧，加羌活、制乳香、制没药；头晕头痛，失眠多梦，加天麻、川芎、干地龙。

疗效 ◊ 治疗 42 例，显效（症状、体征完全或基本消失，能恢复正常工作）26 例，有效（症状减轻、体征好转）14 例，无效 2 例。总有效率为 95.2%。

1.4 养血通经汤

来源 ◊ 何锐，《中国中医秘方大全》

组成 ◊ 熟地 15~25 克，丹参、桑枝、生麦芽、当归尾各 10 克，鹿衔草 10~15 克，骨碎补 15 克，肉苁蓉 6~10 克，生蒲黄 20~25 克，鸡血藤 15~20 克，蛇蜕 6 克。

用法 ◊ 水煎服，每日 1 剂，日服 2 次。

功用 ◊ 补肝益肾，养血通经，祛风止痛。

方解 ◊ 本病之成，肝肾不足是本虚，挛急痹痛，风阳上亢是标实。治宜补肝益肾，养血通经；兼以祛风止痛。方中用熟地、苁蓉补益肝肾以培其本；丹参、当归养血活血；鸡血藤、生蒲黄配以桑枝、麦芽活血通经，鹿衔草、骨碎补壮筋健骨；蛇蜕祛风止痛。全方以补为主，以通为用，乃立方之大意。故用之颇效。

主治 ◊ 颈椎病。

加减 ◊ 痛重，加元胡、制乳香、制没药各 10 克；高血压，去肉苁蓉；患肢胀痛，活动障碍，加伸筋草 10~15 克，田三七 1.5~2 克；颈部软组织及上肢酸胀痛，用川芎嗪、当归、丁公藤注射液各 2 毫升局部注射。

疗效 ◊ 治疗 68 例，结果有效 66 例，有效率为 97%。无效 2 例（椎动脉型及脊髓型各 1 例）。

1.5 益气活血散风汤

来源 ◊ 糜伟康，《中国中医秘方大全》

组成 ◊ 黄芪、党参、丹参、白芍、生地、桃仁、红花、香附、地龙、葛根、穿山甲、土鳖虫、威灵仙各 9~12 克。

用法 ◊ 水煎服，每日 1 剂，日服 2 次。

功用 ◊ 益气活血，祛风通络。

方解 ◊ 方中以黄芪、党参补气；桃仁、红花、丹参、川芎活血化瘀；并用除瘀攻坚通脉之土鳖虫、穿山甲、地龙；以香附理血中之气而止痛；白芍、生地柔肝缓急；加用威灵仙祛风湿、利关节以通经络；颈项强硬者加葛根。全方益气活血，祛风通络，舒筋止痛，可能有促使椎间孔周围关节囊滑膜充血水肿消退的功能，对减轻或解除神经根、脊髓的压迫起了积极作用，从而获得了较满意的疗效。

主治 颈椎病（神经根型）。

加减 血瘀甚者，加制乳没；胃纳不振，加山楂、神曲；脉细无力，加黄精。

疗效 治疗123例，结果优36例，良65例，尚可18例，无效4例。总有效率为96.7%。

§2 治软组织损伤秘方

2.1 活血顺气汤

来源 诸方受，《名医秘方汇萃》

组成 当归尾12克，广郁金10克，枳壳、软柴胡各6克，制香附、丹参、川芎、广木香各10克，红花6克，白茯苓12克，丝瓜络6克，降香3克。

用法 每日1剂，水煎服，日服2次。

功用 散瘀生新，顺气通络，疗伤止痛。

方解 胸部挫伤为伤科常见病之一。暴力撞击挫伤胸部，瘀血凝滞于肌肤腠理，既痛又肿；或因举重用力过度，运气不当，震击过甚，气壅失宣，肿胀不重，胸痛明显，既为扭伤，或称挫伤。本方为气血并病之方。方中当归活血补血，取用归尾，则长于散瘀生新；佐以丹参能促进损伤组织的修复与再生；川芎活血兼能行气，川芎嗪可扩张血管，改善局部血液循环。古谓："伤损一症，专从血论"，故本方以散瘀活血为主。但气为血帅，无形之气可统有形之血，伤血常兼气滞失宣，故配以木香、郁金、香附疏肝行气；红花、丝瓜络、降香顺气通络；白茯苓利湿化痰宁心。诸药合用，共奏理气活血、通络止痛之功，故对外伤瘀血之初病者确有良效。

主治 胸部挫伤、扭伤、瘀凝气滞、疼痛肿胀等症。亦可用于四肢扭挫伤。

疗效 临床屡用，疗效满意。

附记 本方多辛香走窜之品，对外伤瘀血之初病者确有良效。但辛香易伤阴耗气，故虚者或旧伤者不宜应用。

2.2 滋阴解痉汤

来源 吕凤祥，《浙江中医杂志》（11~12）1982年

组成 生地21克，白芍30克，女贞子12克，地龙9克，甘草6克。

用法 水煎服，每日1剂，日服2次。10剂为1疗程。

功用 滋阴润燥，缓急止痛。

方解 本病病变发生于肌肉、筋膜、韧带、腱膜、肌腱、神经鞘膜等组织，与

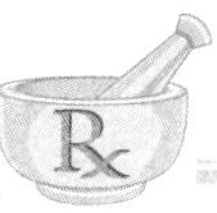

"筋"关系密切。筋为肝所主，全赖肝中精气的滋养，若肝之功能衰变，不能正常疏泄，则可产生筋脉疼痛，肢体拘挛、麻木、屈伸不利等。治宜滋阴润燥、缓和挛急，方始克有资。故方用生地、女贞子滋阴清热，养肝润燥；白芍柔肝敛阴，配甘草酸甘化阴、缓急止痛；地龙清热解痉通络。合之共奏滋阴润燥、缓急止痛之功。

主治◊臀部软组织疼痛综合征。臀部疼痛，或向下肢放射，或向腰部扩散，多以酸胀痛为主，弯腰、转体、提腿等活动受限。

加减◊若肝阴虚甚，重用生地、女贞子；偏血虚，加当归、鸡血藤；兼气虚，酌加黄芪、党参、白术、茯苓；脉络失和，肢体麻木，选加乌梢蛇、鹿衔草、五加皮、独活；热重夹湿，可加虎杖、泽泻、黄柏之类。

疗效◊治疗120例，结果痊愈66例，显效50例，无效4例。总有效率为96.67%。

2.3 顺气宽胸汤

来源◊林如高，《林如高骨伤验方》

组成◊桔梗9克，枳壳6克，木香3克，川厚朴4.5克，防风、苍术各6克，白术9克，白芷4.5克，甘草3克。

用法◊水煎服，每日1剂，日服2次。

功用◊宣肺理气，宽胸镇痛。

方解◊气是维持人体生命活动最基本的物质，"人之有生，全赖此气"。胸部受伤后，呼吸不畅，故而疼痛随作。方用桔梗、防风、白芷、枳壳、木香以宣通肺气、发表祛风、理气止痛；胸部受伤后，气滞则湿聚，而致胸肋满闷，故以川厚朴、苍术、白术、甘草除湿散满，川厚朴配枳壳宽胸镇痛。共奏宣肺理气、宽胸镇痛之功。

主治◊胸部挫伤，呼吸不畅，气滞作痛。

疗效◊验之临床，确有良效。

§3 治外伤腰痛秘方

3.1 大将逐瘀汤

来源◊廖小波，《中国中医秘方大全》

组成◊大黄30克，槟榔15克，生姜10克。

用法◊水煎服，每日1剂，日服2次。

功用◊泻下逐瘀，行气利水。

方解◊方中大黄泻下逐瘀，以散郁滞之瘀热；槟榔行气利水，助大黄泻下逐瘀之功，使瘀热胀满，从前后分消；生姜辛温，与大黄一寒一温、一升一降，使气机条达通顺，又不致苦寒太过。三药合用，邪去正复，气血平和，则诸症悉平。

主治◊急性腰扭伤。

加减◊年迈体虚，瘀血较重者，可加丹参20克。

疗效◊治疗36例，结果均获痊愈。服药最少2剂，最多15剂。

3.2 补肾壮骨汤

来源◊林如高，《林如高骨伤验方》

组成◊杜仲、枸杞子、骨碎补、芡实、酒续断、补骨脂各9克，煅狗骨15克，狗脊9克。

用法◊水煎服，每日1剂，日服2次。

功用◊补肾壮骨，舒筋止痛。

方解◊"肾为先天之本"，人体各器官系统的许多生理、病理都与肾有关。肾位于腰部，故"腰为肾之府"，腰部损伤，必致肾气虚弱。方中以杜仲、续断、狗脊、骨碎补，补骨脂、狗骨壮阳补肾、强筋壮骨；枸杞子滋阴补肾，壮腰固精；芡实收敛缩溺、固肾涩精。诸药合用，共奏补肾壮骨、舒筋止痛之功，故用之效佳。

主治◊腰部伤筋，肾气虚弱。

疗效◊临床屡用，效果甚佳。

3.3 壮骨舒筋汤

来源◊林如高，《林如高骨伤验方》

组成◊杜仲、怀牛膝、当归、党参、枸杞子、续断、木通、木瓜、穿山龙各9克，川芎4.5克，熟地15克，泽兰、防风、白芷、川厚朴各6克，西红花1.5克。

用法◊每日1剂，酒水各半煎服，日服2次。

功用◊活血祛瘀，强筋壮骨，益气活血，温经通络。

方解◊慢性腰部伤筋，多因经常持续损伤或急性损伤迁延日久所致，先天性腰骶部缺陷也可诱发。方中川芎、红花、泽兰可活血通经，祛瘀止痛；枸杞子、杜仲、续断补肝肾、强筋骨；慢性伤筋，气血耗损，故用党参补中益气；当归、熟地补血和血。久病则风湿侵袭，故以穿山龙、木瓜、川厚朴祛风胜湿、舒筋活络；白芷、防风辛温升阳、祛风胜湿；更加牛膝、木通引药下行，瘀阻停湿自然下降，遂行气正常，阳气上升，顽疾可除。

主治◊腰部慢性伤筋，瘀阻作痛。

疗效◊屡用效佳。

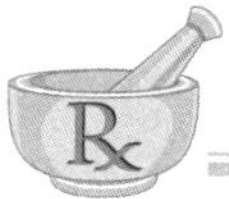

§4 治跌打损伤秘方

4.1 活血行气散

来源 许钜材，《江苏中医》（6）1990 年

组成 郁金、制香附、炒枳壳、制乳香、制没药、丹参、延胡索、瓜蒌皮、桔梗、制半夏各 9 克，金橘叶 6 克。

用法 水煎服，每日 1 剂，日服 2 次。

功用 行气活血，消肿止痛。

方解 凡损伤，多因气滞血瘀，阻遏经脉，不通则痛。方中香附、枳壳、瓜蒌皮、金橘叶行气止痛；丹参、乳香、没药、郁金、延胡活血祛瘀；且延胡、郁金兼行气活血双重作用；肺主宣发肃降，治节一身之气，故佐以桔梗、半夏宣肺气、通血脉。诸药合用，共奏行气活血、消肿止痛之功。

主治 胸胁脘腹损伤。症见胸胁闷胀，脘腹痞满，咳呛作痛更甚，痛无定处。肿处按之凹陷复起，或伴有唇紫、呼吸短促，舌红或紫，苔白，脉弦紧。

加减 伤甚者，可配用外治，其效更显。

疗效 验之临床，屡收良效。

4.2 颅内消瘀汤

来源 邱绪襄，《千家妙方·下》

组成 麝香 0.06 克（研末冲服），川芎、血竭（研末冲服）各 6 克，丹参 15 克，赤芍、桃仁、红花、乳香、没药、三棱、莪术、香附、土鳖虫各 9 克。

用法 水煎服，每日 1 剂，分 3~4 次口服，或用管喂。

功用 通窍活血，消瘀止痛。

方解 外伤性颅内血肿，皆由损伤血瘀所致。方中以麝香通窍活血；以赤芍、川芎活血化瘀；以桃仁、红花、三棱、莪术、土鳖虫破血消瘀；以乳香、没药、血竭活血止痛，并佐以香附行气。诸药合用、共奏通窍活血、消瘀止痛之功。

主治 外伤性颅内血肿。

疗效 治疗各种类型（硬脑膜外血肿、胸膜下血肿或脑内血肿）及不同病程（急性、亚急性或慢性）的外伤性颅内血肿共 22 例，无 1 例治疗失败而改行手术治疗。均获痊愈。并经脑血管造影、超声波及眼底照相等特殊检查，都证实血肿治愈消散。疗程：急性及亚急性 3~5 周，慢性 2 月以上。

附记 本方不适用于颅后凹血肿及急性血肿伴严重脑挫裂伤或凹陷性颅骨骨折病人。孕妇禁用。临床运用，只要仅守本方，不做加减，本方服后无不良反应及药物副作用。

4.3 消肿通络汤

来源◊赵炳南，《千家妙方·下》

组成◊金银花30克，连翘、当归、赤芍、牛膝各9克，赤小豆、鸡血藤、车前子各30克，防己15克（包），活血止痛散1/4瓶（市售，兑服），云南白药1小瓶（市售、兑服）。

用法◊水煎服，每日1剂，日服2次。

功用◊清热消肿、活血通络。

方解◊外伤而致经络阻隔，气血凝滞，郁而化热，出现膝关节骨膜炎症渗出，表面灼热，功能障碍，治以清热消肿、活血通络之法，方中金银花、连翘清热解毒；赤小豆、当归、鸡血藤、车前子行水消肿，活血通络；赤芍凉血活血；防己利水消肿，祛风止痛；牛膝引药下行，配合活血止痛散、云南白药，加强活血通络及解毒消肿止痛的功效，共奏捷效。

主治◊急性创伤性关节炎。

疗效◊临床屡用，颇见捷效。

4.4 通窍祛瘀汤

来源◊林如高，《林如高骨伤验方》

组成◊当归、赤芍各9克，川芎、菖蒲各4.5克，桃仁、朱砂、琥珀、防风各6克，钩藤9克，蝉衣、甘草、沉香各3克，麝香0.1克（研末冲服）

用法◊水煎服，每日1剂，日服2次或喂服。

功用◊疏风养血，通窍活络。

方解◊重伤之后，因耗竭气血，或气血内郁，则血不养心，神不守舍，清肃失司，人事不省。方用当归、川芎、赤芍、桃仁活血祛瘀；麝香、菖蒲活血散结；沉香使逆气下降，收纳正气；琥珀、朱砂镇心安神；蝉衣、防风、钩藤散风胜湿，熄风止痉；佐以甘草通行十二经络，故起疏风养血，通窍活络之作用。

主治◊重伤昏迷，人事不省。

疗效◊多年使用，效果颇佳。

4.5 理气化瘀汤

来源◊孙呈祥，《中国中医秘方大全》

组成◊柴胡15克，郁金、桃仁、红花、大黄、莪术、茯苓、炮甲珠（先煎）各10克，延胡索、甘草各6克，车前子12克（包煎）。

用法◊水煎服，每日1剂，日服2次。

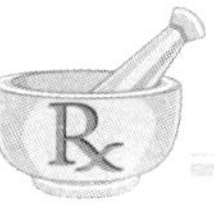

功用 ◊ 理气止痛，活血化瘀。

方解 ◊ 胸壁挫伤后，初期瘀血未凝，气机尚通，疼痛不明显，伤后 3~5 天，血瘀气滞明显，故疼痛加重，呼吸咳嗽则痛剧，以后疼痛逐日减轻，轻者持续 1~2 周，重者月余。此乃血瘀气滞由凝聚到消散的一个病理规律。方用柴胡、郁金、延胡索疏肝解郁、理气止痛；以桃仁、红花、莪术、炮甲珠活血化瘀、软坚消瘀；大黄攻下逐瘀；茯苓、车前子利水渗湿，导瘀从二便而出，通畅气机；甘草调和诸药。诸药合用，共奏理气止痛、活血化瘀之功。

主治 ◊ 胸壁挫伤。

加减 ◊ 咳嗽有痰，加杏仁 10 克，陈皮 6 克，半夏 10 克；脾虚便溏，去大黄，加山药 12 克；有热者，加连翘 12 克，生栀子、赤芍、丹参各 10 克；疼痛明显者，加白芍、三棱、乳香、没药各 12 克。

疗效 ◊ 多年临床使用验证，疗效满意，肯定可靠。

4.6 活血舒筋汤

来源 ◊ 朱文海，《中国中医秘方大全》

组成 ◊ 当归、川芎、乳香、没药、橘叶、桔梗、乌药各 9 克，赤芍、落得打各 15 克，红花、青皮、陈皮各 6 克，土鳖虫、荔枝核各 12 克，小茴香 3 克。

用法 ◊ 每日 1 剂，每剂头二煎内服，日 2 次；第 3 煎熏洗患处，每日 1~2 次。

功用 ◊ 活血祛瘀，舒筋通络。

方解 ◊ 阴部为足厥阴肝经所循行，故用药多以疏肝理气、活血化瘀之法，曾予《伤科大成》中“活血止痛汤”治疗，疗效欠佳，因方中肝经用药太少之故。后经化裁加味，再经验证，疗效显著提高。方中以当归、川芎、乳香、没药、赤芍、落得打、红花、土鳖虫活血祛瘀，舒筋通络；配以橘叶、桔梗、乌药、青陈皮、小茴香疏肝解郁、理气止痛，与活血药配合，其活血、通络、止痛之功尤著。故效颇佳，而且疗程缩短 2/3。是治疗阴部挫伤的有效良方。

主治 ◊ 阴部挫伤。

疗效 ◊ 治疗 40 例，均获痊愈。疗程 7~28 天。

4.7 牛蒡子汤

来源 ◊ 石仰山，《中医杂志》（5）1985 年

组成 ◊ 牛蒡子、白僵蚕、白蒺藜、独活、秦艽、半夏、白芷、桑枝（剂量可随症酌定）。

用法 ◊ 水煎服，每日 1 剂，日服 2 次。

功用 ◊ 宣达气血，开破痰结，疏肝宣肺，导其壅滞。

方解 ◊ 外伤虽多由扭捩闪挫起病，实因积劳致虚、气血内亏、风寒湿邪乘机窃踞而

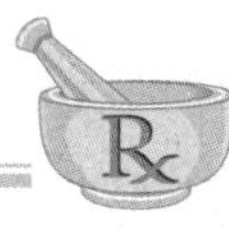

伤筋阻络。《仁斋直指》云："气血和平，关络调畅，则痰散而无；气脉闭塞，脘窍瘀滞，则痰聚而生。"又云："痰涎入于经络，则麻痹疼痛，入于筋骨则头项胸背掣痛，手足掣制隐痛，故有'痰生百病'之谓。"临床所见，痰每与风、寒、湿、热之邪相合为病。外伤之证，亦多"兼邪"而发。方中牛蒡子辛寒滑利，通行十二经络，宣肺利气，豁痰消肿；白僵蚕辛平宣化，消痰散结而和气血，为厥阴肝经之药；二味合用，宣滞破结，善搜经络顽痰浊邪，是为主药；助以秦艽之辛寒，独活之辛温，和血舒筋，通达周身，透阳明之湿热，理少阴之伏风。更伍用白芷之辛温，芳香通窍，活血破瘀，化湿排脓而生新；半夏之辛温，燥湿化痰、消痞散肿而和胃。复使以白蒺藜之辛温疏肝风、行气血且散瘀结；桑枝养筋通络、祛风湿而利关节。全方以辛取胜，宣达气血，开破痰结，疏肝宣肺，导其壅滞；寒温兼用，温而不燥，寒而不凝，泄风逐湿之力尤捷。

主治◊周身四肢、颈肩腰骶麻痹疼痛，牵强掣痛，或早期筋膜损伤、筋结、筋块或骨骱宿伤，关节不利，或兼身热，或见形寒，苔白而腻者，均可加减用之，每多取验。

加减◊临床应用，尤须随证化裁。寒湿盛者，合麻桂温经汤增减，或加制草乌以温经通阳；风湿盛者，加用羌活、防风、煨天麻以泄风燥湿；痰湿内阻、胸脘痞胀，苔厚腻者，可入平胃散，陈胆星、瓜蒌、薤白；若渐有化热之象，去半夏、白芷，加忍冬藤、焦山栀以清泄；顽痰胶结，或痰瘀互结，酌选丹皮、赤芍、红花、炙甲片、片姜黄；欲和胃气，则取木香、蔻仁、建神曲；若肝虚，筋失濡养，加当归、生地、白芍、首乌、牛膝、桑寄生等养血柔肝、荣筋和络；若气阴不充、脾虚痰湿，加党参、黄芪、白术等益气化湿，养筋舒络；若肾阳不足，火不化气者，则取鹿角、仙灵脾、石楠叶以助阳温经、强筋通络；若气血因筋络瘀阻失其流畅者，又宜相机选用舒筋活络之品，若病已损及元阳，当宗调中保元汤出入施治。

疗效◊多年临床验证，疗效颇佳。

4.8 复元活血汤

来源◊印会河，《中国中医秘方大全》

组成◊柴胡10克，当归30克，桃仁、红花各10克，赤芍15克，自然铜10克，大黄3~6克，天花粉30克，炒山甲、土鳖虫各10克，夏枯草15克，生牡蛎30克（先煎）。

用法◊每日1剂，水煎服，日服2次。

功用◊活血化瘀，通络止痛。

方解◊外伤后遗症症状繁多，表现复杂，给临床辨证分型带来一定困难，印氏在40多年的临床实践中，抓住外伤后血行阻滞，瘀血停留的病理机制，以疼

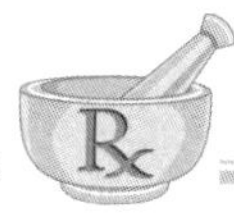

痛为主症，采用理血通络，活血化瘀的方法，治疗外伤后遗症取得满意疗效。方中天花粉用量尤大，本方能续筋骨，还能生津润燥。对于瘀血停留，阻滞津液布化而出现口干咽燥等症状，有较好的疗效；山甲片走窜，专能行散，通经络达病所；生牡蛎软坚消肿，用于积块肿痛疗效较好，与夏枯草配合则散结、消肿作用更佳；土鳖虫、水蛭、虻虫皆为破瘀血、消坚积、化瘀血的主要药物。本病皆瘀血延久，瘀结日深，单用一般的活血破瘀药实难奏效，故重用虫类或鳞甲类药以化瘀血。这些药历来被认为药性猛烈或有毒性，一般用量较小，但印氏用量较大（10 克），时间较长（1 年之久），亦未见不良反应，多能获得满意效果，颇值得借鉴。

主治◊头部及腰部外伤后遗症。

加减◊腰痛者，加牛膝 10 克；头痛者加桔梗 10 克；头痛剧烈或伴有癫痫发作者，加水蛭、虻虫各 10 克。

疗效◊治疗 40 余例，均获显效。

附记◊笔者临床验证观察，本方不仅治疗头、腰部外伤后遗症效果好，而且用治其他部位外伤后遗症，只要随证稍作加减，并加引经药，效果亦佳。确为治疗一切宿伤疼痛的有效良方。

§5　治骨折秘方

5.1　活血镇痛汤

来源◊林如高，《林如高骨伤验方》

组成◊当归、白芍、生地、连翘、枸杞子、骨碎补、续断各 9 克，川芎、制乳香、制没药、三七各 4.5 克，桃仁、防风各 6 克，茯神 12 克，炙甘草 3 克。

用法◊水煎服，每日 1 剂，日服 2 次。

功用◊活血舒筋，化瘀止痛，补肾壮骨。

方解◊筋骨损伤初期，血离经脉，形成血肿，阻塞经络，气血凝滞。《素问·阴阳应象大论》云："气伤痛，形伤肿。"吴昆注为："气无形，病故痛，血有形，病故肿。"所以损伤必有肿痛，又肾主骨，骨折脱位后，因积瘀化热，必见红肿之症。本方是由桃仁四物汤化裁而成。方中生地凉血散瘀，并用防风、连翘祛风清热；以桃仁、乳香、没药、三七活血化瘀、舒筋止痛；因骨断筋绝，故用枸杞子、续断、骨碎补补益肝肾、续筋骨；加上茯神宁心安神；甘草调和诸药。诸药合用，共奏活血舒筋、化瘀止痛、补肾壮骨之功。

主治◊骨折脱位初期，瘀血作痛。

疗效◊多年临床验证，效果甚佳。

5.2 跌打养营汤

来源◊林如高，《林如高骨伤验方》

组成◊西洋参3克（或党参15克），黄芪、白芍、川续断、补骨脂、骨碎补、木瓜各9克，当归6克，川芎、三七各4.5克，熟地、枸杞子、怀山药各15克，砂仁、甘草各3克。

用法◊水煎服，每日1剂，日服2次。

功用◊大补气血，健脾益肾。

方解◊《正体类要》云："肢体损于外，则气血伤于内，营卫有所不惯，脏腑由之不由。"骨伤日久，由于长期卧床或伤肢不经常活动以致气血亏损，营卫不惯。本方是由四物汤加味而成。方中四物汤，是调血养血之良方。加西洋参、黄芪、怀山药、甘草补气扶正；砂仁醒脾调胃、行气宽中；三七、木瓜舒筋活络；续断、枸杞子、骨碎补，补骨脂补肝肾、壮继筋骨，以促进骨痂生长。综观全方具有大补气血、健脾益肾之功，故用之颇效。

主治◊骨折中、后期，能促进骨痂生长。

疗效◊多年临床验证，对骨折愈合，确有促进生长之效，效果颇著。

5.3 仙复汤

来源◊周福贻，《中国中医秘方大全》

组成◊当归、柴胡、花粉、山甲、桃仁、红花、防风、乳香、没药、赤芍、贝母、白芷、陈皮、甘草。

用法◊水煎服，每日1剂，日服2次。

功用◊活血散瘀、软坚消肿。

方解◊骨折，除复位固定外，中药内治亦相当重要。方用当归、桃仁、红花、乳香、没药、赤芍活血散瘀；柴胡、陈皮疏肝理气；防风、白芷疏风散邪；花粉、山甲、贝母软坚散结消肿，以助活血化瘀之力，组合成方，有活血散瘀、软坚消肿之效。用药遣方独辟蹊径，实为治病良方。

主治◊骨折后瘀结肿胀。

疗效◊治疗锁骨骨折58例，均获痊愈。骨折临床愈合平均天数：儿童一般为10~15天，成人一般在20~30天。

5.4 活血止痛汤

来源◊陈志文，《中国中医秘方大全》

组成◊当归、桃仁、牛膝、络石藤、丹参、苏木、地鳖虫各9克，红花、川芎、乳香、没药、陈皮、枳壳各4.5克。

用法◊水煎服，每日1剂，日服2次。

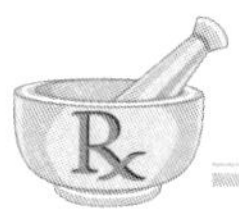

功用◊活血化瘀，消肿止痛。

方解◊根据“坚者削之”、“客者除之”，“留者攻之”的治疗原则，方以当归、桃仁、丹参、苏木、红花、地鳖虫、乳香、没药、川芎等共奏活血化瘀之效；然血随气行，故在活血化瘀药中佐以理气之药，如陈皮、枳壳等调达气机，有气行则血行之意，既照顾到调气疏肝之特点，又能增强活血化瘀之功。本方适用于跌打损伤、筋断骨折导致的瘀血阻滞、疼痛肿胀等症。用之临床，效果颇佳。

主治◊骨折初期瘀血内结，疼痛肿胀。

疗效◊治疗股骨颈囊内骨折 30 例，年龄最小 27 岁，最大 93 岁。结果优者 22 例，尚可 2 例，差 3 例，失败 3 例。

§6 治非化脓性肋软骨炎秘方

6.1 胡归山甲汤

来源◊王文远，《中国中医秘方大全》

组成◊柴胡、当归、延胡索各 12 克，炮山甲、花粉、赤芍、郁金各 9 克，金银花 15 克，丹参 30 克。

用法◊水煎服，每日 1 剂，日服 2 次。5 剂为 1 疗程。

功用◊疏肝理气、活血化瘀。

方解◊肋软骨炎，多由瘀滞作痛，病位在肝。方中柴胡、郁金、延胡索疏肝理气；当归、丹参养血活血；花粉、赤芍、金银花凉血解毒、消肿散瘀；穿山甲疏通肝络。诸药合用共奏疏肝理气、活血祛瘀之功。故施之于临床，能得到满意的疗效。

主治◊非化脓性肋软骨炎。

加减◊失眠，加远志、酸枣仁各 12 克；胸肋胀痛者，加青皮、川楝子各 9 克；胸闷憋气，加瓜蒌、薤白各 9 克；腹胀，加川朴、枳壳各 12 克；便秘，首剂加大黄 20~30 克；肩背痛，加桂枝 9 克。

疗效◊治疗 88 例，结果治愈 81 例，显效 7 例。总有效率达 100%。服药 3 剂而愈者 25 例，5 剂而愈者 37 例，10 剂而愈者 19 例。

6.2 新活血化瘀汤

来源◊赵棣华，《中国中医秘方大全》

组成◊生黄芪 30 克，桑寄生 18~24 克，丹参 12~15 克，川红花 12 克，三棱、莪术、乳香、没药各 9 克，蒲公英 30 克（或紫花地丁 30 克），板蓝根 24 克。

用法◊水煎服，每日 1 剂，日服 2 次。

功用 活血化瘀，清热解毒。

方解 方中丹参养血活血；红花活血化瘀；三棱、莪术破瘀散结；乳香、没药化瘀止痛；黄芪益气；桑寄生补肝肾、强筋骨；辅以蒲公英、板蓝根清热解毒，既有利于消炎，又可防治感染。故用之临床，疗效颇佳。

主治 非化脓性肋软骨炎。

加减 肿痛不甚者，去乳香、没药；痛甚者，加延胡索；胃纳不佳者，加怀山药、厚朴、神曲、鸡内金；气虚者，重用黄芪；血虚者，加鸡血藤。

疗效 治疗158例，平均服药15剂（如同时加用药渣外敷患处则疗效更佳）。结果痊愈128例，显效22例，有效8例，无效10例。总有效率为93.67%。

§7 治外伤后综合征秘方

7.1 一盘珠汤

来源 李同生，《名医秘方汇萃》

组成 当归、川芎、赤芍、生地各12克，川续断15克，广木香、红花、广三七各6克，泽兰叶、苏木各12克，桃仁6克，乌药12克，大黄、甘草各6克，制乳香、制没药各9克。

用法 每日1剂，先将药物用冷水浸泡1小时，浸透后煎煮，武火煎沸后再用文火煮30分钟，共煎两次，取汁混匀，分早、晚各服1次。

功用 行气活血，消肿止痛。

方解 本方以桃红四物汤为重要成分。方中桃红四物汤中以白芍改赤芍，熟地改生地，具行血而不伤正气，活血而能生新血之妙。续断治血理伤，为疏通气血筋骨之要药；广三七、泽兰叶、苏木、制乳没诸药均为活血化瘀、消肿止痛之佳品；广木香、乌药为行气止痛之良药；大黄清热消瘀，引瘀血下行；甘草缓急止痛，调和诸药。诸药合而用之，不仅能行血分瘀滞，亦可散气分郁结，活血化瘀无伤血之虑，行气理气无燥热之弊，瘀去气行，诸症自愈。

主治 跌打损伤、骨折、脱位、急性软组织损伤、局部肿胀、疼痛、功能障碍等。

加减 本方具有行气祛瘀等显著作用，且组方轻灵机巧，如珠走玉盘，法活无穷，变化甚多，针对不同部分的损伤稍加增减，丝丝入扣：上肢伤加桑枝、桂枝、千年健各9克；下肢伤酌加木瓜、牛膝各12克，独活9克，五加皮12克；胸部伤加枳壳、桔梗各9克，木香6克，郁金9克；背部伤酌加乌药12克，威灵仙、狗脊、虎脊骨各9克；腰伤加杜仲、补骨脂、大茴香、巴戟天各9克；小腹伤加小茴香6克，金铃子、木香各9克；胸胁伤加柴胡、青皮、龙胆草各9克，白芥子6克；腹部伤加大腹皮、吴茱萸、枳实、槟榔各9克；足跟伤加紫荆皮、升麻各9克，苏木6克，柴胡9克。

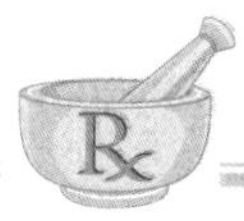

疗效◊屡用屡验，疗效卓著。

附记◊本方系李氏骨伤祖传秘方，其研究已通过有关专家鉴定，并曾获省科研成果二等奖。

急性软组织损伤，本方（一盘珠汤方）可作为通用方，且可随证加减。证属伤后瘀血凝滞，患处皮色隐泛青紫，作肿作痛，按之陷下，复起较缓，方中重用桃仁、红花、苏木，另加广三七6克、刘寄奴12克以韭汁为引；瘀血凝结，坚积难消者，宜消瘀化滞，原方加花蕊石、广三七各3克；证属气郁凝滞者，气滞刺痛，咳嗽时掣痛，当以通气行滞为主，原方重用乌药、木香，另酌加降香9克，陈皮6克；胸肋损伤、气滞较重者，治宜疏肝行气降逆，原方加青皮、枳壳各9克，沉香15克，柴胡6克，代赭石9克；证属瘀气凝滞，症状较轻，隐痛不愈或受伤时日较久或虽为新伤，但体质虚弱，当以行气活络为主，此方重用乌药、木香，另可酌加枳壳、青皮、香橼皮、香附各9克，根据病情酌加一至二味。伤后筋纵无力，重用续断，另加鹿筋9克，守宫尾2条，以筋生筋，用时均加一至二味；若伤骨骨折、骨碎，此方均滋肾补骨之剂；若欲接骨，原方可选接骨木9克，自然铜、骨碎补各15克，酌加一至二味。

7.2 健肾荣脑汤

来源◊谢海洲，《名医秘方汇萃》

组成◊紫河车、龙眼肉各9克，桑椹15克，熟地12克，当归9克，丹参12克，赤白芍各9克，太子参10克，茯苓6克，远志、菖蒲各9克，郁金12克，生蒲黄9克。

用法◊每日1剂，水煎服，日服2次。

功用◊补气血，填精髓，宁心神，通脉络。

方解◊方中紫河车甘咸而温，血肉有情之品，大补气血，填精益髓，故以为主；合当归、熟地、白芍三味补血养血之力尤甚；太子参、茯苓健脾益气，取阳生阴长之意，生津之功更著；龙眼肉、桑椹养血健脾；丹参、远志养血宁心；菖蒲、郁金行气解郁开脑窍；赤芍、蒲黄活血化瘀通脉络。此方是以阴阳气血双补，气血生长则能化精，精足则脑髓充，活血通络则瘀去，瘀去则新血生，脑络通则神自明。

主治◊颅脑损伤后遗症。

加减◊运用此方时，偏于阴虚者，合用地黄饮子；偏于脉络瘀阻者，合用桃红四物汤。谢氏还常用桑椹、黑芝麻、女贞子、菟丝子、枸杞子、地黄、山萸肉、首乌、胡桃肉等以填精补脑；苏木、刘寄奴、鬼箭羽、土鳖虫、牛膝、续断、骨碎补、泽兰、自然铜、鸡血藤、豨莶草等针对外伤之病因而随方加之。屡验不爽，可谓良药。

疗效◊屡用屡验，效果颇佳。

§8 治网球肘秘方

8.1 仙鹤草汤

来源 王继先，《中国当代中医名人志》

组成 仙鹤草30~40克，桑枝30克，金银花、白芍各15~30克，片姜黄6~10克，甘草3~10克，大枣10枚。

用法 每日1剂，水煎服，日服2次。

功用 活血通络，缓急止痛，消肿。

主治 网球肘。

疗效 治疗94例，治愈（肘关节无疼痛，肘外侧无压痛，Mills征阴性）58例；好转（肘关节活动微痛，肘外侧有轻微疼痛，劳累后疼痛稍加重）29例，无效（肘关节疼痛减轻，肘外侧有压痛，活动后疼痛加重，Mills征阳性）7例。总有效率为93%。

8.2 化瘀通痹汤

来源 娄多峰，《名医秘方汇萃》

组成 当归18克，丹参30克，鸡血藤21克，制乳香、制没药各9克，香附、延胡索各12克，透骨草30克。

用法 每日1剂，水煎服，日服2次。

功用 活血化瘀，行气通络。

方解 瘀血痹阻是由局部闪扭、外力损伤、慢性劳损等引起经络损伤，血行不畅或血溢脉外留滞局部，筋脉肌肉失养，抗御外邪能力低下，风寒湿热之邪乘虚而入，加重络脉闭阻，导致痹证。此证临床实为多见。此类病症疼痛明显，且与气候变化及寒热有关。治疗时单用祛风除湿药收效甚微，而以活血化瘀为主，佐以祛风除湿药物则疗效甚捷。方中乳、没，前者活血，后者散瘀，相得益彰，为治本要药；延胡索行血中气滞，气中血滞；香附理气解郁，为血中之气药，气行则血行，加强活血祛瘀之功；当归、丹参、鸡血藤，活血养血，祛病而不伤正；透骨草祛风除湿，通络以治标。诸药合用，共同达到活血化瘀、行气通络之目的。故活血勿忘行气，通络勿忘益气，气血同调，方收全功。本方即为气血同调之方，故用之多效。

主治 血痹证（损伤后遗症、网球肘、肩凝证等）。

加减 偏寒者加桂枝、细辛、制川乌、制草乌；偏热者加败酱草、丹皮；气虚者加黄芪；久痹骨节肿大变形者加穿山甲、全虫、乌梢蛇。

疗效 临床屡用，疗效满意。一般服15剂，最多30剂可获痊愈。

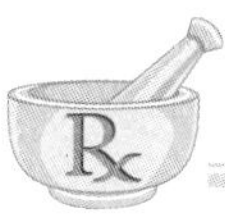

§9 治腰椎管狭窄症秘方

9.1 通脉活血汤

来源◊李同生，《名医治验良方》

组成◊当归9克，黄芪、丹参各18克，泽兰叶、赤芍、杜仲各9克，金毛狗脊12克，鹿角片18克（另包），地龙、苏木各9克。

用法◊方中鹿角片另包，先煎30分钟，再与诸药同煎，沸后，文火煎50分钟，每日1剂药，水煎两次。分两次服用，每服150毫升左右，饭后两小时温服。

功用◊通督活血，补益肝肾。

方解◊方中当归、黄芪补气生血，为“饥因劳疫”所设；丹参去瘀生新、行而不破；赤芍祛瘀止痛，常与当归、黄芪相伍行瘀血滞，发散内外之风气；地龙走血分，能通血脉、利关节、消瘀滞、疗痹痛。以上诸药均有活血通经，消肿止痛之功效。鹿角益肾，行血消肿；杜仲温肾助阳，益精补髓，强筋壮骨；狗脊补肾壮腰，祛风定痛，此三味皆有填补奇经，壮腰益肾之力。综观全方，可收补益肝肾、通督活血之效。

主治◊退行性腰椎管狭窄症，及急慢性腰腿疼痛，间歇性跛行迁延不愈，腰脊椎过伸试验阳性、相应神经节段的肌力及感觉减退，跟腱反射改变，二便障碍，马鞍区麻木。中医辨证属肾精亏乏，痹阻督脉者。

加减◊本方适用于肾精亏乏，痹阻督脉者，若下肢痹顽痿废，麻木疼痛甚者，加牛膝、木瓜、五加皮各9克；兼有舌苔白腻，脉濡缓，口渴不欲饮，怠倦困乏，湿重者，酌加萆薢、苍术、防己各9克；兼有口渴欲饮，舌红少苔，脉弦细，面色红赤，阴虚火旺者，酌加炙黄柏、生地各9克，泻火坚阴、滋养肝肾；疼痛甚者，加乌梅、元胡各9克，广三七5克，活血祛瘀镇痛；兼有风湿、游走窜痛、痛无定处、顽麻不仁者，酌加威灵仙9克，防风6克，秦艽、羌活各9克。

疗效◊临床屡用，疗效显著。

附记◊本方系李氏骨伤科祖传验方。是治疗腰椎管狭窄症的基本方，多种腰腿疼痛如腰椎间盘突出症、腰3横突综合征、慢性腰肌劳损等都可使用。

§10 治股骨头无菌性坏死秘方

10.1 活血养骨汤

来源◊何天祥，《名医治验良方》

组成◇当归、延胡索、陈皮、郁金各10克，独活15克，白芷、肉桂、骨碎补、川续断各10克，狗脊15克，怀牛膝6克，透骨草10克。

用法◇每日1剂，水煎服，每日早、晚各服1次。亦可共研为细末，炼蜜为丸，每丸重10克，每服1丸，日服3次。可再加乳香、没药各1克，共研细末，备用。每取本散适量，用白酒调匀外敷痛处。

功用◇活血理气，散寒除湿，温通筋脉，强筋壮骨。

方解◇股骨头骨骺无菌性坏死症，又称股骨头骨骺软骨症，或扁平髋。由于髋部强力负重，股骨头骨骺多次受到损伤，气滞血瘀，复感风寒湿邪，致使血液供应受阻，失却濡养而致病。中医无此病名，但古医籍中早有描述，如清代《医宗金鉴》卷八十九载有："胯骨，既髋骨也。若素受风寒湿气，再遇跌打损伤，瘀血凝滞，肿硬筋翻，足不能直行，筋短者足尖着地，臀努斜行……"此病初期，由于症状不明显，髋部疼痛较轻，休息后又觉疼痛消失，常易漏诊误诊，本病在青少年中并不鲜见。故方用当归、元胡、乳香、没药，活血祛瘀镇痛；陈皮、郁金，开郁行气；骨碎补、川断、肉桂、狗脊、透骨草温阳益肾、强筋壮骨；独活、白芷散寒湿、消肿痛。诸药合用，可收补肝肾、益气血、散寒湿、温筋脉、强筋骨之效。

主治◇股骨头骨骺无菌性坏死症。

加减◇使用本方时，若气血凝滞，可酌加土鳖虫、血竭；寒湿较重者，可加苍术、威灵仙；病程日久，体质虚弱者，可加黄芪、白术、紫河车，以健脾祛湿，补益气血。

疗效◇临床屡用，疗效显著。

§11 治骨质增生症秘方

11.1 补肾克刺汤

来源◇谢金荣，《新中医》（12）1990年

组成◇淫羊藿、杜仲、木瓜、独活各15克，巴戟天、川芎、鹿角胶（兑服）各10克，续断、黄芪、狗脊各20克，当归、骨碎补各12克，苡仁30克，甘草3克。另用蜈蚣4条，炮穿山甲、全蝎、地龙各3克，共研细末兑服。

用法◇上药用酒、水各半煎服，每日1剂，分2~3次温服。

功用◇补肾壮督强筋骨，祛风散寒，除湿通络，除痰化瘀。

方解◇中老年人，肾亦渐虚。腰椎部乃太阳经、督脉通过。腰为肾之府，肾主骨。盖肾为水火之脏，统督一身阳气，太阳经脉行一身之卫表。若肾亏虚，则卫阳空疏，屏障失固，风寒湿邪乘虚而入。肝肾精亏，肾督阳虚，使筋挛骨弱，留邪不去，痰浊瘀血、阻滞关节隙处，而致疼痛，日久不愈，必致关节

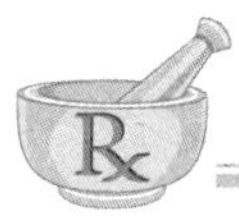

增生畸形所致。肾虚是本，病邪为标。故方用巴戟天、淫羊藿、鹿角胶、杜仲、狗脊、骨碎补补肾壮督强筋骨；当归、白芍、生地养血敛阴止痛；黄芪益气；苡仁渗湿除痹；独活、木瓜祛风除湿止痛；炮山甲、牛膝、川芎活血祛瘀；全蝎、地龙、蜈蚣搜风通络镇痛；炙甘草调和诸药。诸药合用，共奏补肾壮督强筋骨，祛风散寒、除湿通络，除痰化瘀之功。标本兼治，故效果颇佳。

主治 腰椎骨质增生。

加减 寒湿盛者，加制川乌、晚蚕砂；夹热者，重用地龙；夹痰者，加白芥子；夹瘀者，加土鳖虫、红花；痛剧者，加葛根、秦艽、延胡索；身体极度虚弱者，加紫河车、黄精、枸杞子；伴有下肢胀痛者，加土鳖虫、丹参。

疗效 治疗74例，病史5年以上35例，1~3年39例。15例配用了针灸按摩理疗。结果显效（痛胀麻感消失、功能恢复）58例，好转（痛胀消失、功能基本恢复）12例，无效4例（痛胀减轻、劳累后又复发）。总有效率为94.59%。

11.2 增生汤

来源 林如高，《林如高骨伤验方》

组成 泽兰、红花、川芎、莪术、萆薢各6克，穿山甲、当归、续断、木瓜、怀牛膝、鹿衔草各9克，甘草、制草乌、制川乌各3克，白花蛇1条。

用法 水煎服，每日1剂，日服2次。

功用 散瘀逐湿，通络止痛。

方解 骨质增生多是中年以后发生的一种骨关节疾患。中老年人，气血不旺，加上长期慢性损伤，劳损处气血凝滞，寒湿侵络，骨质失养，久久发生退行性病变，软骨消失，骨面硬化，关节边缘则发生保护性的骨质增生。方中以泽兰、莪术、当归、川芎、穿山甲、红花活血祛瘀；木瓜、萆薢、白花蛇祛风逐湿；制川草乌辛热，能去经络中寒湿；鹿衔草、续断、怀牛膝、甘草补肝肾、强筋骨。诸药相伍为用，共奏散瘀逐湿、通络止痛之功。用之临床，常获奇效。

主治 骨质增生疼痛。

疗效 多年临床使用，常获奇效。

11.3 强力热敷散

来源 程爵棠，《临床验方集》

组成 川红花、当归尾、骨碎补、生大黄、桃仁各9克，白芍、川芎、鸡血藤、威灵仙、元胡、透骨草、肉桂、穿山甲、生川乌、生草乌、皂角刺、樟脑各15克，白芥子、羌活、独活、冰片、干地龙、宣木瓜各9克，蜈蚣2条，全蝎6克，生南星、生半夏各12克。

用法◊上药除冰片、樟脑外，一起烘干，共研细末，入樟脑、冰片同研均匀，贮瓶备用，勿泄气。于临睡前，每取本散10~15克，放入铁勺内炒热后，入白酒（适量）炒拌至热后，速将药散倒在一垫布上，令患者将患处（足跟）放在药面上熨之，冷后如上法再炒再熨，连用4~5次，熨至最后1次时，待热度能忍受时敷于患处，并包扎固定，或再加一热水袋于药面上加温以助药力。每日换药1次，至愈为度。

功用◊活血化瘀，散寒祛湿，搜风化痰，软坚散结，通络止痛。

方解◊骨质增生之成，多因素体阳虚，肾阳虚则骨失温煦，“阳虚生内寒”，易致风、寒、湿三气杂至，久郁不解，阻遏气机，痰瘀渐生，客于骨骼，日积凝结，终成骨质增生，或因行走站立过度，或因外伤，损伤骨骼所致。病以阳虚为本，寒湿痰瘀为标。故方中君以红花、归尾、桃仁、川芎、元胡、白芍、鸡血藤活血化瘀、通络止痛；臣以威灵仙、透骨草、羌活、独活、宣木瓜祛风湿、通经络；生川乌、生草乌温经散寒、通络镇痛；生南星、生半夏、白芥子燥湿化痰、温经散寒、软坚散结；佐以地龙、蜈蚣、全蝎搜风软坚、通络止痛；皂角刺、穿山甲性善走窜，无处不到，善能散瘀通络，消肿止痛；樟脑、冰片芳香通诸窍，通络、消炎、止痛；入肉桂助阳温肾，疏通血脉，能使诸药不能透达之处，有肉桂引之，莫不透达，故前人有“宣透百药”之说，兼之为使。再用骨碎补配肉桂补肾阳、通血脉、利关节；生大黄凉血消肿、通导瘀浊。诸药配伍，共奏活血化瘀、散寒祛湿、搜风化痰、软坚散结、通络止痛之功。加之药散炒后，白酒渗透，其温化散结之力尤著。又药敷患处，直达病所，故奏效颇捷。

主治◊足跟骨质增生病。跟骨肥大增生，形如骨刺，手按或着地触之则痛剧。对其他部位上骨刺，亦有良效。

疗效◊二十多年来，本人治验甚多，疗效满意。如治疗跟骨骨质增生病45例，经治5~15天后，结果痊愈40例，显效5例，总有效率达100%。

附记◊据临床实践观察，本方治疗足跟骨质增生病，有较好的远期疗效，本组治疗病例，随访4年均未见复发。其后，为了临床使用方便、扩大应用范围，即在方中加入化疗发热剂，用棉纸袋装药，每袋装药散10~15克，封口，备用。无论何部骨质增生，即取本散一袋，烘热敷于患处，固定。每2日换药1次，用于其他部位骨质增生病、关节炎（痛处固定）及一切局部疼痛证，最多贴敷5次，亦可取得较好的止痛效果，多数均获痊愈。止痛有效率达100%。

11.4 抗骨质增生丸

来源◊刘柏龄，《中国中医秘方大全》

组成◊熟地3份，肉苁蓉、鹿衔草、骨碎补、淫羊藿、鸡血藤各2份，莱菔子

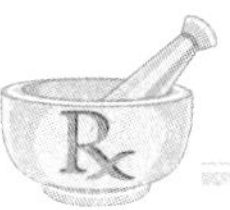

1份。

用法 ◊ 上药煎制成流浸膏，加蜂蜜，泛丸，每丸重2.5克。每日服2~3次，每次服2丸。

功用 ◊ 补肝益肾，通经活络，强筋健骨。

方解 ◊ 方中以熟地为主，补肾中之阴；淫羊藿兴肾中之阳；肉苁蓉入肾充髓；骨碎补、鹿衔草补骨镇痛；加鸡血藤通经行气活血以增强健骨强筋的作用；佐莱菔子健胃消食理气，以防补而滋腻之弊。药理研究表明，熟地、肉苁蓉具有抑制炎性肉芽肿的增生和渗出作用；本方有一定的镇痛效应与抑制增生作用。此可能是刺激垂体——肾上腺皮质系统释放肾上腺皮质激素的结果。

主治 ◊ 退行性脊椎炎。

疗效 ◊ 治疗退行性脊椎炎1000例，病程短者22天，长者18年。治疗1~2月，最长6个月收效。结果显效（腰痛消失，活动不受限，能恢复原工作）808例，好转（腰痛显著减轻，活动功能进步，能恢复原工作或大部分工作）141例，无效51例。总有效率为94.9%。

附记 ◊ 凡感冒及其他原因引起发热者忌服本方。

11.5 活络通痹汤

来源 ◊ 蒋利，《中国中医秘方大全》

组成 ◊ 独活、川续断、制川乌、制草乌、熟地各15克，桑寄生、丹参、黄芪各30克，细辛5克，牛膝、地龙、乌药、炙甘草各10克，土鳖虫6克。

用法 ◊ 水煎服，每日1剂，煎2次，分2次服。药渣用纱布包后趁热敷于腰部，以温热不损伤皮肤为度。

功用 ◊ 温经活络，养血通痹，祛风止痛。

方解 ◊ 方中独活、桑寄生、川续断补肝肾、舒筋络、祛风湿；丹参、乌药理气活血，祛瘀通络；黄芪、熟地、炙甘草补气养血，扶正祛邪；牛膝、地龙、土鳖虫搜风活络，通痹止痛；制川乌、制草乌、细辛温阳散寒，通络止痛。诸药合用，可改善血液循环，缓解腰椎压迫，达到“通则不痛”之目的。

主治 ◊ 肥大性脊柱炎。

疗效 ◊ 治疗肥大性脊柱炎110例，结果痊愈67例，显效30例，有效11例，无效2例，总有效率为98.2%。

附记 ◊ 本方一方两用，内外并治，可资效法。有助提高疗效，缩短疗程。

11.6 骨痹汤

来源 ◊ 关幼波，《名医秘方汇萃》

组成 ◊ 杭白芍30~60克，生甘草、木瓜各10克，威灵仙15克。

用法 每日1剂，水煎服，日服2次。

功用 滋补肝肾，祛邪止痛。

方解 本方是由芍药甘草汤加味而成。方中白芍，甘草酸甘化阴以缓筋急，药性守而不走；加入木瓜性味之酸温，威灵仙药性之辛温，加强了柔筋缓急止痛作用。同时取其温通走窜的功效以达到祛寒、除湿、通络的目的。全方敛而不守，行而不燥，阴阳兼顾。

主治 骨质增生，包括颈椎骨质增生、腰椎骨质增生、足跟骨质增生等引起的疼痛、麻木等症。

加减 本方多年来用在临床上治疗骨质增生病，收到了良好的效果，而且还可以加减用来治疗胁痛，顽固性头痛以及痹证疼痛等病症。若颈椎骨质增生，加葛根30克，姜黄10克；气虚者，加生黄芪15~30克；疼痛剧烈者，加桃仁、红花各10克；腰椎骨质增生，加川续断、桑寄生各30克；足跟骨质增生，加牛膝15克，淫羊藿10克。

因方中白芍用量较大，脾弱者服药后会出现便溏，甚至腹泻，此时可加入白术或苍术10~15克以健脾祛湿。

疗效 多年使用，坚持服用，多可痛止而愈。

附记 骨质增生，俗名“骨刺”，中医称为“骨痹”。此病多发于中老年人，青年患者偶可见到。其临床表现，因病发部位不同而有所不同，如颈椎骨质增生，症见颈项强痛，转侧不便，牵及一侧或双侧肩及上肢疼痛、麻木，并可引起头晕、心悸、恶心，甚至颈项强痛不能平卧等；腰椎骨质增生，症见腰痛，活动不便，牵及一侧或双侧臀部及下肢疼痛、麻木；足跟骨质增生，症见一侧或双侧足跟疼痛，不能落地行走，清晨起床下地时疼痛加剧，足跟下如踏有硬物感。或走路时偶尔被石子或硬物顶着，疼痛尤剧。

经服药（汤剂）后痛缓解或痛止后，改用丸剂收功，以巩固疗效。本方与“颈椎病”中骨痹汤少姜黄、葛根。

11.7 益肾坚骨汤

来源 汤承祖，《名医秘方汇萃》

组成 黄芪30克，补骨脂15克，骨碎补、甘杞子、干地黄、当归、白芍、菟丝子、狗脊、川续断、川芎各12克，鸡血藤30克，葛根12克。

用法 每日1剂，水煎服，每日早、晚各服1次。

功用 益肾养血，和络止痛。

方解 颈、胸、腰椎骨质增生，好发于45岁以上的中老年人，现代医学称之为颈、胸、腰椎退行性病变。人体关节和附近的软组织及血管到一定年龄会逐渐老化，产生解剖上和生理上的变化，由于日常活动时受损伤，逐渐出现骨质增生和软骨下骨硬化。颈、胸椎的增生可引起眩晕、恶心、呕吐、视物模糊、

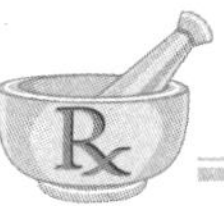

颈肩臂疼痛和手指麻木等；胸、腰椎的增生，可引起腰腿疼痛、麻木，活动受限，甚至偏瘫或全瘫。之所以会发生增生，中医学认为系肝肾虚损所致，《内经》云："肝主筋，藏血"，"肾主骨，生髓"，"五八肾气衰"。因此，人步入中年以后肝血肾精衰少，骨髓生化之源不能濡养筋骨，故出现骨筋痿弱而发生退行性病变。《难经·三十九难》云："督之为惫，脊强而厥"，颈、胸、腰椎正位于督脉经络循行线上，髓精不足，督脉失养亦可导致颈、胸、腰椎发生退行性病变；肝肾素虚，气血不足，风、寒、湿邪亦乘虚侵袭，流注经络，导致气血运行不畅，而引起脊柱附近的筋骨关节肌肉及腰背神经支配的肢体出现酸、重、痛、麻和活动受限。汤氏集60余年临床经验，自拟"益肾坚骨汤"是针对脊椎增生、活动欠利、上肢麻痛而设的一首良方。方中黄芪，为益气之要药，能扩张血管改善血行；补骨脂补肾壮阳；骨碎补补肾续伤；菟丝子补肝肾、益精髓；狗脊补肝肾、强腰脊；川断补肝肾、强筋骨而镇痛；甘杞子滋阴补血兼能益气温阳，以上诸药共奏益气补肾之功；干地黄滋阴降火；当归补血活血，可修复创伤；白芍柔肝止痛、养血敛阴；川芎活血化瘀，搜风止痛；鸡血藤行血补血，通经活络，为疗腰腿疼痛，肢体麻木之品。上药共奏养血和络之效；葛根解肌止痛。诸药合伍为用，益肾养血，和络止痛。

主治◇颈椎、胸椎、腰椎骨质增生，上肢麻痛，脊柱活动欠利者。

加减◇使用本方时，如夹湿者加苍术12克；寒湿者加制川乌、川桂枝各10克。

疗效◇临床屡用，疗效显著。

附记◇本方具有补肝肾、益精髓、益气血、通络止痛之功，以治本为主，标本兼顾，是一首疗效较著的经验良方。

11.8 除痹逐瘀汤

来源◇吕同杰，《名医名方录》第二辑

组成◇当归15克，川芎12克，红花9克，刘寄奴15克，片姜黄12克，路路通30克，羌活9克，白芷、威灵仙各12克，桑枝30克，胆南星、白芥子各9克。

用法◇每日1剂，水煎服，日服2次。服6剂停药1天，12天为1疗程。

功用◇活血化瘀，行气通络，除湿涤痰。

方解◇吕氏认为，本病虽与肾关系密切，但其主症是受累关节及其肢体剧烈疼痛，活动受限，审证求因，乃风、寒、湿、痰痹阻骨脉，经络瘀滞所致，故治当祛邪为主。本方共分三组药物。第一组为活血化瘀药；当归甘补辛散，苦泄温通，既能补血，又能活血，有推陈出新之功；川芎辛温香窜，能上行巅顶，下达血海，旁通四肢，外至皮毛，为活血行气之良药；姜黄辛苦而温，外散风寒，内行气血，有活血通络、行气止痛、祛风疗痹之效，以其辛散横

行，对上肢之疼痛尤为专长；红花辛散，通经活血，祛瘀止痛；刘寄奴破血通经，消瘀止痛，为破血行瘀之要药；路路通既能行气又能通络，与刘寄奴相伍有通行十二经，驱除经络瘀滞之效。第二组为祛风湿通经络药：羌活气味雄烈，散风之力胜于防风，长于祛风湿，又可通利关节而止痛；白芷气味芳香，偏重于止痛开窍；威灵仙辛散善行，能通十二经，既可祛在表之风又可化在里之湿，通经达络，可导可宣，为治痹证之要药；对筋骨酸痛、肌肉麻木，皆有一定作用；桑枝苦平，善于祛风湿，通经络，通利四肢关节，对风湿痹痛、四肢麻木拘挛皆有良好的效果。第三组为燥湿祛痰药：南星苦温辛烈，走窜燥湿作用很强，对中风痰壅眩晕或风痰引起的麻痹、口眼歪斜，破伤风引起的项强口噤等皆有一定的作用；白芥子辛温气锐，性善走散，能搜胸膈经络之痰，善行皮里膜外之痰，风痰气滞或痰阻经络，肢体疼痛之症皆可取效。

主治 颈椎骨质增生（颈椎病）。

加减 本方有活血化瘀，祛风通络，除湿涤痰之功效，故凡风、寒、湿、痰痹阻肢体骨节，经络瘀滞所致各种痛证者均可使用。如气虚体弱、手麻明显者，加黄芪 30 克；项背挛急者，加葛根 24 克；热郁经络者，加双花藤 30 克；湿热内蕴、口苦者，加黄连 9 克或栀子 9 克，龙胆草 4.5 克。

疗效 屡用屡验，效果甚佳，一般服 30~60 剂可愈。

11.9 通经除痹汤

来源 李裕蕃，《名医名方录》第四辑

组成 丹参、当归、鸡血藤、海风藤各 15 克，连翘 30 克，乳香、没药、姜黄、威灵仙、地龙、川乌（制）、南星（制）各 10 克。

用法 每日 1 剂，水煎服，早、晚各服 1 次。

功用 活血化瘀，祛风除湿，通经止痛。

主治 通治各种骨质增生。

加减 病在肩颈上肢者，加葛根、桑枝、桂枝各 10 克；在腰背者，加杜仲、川断、狗脊各 10 克；病在下肢者，加独活、牛膝、木瓜各 10 克。

疗效 屡用效佳。

附记 笔者自拟一方——热敷液，外用热敷患处，多年使用，屡用屡验，疗效颇著。药用土鳖虫、威灵仙各 40 克，制川、草乌各 30 克，白芥子、肉桂、五灵脂、秦艽各 30 克，皂角、元胡、乌梢蛇各 50 克，鸡血藤、防己各 60 克，丹参、补骨脂、川断、狗脊各 30 克。将上药装入纱布袋内，扎口，放入容器内，加清水适量，煎煮 30 分钟，再放入老葱 100 克，食醋 100 毫升，便可使用。同时将多层纱布或毛巾用药液浸湿透（以药液不流动为度），热敷患处，每晚 1 次，每次敷 40 分钟，凉则换敷。每剂药可用 4 天，每次煎煮

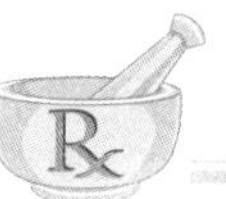

都需加葱和醋，用量同上。本方具有温经散寒、祛风除湿、活血化瘀、益肾通络之功，局部热敷，使药力直达痛所。此方安全简便，疗效满意。一般用1剂见效，连用5~6剂，多能治愈。临床观察有效率达100%。本方使用时，可随病发部位加入引经药。

§12 治骨髓炎秘方

12.1 复骨汤

来源 胡胜利，《中国中医秘方大全》

组成 金银花20克，黄芪30克，野葡萄根30克，鹿角片、川芎、蚤休各10克，当归8克，熟地20克，补骨脂15克，白芷、炙甘草各5克。

用法 水煎服，每日1剂，日服2次。

功用 清热解毒、扶正和营。

方解 方中以金银花、蚤休、野葡萄根清热解毒、抗菌消炎；黄芪、当归、熟地、鹿角片以补诸虚、填精髓、助阳固本，黄芪又为治疮要药；配当归、川芎以活血散瘀、和营通络。合用则具有清热解毒、扶正和营之功。

主治 慢性骨髓炎。

加减 热重，加野菊花、蒲公英；阴虚，加知柏地黄丸、生地；血虚，加大熟地，当归用量；脾虚，加白术，炒怀山药；湿重，加苍术、苡仁、藿香。

疗效 治疗35例，年龄8~54岁，病程1~30年，结果临床治愈25例，好转8例，无效2例，总有效率为94.4%。

12.2 骨痨汤

来源 徐学春，《江苏中医》（9）1990年

组成 虎杖、瓜子金、锦鸡儿各16克，金银花、紫花地丁各30克，赤芍9克，牛膝、甘草各6克，徐长卿12克，当归18克，皂角刺15克，骨痨片（徐学春方，蜈蚣、地鳖虫、制乳没、参三七、红花、炮山甲。依法制成片剂）适量。

用法 水煎服，每日1剂，日服2次。

功用 清热解毒，活血破瘀，化痰散结。

方解 慢性骨髓炎，多由急性转变而成，病程较长，既有邪毒未清，痰瘀互结，又有气血亏虚的正虚邪实之候。治宜攻补兼施之法，方中虎杖、金银花、紫花地丁清热解毒；徐长卿活络安神、祛风湿；赤芍、牛膝、锦鸡儿、当归活血化瘀；瓜子金、皂刺、甘草化痰散结；配入骨痨片，以增化瘀、散结、通络之功。诸药合用，共奏清热解毒、活血破瘀、化痰散结之功。再辅以外治，

颇见功效。

主治 慢性骨髓炎。

加减 如症见寒象，面色苍白，苔白，脉细，可加肉桂、白芥子、炮姜等温通之品；若体弱消瘦，舌质淡胖，合八珍汤加减。

再辅以外治：若形成窦道，先用加味一号丹（即一号丹内加20%~40%拔瘰丹：水银、明矾、火硝，食盐，皂矾等量，用降法炼制而成）祛腐拔管，使窦道创面组织新生，再以一号丹（黄升、红升、尿浸熟石膏各12克，轻粉、血竭、冰片各3克，共研细末）提脓；二号丹（黄升12克，九一丹15克，血竭3克，东丹6克，共研细末）生肌。若有大的死骨，可配用手术疗法，开创取骨。

疗效 章士美报道临床治疗165例，结果痊愈142例（占86%），好转18例（占11%），无效5例。总有效率为97%。临床治愈出院，2年内复发13例（占7.8%）。疗程最长者为172天，最短者为12天，一般在45~90天左右。

12.3 壁虎散

来源 陈学连，《中医杂志》（9）1986年

组成 壁虎40份，丹参、丹皮、蒲公英、紫花地丁各20份，人工牛黄1份。

用法 上药共研细末，装入胶囊。每次服4~6克，日服2~3次。

功用 消炎止痛，活血化瘀，散结祛腐，生肌敛疮。

方解 方中壁虎咸寒，以消肿散结，祛腐生肌见长，伍以丹参、丹皮，活血化瘀；蒲公英、紫花地丁、人工牛黄清热解毒、消炎止痛，用治一切痈疡肿毒，均有良好疗效。

主治 慢性骨髓炎。

加减 用中药煎汤送服：如伴四肢倦怠，气少懒言，动辄加重，脉细无力，选用黄芪、人参煎汤送服；虚羸乏力，头晕心悸，面色苍白无华，脉细弱者，选用归身、白芍煎汤送服；午后发热，手足心热，舌红苔少，脉细数者，以生地、百合煎汤送服；患处发凉，不红不肿，流脓清稀而腥，脉沉或缓者，用肉桂、干姜煎汤送服；患处红肿热疼，脓多黏稠，白细胞增高，脉洪数者，用金银花、元参煎汤送服。

同时辅以外治：方用壁虎30份，冰片1份。先将壁虎烘干，研极细末，过筛，高压消毒半小时后，入冰片同研细和匀，储无菌瓶内备用。引流时可用纱布条入生理盐水中浸泡，蘸上药粉插入窦道内，每日更换1次。

疗效 治疗49例，疗程最长233天，最短40天，平均97.5天。结果痊愈41例（占83.7%），显效5例（占10.2%），好转2例（占4.1%），无效1例。总有效率为98%。

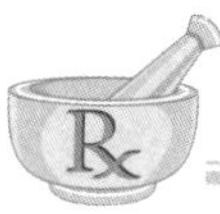

12.4 骨髓炎方

来源◊赵永昌，《名医治验良方》

组成◊熟地15克，当归12克，补骨脂10克，黄芪、茯苓各15克，骨碎补12克，太子参、川芎各15克，威灵仙10克，牛膝12克，防风、木瓜各10克。

用法◊每日1剂，水煎服，日服2次。

功用◊补脾益肾，强筋健骨。

方解◊骨髓炎相当于附骨疽，附骨流注等范畴。可发生于全身，但尤以四肢之长管状骨为多。方中以熟地、补骨脂、川芎补肾养血；参、芪、茯苓健脾益气，并辅之以防风、牛膝、威灵仙、木瓜、骨碎补等祛风湿、通经络、坚骨强筋。诸药合用，共奏补脾肾、益气血、通经络、祛邪毒、促其愈合之功。

主治◊骨髓炎。

加减◊本病有急、慢性之分，中医论治，当分其阴阳寒热，邪正虚实。本方一般适宜于慢性者，常有瘘管形成，或中有死骨致伤口经久不愈，并兼体倦乏力，面白虚羸，纳食减少，舌质偏淡，脉细无力。因脾主肉，肾主骨，骨烂肉腐，是脾肾两虚，气血大衰，其证纯属阴寒入骨之证。当以扶正为主，滋养脾肾，大补气血以托毒外出，促其生肌长肉。若疼痛明显，多加入祛瘀止痛之乳香、没药各10克；脓液较多则合清热解毒之蒲公英、紫花地丁等；寒甚者，炮附子亦可加入。

疮口破溃，则应配合外治之法：一般在早期感染明显时，清创可用四黄膏换药，以消炎解毒；慢性期时，则以红粉纱条换药，以促其生肌长肉收口。

疗效◊多年使用，治验甚多，疗效满意。一般服10剂左右（并配合外治）可愈。

附记◊为适应临床选择，特再介绍数首名医秘方如下：

(1)《千家名老中医妙方秘典》所载秘方选介：

方一：骨碎补17克，生黄芪、党参、枸杞子各20克，当归、赤芍各10克，菟丝子20克，肉桂10克，桂枝12克，五加皮、川续断各17克，芡实、茯苓各12克，猪苓、泽泻、红花各10克，甘草3克，每日1剂，水煎服，每日2次分服。本方补肾健脾、益气养血、温经散寒除湿，考虑周到，用药平和，用于慢性骨髓炎，日久脾肾亏虚、气血不足之证。用之多效。

方二：生地12克，补骨脂15克，骨碎补、续断、黄芪、全当归各12克，丹皮6克。每日1剂，水煎服，每日早、晚分服。慢性骨髓炎，病程长，每易导致肾虚，正气不足，无力托毒外出，故本方以补肾壮骨、益气和营以治本，兼以清热凉血，达到托毒生肌。用于慢性骨髓炎，久不收口者。用之效佳。

方三：黄芪12克，皂刺、当归、白芍、连翘各9克，生地12克，木鳖子、川黄连各3克，全蝎4.5克，天花粉、金银花各12克，甘草6克。每日1剂，水煎服，每日早、晚各服1次。本方具托里解毒、消肿止痛排脓。用于慢性骨髓炎，死骨不得排出，流脓久不收口者为宜。

方四：金银花30克，连翘12克，蒲公英30克，紫草8克，紫河车15克，当归、红花、丹参、赤芍、陈皮各9克，鸡血藤30克，土贝母15克。每日1剂，水煎服，每日早、晚各服1次。本方以清热解毒、活血内托为主，用于急性骨髓炎，表现起病急，高热，患肢剧痛，活动受限，局部红、肿、热、痛，甚则穿破流脓者。屡用效佳。

方五：蜈蚣10条，研粉，装入胶囊内，分为7等份，每日服1份；外用凡士林纱布蘸上蜈蚣粉末，填入瘘管内，每日换药1次，本方妙用蜈蚣，取其辛温走窜之性以通经活络。此外，尚能攻毒散结，以疗疮毒。内服外用，功效颇佳。治疗慢性骨髓炎，疗效满意。

(2)《郭氏中医骨伤临证验录》名医郭金铭经验方

方一（固本泄毒汤）：党参50克，地鳖虫15克，牛膝、黄芪各45克，石斛30克，当归40克，金银花120克，紫花地丁50克，天花粉20克。每日1剂，水煎服，日服2次。功能扶正固本，托里排毒。用于化脓性骨髓炎，日久溃烂，流脓不止者，用之效佳。

方二（阴疮生肌膏）：阿胶50克，蜂房1~2个（约35克），血余乱发1团（约30克），穿山甲粉20克，白胡椒粉15克。先将乱发（投药前用碱水泡洗干净），蜂房加入白酒中浸泡24小时，小火加热5分钟，捞药渣。再将阿胶加入药酒中浸软，以小火熬至滴水成珠后，再加穿山甲粉和白胡椒粉，搅匀，摊布上外用。功能拔毒生肌。用于慢性骨髓炎，伤口已破溃，而肉芽生长不良，其色阴暗之阴疮。

方三：整块石灰500克，开水4000毫升。将石灰块放在盆内，再将4千克开水倾入搅匀，放过一夜，于次日取净的水（石灰不要）。洁净的布放入石灰水中，浸一刻钟，取出贴患处，干后再换湿的，初贴时会流出很多黄水，如果没有黄水流出，表明已逐渐痊愈，效佳。石灰外用，有收敛生肌、保护疮面作用，用治疮病多脓，故本方用治慢性骨髓炎疮面脓水淋漓者，每有良效。

方四：独活、白芷、当归、生甘草各15克，艾叶25克，生葱头7个。另备猪前蹄与上药同煎，趁热洗涤创面。用于慢性骨髓炎久不收口者，效。

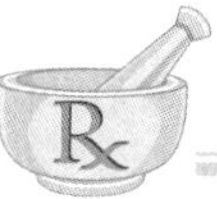

§13　治骨与关节结核秘方

13.1　骨痨汤

来源◊许履和，《中国中医药报》

组成◊青蒿6克，鳖甲（先煎）15克，银柴胡、丹皮各6克，地骨皮、杜仲、怀牛膝、川断、桃仁各10克，红花、苏木各6克，金银花、紫花地丁各15克。

用法◊水煎服，每日1剂，日服2次。

功用◊养阴清热，强筋壮骨，活血化瘀，清热解毒。

方解◊古今医家认为：骨痨是阴寒之证，治宜温经通络，代表方为阳和汤。然本病之病机演变甚为复杂，总的趋势是其始也为寒，其继也为热，既有其肾亏骨空之虚，又有其气血凝滞之实；当骨质发生病变时，其本虚标实之局面固然同时存在，但其寒邪已化为热，阴证已转为阳，并且每见阴虚火旺之证。故用养阴清热、强筋壮骨、活血化瘀、清热解毒之骨痨汤最为合拍。方中青蒿苦寒，专治阴分伏热。银柴胡，地骨皮甘寒，善理骨蒸痨热；丹皮辛苦，清热散瘀；鳖甲咸寒，滋阴潜阳；杜仲甘温微辛，川断苦辛微温，牛膝苦酸而平，3味合用，有补肝肾、强筋骨、通血脉、利关节；桃仁苦甘而平，红花味辛而温，苏木甘酸辛平，合用破血行瘀通壅滞；金银花甘寒，紫花地丁苦寒，清热解毒疗痈肿。合而用之，则阴虚可滋，痨热可退，筋骨可壮，瘀血可通，蕴毒可解。全方标本虚实同治，攻消补益兼施。长服无暇，疗效颇佳。

主治◊骨痨（骨与关节结核）。

加减◊面色少华、形体消瘦、气血两虚者，加黄芪、党参、当归、白芍以补气血；舌红少苔、口燥咽干、阴虚现象明显者，加生地、麦冬、龟板、女贞子、旱莲草等以滋养阴液；潮热经久不退者，加胡黄连、白薇等以退虚热；脓肿形成或溃后脓多者，加重清热解毒之品；盗汗不止者，加浮小麦、碧桃干、糯稻根须等以止虚汗；舌苔白腻，胸闷纳呆，夹有痰湿者，加制半夏、茯苓、陈皮以化痰湿；舌质紫暗，瘀滞较甚者，加重活血化瘀之品。

疗效◊多年使用，颇有效验。笔者临床验证多例，辅以外治，均获痊愈。疗效可靠，是一首良方。

13.2　补益祛邪方

来源◊林香山，《中国中医秘方大全》

组成◊党参、生地各20克，白术、连翘、枸杞子各12克，茯苓、当归、女贞子、骨碎补、菟丝子、芍药各15克，川芎、甘草各10克，金银花、蒲公英、紫花地丁各30克。

用法◊水煎服，每日1剂，日服2次，儿童用量酌减。

功用◊解毒祛瘀，补气健脾，益肾填精。

方解◊骨关节结核发病以气虚、阴精亏、骨髓空虚为病之本。邪毒瘀滞为病之标。本方系由八珍汤加味而成。故方用党参、白术、茯苓健脾益气；黄芪鼓正气托毒排脓；当归、川芎补血活血化瘀；女贞子、枸杞子、骨碎补、芍药、菟丝子补益肝肾；又以金银花，蒲公英、紫花地丁、连翘清热解毒祛邪。甘草调和诸药。全方共奏扶正祛邪之功。

主治◊骨结核。

加减◊伴有脓肿形成者，加白芷12克，皂刺15克，山甲10克，苡仁24克，败酱草30克；疼痛重者，加元胡2克，乳香、没药各10克；阴虚潮热，加地骨皮、鳖甲、黄柏各10克，龟板12克；脓肿平坦，色白或暗淡，关节浮肿者，加肉桂、炮姜各6克，白芥子10克；病程久而瘘管不愈、消瘦、乏力、气血双亏者，重用熟地（易生地）黄芪各为30克，加首乌12克，桂圆肉15克。

疗效◊治疗113例，结果治愈75例（占63%），好转31例（占27%），无效5例（占4.4%），复发6例（占5.5%）。总有效率为90%。11例脊椎结核合并截瘫患者，治愈6例，好转3例，无效1例，复发1例，有效率为88%。疗程最短3个月，最长1.5年，平均治愈时间9个月。

13.3 虎挣散

来源◊郑惠伯，《名医秘方汇萃》

组成◊制马钱子、制附片（炒炮）、甲珠各30克，蜈蚣15条，蕲蛇40克，虎骨20克（可用豹骨或狗骨倍量代）。

用法◊①制马钱子方法：先将马钱子沙炒去毛，然后用健康男孩童便浸泡7天，每天换1次，晒干；另取麻黄、甘草各20克，煎汁去渣，再将马钱子100克，加入药汁内，文火煎至药汁完全吸入马钱子内为止，晒干备用。②按本方组成剂量，共研细末，蜜丸，分为60粒，备用。③用量：日服2丸，早、晚各服1丸。马钱子有毒，每日剂量1克为安全剂量，且可达到治疗效果。

功用◊解毒散结，活络止痛。

方解◊本方系由《外科证治全生集》的祛风除湿散（即虎挣散）加味而成。方中马钱子苦寒，散血热、消肿痛，可治重症肌无力等；附子温阳散寒、止痛，其性善走，无处不到；山甲活血化瘀、消肿排脓；蜈蚣熄风止痉、解毒散结；蕲蛇祛风通络、除湿攻毒；虎骨祛风止痛、强筋健骨。合而用之，共奏解毒散结，活络止痛之效。

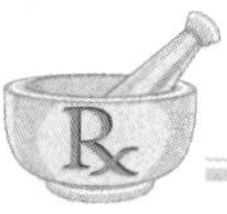

主治◊骨结核，寒湿痹、流痰、附骨疽，以及流痰、附骨疽引起的截瘫。

疗效◊多年使用，疗效颇著。一般服药半月见效，月余可愈。

13.4 新骨痨丸

来源◊赵永昌，《名医秘方汇萃》

组成◊当归、熟地各 15 克，牛膝、威灵仙、木瓜、杜仲、茯苓、川芎、乳香、没药各 9 克，川续断 12 克，补骨脂、骨碎补、茜草根、羌活各 15 克，黑木耳 250 克。

用法◊上药共研为细末，炼蜜为丸，每丸重 6 克。每次服 1 丸，日服 4 次，亦可煎汤，常以 3 月为一疗程。

功用◊滋肾温阳强筋骨，补气养血通经络。

方解◊本病中医谓之骨痨，因其易流窜他处，溃后脓液稀薄如痰，故古人又称"凉痰"，多以气血虚寒痰阴清阳凝结而成。但因其病在骨，而肾主骨，肾虚则骨髓失养，易痰易凝，故实属流痰为标，而肾虚为本之证，其病多发儿童、青年，或因年幼先天不足、肾气不足；或因劳倦伤损，皆可导致三阴亏损、气血失和而骨髓空虚，遂致寒痰流注，酿为骨痨，故治当补肾固本为主，化痰消肿为辅。方中熟地、牛膝、川断、补骨脂、骨碎补、杜仲为补肾益精之品，又能坚骨强筋；归芎行血以补血；茯苓健脾以祛湿；羌活、木瓜、威灵仙祛风湿而通上下经络；乳香、没药祛瘀止痛又能生新；更有茜草根一味，据临床和现代药理研究有抗结核之功，故为必用之品；而黑木耳又有益气活血之力，丸方每每用之。诸药合用，共奏滋肾温阳、强筋骨、补气养血通经络之功，故骨结核用之常能收效。

主治◊骨结核。

加减◊本证之前期，当发热盗汗等全身中毒症状明显时，亦可短期合用抗结核药物，则收效更捷。

当结核外溃及瘘管形成时，应进行病灶清除术，剔除死骨，并用红粉纱条换药，可祛腐生肌，有治瘘管及促进愈合之功，而现代药理研究——抑菌试验亦证明红粉纱条对结核杆菌、大肠杆菌、绿脓杆菌及化脓性球菌均有抑制作用，故临床用之常获良效。

附：红粉纱条制法：红粉 3 克，朱砂 12 克，共研为极细末，与生肌玉红膏（《医宗金鉴》）60 克调和均匀，制成纱条，消毒后备用。

疗效◊临床屡用，每获良效。诸症初愈，改汤剂为丸，继服 3 月以善后，巩固疗效。

13.5 骨痨起瘫汤

来源◊史济柱，《千家名老中医妙方秘典》

组成◊大熟地30克，川续断、肉苁蓉各15克，菟丝子、黄柏、地龙各10克，怀牛膝、知母、木瓜、红枣各15克，葎草、泽漆、蚕砂各30克，全蝎3只。

用法◊每日1剂，上药用清水浸泡30分钟，再煎煮30分钟，每剂煎2次，每日早、晚各服1次。

功用◊滋养肝肾，补益精血，强筋壮骨。

主治◊脊柱结核合并截瘫者。

加减◊如痉挛甚者，加蜈蚣1条（研吞），严重者加羚羊角粉2克（分吞）；小便癃闭者，加肉桂3克；有冷脓疡者，加皂角刺30克；无痉挛者，去地龙、全蝎。

疗效◊屡用屡验，效果甚佳。

13.6 毒镖膏

来源◊刘金安，《集验百病良方》

组成◊乳香、没药、轻粉、血竭、甘草粉、芙蓉叶、汗三七、五倍子各18克，章丹180克，朱砂粉6克，台寸（即麝香）3克，红花9克，小燕3个，咸鸭蛋7枚，香油500克。

用法◊方中小燕（即是夏天房内鸟类燕，以在卵皮出来不过10余日的最佳，整个放油内炸）；咸鸭蛋（最好是臭的，无臭的，用咸的，要生的，不要熟的，整个连皮放油内炸之）；甘草粉、朱砂粉、血竭、三七末、红花、芙蓉叶粉、五倍子等先将香油用文武火熬开，再将上列全部药味放油锅内炸黑黄色为度，去渣不要，用油汁；次将乳香、没药、轻粉，先共研细，再徐徐下锅内，搅拌，用文火熬之，见各药变成黄色起锅，再下章丹，搅匀，见黑色时用冷水一盆，热锅，至膏滴水成珠，再下麝香，搅匀。下章丹时，要徐徐下之，用铁勺搅之成膏药。即将膏药倒在水盆内，以出去火毒，火毒出净后，膏药即变成灰白色，取出，即可用之。用时将膏药放水中泡化（冬用热水，夏用凉水），待膏软和后，看症大小，取膏适量，贴于疮上。此药上有脓水时，再用凉水洗净，再贴用之，永久不乏，疮症痊愈为止。

功用◊拔毒生肌。

主治◊骨结核（骨痨）、骨疖、骨膜、漏疮、对口、坎头、搭背、腰疽（痈）、硬伤、偏口、疔毒、恶疮、阴疮、鼠疮、臁疮、红疮、乳疮、筋膜、瘰疬、寒疮、痔疮、痔漏等。

疗效◊屡用屡验，疗效显著。如治骨结核，贴药半月可愈。用治上述各症，均有良效。

附记◊本方为刘氏家传秘方。笔者得此方四十余年，从未外传。经临床验证，效果显著可靠，若配合内治，效果尤佳。真是一首不可多得的有效秘方。在炼制本膏药中，尚有需要注意的几个问题。①备用凉水一盆，一是一旦油锅起锅

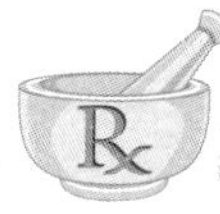

快时，恐其溢锅，将锅急速拿下火来（离火），用凉水一口喷向膏药上，自落不致外溢；二是试膏药是否滴水成珠，将膏少许滴入水中，成珠不黏手时，此膏火头正好，即将膏药全部倒在水盆内，火毒被凉一激，黑烟即出腾空火毒无存。膏药泡凉水内即变灰白色，为质优。膏药火头老即不黏手，正合适，若发硬是火老了，老兑香油；黏手是嫩了，嫩兑丹（章丹），如此将药调和火头相当，用之无不奏效。②用文武火熬之，不要火急，恐其药发生火性；要耐心熬，在徐徐下章丹时，要多搅几百下，能使膏药又亮、又光、又黑、又滑，成膏时揉成长条，剪开四五寸一条。③膏药外用章丹挂皮，保存膏质和永久效能，日期越多，膏药效能更好，能使患者不知不觉地早日康复。

外科秘验方

§1　治多发性疖肿秘方

1.1　归芍地甲汤

来源◊张怀亮,《国医论坛》(4)1987年

组成◊当归15克，赤芍12克，熟地20克，山甲、连翘各12克，丝瓜络、生黄芪各30克，皂刺12克。

用法◊每日1剂，水煎服，日服2次。

功用◊清热解毒，养血活血，透脓通络。

方解◊方中熟地、当归滋养阴血；赤芍、丝瓜络活血通络；连翘清热解毒；生黄芪、山甲、皂刺托里消肿、透脓生肌；且黄芪固护卫表而抗御外邪；山甲性善走窜，专于行散，长于通达经络；皂刺辛散通经，具有很强的温通散结作用，对于疮疖具有迅速消散之功。合而用之，可清热解毒，透脓外出，养血活血，通达经络，颇切病机，故不失为治疗多发性疖肿的一张良方。

主治◊多发性疖肿。

加减◊大便燥结者，加大黄9~25克；小便赤涩者，加木通15克；心烦急躁者，加焦栀子30克；舌红者，加丹皮10克；苔黄口苦者，减黄芪，加黄连10克；苔白腻者，加生苡仁30克。

疗效◊治疗9例，用药平均8剂，均获痊愈。

附记◊治疗期间，停用一切抗生素及外用药。忌食辛辣鱼腥之物。

1.2　仙遗地黄汤

来源◊曹恩溥,《中国中医秘方大全》

组成◊仙遗粮15克，生地、紫花地丁各12克，白鲜皮、苦参各10克，紫草、白芷、丹皮各6克，板蓝根、金银花、连翘各12克，黄芩8克，泽泻9克。

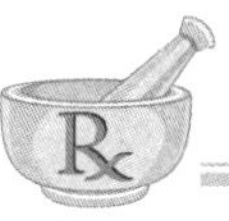

用法◊水煎服，每日1剂，日服2次。

功用◊排脓内托，透邪解毒。

方解◊方中仙遗粮甘淡平，清热利湿、解毒祛风，经临床实践，治疗反复发作之疮疡湿毒有效；生地黄甘寒苦，清热凉血，滋阴降火，与仙遗粮同为方中主药；配连翘、金银花、紫花地丁、板蓝根等清热解毒；丹皮、紫草凉血散血；白鲜皮、苦参、黄芩、黄柏祛风清热燥湿；泽泻甘淡，专功利湿行水、导热下行；白芷轻宣发表、祛风散邪，全方共奏清热凉血、祛风利湿之效。

主治◊多发性疖肿。

加减◊风热上犯，热疖多在头面者，加山栀、防风、野菊花；湿热下注，疖多在身体下部，加败酱草、黄柏、苍术；热毒内盛，加生甘草、大青叶、生石膏；阴虚内热，加地骨皮、银柴胡、知母、石斛；气血虚，加黄芪、当归、熟地、甘草；皮肤并发湿疹，加地肤子、车前子、六一散。

疗效◊治疗多发性疖肿200例，全部治愈（服中药期间一概不用西药）。服药最少6例见效，最多46剂始瘥，平均服药17剂。

1.3 消疖汤

来源◊姚庆云，《浙江中医杂志》（8）1985年

组成◊昆布、海藻各9克，蒲公英、紫花地丁、白茅根各15克，赤芍、黄芪各10克。

用法◊水煎服，每日1剂，日服2次。

功用◊清解肌肤热毒，行瘀散结消肿。

方解◊祖国医学认为疖肿的形成系湿热火毒蕴结于肌肤，痰气瘀血凝集而成。方中昆布、海藻咸寒软坚、泄热行水；赤芍行气散结；蒲公英、紫花地丁清解肌肤热毒；白茅根清热祛湿，且赤芍、茅根还有凉血行瘀之功；黄芪益气托毒固表，诸药合用，治疗小儿多发性疖肿，疗效颇佳。

主治◊小儿多发性疖肿。

疗效◊治疗41例，服药3~9剂，平均4.6剂，结果痊愈（疖肿消失，3个月无复发）29例，显效（疖肿消失，3个月内有少量复发）9例，无效3例。总有效率为92.68%。

1.4 解毒消肿汤

来源◊张生华，《儿科学术会议论文资料汇编·1988年》

组成◊甘草、紫花地丁各30克，金银花、连翘、皂角刺、丹皮、黄芪、生地、赤芍、白芷各10克，大黄3~5克（后下）。

用法◊每日1剂，水煎分3次服。此方7~10岁小儿剂量。可视年龄大小进行适当增减。

功用 ◊ 清热解毒消肿，益气凉血、托毒拔脓。

方解 ◊ 方中重用甘草、紫花地丁清热解毒；辅以金银花、连翘以增解毒消肿之功；丹皮、赤芍、大黄凉血解毒；黄芪、皂角刺、白芷益气托毒拔脓。诸药合用，攻补兼施而以攻邪为主，经临床证实，本方对多发性疖肿有较好疗效。对反复发病者，应坚持服用，可收全功；大便溏泻者，一般不必停药。

主治 ◊ 多发性疖肿。

加减 ◊ 发热者，加生石膏；经久不愈、气阴两伤者，重用黄芪，并加石斛、玄参、白术、茯苓；夹暑湿者，加香薷、六一散、车前子。

疗效 ◊ 治疗 49 例，同时配合局部切开，引流等外治法。结果痊愈 41 例，好转 8 例，总有效率达 100%。

1.5 疖肿汤

来源 ◊ 李林，《儿科学术会议论文资料汇编·1988 年》

组成 ◊ 野菊花、蒲公英各 15 克，紫花地丁、连翘、石斛各 9 克。

用法 ◊ 水煎服，每日 1 剂，分数次频服。

功用 ◊ 清热解毒、消肿散结。

方解 ◊ 方中以野菊花、蒲公英、紫花地丁、连翘，清热解毒、消肿散结；佐以石斛滋养胃阴，以防苦寒药败胃之弊。再结合临床辨证，适当配合仙方活命饮，四妙汤等成方，并辅以外治，切合病机，配伍恰当，可适用于各期多发性疖肿的治疗。现代医学研究证明，清热解毒药不仅具有一定的抗菌作用，还对机体的非特异性及特异性免疫功能有调节作用，而诸如穿山甲、皂角刺的消肿排脓作用，生黄芪的托毒排脓、益气收敛作用以及外用法的拔毒生肌作用等，更是单用西药抗生素所难以实现的。

主治 ◊ 多发性疖肿。

加减 ◊ 红肿，加皂刺、花粉、浙贝母；有脓，加当归、山甲；脓稀，加黄芪；痛甚，加乳香、没药；便溏，加山楂；便秘，加大黄、瓜蒌仁；硬结经久不破溃者，合用仙方活命饮；经久不愈，体虚毒甚，续发不断，脓稀不稠者，合用四妙汤；疖肿初起，局部外用三黄膏；脓已成或已破溃，外用青银膏或九一丹；溃后流水，则用九华膏。

疗效 ◊ 治疗 85 例小儿多发性疖肿，用药 2~3 天即明显好转，疗程平均为 1~3 周，结果治愈率为 87.5%，有效率为 91%。

1.6 托补消炎汤

来源 ◊ 汤琢成，《四川中医》（6）1986 年

组成 ◊ 金银花、紫花地丁、鱼腥草、千里光各 30 克，黄芪、党参、连翘各 20 克，川连 10 克，甘草 6 克（儿童用量酌减）。

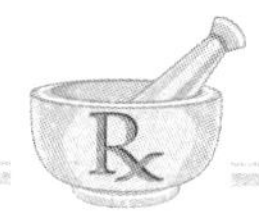

用法◊水煎服，每日1剂，口服2次。

功用◊托补消炎。

方解◊多发性疖肿是一种反复发作的皮肤化脓性疾病，多缠绵难愈。本病的发生，多因外受风热，湿热，暑热之邪，继而化火化毒，热毒壅聚或兼有内郁湿热，营卫不和所致。方中金银花、紫花地丁、连翘、鱼腥草、甘草清热解毒；川连、千里光解毒燥湿；黄芪、党参益气托毒，共奏托补消炎之效。现代药理研究证明，方中金银花、紫花地丁、连翘、鱼腥草、白头翁、川连、黄芩、黄柏对金黄色葡萄球菌均有一定的抑制或杀灭的功用。加丹参以活血祛瘀，配甘草以增强药力，重用黄芪、党参及白术，大补正气，提高机体的抵抗力，使"气血旺而外邪不能感"，有经治愈后不再复发之功。

主治◊多发性疖肿。

加减◊凡内郁湿热较重者，酌加黄芩、黄柏各15克；对治疗过程中仍有新发者，酌加白头翁、丹参各20克；有气血两虚者，加白术20克，并加大黄芪剂量至30克。局部外治，可加用三黄洗剂及芙蓉膏。治疗中一律停用西药。

疗效◊汤一鹏报道，用本方治疗多发性疖肿60例，病程均在3个月左右，最长1例达5年。结果治愈48例（占80%），有效10例（占16.7%）。无效2例。总有效率为96.7%。治愈者中，最多服药35剂，最少7剂，平均服药20剂。

§2 治痈疽秘方

2.1 加味三星汤

来源◊凌云鹏，《临证一得录》

组成◊元参15克，焦山栀9克，金银花30克，蒲公英15克，生甘草9克。

用法◊水煎服，每日1剂，日服2次。

功用◊清热解毒。

方解◊发疽，以阳实证居多，方中以金银花、蒲公英、生甘草清热解毒；配以元参、焦山栀泻火清热，以增清热解毒之功，且无寒冷郁遏之弊。全方药专效宏，奏效颇佳。

主治◊发疽（脑疽），症见初起红肿焮痛，根盘坚硬高突，形寒身热，或高热不解，脉弦或洪数，苔白腻或黄腻。

加减◊便秘热结，加生首乌9克，以清热解毒而通利大便；局部坚肿殊甚，加炙山甲、皂角刺以消肿透脓；湿重者，加藿香、川朴、茯苓、滑石等以化湿渗湿。

疗效◊临床多年使用，效果颇著。

2.2 鹿角托里汤

来源◇凌云鹏,《临证一得录》

组成◇鹿角胶（或鹿角片）9克，生黄芪、白茯苓各12克，当归、白芍各9克，金银花15克，远志肉、生甘草各5克。

用法◇水煎服，每日1剂，日服3次。

功用◇温扶督阳，托里排脓。

方解◇方中以鹿角胶（或鹿角片）温阳而解阴寒郁结之滞；芪、归、芍、草相伍以益气和血而兼有托毒透脓之功；并以金银花解毒清热；远志温行散结，使之阴寒渐解而脓毒得以透达。阳复、毒清则疮自愈。

主治◇发疽（脑疽），症见疮色暗干塌，麻木不仁，畏寒少热，神疲纳呆，脉沉细无力，属正虚阴涸之证。

加减◇如阴盛火亢，有糖尿病史者，加天花粉12克，并倍用生芪。

疗效◇验之临床，确有良效。

2.3 黄芪托毒汤

来源◇凌云鹏,《临证一得录》

组成◇生黄芪23克，当归身、陈皮、泽泻各6克，生白芍、广郁金各5克，怀山药、金银花、白茯苓各12克。

用法◇水煎服，每日1剂，日服3次。

功用◇益气托毒，排脓去腐。

方解◇痈疽成脓腐溃，正虚不能托毒，根盘散漫不收，脓稀而腐肉不脱，治宜益气托毒、排脓去腐。方中生芪补气，配以归芍具有排脓托毒之功；合山药健脾，能助新肉生长；郁金理气与当归并用，有行血消肿之效；配以金银花解毒；茯苓、泽泻利湿，故能托毒消肿，去腐生新，符合疮疡溃后病机。本方用于统治一切溃疡的托毒排脓之用，施之临床，均有确效。阴疽则脓出清稀，腐肉不脱，本人每在温阳托毒汤及黄芪托毒汤的基础上，根据辨证情况而加减施治，每收良效。

主治◇阴疽脓出清稀，正虚不能托毒，根盘散漫不收，腐肉不脱。

加减◇如食欲不振，加焦六曲12克，炒蔻仁、枳壳各3克；睡眠差，加炒枣仁12克；血虚，加制首乌9克。

疗效◇临床屡用，均获佳效。

2.4 舒筋活血汤

来源◇凌云鹏,《临证一得录》

组成◇川楝子9克，炒元胡、当归尾、陈皮各6克，川连1克，赤芍4.5克，制乳

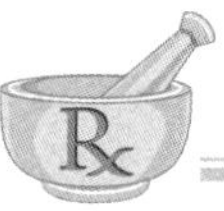

没9克，生甘草2克，忍冬藤12克。

用法◇水煎服，每日1剂，日服2次。

功用◇理气活血，舒筋通络。

方解◇髂凹流注，儿童及妇女罹患居多。多因外感湿热或感染所致。终成邪毒郁结、气血凝滞之证，故方用川楝子泻湿热，而入肝舒筋；配元胡活血行气，通滞止痛，同为主药；少佐川连清火解毒；辅以当归、赤芍、乳香、没药活血散瘀而定痛；忍冬藤、甘草解毒通络，合用共奏理气活血、舒筋通络之功。本方用药，量轻而效佳，一般服药后，痛止而挛急之筋渐弛，然后随症理气化瘀适当施治，每多得消散之效。

主治◇髂凹流注、每伴大腿挛缩现象。

加减◇若气滞甚，加木香3克，青皮6克，制香附9克；坚结瘀阻，加桃仁9克，红花3克，皂角刺4.5克；热重，加天花粉9克，川连倍用；湿重，加赤苓、生苡仁各12克。

疗效◇屡用屡验，效果甚佳。

2.5 归芪解毒汤

来源◇唐汉钧，《名医方录》

组成◇当归、丹参、黄芩、穿山甲、皂角刺各12克，生黄芪15克，赤芍、金银花、连翘各9克，紫花地丁30克。

用法◇水煎服，每日1剂，日服2次。

功用◇清热消肿，托里解毒。

方解◇痈疽（有头疽）热毒型多见于中壮年正实邪盛。方用当归、丹参、赤芍和营活血；紫花地丁、金银花、连翘、黄芩清热解毒；生芪益气托毒，与活血药同用，其托里解毒之功尤著；穿山甲、皂角刺攻坚消肿。诸药合用，共奏清热消肿，托里解毒之功。本方重在解毒消肿，以托里为辅，用于热毒型痈疽之症，每收良效。

主治◇热毒型痈疽（有头疽）。

疗效◇治疗32例，均获痊愈。疗程最短15天，最长60天。

2.6 扶正解毒汤

来源◇唐汉钧，《名医方录》

组成◇党参12克，白术9克，云苓12克，生甘草3克，当归12克，生地15克，川芎、赤芍、金银花、连翘、黄芩各9克，黄连6克，皂角刺、穿山甲各12克。

用法◇水煎服，每日1剂，日服2次。

功用◇益气养荣，清热托毒。

方解 ◇ 年迈体虚，气血不足之正虚型痈疽（有头疽），多见于年迈或久病体虚之人。治宜益气养血，清热托毒。本方系由八珍汤加味而成。方用四君（参、术、苓、草）补气，四物（归、地、芍、芎）补血，合之为八珍汤气血双补以扶正；加金银花、连翘、黄芩、黄连清热解毒泻火；皂角刺、穿山甲攻坚消肿。诸药合用，共奏益气养荣、清热托毒之功，故用之多效。

主治 ◇ 正虚型有头疽（痈）。

疗效 ◇ 治疗 52 例，结果痊愈 51 例。1 例因年老体虚并发紫癜性肾炎而死于肾功能衰竭。

2.7 养阴清托汤

来源 ◇ 唐汉钧，《名医方录》

组成 ◇ 生地 15 克，麦冬、白芍、天花粉各 12 克，玄参 9 克，黄芪 18 克，皂角刺、穿山甲各 12 克。

用法 ◇ 水煎服，每日 1 剂，日服 2 次。

功用 ◇ 养阴生津，清热托毒。

方解 ◇ 阴虚型有头疽（痈）多见于糖尿病患者。治宜养阴生津，清热托毒。方中以生地、麦冬、白芍、天花粉、玄参养阴清热；黄芪益气托毒；皂角刺、穿山甲攻坚消肿，合黄芪以托毒外出。故用之临床，每收良效。

疗效 ◇ 治疗 45 例，结果痊愈 44 例，1 例死于败血症。

2.8 双活祛寒汤

来源 ◇ 凌云鹏，《临证一得录》

组成 ◇ 羌独活各 3 克，防风 3 克，大秦艽、当归各 9 克，赤芍 5 克，制半夏 6 克，白芷 3 克，细辛 1 克，忍冬藤、炙僵蚕各 12 克，白茯苓、川牛膝各 9 克。

用法 ◇ 水煎服，每日 1 剂，日服 2 次。

功用 ◇ 解表祛寒，活血消肿。

方解 ◇ 阴疽之成，多因素禀体虚，抵抗力低下，外受风寒湿邪侵袭，蕴结在里，致使气血凝滞，不得宣散而发，或因情感内伤，肝气郁结而致。故方用羌独活、防风、细辛、白芷以解表祛风寒，用量宜轻，其旨不在于发汗，而在开腠宣通；佐以当归、白芍活血；僵蚕散结，秦艽祛风湿，合之以达祛邪消肿之效。为外邪所致本证的内消方。

主治 ◇ 阴疽初起（深部脓肿早期），局部色白坚硬、不痛或似有酸痛、形寒、苔薄白或白腻，脉沉细。属半阴半阳之证。

疗效 ◇ 多年临床使用，效果甚佳。

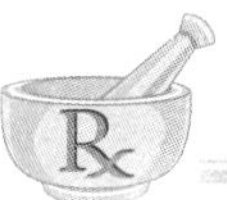

2.9 和营托毒汤

来源◇凌云鹏，《临证一得录》

组成◇生西芪9克，川桂枝4克，炒当归9克，赤白芍9克，炙甘草6克，忍冬藤12克，陈皮6克，白茯苓9克，炙僵蚕12克。

用法◇水煎服，每日1剂，日服2次。

功用◇益气和营，托里消肿。

方解◇深部脓肿，部分表邪已解，而局部硬结。方中以生西芪益气；当归、赤白芍养血活血；配以桂枝、甘草调和营卫；忍冬藤解毒通络；陈皮理气；僵蚕散结；茯苓利湿，从益气和营而达到温经通络、解凝散结之功，寓扶正祛邪，以使内消或移深居浅为目的。此方并可用于溃后的坚肿不消，亦能取得消肿托毒之效。

主治◇深部脓肿。部分表邪已解，而局部硬结，根盘散漫，尚未成脓的。脉弦细或沉细有力。多因正气不足，不能化毒行消或无力托毒。

疗效◇屡用屡验，效果甚佳。

2.10 透脓汤

来源◇凌云鹏，《临证一得录》

组成◇生黄芪12克，当归身、白芍、皂角刺各9克，忍冬藤12克，炙甲片4克，甘草节5克。

用法◇水煎服，每日1剂，日服2次。

功用◇托毒透脓。

方解◇深部脓肿，失治酿脓，每见寒化为热。既失内消之机，当透脓达外为法，移深居浅，而不致内陷筋骨。方用生黄芪益气托毒；当归、白芍养血活血，合之为用则托毒透达之功尤著；辅以忍冬藤、甘草节解毒通络；山甲片、皂角刺攻坚排脓，以助透达之力。合用共奏托毒透脓之功。

主治◇深部脓肿化脓期。

加减◇随证辅以外治之药，其效始著。

疗效◇屡用效佳。

2.11 疏气消肿汤

来源◇凌云鹏，《临证一得录》

组成◇炒柴胡、川芎、赤芍各4克，当归、青皮、炒枳壳各6克，忍冬藤12克，制香附9克，全蝎1克。

用法◇水煎服，每日1剂，日服2次。

功用◇理气和络，活血散结。

方解 ◊ 胁肋深部脓肿，大多因情感内伤所致。方中以当归、川芎、赤芍活血化瘀；柴胡、青皮、香附、枳壳理气解郁行滞；辅以忍冬藤解毒通络；全蝎搜风散结。其中柴胡、青皮并为胁肋部位的引经药，用以引导各药直达病所，疏理气机，通行脉络，而得内消。

主治 ◊ 深部脓肿（胁疽、肋疽）。

加减 ◊ 若局部皮肤微热，或舌苔燥腻，脉见弦劲，为郁久化火之兆，势将酿脓，此时宜加丹皮 6 克，焦山栀 9 克，龙胆草 2 克，茯苓 12 克以清泻郁火，力求内消。

疗效 ◊ 临床屡用，屡收卓效。

附记 ◊ 上述所选凌氏之方，亦为笔者所常用。笔者临床运用，曾多以古方加减为治，虽屡见效验，有的并不够理想。自得凌氏之方，验之临床，每收佳效，疗效较前有所提高。确为临床经验之良方。病邪有深浅，证情有轻重，加之病情之发展演变，有的很难以一方而收全功。故多备选数方，以供临证随证选用，加减施治，守一方或随证更方。务使方证合一，治无虚投，疗效始著。

§3 治疗疮秘方

3.1 三花二石汤

来源 ◊ 贾美华，《中国中医秘方大全》

组成 ◊ 金银花、野菊花各 30 克，红花 10 克，生石膏、寒水石各 60 克。

用法 ◊ 水煎服，每日 1 剂（重者 2 剂），日服 3~6 次。二煎后以药渣煎汁，以纱条浸渍后敷患处，日换 2 次。

功用 ◊ 清热泻火，清营解毒，活血和络。

方解 ◊ 红丝疔多因热毒瘀结，毒流经脉而成。方中生石膏、寒水石清热泻火；金银花、野菊花清营解毒；红花活血和络。方以大剂，药简效宏，且头二煎内服，三煎外敷，使药力内外并行。腠理开，经脉通，热泄毒解瘀行，故能很快获效。

主治 ◊ 红丝疔（管状淋巴管炎）。

加减 ◊ 若形寒发热等表证者，加苏叶 15 克；发热口渴者，加知母、黑山栀各 10 克；腋下、腹股沟淋巴结肿大者，加桃仁、牛膝各 10 克；大便秘结者，加番泻叶 5 克。

疗效 ◊ 治疗 30 例，全部治愈。平均治愈天数为 4. 9 天。

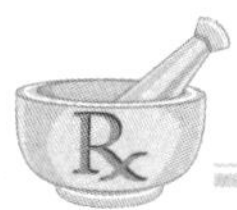

3.2 芩连消毒饮

来源◊顾伯华,《中国中医药报》

组成◊黄芩10克,黄连6克,生山栀10克,制川军9克,野菊花、半枝莲各10克,金银花12克,赤芍9克,连翘、紫花地丁各15克,生甘草6克。

用法◊水煎服,每日1剂,日服2~3次。

功用◊清热凉血,解毒护心。

方解◊本方以《外科正宗》方"七星剑",与《医宗金鉴》方"五味消毒饮",《外台秘要》方"黄连解毒饮"化裁制方。方中以芩连为君,直折上焦心火;金银花合野菊花为治疗之圣药;连翘清上焦诸热,解毒疗疮;紫花地丁入心肝二经,凉血解毒、清热消肿,合半枝莲清解疔毒,力专效宏。诸药合用,共奏清热凉血、解毒护心之功,用之奏效颇捷。

主治◊颜面疔疮,手足疔疮,红丝疔。

加减◊颜面疔疮,每易动风,加草河车、僵蚕合野菊花有入肝经、熄肝风之效;脓成者,加苍耳子、桔梗、皂角刺透脓泄毒;便燥腑结改用生大黄、全瓜蒌通腑泄热;邪热伤阴,去芩连苦寒,加沙参、麦冬、芦根甘寒清热;神识昏糊,加神犀丹1粒冲服,紫雪散4.5克分3次吞服,或安宫牛黄丸2粒,分2次化服;热毒炽盛,加广犀角15克,鲜生地60克凉血解毒;咳吐痰血,加象贝母、天花粉、藕节炭、鲜茅根;高热痉厥,加羚羊角粉、钩藤、龙齿。

疔疮外治可用外科蟾酥丸磨散醋调,围裹于疔疮头四周,箍围聚毒,疔头上置放药制苍耳子虫并用千锤膏覆盖,疮头溃后外用二宝丹药线引毒外泄。

疗效◊多年临床使用,颇感得心应手。

附记◊疔疮初起,不宜切开及针挑,也不能妄加挤压,不然可以造成疔毒扩散走黄。疔疮病发有全身症状时宜卧床休息,饮食忌荤腥发物及甜腻食品,更忌饮酒及辛辣,应多饮水、瓜汁、菊花露等,患部应防护,避免碰跌损伤而致毒邪扩散入营。

3.3 七味治疔汤

来源◊凌云鹏,《临证一得录》

组成◊夏枯草、菊花、紫花地丁、金银花、蒲公英各9~15克,蚤休6克,生甘草3克。

用法◊水煎服,每日1剂,日服3次。

功用◊清热解毒。

方解◊疔疮为脏腑积热、火毒之证。本方是由五味消毒饮化裁而成。方中五味消毒饮(紫背天葵、菊花、紫花地丁、金银花、蒲公英)均为清热解毒之品,因紫背天葵药店少有，故易以夏枯草，此两药均是春生夏枯，其性寒除热与主治外证之用基本相似，尤以夏枯草纯阴之性，解郁火而清热，具有杀菌作用，尤为适宜，并加蚤休、甘草以增清热解毒之功，数十年治疗特为利器。治愈者无数。

主治 颜面疔疮，手部疔疮，多发性疖肿。

加减 已现疔毒走黄征象的，则加入金石斛9克以清胃腑积热。用治面疔、手疔的“走黄”患者，尚无失败病例。

疗效 临床使用数十年，疗效满意。临床观察治愈率为100%。

3.4 知柏解毒汤

来源 凌云鹏，《临证一得录》

组成 黄柏4克，知母、丹皮各6克，金银花、连翘、元参、带皮苓、生米仁各12克。

用法 水煎服，每日1剂，日服2次。

功用 清热利湿，凉血解毒。

方解 本方为已历三世家传秘方。烂疔溃烂期，内治宜以清泄下焦湿热为先。方中以知母、黄柏以泻下焦之湿热而降火为主；元参、丹皮凉血解毒为辅；金银花、连翘清热解毒为佐；又以带皮苓、生米仁利湿为使，使火降热退而湿去，则毒邪得解，其病可愈。

主治 烂疔溃烂期。

加减 以上为常用量，并随症状而增减。如患生于手部的，一般加川连1~2克。外治：在腐烂蔓延阶段，剪除四周黑腐，并用硝酸银棒涂擦边缘未尽之腐肉，杀菌止烂、控制蔓延，取效较中药为速。一般1~3次则腐烂即止。待热退腐止，加用生肌之品亦效速。

疗效 临床屡用，确有显效。

3.5 九味消疔汤

来源 程爵棠，《四川中医》(5) 1985年

组成 金银花、紫花地丁草各30~50克，生地9~30克，夏枯草15克，赤芍、川黄连、知母、生甘草各9克，桔梗6克。

用法 水煎服，每日1剂，日服2次。

功用 清热凉血，解毒消肿。

方解 《疡医大全》云：“总由脏腑积受热毒，邪气搏于经络，以致血液毒滞于毛孔，手脚、头面各随脏腑部位而发。”说明致因虽多，皆由火毒蕴结所致。治宜清热解毒为大法。方中君以金银花、紫花地丁草清热解毒。因二味气轻力薄，惟重用方见其功。臣以夏枯草清热解毒、化痰散结；川连、

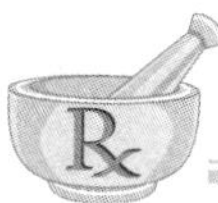

知母泻火解毒护心；火毒久蕴，必致血热血凝，故佐以生地、赤芍凉血活血，以清血分火毒；甘草解毒，合芍药缓急止痛，又能调和诸药之性；使以桔梗调畅气机，又载诸药之性直达病所。诸药配伍，其清热凉血，解毒消肿之功颇著。

主治 ◊ 疔疮。

加减 ◊ 若大便秘结，加生大黄 9 克，番泻叶 3~6 克；足疔，去桔梗，加黄柏 9 克；口臭口渴，加生石膏 15 克，黄芩 9 克；咽喉肿痛或口舌糜烂，加射干、山豆根、板蓝根、元参各 9 克；外吹锡类散（中成药）；小便短赤，加滑石 9 克，木通 6 克，车前子 9 克；发热恶寒，加荆芥、牛蒡子、连翘各 9 克，薄荷 6 克；热毒炽盛，加大青叶、野菊花、蚤休、蒲公英各 15 克；疔发四肢，去桔梗，加大青叶、蒲公英、半枝莲各 15 克；疔毒走黄、合犀角地黄汤加金石斛 15~30 克，紫雪丹、安宫牛黄丸亦可随证加入，或随脏腑经络部位见证加入一二味对证之品。若随证辅以外治之药（具体详见《百病中医膏散疗法》），则奏效尤捷。

必要时配合西医救治，亦可相得益彰。

疗效 ◊ 治疗颜面疔疮 85 例，用本方为主，并辅以外治，5 例因严重走黄，经西医配合救治外，均获痊愈，无 1 例死亡。治愈率达 100%。

附记 ◊ 临床观察，本方适用于各部疔疮，无论初、中、后期，或红肿不红肿，即使正虚或见寒象者，只须略为加减或加入一二味对症之品即可，不必更方。三十多年来，用本方或配合拔疔散，治验甚多，治愈率达 100%。凡治疔疮，切忌刀针或挤压，否则易导致疔疮走黄之变；二要忌口，尤其在治疗过程中，严忌烟、酒，忌食辛辣、鱼、鸡、肉等发物和高热之物，以免影响疗效，或加重病情，引起病变。

3.6 拔疔散

来源 ◊ 程爵棠，《四川中医》（5）1985 年

组成 ◊ 大蜘蛛（烧灰存性）20 只，五谷虫（新瓦上焙干）50 克，明矾、蟾酥各 15 克。

用法 ◊ 共研细末，贮瓶备用，勿泄气。疔疮未溃时取本散（适量），与鲜蜩虫 1~3 条（或用猪胆汁，或烟油或九味消疔汤药汁代）混匀，共捣烂如泥外敷疮头上；已溃者则用本散（适量）点在疮头上，外用千锤膏（中成药，药店有售）覆盖贴之，每日换药 1~2 次，直至痊愈。

功用 ◊ 拔毒消肿，消炎止痛。

方解 ◊ 凡疔疮，皆因火毒所致。治宜拔毒消肿，消炎止痛。方中君以大蜘蛛，其拔毒破积之力，其效无比；臣以蟾酥善拔风火热毒之邪，具有外拔内攻之效，合大蜘蛛其拔毒作用尤著，佐以明矾消炎止痛；入五谷虫解毒化积，如

《本草求真》云："凡热结谵语毒痢，并宜服之，无不立验。"且药性平和持久，其性善入，且协调诸药之性直入病灶，故兼之为使。诸药配伍，共奏拔毒消肿，消炎止痛之效。

主治◊疔疮。

加减◊疔疮走黄加黄升丹15克（名加味拔疔散）。

疗效◊屡用屡验，疗效卓著，一般连续用药1~2次后，疮头必破，流黄水，红肿渐消。一般单用本散外治即效，若配用九味消疔汤内服，奏效尤捷，每获痊愈。

附记◊本方为程氏祖传秘方。据临床观察，本方外用，能代刀针，速破疮头，排黄水，泄邪毒，具有较强的拔毒、消肿、排脓作用，效果卓著。本人临证应用，多与九味消疔汤配合使用。三十多年来，治验甚多，治愈率达100%。

§4 治乳腺炎秘方

4.1 乳痈验方

来源◊许履和，《名医特色经验精华》

组成◊蒲公英15~30克，全瓜蒌12克，连翘、当归各10克，青皮、橘叶、川贝各6克，柴胡、生甘草各3克

用法◊水煎服，每日1剂，日服2次。

功用◊疏肝清胃，下乳消痈。

方解◊方中以蒲公英、连翘清热解毒；全瓜蒌，川贝化痰散结；当归活血消痈；青皮、橘叶、柴胡疏肝理气；甘草解毒和中。本方组方严谨、配伍丝丝入扣，用之其效颇佳。

主治◊乳痈。

加减◊寒热头痛，加荆芥、防风各6克；胸痞呕恶，加半夏、陈皮各10克；排乳不畅或乳汁不通，加漏芦、王不留行、路路通各10克；脓已成，加皂刺、甲片各10克。

疗效◊临床验证，疗效甚佳。

4.2 治乳痈方

来源◊陈泽霖，《名医特色经验精华》

组成◊王不留行30克，漏芦9克，通草9克，金银花、连翘各15克，赤芍、丹皮各9克，青橘叶15克，蒲公英30克，鹿角粉9克

用法◊水煎服，每日1剂，日服2次。鹿角粉磨汁、黄酒冲服。

功用◊通乳散瘀、清热解毒。

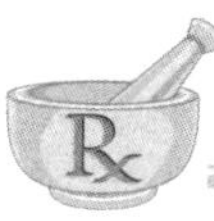

方解 ◊ 乳头属肝，乳房属胃，如肝气郁结、胃热壅滞，就容易发为乳痈。故方中用王不留行、路路通、通草通乳；金银花、连翘、赤芍、丹皮清热解毒；青橘叶、蒲公英疏肝清胃；鹿角粉活血消肿。诸药配伍。共奏疏肝气、清胃热、散结肿、通乳汁之功，再结合中药（如蒲公英、芙蓉叶）外敷、大多可促使乳痈内消，收到热退痛减，乳汁畅通之效。

主治 ◊ 乳痈。

疗效 ◊ 屡试屡验，其效不凡。

4.3 消乳汤

来源 ◊ 凌云鹏，《临证一得录》

组成 ◊ 青皮、橘叶各 12 克，蒲公英 30 克，生甘草、白蒺藜、当归各 9 克，赤芍 6 克，浙贝母 12 克，白芷 3 克，全瓜蒌 15 克，炙僵蚕 12 克。

用法 ◊ 水煎服，每日 1 剂，日服 2 次。

功用 ◊ 理气解郁，清热通乳。

方解 ◊ 祖国医学认为乳头属厥阴肝经，乳房属阳明胃经，故乳汁壅滞的治疗，应疏厥阴之滞，清阳明之热，故方中以青皮、橘叶，白蒺藜、以疏肝解郁而散壅滞；瓜蒌、蒲公英配青皮，白芷的引经，清热解毒而消肿；当归，赤芍的活血行血；贝母，僵蚕搜风散结，从而使凝滞之乳汁通下，蕴结之热邪清解，以达肿消痈除之目的。

主治 ◊ 急性乳痈。

加减 ◊ 若见舌苔黄腻，身热不解，加黄芩 6 克，焦山栀 9 克以退热清火；自觉形寒身热、加炒牛蒡子 12 克以祛风清热解毒；肿坚甚，加王不留行子 9 克，炙甲片 5 克，以破坚行瘀；因断乳而结肿的，加炒麦芽 15~30 克，川牛膝 12 克，以助回乳；因乳头破裂而感染所致者，应控制乳头感染为先；局部均外敷消肿膏，以改善炎症，一般的 2~3 天内可得消散。

疗效 ◊ 多年临床使用，治愈甚多，疗效颇佳。

4.4 乳痈内肾汤

来源 ◊ 程爵棠，《临床验方集》

组成 ◊ 露蜂房 3~6 克（研冲）、皂角刺 3~6 克（烧灰存性，研冲）、川楝子 15 克，浙贝母，泽兰各 9~15 克，山慈菇 9 克，制香附 15 克，蒲公英 15~30 克，柴胡 6 克。

用法 ◊ 水煎服，每日 1 剂，(病重 2 剂)。

功用 ◊ 清热解毒，化痰祛瘀，通络散结。

方解 ◊ 急性乳腺炎，多因肝郁胃热，蕴结乳房所致。方中君以蒲公英，蜂房清热解毒，消肿散结；臣以泽兰，山慈菇活血化瘀、通络止痛；合蜂房能防治癌肿之变；浙贝母，皂角刺清热化痰，通经散结。佐以制香附，川楝子，柴胡疏肝解郁，清热止痛；又柴胡泄肝热，载药入肝，直达病所，故兼之为使。蒲公英清热解毒。诸药合用，共奏清热解毒、化痰祛瘀，通络散结之功，故用之效捷。

主治◊乳痈（急性乳腺炎）。

加减◊若伴头痛，发热恶寒者，加荆芥，防风各9克，薄荷6克；气滞偏重者，加青皮6克，元胡15克；血瘀偏甚者，加归尾，赤芍各9克；肿块坚硬，加炙山甲，炒牛蒡子各9克；肿硬，皮色不变，加鹿角粉，制附子、白芥子，麻黄各6克，减蒲公英；湿热偏甚者，加川黄柏9克，生大黄5克；胃热炽盛，加生石膏15克，黄芩9克；红肿甚者，加金银花15克，连翘，大青叶，黑山栀各9克；大便秘结，加大黄6~9克；痰火内结，加夏枯草15克；乳汁壅滞不通，加穿山甲，王不留行，路路通各9克；断乳后，乳汁多，加生麦芽15克，生山楂9克；脓将成者，加党参、黄芪各15克。

若乳痈溃脓，腐烂，则辅以外治之药。

疗效◊治疗150例，其中已化脓者30例，均全部消散获愈。治愈率达100%。

4.5 橘叶汤

来源◊凌云鹏，《临证一得录》

组成◊细苏梗、焦山栀各9克，淡黄芩5克，金银花、橘叶、生石膏各12克，蒲公英30克，青皮6克，代代花7朵。

用法◊水煎服，每日1剂，日服2次。

功用◊清热理气。

方解◊方中以苏梗，青皮，橘叶，代代花理气解郁；黄芩，黑山栀，蒲公英，金银花、石膏清热解毒；共奏清热理气之功。盖气行则血行，热清则肿消。相辅并治，对初郁未化脓的，则可内消。

主治◊怀孕期乳腺炎（内吹）。

疗效◊屡试屡验，疗效颇著。

§5 治乳腺增生病秘方

5.1 乳腺消瘤汤

来源◊武桢，《山西中医》（5）1986年

组成◊蒲公英30~60克，蚤休15克，青皮、橘叶、穿山甲、僵蚕、桃仁、赤芍各10克，橘核，炙鳖甲各15克，夏枯草、牡蛎各15~30克。

用法◊水煎服，每日1剂，日服2次。

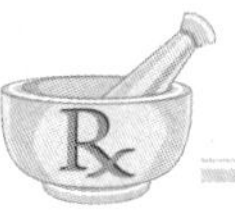

功用◊清热解毒，疏肝理气，化痰消瘀、软坚散结。

方解◊方中以蒲公英，蚤休清热解毒；青皮、橘叶、橘核疏肝理气，破气消积；穿山甲、桃仁、赤芍活血化瘀，且穿山甲合夏枯草，牡蛎、炙鳖甲，僵蚕具软坚散结，通乳络消痰核之功。诸药配伍，力专功宏。其效非凡。

主治◊乳腺增生症。

加减◊患处乳痛，加乳香、没药各 12 克；肿块坚硬，长期不消，偏血瘀甚者，加三棱，莪术各 6~10 克；偏痰结者，去桃仁，加海藻，昆布各 15 克，黄药子 10~15 克；局部有灼热感者，加金银花 30 克，连翘 15 克；气虚者，加黄芪 30 克。

疗效◊治疗 32 例，结果痊愈 25 例（占 78.1%），好转 5 例（占 15.6%），无效 2 例。总有效率为 93.7%。

5.2 消瘀散结汤

来源◊陈景河，《中国中医药报》

组成◊鹿角片 20 克，浙贝母 15 克，瓜蒌，乳香，没药，香橼各 20 克，白芍 30 克，甘草 10 克（无鹿角可用鹿角霜代之）。

用法◊上药加水浸泡 1 小时后，至 100 毫升为宜。煎两次，得药液混合一起，分两次服之。

功用◊理气活血，软坚散结。

方解◊乳核肿痛，多见于现代医学的乳腺增生。临床表现为乳核增大，时有隐痛，皮色如常，推之稍有移动，渐渗乳汁，色黄或带血，多发为双乳。常伴有心情郁闷，舌苔薄白或无，脉弦缓或沉弦。乳核增大，皆因肝脾气郁不舒，血行迟滞，致乳核脉络不通所致。方中鹿角味咸入血软坚，性温通络，能消肿止痛，又善治寒疮；香橼、白芍味酸同气相求，入肝平气，入脾通壅，能解木土之郁，但是香橼辛散之力有余，酸敛不足，故配芍药，甘草酸甘化阴，柔润肝体而平肝气；辅以牡蛎增强软坚散结之效；并固精气；浙贝清热疗恶疮瘀毒，取寒温互用，药性和平，并助以乳香通经宣络以理气；没药化瘀以理血。诸药合用，共奏消瘀散结之功。其功可舒肝脾气结，活血化瘀，促进气散血行，乳核脉络畅通，俾气散则无痛胀，血行则不成疮，其病自愈。

主治◊乳核肿痛，或时渗乳汁，或乳汁带血。可用于乳腺增生。

加减◊若口干燥，心下满者，为肝脾气逆，化热伤阴，宜重用瓜蒌至 50 克；甘凉润燥，清热而祛满；加青果 5 克，平肝开胃而化瘀；乳腺胀痛甚者，加川芎 10 克，郁金 10 克，利用其气香窜，能同香橼舒解气机，同乳没活血化瘀而止痛。外用木香 100 克，鲜生地 200 克，捣成泥状为饼，敷在局部。若舌苔白腻，不欲食者，为脾虚湿浊不化，加白术 10 克健脾燥湿。鸡内金 3 克启脾胃消化之力，又善解脾气郁结。若硬肿不消，宜加甲珠10克，取其穿透破结之力，助软坚散结之效，消坚止痛。

疗效◊临床屡试，疗效颇佳。

附记◊本方用治急性乳腺炎，红肿痛甚伴有寒热者。加柴胡，黄连各15克，蒲公英50克。效果亦佳。

5.3 疏肝消核方

来源◊黄耀燊，《新中医》（8）1990年

组成◊柴胡、生白芍、鹿角霜、郁金、香附、桔梗、柴胡各12克，白术9克，益母草、荔枝核各15克，当归，炙甘草各6克。

用法◊水煎服，每日1剂，日服2次。3个月为1个疗效。

功用◊疏肝理气，活血化瘀，消痰散结。

方解◊肝郁气滞，痰瘀壅滞，致冲任不调。冲任为气血之海。痰瘀壅结于上，结聚乳房而为病，且与月经周期有关。故方用柴胡、郁金、香附，元胡疏肝理气；益母草、鹿角粉、当归配郁金，元胡活血化瘀；桔梗，荔枝核理气化痰散结；再辅以白芍柔肝敛阴；白术、炙甘草健脾燥湿以调和肝脾。诸药合用，共奏疏肝理气，活血化瘀，消痰散结之功。

主治◊乳腺增生症。

加减◊按月经周期的不同阶段加减。月经来潮后的二周内，也就是排卵期，本方加仙灵脾、仙茅，肉苁蓉、制首乌、鸡血藤等温补肾阳，以提高 E_2 水平；月经来潮前的二周内，也就是黄体期，则加麦芽、山楂，丹参、玄参等以降低催乳素水平。但麦芽60~100克，山楂15~30克，应加用大剂量。对减轻乳房胀痛有显著疗效。

疗效◊韩玉洁报道，用本方临床验证43例，结果临床治愈11例，显效18例，有效12例，无效2例，总有效率为95.3%。治愈和显效率达67.4%。

5.4 乳一方

来源◊经验方，《新医药学杂志》（3）1977年

组成◊柴胡（或青皮）、当归，郁金（或三棱）、橘核、山慈菇、香附、漏芦各15克，夏枯草20克，茜草、赤芍、丝瓜络各15克，甘草10克，牡蛎20克。

用法◊水煎服，每日1剂，日服2次。

功用◊理气活血，软坚散结。

方解◊方中用柴胡，香附、郁金、丝瓜络疏肝理气、疏通经络；当归，茜草，赤芍，夏枯草活血化瘀；山慈菇、橘核、煅牡蛎、漏芦软坚散结，甘草调和诸药。合而为方、理气，活血，软坚三法并用，气行则胀消，血行则痛止，瘀散则结解，自无乳胀，乳痛，乳肿之患矣。

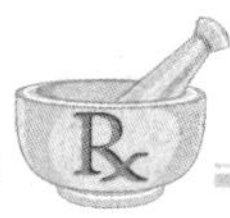

主治 ◊ 乳胀，乳痛有肿块者。可用于乳腺组织（小叶）增生症。

加减 ◊ 临床运用，可随症加减。

疗效 ◊ 临床屡用，每获良效。

5.5 乳癖化坚汤

来源 ◊ 王季儒，《肘后积余集》

组成 ◊ 草河车、夏枯草、半枝莲、瓜蒌各 30 克；海藻、昆布各 12 克，乳香、没药、橘叶、青皮各 6 克，浙贝母 10 克，三棱、莪术各 6 克，蜈蚣 4 条、山慈菇 10 克，茜草 12 克

用法 ◊ 水煎服，每日 1 剂，日服 2 次。

功用 ◊ 疏肝解郁，活血化瘀，软坚散结。

方解 ◊ 此症由肝气郁结而成。方中以草河车、半枝莲以消肿瘤；夏枯草，昆布、海藻软坚散结；三棱、莪术、茜草、乳没，活血化瘀；瓜蒌，浙贝，山慈菇消肿散结；青皮，橘叶破坚癖，散滞气，疏肝郁；蜈蚣走窜通络。直达病所而消恶肿。合而用之其软坚散结之力尤宏。

主治 ◊ 乳癖（乳房纤维腺瘤）。

加减 ◊ 临床运用，可随证增损。

疗效 ◊ 临床验证多例，均获痊愈。疗效可靠。

5.6 消癖汤

来源 ◊ 王玉章，《名医治验良方》

组成 ◊ 当归，香附，女贞子各 10 克，仙灵脾 15 克，白芍、郁金各 10 克，菟丝子 15 克，鸡血藤 30 克，柴胡 10 克，首乌藤 30 克，旱莲草 10 克。

用法 ◊ 每日 1 剂，水煎服，早、晚各服 1 次。

功用 ◊ 舒肝安神，健脾补肾，养血调经。

方解 ◊ 乳腺增生症是一种常见的乳房非炎症性疾病。发生于青春期妇女，多为乳房小叶增生，发生于哺乳后期者，多为乳腺导管增生；发生于更年期妇女；多为乳腺囊性增生。王氏集先辈之名言，采众家之专长，加上自己多年反复的临床实践，以为本病致病之因除思虑伤脾，脾虚水湿不运，聚而成核，或恼怒伤肝，肝失条达，气郁为患之外，多与冲任不调有关。故王氏治之，多主张疏肝解郁，理气散结，益阴安神，调理冲任，攻补兼施而取效。方中柴胡，香附，郁金疏肝解郁，利气止痛；鸡血藤，首乌藤养血活血，安神通络；女贞子，旱莲草滋补肝肾之阴；仙灵脾，菟丝子，温阳化阴，使阴阳互济，冲任调理。上述药物系多年来王氏通过临床实践，从具有相同功效的多种药物中精心筛选而来，验之临床，奏效颇佳。

主治 ◊ 肝郁脾虚，肾亏而引起的乳腺增生及由此导致的月经不调，心神不安。

加减◇凡30~40岁妇女，常伴有月经失调，不孕症或流产史，其双侧乳房内出现大小不一的肿块，质韧不坚，常同时或相继发生。其形态，或圆或扁，分散于乳房，或局限于其一象限。肿块与周围围组织分界不清，不与皮肤粘连，推之移动。在月经前3~4天，疼痛加重，肿块增大。经后疼痛减轻或消失，肿块缩小者可使用本方。如肝郁气滞盛者，加桃仁，红花，三棱，莪术等；痰湿盛者，加白芥子，瓜蒌，夏枯草，半夏等。

疗效◇临床屡用，疗效显著。

附记◇由于乳腺增生症有癌变的可能，在治疗过程中，须每隔3~6个月随访病人，予以详细的复查，进行动态观察。若肿块位于乳房的外上方，恶变的可能性大，须做病理切片。

§6 治血栓性静脉炎秘方

6.1 清营解瘀汤

来源◇奚九一，《中医杂志》(3) 1982年

组成◇益母草60~100克，紫草、赤芍、丹皮各15克，紫花地丁30克。

用法◇水煎服，每日1剂，日服2次。

功用◇清营解瘀。

方解◇本病系由热壅络脉致瘀所致。故方用益母草凉血化瘀利水；紫草、赤芍、丹皮善清营分之热；紫花地丁、甘草以及大黄（外敷用）具有解毒泻热，消肿作用。据临床观察，内外并治。具有疗效高，消肿快，后遗症少的优点。

主治◇急性血栓性静脉炎。

加减◇舌质红、脉滑数，热偏重者，加牛角片15~30克，生石膏60~100克，柴胡10~15克；苔厚腻黄，湿热偏重者，加生（或制）大黄5~10克，黄芩、黄柏各15克。重症患者，加服清络散（自拟）：广角粉3克，牛黄1.5克，三七3克。研成细末，分2次一天内冲服。

外敷大黄糊，生大黄粉500克，玉枢丹（即紫金锭）10克，面粉等量，用温水，稀醋调匀如糊，涂敷患肢，包裹、隔日换药1次，一日外敷3~5次。

疗效◇治疗60例，结果全部有效。其中急性期35例，均获临床治愈。亚急性期25例，临床痊愈13例，显效11例，改善1例。

6.2 解毒通脉汤

来源◇刘奉五，《刘奉五妇科经验》

组成◇桃仁9克，大黄、水蛭、虻虫各6克，银花藤30克，生石膏24克，丹皮、

延胡索、赤芍各6克，连翘15克，栀子、黄芩各9克。

用法 ◊ 水煎服，每日1剂，日服2次。

功用 ◊ 活血化瘀，清热解毒，通脉止痛。

方解 ◊ 产后血栓性静脉炎，是由于寒湿阻络，恶露不下，毒邪逆窜经脉，气血壅滞，堵塞血脉，郁久化热而致。方用水蛭、虻虫、二药均入血分、化瘀血、祛死血，通利血脉九窍；辅以桃仁活血化瘀；大黄苦寒入血分，化瘀血，清解血分毒热；赤芍，丹皮清热凉血，活血破血。因湿毒热邪瘀阻血脉，故多见高热，患肢疼痛，故加用石膏，连翘，栀子，黄芩清热解毒而散结；银花藤即忍冬藤，不但能清热解毒，尚有通血脉活络的作用。仅用一味性平的延胡索行气活血止痛，稍事通气以助血行。本方清热解毒，又活血通脉，且以清为主，只清不通，则热毒不能解，瘀血不能行，所以边清边通，使之热清瘀散。方中活血化瘀之药虽多，但药力峻猛，又因虑其毒邪扩散蔓延，仅用一味行气止痛之品，稍通气以助血行即可。故而奏效颇著。

主治 ◊ 产后血栓性静脉炎。

疗效 ◊ 多年临床使用，每收良效。

6.3 解毒活血汤

来源 ◊ 陈慕莲，《中国当代中医名人志》

组成 ◊ 金银花，玄参各30克，土茯苓，土贝母，生地，当归各15克，赤芍，泽兰各10克，生苡仁30克，蜈蚣3条，穿山甲10克，牛膝15克，甘草10克，蒲公英30克。

用法 ◊ 每日1剂，水煎服，日服2次。30日为1疗程。

功用 ◊ 清热利湿，活血散结。

主治 ◊ 深静脉血栓形成。

疗效 ◊ 屡用屡验，疗效显著。

§7 治血栓闭塞性脉管炎秘方

7.1 温经通脉汤

来源 ◊ 潘建中，《中国中医秘方大全》

组成 ◊ 熟附子20克，干姜6克，豆豉20克，桂枝12克，路路通，黄芪、毛麝香，甘草各20克

用法 ◊ 水煎服，每日1剂，日服2次。

功用 ◊ 温经散寒，活血通络。

方解 ◊ 本病多因感受寒邪侵袭、气血虚寒凝结所致。方用熟附子、干姜，桂枝温经

散寒通脉，为方中之主药；干姜与熟附子同用，可降低附子的毒性，并可加强附子的回阳强心作用；黄芪补气，可强心与扩散血管作用；重用甘草之甘缓，可清热解毒，调和诸药不致辛燥，并能降低附子之毒性。方中附子有毒，用量较大应先煎。

主治 血栓闭塞性脉管炎，虚寒型或气滞血瘀型偏寒者。

加减 病在下肢者，加牛膝20克；口干，舌质红、苔黄者，加金银花叶20克；合并溃疡或坏疽者，加虎杖30克。

本病若处于缺血期和营养障碍期者。加用活络洗方（毛麝香、大风艾、海风藤根、桂枝各12克，大罗伞5克，入地金牛根13克）；坏死期加用消炎洗方（一枝黄花、虎杖各15克，苦参，黄柏各12克，救必应15克）。上述两方分别研末、并均以4000毫升开水泡药浸洗。前者清洗，后者温洗。每日1~2次，每次30分钟。

疗效 治疗50例，其中临床治愈15例（平均疗程64天），显效33例（平均疗程56.3天），缓解和无效各1例（疗程各30天）。总有效率为98%。

7.2 活血通脉汤

来源 杨培根，《新中医》（2）1987年

组成 丹参35克，赤芍、鸡血藤、地龙、乳香、没药、乌梢蛇各15克，当归、红花、甘草各10克，细辛7.5克，蜈蚣3条。

用法 水煎服，每日1次，日服3次温服。

功用 活血化瘀，搜风通络。

方解 本组病例，无论是寒湿致病，或为虚寒成疾，总以气滞血瘀为其主要病理变化。方中以丹参，赤芍，鸡血藤，乳香、没药、当归、红花活血化瘀，通利血脉；乌梢蛇，地龙，蜈蚣搜风通络。细辛温经散寒。诸药合用、共奏活血化瘀，搜风通络之功。

主治 血栓闭塞性脉管炎。

加减 若偏于寒湿阻滞，阳气不能畅达者加附子、肉桂、桂枝、制川乌、制草乌，防已、苍术温经散寒，祛风除湿；偏于湿热者，加黄柏，萆薢以清热利湿，热毒炽盛者，酌加金银花、紫花地丁，蒲公英，连翘、丹皮等以清热凉血解毒；若久病气血亏虚，创面不敛，肉芽不鲜者，酌加益气养血之当归，党参、熟地、首乌等。

再辅以外治，如初起肿胀，疼痛未溃者，用本方三煎后，煎汤温洗患处，每日3次；如后期已溃者，用太乙膏敷患处，每日换药1次。

疗效 治疗11例，结果痊愈6例，显效4例，无效1例。随访1~4年，均恢复正常，未复。

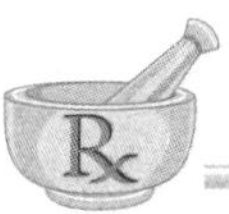

7.3 补气通脉汤

来源 ◊ 王季儒，《肘后积余集》

组成 ◊ 黄芪 60 克，当归、红藤、元参各 30 克，穿山甲、水蛭、乳香、没药各 9 克，䗪虫、虻虫各 6 克，皂角刺、党参各 15 克，牛膝 9 克。

用法 ◊ 水煎服，每日 1 剂，日服 3 次。

功用 ◊ 破血逐瘀，益气养血，清热解毒。

方解 ◊ 方用穿山甲、䗪虫、水蛭、虻虫，红藤、乳香，没药破血逐瘀以通脉；助以党参、黄芪，当归大补气血，增加其破瘀之力；皂角刺，牛膝引诸药直达病所；金银花，元参清热解毒。本方以逐瘀通脉为主，瘀散脉通则气行，俾血脉流通，即可获效。大补气血以增破瘀之力，且可扶正祛邪，瘀滞久郁化热，或外感邪毒，复以清热解毒之品以清之。脉畅热清，则病自愈。

主治 ◊ 血栓闭塞性脉管炎。

加减 ◊ 若患肢凉，加麻黄 5 克，桂枝 15 克，鹿角胶 10 克宣通阳气。如虑其发散太过，可加熟地 30 克以监制之。

疗效 ◊ 临床治愈多例，效果颇佳。

7.4 化湿通脉汤

来源 ◊ 王季儒，《肘后积余集》

组成 ◊ 鸡血藤 30 克，穿山甲 9 克，䗪虫、水蛭、乳香、没药各 6 克，地龙，牛膝各 10 克，苍术，黄柏各 9 克，金银花、藤各 30 克，当归 15 克，桑寄生 30 克，威灵仙 10 克

用法 ◊ 水煎服，每日 1 剂，日服 3 次。

功用 ◊ 活血化瘀，化湿通脉。

方解 ◊ 证偏于湿重者，治以通脉化湿。方中以穿山甲，水蛭，䗪虫、地龙、乳香、没药活血化瘀通脉；苍术、黄柏化湿；当归养血；金银花藤清热解毒通络；桑寄生；威灵仙，牛膝通经络以直达病所，合而用之，共奏活血，化湿，清热，通脉之功。

主治 ◊ 血栓闭塞性脉管炎偏于湿重者。

疗效 ◊ 临床屡用，颇有效验。

7.5 消炎通脉汤

来源 ◊ 吕奎杰，《中国当代中医名人志》

组成 ◊ 金银花 30~45 克（或忍冬藤 45~60 克）、元参、当归各 20~25 克，赤芍 15 克，桃仁 12 克，红花 10 克，川牛膝 15 克，防己 9~12 克，络石藤（或海风藤）15~18 克，威灵仙、甘草各 12 克

用法 ◊ 水煎服，每日1剂，日服2次；重症可2日服3剂，日服3次。

功用 ◊ 清热解毒，活血通脉。

主治 ◊ 血栓闭塞性脉管炎，血栓性静脉炎以及不明原因之下肢肿痛等，症见舌尖偏红，苔薄黄腻，或白腻，脉弦略数。

加减 ◊ 局部肿痛灼热感明显者，加连翘20克，疼痛较甚者，加乳香，没药各6~7克，元胡15克；血瘀证明显者，加地鳖虫10克；深部静脉炎下肢肿胀明显者。加泽兰30克；兼脾肾虚者，加黄芪，桑寄生各20克；偏阴虚者，加生地，石斛各15~20克。

疗效 ◊ 临床反复验证，每获良效。

7.6 脱疽温阳汤

来源 ◊ 金起风，《名医治验良方》

组成 ◊ 肉桂10克，熟地15克，麻黄9克，炮附子15~30克（先煎半小时）、细辛4克，当归、丹参各30克，白芥子、鹿角霜各10克，川牛膝15克，络石藤30克，生黄芪30~60克。

用法 ◊ 每日1剂，水煎3次，首煎1小时，2~3煎各煎半小时，每日上，下午，晚各服1次。

同时用脱疽洗药，苏木、红花、官桂、川乌、细辛、乳香、没药各15克，透骨草、生艾叶、酒桑枝各30克，樟脑15克（药入）、上药放入瓷盆内，加水煎半小时后，趁热先熏（熏时脚上先盖好棉布）后泡洗，每次半小时，每日2次。

功用 ◊ 温阳通经，散寒止痛，活血通络。

方解 ◊ 血栓闭塞性脉管炎系外科血管病中之重候，若不及时治疗，常可造成截肢或致残。本证系由暴受严寒侵袭筋骨，使脉道闭塞，寒凝血瘀，阳气衰微，不能下达肢末而致。症见肢趾冰凉，趾肿痛甚。故方用肉桂，炮附子，麻黄、细辛、鹿角霜温阳散寒；熟地、当归、丹参养血和阴，化瘀止痛；白芥子利气消痰，散寒退肿；川牛膝、络石藤祛除风湿，通络宣痹，方中重用黄芪者，取其益气温阳，鼓舞阳气下达肢端，又可增强当归，丹参活血化瘀，促进脉道血循之效。

本方是由麻黄附子细辛汤合阳和汤加减而成，故适用于证属虚寒型。方用大剂温经散寒，活血止痛之品，冀其寒除阳回，络通肿消，血运畅通而向愈。

主治 ◊ 脱疽（血栓闭塞性脉管炎）证属虚寒型者。症见面暗淡无华，喜暖怕冷，患肢沉重，酸痛麻木、足趾刺痛，小腿肌肉有抽搐痛，局部皮肤苍白，触之冰凉，干燥，常伴有间歇性跛行，手足受冷后疼痛加剧者，趺阳脉搏动减弱或消失，舌淡苔白腻，脉沉细而迟等。

加减 ◊ 若下肢阴寒较甚，少气，脉沉细无力者，加党参 20 克、干姜 9 克；如趾痛较剧，加炙蜈蚣 3 条，马钱子粉 0.6 克（冲服）以平肝定痉，解毒止痛；如痛如针刺，舌质淡紫，脉细涩者，加土鳖虫 10 克，水蛭 6~9 克，取吮血虫类深入痛所，搜络化瘀以止痛。

疗效 ◊ 多年使用，治验甚多，内外并治，疗效卓著。

附记 ◊ 服药期间，忌烟、酒和鱼虾等海味以及生冷食汤。必须卧床休息，抬高患肢。

7.7 四妙效灵汤

来源 ◊ 王仲青，《中国当代中医名人志》

组成 ◊ 黄芪 15 克，当归 9 克，忍冬藤 15 克，乳香，没药各 6 克，桂心 3 克，土茯苓 9 克，生苡仁 12 克，蒲公英 15 克，甘草 3 克

用法 ◊ 每日 1 剂，水煎服，日服 3 次。

同时，配用外用方：枯矾，蜂房灰各 15 克，儿茶 9 克，硇砂，蒲黄各 6 克，冰片 2 克。共研极细末，麻油或凡士林调成糊状。先用淡盐水洗创口，再取药膏（适量）贴敷患处，每日换药 1 次，至腐肉脱落愈合为止。

功用 ◊ 清热解毒，活血化瘀，托里利湿。

主治 ◊ 脱疽（烂脚趾），血栓闭塞性脉管炎。

疗效 ◊ 屡用屡验，效佳。

§8 治下肢溃疡（臁疮）秘方

8.1 化腐生肌丹

来源 ◊ 王玉章，《中国中医药报》

组成 ◊ 红升丹 30 克，轻粉、官粉各 40 克，银珠 30 克，樟丹 10 克，乳香、没药各 50 克，血竭 20 克，松香、冰片各 10 克

用法 ◊ 上药共研细末，混合成丹，疮面在常规消毒下，外涂“化腐生肌丹”，然后外用敷料覆盖包扎，隔日换药 1 次。

功用 ◊ 解毒化腐，生肌敛疮。

方解 ◊ 祖国医学认为慢性下肢溃疡是由于湿热下注，气血瘀滞，或脉道不通，肌肤失养，继而热腐肉烂所致。据临床观察所见，大多由患者其他疮口下陷，脓汁稀而多，或腐烂覆满疮面，肉芽组织暗淡或灰白，疮周皮肤增厚，色素沉着。王氏认为此乃气血瘀滞，脉道不通，瘀、腐、脓的存在为溃疡经久不愈的主要障碍。方中含有“化腐生肌”之圣药红升丹，能刺激病灶肉芽组织，促使结缔组织增生，而利于溃疡的愈合；松香、乳没等乃本方之精品，能生

肌长肉敛皮，活血通络，消肿止痛，加速了上皮的形成。王氏认为脓可能是疮面药物作用下，局部组织代谢旺盛的表现，是“煨脓”的结果，并非疮面感染恶化所造成的，是病症由阴转阳的一个标志；红升丹，轻粉，银珠，乳没等皆为辛温或辛热之品，不但能解毒拔脓化腐生肌，而且可以活血消肿止痛。本药具有提毒化腐，生肌敛皮作用，能改善疮面局部的微循环，激活慢性溃疡由僵化状态向急性无菌性炎性反方向转化，刺激结缔组织增生。临床使用安全可靠，是治疗慢性溃疡较为理想的药物。亦是治疗慢性溃疡的一首外治良方。

主治◊慢性下肢溃疡。

疗效◊多年用于临床，均取得较为满意的效果。

8.2 臁疮汤

来源◊王德隆，《浙江中医杂志》（11~12）1982

组成◊当归20克，茵陈、葛根各30克，黄柏、苦参、连翘、猪苓各12克，炒苍术、防风、羌活、知母各10克，木瓜25克，升麻3克

用法◊水煎服，每日1剂，分2~3次温服。

功用◊清热利湿，祛风解肌，活血消肿。

主治◊臁疮（初中期）。

疗效◊治疗13例，6例初期患者，平均服药15剂皆痊愈；7例中期患者，平均服药23剂，6例痊愈，1例好转。总有效率达100%。

§9 治痔疮秘方

9.1 消痔饮

来源◊彭显光，《名医治验良方》

组成◊朱砂莲15克，草决明20克，煅牡蛎，马勃（布包）、黄柏各15克，甘草6克。

用法◊每日1剂，方中马勃布包与它药同煎30分钟，水煎3次，总取汁500毫升，日服3次，每次服160毫升。

功用◊清热解毒，活血止血，软坚收敛，消肿止痛。

方解◊彭氏认为，内痔的病因以脏腑本虚为主，在各种诱因的影响下，如七情过度，饮食不节，便秘，痢疾，久坐以及负重，竭力运动等均可使脏腑阴阳失调，气血不足，湿热内生，下趋大肠，血脉不行，筋脉横结而成痔。方中朱砂莲味苦辛性寒，清热消胀，散血止血，既能收疮止痛，亦有抑菌杀菌作用；草决明甘苦寒，善能降泄壅滞以通腑道，清利软坚而润肠燥；煅牡蛎有

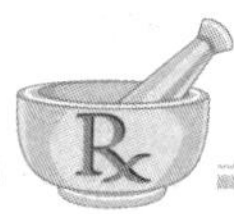

收敛固涩之功效；马勃具收敛止血之作用；黄柏清火燥湿，清热解毒；甘草清热解毒，缓急止痛，调和诸药，诸药合用，共奏清热解毒，活血止血，软坚收疮，消肿止痛之功，意在消除痔静脉的曲张和瘀血，促使痔核萎缩而痊愈。

主治◊痔疮（内痔）。

加减◊如便血严重者，可加槐角 24 克，地榆 30 克；红肿痛剧加黄芩，黄连各 10 克，黄柏 15 克；小便不利加茯苓 15 克，木通 6 克，车前草 15 克；虚证便秘加火麻仁 30 克，生地 15 克，杏仁 10 克，郁李仁 5 克；实证便秘加熟大黄 15 克，枳实 9 克；伴气虚痔核脱出者，可加黄芪 30 克，潞党参，升麻，柴胡各 15 克；血虚加熟地 15 克，当归，白芍各 12 克，阿胶 10 克。

疗效◊临床屡用，疗效显著。

9.2 消痔液

来源◊朱秉宜，《中国中医药报》

组成◊乌梅 1 克，盐酸普鲁卡因 0.5 克，加水到 100 毫升

用法◊治疗内痔，混合痔，用痔黏膜下层，高低位注射法，适当大剂量注射消痔液。治疗三期内痔，混合痔，同时取用四点注射法。治疗肛裂，用四点注射法。即将消痔液与 0.5%普鲁卡因注射液 1∶1 稀释，于截石位 2、5、7、10 点作四个注射点，从距肛门缘中心约 2 厘米处，作肛门外皮肤穿刺，以放射方向至肛管直肠环平面稍下方的内，外括约肌之间，然后注射经稀释的消痔液，每点 4 毫升。

功用◊松弛平滑肌，扩张血管，增加血管灌流量，抗血凝。

方解◊消痔液，经动物实验，具有松弛平滑肌，扩张血管，增加血管灌流量，抗血凝等作用。局部注射用药，有解除肛门内括约肌痉挛或异常活动，从而改善痔血管的回流障碍，加之扩张血管，血管灌流量增加，抗血凝等直接作用，共同改善了局部血循环，血流畅通，使得痔静脉瘀血消退，达到痔核脱去，便血等症状消失，痔疮平复的目的。对肛裂由于内括约肌痉挛的解除，局部血循环改善，因而得以止痛，促进溃疡愈合。本法可避免传统疗法所造成的术后局部疼痛，大出血肛门狭窄，大便失禁等并发症与后遗症。

主治◊内痔、混合痔、肛裂。但痔组织大量纤维性变，血栓形成者；肛裂伴有化脓性炎症者为非适应证。

疗效◊经临床实践观察，上述各证治愈率达 95%以上。

附记◊注意事项：①不可将药注入血管及后尿道部组织内；②普鲁卡因过敏者禁用。

9.3 消痔汤

来源◇王芳林，《中国当代中医名人志》

组成◇槐花，艾叶，荆芥各15克，苦参30克，黄连、薄荷、栀子、枳壳、黄柏、大黄、白芷各15克，地骨皮，蛇床子各30克。

用法◇以上药物用纱布包好，放入大砂锅内，水5碗，煮煎约为0.5小时，取出药包，趁热先熏患部，待温后洗浴约0.5小时，每日熏洗1~2次。每剂可使用3~4次。

功用◇清热解毒，消肿止痛，散风止痒。

主治◇痔瘘肿胀疼痛，手术后创面过大，发炎、肿痛，伤口愈合迟缓者。

疗效◇屡用屡验，效果甚佳。

附记◇在同一书中，王氏还介绍了几首秘方，均经笔者临床验证有效，特转介如下，供临床选择使用。

(1) 灭脓拔毒散（祖传秘方）；明雄黄60克，轻粉，朱砂各6克，净乳香15克（祛油），冰片6克。上药除冰片外，共研细末，再加入冰片研匀，贮瓶备用，勿泄气。或配制成软膏剂，每日大便后，将创面洗净拭干，搽药1次，待3~5日创面新鲜肉芽生长时，再换搽生肌散。功能灭脓拔毒，化腐生新止痛。用于疮疡溃烂，肛肠病手术后伤面腐肉不脱，疼痛者。效佳。

(2) 葱叶生肌散（祖传秘方）炉甘石60克，官粉30克，铜绿15克，煅石膏13克，轻粉，红粉，朱砂，冰片各6克，麝香2克，先将炉甘石烧红，在童便中激碎，再与其他各药（除冰片、麝香外）一起研为细粉，然后装入葱叶管内，放在火旁烤至焦黄色（绝不能烧黑），剥去葱叶后，将制好的药粉中加入冰片，麝香共研为细末，装瓷瓶内备用。或配制成软膏剂。每日大便后，将创面洗净拭干，搽药于患处1次。功能生肌收敛，消炎止痛。适宜用于一切创面肉芽生长期，肛门病手术后创面新鲜者。搽此药能促进愈合。

(3) 痔瘘内消丸（祖传秘方）：炒槐角、生地各240克，大黄150克，炒枳壳120克，当归180克，白芷、焦地榆、黄连、黄芩、炒二丑、栀子、甘草各120克。共研为细末，炼蜜为丸如梧桐子大。贮瓶备用。每日服1~2次、每次服20~30粒，饭前开水送下，以大便通利为适度，服药后大便仍干燥者，可增服至50粒，大便稀泻者，须停服或减量。功能清热利便，止血止痛。用于痔瘘肿痛，大便干燥，肛门破裂疼痛下血者。效佳。

(4) 象牙化管丸（祖传秘方）；蒸槐角120克，焦地榆、黄连各60克，胡黄连，象牙末各120克，茯苓，刺猬皮，当归身各60克，黄芩30克，乳

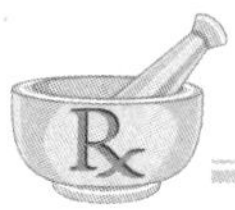

香粉 24 克。共研为细末。炼蜜为丸如梧桐子大，贮瓶备用。每日服 2 次，每次服 40~50 粒，饭前开水送下，连服至减轻或治愈。功能清热解毒，化腐止痛。用于严重复杂性肛门瘘管，凡不适宜或不愿手术者，肛门流脓疼痛日久者，用之皆效。

9.4 矾黄消痔液

来源 丁泽民，《名医秘方汇萃》

组成 明矾 15 克，黄连 20 克，鞣酸 0.7 克，普鲁卡因 5 克，甘油 1000 毫升，注射用水适量制成 100 毫升。

用法 先将黄连以蒸馏水蒸煮提取 2 次（每次沸后继续蒸煎 1 小时），合并两次药液浓缩，使每毫升相当于 2 克生药，加 95%乙醇沉淀 24 小时过滤，留液去醇，再加适量注射用水溶解，加热近沸，并过滤水沉，然后将上述溶液过滤，加入明矾，鞣酸，普鲁卡因及甘油，溶解后再加注射用水，使制成量为 1000 毫升，加活性炭 0.3%，再加热近沸，稍冷过滤，精滤并分装于瓶内，置 100℃下灭菌 30 分钟，经灯检，菌培养合格后备用，每日 1 次，用法同上方 9.2 消痔液。

功用 使痔核硬化而萎缩消失，并有止血作用。

主治 各期内痔，混合痔的内痔部分，以及Ⅰ、Ⅱ度直肠黏膜脱垂。

9.5 槐花消痔汤

来源 蒲孝仁，《四川中医》（5）1985 年

组成 槐花、槐角各 15 克，生地 12 克，黄连 10 克，金银花 12 克，黄柏 10 克，滑石 15 克（包），当归 12 克，升麻、柴胡、枳壳各 6 克，黄芩 10 克，甘草 3 克。

用法 每日 1 剂，水煎服，日服 3 次。

功用 凉血止血，清热解毒，活血止痛，逐瘀消痔。

方解 方用槐花，槐角凉血止血，行血散结，消肿疗疮；配当归、生地养阴清热，活血调肠；金银花，黄连、黄芩、黄柏清热解毒，消肿止痛；升麻、柴胡、枳壳、升提清气，宽肠导滞；滑石、甘草利湿通便，引药下行，诸药合用，共奏凉血止血，清热解毒，活血止痛，逐瘀消痔之功。

主治 内痔。

加减 倘能随证加减，辨证施治，多数可免手术之苦。如出血甚者，加荆芥炭 10 克，地榆，侧柏炭各 15 克；大便秘结者，加火麻仁、大黄各 10 克；小便短少者，加木通 12 克，车前仁 10 克；身体衰弱，或痔核脱出者，加党参、黄芪各 15 克，熟地 12 克，重用当归。

辅助治疗；痔核脱出肛外嵌顿者，及时采用手术还纳，丁字带固定，如已发

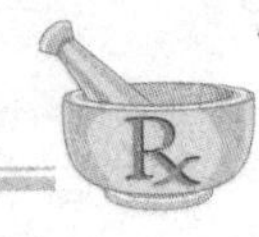

生绞窄，可用地肤子30克，枳壳20克，五倍子30克，煎水坐浴，水肿严重者，可用前药液少许，内加冰片3克，纱布浸药液覆盖，保持痔核湿润，待水肿感染消退后再助以手法，即能还纳，伴息肉，对外痔肛裂者采用外科手术治疗。

疗效◊治疗400例，其中1期210例，2期117例，3期73例，伴有混合痔110例，肛裂、感染、嵌顿102例。结果痊愈244例，好转123例，无效33例，总有效率为92%。

附记◊注意事项，多食纤维性食物，忌食辛辣煎炸之品，尽量避免负重远行，久坐久站，并多作收肛运动。

§10 治鹤膝风秘方

10.1 温阳解凝汤

来源◊施延庆，《名医治验良方》

组成◊熟附子10克，麻黄5克，熟地12克，白芥子，炒黄芩、苍术、白术、泽泻、独活、牛膝各10克，汉防已12克，炙甘草6克。

用法◊每日1剂，水煎服，日服3次。连服5天。

功用◊温经除湿，祛风止痛。

方解◊方中以附子，熟地、麻黄、温阳散寒，止痛为主；白芥子通阳散滞而消皮里膜外之痰；独活，泽泻、防已，祛风湿而不伤正；黄芩、苍术、白术、牛膝为除湿之佳品；甘草调和诸药。合而用之，共奏温经除湿，祛风止痛之功效。

主治◊鹤膝风。症见肢体关节，疼痛明显，伴关节沉重酸困、屈伸不利，局部皮色不红，触之不热，膝关节外形肿大，形如鹤膝。

加减◊若膝肿明显者，加蒲公英15克，倍用防已利湿消肿；若疼痛明显者，加仙灵脾10克，倍附子以温阳散寒止痛；日久成瘀者加白花蛇舌草30克；体虚者，则加黄芪15克。

服药同时，配合针灸，取穴以活血通络，攻补兼施。常用穴位有犊鼻，内膝眼，血海，梁丘，阳陵泉，阴陵泉，足三里等。

疗效◊临床屡用，配用针灸，每收显效。

附记◊本方药性偏温，适宜于寒湿证型。对阴虚有热之证则不宜选用。

10.2 加减羚羊角散

来源◊曹仁伯，《曹仁伯医案精华》

组成◊羚羊角3克，当归身9克，白芍12克，杏仁9克，羌活6克，知母、桂枝

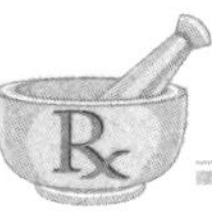

各9克，苡仁18克，秦艽12克，僵蚕4.5克，茯苓、竹沥、桑枝各15克

用法◊水煎服，每日1剂，日服2次。

功用◊清热利湿，宣痹通络，搜风止痛。

方解◊本方由《太平惠民和剂局方》中的羚羊角散化裁而成。方中以羚羊角熄风清热为主，知母，秦艽、苡仁、茯苓清热利湿；杏仁、竹沥涤痰；羌活，桂枝、桑枝，僵蚕宣痹通络、搜风止痛；当归身，白芍活血养血。诸药合用，共奏清热利湿，宣痹通络，搜风止痛之动，临床用于治疗鹤膝风疗效更优。

主治◊鹤膝风。症见膝骨日大，上下渐细小，曲伸不利，热肿疼痛，及风、寒，湿邪合而为病，久则化热所致。

疗效◊临床验证3例，均获痊愈。

§11 治瘰疬秘方

11.1 清瘰汤

来源◊李孔定，《名医秘方汇萃》

组成◊鲜泽漆10克（干品减半），土茯苓、黄精、夏枯草各30克，连翘、山楂各15克，枳壳12克，甘草3克

用法◊每日1剂，将上药纳入陶罐内，用清水浸泡1小时，煮沸10分钟，取汁200毫升，水煎3次，将药液混匀，分3次温服，连服1~2个月，一般可愈，不愈再服。服药期间加强营养。

功用◊解毒散结，行气和胃。

方解◊瘰疬以其颈部结核累如串珠状而得名。以结核为第一症状。古人云：“无痰不成核”本病与痰的关系最密切。本病痰之生，是由于肝郁气滞，脾失健运，痰热内生；或由瘵毒侵袭少阳之经，均可导致痰凝气结而成瘰疬，因此实证偏多。方中泽漆、土茯苓、夏枯草、连翘解毒化痰，其中泽漆能抑制结核杆菌的生长，治结核性瘘管有专长；夏枯草《本经》谓“主寒热，瘰疬、瘿瘤、破癥散瘿结气”，二药堪为专病专药；山楂化瘀消坚开胃；枳壳行气化痰和胃；黄精，甘草益气养阴，扶正祛邪；而黄精一药《本草纲目》称其“补诸虚，止寒热，填精髓，下三尸虫”又与本症相符。诸药合用，共奏解毒散结，行气和胃之功。

主治◊瘰疬（淋巴结核）。

加减◊若瘰疬已溃，加黄芪30克，制首乌15克，以补气血、托毒排脓，敛疮生肌；未溃则配合外治，用生川乌、生草乌各30克，共研极细末，蜂蜜调敷患处，纱布固定，每日1换。

疗效◊临床屡用，效果颇佳。一般一个半月左右可愈。

附记◊服药期间，忌食辛辣燥烈之品。

11.2 消瘰丸

来源◊徐学春，《名医治验良方》

组成◊玄参500克，象贝母、夏枯草、猫爪草、昆布、海藻、羊乳、地龙、重楼各240克，煅牡蛎500克，僵蚕240克，制乳香、制没药、青皮、柴胡各120克，白芍、当归、梓木草各240克。

用法◊先将夏枯草、煅牡蛎、昆布、海藻、柴胡、地龙、梓木草煎水浓缩（水煎3次、取汁浓缩），余药共研细末，加炼蜜与浓缩剂滚丸如梧桐子大，备用。每次服3~5克，日服2次（儿童酌减）。

功用◊清热化痰，软坚散结。

方解◊淋巴结核及肝郁化火，或肝肾阴虚，虚火内生，灼津生痰，痰火凝结而成，方中玄参，贝母，夏枯草、猫爪草、煅牡蛎冀收滋阴降火，化痰软坚，消核散结之效，但正如《本草求真》云："瘰疬痰核，多属毒结不化。"故辅羊乳，重楼，海藻，昆布，僵蚕，梓木草以增强清热解毒，化痰软坚之力，促使毒解结散。佐以青皮，柴胡疏肝郁，泄蕴热；当归，白芍养血和营；乳香，没药行气活血定痛，散结之功可期。又佐地龙功善清热通络，导诸药入经，直达病所。至若溃破窜注，乃肉腐为脓之故。腐脓因于热胜，本方中清热解毒，滋阴降火诸药，正可托毒外出，有如断流排浊，蕴热郁毒，一举荡涤无遗。所以用治溃腐不敛的瘰疬痰核，亦乃切证之方，可收清热化痰，软坚散结之效。

本方系根据《医学心悟》中之消瘰丸，经徐氏儿代临床筛选加味而成，堪称徐氏家传治瘰疬之秘方。

主治◊瘰疬痰核，未溃，已溃各期均可。

加减◊临床运用时也可用此方辨证酌情加减改为汤剂口服。痰火偏盛者，重用象贝母、酌加瓜蒌、海浮石以清热化痰；阴虚火旺者，重用玄参，羊乳，酌加丹皮，知母以滋阴降火；肿块坚硬者，重用牡蛎，梓木草，酌加三棱，莪术，以行气破瘀而使核消；肝气郁结者，重用青皮，酌加玫瑰花，香附以舒肝解郁。

疗效◊屡用屡验，疗效卓著。

附记◊方中羊乳，用桔梗科植物四叶参的根，猫爪草，用毛茛科植物毛茛的根；梓木草《中药大辞典》未载，乃民间治瘰疬之秘方用药，如缺，亦可减去不用。

11.3 清热化痰软坚汤

来源◊程爵棠，《山东中医杂志》（4）1983年

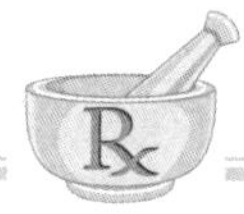

组成◊野菊花、夏枯草各15克，龙胆草9克，浙贝母，生牡蛎（先煎）各15克，橘核、橘络、元参、山慈菇、西黄醒消丸（中成药）、丹皮、黑山栀各9克，柴胡、白芥子、防风各6克。

用法◊每日1剂，水煎服，日服3次。

功用◊清热化痰，软坚散结。

方解◊下述诸症之作，多因肝郁化火，灼津成痰，痰气交结，壅塞络道，结于隧隙所致。其治之要，疏肝泄热以消生痰之源，理气化痰以祛痰气交结之标，故治宜清热化痰，软坚散结。方中君以野菊花、夏枯草清热化痰，解毒散结；臣以龙胆草、黑山栀清泻肝胆及三焦之火毒；山慈菇、西黄醒消丸清热解毒，消肿散结；牡蛎、浙贝母，清热化痰，软坚散结；元参滋阴降火，解毒软坚；佐以橘核，橘络通络化痰，理气止痛；白芥子善化顽痰消肿散结；柴胡疏肝热；丹皮凉血活血；防风善祛经络风湿，又能止痛，故兼之为使。诸药配伍为用，共奏清热化痰，软坚散结之功。

主治◊瘰疬、痰核，症见颈项瘰疬，或乳房结核，或腋下，或四肢内侧皮下结核立串。舌质红刺，脉弦大而滑。

加减◊临证应用，可根据痰火气滞孰轻孰重而随证加减，效果尤佳。

疗效◊多年使用，屡用屡验，疗效颇著。一般连服5~10剂即可见效，坚持服用，可获痊愈，总有效率可达100%。

附记◊据临床观察，本方适用于痰火交结所致之诸症，若痰气偏重，方中少用或减去清肝泻火之品，加减得当，药切病机，疗效颇佳。

在服药期间，戒烟酒，忌食辛辣油炸及油腻之品。

§12 治破伤风秘方

12.1 定痉汤

来源◊吴滨，《中国中医秘方大全》

组成◊全蝎10克，蜈蚣3条，僵蚕15条，防风12克，羌活15克，连翘20克，金银花30克，栀子15克，当归30克，川芎15克，桃仁10克，红花、钩藤各15克。

用法◊每日1剂，水煎服，日服3次。

功用◊镇痉解毒祛风，养血活血。

方解◊破伤风乃因外伤受邪所引起发痉的病症。又因本病发展迅速，常可危及生命，故须早期治疗。方用蜈蚣、全蝎、僵蚕、钩藤、熄风镇痉；金银花，连翘、栀子、清热解毒；颈项强直，四肢抽搐者，多致血行不畅，故以川芎、红花、当归、养血活血、以期一身之血气流通；虽人体内之毒虽解，而外邪实有复入之可能，故用防风、羌活疏散在表之风邪。本方配伍严谨、方切病机，故用之奏效颇捷，疗效甚佳。

主治◊破伤风。

加减◊兼有痰盛者，加天竺黄 15 克；有腑实证，且舌质红苔黄者，加生军 10 克，水牛角 30 克（先煎）。

疗效◊治疗 2 例均愈。

12.2 治破伤风方

来源◊孙秉华，《中国当代中医名人志》

组成◊荆芥 12 克，当归、川芎各 9 克，红花 4.5 克，桃仁 9 克，桂枝 6 克，槐树浆 100 毫升，分 3 次冲服。

用法◊每日 1 剂，水煎服，日服 3 次。

功用◊疏风活血，发汗解痉。

主治◊破伤风抽搐，牙关紧闭，角弓反张而无汗者。

疗效◊屡用屡验。一般服 2~3 剂可愈。

附记◊有汗者应用本方。方中槐树浆，取豆科植物落叶乔木槐树的嫩枝 10 数根，去其两端，放炉火上蒸之，两端流汁取之即得。

又陈广渊自拟治破伤风有效方：粉葛根，胆南星各 12 克，全蝎 9 克，蜈蚣 3 条，净蝉衣 15 克，生川乌 5 克。此方多用虫类有毒之品以作解毒祛风镇痉之剂。生川乌先煎一沸，再下诸药同煎。葛根为舒筋解痉之品。胆南星为清火风痰之剂，身体健壮者，可酌加剂量，体弱酌减。服药近 10 剂而症状明显减轻者，川乌、全蝎剂量酌减，可加当归、白芍、生地、牛膝、木瓜等品，以防其风燥耗伤血液，抽搐完全停止后，可改用濡养筋脉之品作善后调理，如配合人工冬眠治疗、效果更佳。

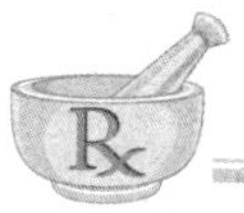

皮肤科秘验方

§1 治紫癜（肌衄）秘方

1.1 消风宁络饮

来源◇曹向平，《名医秘方汇萃》

组成◇炒防风10克，炙黄芪15克，炒赤芍10克，大生地15克，炒丹皮10克，牛角腮5克，生槐花15克，炙甘草5克，红枣10枚。

用法◇每日1剂，水煎服，日服3次。一般服用15剂即可。如反复发作者则须连进本方30剂。

功用◇消风凉血，散瘀宁络，佐调卫气。

方解◇过敏性紫癜、又称“出血性毛细血管中毒症”，是一种变态反应性疾病，主要累及毛细血管壁而发生出血症状。本病多由细菌（β溶血性链球菌）感染，寄生虫感染，食物或药物过敏等所致，好发于儿童和青年，尤以儿童居多，中医属血证发斑范畴，称之为“肌衄”。谬仲淳论血证要诀指出：“宜行血不宜止血”，实寓血活瘀化之深意。本方之目的为消风凉血，散瘀宁络并举，辅以调整卫气，使其风祛瘀散络宁，血循常道而自止。方中防风为祛风主要药，可祛头面及周身之风邪；生槐花功能凉血，祛血中之风热，两药相伍，共奏消风宁络之功，赤芍为清热凉血，活血散瘀之佳品；生地滋阴清热，凉血止血；丹皮功专散瘀；牛角腮为黄牛或水牛角中的骨皮角髓，味苦性温，为止血祛瘀之品，疗血证之要药，上药相伍，共奏凉血散瘀之功，黄芪、炙甘草、红枣和营血，配防风更益卫气。

主治◇肌衄（过敏性紫癜）。

加减◇《小儿卫生总微论方·血溢论》中所论的“血溢”，“血随经络虚处著溢，自皮孔出”，当系本病。是血液溢于皮肤，黏膜之下，而出现青紫色瘀点，瘀斑，压之不褪色为特征的病证。使用本方时，若伴有明显腹痛者，去赤芍改白芍15克。

疗效 临床屡用，疗效卓著。一般服用18剂后可愈。

附记 ①本方适用于单纯型"肌衄"，证，是曹氏数十年临证中治过敏性紫癜之经验方，有较好之疗效。②服药期间忌海鲜，辛辣食物。②若并发肾小球肾炎者，当视具体证候按肾炎辨治。

1.2 脱敏消癜汤

来源 冉雪峰，《冉氏经验方》

组成 艾叶、乌梅、阿胶（烊化）、金银花、槐花米各9克，大枣50克，甘草9克，生大黄1.5克

用法 水煎服，每日1剂，分2~3次温服。

功用 养气止血，清热解毒，脱敏。

方解 方中乌梅为脱敏要药；大枣补气养血；胶艾止血；当归养血活血；金银花，槐花米、甘草清热解毒；生大黄泻热毒，行瘀血。诸药合用，共奏补气止血，清热解毒，脱敏之功。

主治 过敏性紫癜。

加减 出现全身反应，发热者，加生地15克，连翘、丹皮、紫草各9克；出现肠胃道反应，脐周下腹部疼痛者，加厚朴，枳壳，川楝子，黄柏各9克，大黄用量增至6~9克；出现风湿性反应，关节疼痛明显、膝、踝、腕等处关节肿胀并有浆液性渗出，体温升高，行动困难者，加汉防己，秦艽，牛膝、鸡血藤，柴胡各9克；出现肾脏病变，水肿，少尿或出现蛋白尿、血尿或管型时，生大黄用量加至6~9克，黄芪、滑石各15克，猪苓、泽泻、车前子各9克；出现神经系统病变，惊厥者，加水牛角50克，僵蚕，钩藤，天竺黄各9克，出现瘫痪等，加马钱子0.3克（研末冲服）。

疗效 多年用于临床，若随证加减得当，疗效颇著。

1.3 滋阴降火汤

来源 王季儒，《肘后积余集》

组成 生地30克，丹皮10克，鲜茅根30克，知母、黄柏、栀子炭各10克，仙鹤草、大青叶各15克，茜草12克，大蓟、小蓟各12克，广角1.5克（研末冲服）

用法 水煎服，每日1剂，日服2次。

功用 滋阴降火，凉血止血。

方解 多因热入血分，血热外溢所致。方中生地、丹皮凉血热而滋阴；大青叶清热解毒而消紫癜；茅根，大小蓟，仙鹤草凉血止血；栀子炭，知母，黄柏清热泻火；茜草清血热兼能化瘀生新，俾止中有散，则出血点易于吸收也。滋阴

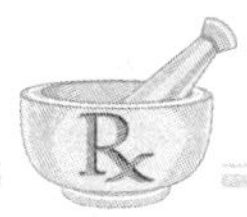

即能清热，凉血即能止血，故用之每奏佳效。

主治 ◊ 过敏性紫癜。出血点鲜红或紫红，面红烦热，口干咽燥，舌红少苔，脉滑数。

加减 ◊ 如大便潜血，加海螵蛸 13 克，五倍子 10 克，三七（研冲）、白及（研冲）各 3 克。

疗效 ◊ 临床屡试屡验，效果颇佳。

1.4 补气凉血汤

来源 ◊ 王季儒，《肘后积余集》

组成 ◊ 黄芪、党参、鱼鳔胶（炒珠）各 15 克，生地 30 克，丹皮 10 克，鲜茅根 30 克，大小蓟各 15 克，茜草 12 克，仙鹤草 15 克，龟胶、阿胶各 10 克（均烊化）

用法 ◊ 水煎服，每日 1 剂，日服 2 次。

功用 ◊ 益气摄血，凉血止血。

方解 ◊ 气虚者，脾气虚也。脾虚不能统血，则血不能归经而外溢，故出血点遍于全身。虽为气虚，亦有火热寓于其中，故本病以气虚不摄血为本，血热妄行为标。治当标本兼顾，或先治其标，后固其本，随机化裁、灵活运用。故方用党参、黄芪大补元气，摄血以固本；复以生地，丹皮、茅根、大小蓟、仙鹤草、茜草清热凉血止血以治标。且茜草兼能化瘀生新，俾止中有散。鱼鳔胶龟胶，阿胶补血止血，且能升血小板。尤其鱼鳔胶，可使血凝聚，不疏散。多年来临床实践，鱼鳔胶配何首乌、枸杞子升血小板极佳。其用法为先将鱼鳔胶用滑石粉炒成珠，再与诸药同煎、或将鱼鳔胶用香油炸单吃，但必须嚼烂而后咽之。

主治 ◊ 血小板减少性紫癜。出血点遍于全身皮肤，黏膜，内脏，或齿龈出血，大便潜血，血热者，其色鲜红，或瘀斑、瘀点，脉滑数；气虚者，其色暗淡，肤色苍白，心慌气短，精神萎靡，舌淡苔白。

加减 ◊ 心慌，加茯神 12 克，柏子仁 10 克；大便潜血，加用“滋阴降火汤”。气虚甚者，重用益气之品；血热甚者，重用凉血之药。

疗效 ◊ 临床应用，效果颇捷。

1.5 青紫汤

来源 ◊ 王鹏飞，《中医杂志》（5）1990 年

组成 ◊ 青黛 3 克，紫草、白及各 9 克，乳香 6 克

用法 ◊ 水煎服，每日 1 剂，日服 2 次。

功用 ◊ 清热，凉血，止血。

方解 ◊ 肺主气，合皮毛。本病发病以秋季为多，盖秋季气燥，燥邪犯肺，易伤阴动

血，伤及皮毛，故成皮肤紫癜。多因邪热伤于手太阴肺经和足少阴肾经经脉，致热入血分而逆乱，血不循经，外溢脉道所致。其治着眼于热、血、肺、肾，以清热凉血为主，早期清肺透邪，晚期，治肾护阴。方用青黛清五脏之热、平肝凉血；紫草凉血，走皮肤，透邪于外，与青黛相伍，清透内外而宁血；白及苦甘涩凉、入肺肾，苦凉清肺治其本，甘缓止痛，能解除胃肠平滑肌痉挛、治疗腹痛及胃肠出血，涩则收敛止血治其急；入肾经兼以治肾护阴。乳香活血通络，一去凉血之弊，一为新血开道。四药合用，妄行之血可宁，越府之血可归，热去血平，其病自愈，且适用于各型紫癜。疗效较佳。

主治 ◊ 过敏性紫癜。

加减 ◊ 单纯皮肤型：若皮疹颗粒小而稀疏，伴有表证者，加金银花 9 克，板蓝根 12 克，白芷 6 克，焦山栀 9 克；若紫癜量多呈片状、伴气营热证者、去乳香、加寒水石 15 克，丹皮 9 克，犀角粉 0.5 克（冲）、元参 9 克，生地 12 克；皮肤关节型，加钩藤、木瓜、威灵仙各 6 克，金银花藤 12 克；腹型：大便下血、色鲜红、伴肛门灼热、大便不爽者，加地榆 10 克，白头翁 6 克，黄连 4 克，赤小豆 30 克；大便色黑呈柏油样，紫癜色淡者，加伏龙肝 15 克，干姜 5 克，阿胶珠 9 克，黄芪 15 克，黄精 9 克；腹部窜痛、攻冲起块者，加芍药 15 克，甘草 6 克，元胡 9 克，沉香末 0.5 克（冲）、凤尾草、倒扣草各 9 克；紫癜肾病，加益母草 15 克，凤尾草 10 克，倒扣草 9 克，泽兰 15 克，泽泻 30 克，生山楂、山药各 15 克，生地 12 克。

疗效 ◊ 李素亭等报道：临床治疗 200 例，其中皮肤关节型 59 例、单纯皮肤型 40 例、混合型 45 例，肾型 36 例、腹型 20 例。结果痊愈 128 例、好转 66 例、无效 6 例，总有效率为 97%，治愈率为 64%。

1.6 清荣饮

来源 ◊ 王祉然，《中医杂志》（12）1987 年

组成 ◊ 槐花 25 克，生地榆 15 克，白茅根 20 克，白芍、玄参各 15 克，金银花、生地各 20 克，大枣 20 枚，鸡内金 15 克，炒三仙各 10 克。

用法 ◊ 上药加水浸泡 30 分钟，再煎煮 30 分钟，每剂煎 2 次。每日 1 剂，二汁混合，早晚各服 1 次。

功用 ◊ 清热凉血、滋阴补虚。

方解 ◊ 过敏性紫癜、中医称“紫斑”，或称肌衄或葡萄疫者。紫癜病发于营血，显于皮肤，但病变却在胃腑，《医学入门》说：“乃胃虚火游于外。”《外科正宗》言其为“邪毒传胃”。胃浊不降、虚火内生、血热妄行、故发紫斑。清其血热为当务之急，故方用槐花、生地榆、白茅根、生地、玄参、白芍、金银花为一派清热解毒、滋阴凉血之品，为血证通用之品。惟大枣、鸡内金、

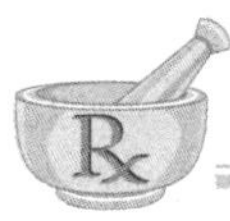

炒三仙（山楂、神曲、麦芽）为其独到用药、为治本而设，有见血休治血之妙。大枣用量多达20枚，取其和胃润营之功，为方中举足轻重之品。现代药理研究证明，大枣煎剂可增加动物的血清总蛋白和血蛋白；鸡内金、炒三仙一可化胃浊以降虚火，二可防大枣甘温壅滞之弊，其配伍精当，为方中所不可缺少。另过敏性紫癜，临床辨证分型一般有血热妄行、阴虚火旺和气不摄血三种，本方既能清热凉血，又可滋阴补虚，故可作为治疗过敏性紫癜的通治验方使用，且每获良效。

主治◇过敏性紫癜。症见皮肤出现青紫斑点或斑块，常伴有鼻衄、齿衄及月经过多，或有发热、口渴、心烦、舌红苔黄、脉数。

疗效◇临床屡用屡验，效果甚著。曾临床验证数例，均获痊愈。

1.7 茜草汤

来源◇宋廷廉，《中国中医秘方大全》

组成◇茜草根30克，生地15克，玄参12克，丹皮、阿胶、白芍、黄芩各10克，甘草6克。

用法◇水煎服，每日1剂，日服2次。

功用◇滋阴清热、凉血止血。

方解◇本病多由外邪乘虚入侵，酿成热毒，迫血妄行，血不循经，渗于脉外，见于肌肤所致。方中重用生地、茜草根、玄参清热凉血；白芍和营清热；丹皮凉血散瘀；黄芩、甘草清热凉血解毒；阿胶养阴止血补血、滋补肝肾。诸药配合，共奏清热解毒、凉血止血之功效。黄芩还具有轻度扩张血管作用，可减轻血管反应。

主治◇过敏性紫癜。

加减◇兼有热象者，加大青叶；腹痛便血者，加地榆炭、炒枳壳、木香、白及；血尿者，加车前草、萹蓄、茅根。

疗效◇治疗60例，全部治愈。其中2天后紫癜即见消退，腹痛、便血症状减轻，6~10天紫癜全部消退，治愈者54例（占90%），11~15天治愈者3例、16~20天治愈者3例。平均治愈时间为9.5天。

1.8 黄芪二活汤

来源◇舒义，《新中医》（5）1988年

组成◇黄芪50克，羌活、独活、荆芥、川芎、蔓荆子、甘草、防风、藁本各15克。

用法◇水煎服，每日1剂，早晚各服1次。

功用◇疏风宁血、益气固表。

方解◇卫阳不固，风邪外袭，扰动营阴，致阴血溢于脉外，则紫癜作矣。本方由羌

活胜湿汤化裁而成。方中重用黄芪旨在扶正驱邪，尤其补气固表，以御邪侵而防复发。配以羌活、荆芥、独活、防风、蔓荆子、藁本祛风胜湿以疏风安血和营；川芎活血，甘草解毒、并调和诸药。尤其方中荆芥能除血中风邪，使邪去正安、血不妄行。诸药合用，共奏疏风宁血、益气固表之功。用于风扰血溢之证（过敏性紫癜），疗效颇佳。

主治◊过敏性紫癜并发肾小球肾炎。

加减◊风胜阻于经络、关节肿痛者，加细辛、桂枝；风扰胃肠、腹痛、恶心、呕吐，加白芍、法半夏；有热象者，加蝉蜕。

疗效◊治疗 14 例，均获痊愈。即紫癜全部吸收、伴发之腹痛、呕吐、或关节肿痛、风疹亦全部消失。并发肾炎水肿消失、血压恢复正常，蛋白尿、血尿、管型尿全部转阴。所有病例、服药 3 剂后紫癜都明显减少，有 3 例服药 3 剂即愈。大部分 6~9 剂痊愈，最多服 12 剂而愈。

1.9 化瘀苍术散

来源◊李博鉴，《集验百病良方》

组成◊苍术、黄柏、川牛膝各 10 克，生苡仁 30 克，泽泻 10 克，白茅根、生地各 30 克，丹皮、赤芍各 10 克。

用法◊水煎服，每日 1 剂，日服 2 次。

功用◊清热除湿、活血化瘀、凉血止血。

主治◊皮肤病，如过敏性紫癜（葡萄疫）、小腿湿疹（湿臁疮）、结节性红斑（梅核火丹）、变应性皮肤血管炎、丹毒、硬结性红斑、小腿静脉性溃疡、结节性血管炎，色素紫癜性苔藓样皮炎、血栓性静脉炎、下肢静脉曲张、静脉曲张综合征、静脉功能不全等，有由湿热下注，瘀阻经脉引起者，均可用本方加减治疗。

加减◊瘀滞偏盛，症见皮肤生有瘀点、瘀斑、溃疡、坏死，或有静脉曲张、结节、肿块、触之痛甚，伴舌暗苔腻、或有瘀点，脉涩滞者，可加泽兰、丹参、穿山甲、王不留行等；湿邪偏盛：症见腿脚水肿，压之有凹陷，或糜烂浸渍，脂水频流，淫淫作痒，伴舌苔厚腻、脉弦滑或滑数者，可酌加冬瓜皮、茯苓皮、防已、木瓜等；热毒偏盛：症见皮肤焮红、色如涂丹、触之灼热，疼痛不已，伴臖核肿大、壮热恶寒，舌绛苔黄、脉弦数或洪数者，可酌加忍冬藤、牛蒡子、紫草、板蓝根等；气血不足：症见疮口紫暗平塌，肉色灰白，出脓清稀、久不收敛、伴乏力倦怠、少气懒言、面色不华，舌淡脉细者，可酌加当归、熟地、黄芪、鸡血藤等。

疗效◊临床屡用，随机加减，每获良效。

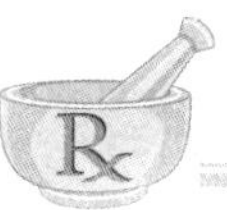

1.10 三草楂黄汤

来源 王洪忠,《名医治验良方》

组成 生地、防风各 10 克,大黄、鹿衔草、甘草各 12 克,紫草 15 克,生山楂 30 克。

用法 每日 1 剂,水煎服,日服 2 次。

功用 疏风清热,行瘀解毒。

方解 紫癜性肾炎,是过敏性紫癜引起的肾脏损害,属中医“血证”、“发斑”范畴。其因不外风、热、毒、虚,多因血热壅盛,兼感风邪,风热搏结于血分,热毒迫血妄行,致血溢于肌表而发斑。初起治当清降为主,日久当以养阴血为本,兼清郁热为标。治血证勿忘行瘀,活血行瘀当贯彻始终。方中以防风疏散风热、祛表邪;生地、紫草、大黄,活血凉血、逐内伏营血之热毒;生山楂味酸,微甘性平,善入血分,为活血化瘀之要药;以甘草佐之,则化瘀血而不伤新血,开郁气而不伤正气;鹿衔草祛风湿而通利关节,止血而不留瘀。诸药合用,共奏疏风清热、行瘀解毒之功。

主治 紫癜性肾炎。

加减 风热内盛兼咽痛重者,加蝉衣、玄参、山豆根;热伏营血,紫癜致密经久不消者,加丹皮、赤芍;血尿明显者,加白茅根、旱莲草;腹痛兼便血者,加白芍,焦大黄;气虚倦怠乏力者,加太子参、冬虫夏草、黄芪;阴虚明显者,加女贞子、旱莲草;热象明显者,加白花蛇舌草,败酱草。

疗效 屡用效佳,有效率达 78%;以急性肾炎综合征者疗效尤佳。

1.11 加减玉女煎

来源 张季高,《名医治验良方》

组成 生地 15 克,麦冬、知母、茜草根、蒲黄各 10 克,生石膏、水牛角(先煎)各 30 克,甘草 5 克。

用法 每日 1 剂,水煎服,日服 3 次。

功用 养阴凉血止血,活血化瘀消斑。

方解 本病的发生是由于少阴不足,阳明有余所致。阴虚则火旺,而火旺更易伤阴、虚火伤及脉络,故见肌衄,或他处出血,故治宜清火与滋阴并用。方中生石膏清胃热之有余;生地滋阴凉血;知母苦寒质润,助生石膏清胃泻火;麦冬养胃阴、助生地凉血止血;蒲黄、茜草根、水牛角凉血止血、活血化瘀;甘草协调诸药,引热下行。诸药合用,共奏养阴凉血止血、活血化瘀消斑之功,用治本病最为适宜,而且效果甚佳。

主治 小儿血小板减少性紫癜。

疗效 多年使用,屡获良效。

§2 治丹毒秘方

2.1 蝎槟导滞汤

来源 余步卿，《浙江中医学院学报》（6）1980年

组成 全蝎（或蝎尾）4只（研吞）、槟榔、生甘草各4.5克，川牛膝、炙甲片、桃仁各9克，红花、独活各3克，赤芍、黄柏各6克，忍冬藤12克。

用法 水煎服，每日1剂，日服2次。

功用 化湿清热，疏结导滞。

方解 本方是已故名医余步卿用以治疗流火早期的经验方。方中的独活、黄柏、生甘草化湿清热；忍冬藤解毒通络；以全蝎搜风、散结、通络；槟榔、川牛膝、炙甲片、赤芍、桃仁、红花活血化瘀、疏结导滞，且牛膝导药下行直达病所，故兼之为使。诸药合用，共奏化湿清热、疏结导滞之功。用之临床，一般三四剂即可见效。

主治 流火早期（下肢丹毒）。鲁贤昌多年来的临床实践证明：本方不但对流火早期有效，而且对流火中、晚期（除化脓者外）和多种下肢疾患，如热痹、血栓性静脉炎、炎性肿块、手术后感染和伤筋瘀肿疼痛，人造血管术后栓塞等均可主之。

加减 如有表证，发冷发热，脉浮数、舌苔白腻，可加薄荷、苏梗；热重烦躁，舌苔黄腻，去红花，加焦山栀、黄芩、丹皮；脘闷欲呕，去桃仁、炙甲片、独活，加藿香、姜半夏、广郁金、炒枳壳；肿硬痛剧，加乳香、桑寄生；皮色潮红、光亮肿大者，去炙甲片、红花，加晚蚕砂、地骷髅、绵茵陈。

鲁贤昌用药经验：如方中缺全蝎，可用地鳖虫、地龙或蜈蚣代替；槟榔用量可酌情增加；高热时，去独活、红花、炙甲片，加金银花、紫花地丁、半枝莲、丹皮等。

在内服药治疗的同时，也可适当配合外治：如腹股沟淋巴结坚硬肿大，可用温经通络的薄贴盖之；局部红肿较剧者，可加用如意金黄散外敷。

疗效 临床屡用，均获良效。鲁贤昌临床验证流火（下肢丹毒）、血栓性静脉炎、人造血管术后栓塞各1例、均获痊愈。多年临床使用，用治上述各病症，证明均有良好效果。

2.2 鹿角阳和汤

来源 郑锦章，《中国中医秘方大全》

组成 鹿角霜30克，麻黄5克，熟地30克，肉桂5克，白芥子3克，炮姜1.5克，川椒5克。

用法◇水煎服，每日1剂。头二煎温服、第三煎熏洗患处。

功用◇温阳解毒、利湿消肿。

方解◇慢性丹毒出现局部漫肿，疼痛不著，患处皮温稍低，皮色苍白或紫暗，自觉木胀感等是虚寒之象，故方用麻黄开腠，可助解散寒凝；取肉桂壮元阳、益火之源，以消阴翳；炮姜守而不走，助肉桂温中散寒；白芥子对皮里膜外的寒凝有消散之功；方中重用熟地补血生精填髓，扶正以驱邪。且熟地与麻黄同用，既能缓麻黄发表，又能去熟地滋腻；川椒温经散寒；鹿角霜功力不及鹿角，故用量较大，取其温补肾阳兼能散瘀消肿而治虚寒性疮疡。合用共奏温阳解毒、利湿消肿之功，故用之多效。

主治◇慢性丹毒。

加减◇局部皮色紫暗，加丹皮20克，红花6克，鸡血藤30克；疼痛加乳香、没药各6克。

疗效◇治疗17例慢性丹毒虚寒型，除1例转口腔医院，2例下肢呈慢性水肿样而中断治疗外，其余均获良效。

2.3 解毒清热汤

来源◇赵炳南，《赵炳南医疗经验集》

组成◇蒲公英、野菊花、大青叶各30克，紫花地丁、蚤休、天花粉各15克，赤芍9克。

用法◇水煎服，每日1剂，日服2次。

功用◇清热解毒。

方解◇方中蒲公英解毒长于消痈；紫花地丁解毒长于治疗毒；大青叶解毒清热凉血，常用于治疗瘟疫斑疹、丹毒等症；蚤休能解肝胆之郁热、熄上扰之火毒，善治上焦痈肿疮毒；佐以赤芍凉血活血散瘀；花粉清热生津护阴。药少力专，各尽其用。既能协同解毒清热，且各有专长，故适用于疔、疖、痈肿、急性丹毒等一切体表感染的初期。本方为清热解毒的首选良方、力专解毒清热。

主治◇疔、疖、痈、急性丹毒初期及一切体表感染初起之症。

疗效◇多年临床使用，屡试屡验，效果颇佳。

§3 治鱼鳞病秘方

3.1 鱼鳞汤

来源◇周鸣岐，《中医杂志》（8）1980年

组成◇生黄芪50克，黑芝麻40克，丹参、地肤子各25克，当归、生地、熟地、

枸杞子、何首乌、白鲜皮各20克，生山药、苦参片、防风各15克，川芎、桂枝、蝉蜕、甘草各10克

用法◊水煎服，每日1剂，日服2次。

功用◊益气养血、补肾祛风。

方解◊鱼鳞病多由肝肾阴虚、营血不足、血虚生风、生燥、肌肤失养所致。方用黄芪、山药健脾益气、生地、熟地、当归、川芎养血；枸杞、首乌、芝麻补益肝肾；白鲜皮、地肤子、防风、苦参片、蝉蜕祛风燥湿；桂枝通络；甘草解毒，并调和诸药。本方作用全面、治疗有效。

主治◊鱼鳞病。

加减◊心悸、失眠、健忘，加炒枣仁、合欢皮；纳呆、脘胀，去生地、熟地，加白术、鸡内金；便溏，去黑芝麻、枸杞子、生地、熟地，加白术、淮山药；气短、自汗，加党参。

疗效◊治疗70例，临床痊愈12例，明显好转45例，好转16例。总有效率为97.1%。

§4　治银屑病（牛皮癣）秘方

4.1　白疕汤

来源◊周鸣岐，《辽宁中医杂志》（8）1984年

组成◊①防风10克，威灵仙15克，白茅根60克，白鲜皮20克，苦参、草河车、丹皮各15克，土茯苓、忍冬藤各30克，地肤子20克，甘草10克。②生地30克，当归15克，土茯苓25克，赤芍15克，丹参、紫花地丁各20克，连翘15克，元参20克，火麻仁15克，白鲜皮20克。

用法◊水煎服，均为每日1剂，日服2次。

功用◊①祛风清热、凉血解毒。②滋阴润燥、解毒化瘀。

方解◊银屑病相当于祖国医学的白疕风。当风邪之毒客于皮肤、稽留不去、蕴结化热，热盛则燥，燥甚则致血热，或久病素体虚弱、风燥内蕴、耗伤阴血、脉络瘀阻、肌肤失养所致。前者为风盛血热，后者为风燥血虚。治宜侧重。风盛血热，治宜祛风清热、凉血解毒。故方①用防风、威灵仙、白鲜皮、地肤子祛风除湿；苦参、土茯苓清热利湿；白茅根、丹皮、草河车、忍冬藤凉血解毒；甘草解毒，并调和诸药。风燥血虚，治宜滋阴润燥，解毒化瘀。故方②用生地滋阴润燥；当归、赤芍、丹参活血化瘀；紫花地丁、连翘清热解毒；元参滋阴泻火；土茯苓、麻仁通腑泄毒；白鲜皮祛风止痒。分型论治、故奏效颇佳。

主治◊银屑病（牛皮癣）。

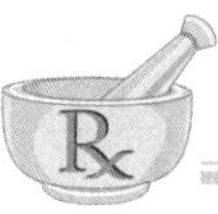

加减 ◊ ①号方：口渴心烦，加花粉、栀子；脾虚湿胜，加白术、滑石；咽喉肿痛，加双花、山豆根；便秘、加麻仁；大便秘结、舌苔黄燥，加大黄。②号方：舌暗或有瘀斑，加莪术、漏芦、丹参、赤芍；大便秘结，加肉苁蓉；皮肤奇痒，加地肤子、蛇床子、蛲床子、刺蒺藜、蝉衣、蜂房；头部皮疹严重，加防风、蜂房、白芷；下肢重，加牛膝、茜草；斑块消失较慢，加蜈蚣 3 条（研末冲服）。若服汤剂困难，可用单方蜈蚣 10 条，焙干研末，分 5 次，每晨空腹服，也有一定疗效。

疗效 ◊ 治疗 116 例，结果基本痊愈 22 例，显效 24 例、好转 58 例，无效 18 例。总有效率为 93.1%。

附记 ◊ 凡治疗效果不显著，多因未坚持继续服药，或在服药中饮酒、食辛辣刺激物有关。病愈后仍应继续治疗 1 个月，以巩固疗效，防止复发。多年来笔者应用本方治疗多例，并配用外治（方详《百病中医熏洗熨擦疗法》），均获痊愈。临床实践证明：比单用内治或外治，疗效尤佳。

4.2 白疕方

来源 ◊ 朱仁康，《朱仁康临床经验集》

组成 ◊ ①生地、生槐花各 30 克，山豆根 9 克，白鲜皮、草河车、大青叶、紫草各 15 克，黄药子 12 克。②土茯苓 30 克，忍冬藤、山豆根各 9 克，生甘草 6 克，板蓝根、威灵仙、草河车、白鲜皮各 15 克。

用法 ◊ 水煎服，均为每日 1 剂，日服 2 次。

功用 ◊ ①凉血清热、解毒治疮。②清热解毒、祛风除湿。

方解 ◊ 牛皮癣进行期，多属血热风燥，故方用生地、生槐花、紫草凉血清热；山豆根、草河车、大青叶清热解毒；白鲜皮消风止痒；黄药子凉血解毒。合用共奏凉血清热、解毒治疮之功；早期多为风盛热炽，故方用土茯苓、白鲜皮、威灵仙祛风除湿；板蓝根、山豆根、草河车、忍冬藤、生甘草清热解毒。随证选用，效果甚佳。

主治 ◊ 牛皮癣。1 号方适用于进行期，2 号方适用于早期。

疗效 ◊ 临床屡用，效果颇佳。据［《光明中医》（3）1988 年］权耀恒报道：用本方（即上二方）随证加减，治疗 69 例，结果痊愈 45 例，好转 12 例，无效 9 例。总有效率为 87%。

4.3 银屑汤

来源 ◊ 周鸣岐，《名医治验良方》

组成 ◊ 白鲜皮 30 克，金银花 40 克（单煎）、连翘 15 克，土茯苓、生地各 30 克，白茅根 50 克，苦参 15 克，防风 10 克，地肤子、丹参各 15 克，鸡血藤 25 克，当归 15 克。

用法 ◊ 每日1剂，水煎，煮沸后改文火，继煎20分钟，每剂药可煎2次，取汁混匀、日服2次。方中金银花宜单煎，煮沸后煎煮时间不超过10分钟，滤汁加入前汤药中同服之。

功用 ◊ 清热解毒、活血祛风。

方解 ◊ 银屑病是一种常见的容易复发的顽固性皮肤病，中医对本病早有详细记载，多属“松皮癣”、“风癣”、“干癣”、“蛇虱”等病范畴。临床症状为周身泛发红色皮疹、呈点滴状、斑块状、地图状，或混合状，表面覆有银白色鳞屑，大量脱屑，皮屑易于剥离，剥离后有点状出血，新发皮疹不断出现、伴瘙痒，或见心烦口渴、便秘溲赤、舌质红、苔黄、脉数。多由素体血热蕴毒、燔灼营血；复由外感风、热、湿、燥、毒诸邪，伤人肌肤，内外合邪，发为银屑顽疾。诚如《医学入门》所言：“疥癣皆血分热燥，以致风毒客于皮肤。”方中白鲜皮，防风祛风解毒止痒；金银花、连翘清热解毒；生地、白茅根清热凉血；土茯苓、苦参、地肤子清热祛湿解毒；丹参、鸡血藤、当归活血化瘀、养血润燥。诸药合用，相得益彰，既可外散肌表之风毒，又能内清血中之热毒，以收攻邪祛病之效。

主治 ◊ 银屑病。

加减 ◊ 银屑病是一种顽固性皮肤病，多呈慢性病变过程，故治疗一般以3个月为1疗程，一定要坚持治疗，不可中断，以冀全功。在使用本方时，如血热盛者，加紫草15克，生槐花30克，黄芩10克；夹有湿邪者，加茵陈20克，生黄柏15克，薏苡仁20克；血瘀重者，加赤芍15克，红花、莪术各10克；如风盛痒甚者，加刺蒺藜30克，乌梢蛇15克，牛蒡子15克；若皮损头部甚者，加全蝎10克（研末分冲服）、川芎、藁本各10克；若久病阴血亏虚，内燥甚者，加玄参、生首乌、熟地各20克，生黄芪15克。

疗效 ◊ 屡用屡验，疗效显著。

附记 ◊ 银屑病的疗效与能否忌口关系甚大。因此，在服药期间忌饮酒，忌嗜食辛辣腥等食物。严格忌口，方可收功。预防感冒，适当休息。

4.4 白疕一号方

来源 ◊ 赵炳南，《千家名老中医妙方秘典》

组成 ◊ 生槐花30克，紫草根、赤芍各15克，白茅根、大生地、鸡血藤各30克，丹参15克。

用法 ◊ 每日1剂，水煎服，日服2次。

功用 ◊ 凉血、活血、消疕。

主治 ◊ 银屑病（血热型）。症见皮疹发生及发展迅速、泛发潮红、新生疹不断出现、鳞屑较多，表层易于剥离，底层附着较紧，剥离后有筛状出血点、瘙痒明显，伴有口干舌燥，心烦易怒，溲赤便秘等症。

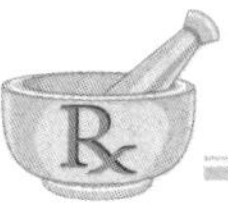

疗效 ◊ 临床屡用、疗效卓著。

附记 ◊ 又全国名医赵锡武自拟秘方——蒺藜汤：白蒺藜、苦参各30克，皂刺、蝉蜕、归尾各12克，生石膏、葛根、薏苡仁、海桐皮、白鲜皮各18克，麻黄6克，大黄3克，杏仁、桂枝、白芍、生姜各9克，甘草9克，大枣7枚。每日1剂，水煎服。功能疏风解表、清热解毒。用治银屑病，效果颇著。

§5 治神经性皮炎秘方

5.1 首乌饮

来源 ◊ 孙迅，《中国中医秘方大全》

组成 ◊ 首乌15克，丹皮8克，生地12克，熟地10克，当归10克，红花3克，地肤子、白蒺藜、僵蚕、玄参、甘草各5克。

用法 ◊ 水煎服，每日1剂，日服2次。

功用 ◊ 祛风凉血、健脾利湿。

方解 ◊ 方中以地肤子、白蒺藜、僵蚕祛风止痒；首乌、丹皮、生地、当归、熟地、红花凉血活血；玄参、甘草健脾利湿，合用共奏祛风凉血、健脾利湿之功。本方适用于神经性皮炎、尤适用播散型损害病例，效果较好；枫银膏外治有肯定治疗效果，内外兼治，效果尤佳。但枫银膏中含有水银，不适宜大面积应用。

主治 ◊ 神经性皮炎。

加减 ◊ 瘙痒剧烈、病变扩散、食欲不振者，加苍术或焦术；四肢倦怠、消化不良，脉浮虚者、加白术；瘙痒过甚、烦躁、睡眠不佳者，加蛇床子、地骨皮。

外搽枫银膏：将大枫子仁与水银按3∶1制成硬膏，外搽患处。

疗效 ◊ 治疗54例，结果痊愈49例（占90.7%），有效5例。总有效率达100%。治愈后继续服用本方，可巩固疗效。

5.2 搜风除湿汤

来源 ◊ 赵炳南，《赵炳南医疗经验集》

组成 ◊ 全虫6~12克，蜈蚣3~5条、海风藤、川槿皮、炒黄柏、炒白术、炒枳壳各9~15克，炒薏米15~30克，白鲜皮、威灵仙各15~30克。

用法 ◊ 水煎服，每日1剂，日服2次。

功用 ◊ 搜内外风、除湿止痒。

方解 ◊ 方中全虫、蜈蚣搜剔深入内外风邪而止痒；白鲜皮、川槿皮、海风藤、威灵仙祛风通络止痒；炒枳壳、炒黄柏、炒白术、炒薏米健脾燥湿止痛。本方各药均为炒用，适用于风湿之邪深入肌腠的慢性瘙痒类皮肤病。

主治 慢性湿疹、慢性顽固性神经性皮炎（顽癣）、年久而致色素暗淡沉着及皮肤粗糙、而显著瘙痒感的皮肤瘙痒症（隐疹），皮肤淀粉样变（松皮癣）有明显痒感者、结节性痒疹（顽湿聚结）。

疗效 笔者临床反复验证多年，用于治疗以瘙痒为主症的上述各病症的慢性期，确有较为显著的疗效。临床实践观察，有效率达98%以上。

5.3 消风化瘀汤

来源 王林杨，《江苏中医》（3）1990 年

组成 荆芥、防风、三棱、莪术、生甘草各 10 克，蝉衣 5 克，露蜂房 3 克，生地、蚤休各 15 克，紫草 20 克。

用法 水煎服，每日 1 剂，日服 2 次。第 3 煎用以洗浴，或将药渣装入纱布袋内局部热敷，每日 1 次，每次 10~15 分钟。待症状减轻后，隔日 1 剂，再递减至隔 2~3 日 1 剂。妇女经期及孕妇停服。

功用 消风化瘀、凉血解毒。

方解 本病多因血虚风燥、肤失所养所致。方用荆芥、防风、蝉衣、露蜂房消风以止痒；三棱、莪术等活血祛瘀。“治风先治血、血行风自灭”，用生地、紫草凉血养血。伍蚤休、甘草清热解毒，并调和诸药。合用共奏消风化瘀、凉血解毒之功。

主治 神经性皮炎。剧烈瘙痒、苔藓化是本病的两大主证。

加减 皮肤苔藓化严重者，加桃仁、王不留行；瘙痒剧烈者，加乌梢蛇；干燥脱屑较多者，加全当归；糜烂渗液者，加地肤子；夜寐不宁者，加夜交藤；急躁易怒者，加五味子，白芍。用药量均为 10 克。

疗效 治疗 39 例，结果临床治愈 11 例，显效 18 例，好转 7 例，无效 3 例。总有效率为 92.3%。平均疗程为 74 天。

附记 又《当代中国名医高效良方 1000 首》载一首经验方——皮炎方：苦参、黄柏、苍术、防风各 9 克，大枫子、白鲜皮各 30 克，松香、鹤虱草各 12 克，五倍子 15 克。上药共研粗末，用较厚草纸，卷药末成纸卷，燃烟熏皮损处，每日熏 1~2 次，每次半小时，温度以病人能耐受为度。功能祛风除湿、杀虫止痒。主治神经性皮炎、慢性湿疹、皮肤瘙痒症。临床运用多年，疗效满意。使用注意：临床上往往开始见效快，后较慢，勿间断，坚持使用才能有效。皮损较大而且粗糙变厚者，熏疗时烟应浓，温度宜高，但也不能过高，以免烧伤。熏完后皮损处往往有一层油脂不要擦掉，保持时间越长越好。

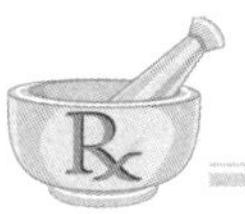

§6 治脂溢性皮炎秘方

6.1 凉血清肺饮

来源 ◇ 顾伯华，《中医杂志》（8）1988 年

组成 ◇ 生地 15 克，元参、川石斛、寒水石、桑白皮各 12 克，生石膏、白花蛇舌草各 30 克，黄芩 9 克，虎杖、生山楂各 15 克，生甘草 13 克。

用法 ◇ 水煎服，每日 1 剂，日服 2 次。

功用 ◇ 凉血清肺，清热解毒。

方解 ◇ 本症好发于青春期男女和成年后的男子。临床所见以阴虚湿热为多。故方用生地、元参、石斛滋阴润燥；生石膏、寒水石泻胃火、清肺热；白花蛇舌草、虎杖清热解毒；桑白皮、黄芩泻肺清热；生甘草和中，以防苦寒伤胃。诸药配伍，有较强的清热解毒作用，故用治脂溢性皮炎等病，有良好的效果。

主治 ◇ 脂溢性皮炎、痤疮、酒渣鼻。

加减 ◇ 皮疹糜烂及伴油腻性脱屑者，加茵陈、生苡仁各 15 克；皮损呈结节囊肿，加益母草 15 克，莪术 12 克；鼻翼潮红者，加制大黄 9 克，苦参片 15 克；大便干结者，加全瓜蒌 12 克，枳实 9 克。

疗效 ◇ 临床多年反复验证，效果颇佳。

6.2 凉血消风散

来源 ◇ 朱仁康，《朱仁康临床经验集》

组成 ◇ 生地 30 克，当归、荆芥、苦参、白蒺藜、知母各 9 克，蝉衣、生甘草各 6 克，生石膏 30 克。

用法 ◇ 水煎服，每日 1 剂，日服 2 次。

功用 ◇ 消风清热。

方解 ◇ 本方系以《医宗金鉴》消风散增减而成。方中以生地、当归、甘草凉血润燥；知母、生石膏清肌热；荆芥、蝉衣消风；苦参、白蒺藜祛风止痒。凡血热生风、风燥诸证、舌淡红、脉弦滑数，均可加减运用，收效颇著。

主治 ◇ 脂溢性皮炎、人工荨麻疹、玫瑰糠疹等证。

加减 ◇ 玫瑰慷疹，加紫草以凉血清热；人工荨麻疹，加紫草、桃仁。

疗效 ◇ 临床屡用，效果颇佳。

6.3 养血消风散

来源 ◇ 朱仁康，《朱仁康临床经验集》

组成 ◊ 熟地15克，当归、荆芥、白蒺藜、苍术、苦参、麻仁各9克，甘草6克。

用法 ◊ 水煎服，每日1剂，日服2次。

功用 ◊ 养血润燥，消风止痒。

方解 ◊ 血虚风燥。方用熟地、当归滋阴养血；荆芥、白蒺藜、苦参消风止痒；苍术健脾、合苦参除湿；麻仁、甘草润燥。诸药合用，共奏养血润燥、消风止痒之功。

主治 ◊ 脂溢性皮炎、皮肤瘙痒症等。凡症见皮肤干燥、脱屑、瘙痒等，均可用之。

疗效 ◊ 屡用效佳。

§7 治药物性皮炎秘方

7.1 皮炎汤

来源 ◊ 朱仁康，《朱仁康临床经验集》

组成 ◊ 生地30克，丹皮、赤芍、知母、金银花、连翘、竹叶各9克，生石膏30克，生甘草6克。

用法 ◊ 水煎服，每日1剂，日服2次。

功用 ◊ 清营凉血、泄热化毒。

方解 ◊ 本方由犀角地黄汤和白虎汤增减而成。故方用生地、丹皮、赤芍清营凉血；知母、生石膏清解肌热；竹叶轻清风热；金银花、连翘、生甘草清热解毒。诸药合用，共奏清营凉血、泄热化毒之功。

主治 ◊ 药物性皮炎、接触性皮炎（包括漆性皮炎）、植物—日光性皮炎。适用于中药毒及风毒肿所致者（血热型）。

疗效 ◊ 临床反复验证，确有佳效。

7.2 增液解毒汤

来源 ◊ 朱仁康，《朱仁康临床经验集》

组成 ◊ 生地30克，元参12克，麦冬、石斛（先煎）、沙参、丹参、赤芍、花粉各9克，金银花15克，连翘、炙鳖甲、炙龟板各9克，生甘草6克。

用法 ◊ 水煎服，每日1剂，日服2次。

功用 ◊ 养阴增液、清热解毒。

方解 ◊ 方中以生地、元参、麦冬、石斛、花粉、沙参养阴增液；鳖甲、龟板滋阴潜阳；丹参、赤芍凉血和营；金银花、连翘、甘草清热解毒。合用具有养阴增液、清热解毒之效。本方适用于毒热伤营耗液，而致皮肤剥脱，潮红等症。

主治 ◊ 药物（剥脱）性皮炎（阴伤型）。多见于剥脱性皮炎，起大疱、大量渗液、层层脱皮、口干、舌绛光剥，脉细数。

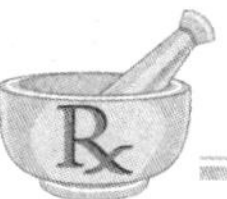

加减◊配合外治：如见水疱、疱破后糜烂渗液，每日用生地榆30～60克，煎水300～500毫升待凉，用纱布五六层浸透药液，湿敷患处，一次敷20～30分钟，日敷4～5次。可连敷2～3天。如皮损潮红，如麻疹样等损害，瘙痒剧，可用三石水等方，随症选用。

疗效◊临床验证，确有良效。

§8 治湿疹秘方

8.1 滋阴除湿汤

来源◊朱仁康，《朱仁康临床经验集》

组成◊生地30克，元参12克，当归12克，丹参15克，茯苓、泽泻、白鲜皮、蛇床子各9克。

用法◊水煎服，每日1剂，日服2次。

功用◊滋阴养血、除湿止痒。

方解◊方中生地、元参滋阴清热；当归、丹参养血和营，四味合用，以补阴血之不足，又可防渗利诸药伤阴之弊；茯苓、泽泻健脾利湿，除湿而不伤阴；白鲜皮、蛇床子祛湿止痒，祛湿邪之有余，制滋补诸品之腻滞。诸药合用，标本兼顾，滋渗并施，养阴与除湿并行不悖，使湿去而无伤阴之弊，阴复而无助湿之嫌。用以治疗湿疹反复不愈，日久伤阴耗血，舌淡苔净或光之证，颇为合拍。

主治◊亚急性、慢性、泛发性湿疹、慢性阴囊湿疹、脂溢性皮炎、异位性皮炎反复发作者，天疱疮等证。

加减◊若阴血耗损不甚，可减生地、丹参用量。一方无白鲜皮，用地肤子10克。

疗效◊临床屡用，效果甚佳。

8.2 全虫方

来源◊赵炳南，《赵炳南医疗经验集》

组成◊全虫（打）6克，皂刺12克，猪牙皂角6克，刺蒺藜、炒槐花各15～30克，威灵仙12～30克，苦参6克，白鲜皮、黄柏各15克。

用法◊水煎服，每日1剂，日服2次。

功用◊熄风止痒、除湿解毒。

方解◊本方是以大败毒汤（五虎下西川）为借鉴而化裁的经验方。主要是用于治疗蕴湿日久、风毒凝聚所引起的慢性顽固性以瘙痒为主症的皮肤疾患。方中以全虫、皂刺、猪牙皂角为主要药。其中全虫性辛平入肝经、走而不守，能熄内外表里之风；皂刺辛散温通，功能消肿托毒、治风杀虫；猪牙皂角能通

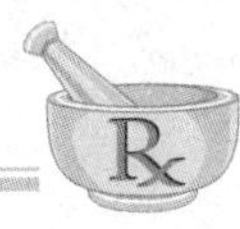

肺及大肠气、涤清肠胃湿滞、消风止痒散毒。盖“热”性散，“毒”性聚，若欲祛其湿毒，非攻发内托辛扬不得消散，而全虫、皂刺、猪牙皂角三者同伍，既能熄风止痒、又能托毒攻伐、对于顽固蕴久深在之湿毒作痒，用之最为相宜。白鲜皮气寒善行、味苦性燥，清热散风、燥湿止痒，协同苦参以助全虫祛除表浅外风蕴湿而止痒；刺蒺藜辛苦温、祛风，“治诸风疮疡”、“全身风痒”，有较好的止痒作用。刺蒺藜协同驱风除湿通络的威灵仙，能够辅助全虫除去深在之风毒蕴湿而治顽固性的瘙痒。脾胃气滞则蕴湿，湿蕴日久则生毒，顽湿聚毒客于皮肤则瘙痒无度，故佐以炒枳壳、黄柏、炒槐花，旨在行气清胃肠之热结，以期调理胃肠、清除湿热蕴结之根源，标本兼顾，寓意较深。本方主要是针对病程日久的顽固性湿毒聚结、风盛瘙痒诸症。故本方对于慢性顽固的瘙痒性皮肤疾病偏于实证者最为相宜。而对于血虚受风而引起的隐疹（如皮肤瘙痒证）不适用，除非患者素来体质健康、外受风邪、复因瘙抓、皮肤苔藓样变、瘙痒无度者，尚可加减使用。

主治◇慢性湿疹、慢性阴囊湿疹、神经性皮炎、结节性痒疹等慢性顽固瘙痒性皮肤病。

加减◇如局限性或泛发的慢性湿疹、阴囊湿疹、神经性皮炎、结节性痒疹等，如用之不应，可加乌梢蛇；如瘙痒甚烈、皮损肥厚、明显色素沉着或伴有大便干燥者，可加川军 9~15 克。按川军一般都惧其通下太过，岂不知川军活血破瘀，少用则泻下，多用反而厚肠胃，与诸药相配合不但止痒功效增强，而且可以促进肥厚皮损的消退。

疗效◇多年临床反复使用，治验甚多，疗效满意。有效率达 100%。

附记◇服药期间，禁食荤腥海味、辛辣动风的食物。本方孕妇慎用，儿童与老年人酌情减量。

8.3 龙蚤清渗汤

来源◇金起凤，《名医秘方汇萃》

组成◇龙胆草 10 克，蚤休 30 克，黄芩、炒山栀各 10 克，丹皮 15 克，鲜生地 30 克，赤芍 12 克，白鲜皮、地肤子各 30 克，苦参 15 克，六一散 15 克（包煎）。

用法◇每日 1 剂，水煎二次，早、晚饭后各服 1 次。如局部皮肤大片潮红，或外布密集丘疹、红斑群集成片、灼热痒剧，可将药渣煎汤待凉后，用纱布浸透药液冷湿敷于患处，以清热燥湿止痒。

功用◇清热利湿，凉血解毒，佐以祛风止痒。

方解◇本型病机由于湿热内盛，侵及营血，壅搏肌肤而发。故方用龙胆草、黄芩、蚤休、炒山栀、六一散清热利湿解毒；鲜生地、赤芍、丹皮凉血活血；苦参、白鲜皮、地肤子清热渗湿、祛风止痒。诸药合用，可使邪热清彻，病可

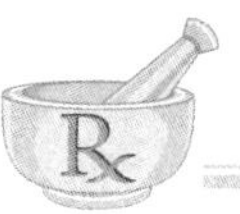

告愈。

主治 ◊ 急性湿疹、脂溢性皮炎、药物性皮炎等证属湿热型者。

加减 ◊ 凡因湿热俱盛、肝失疏泄而引起的各种急性皮肤病属湿热型者均可使用本方。故使用本方应证属湿热型者方适宜。症见皮损肿胀、潮红、水疱、糜烂、渗出，并伴有胸闷、纳呆、小便短少，大便干结或溏、苔白腻或黄腻，脉滑数等。临证时，如渴喜凉饮，脉滑数，加生石膏 30 克，知母 10 克；瘙痒剧烈，加全蝎 6 克，海桐皮 15 克；苔黄舌绛、血热偏盛，加玳瑁 10 克；大便干结，加生大黄 6~9 克（后下）；药后大便溏薄，加山药 18 克。

疗效 ◊ 屡用屡验，疗效满意。

8.4 小儿化湿汤

来源 ◊ 朱仁康，《集验百病良方》

组成 ◊ 苍术、白术、陈皮、茯苓、泽泻、炒麦芽、六一散（包煎）各 6 克。

用法 ◊ 每日 1 剂，水煎服，日服 2 次。

功用 ◊ 健脾除湿。

方解 ◊ 婴幼儿湿疹，中医称胎疮、奶癣，与胎热、乳食有关，证属脾湿心火、湿热为患。小儿湿疹常伴形体消瘦、面色萎黄、纳呆便溏、舌淡苔腻者，此乃脾虚湿盛之证，须以健脾除湿为大法，方中苍术、白术、茯苓、陈皮、麦芽健脾助运；泽泻、六一散淡渗利湿，俟脾健湿除，湿疹则愈矣。

主治 ◊ 小儿湿疹。

疗效 ◊ 屡用效佳。一般服 10~20 剂可愈。

§9 治带状疱疹秘方

9.1 清热消毒饮

来源 ◊ 王季儒，《肘后积余集》

组成 ◊ 生石膏 30 克，紫花、黄花地丁各 30 克，连翘 15 克，金银花、忍冬藤、赤小豆各 30 克，丹皮 10 克，黄连 6 克，大青叶 15 克，黄柏、知母各 10 克，乳香、没药、蝉蜕各 5 克，蚕砂、山栀子各 10 克，滑石 12 克，大黄 6 克。

用法 ◊ 水煎服，每日 1 剂，日服 2 次。

功用 ◊ 清热解毒。

方解 ◊ 本病系湿热素盛，侵入血分、蕴郁成毒而发于外也。方用生石膏大清阳明之热。阳明主肌肉，此症基地焮红，是热毒结于肌腠，故以清阳明为主。紫花、黄花地丁、金银花及藤、连翘、大青叶清热解毒、为治疮疡丹毒之品；黄连消炎杀菌；赤小豆、丹皮祛湿热以凉血；乳香、没药活血止痛；蚕砂、蝉蜕祛风湿而治皮肤湿疹；滑石、山栀子、知母、黄柏导湿热以下行。再以大黄通降清理肠胃，俾肠胃清净不致蕴郁成毒而发于肌腠。本方以清热解毒为主，再辅以凉血活血、清利湿热之法，故用之效果非凡。

主治 带状疱疹（缠腰火丹）。

加减 如溃烂流水，加白鲜皮30克；痒者，加苍耳子6克，地肤子30克；红赤较甚者，加桃仁、茜草各10克；如脉不洪大，去石膏。

再辅以外治，方用石膏轻粉散（煅石膏、轻粉、海蛤粉各30克，青黛10克，上冰片2克，共研细末）适量，用凉水调涂患处，干后再涂，或用香油调涂亦可。或将水泡用针穿破，用药粉干搽亦可。此药涂后有立刻觉清凉止痛之效。

疗效 临床屡用，内外并治，治验甚多，疗效堪称满意。一般用药7天即愈。

9.2 马苋解毒汤

来源 李林，《中国中医秘方大全》

组成 马齿苋、大青叶、紫草、败酱草各15克，黄连20克，酸枣仁20克，煅牡蛎（或磁石）（先煎）30克。

用法 水煎服，每日1剂，日服2次。

功用 清热解毒、凉血祛湿、安神止痛。

方解 方中以马齿苋为主药，清热解毒，配大青叶清肝泻火解毒，以协马齿苋清热解毒之功；紫草凉血解毒；败酱草祛湿活血解毒；黄连清热燥湿；酸枣仁安神；牡蛎软坚敛疮，诸药合用，共奏清热解毒、活血祛湿、安神止痛之功。并随证加减、调整马齿苋用量，故收效较好。

主治 带状疱疹。

加减 如皮肤焮红，有丘疹、丘疱疹簇集者，加丹皮、生地各15克；皮损深红、血泡或密集成片小疱者，马齿苋加至20克，加金银花、连翘、泽泻各10克；疱溃破糜烂者，马齿苋加至25克，加龙胆草、木通各10克，蒲公英、紫花地丁各15克；剧痛者，去酸枣仁，加延明索9克，罂粟壳10克；年老患者可酌情加白术、党参和黄芪等。

疗效 治疗100例，痊愈86例，其中4~7天治愈者53例，8~14天治愈者33例。显效10例、有效4例。总有效率达100%。

附记 又皮肤病专家朱仁康的临床验方，与本方组成相似，但药简效捷、效果颇佳。方用大青叶（或板蓝根）、蒲公英各15克，马齿苋60克。水煎服，每日1剂。疼痛剧烈者，加延胡索、川楝子各9克。本方清热解毒作用颇强。治疗带状疱疹144例，治疗结果1~10天内皮损大部结痂或结痂完全脱落、疼痛消失而治愈者125例（占86.8%），平均治愈天数为5.3天；10天以上治愈者19例。治愈率达100%。

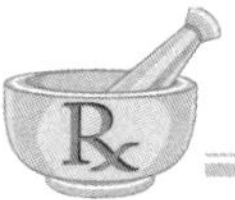

§10 治荨麻疹秘方

10.1 荆防方

来源◇赵炳南，《赵炳南临床经验集》

组成◇荆芥穗、防风、僵蚕、紫背浮萍、生甘草各6克，金银花12克，牛蒡子、丹皮、干地黄、黄芩各9克，薄荷、蝉衣各4.5克。

用法◇水煎服，每日1剂，日服2次。

功用◇疏风解表、清热止痒。

方解◇方中以荆芥、防风、薄荷、蝉衣为主要药，荆芥辛苦而温、芳香而散、气味轻扬入气分，驱散风邪；防风其气不轻扬，能散入于骨肉之风，故宜在表之风邪，用防风必用荆芥；薄荷轻清凉散，善解风热之邪，又能疏表透疹解毒；蝉衣凉散风热，开宣肺窍，其气清虚，善于透发。此四味合用，清热疏风、表散的作用较强，故为第一线药组；而牛蒡子、浮萍、僵蚕为第二线药组，作用较强。牛蒡子疏散风热，解毒透疹：浮萍轻浮升散、善开主窍；僵蚕祛风散结，单用也可治风疮隐疹。协助第一线药组以透达表热之邪。金银花、黄芩解毒清肺热以泄皮毛之邪；丹皮、干地黄理血和血；生甘草解毒调和诸药。诸药合用、共奏疏风解表、清热止痒之功。本方适用于急性荨麻疹偏于风热的，病程在1个月内尤为适宜。

主治◇急性荨麻疹，血管神经性水肿。

加减◇若见恶寒重，发热轻，风团皮损偏白者属于风寒，本方去薄荷，重用荆芥，加干姜皮也可使用；若服用一二剂后皮损逐渐消退，可以减去第一线药组，以免疏散太过，大汗伤气。若兼见高热，可增加服药次数，即日服4次即可。若兼见吐泻、腹痛等胃肠道症状时，可加服周氏回生丹，每次7~10粒，效果较好。

疗效◇屡试屡效，效果颇著。

10.2 麻黄方

来源◇赵炳南，《赵炳南临床经验集》

组成◇麻黄、干姜皮、浮萍各3克，杏仁4.5克，白鲜皮、丹参各15克，陈皮、丹皮、白僵蚕各9克

用法◇水煎服，每日1剂，日服2次。

功用◇开腠理，和血止痒。

方解◇因血虚而外受寒湿之邪传经入里而致的痦瘤。方中以麻黄、杏仁、干姜皮取其辛温宣肺以开腠理、推邪外出；佐以浮萍、白鲜皮走表扬散寒湿；丹参、

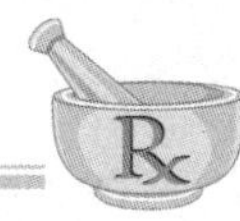

丹皮，养血活血，古人云："治风先治血、血行风自灭"，此之谓也。白僵蚕化痰祛风、疏通经络；陈皮伍杏仁宣肺理气、祛邪外出；陈皮伍干姜皮能理气开胃，醒脾化湿、以期内外兼治；干姜皮伍麻黄，又能缓和麻黄辛温透达之性，以免大汗伤正。诸药合用，共奏散风、活血、除湿、止痒之功，对风寒所致的荨麻疹有较好的疗效。

主治◊血虚因寒湿或风寒而发者的慢性荨麻疹，或急性荨麻疹。

疗效◊临床屡用，颇有佳效。曾验证数例急性荨麻疹、证属风寒者、均获痊愈。

10.3 麻黄蝉衣汤

来源◊冉雪峰，《冉氏经验方》

组成◊麻黄、蝉蜕各6克，槐花米、黄柏、乌梅、板蓝根、甘草、生大黄各9克

用法◊水煎服，每日1剂，日服2次。一般2~3剂即荨麻疹消退。

功用◊抗过敏、散风热、凉血祛风、清热解毒。

方解◊方中麻黄"以轻扬之味而兼辛温之性，故善达肌表，走经络，大能表散风邪、祛除寒毒。"（《本草正》）蝉蜕宣肺、疏散风热、透疹止痒；槐花清热凉血，据现代药理研究，有维持毛细血管正常的抵抗力、减少血管通透性的作用；黄柏清热燥湿、泻火解毒；乌梅"能敛浮热，能吸气归元"（《本草经疏》），现代药理研究，有抗过敏作用；板蓝根清热解毒凉血；大黄"推陈致新、通利水谷、调中化食、安和五脏"（《神农本草经》），甘草和中缓急、解毒润肺。诸药合用，既能抗过敏，又能散风热，用于治疗风热型荨麻疹，实有捷效，是已故名医冉雪峰创立的特效验方之一。

主治◊荨麻疹。

加减◊出现全身反应，有发热恶寒者，加金银花15克，苏叶3克；大便干、大黄加至15克；出现气短、呼吸困难者，加杏仁9克，瓜蒌15克；大便溏者，首剂去大黄、加丹皮9克；恶心、呕吐、腰痛，加厚朴、枳实、建曲各9克：小便短赤者，加滑石粉9克，石斛12克，生大黄减至6克。

疗效◊屡用特效。

10.4 活血祛风汤

来源◊朱仁康，《朱仁康临床经验集》

组成◊当归尾、赤芍、桃仁、红花、荆芥、白蒺藜各9克，蝉衣、甘草各6克。

用法◊水煎服，每日1剂，日服2次。

功用◊活血祛瘀、和营消风。

方解◊"久病入络"，故治宜遵"治风先治血，血行风自灭"之旨，方中重用活血药当归尾、赤芍、桃仁、红花以活血祛瘀，和营止痒；佐以荆芥、蝉衣、白蒺藜消风；甘草调和诸药。诸药合用，共奏活血祛瘀、和营消风之功，用于

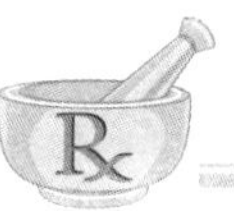

荨麻疹日久发作，以及皮肤瘙痒不止，舌质紫、脉细涩等证，颇为合拍。

主治 ◊ 慢性荨麻疹、皮肤瘙痒证等。

疗效 ◊ 临床屡用，效果甚佳。

10.5 多皮饮

来源 ◊ 赵炳南，《赵炳南临床经验集》

组成 ◊ 地骨皮、五加皮、大腹皮、粉丹皮、川槿皮各 9 克，桑白皮、白鲜皮、赤苓皮、冬瓜皮、扁豆皮各 15 克，干姜皮 6 克

用法 ◊ 水煎服，每日 1 剂，日服 2 次。

功用 ◊ 健脾除湿、疏风和血。

方解 ◊ 方中赤苓皮、冬瓜皮、扁豆皮、大腹皮健脾利湿、涤清肠胃的积滞，原方五皮汤中的生姜皮改为干姜皮，取其辛温和胃、固表守而不走；白鲜皮、川槿皮驱风止痒；丹皮凉血和血化斑；地骨皮、桑白皮泄肺热而清皮毛。合用共奏健脾除湿、疏风和血之功，用于顽固性慢性荨麻疹、经常复发，而发作时以皮疹为主。湿重于热，用过麻黄方不效者最为适宜。

主治 ◊ 亚急性、慢性荨麻疹。

加减 ◊ 若遇冷而复发者，则重用干姜皮；遇热而发作者，去干姜皮，加干生地 15~30 克。

疗效 ◊ 屡试屡验，效果甚佳。

10.6 潜阳熄风汤

来源 ◊ 朱仁康，《朱仁康临床经验集》

组成 ◊ 生熟地各 15 克，当归、何首乌、白芍各 9 克，紫贝齿、珍珠母各 30 克，磁石、生龙骨、生牡蛎、代赭石各 15 克。

用法 ◊ 水煎服，每日 1 剂，日服 3 次。

功用 ◊ 潜阳熄风，养血和营。

方解 ◊ 方中以紫贝齿、磁石、生龙牡、代赭石、珍珠母平肝潜阳；生熟地、当归养血；白芍和阴血，泻肝火；何首乌补肝肾、益精血。本方通过平肝潜阳、养血滋阴以熄风、养血润燥以和营。故适用于风燥日久、伤阴耗血、内风不熄、皮肤瘙痒不止、舌质淡、苔净或光、脉弦细之证，颇有效验。

主治 ◊ 慢性荨麻疹、泛发性神经性皮炎。

疗效 ◊ 临床屡用，疗效颇著。

10.7 消疹汤

来源 ◊ 陶航，《中医杂志》（7）1987 年

组成 ◊ 苍术、黄芩、连翘、地肤子、茯苓、蝉蜕各 10 克，厚朴 6~9 克，陈皮 6

克，甘草5克，丹皮10~12克。

用法◊水煎服，每日1剂，日服2次。

功用◊清热祛湿、运脾和中、散风活血。

方解◊胃肠型荨麻疹的发病与湿热关系密切。方中以苍术、厚朴、地肤子、茯苓、陈皮燥湿利湿运脾；以黄芩、连翘清热；蝉蜕散风止痒，加一味丹皮凉血活血，以助风团的消散。本方组方合理、主次分明，故用之效果颇佳。

主治◊慢性胃肠型荨麻疹。且多伴有脘腹痛或不适、恶心或呕吐、大便稀溏或不爽、苔白腻或黄腻等肠胃症状。

加减◊痒甚，加蝉蜕、苦参、徐长卿各10克；脘腹痛甚，加炒枳壳、焦楂曲各10克；疹红赤或咽红赤，加金银花、地骨皮各10克。

疗效◊治疗15例，结果痊愈12例，好转2例，无效1例。治愈12例中，曾随访6例，有5例复发，再服原方痊愈。

附记◊饮食宜清淡、忌虾、蟹、公鸡、猪头肉、雪里蕻、芫荽等腥荤发物。并注意避免接触花粉，防止昆虫蜇咬。

10.8 固正御风汤

来源◊朱仁康，《中国当代中医名人志》

组成◊炙黄芪20克，防风、炒白术、桂枝、赤芍、白芍各10克，生姜3片，大枣10枚。

用法◊水煎服，每日1剂，日服2次。

功用◊调营固卫，以御风寒。

方解◊方中以炙黄芪、白术、防风固表御风；桂枝、白芍、生姜、大枣调和营卫、发散风寒；佐赤芍活血祛风。本方用玉屏风散固卫、桂枝汤调营，合用共达以御风寒之功。

主治◊冷激性荨麻疹。

加减◊日久发作不休，加乌梅、五味子酸收之品，并有抗过敏作用。

疗效◊临床屡用，每获良效。

10.9 消荨汤

来源◊任继学，《名医治验良方》

组成◊葛根30克，桑白皮15克，蝉蜕20克，白鲜皮、白芷、栀子、地骨皮、苦参、竹叶各10克，大黄2~3克。

用法◊每日1剂，先将药物用冷水浸泡1小时，浸透后煎煮。首煎沸后文火煎40分钟，二煎沸后文火煎20分钟。煎好后两煎药汁混匀，总量以250~300毫升为宜，分2次温服。

功用◊祛风止痒，清热解毒。

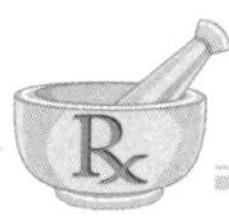

方解 ◊ 荨麻疹中医称“隐疹”，“风疹块”。受由汗出当风，露外受凉，风邪袭虚，或阴虚血燥，胃肠湿热蕴结，复感湿邪而发。肺居胸中，上连气道、开窍于鼻，外合皮毛，主表，故方用桑白皮、地骨皮、白鲜皮清宣肺卫；白芷祛风止痒；《内经》云：“诸痛疮疡，皆属于心”，故用苦参、栀子、竹叶清心热而利小便，使邪从前阴（小便）排出；重用葛根调理肌腠，退热散风；大黄泻火、通便解毒，使邪从后阴（大便）而去。诸药合用，共奏祛风止痒、清热解毒、调和营卫之功效。

主治 ◊ 风疹块成粟粒状丘疹、瘙痒难忍、搔抓成片，即现代医学所称之荨麻疹。

加减 ◊ 症状以皮肤作痒为主，病因与风、湿、热有关的荨麻疹适宜本方。如风热盛，疹色赤、遇热加剧，脉浮数、舌质红、舌苔薄白者，加生地、丹皮、薄荷以祛风清热；如风湿盛、色瘀红、遇冷或受潮湿加重、脉浮缓、舌质淡、苔白腻者、加苍术、黄柏以祛风利湿；如风毒盛者（感染）、身热头痛、瘙痒、局部溃破流水，脉弦数，舌质红，加双花、蒲公英、紫花地丁以祛风清热解毒。本方大黄用量必须斟酌使用，随证加减。如便秘、身热、口渴、脉数，大黄可用 10~30 克，以荡热解毒；如大便溏、微热不渴，可酌减至 2~5 克，借以清理湿热。

疗效 ◊ 多年使用，治验甚多，疗效满意。

附记 ◊ 同时注意衣物清洁，饮食素淡，大便通畅，定能收到良好效果。本方加减对过敏性紫癜同样有效。

§11　治扁平疣秘方

11.1　去疣三号方

来源 ◊ 朱仁康，《朱仁康临床经验集》

组成 ◊ 马齿苋 60 克，败酱草、紫草、大青叶（或板蓝根）各 15 克。

用法 ◊ 水煎服，每日 1 剂，日服 2 次。

功用 ◊ 清热利湿、凉血解毒。

方解 ◊ 方中以马齿苋、败酱草、大青叶清热解毒、且败酱草还有凉血利湿之功。紫草凉血清热，合之共具清解疣毒之功。

主治 ◊ 扁平疣、传染性软疣。

疗效 ◊ 据报道用本方治疗扁平疣 75 例，结果痊愈 47 例，进步 11 例，无效 17 例。痊愈病例中，服药 3~24 剂，平均为 13.8 剂。

附记 ◊ 本方药简效捷、且药源丰富，价格低廉、取材方便和疗程较短。值得推广使用。

11.2 蓝苡消疣汤

来源 裴宇法,《集验百病良方》

组成 板蓝根、生苡仁各 60 克，柴胡、黄芩、连翘、桃仁各 10 克，防风 8 克，陈皮、生川军各 6 克，麻黄 5 克，甘草 9 克。

用法 水煎服，每日 1 剂，日服 2 次。

功用 清热解毒，活血散结，疏风逐邪。

方解 方中以板蓝根、黄芩、连翘清热解毒，生苡仁祛湿；桃仁活血；防风、麻黄疏风逐邪，且防风善祛阻于经络之风毒；柴胡、大黄、陈皮疏畅气机。甘草解毒、并调和诸药。合之为用，共奏清热解毒，疏风达邪、活血散结之功，故用之颇验。

主治 扁平疣。

加减 发于颜面部，加桑叶 6 克，桔梗 8 克；在下肢者，加牛膝 10 克；皮疹呈深褐色，且发展快，舌质红、脉数者，加青黛、夏枯草各 10 克，皂刺 6 克；痒甚者，加蝉蜕 6 克，荆芥 5 克；月经期，去桃仁。

疗效 治疗 185 例，结果治愈 181 例（占 97.8%），好转 4 例。总有效率为 100%。痊愈病例中服药 20~25 剂者 26 例，26~30 剂者 155 例。

11.3 化毒消疣汤

来源 顾伯华,《千家妙方·下》

组成 大青叶、蒲公英、板蓝根、白花蛇舌草、土茯苓、牡蛎（先煎）、磁石（先煎）、鲜生地各 30 克，黄芩 12 克，制大黄 9 克。

用法 水煎服，每日 1 剂，日服 2 次。第 3 煎煎水外洗患部，每日 1 次。或用本方煎水，待温外洗患部，每日洗 3 次。

功用 清热平肝。

主治 扁平疣。

疗效 临床屡用，均收到较好治疗效果。部分病人服药数剂后，疣痒加重，其数有增，此为向愈之兆，不必忧之，继续用药，即可痊愈。

11.4 兰藤消疣饮

来源 金起风,《中国当代中医名人志》

组成 板蓝根、马齿苋、红藤、紫花地丁、薏苡仁、土茯苓各 30 克，蒲公英 20 克，香附、木贼草各 10 克，赤芍、莪术各 15 克，生甘草 6 克。

用法 水煎服，每日 1 剂，分 2 次饭后服。如扁平疣病久不愈，面部皮疹多者，宜配合外擦，可将药渣煎成浓汤，用小纱布一块浸药液后，在颜面各处皮疹点进行轻轻揉擦小范围的皮疹 1 分钟左右，但必须每处轮换交替进行。每次

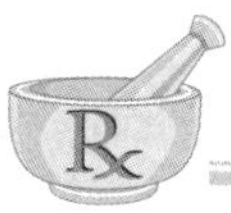

15分钟，每日2次。揉擦6~7天后，如见脱屑渐次增多，这是佳兆，预示皮疣开始消退。

功用◊清热解毒，祛湿化疣，祛风散邪。

主治◊扁平疣、传染性软疣，症见颜面遍布散在成群集粟粒状或米粒大小扁平丘疹，色浅红或不变，或双手背亦有；或胸背部散在脐窝状丘疹，舌红苔薄黄，脉弦滑。

疗效◊验之临床，效果甚佳。

§12 治寻常疣秘方

12.1 二石消疣汤

来源◊韩堃元，《集验百病良方》

组成◊灵磁石30克，石决明18克，紫草、鸡血藤各24克，夏枯草、蜂房各12克，全当归、僵蚕、炙甲片各9克，赤芍、防风各6克。

用法◊水煎服，每日1剂，日服2次。

功用◊养阴平肝，清肝经郁热。

方解◊方用灵磁石，石决明养阴平肝潜阳；夏枯草清肝经郁热；鸡血藤、当归、赤芍活血行瘀；蜂房、紫草解毒以治恶疮；防风、僵蚕驱风软坚；尤妙用甲片，取其攻窜之力，引药达病所。均短期内治疗痊愈，确非偶然。

主治◊多发性寻常疣。

疗效◊治疗2例泛发性寻常疣，病程1例4年，1例8年。服药7~21剂均获痊愈。随访2年未发。

12.2 去疣4号方

来源◊朱仁康，《朱仁康临床经验集》

组成◊当归尾、赤芍、白芍、桃仁、红花、牛膝、山甲片各9克，熟地12克，赤小豆15克。

用法◊水煎服，每日1剂，另加黄酒30克，日服2次。5剂为1疗程，至多2疗程，进行观察疗效。

功用◊活血去疣。

方解◊方中以山甲片为主药，取其攻窜之力。归尾、赤芍、桃仁、红花、牛膝、赤小豆活血散瘀；熟地、白芍养血柔肝，以助其山甲攻窜之势，以达活血去疣之效。

主治◊多发性寻常疣、跖疣（发于足部）。

疗效◊临床多年使用，每获良效。

附记 ◊ 如属热毒型可用马齿苋60克，蜂房9克，生苡仁30克，紫草15克。水煎服，每日1剂。用治寻常疣、扁平疣、传染性软疣，效果颇佳。

§13 治皮肤瘙痒症秘方

13.1 皮癣汤

来源 ◊ 朱仁康，《朱仁康临床经验集》

组成 ◊ 生地30克，当归、赤芍、黄芩、苦参、苍耳子、白鲜皮、地肤子各9克，生甘草6克。

用法 ◊ 水煎服，每日1剂，日服2次。

功用 ◊ 凉血润燥，祛风止痒。

方解 ◊ 血热风燥，故方用生地、当归、赤芍凉血润燥；黄芩、甘草清热解毒；苍耳子、苦参、白鲜皮、地肤子祛风除湿，清热止痒。诸药相伍、共奏凉血润燥，祛风止痒之功。

主治 ◊ 泛发性神经性皮炎、皮肤瘙痒证、丘疹性湿疹。症见瘙痒极甚，丘疹色红，舌质红，苔薄白或薄黄等。

疗效 ◊ 验之临床，每获佳效。

13.2 二地汤

来源 ◊ 胡建华，《中国中医秘方大全》

组成 ◊ 熟地、生地、赤芍各10克，当归10~12克，川芎6~9克，女贞子、枸杞子、玉竹、麦冬、菟丝子、浮萍、防风、防己、枳壳各10克，生黄芪、首乌、刺蒺藜、白鲜皮各15~30克。

用法 ◊ 水煎服，每日1剂，日服2次。

功用 ◊ 养血，滋阴，润肤，祛风，止痒。

方解 ◊ 本病系阴血不足，血虚风燥，肌肤失养所致，故方用当归、熟地、首乌养血；女贞子、枸杞子、菟丝子、生地、麦冬、玉竹滋阴润肤；以防风、蒺藜、浮萍祛风止痒；入赤芍、川芎凉血活血，推动养血作用以达到血行风自灭作用；防己祛风湿；白鲜皮止痒；枳壳理气宽中；黄芪补气固表。攻补兼施，以补为主，共奏养血滋阴润肤、祛风止痒之功。

主治 ◊ 全身性瘙痒症。

疗效 ◊ 治疗167例，总有效率为98%。其中痊愈45例（占27%），显效60例（占36%），有效59例（占35%），无效3例（占18%）。

附记 ◊ 验之临床，本方对病后、产后及老年人皮肤瘙痒症，效果尤佳。

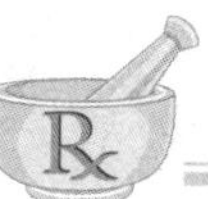

13.3 当黄汤

来源◊梁存让，《中国中医秘方大全》

组成◊当归12~15克，熟地、黄芪、白蒺藜、川芎、荆芥、白芍各10~12克，何首乌30克，防风、甘草各6克。

用法◊水煎服，每日1剂，日服2次。

功用◊益肾补肝，益气固表，养血疏风，润肤止痒。

方解◊方中重用首乌补肝肾，益精血；黄芪益卫固表；当归、川芎、白芍活血祛风；白蒺藜善行血分，舒肝解郁，疏散肝经内热，止皮肤之痒；与荆芥、防风配伍，能入肌表，宣散风邪而增强止痒之功。诸药合用，共奏活血祛风、润肤止痒之功。

主治◊老年性皮肤干燥脱屑型瘙痒。

加减◊湿热重者，加黄柏、黄芩、苡仁；寒重者，加桂皮、附子；阴虚者，加玄参、麦冬；有瘀血之证，加丹参；风盛者，加蝉蜕、白鲜皮；阳虚者，加仙灵脾、仙茅。

疗效◊治疗78例，总有效率为96.15%。其中临床治愈36例，平均服药28例，有效39例，平均服药26.5剂，无效3例。

13.4 风癣汤

来源◊朱仁康，《朱仁康临床经验集》

组成◊生地30克，元参12克，丹参15克，当归、白芍、茜草、红花、黄芩、苦参、苍耳子、白鲜皮、地肤子各9克，生甘草6克。

用法◊水煎服，每日1剂，日服2次。

功用◊养血和营、消风止痒。

方解◊血虚风燥。故方中以生地、当归、白芍、丹参养血和营；元参、甘草滋阴润燥；茜草、红花活血；黄芩除湿清热；苦参、苍耳子祛风除湿；白鲜皮、地肤子除湿止痒；诸药配伍，共奏养血和营、消风止痒之功。

主治◊泛发性神经性皮炎、皮肤瘙痒症。症见皮损肥厚浸润，瘙痒剧甚，舌质淡，苔薄白。

疗效◊临床屡用，效果甚佳。

§14 治结节性红斑秘方

14.1 归白消斑汤

来源◊王安泰，《集验百病良方》

组成◊当归、防风、白芍各6克，黄芪、党参、白芷、桔梗、苏叶各10克，川芎、枳壳、乌药各5克，厚朴、官桂、槟榔各2克，木通、甘草各3克。

用法◊水煎服，每日1剂，日服2次。

功用◊益气活血，理气通络，祛风利湿。

方解◊方中以黄芪、党参补气；当归、白芍、川芎养血；枳壳、乌药、厚朴、官桂理气；防风、白芷、桔梗、苏叶祛风；加之槟榔、木通利湿消肿。诸药配伍、共奏益气活血、理气通络、祛风利湿之功。本方作用全面，标本兼顾，故其效非凡。

主治◊结节性红斑。

加减◊恶寒发热，加菊花、桑叶；五心烦热，加玄参、麦冬、地骨皮；结节暗红，加紫草、鸡血藤。

疗效◊治疗41例，结果痊愈20例，基本痊愈11例，好转8例，无效2例。总有效率为95.12%。

14.2 桃红银地汤

来源◊王安泰，《集验百病良方》

组成◊金银花、生地各10克，桃仁、红花、防风、泽泻、赤芍、牛膝、当归尾各6克，生牡蛎、丹参各9克，蒲公英15克。

用法◊水煎服，每日1剂，日服2次。

功用◊活血清热，祛风利湿。

方解◊方中以红花、桃仁、赤芍、归尾活血化瘀；牛膝利湿散瘀通络；丹参活血；生地凉血清热。7味药合用其活血化瘀之功尤著。辅以金银花、蒲公英清热解毒；防风祛风止痒；泽泻利湿；生牡蛎软坚消肿。本方配伍严谨，主次分明，作用全面，其效不凡。

主治◊结节性红斑。

加减◊恶寒发热，加菊花、桑叶；五心烦热，加玄参、麦冬、地骨皮；结节暗红，加紫草、鸡血藤；痛甚，加白芷。

疗效◊治疗15例，痊愈11例，基本痊愈4例，治愈率达100%。

14.3 活血通络方

来源◊朱仁康，《朱仁康临床经验集》

组成◊当归尾、赤芍、桃仁、红花、香附、青皮、王不留行、茜草、泽兰、牛膝各9克。一方去桃仁、赤芍、青皮，加地龙、生苡仁、黄芩各9克，鸡血藤15克。

用法◊水煎服，每日1剂，日服2次。

功用◊活血祛瘀，通经活络。

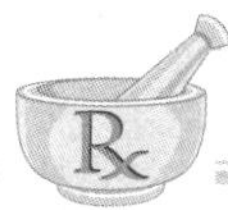

方解 ◊ 治疗本病，应多从血分考虑用药。既已成瘀，不论初期已久，总宜散血，血散瘀去则寒、热、风、湿均无遗留之迹矣；方中以青皮、香附行气，气行则血亦行；归尾、桃仁、红花、赤芍活血祛瘀；王不留行通经活血；茜草凉血清热；泽兰活血破瘀；牛膝利湿散瘀，引药下行。诸药合用，共奏活血祛瘀，通经活血之功。

主治 ◊ 结节性红斑、硬结性红斑，下肢结节病。可用于风湿阻于经络，气滞血瘀，结聚成核，红肿疼痛之证。

加减 ◊ 结节性红斑，先用加减方，以增强清热利湿之功；待红斑退，大便不畅，脉滑，舌苔黄腻已化，再用本方。

疗效 ◊ 临床屡用，颇见效验。一般服药 10 剂即收全功。

14.4 凉血五根汤

来源 ◊ 赵炳南，《赵炳南临床经验集》

组成 ◊ 白茅根 30~60 克，瓜蒌根 15~30 克，茜草根、紫草根、板蓝根各 9~15 克。

用法 ◊ 水煎服，每日 1 剂，日服 2 次。

功用 ◊ 凉血活血，解毒化斑。

方解 ◊ 方中以白茅根、茜草根、紫草根凉血活血为主；佐以瓜蒌根养阴生津；板蓝根清热解毒。适用于血热发斑，热毒阻络所引起的皮肤病。因为根性下沉，故本方以治疗病变在下肢者最为合拍。

主治 ◊ 多形性红斑（血风疮），丹毒初起，紫癜，结节性红斑（瓜藤缠）及一切红斑类皮肤病的初期，偏于下肢者。

疗效 ◊ 临床屡用，疗效满意。

14.5 加味利湿化瘀饮

来源 ◊ 赵炳南，《千家妙方・下》

组成 ◊ 当归、丹参、土贝母、白芍、赤芍、夏枯草、紫草、白术、黄柏、牛膝、茜草各 9 克，元参、生地各 12 克。

用法 ◊ 水煎服，每日 1 剂，日服 2 次。

功用 ◊ 清热利湿，活血化瘀，佐以养阴。

方解 ◊ 湿热凝聚，经络阻隔，又日久不愈，必致阴伤。方中取“二妙丸”健脾燥湿，不用苍术而用白术；生地、元参、麦冬清热养阴而不滋腻；紫草、茜草、当归、丹参、赤芍凉血而又活血；土贝母、夏枯草清热软坚散结。本方突出清热利湿以治其因，活血化瘀以治其果。利湿而不伤阴，养阴而不缠邪，故而能收到较为理想之效果。

主治 ◊ 结节性红斑。

加减 ◊ 临证应用，可随证加减。

疗效◊临床屡用，每获良效。

14.6 消毒灵

来源◊韩百灵，《名医治验良方》

组成◊生地20克，赤芍、丹皮、怀牛膝、苦参各15克，蒲公英、紫花地丁各20克，天花粉、当归、连翘、黄芩各15克，甘草10克。

用法◊每日1剂，先将上药用适量清水浸泡30分钟，再放文火上煎煮30分钟，每剂煎两次，将两次煎出的药液混合，早、晚各服1次。

功用◊清心火，凉血热，解热毒。

方解◊方中用药多偏苦寒，此为正治之法，热者寒之之意，故方中以生地、赤芍、丹皮凉血中之热以治标；当归、牛膝活血逐瘀，引血下行；苦参、连翘清心泻火以断热之源；蒲公英、紫花地丁解已成之热毒；天花粉、甘草生津泻火以润燥；黄芩清热。合而用之，共奏清心火、凉血热、解热毒之功效。

主治◊红斑狼疮。此由肝郁化热，心火内炽，血热成瘀而致。症见皮损为水肿性鲜红色斑片，或有瘀点、瘀斑、血疱、指甲下及眼结膜出血点，甚或伴高热、烦躁，热度持续不退，神昏谵语、抽搐、肌肉酸痛、关节疼痛，舌质红绛或紫暗，脉洪滑或洪数等。

疗效◊临床屡用，疗效显著。一般服30剂左右可愈。

附记◊又有名医邓铁涛、陈照龙用治红斑狼疮之秘方，效果很好。特介绍如下，供临床选用。

(1) 治皮肤炎方（邓铁涛）：药用青蒿10克，鳖甲（先煎）、地骨皮各30克，知母、丹皮、红条紫草各10克。每日1剂，水煎服。功能滋阴清热。用治皮肤炎、红斑狼疮。效佳。

(2) 消结汤（陈照龙）：药用黄芩10克，连翘15克，羌活、独活各10克，丹参16克，赤芍12克，丝瓜络、木通、云苓各10克。每日1剂，水煎服。功能清热除湿，活血通络。用治结节性红斑，效佳。

§15 治痤疮秘方

15.1 凉血消疮饮

来源◊王俊芳，《中国中医秘方大全》

组成◊桑叶10克，丹皮、生地、黄芩、菊花各15克，生石膏40克，甘草10克。

用法◊水煎服，每日1剂，日服2次。

功用◊清热，凉血，祛风。

方解◊本病是肺经血热郁滞，或脾胃积热熏蒸等原因所致。故方中以黄芩、生石膏清肺胃积热；丹皮凉血活血：以生地协同丹皮以增强清热凉血之功；桑叶、菊花清上焦风热；甘草和中解毒。诸药配合，能达到清热疏风、凉血活血作用，故而用之多效。

主治 ◊ 寻常性痤疮。

加减 ◊ 便秘者，加大黄；皮疹色红，加紫草；有结节囊肿者，加皂角刺、莪术、灵磁石；有继发感染者，加板蓝根、忍冬藤；丘疹型，加忍冬藤、紫草。

疗效 ◊ 治疗 29 例，其中丘疹型、结节型各 10 例，囊肿型 5 例，混合型 5 例。有继发感染者 8 例。经治疗均获痊愈。

15.2 黄芩清肺饮

来源 ◊ 杨大猷，《千家妙方・下》

组成 ◊ 川芎、赤芍、生地、葛根、花粉、黄芩各 9 克，当归、红花各 6 克，薄荷 1 克。

用法 ◊ 水煎服，每日 1 剂，日服 3 次。亦可制成冲剂，当茶频饮。

功用 ◊ 清热滋阴，凉血活血。

主治 ◊ 青年痤疮。

疗效 ◊ 坚持服用，每获痊愈。

§16 治硬皮病秘方

16.1 治硬皮病方

来源 ◊ 邓铁涛，《邓铁涛临床经验辑要》

组成 ◊ 熟地 24 克，淮山药 30 克，云苓 15 克，山萸肉 12 克，泽泻、丹皮、阿胶（烊化）各 10 克，百合、太子参各 30 克。

用法 ◊ 每日 1 剂，水煎服，日服 3 次。

功用 ◊ 补肾健脾养肺，活血散结以治皮。

主治 ◊ 硬皮病。

加减 ◊ 心血不足者，加熟枣仁、鸡血藤；胃阴虚者，加石斛；痰湿壅肺者，加橘络、百部、紫菀、五爪龙；兼血瘀者，加丹参、牛膝；肾虚甚者，加鹿角胶、鳖甲等；气虚者，加黄芪；舌淡者，加少许桂枝。

疗效 ◊ 屡用效佳。

16.2 通脉方

来源 ◊ 陈慕莲，《中国当代中医名人志》

组成 ◊ 黄芪、党参各 30 克，桂枝、附片各 10 克，当归、生地、熟地各 15 克，鸡血藤30克，桃仁、红花、全蝎各15克，蜈蚣3条，金银花、土贝母各15克，甘草10克。

用法 ◊ 每日1剂，水煎服，日服2次。30日为1疗程。

功用 ◊ 益气温阳，活血通脉。

主治 ◊ 硬皮病。

疗效 ◊ 坚持服用，效果甚佳。

16.3 通脉汤

来源 ◊ 龚琼模，《中国当代中医名人志》

组成 ◊ 丹参、鸡血藤各15克，赤芍10克，当归12克，乳香、没药各6克，桃仁、红花、川芎、地龙各10克，金银花30克，甘草6克。

用法 ◊ 每日1~2剂，水煎服，日服2~4次。每次服100~200毫升，20~30天为1疗程，可连续服用几个疗程。

功用 ◊ 活血化瘀，通络清热。

主治 ◊ 皮痹阻（硬皮病）。

疗效 ◊ 坚持服用，效果甚佳。

§17 治尖锐湿疣秘方

17.1 消疣汤

来源 ◊ 彭显光，《名医治验良方》

组成 ◊ 土茯苓30克，黄连10克，黄柏、山慈菇、虎杖各15克，败酱草20克，桃仁、牛膝各10克，赤芍、白芍、白术各15克，穿山甲、赤小豆各10克，甘草6克。

用法 ◊ 每日1剂，方中穿山甲先煎30分钟，再放入其他药同煎20分钟，去渣取汁，日服3次。

功用 ◊ 清热解毒，化浊利湿，活血化瘀。

方解 ◊ 肛门尖锐湿疣是发于肛门周围表浅皮肤的小赘生物。彭氏认为该病的发生主要是湿热毒邪壅滞，浊瘀互结于肛门所致。故方用土茯苓甘淡，入肝胃，气薄味浓，走表达里，善升提搜毒外泄，渗湿利导以攻毒邪，能清血毒、剔毒邪、清毒疮，除痈肿为本方主药；辅之以黄连、黄柏、虎杖、败酱草清热燥湿，泻火解毒；山慈菇消肿、散结、化毒疾、解毒，治痈肿疔疮；赤芍、桃仁、牛膝、穿山甲等活血消瘀、消肿排脓止痛；赤小豆利水消肿、解毒排脓，为补利兼施之渗湿药；白术、甘草健脾益气、燥湿解毒、故诸药合用、具有清热解毒、化浊利湿、活血化瘀之功效。

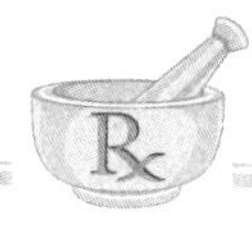

主治 ◊ 肛门尖锐湿疣。

加减 ◊ 临证使用，如伴有大便秘结者，可加熟大黄、大枳实各 12 克。

同时配合外用洗疣汤：苦参、金银花藤各 30 克，川椒、马齿苋各 20 克，五倍子 30 克，乌梅、白僵蚕各 20 克，黄柏、白鲜皮各 30 克，明矾 15 克。上药水煎，趁热，每日早、晚熏洗 1 次，继用鸭胆子末配凡士林调匀外敷患处，则效果更佳。

疗效 ◊ 临床屡用，疗效满意。一般连用内外并治方各 10 剂左右可愈。且病人痛苦少，疗程短，无复发。

§18 治扁平苔藓秘方

18.1 乌蛇驱风汤

来源 ◊ 朱仁康，《朱仁康临床经验集》

组成 ◊ 乌蛇 10 克，蝉衣 6 克，荆芥，防风、白芷、羌活各 10 克，黄连 8 克，黄芩、金银花、连翘各 10 克，生甘草 6 克。

用法 ◊ 每日 1 剂，水煎服，日服 2 次。

功用 ◊ 搜风剔邪，清热解毒。

方解 ◊ 扁平苔藓属于中医“乌癞风”或“紫癜风”范畴，临床上典型损害可见多角形表面常有光泽之紫红色扁平丘疹，其大小从针头大至黄豆大小不等，往往多发，皮疹成片呈苔藓化。此病多由风湿蕴聚，郁久化毒，阻于肌腠，气滞血瘀所致。治疗原则以搜风燥湿、清热解毒为主。故本方组成有以下 3 个特点：一是用虫类药搜剔隐伏之邪，乌蛇甘平无毒，善行走窜，《开宝本草》谓其“治诸风顽疾，皮肤不仁，风瘙隐疹，疥癣”；蝉衣甘寒灵动透发，《本草纲目》谓其“治皮肤风热，痘疹作痒”，两药配伍，相辅相成，以搜剔隐伏之邪；二是重用风药疏风透邪，荆芥、防风、白芷、羌活辛能散透，辅助乌蛇、蝉衣使久郁之邪复从肌表外驱；三是配用黄芩、黄连、金银花、连翘以清解郁热；甘草既能调和诸药，亦有清热解毒之功效。诸药相合，配伍默契，功效颇著。

主治 ◊ 扁平苔藓，以及慢性荨麻疹、泛发性神经性皮炎、皮肤瘙痒症、结节性痒疹等顽固瘙痒性皮肤病。

加减 ◊ 凡属风邪久羁，郁久化热之证，舌质红，苔黄而腻者均可使用本方。临证使用，可随症加减。

疗效 ◊ 屡用屡验，效果颇佳。一般连服 3 个月左右可愈。

附记 ◊ 笔者临床验证数例，均获痊愈。除按上法服用外，同时加 3 煎药汁外用擦洗患部，每日 1~2 次，每次擦洗 20~30 分钟，可缩短疗程，提高治疗效果。

§19 治黄褐斑秘方

19.1 益肾化斑汤

来源 姚寓晨，《名医治验良方》

组成 仙灵脾15克，菟丝子20克，地黄（血热用生地、血虚用熟地）15克，当归、川芎、芍药（养血用白芍、化瘀用赤芍）、桃仁、红花各12克，僵蚕10克。

用法 每日1剂，水煎服，日服3次。

功用 补肾祛瘀。

方解 黄褐斑现于眼眶周围属肾虚，上唇属瘀阻胞宫。方中君以仙灵脾性温而不燥，功善补肾壮阳；菟丝子性平，既补肾阳，又补肾阴，且补而不腻；当归、地黄、川芎、芍药俱为臣药，功能补营血，调冲任；佐以桃仁、红花入血分而逐瘀行血，使以僵蚕祛风搜络。诸药相配，共奏补肾祛瘀之功。

主治 妇女黄褐斑。

加减 (1) 对于单纯性黄褐斑的治疗，应随证加减：①若患者为阴虚体质，可酌选二至丸（女贞子、旱莲草）、知母、黄柏等；若患者为阳虚体质，可酌选肉桂、附片、巴戟天、肉苁蓉、鹿角霜等。②若黄褐斑仅见额部，可酌加丹参、肉桂、川连；仅见于左颊，可酌加柴胡、白蒺藜；仅见于右颊，可酌加桑白皮、杏仁；仅见于鼻部，可酌加苍白术、枳壳；仅见于下面部，可酌加补骨脂、炮山甲；仅见于上唇，可酌加紫石英、地鳖虫。③更年期妇女，肾气渐衰，脾胃虚弱，易致阴阳失调，治宜阴阳并调，可酌选用知母、黄柏、附片、肉桂、二至丸、肉苁蓉、巴戟天，并佐以紫河车、龟板胶等血肉有情之品。④若夹风而黄褐斑时隐时现，皮肤瘙痒者，可酌加防风、白鲜皮；若夹火而黄褐斑色深者；可酌加生石膏、地骨皮；若夹寒而黄褐斑色淡者，可酌加肉桂、吴茱萸；若夹痰而黄褐斑疙瘩叠长者，可酌加白芥子、白附子；若夹湿热而黄褐斑垢腻者，可酌加苍术、黄柏、生苡仁。

(2) 对于合并性黄褐斑的治疗，可在辨证论治中结合益肾化瘀之法，以收治病消斑之效。①对患黄褐斑而不见月经病者，治疗应循经后益肾补虚，经间调燮阴阳，经前用养血调经，经期因势用方之法。在所用调经方中加用本方之主药，对月经量多、月经先期、崩漏等证在经前，经期慎用桃仁、红花等活血祛瘀药，但在经后、经间可酌情选加。②对黄褐斑而又见子宫肌瘤、卵巢囊肿者，应经后充养任督，经间化瘀软坚，经前养血摄血，经期消补兼施之法治疗。③对患黄褐斑而又见不孕症者，若经

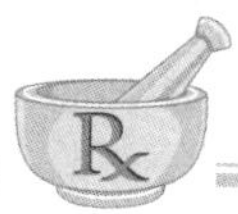

不调则调经，络不通者则通络，待经调络通后再进益肾化斑汤，并可酌加党参、黄芪、紫河车等。④对患黄褐斑而又见带下证患者，不应拘于湿热，应随证灵活施治。⑤对产前患黄褐斑患者，可用扁鹊三百饮加减（绿豆、赤小豆、黑稆豆、金银花、生甘草、陈皮、砂仁、桑寄生、炒黄芩）以安胎消斑。禁用桃仁、红花等祛瘀破滞动胎之品。⑥对产后黄褐斑患者，可在大补气血中佐以化瘀消斑之法。⑦对黄褐斑由于长期服用避孕药所致者，可用本方酌加鹿角霜、炙鳖甲、炮山甲、龟板、蛇床子、马鞭草等逐补搜逐之品。

疗效◊临床屡用，效验殊速。

19.2 去黯美容汤

来源◊吕景山，《中国当代中医名人志》

组成◊当归、生地、熟地、川芎、赤芍、白芍、白蒺藜、白僵蚕各10克，冬瓜子15克。

用法◊每日1剂，水煎服，日服2次。

功用◊滋阴养血，散结行滞。

主治◊面黯（黄褐斑）。

疗效◊屡用屡验，效果甚佳。

§20 治手足皲裂秘方

20.1 治皲裂方

来源◊邓铁涛，《邓铁涛临床经验辑要》

组成◊猪肤（鲜）60克，百合30克，黄芪15克，淮山药15克。

用法◊每日2剂，1剂水煎服，日服2次；另1剂，先将后3味共研细末，与猪肤共捣烂如泥成膏，每取适量，涂擦患处，日涂3次。

功用◊益气润肺，生肌养皮。

主治◊手足皲裂。

疗效◊屡用效佳。

20.2 手足龟裂汤

来源◊陈超，《中国当代中医名人志》

组成◊威灵仙15克，猪牙皂10克，白鲜皮15克，浮萍、僵蚕、蝉衣各10克，蛇床子、地肤子、百部各15克，生地20克，赤芍12克，丹皮10克，制川乌、制草乌、川桂皮，防风、当归各10克。

用法 ◊ 上药用白醋 2000 毫升浸泡，煎沸，待温后，将患肢放入药醋中浸泡 15~20 分钟，日泡 3 次。第二次用再将醋药煎沸等温热时浸泡 15~20 分钟。

功用 ◊ 祛风凉血活血，杀虫止痒。

主治 ◊ 手足心龟裂症。

疗效 ◊ 一般连用药数周即可痊愈。

§21 治鸡眼、冻疮秘方

21.1 拔核膏

来源 ◊ 程爵棠，《江苏中医》（2）1984 年

组成 ◊ 蜈蚣 30 条，乌梅 8 克，菜油（或茶油）适量。

用法 ◊ 先将前两味药共研细末，入菜油（以油盖过药面为宜），浸泡 7~15 天后即可，临证时先用温盐开水（温开水 500 毫升，加入食用盐 5 克）浸泡患部 15~25 分钟，待患部粗皮软化后，用手术刀或剪刀削去粗皮（以见血丝并少量出血为度），再取本油膏（适量）调匀外敷患处，外用纱布包扎固定，每 12 小时换药 1 次。

功用 ◊ 通络止痛，软坚散结。

方解 ◊ 本证多因缠脚或穿窄紧鞋长途步行，导致足底部气血运行失畅，凝集郁结所致，正如《医宗金鉴》云："肉刺证由缠脚生，或着窄鞋远路行，步履艰难疼痛甚。"治宜软坚散结，方中乌梅祛邪散结；蜈蚣通络止痛、软坚散结，入菜油消炎。药仅两味，力专效宏。共奏通络止痛、软坚散结之功效。

主治 ◊ 鸡眼。

疗效 ◊ 治疗 87 例，痊愈 71 例，有效 15 例，无效 1 例。总有效率为 98.9%。

附记 ◊ 据临床观察，用本方治验颇多，疗效显著。一般用药 3~10 天后必效，且复发少，未发现任何毒副作用。

21.2 桂附煎

来源 ◊ 程爵棠，《广西中医药》（1）1985 年

组成 ◊ 桂枝 50 克，川红花、附子、荆芥、苏叶、川椒各 20 克。

用法 ◊ 将上药入搪瓷脸盆内，加清水 3000 毫升，煎煮沸后数分钟，取下待温（以不烫手为宜），速将患处（未溃者）浸泡在药液中 20~30 分钟，并边浸泡边用药渣揉擦患部，每日早、中、晚各浸泡 1 次，每剂连用 3 日。若局部患处不易浸泡者，则用毛巾蘸药汁热敷。已溃烂者忌用。可按外科溃疡处理。

功用 ◊ 温经散寒，活血通络，消肿止痒。

方解 ◊ 《医宗金鉴》云："冻疮触犯平寒伤，气血失畅肌硬僵。"说明本病多因素

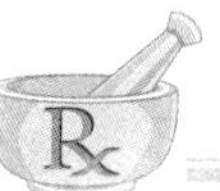

体阳虚，复遇寒冷之气凝聚肢节，致使阳气不得布达，阳抑血凝，引起局部气血失畅，血络痉挛，寒邪郁结所致。盖四肢为诸阳之末，阳气不充，易受寒冷之气侵袭，故四肢发病尤为多见。治宜温经散寒，活血通络。故方中君以辛温大热纯阳之附子，温经散寒；臣以桂枝、川椒助君药以增强温经散寒作用，且桂枝又能温经通络；佐以川红花活血化瘀、通络止痛，合桂枝则活血通络之功尤著；荆芥、苏叶，辛温疏散风寒，祛风止痒，以拒外寒冷气入侵。又桂枝能横行肢节，故兼之为使。诸药合用，共奏温经散寒、活血通络、消肿止痒之功。

主治◇冻疮。症见局部，尤其四肢末端红肿，或呈紫暗色、僵硬，易痒易痛，遇冬寒即发，至春暖方愈。

疗效◇治疗 58 例，痊愈（两年内未复发）51 例，显效（1 年后复发）6 例，无效 1 例。总有效率达 98.5%。

附记◇据临床观察，本方用于治疗未溃冻疮有较好的治疗效果和防冻作用。治验颇多，疗效显著。同时患者宜注意保暖防寒。每天用温水浸泡患部。常收到事半功倍之效。

§22　治脱发秘方

22.1　一麻二至丸

来源◇董建华，《中医杂志》（10）1988 年

组成◇黑芝麻 30 克，女贞子、墨旱莲草、制首乌、侧柏叶、枸杞子各 10 克，生熟地各 15 克，黄精 20 克。

用法◇先用适量清水将药物浸泡 30 分钟，再煎 30 分钟，每剂煎 2 次，兑匀、分 2 次服。

功用◇补肾养血，凉血润燥。

方解◇方中二至丸（女贞子、旱莲草）滋而不腻，补而不燥，且有凉血润燥作用；首乌养血乌发，生熟地补肾填精；枸杞子、黑芝麻、黄精养血滋肝；侧柏叶凉血润燥。诸药合用，以培根本，既能养血凉血，又能滋补肝肾，毛发得以所养，自无脱落之患矣。

主治◇肾虚精血不足而兼血热引起的斑秃。

加减◇若血虚神疲、头晕、心悸甚者，加当归、白芍、玄参；失眠重者，加生龙骨、生牡蛎、山栀或丹参、酸枣仁、夜交藤；若失眠而苔腻夹痰者，加合欢皮；腰酸重者，加菟丝子、川断；口干少津者，加石斛、麦冬；头皮红亮且瘙痒甚者，加白蒺藜、地骨皮；若头皮不甚红亮、瘙痒不甚者，减侧柏叶为半量。

服药同时，可配合外搽药（鲜侧柏叶浸入75%酒精中一周后，备用）外搽脱发部位。

疗效 屡用效佳。笔者临床验证数例，连服15~30日，均获痊愈。半年后随访，新发生长如常。

22.2 补肾养血丹

来源 王季儒，《肘后积余集》

组成 熟地60克，当归、杭白芍、川芎、木瓜、菟丝子、桃仁、何首乌、黑芝麻、桑叶、天麻各30克，羌活、红花各24克。

用法 上药共研细末，炼蜜为丸，每丸重10克。每次服1丸，日服2次。

功用 滋补肝肾，养血润燥。

方解 发为血之余，肾之华在发。发之荣枯，全赖血之濡养，肾之充。虽外因风盛燥血，主为肾气不荣于发所致。方中用四物汤（熟地、当归、白芍、川芎）养血。血盛则发生，以发为血之余也。熟地、菟丝子、何首乌、桑麻丸（桑叶、黑芝麻）滋补肝肾，肝肾气充则发荣华而黑润。木瓜养肝以敛阴；肝藏血，养肝即能养血，天麻养血，熄风，羌活性味雄烈，直达巅顶，用以疏导巅顶之血脉，则毛发易生；桃仁、红花活血化瘀，瘀不去则新不生，去瘀即所以生新也。本方验之临床，疗效确比古方神应养真丹、通窍活血汤为优。

主治 斑秃（油风）。

疗效 曾治愈多例，效佳，且疗效可靠。笔者亦曾试治5例，均获痊愈。

22.3 生发饮

来源 周鸣岐，《中国中医药报》1990年

组成 生地、熟地、当归、旱莲草各20克，侧柏叶15克，黑芝麻30克，何首乌25克。

用法 上药用冷水浸泡1小时后即行煎煮至沸后改用文火，继煎30分钟，每剂药可煎服3次，每日1剂。

功用 滋补肝肾，乌须生发。

方解 脱发是常见皮肤病。临床上最常见的是斑秃和脂溢性脱发。斑秃症状为头发迅速脱落，呈圆形或不规则形；少数人头发可全脱落，称全秃。脂溢性脱发症状为头皮多屑、多油、瘙痒明显，前额及头顶部头发稀疏变细，逐渐脱落。此皆由多种病因导致精气血不能畅荣毛发所致。因肾藏精，其华在发；肝藏血，发为血之余；故脱发与肝肾二脏关系最密切，当为临床调护之重点。方中炙首乌、熟地、黑芝麻，皆入肝肾二经，以滋肝肾，生精养血，为生发乌发之主药。治斑秃尤为必不可少之品；旱莲草、生地滋阴清热，助养

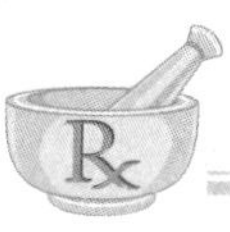

血生发之能，为方中辅药。当归祛瘀生新，养血活血，以其温通之性，以助滋养药物畅荣毛发；侧柏叶为“补阴之要药，其性多燥，久得之，最益脾土，大滋其肺”，能生须发，并可防前药过于阴柔滋腻碍脾之弊，同为方中佐使。诸药合用，相辅相成，共收补肝益肾、益精养血、乌须生发之功。

主治 ◊ 脱发，须发早白。

加减 ◊ 肝肾亏虚甚者（多为斑秃），加枸杞子、菟丝子、女贞子各 20 克，五味子 10 克；风盛血热者（多为脂溢性脱发），去熟地、黑芝麻，加蝉蜕、地肤子、丹皮、川芎各 10 克，白鲜皮 20 克，苦参 15 克，蜈蚣 3 条（研末兑服）；兼气滞血瘀者，加红花、桃仁各 10 克，赤芍 15 克，鸡血藤 30 克。

疗效 ◊ 临床使用十多年，治验甚多，疗效满意。有效率达 100%。

22.4 清秃复生汤

来源 ◊ 程爵棠，《临床验方集》

组成 ◊ 当归 9 克，丹参 15 克，何首乌藤、黑芝麻梗各 30 克，川芎、菟丝子、冬桑叶各 9 克，熟地 15 克，桑椹子 10 克，生侧柏叶 15 克，五味子 6 克。

用法 ◊ 水煎服，每日 1 剂，日服 2 次。

功用 ◊ 滋补肝肾，养血生发。

方解 ◊ 头为诸阳之会，发如树之枝叶，必赖血液濡养始荣。经云：“发为血之余。”《医述》云：“百脉会于百会，血气上行而为之生发也。”发失所养则枯，甚则脱落。本病致因虽多，皆因精血亏虚所致，其热、燥，风或夹湿、夹痰、夹瘀，皆因血虚相因之所由起。肾藏精，其华在发，肝藏血，发为血之余，故脱发皆与肝肾二经有关。故方用首乌藤、黑芝麻梗、熟地、桑椹子、菟丝子等大队滋阴养血之品为君以滋补肝肾，养血生发，先祖赞谓：“首乌为养血生发乌发之妙品。今用其藤，既具首乌滋阴养血之功，又具通经活络、养心安神之妙；治脱发尤宜；以黑芝麻梗代黑芝麻，既具养血润燥之力，又兼驱风通络之能。二药宜重用，疗效始著。臣以当归、丹参、川芎养血活血，以助君药养血生发之功。且川芎为血中气药，治上部之疾尤良，佐以生侧柏叶凉血清热；冬桑叶疏风散热；五味子收敛安神且能滋肾；川芎合桑叶能引诸药之性上头部，直达病所，故兼之为使。诸药配伍、共奏滋补肝肾、养血生发之功。

主治 ◊ 斑秃及脂溢性脱发。

加减 ◊ 若湿热偏甚者，去熟地、五味子，加苦参、黄柏各 9 克；脾虚湿甚，去熟地、桑椹子、菟丝子、五味子，加党参 9 克，茯苓、白术各 15 克；血热风动，加生地、丹皮、菊花、钩藤各 9～15 克，夹痰瘀阻络，去桑椹、菟丝子、五味子，加赤芍、红花、半夏曲、制香附各 9 克；兼肾阳虚，加仙灵脾、金樱子、巴戟天各 6～9 克；兼气虚，加党参、黄芪各 9 克，或去桑椹子、菟丝子、五味子。

同时配以外治：即用脱发熏洗方（自拟方）、透骨草25克，何首乌15~30克，苦参15~30克，侧柏叶9~15克，垂柳树枝9克。脂溢性脱发，加枯矾9克。煎水先熏后洗，每日1剂。每日2次。洗后则用外搽方（秦伯未方）：川乌粉，用醋调敷患部。每日搽3~6次。一般单用上述二法外治，效果亦佳。

疗效◊治疗350例，其中单纯性脱发264例，产后脱发51例，病后脱发35例。经内外并治，用药20~60天，结果痊愈228例，显效91例，有效26例，无效5例。总有效率为98.57%。

附记◊本方为程氏祖传秘方。历经三世，治愈甚多。笔者临床使用二十多年，疗效甚为满意。

22.5 除湿健发汤

来源◊赵炳南，《赵炳南临床经验集》

组成◊炒白术、猪苓、萆薢、白鲜皮、首乌藤各15克，泽泻、车前子、川芎、桑椹各9克，赤石脂、生地、熟地各12克。

用法◊水煎服，每日1剂，日服2次。

功用◊健脾祛湿，滋阴固肾，乌须健发。

方解◊脂溢性脱发，中医称“发蛀脱发”。所谓“发蛀”，是形容毛囊根部如同被虫蛀之后而引起的脱发。发为血之余，血为阴精所化生，肾藏精而固阴，肾阴虚则发焦黄而松动。所以阴虚湿盛为本病之根源。治宜健脾祛湿、滋阴固肾以治其本。方中炒白术、泽泻、猪苓、萆薢、车前子健脾祛湿利水而不伤其阴；且车前子不但能利水，还有养阴的作用；生地、熟地、桑椹子、首乌藤补肾养血，以助生发；川芎活血，且能引药上行；白鲜皮除湿散风止痒，以治其标。赤石脂能收敛，旨在减少油脂的分泌，且能解余毒。诸药协同，使之湿从下走，阴血上充，皮毛腠理密固，标本兼顾，故用之多效。

主治◊脂溢性脱发。

疗效◊临床屡用，每获佳效。

附记◊又赵炳南教授用苣胜子方治疗斑秃、脱发。验之临床，每获效验。药用：苣胜子、黑芝麻、桑椹子、川芎、酒当归、甘草各9克，菟丝子、白芍各12克，首乌12克，炒白术15克，木瓜6克。每日1剂，水煎服，日服2次。功能滋阴养血，血盛则发荣，故用之效佳。

又岳美中教授用一味茯苓散，治疗斑秃，伴心情懊侬忧郁者。验之临床，每获良效。药用茯苓1000克。上药研为细末，每服6克，白开水冲服，日服2次，口服。功能健脾利湿，养心安神，故用之良效。

又邓铁涛教授用自拟治脱发方，治疗斑秃、脱发、白发，并配合外治，效果

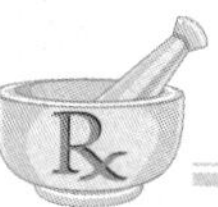

颇佳。药用首乌、黑豆各30克，大枣4枚，甘草5克，黄精15克，熟地24克，桑椹子12克，五爪龙30克，鸡血藤24克。每日1剂，水煎服，日服3次。功能养血生发。同时配用外治法：①每天晨起用白兰地酒擦全头发根，脱发处多擦。②脱发处配合运用毫针平压挑刺患部。其针法是：先用1寸毫针向后斜刺百会穴，并留针至结束；继而选用1寸毫针3~5枚，并排捏在拇、食指间，然后平压在患部皮肤上，再一齐平提起，此时患部的皮肤则被轻轻挑起，如此往返操作，把整个患部的皮肤平压挑刺一遍。每天或隔天1次。

§23 皮肤病通治方

23.1 清肝饮

来源 程淳夫，《中国中医药报》

组成 青蒿、柴胡、黄芩、丹皮、橘叶、川楝子各10克，金钱草30克。

用法 水煎服，每日1剂，日服3次。

功用 清肝胆风火。

方解 肝属风，胆属火，风火为阳，火动则阳失潜藏，阳亢则风更剧生，风火相煽，遂循其脏腑之经络，表现于皮肤的各种不同反映。方中青蒿、柴胡、黄芩均走少阳胆经，以清肝经风火、止瘙痒；丹皮走肝经以清肝火；橘叶、川楝子走肝胆经以疏肝行气，清肝经风火；金钱草，走肝经以清利肝经湿热，诸药配伍，疏肝行气，清肝利湿。

主治 肝胆风火遂循脏腑之经络表现皮肤的红肿疼痛、瘙痒、水疱透亮，舌质红，苔薄黄、脉弦数。如脂溢性皮炎、神经性皮炎、湿疹、女阴瘙痒、带状疱疹、脱发等疾患。

加减 男女脱发、头痒、白屑多，加凌霄花、月季花、玫瑰花；外用青蒿、芒硝浓煎剂洗头，每日1次；小儿耳内糜烂、流水、痒痛不止，加杭菊花、玫瑰花、月季花、生蒲黄；腋下起疙瘩，红肿痒痛不止，加牡蛎、枳壳，外用青蒿、芒硝浓煎剂外洗患处；男人眉毛烂、胡须烂、瘙痒、抓破流水，加生蒲黄、王不留行、三棱、五灵脂、枳壳；外用青蒿、芒硝浓煎剂外洗患处；妇女乳房瘙痒、红肿、起硬壳，加丝瓜络、王不留行、穿山甲、䗪虫、竹茹、三棱、葱白；男女外阴瘙痒，抓破流水，加䗪虫、地龙、茜草根、怀牛膝，外用青蒿、芒硝浓煎剂外洗患处。

疗效 多年临床应用，凡肝胆风火，肝经湿热所致者，用之皆获佳效，而且奏效颇捷，疗效可靠。笔者临床亦喜用此方，对证验之临床，每获佳效，确为皮肤病实热证之良方。

23.2 八味洁肤膏

来源◊程爵棠,《临床验方集》

组成◊煨甘遂60克，红芽大戟90克，白芥子24克，麻黄12克，生南星、生半夏各55克，僵蚕30克，生石灰（风化自制者良）150~180克。笔者使用常依本方加白鲜皮、防风各30克。

用法◊上药烘干或晒干共研极细末，过筛，研细和匀，入麻油适量调和成稠糊状药膏即成，收贮备用。凡干性皮肤病，先用消毒纱布轻轻擦之，令皮肤发热、渗水，即取本膏涂擦患部，涂薄薄一层即可；而湿性皮肤病，亦用消毒纱布（或砂纸）擦之发热，即涂擦膏药薄薄一层即止。每日涂擦4~6次，痊愈为度。

功用◊疏风化痰，祛湿解毒。

方解◊人之皮肤犹如疆域之藩篱，易受外邪之侵袭，一有邪入即邪蕴为患，此皮肤病之所由起矣。正如《本草求真》云："一有邪入，则阳疲郁不伸而热生矣。有热自必有湿，湿淫则热益盛，而风更乘热至，相依为害。"说明致因虽多，不外乎是风寒湿热或时疫毒气相依所致。痰毒必伏，相因而致。然邪有侧重，以风热湿毒居多。治宜疏风化痰，祛湿解毒为治。方中君以煨甘遂、大戟善祛经络水湿之毒，以毒攻毒，无处不到，又因外用，治皮肤湿毒尤宜。臣以生石灰，善治皮肤、骨髓疮疡恶毒，时疫毒气或脓水淋漓之证，尤为祛风热毒气，收湿敛疮之妙品；白鲜皮治风疮疥癣，尤能开关通窍，俾水行热清风熄而痒止；佐以防风祛风止痒，且善搜深入之风毒；僵蚕祛风热、散痰结；南星、半夏化风痰、祛湿毒、消肿散结；白芥子内外宣通，善能行气化顽痰。尤妙在用麻黄为使，麻黄善开鬼门，发汗散寒，尤能散肺经郁火之邪毒，鬼门（腠理）一开，诸邪必驱之无存，病必向愈。诸药配伍，其疏风化痰、祛湿解毒之功颇著。

主治◊一切皮肤病，无论干、湿型者均可用之。

疗效◊二十多年来，治验颇多，有效率达100%，治愈率亦在80%以上，若能（必要时）配合内治（内服对证汤剂），则效果尤佳。据1980~1990年来用本方外治多种皮肤病510例，有的配合内治方药，结果均获痊愈，治愈率达100%。

附记◊本方为笔者师传秘方。

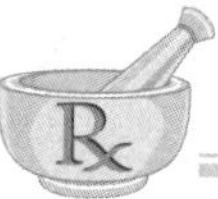

眼科秘验方

§1 治麦粒肿秘方

1.1 解毒消肿汤

来源◇王耘松，《中国中医秘方大全》

组成◇黄芩、连翘、金银花、生地各15克，防风、川芎、白芷、白术、枳实、大黄各10克，甘草5克。

用法◇水煎服，每日1剂，日服2次。

功用◇清热解毒，消肿止痛。

方解◇方中以黄芩、连翘、金银花清热泻火；配以大黄、枳实通腑导滞泄热，二者合用，相辅相成，相得益彰。又以生地凉血清热；防风疏散风热；川芎活血，合枳实理气以畅达气机。又应用白芷，既可散风，又能排脓消肿，一举两得。清热有三条途径，一发汗，二利尿，三通腑。诸药配伍，相得益彰。只有精研药性，处方用药始能精练，此非老手莫辨。此方可供效法。

主治◇急性化脓性睑板腺炎（麦粒肿）。

加减◇若见脾胃虚弱、便溏乏力，本方去大黄、生地、白芷，加党参、当归、黄芪。

疗效◇治疗41例，治愈率为90.4%。

附记◇本方除内服外，可用药渣煎水熏洗患部，每日2次，有助缩短疗程，提高疗效。

1.2 归贝解毒汤

来源◇龚志贤，《龚志贤临床经验集》

组成◇当归尾10克，浙贝母、苦参各15克，金银花25克，陈皮10克，甘草6克。

用法◊水煎服，每日1剂，日服2次。

功用◊清热解毒，行气活血。

方解◊本方系从《金匮要略》当归贝母苦参丸加味而成。方中当归尾活血祛瘀；浙贝母清热散结；苦参清泄肝经之湿热；金银花，甘草清热解毒；陈皮行气，全方合奏清热解毒、行气活血之功。屡用屡效，其效不凡。

主治◊眼丹（麦粒肿）。症见眼睑红肿生疖，且有压痛，数日后红肿加重，出现脓点，终则溃破。严重者可出现眼睑红肿，耳前起粟，或发热，舌苔薄白或黄腻，脉浮大滑数。

疗效◊屡用屡验，疗效颇著。因本病容易复发，愈后需再连服此方4~5剂即可根治。

§2 治结膜炎秘方

2.1 茵陈防己汤

来源◊朱洪文，《中国中医药报》

组成◊茯苓皮10克，茵陈、防己各12克，苡仁30克，防风、白芷各10克，地肤子30克，金银花、连翘各12克，鱼腥草30克，焦山栀6克，乌梢蛇15克，老鹳草20克。

用法◊水煎服，每日1剂，日服3次。

功用◊祛风除湿，清热解毒，止痒。

方解◊本病为一种季节性过敏性眼结膜炎，其眼部表现类似中医的“目痒证”或“椒、粟疮证”等。《审视瑶函》中的时复证，所载症状也与此相似，多为双眼发病，常见于春夏季节，秋凉时好转。儿童及青少年中多见，中年偶有患者，其病愈后不留痕迹。一般认为是对热或某些物质过敏。临床上多以脾肺湿热，外夹风邪，即脾肺湿热夹风毒所致，治宜祛风除湿、清热解毒之法。故方用茯苓皮、茵陈、防己、苡仁除湿利水；防风、老鹳草、乌梢蛇、地肤子疏风除湿；连翘、金银花、焦山栀、鱼腥草清热解毒；白芷祛风止痒。合用共奏祛风除湿、清热解毒、止痒之功。本方要因证而用，随证加减，其效始著。

主治◊春季卡他性结膜炎及一切过敏性眼炎、眼睑湿疹等。

加减◊痒甚，加苦参12克；睑缘湿烂，体壮者，加石膏30克。

疗效◊临床屡用，每获良效。

2.2 祛风明目方

来源◊丁甘仁，《新编经验方》

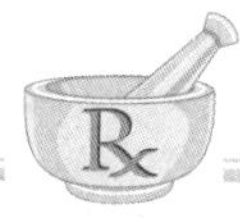

组成 ◊ 荆芥穗、冬桑叶、密蒙花各6克，谷精草、夏枯草、甘菊花、连翘、黑山栀各9克，生甘草、竹叶各5克，煅石决明15克，桔梗、薄荷（后下）各3克。

用法 ◊ 水煎服，每日1剂，日服2次。

功用 ◊ 散风热，清肝火。

方解 ◊ 方中以荆芥、薄荷祛风疏邪；桑叶、菊花祛风明目；连翘、山栀、竹叶清热解毒；石决明、夏枯草清肝火，主目痛；谷精草、密蒙花明目退翳，主目赤肿；桔梗为使，甘草和中。诸药协同，外散风热、内清肝火，标本同治，功效颇著。

主治 ◊ 目暴赤肿，目矢畏光等。可用于急性结膜炎。

疗效 ◊ 临床屡用，疗效颇佳。

2.3 菊栀散热饮

来源 ◊ 韦文贵，《韦文贵眼科临床经验选》

组成 ◊ 甘菊花、焦栀子、黄芩、连翘、桑叶各6克，密蒙花9克，草决明10克。

用法 ◊ 水煎服，每日1剂，日服2次。

功用 ◊ 清热降火，平肝退翳。

方解 ◊ 病势稍退，郁火未解。故方中以草决明、菊花、密蒙花、黄芩、桑叶清热祛风、退翳明目；连翘、栀子清热泻火。诸药协用，共奏清热降火，平肝退翳之功。

主治 ◊ 眼红迟迟不退，羞明流泪，涩痒并重之沙眼性结膜炎，急慢性结膜炎，巩膜炎、单纯性角膜炎等。

疗效 ◊ 屡试屡验，效果甚佳。

2.4 清解汤

来源 ◊ 罗成仁，《千家妙方·下》

组成 ◊ 赤芍、川芎、郁金、蒺藜各18克，蝉蜕、莪术、茯苓、黄芩、前仁、花粉、丹皮、焦山楂、神曲各12克，芦根、夏枯草各30克，甘草3克。

用法 ◊ 水煎服，每日1剂，日服2次。

功用 ◊ 清热活血，除湿祛风。

主治 ◊ 外眼部（包括眼睑、泪器、结膜、角膜、巩膜等）各种急慢性炎症，如慢性睑缘结膜炎、睑缘炎、麦粒肿、春季卡他性结膜炎、眼睑蜂窝织炎、急性泪囊炎、巩膜炎、角膜炎等眼疾。

加减 ◊ 临证运用，随证加减，每可收到良好效果。

疗效 ◊ 临床屡用，疗效显著。

2.5 双解汤

来源◊庞赞襄,《中医眼科临床实践》

组成◊金银花、蒲公英各15克，天花粉、黄芩、龙胆草、荆芥、防风各9克，枳壳4.5克，蜜桑皮6克，甘草3克。

用法◊水煎服，每日1剂，日服2次。

功用◊清热解毒，散风驱邪。

主治◊流行性结膜炎，疱疹性结膜炎，急性结膜炎。

加减◊流行性结膜炎，大便燥结，加大黄3~9克；大便溏，去龙胆草，加苍术、白术各9克；风热重，眼发痒，加羌活9克；急性结膜炎，加羌活、薄荷、大黄、滑石、生石膏各9克；疱疹性结膜炎，热毒过盛，大便燥结者，加大黄9克，倍用金银花、蒲公英。

疗效◊临床屡用，效果甚佳。

2.6 万应十宝丹

来源◊万继尧,《中国当代中医名人志》

组成◊青鱼胆3个，珊瑚、琥珀各3克，制岳母10克，枯明矾0.5克，真麝香1克，四梅片、辰砂，煅月石各0.5克，珍珠粉2克。

用法◊先用钢瓢将青鱼胆以文武火熬去水分（汁），焙枯研末，将珊瑚、琥珀同倾入钢瓢内，用水豆腐包围，蒸5分钟取出，再放乳钵内加水研末，候水澄清后，将水液倒去，晒干备用。制岳母加水飞研，待水澄清后，倒出浮水晒干，辰砂用水滤过，晒干备用；或加水研，晾晒研末。白矾用铜瓢，文火熬煎，去掉水分，使成棉絮样。月石先漂洗清洁，然后打碎，放铜瓢内，用炭熔解如棉絮状。麝香在同时加水润湿研极细。冰片（四梅片）用时研极细，过筛。珍珠粉用大珍珠片，同人乳拌浸一宿，取出入在水豆腐内同煮，再取出，用水洗净，放在乳钵内研末，然后加水研极细，待片刻，倾出浮在药面上的水分，晒干。上10味药，先将各药按上法分别制备，然后将珊瑚、制岳母、辰砂、白矾、月石、珍珠粉等7味混合再研，和匀无渣后，最后加入青鱼胆、麝香、冰片三味。共同混合研成极细末，用瓷瓶装贮备用，勿泄气。用时，取药粉少许，早、晚各点大眦内1次，点后闭眼5分钟，再睁眼。

功用◊退赤消肿，化翳明目，收泪止痒。

主治◊各种目赤肿痛炎症，角膜斑翳，流冷热泪，胬肉等症。

疗效◊临床屡用，均有特效。

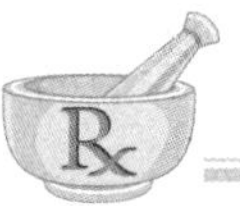

§3 治角膜炎秘方

3.1 金黄汤

来源 ◊ 俞庆福，《江西中医药》（1）1988 年

组成 ◊ 金果榄 10 克，黄精 18 克，密蒙花 6 克，谷精珠 8 克，急性子、菟丝子各 9 克，枸杞子 13 克，炙甘草 5 克。

用法 ◊ 每剂水煎 2 次，取汁 300 毫升，每日 1 剂，日服 2 次。第 3 次加入杭菊花 9 克，白蒺藜 12 克，水煎后熏洗患眼，每晚 1 次。

功用 ◊ 清肝补肾，明目退翳。

方解 ◊ 单纯疱疹病毒性角膜炎，浅层型相当于祖国医学中“聚星障”或“花翳白陷”，深层型者相当于“混睛翳”范畴。多属实证热证，可夹湿夹风，伤津劫液。方中重用金果榄、黄精清热解毒、益气滋阴，有抗病毒作用；密蒙花、谷精珠清肝疏风，明目退翳；急性子行瘀散结，促进炎症吸收；菟丝子、枸杞子补肾养肝明目，有增强免疫力作用；炙甘草益气清热，解毒和药。诸药协同，共奏清肝补肾、明目退翳之功，其效颇著。

主治 ◊ 单纯疱疹病毒性角膜炎。

加减 ◊ 伴口苦咽干、脉弦数等肝火炽盛者，加木贼草、蝉蜕、钩藤；口渴欲饮、便秘、心烦、舌红少苔、脉细数等阴虚者，加生地、生首乌、知母；兼畏光、流泪、头痛等风热证者，加蔓荆子、金银花、白芷；纳差、便溏、舌质淡，脉缓细者，加苍术、芡实、法半夏；合并虹膜睫状体炎（中医称瞳仁干缺症），加寒水石、泽泻、生地；病情复发或迁延不愈者，加肉苁蓉、沙苑子或炙黄芪等扶正以祛邪。

疗效 ◊ 治疗 62 例，其中浅层型 22 例中，痊愈 20 例，显效 2 例；深层型 40 例中，痊愈 28 例，显效 8 例，好转 4 例。总有效率达 100%。随访 2~8 个月，未见 1 例复发。临床疗效显著优于对照组（西药治疗）。

3.2 红肿翳障方

来源 ◊ 韦文贵，《韦文贵眼科临床经验选》

组成 ◊ 生地 15 克，赤芍、密蒙花、赤石脂、夏枯草各 10 克，白芷、焦冬术、川芎各 6 克，石决明 25 克（先煎），细辛 3 克，黄芩 10 克，甘草 5 克。

用法 ◊ 水煎服，每日 1 剂，日服 2 次。

功用 ◊ 祛风清热，滋阴活血，退翳明目。

方解 ◊ 证属肝肺风热壅盛，故方用石决明、密蒙花平肝清热，退翳明目，是治目赤翳障的主药；辅以生地、赤芍、川芎滋阴活血，退赤明目；佐以白芷、细辛祛风止痛；夏枯草、黄芩清肝散结明目；赤石脂收敛生肌，对久治不易愈合的角膜溃疡有促进愈合之功；焦白术、甘草健脾和中，调和诸药。本方标本兼顾，药性平和，适用于男女老幼，是治疗各种角膜炎、角膜溃疡的主方。

主治◊角膜炎，角膜溃疡。

疗效◊屡用效佳。

3.3 消毒饮

来源◊石守礼，《中国中医秘方大全》

组成◊柴胡12克，夏枯草、赤芍、蒲公英、菊花各15克，钩藤30克（后入），蝉衣10克，甘草6克。

用法◊水煎服，每日1剂，日服2次。

功用◊疏散风热，清热解毒。

方解◊单纯疱疹病毒性角膜炎，中医称“聚星障”，病于黑睛、肝经风轮。方中柴胡、蒲公英、薄荷等药，能抑制单疱病毒，故对病毒性角膜炎有较好效果。因此方中重用肝经之品柴胡、夏枯草、薄荷、菊花，剂量用得较重，谓之“重兵镇寇”，确属心得。钩藤、蝉衣祛风散风；赤芍凉血活血；蒲公英、甘草清热解毒。诸药协同，有疏散风热、清热解毒之功。后期用养阴退翳，养阴药用之得当。本病属热，热伤津液，灼津成瘀，脉道因之瘀滞，目失血养，翳成难消，石氏用养阴，有增水行舟之意，有疏通脉道之妙，再加退翳木贼草，蒺藜，相得益彰。

主治◊单纯疱疹病毒性角膜炎。

加减◊口干咽燥或咽痛，加天花粉、麦冬；充血严重或角膜有新生血管，加丹皮；小便赤涩，加木通；大便燥结或前房积脓，加大黄、芒硝；当充血减退，可逐渐增加养阴退翳药，如当归、生地、白芍、玄参、木贼、白蒺藜等。

疗效◊治疗30例，全部治愈。而且角膜病后遗留的云翳也较少较薄。

3.4 金银花解毒汤

来源◊庞赞襄，《中国中医秘方大全》

组成◊金银花、蒲公英各15克，桑皮（蜜炙）、蔓荆子、龙胆草各4.5克，黄芩、生川军（后下）、天花粉各9克，枳壳3克，生甘草1.5克。

用法◊水煎服，每日1剂，日服2次。

功用◊清热解毒。

方解◊本方系庞氏家传验方。方用金银花、蒲公英、黄芩、龙胆草清热解毒；蔓荆子疏散肝经之风热；生甘草解毒和中。加用枳壳、大黄（生川军）通腑泄热；加用天花粉，既取排脓去腐之功，又有养阴生津之妙，热毒壅盛，易有灼津成痰，不通则痛，在此一味天花粉，又助止痛之功。制方之妙，用药之

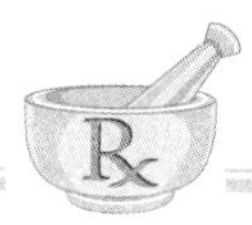

精，可见一斑。

主治◊角膜实质炎。

疗效◊治疗20例，疗效满意。

3.5 青芷四物汤

来源◊邹有林，《千家妙方·下》

组成◊大青叶50克，白芷、当归、生地、川芎各15克，赤芍、白芍各20克。

用法◊水煎服，每日1剂，日服2次。

功用◊清肝凉血。

主治◊树枝状角膜炎。

加减◊肝热症状显著者，加黄芩、金银花；畏光流泪、疼痛（角膜刺激症状）明显者，加防风、荆芥等祛风药；体质虚弱、正气不足者，加党参、黄芪；阴虚症状明显者，加元参、天冬；恢复期可加退翳明目药蝉蜕、丹参等。

疗效◊治疗30余例，疗效显著。尤其对一些顽固性角膜炎，运用西药效果不佳者，均能收到良好效果。

3.6 银翘解毒汤

来源◊朱洪文，《中国当代中医名人志》

组成◊金银花15克，连翘12克，丹皮、板蓝根、蝉衣、焦栀子、荆芥、大青叶、桔梗、木通各10克，芦竹根30克，生甘草3克。

用法◊水煎服，每日1剂，日服2次。

功用◊祛风清热解毒，退翳明目。

方解◊本病类似中医的"聚星障"，多因肝经血热毒邪为患。治宜祛风清热解毒。方中金银花、连翘、荆芥、蝉衣祛风清热，蝉衣尚可退翳明目；板蓝根、大青叶清热解毒；焦栀子、芦竹根、木通清肝经实热；桔梗为舟中可楫之剂，载药上行达表，全方共呈清热解毒、退翳明目之效。

主治◊病毒性角膜炎。

疗效◊验之临床，均获良效。

3.7 解毒汤

来源◊李儒珍，《中国当代中医名人志》

组成◊野菊花、金银花、蒲公英、连翘各12克，蝉衣、白蒺藜各10克，干地黄15克，防风、白芷、黄芩各10克。

用法◊每日1剂，水煎服，日服2次。

功用◊清热解毒，祛风明目。

主治◊病毒性角膜炎。一般为急性，怕光、流泪、刺痛，视力下降，角膜有些呈水疱形成；一般为点状丝状及地图状为多。

加减 ◊ 如患者气血欠佳，可加太子参32克，首乌15克，或当归、鸡血藤；如阴虚及阳虚，可加入旱莲草、麦冬、补骨脂，或熟附子等补阳之品，视患者具体情况酌情对上方化裁。此外，肌肉注射转移因子每支2毫升，隔日1次，以增强对病毒之抵抗力，疗效很好，如久病角膜翳斑不退，可用配装之复方熊胆水，每日2次。因熊胆水有退翳明目、清热解毒之功效。

疗效 ◊ 多年来结合用转移因子肌肉注射获得佳效。

附记 ◊ 本方名为笔者拟加。验之临床，确有良效。

§4 治角膜溃疡秘方

4.1 红肿痛方

来源 ◊ 韦文贵，《韦文贵眼科临床经验选》

组成 ◊ 柴胡、黄芩、赤芍、川芎、夏枯草各6克，生锦纹12克，苏薄荷5克，木贼草、枳壳各9克，生地15克。

用法 ◊ 水煎服，每日1剂，日服2次。

功用 ◊ 泻火解毒，活血行瘀，清肝明目。

方解 ◊ 方中以柴胡、黄芩、夏枯草、木贼草清热泻肝；生锦纹、枳壳泻热行滞以助清热泻肝之力，为本方主药。川芎、赤芍活血凉血而退赤；薄荷清头目风热；生地滋阴凉血，诸药协同，共奏泻火解毒、活血行瘀，清肝明目之功，故用之多效。

主治 ◊ 红肿赤痛，眉棱骨痛，羞明流泪眵多，腑气不通。证属肝胆实火之角膜炎、角膜溃疡。

疗效 ◊ 临床屡用，效果颇著。

4.2 治蟹珠方

来源 ◊ 韦文贵，《韦文贵眼科临床经验选》

组成 ◊ 党参、赤芍各10克，生石膏15克，桔梗、甘草、细辛各3克，黄芩、远志各6克，防风5克。

用法 ◊ 水煎服，每日1剂，日服2次。

功用 ◊ 清热降火，益气活血，祛风止痛。

方解 ◊ 本病起病急剧，急宜泻肝经实火，痛消珠平，重在扶正祛邪。方中以石膏、黄芩清肝肺之热而降火；党参、赤芍益气活血以扶其正；用防风、细辛祛风散寒、止痛；甘草和中；远志宁心安神；桔梗载药上行。本方补泻兼施，标本兼顾。然临床用药，可随证加减，各有侧重，方证相符，其效始显。

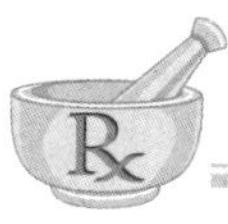

主治 ◊ 蟹珠证（邪正俱虚），起病急剧，角膜溃疡穿孔，虹膜脱出，肿痛难忍。

疗效 ◊ 临床屡用，效果甚佳。

4.3 消炎解毒汤

来源 ◊ 张林卿，《千家妙方·下》

组成 ◊ 赤芍、黄芩、桑叶、菊花、丹皮、花粉、泽泻、车前子各 9 克，金银花、连翘、玄参各 12 克，蒲公英 15 克，薄荷 4.5 克（后下）。

用法 ◊ 水煎服，每日 1 剂，日服 2 次。

功用 ◊ 泻肝清热。

方解 ◊ 本病多由风热毒邪侵犯风轮，肺、肝之火内炽，上乘于目而成。一般所遇多呈肝经郁热，以实证者居多。方用蒲公英、金银花、连翘、黄芩清热解毒；丹皮凉血清热，现代药理研究证实，这类药物具有广谱抗菌消炎及抑制病毒作用；加用桃仁、红花、赤芍等活血化瘀，对睫状充血有显著消退功能。清热解毒与活血化瘀二法合理应用，不仅退红快，而且对局部病灶的好转和消失均效佳。辅以桑叶、菊花、薄荷疏散风热、明目止痛；花粉、玄参滋阴降火；泽泻、车前子利尿泄热。诸药协同，有调节血液循环，促进新陈代谢，增强免疫功能，从而达到消除病毒和炎性产物，改善角膜营养，促进溃疡愈合的作用，因而收效甚捷。

主治 ◊ 树枝状角膜溃疡。

加减 ◊ 如结膜充血显著，加龙胆草、栀子各 9 克；胸闷、胁痛，加青皮、香附各 9 克；头痛、目胀，加生石决明、真珠母各 15 克；睫状充血明显，加桃仁、红花各 6 克；便秘，加生大黄 8 克。本方适用于实证患者。若久病气虚，或年老体弱，溃疡久不愈合，上方宜加党参、生地、白术、当归等，酌去苦寒之品。

疗效 ◊ 治疗 38 例，平均疗程为 15 天，均获痊愈或基本痊愈。

§5 治巩膜炎秘方

5.1 退红良方

来源 ◊ 韦文贵，《韦文贵眼科临床经验选》

组成 ◊ 龙胆草、甘菊花、焦栀子、密蒙花、连翘、桑叶各 6 克，生地 15 克，夏枯草 5 克，黄芩 3 克，草决明 10 克。

用法 ◊ 水煎服，每日 1 剂，日服 2 次。

功用 ◊ 清肝泻火，滋阴清热，退翳明目。

方解 ◊ 方用龙胆草泻肝胆实火；夏枯草、炒栀子清肝泻郁火以助龙胆草之力，为主药；生地滋阴凉血，防火邪伤阴，为辅；黄芩、连翘清肝解毒；草决明、密蒙花清肝退翳明目；桑叶散风清热、退翳明目；甘菊花平肝清热，退翳明目。诸药协同，共奏清肝泻火、滋阴清热、退翳明目之功，功效颇著。

主治◊肝胆火盛之头痛目赤，口苦舌红。可用于巩膜炎、单纯性青光眼、单纯性角膜溃疡、色素膜炎等。

疗效◊临床屡用效佳。

§6 治中心性视网膜脉络膜炎秘方

6.1 补肝散

来源◊韦文贵，《韦文贵眼科临床经验选》

组成◊车前子（包煎）、黄芩各9克，羌活6克，细辛3克，玄参、茯苓各9克，党参、防风各6克，生石膏15克（先煎）。

用法◊水煎服，每日1次，日服2次。

功用◊祛风清热降火，益气扶正，清肝明目。

方解◊肝肾不足，外受风邪。方中羌活主散肌表游风；防风祛风而不燥；细辛散风祛寒、通窍止痛；党参益气健脾而扶其正，为本方主药；辅以石膏清热降火；黄芩清热燥湿，兼有清肝明目之力；佐以玄参滋阴润燥清热；车前子利尿渗湿、清肝明目。本方祛风而不燥，补中有泻，泻中有补，补泻兼施，以泻为主，功效颇著。

主治◊视物昏蒙、变色，视一为二。可用于中心性视网膜病变、眼肌麻痹、早期白内障等。

疗效◊多年使用，确有良效。

6.2 滋阴活血汤

来源◊阮永悟，《中国中医秘方大全》

组成◊山药、熟地、茯苓、泽泻、枣皮、丹参各15克，丹皮、川芎、当归各12克。

用法◊水煎服，每日1剂，日服2次。

功用◊活血利水、滋阴明目。

方解◊方中以丹参、川芎、当归活血化瘀；丹皮凉血活血；山药、茯苓、泽泻健脾利水；熟地滋阴益肝；枣皮清心宁神。诸药协同，共奏活血利尿，滋阴明目之功。

主治◊中心性视网膜脉络膜炎。

加减◊水肿严重，茯苓加倍，并加车前子、猪苓或赤小豆；水肿消退有渗出，酌加

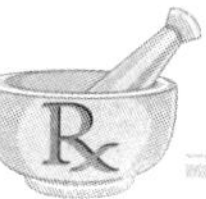

昆布、海藻、夏枯草；恢复期，加强清肝明目，选用石斛、菊花、枸杞子、青葙子、决明子、木贼草；失眠，加夜交藤、远志、枣仁；眼酸胀痛，加白芷、蔓荆子。

疗效 ◊ 治疗 43 例（53 眼），结果痊愈 41 眼（占 77.36%），显效 7 眼（占 13.20%），进步 3 眼（占 5.66%），无效 2 眼。总有效率为 96.22%。服药最少 13 剂，最多 47 剂。视力好转最早 3 天，最迟 13 天。

6.3 中变一号方

来源 ◊ 夏贤闽，《中国当代中医名人志》

组成 ◊ 枸杞子、菊花各 9 克，熟地、生地各 12 克，山萸肉 6 克，淮山药 15 克，丹皮 6 克，茯神 12 克，泽泻 6 克，柴胡 5 克，当归 9 克，五味子 5 克，炒白术 9 克，猪苓 12 克，薏苡仁 30 克。

用法 ◊ 每日 1 剂，水煎服，日服 3 次。

功用 ◊ 补肝益肾，健脾利水。

主治 ◊ 中心性浆液性视网膜脉络膜病变水肿期。

疗效 ◊ 多年使用，治验甚多，多获良效。

附记 ◊ 又本病渗出期用中变二号方：枸杞子、菊花各 9 克，熟地、生地各 12 克，山萸肉 6 克，淮山药 15 克，丹皮 6 克，茯神 12 克，泽泻 6 克，柴胡 5 克，当归 9 克，五味子 5 克，红花、桃仁各 9 克，川芎 6 克。每日 1 剂，水煎服。功能补肝益肾，活血化瘀。故用之多效。

又本病恢复期（视力在 1.0 以下者）用中变三号方：柴胡 5 克，党参、炒白术各 9 克，茯苓 12 克，炙甘草 6 克，青皮 5 克，当归 9 克，川芎 6 克，熟地 12 克，白芍 9 克。每日 1 剂，水煎服。功能疏肝理气、补养气血。故用之效佳。

§7 治网脱术后秘方

7.1 网脱一号

来源 ◊ 夏贤闽，《中国当代中医名人志》

组成 ◊ 生地、熟地各 12 克，枸杞子、菟丝子各 9 克，淮山药、茯苓、猪苓各 15 克，泽泻 9 克，车前子 30 克（包煎），炒白术 9 克。

用法 ◊ 每日 1 剂，水煎服，日服 2 次。

功用 ◊ 滋补肝肾，利水明目。

主治 ◊ 视网膜剥离手术后，裂孔已封闭，但视网膜仍有积液，伴有肝肾两亏症状。症见头晕，腰酸背痛等。

疗效◊临床屡用，效果很好。

7.2 网脱二号

来源◊夏贤闽，《中国当代中医名人志》

组成◊陈皮5克，制半夏、党参、黄芪、当归、炒白术、苍术各9克，茯苓、猪苓各15克，泽泻9克，薏苡仁30克。

用法◊每日1剂，水煎服，日服2次。

功用◊补气健脾，利水明目。

主治◊视网膜剥离手术后，裂孔已封闭，但视网膜仍有积液。但伴有脾胃虚弱症状，症见食欲不振，四肢乏力，或见大便溏薄。

疗效◊临床屡用，效果很好。

7.3 网脱三号

来源◊夏贤闽，《中国当代中医名人志》

组成◊黄芪、葛根各15克，当归、白芍各9克，熟地12克，淮山药15克，山萸肉9克，茯苓15克，泽泻6克，枸杞子、炒白术各9克。

用法◊每日1剂，水煎服，日服2次。

功用◊益肝肾，补气血，健脾胃，利水明目。

主治◊视网膜剥离手术后已愈，但视力增加不明显，黄斑部有变性。

疗效◊临床屡用，效果很好。

附记◊网脱术后患者不少，但视力恢复有的不理想。笔者试治自己，确有一定效果，后用治多人，效果亦佳。

§8 治虹膜睫状体炎秘方

8.1 和营化瘀汤

来源◊邹菊生，《中国中医秘方大全》

组成◊当归、玄参、金银花、姜半夏、猪苓、茯苓各12克，生地、陈皮各15克，蒲公英、生石膏（先煎）各30克，甘草6克。

用法◊水煎服，每日1剂，日服2次。

功用◊和营泻火，化瘀养阴。

主治◊急性虹膜睫状体炎和全葡萄膜炎。

加减◊热重者，加龙胆草9克；关节酸痛，加海风藤30克；房水混浊较甚，加炒苦参、金樱子各9克。

疗效◊治疗22眼，结果痊愈12眼，好转7眼，无效3眼。总有效率为86.40%。

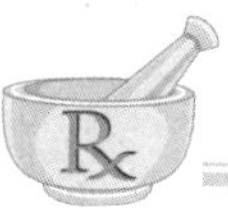

8.2 泄热祛风汤

来源 ◊ 李纪源，《中国当代中医名人志》

组成 ◊ 酒大黄、酒黄芩、栀子、荆芥、川芎各 10 克，防风 5 克，麻黄、甘草各 3 克，滑石、青葙子各 12 克，茺蔚子 15 克。

用法 ◊ 水煎服，每日 1 剂，日服 2 次。

功用 ◊ 清泄肝热，祛风止痛。

主治 ◊ 瞳孔紧小症（急性虹膜睫状体炎）。

疗效 ◊ 屡用效佳。

8.3 开窍明目汤

来源 ◊ 李纪源，《中国当代中医名人志》

组成 ◊ 茺蔚子、青葙子、熟地、云苓各 15 克，川芎、盐知母、寒水石各 12 克，石菖蒲、盐黄柏、丹皮、泽泻、山萸肉、川羌活各 10 克，防风 6 克，甘草 3 克。

用法 ◊ 水煎服，每日 1 剂，日服 2 次。

功用 ◊ 行气开瘀，滋阴清热。

主治 ◊ 瞳孔干缺症（慢性虹膜睫状体炎）。

疗效 ◊ 屡试屡效。

8.4 二防解毒汤

来源 ◊ 祁宝玉，《集验百病良方》

组成 ◊ 防风、防己、盐知母、盐黄柏、羌活、甘草、丹皮各 6 克，黄连末 3 克（冲服）、白芷、生地、蔓荆子各 10 克，生石膏 30 克（先煎），生苡仁 12 克。

用法 ◊ 水煎服，每日 1 剂，日服 2 次。

功用 ◊ 疏散风邪，清热解毒。

主治 ◊ 渗出性色素膜炎。

加减 ◊ 色素膜炎症状明显，渗出较多，眼底有大量色素，可加凉血活血之品如丹皮、赤芍、红花等；清热利湿药如萆薢、茯苓等；慢性期，可加桑寄生、太子参，去黄柏；接近痊愈，可加补气滋阴软坚之品如玄参、川石斛、生黄芪、浙贝粉、花粉等。

疗效 ◊ 治疗 30 例，全部有效。本方所治之病，难度较高。治疗中均停用或减量激素未见反跳，且均能顺利地撤除激素而告愈，有些曾以免疫抑制剂也不能控制病例，应用本方亦愈。

§9 治视神经萎缩秘方

9.1 韦氏逍遥散验方

来源 韦文贵，《医话医论荟要》

组成 柴胡、当归身、焦白术、炙甘草、丹皮、焦山栀、甘菊花各6克，白芍、枸杞子各9克，茯苓12克，石菖蒲10克。

用法 水煎服，每日1剂，日服2次。

功用 舒肝解郁，清热养血，平补肝肾。

方解 凡外感热病后或七情内伤、肝失调达所致视神经萎缩等病症，证属肝郁气滞或血虚肝郁者，治宜抓住解肝郁、开玄府、调补气血、升清益阳这几个环节而制订本方。本方系从《太平惠民和剂局方》中的逍遥散加减化裁，通过长期临床实践，反复修订而始定。经临床验证，疗效很好，特别是对儿童视神经萎缩和皮质盲的血虚肝郁证，经20余年的临床观察，疗效更为满意。方中柴胡疏肝解郁，升举阳气；茯苓、白术、甘草补脾调中益气；当归、白芍养血柔肝；石菖蒲开窍宁神明目；枸杞子养血益精明目；丹皮、栀子活血散瘀，清热除烦；甘菊花疏风清热，凉肝明目；诸药使用，协同配合形成一体，当归补血活血，补中有行；白芍养阴柔肝、酸敛育阴，二药配合，补中有调。柴胡得归芍之配则不致升阳散发太过而解郁舒肝之能更彰。焦白术、茯苓、甘草之益气得柴胡之升阳则可使清阳上注于目；得归芍之养血则使气血调和。丹皮、栀子清热除烦，配菊花则能透泄余热；配柴胡可宣解郁热。菊花、枸杞清肝养肝而明目，与柴胡、白芍协同则使清肝养肝寓于疏肝柔肝之中。在以上诸药疏肝、理气、养血、益气等作用基础上，石菖蒲芳香开窍，巧启其机，可谓本方画龙点睛之处。

主治 视神经萎缩、皮质盲、视神经视网膜炎，急性球后视神经炎、视网膜中央动脉阻塞（一天内）、视网膜中央静脉血栓形成、视网膜静脉周围炎所致玻璃体出血（近似中医暴盲）等眼底诸疾，除眼科症状外，凡是情志抑郁、头目眩晕、余热未尽而见口渴或苦，心烦、急躁易怒，或肝风内动，手足抽搐，肢体屈伸不利、痿软，脉弦数或弦细，苔白舌微红者，均可加减应用。

加减 视神经萎缩（肝郁气滞型），如兼肝肾精亏者，配用明目地黄汤；兼脾胃不足，气血虚弱者，配用益气聪明汤；患儿兼先天不足，配用四物五子汤（即四物汤加五味子、车前子、枸杞子、菟丝子、覆盆子）；后天虚弱、脾胃不足，合以八珍汤加减；兼服石斛夜光丸（中成药）更佳；因头部外伤所致，加丹参、丝瓜络、归尾、菟丝子、覆盆子等；热病神昏、肝风内动之后仍有手足屈伸不利或强直者，可选加全虫、僵蚕、钩藤、荆芥、防风、蝉

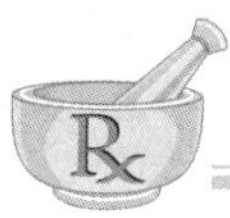

衣等；手足痿软，加炒杜仲、桑寄生、川断、怀牛膝等。皮质盲，肺胃阴伤，可加石斛、麦冬、芦根、生石膏；肝风内动，手足抽搐，可加全虫、钩藤、荆芥、防风、蝉衣等；手足痿软，加用健步虎潜丸，每获良效。球后视神经炎，若余热尚存，肝风未熄，四肢抽搐拘挛者，可加羚羊角（或生石决明）、全虫、僵蚕、钩藤、桑叶；起病急骤而致暴盲者，重用石菖蒲；先天不足者，亦可合四物五子汤。视神经视网膜炎，若见视网膜水肿明显者，选加车前子、茯苓、木通、赤小豆、泽泻、通草、地肤子等；视网膜渗出难以吸收，常加海藻、昆布、夏枯草；视网膜静脉怒张迂曲者，加丹参、归尾、牛膝、丝瓜络；有眼底出血者，加阿胶、地榆、白及、茅根、仙鹤草等；陈旧性出血久不吸收者，加丹参、三棱、莪术等。总之临床应用，宜随证加减，药证相符，其效必著。

疗效 临床屡用，只要证属“肝郁气滞”或“血虚肝郁”者，疗效十分显著。

9.2 钩藤蚕蝎汤

来源 刘云，《儿科学术会议论文资料汇编·1988年》

组成 钩藤（后下）、金银花、连翘、生地、丹参、当归各10克，僵蚕、全蝎、石菖蒲、红花各6~9克，枸杞子、黄芪各15克（此为10岁小儿剂量）。

用法 水煎服，每日1剂，日服2~3次。

功用 清热熄风，滋阴活血，益气开窍。

主治 视神经萎缩。

疗效 治疗儿童视神经萎缩38例（60只眼），结果显效26只眼，有效23只眼，无效11只眼。总有效率为81.67%。

9.3 四子和血汤

来源 庞万敏，《千家妙方·下》

组成 枸杞子、五味子、茺蔚子、车前子、熟地黄、山药、云茯苓、当归、丹皮、菊花各10克，赤芍6克。

用法 水煎服，每日1剂，日服2次。

功用 养肝活血，滋阴明目。

主治 外伤性视神经萎缩。

加减 口干，加寸冬、花粉各10克；头痛，加川芎6克；咽痛，加山豆根10克，甘草5克，桔梗10克；消化不良，加焦三仙各10克；失眠，加炒枣仁10克，合欢花10克；便秘，加火麻仁30克。

疗效 治疗9例（13只眼）、结果痊愈2只眼（视力提高1.0以上，视野正常），显效4只眼（视力提高4行以上，视野扩大20°），进步6只眼（视力提高2行以上，视野扩大），无效1只眼。

附记 ◊ 临床上用本方加减应用，治疗眼底退行性病变，亦具有良好效果。

9.4 菊花明目汤

来源 ◊ 周北桢，《中国中医秘方大全》

组成 ◊ 菊花24克，酒黄芩12克，酒生地、赤芍、知母、决明子、玄参各9克，丹参6克，川芎3克，犀角粉0.6克（冲服）。

用法 ◊ 水煎服，每日1剂，日服3次。

功用 ◊ 疏风清热，活血滋阴。

主治 ◊ 急性视神经炎（暴盲）。

加减 ◊ 病变初期，加防风、金银花；静脉扩张迂曲显著，加桃仁、红花；视盘周围有白色渗出物，为风邪夹湿，加苡仁、云苓；后期将愈时，加当归、黄芪。

疗效 ◊ 治疗21例，14例为双眼，7例为单眼。结果痊愈13例（视力恢复1.2以上）。有效7例（视力提高2行以上），总有效率为95%，其中痊愈率为61.9%。疗效最短8天，最长113天，平均30天。

9.5 益气活血汤

来源 ◊ 李儒珍，《中国当代中医名人志》

组成 ◊ 黄芪、党参各15克，白术10克，淮山药、茯苓各15克，丹参10克，毛冬青、山萸肉、黄精各15克，紫河车25克，补骨脂、女贞子各15克，栀子、菟丝子、当归各10克，首乌15克，炙甘草3克。

用法 ◊ 每日1剂，水煎服，日服3次。

功用 ◊ 益气健脾，补益肝肾，活血化瘀。

主治 ◊ 外伤性或其他非压迫性视神经乳头萎缩。

疗效 ◊ 坚持服用，效果甚佳。

附记 ◊ 本方名为笔者拟加。

§10 治角膜软化症秘方

10.1 归芍八味汤

来源 ◊ 庞信清，《辽宁中医杂志》（3）1984年

组成 ◊ 当归、白芍、枳壳、槟榔、莱菔子、车前子、甘草各3克，金银花12克。

用法 ◊ 水煎服，每日1剂，日服2次。

功用 ◊ 调理脾胃，清热消翳。

方解 ◊ 眼病以调理脾胃为主，以清热消翳为辅，是庞氏的独到见解。脾胃为先天之本、气血生化之源。脾主运化，胃主受纳，脾胃虚弱则水谷精微不能上注于

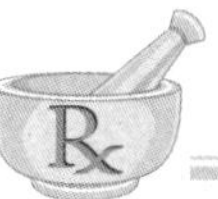

目，目失濡养而不明。方中枳壳、槟榔、莱菔子和胃消食；车前子、甘草健脾燥湿明目；当归、白芍养血柔肝；金银花清热解毒消翳。通过健脾以达到益气养血及补益肝肾，从而恢复视力。脾胃虚弱，须予补益；饮食难化，宜予消导，二法合一，则脾运健而食滞化。重在调理脾胃，既不补之，也不攻之。本方既不过寒，也不过热，药性和平，配方得当，用之方便，故取效颇捷。

主治◊角膜软化症（疳疾上目），症见白睛淡红，眼珠干燥，黑睛混浊不清。树枝状角膜炎（风轮下陷翳），症见白睛红赤，风轮生翳，形如树枝。小儿青盲（小儿皮质盲），高热之后，不能视物。

加减◊羞明流泪，红眼较重，大便干燥，加蒲公英 12 克，黄芩 9 克，花粉 6 克，龙胆草 3 克；发热、喘咳、气促（并发肺炎），减轻当归、白芍各 1.5 克；加蒲公英 12 克，瓜蒌 9 克，桔梗 4.5 克，川贝母 4.5 克，黄芩 6 克；大便溏薄，日行数次，即腹部症状较重，加苍术、白术各 5 克，蒲公英 9 克，黄芩 6 克；泄泻不止、四肢发凉，加炮姜、吴茱萸各 5 克，附子 3 克，白术 6 克。1 岁以下小儿加减剂量酌减。

疗效◊临床屡用，每获良效。

§11 治泪囊炎秘方

11.1 清热宣肺汤

来源◊夏绩恩，《四川中医》（11）1990 年

组成◊炙麻黄、杏仁、桔梗、菊花、密蒙花各 3 克，生石膏 9 克，皂角刺、白芷各 6 克，木贼草 4 克，炙甘草 2 克（1 岁以下小儿剂量）。

用法◊水煎服，每日 1 剂，日服 2 次。

功用◊清热宣肺，排脓解毒。

方解◊肺主气，司呼吸，主宣肃，开窍于鼻，本病多因鼻泪管阻塞不通所致。故方用麻杏石甘汤清热宣肺；加皂角刺、菊花、木贼草、密蒙花、白芷排脓解毒。从肺论治，亦收良效。

主治◊泪囊炎。

疗效◊治疗 1 例 9 个月女婴泪囊炎，服药 19 剂而告愈。追访年余，未复发。

11.2 止泪汤

来源◊潘开明，《中国中医秘方大全》

组成◊熟地 15 克，当归 12 克，车前子，菟丝子（包）、女贞子、枸杞子各 15 克，菊花 10 克，北细辛 3 克，川芎 6 克。

用法◊水煎服，每日1剂，日服2次。

功用◊补益肝肾，祛风止泪。

方解◊方中以熟地滋阴补血；当归补血活血，促进循环，促进细胞生长；菟丝子滋补强壮，调整内分泌功能；女贞子、枸杞子滋阴养血，补益肝肾；车前子与菟丝子，熟地相伍，对迎风流泪的治疗有协同作用；白芷与细辛芳香通窍，为治眼迎风泪下之要药；川芎引药上行；菊花清肝明目。诸药配伍，共奏补益肝肾、祛风止泪之功。

主治◊流泪（冷泪）症。

疗效◊治疗流泪30例，全部有效。病程最长2年，最短半年，服药最多25剂，最少5剂，一般在10~15剂即效。未用其他药物。

11.3 见风流泪方

来源◊韦文贵，《韦文贵眼科临床经验选》

组成◊生石膏20克，黄芩、瓜蒌仁、白菊花各6克，细辛3克，车前子10克（包煎），焦栀子5克，川黄连3克，羌活5克。

用法◊水煎服，每日1剂，日服2次。

功用◊清热降火，清肝止泪。

方解◊心肺有热，兼夹风邪。故方用生石膏、焦栀子、川连清热降火、止泪为主药；辅以羌活、菊花、细辛疏风平肝清热；佐以黄芩清热燥湿而止泪；瓜蒌仁清火化痰、润肺下气而通便；车前子利尿渗湿、清肝明目。诸药协用，共奏清热降火、清肝止泪之功。

主治◊眼流热泪。可见于巩膜炎、角膜溃疡等病症中。

疗效◊临床屡用，每收良效。

11.4 平肝止泪方

来源◊韦文贵，《韦文贵眼科临床经验选》

组成◊川芎、木贼、荆芥、防风、羌活、白菊花各6克，生石膏12克，草决明24克，蝉蜕、甘草各3克。

用法◊水煎服，每日1剂，日服2次。

功用◊祛风止泪，平肝清热。

方解◊肝经风热壅盛，故方用荆芥、防风、羌活、木贼、蝉蜕疏风清热止泪为主药；生石膏清热降火；草决明、白菊花清肝肺之热止泪为辅助药；川芎活血破瘀、退赤止痛；甘草和中。配合为用，共奏祛风止泪、平肝清热之功。

主治◊流泪。可见于虹膜睫状体炎、角膜炎、角膜溃疡等病症中。

疗效◊屡用效佳。

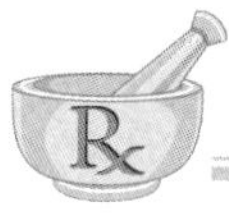

§12 治视网膜色素变性秘方

12.1 益肾谷精汤

来源 ◊ 李万山，《中国中医秘方大全》

组成 ◊ 熟地24克，山萸肉、山药、茯苓各12克，丹皮、泽泻、谷精草各9克。

用法 ◊ 水煎服，每日1剂，日服2次。

功用 ◊ 益肾明目。

主治 ◊ 视网膜色素变性。

加减 ◊ 肾阳虚，加熟附子9克，肉桂3克，夜明砂、葛根各9克；早泄，加芡实、金樱子各9克；性功能减退，加淫羊藿、巴戟天各9克；水肿，加车前子9克；肾阴虚，加枸杞子9克；肝血不足，合四物汤。

疗效 ◊ 治疗19例（38眼），显效（视力提高3行以上，视野扩大30度以上）5例10眼；进步（视力提高2~3行，视野扩大20~30度）7例14眼；好转（视力提高2行以下，视野扩大20度以下）3例6眼。总有效率为78.9%。

12.2 夜明八味汤

来源 ◊ 齐强，《千家妙方·下》

组成 ◊ 熟地、云茯苓、苍术各12克，丹皮、山药、山萸肉各9克，泽泻6克，肉桂3克，附子1.5克，夜明砂15克。

用法 ◊ 水煎服，每日1剂，日服2次。

功用 ◊ 温肾壮阳。

主治 ◊ 视网膜色素变性。

疗效 ◊ 多年应用，坚持服用，多获良效。

12.3 健脾升阳益气汤

来源 ◊ 庞赞襄，《中医眼科临床实践》

组成 ◊ 党参、白术、黄芪、山药、当归、茯苓、石斛、苍术、夜明砂、望月砂各9克，陈皮、升麻、银柴胡、甘草各3克。

用法 ◊ 水煎服，每日1剂，日服2次。

功用 ◊ 健脾益气，升阳养血。

主治 ◊ 视网膜色素变性（证属先天不足、脾阳不振型）。

加减 ◊ 大便燥，加番泻叶3~9克；心悸怔忡，加远志、枣仁各9克；胃纳欠佳，加青皮、莱菔子、麦芽、焦曲、山楂各9克；大便溏，加吴茱萸9克，干姜4.5克。

疗效◇临床屡用，多获良效。

§13 治眼外伤秘方

13.1 祛风散瘀汤

来源◇黄仲委，《四川中医》（12）1986年

组成◇羌活5克，防风10克，白蒺藜、夏枯草各12克，赤芍、生地、玄参、虎杖各15克。

用法◇水煎服，每日1剂，日服2次。

功用◇祛风散瘀。

主治◇眼外伤。

加减◇若白睛混赤、疼痛、畏光流泪，加龙胆草10克，密蒙花12克，野菊花15克；若黑睛生翳，加蝉蜕5克，木贼12克；若内外眼出血，加桃仁12克，红花、生蒲黄各10克；若瘀血甚者，加三棱、莪术各10克，或再加陈皮7克，法半夏12克；若眼睑下垂，加白附子、僵蚕各10克。

疗效◇治疗眼外伤17例，全部治愈。其中6例角膜炎、角膜溃疡，平均治愈天数为8.5天；6例虹膜炎，前房出血，平均6天治愈；2例黄斑出血，平均22.5天治愈；2例上睑下垂，平均9.5天治愈；巩膜穿孔、外伤性白内障1例17大治愈。

13.2 活血明目饮

来源◇齐强，《千家妙方·下》

组成◇当归、赤芍各9克，红花、五味子、龙胆草、蝉蜕各6克，菊花、草决明、蒲公英、木贼各12克，苏木10克。

用法◇水煎服，每日1剂，日服2次。

功用◇通经，化瘀，明目。

主治◇眼球挫伤。

疗效◇屡用效佳，一般6剂即愈。

13.3 通络活瘀汤

来源◇齐强，《千家妙方·下》

组成◇当归、赤芍各12克，桃仁、红花、丹参各9克，苏木、青葙子各15克，菊花9克。

用法◇水煎服，每日1剂，日服2次。

功用◇通络活瘀。

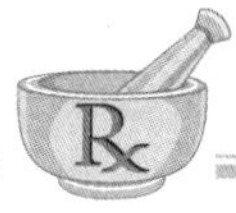

主治◇外伤性角膜内皮血染症。

疗效◇治疗多例，略作加减，均获痊愈。

13.4 活络明目饮

来源◇齐强，《千家妙方·下》

组成◇生地、赤芍、川芎、生蒲黄各 9 克，当归、茺蔚子各 12 克，黄芩、炒山栀各 6 克。

用法◇水煎服，每日 1 剂，日服 2 次。

功用◇活血祛瘀，引血归经。

主治◇眼外伤玻璃体出血并发白内障。

疗效◇屡用多效。

§14 治眼底出血症秘方

14.1 槐花侧柏汤

来源◇石守礼，《新中医》（3）1990 年

组成◇槐花、侧柏叶、仙鹤草、旱莲草、生蒲黄、连翘、生地、白芍各 15 克，炒荆芥、焦栀子各 10 克，茜草、黄芩各 12 克，小蓟、白茅根各 30 克，三七粉 3 克（冲服）。

用法◇水煎服，每日 1 剂，日服 3 次。

功用◇清热凉血，止血化瘀。

方解◇眼底出血，多责之于肝肾，因目为肝之窍、瞳神为肾所主，肾水不足不能涵养肝木，则相火易动，火妄动则易致血热；怒气伤肝，肝气郁结，久郁化火，肝火上炎，灼伤脉络，致血溢络外，或胃火上燔，或肝郁瘀阻，逼血于外所致。归之多因火邪犯血，血热妄行而致。本方由十灰散、槐花散、小蓟饮子加减化裁而成。方中槐花，侧柏叶、山栀子、小蓟、茅根、连翘、黄芩清热凉血止血；生地、白芍、旱莲草滋阴清热凉血；仙鹤草、炒荆芥收敛止血；茜草、生蒲黄、三七粉行血祛瘀。据现代药理研究，槐花及连翘中含有丰富的芦丁，它有降低毛细血管脆性、降低血压以及止血之作用。故可用于各种类型的眼底出血。

主治◇眼底出血症。如视网膜静脉阻塞，视网膜静脉周围炎，高血压或糖尿病性视网膜病变等多种眼底病中。

加减◇胃纳差，加炒白术；便秘，加大黄；血压高者，加益母草、川牛膝；视网膜有水肿者，加车前子；出血吸收后，减白茅根、小蓟、焦栀子、侧柏叶、荆芥，加当归、玄参；出血渐吸收，有机化物或有硬性渗出时，减焦栀子、侧

柏叶、荆芥，加夏枯草、海藻、昆布；气虚者，加党参，黄芪。

疗效 ◊ 治疗30例（32眼），结果出血完全吸收者20只眼（黄斑出血1只眼，视网膜静脉阻塞5只眼，视网膜静脉周围炎、高血压动脉硬化眼底出血各7只眼）；出血大部分吸收者6只眼（视网膜静脉阻塞、高血压动脉硬化眼底出血各3只眼）；出血不见吸收或反复出血者6只眼（高血压眼底动脉硬化出血者5只眼，黄斑出血1只眼）。治愈好转率为81.25%。在出血吸收之病例中，服药剂数最少为10剂，最多为310剂，5例病程在1年以上患者中，只有1例吸收，且服药剂数最多。32只眼经治后视力几乎都有提高，最好者视力由指数/1尺增加到1.0，而且有些患者的未出血眼经过治疗后，视力也有所提高，说明中药确有增视之作用。

14.2 生蒲黄汤

来源 ◊ 陈达夫，《名医特色经验精华》

组成 ◊ 生蒲黄25克，旱莲草、藕节各30克，丹参20克，丹皮、生地、郁金各15克，荆芥炭、山栀子各10克，川芎、甘草各6克。

用法 ◊ 水煎服，每日1剂，日服2次。

功用 ◊ 凉血止血，活血化瘀。

方解 ◊ 血灌瞳红，多因血热妄行，不得循经所致。故方中用蒲黄、旱莲草、藕节、荆芥炭凉血止血；丹皮、山栀清血中郁热；丹参、生地、川芎养血活血，可使肝血得养，止血而不留瘀；郁金疏肝行气，清心凉血；甘草和中，调和诸药。诸药协同，具凉血止血、活血化瘀之功，用于眼内出血症，有肯定疗效。

主治 ◊ 血灌瞳仁。适用于眼内出血症。

加减 ◊ 热象偏重者，加元参、茅根、侧柏叶、茜草炭；出血多者，加仙鹤草，血余炭、百草霜；肝阳上亢者，加夏枯草、石决明、天麻、钩藤；心脾气虚者，加人参、黄芪；如果心肝两经热邪极重，可合犀角地黄汤。

疗效 ◊ 临床屡用，效果颇佳。

14.3 排血汤

来源 ◊ 陈国秀，《中医杂志》（10）1990年

组成 ◊ 当归、赤芍、川芎、丹参、黄芩各12克，景三七30克，生地、金银花、丹皮各15克。

用法 ◊ 水煎服，每日1剂，日服2次。

功用 ◊ 清热凉血，消肿止血。

方解 ◊ 本方以四物汤为基础，熟地改生地，白芍改赤芍，清热凉血兼祛瘀止痛。伍以川芎活血行滞；当归补血和血；景三七、丹参止血散瘀，消肿止痛；丹皮

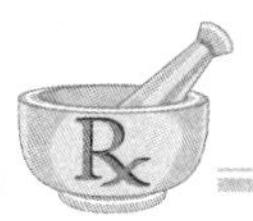

清热凉血；黄芩、金银花清热解毒。诸药协同，共奏清热凉血、止血散瘀，消肿止痛之功。

主治 ◊ 眼内出血（如视网膜出血，玻璃体积血，前房积血等）。中医称之为“血灌瞳仁”。

加减 ◊ 临床运用，可根据病情适当加减。如热甚者，加茅根、大小蓟一类；寒者，加温中散寒的肉桂、炮姜，并能促进血行；阴虚者当滋阴养血以固本；若舌质深红发紫或见紫斑点者，须伍以桃仁以强化逐瘀之力。

疗效 ◊ 治疗 20 例 21 只眼，结果显效 14 只眼（占 66.6%），有效 6 只眼（占 28.7%），无效 1 只眼。总有效率为 95.3%。治疗时间最短为 2 周，服药 8 剂，最长为 6 周，服药 24 剂。一般病情较轻或初患病者，治疗 1 周即可见效。

14.4 眼底出血方

来源 ◊ 李儒珍，《中国当代中医名人志》

组成 ◊ ①太子参 30 克，淮山药 15 克，白术 10 克，茯苓、仙鹤草、紫珠草、生地黄、白茅根各 15 克，林子尖、地榆炭各 10 克，阿胶珠、白及各 15 克，白芍 10 克，生藕节 30 克，女贞子 15 克，炙甘草 10 克。②太子参 30 克，淮山药 15 克，白术 10 克，茯苓 15 克，桃仁 12 克，红花 10 克，丹参 20 克，田七末 3~5 支，益母草 12 克，仙鹤草、白及各 15 克，浙贝母、夏枯草各 12 克，炙甘草 3 克。③北黄芪、党参、五灵脂、生蒲黄各 15 克，桃仁 12 克，红花 10 克，田七末 3~6 支，丹参 15 克，枳实、五倍子、透骨草各 12 克，牡蛎 30 克（先煎），海藻 10 克，玄参 15 克。

用法 ◊ 随证选用一方。每日 1 剂，水煎服，日服 3 次。

功用 ◊ ①益气健脾，凉血止血；②益气健脾，活血化瘀，清热明目，凉血止血；③补气益肾，活血化瘀，软坚散结，止血。

主治 ◊ 眼底出血症。一般乃眼底由于老年动脉硬化或青年视网膜反复出血之血热妄行所致。辨证论治，区分 3 期用药：眼底前期出血（多由于肝火血热上炎，脾虚失运，脉络不通等）用方①；眼底中期出血，一般在经过方①疗程 3~4 周，治疗效果欠佳，即转入中期，可选用方②；眼内后期出血可用方③。

加减 ◊ 方①和②可随证加减。

疗效 ◊ 临床屡用，每获良效。

附记 ◊ 临证应用，应随证选用。用方①可连服 2~3 周，出血即行停止、吸收、视力进步。若证转中、后期可选用方②或方③，用之多效。

14.5 止血化瘀汤

来源 ◊ 莫继馨，《新中医》（6）1987 年

组成◊当归、炒丹皮、炒白芍、白及、黄芩、连翘、侧柏炭各6克，炒荆芥3克，决明子、旱莲草、生地、夜交藤各10克。

用法◊每日1剂，水煎服，日服2次。

功用◊活血化瘀，凉血止血。

方解◊本方是已故名老中医莫维馨治眼底出血诸症的经验方。系根据数十年眼科临床经验创制而成。方中生地、丹皮、白芍、当归、侧柏炭、荆芥炭、旱莲草等七药为不易之品，此七药既可止血，又可行血，可谓动静结合，深得配伍之妙。黄芩、连翘、决明子，清热泻火；夜交藤、白及，养血、活血、止血。合而用之，共奏活血化瘀，凉血止血之功。

主治◊视网膜静脉周围炎（眼底出血）。

加减◊服药后到出血停止，视力开始好转时，加大蓟炭6克，桑寄生10克。用治各种眼底出血的加减：外伤性出血，每用刘寄奴、川续断；高度近视继发黄斑部出血，佐以桑椹子、枸杞子、熟地易生地；糖尿病眼底出血，酌增淮山药、天花粉、首乌、玉竹、黄精；视网膜静脉血栓，配合丹参、川芎、王不留行；妊娠毒血症眼底出血，选加桑寄生、双钩藤、半枝莲。

疗效◊临床屡用，效果甚佳。赵经梅临床验证效佳。

§15 治白内障秘方

15.1 乙癸同治方

来源◊丁甘仁，《新编经验方》

组成◊细生地、冬桑叶各12克，蝉衣5克，肥知母（盐水炒）、炒丹皮各6克，甘菊花、谷精草、黑芝麻、云茯神各9克，石决明15克（打碎）、石蟹3克（水磨开水送下）。

用法◊水煎服，每日1剂，日服2次。

功用◊滋阴降火，散风退翳。

方解◊方中生地黄、丹皮、知母滋阴降火；桑叶、芝麻祛风明目；蝉衣、菊花散风去翳；石决明清肝热，除内障；谷精草明目去翳；石蟹主青盲，茯苓益心气。本方凉血泄热，尤有明目退翳之专长。

主治◊目生翳障。可用于早期白内障。

疗效◊验之临床，确有良效。验证3例，2例获临床治愈，1例好转。

15.2 养阴清热汤

来源◊韦文贵，《韦文贵眼科临床经验选》

组成◊熟地30克，生地15克，当归身、熟川军各9克，羌活、玄参、木贼草各6

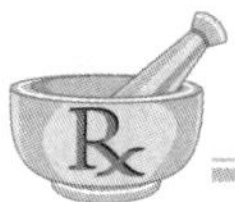

克，黄芩、木通、防风、炙甘草各3克，谷精草15克。

用法 水煎服，每日1剂，日服2次。

功用 滋阴养血，清热祛风，平肝明目。

方解 方用熟地滋阴血、填精髓，阴虚而火升者，非重用熟地，不足以降火；阴虚而刚者，以熟地之甘足以缓之；生地合玄参，滋阴清热、凉血止血；川军破瘀泻火，都是主药；木通、黄芩泻心肝之火，以助川军之力；针拨术后、风邪乘虚而入，用羌活、防风散头面之风邪而止痛；木贼草、谷精草祛风清肝、退翳明目；当归身有养血补虚、润燥通便之功，用以扶正。诸药协同、具滋阴养血、清热祛风、平肝明目之功。

主治 针拨白内障手术后，前房出血，或玻璃体出血者。

疗效 多年应用，效果甚佳。

15.3 熟地首乌汤

来源 陆南山，《中国中医秘方大全》

组成 熟地15克，制首乌、黄精、枸杞子各9克，玄参12克，灵磁石30克（先煎）。

用法 水煎服，每日1剂，日服2次。

功用 补肝肾，益精血，明眼目。

主治 老年性白内障。

加减 心悸失眠，加茯神12克，远志4.5克；咳嗽，加杏仁6克，北沙参9克，桑白皮6克。

局部采用冰香散揉眼，方用黄柏、黄连、防风、蝉衣、山栀、白芷、羌活、薄荷、川芎、黄菊花、荆芥、当归、大黄、赤芍、连翘、木贼草各3克，黄芩4克。煎水2次，煎浓汁去渣，再投入制甘石60克，在日光下晒干，再加入海螵蛸6克，荸荠粉9克，冰片7.5克，西黄0.6克，珠粉1.2克，熊胆0.6克，淡硇砂0.3克，朱砂、蕤仁霜各3克，麝香0.75克。共研极细末，1天内制成，以免泄气，装入玻璃瓶内密封备用。

疗效 治疗53例106只眼，结果显效32眼，有效16眼，稳定50眼，无效8眼。

15.4 脉络清补方

来源 袁彩云，《中国中医秘方大全》

组成 生地、玄参、麦冬、车前子、丹皮、女贞子、石斛各12克，枣皮9克，山药、丹参、桑椹子各15克，生石决明30克（先煎）。

用法 水煎服，每日1剂，日服2次。

功用 滋肝肾益精血，调气血和阴阳。

主治 老年性白内障初中期。

疗效 治疗315例（574眼），总有效率为85.4%。一般治疗2~5个月。

15.5 羚羊止障饮

来源 左柏庆，《中国当代中医名人志》

组成 羚羊角50克（研末），细辛45克，知母、人参、车前子各60克，防风75克。

用法 上药共研细末，备用。每服4.5克，水一盅，煎至5分去渣，食后温服。

功用 清肝明目，益气利水，祛风止痒。

主治 初发不痛不痒和未成熟期老年性白内障。

疗效 临床屡用，均有较好的疗效。

附记 又老年性白内障用空青丸治疗有效。药用：空青3克，细辛、五味子、车前子各30克，知母、生地黄、防风各60克，上药共研细末，炼蜜为丸如梧桐子大。每服10丸，空心茶汤送服。

§16 治青光眼秘方

16.1 青光眼三方

来源 韦文贵，《韦文贵眼科临床经验选》

组成 石决明24克，白蒺藜、白术各10克，决明子15克，防风、羌活、蝉蜕、密蒙花、白芷各6克，细辛3克，生地20克。

用法 水煎服，每日1剂，日服2次。

功用 平肝养肝，疏风止痛，滋阴明目。

方解 阴虚肝旺，兼感风邪。故方中用石决明、白蒺藜、决明子平肝、清肝而明目，且有降眼压作用，是本方主药；防风、羌活、白芷、细辛祛风止痛；密蒙花、蝉蜕疏风清热，兼有退翳明目之效；本方风药较多，易伤阴生燥，故用生地滋阴润燥明目；白术健脾燥湿而扶正气。标本兼顾。诸药配伍、共奏平肝清肝、疏风止痛、滋阴明目之功。

主治 慢性单纯性青光眼（宽角型）、眼压在25~35毫米汞柱左右。伴有偏头痛、眉棱骨痛、眼胀，口干神烦，头晕耳鸣，时轻时重，时发时止等症。

疗效 临床屡用，疗效颇佳。

16.2 养阴平肝汤

来源 韦文贵，《韦文贵眼科临床经验选》

组成 炙鳖甲（先煎）、炙龟板（先煎）、石决明（先煎）各24克，桑叶、菊花、沙苑蒺藜（盐水炒）、制女贞子各10克，天麻3克，白芷、蝉蜕各5克，川

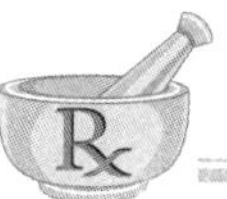

芎6克。

用法◊水煎服，每日1剂，日服2次。

功用◊清热养阴，平肝熄风，祛风止痛。

方解◊阴虚肝旺，兼夹风邪。肝阴虚则阳亢，肝阳上亢则头痛眼痛，故方用鳖甲、龟板滋阴潜阳；以石决明平肝潜阳而止痛；桑叶、野菊花、蝉蜕，平肝清热、散风止痛；天麻平肝熄风止痛；川芎活血化瘀止痛，故古人有"肝虚不足者宜天麻、川芎以补之，更疗风热头痛"的记载；沙苑蒺藜、女贞子补益肝肾而明目；白芷祛风化湿止痛。诸药协同，既有育阴潜阳、平肝熄风之力，又有祛风止痛之效，标本兼施，故用之效佳。

主治◊急性充血性青光眼，慢性单纯性青光眼急性发作（宽角型)，伴头痛、眼胀。

疗效◊临床屡用，效果甚佳。

16.3 熄风止痉汤

来源◊黄佑发，《中国中医秘方大全》

组成◊黄芪15克，防风、羌活、白术、川乌、钩藤（后下)、白附子、姜半夏、郁李仁各10克，全蝎6克，羚羊角0.5克（研末冲服)。

用法◊水煎服，每日1剂，日服2次。

功用◊熄风止痉，除痰散结，通经活络。

方解◊本方着眼于风，故方中以防风，川乌、羌活、白附子祛风止痛；钩藤、羚羊角平肝清热熄风；全蝎搜风通络；然治风先治血，血行风自灭，故加黄芪益气；白术健脾燥湿；姜半夏降气燥湿化痰、止呕；郁李仁润燥通便。诸药协同，共奏熄风止痉、除痰散结、通经活络之功，故用之多效。

主治◊原发性青光眼。

疗效◊治疗25例32眼，其中充血性青光眼18眼，慢性单纯性青光眼8眼，晚期青光眼6眼。治疗后视力提高5行以上、症状基本消除、眼压恢复正常者20眼（占62.5%)，视力提高2行以上、症状改善、眼压稳定或偏高在25毫米汞柱以下者8眼（占25%)，无效4眼。总有效率为87.5%。

16.4 平肝健脾利湿方

来源◊陆南山，《中国中医秘方大全》

组成◊石决明15克（先煎)，杭菊花、泽泻、楮实子各9克，茯苓12克，苍术、白术、猪苓、陈皮各6克，桂枝3克。

用法◊水煎服，每日1剂，日服2次。

功用◊平肝、健脾、利水。

主治◊慢性单纯性青光眼眼压偏高者。也可用于脾虚水湿上泛，以致视网膜轻度水肿者。

疗效 治疗 15 例 26 眼，结合西药局部用药，结果疗效满意 10 眼，显效 10 眼，有效 2 眼（均为宽角型），无效 4 眼（其中 2 例房角部分粘连，1 例为窄角型）。疗效观察 3 个月~4 年，平均 23 个月，服药后见效为 10~60 天，平均 29 天。

§17 治角膜云翳秘方

17.1 新老翳障方

来源 韦文贵，《韦文贵眼科临床经验选》

组成 密蒙花、川楝子各 6 克，蝉衣、川芎、白菊花、羌活各 5 克，白蒺藜、当归身、地骨皮、木贼草各 10 克，薄荷 3 克，瓜蒌仁 12 克，生石决明 20~25 克，生地 15 克。

用法 水煎服，每日 1 剂，日服 2 次。

功用 滋阴活血，平肝疏风，退翳明目。

方解 方用当归、川芎养血活血；石决明、白蒺藜、密蒙花、木贼草平肝清肝、退翳明目，都是本方主药；生地滋阴明目；川楝子疏肝理气、退翳明目，为辅助药；蝉衣、菊花、薄荷疏风散热、退翳明目；羌活祛风止痛；地骨皮、瓜蒌仁清上焦积热而润燥通便。脏腑通畅则气机转化，有利退翳明目。诸药协同、有滋阴活血、平肝疏风、退翳明目之功。

主治 角膜炎或角膜溃疡初愈，羞明、流泪等刺激症状尚未完全消退者，或角膜炎、角膜溃疡后，角膜有薄翳、斑翳。

疗效 临床屡用，均有良效。

17.2 四物退翳汤

来源 韦文贵，《韦文贵眼科临床经验选》

组成 生地、白蒺藜各 15 克，赤芍、归尾、木贼草、密蒙花、谷精草、青葙子各 10 克，川芎 5 克。

用法 水煎服，每日 1 剂，日服 2 次。

功用 滋阴活血，退翳明目。

方解 角膜炎或角膜溃疡后，服用寒凉药和祛风药较多，阴血不足，黑睛属肝，故翳凝难退，白睛属肺，脉络瘀滞，致白睛赤脉未消。故方用四物汤（生地、白芍、川芎、归尾）滋阴活血，行瘀退赤；加木贼草、白蒺藜、密蒙花、谷精草、青葙子以清肝、平肝、退翳明目。诸药配伍，共奏滋阴活血、退翳明目之功。

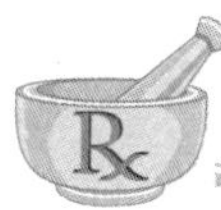

主治◊球结膜充血未消，角膜溃疡初愈之角膜薄翳和角膜斑翳。对球结膜充血已消之角膜亦适用。

疗效◊临床屡用，每获良效。

17.3 加减拨云散

来源◊王修善，《王修善临证笔记》

组成◊生地、白蒺藜（炒）各9克，赤芍、归尾各6克，防风、枳壳、白菊花、焦栀子、桃仁泥、青葙子、蔓荆子各4克，木贼草、柴胡、川芎各3克，蝉蜕（去头足），酒黄连、红花各2克，生姜1片，蛇皮引。

用法◊水煎服，每日1剂，分2次空心服。

功用◊清热活血，祛风止痛，退翳明目。

主治◊云翳遮满黑珠，双目失明，伴头痛连脑，眼皮外青肿，羞明怕光，见光则痛剧。只要眼红肿疼痛，均可加减用之。

加减◊疼痛稍减，去青葙子，加车前子（盐水炒）9克，或加酒炒黄芩6克。守服即至痛止，红肿悉退，翳消止。

疗效◊临床实践既久，无不得心应手。

附记◊凡上症只要红肿疼痛，按照此方分量，随人大小强弱，斟酌加减施治，疼止肿消，云翳亦随之而退。若红肿俱退而云翳不退者，则无望矣！

§18 治眼肌麻痹秘方

18.1 去痹汤

来源◊许吉生，《中国中医秘方大全》

组成◊天麻、僵蚕、地龙、全蝎、海风藤、络石藤各3克，制川乌（或制草乌）、炮山甲各2克。

用法◊水煎服，每日1剂，日服2次。

功用◊驱风逐邪，通经活络。

方解◊病程短暂，谓之新病。方用天麻、僵蚕、地龙、全蝎搜风止痉；川乌祛风散湿；海风藤、络石藤、穿山甲通络。方中剂量虽轻，而疗效甚著。说明用药如用兵，善用兵者，在于精而不在于多，临床用药亦同属此理。方中大辛之品，投之过重，恐有耗阴之弊。方中用药，恰到好处，故取效颇捷。

主治◊后天性眼肌麻痹。

加减◊烦躁失眠，加茯神、远志；孕妇，去山甲，加川断、苎麻根。

疗效◊治疗13例，其中单眼外肌麻痹5例，单眼动眼神经麻痹4例，单眼全眼神经麻痹4例。病程多在10天以内。皆服药2~4周而愈。

18.2 培土健脾汤

来源◇庞赞襄，《中国中医秘方大全》

组成◇党参、白术、茯苓、当归、炙黄芪各9克，银柴胡、升麻、陈皮、钩藤、甘草各3克，全蝎9克。

用法◇水煎服，每日1剂，日服2次。

功用◇健脾益气，养血祛风，通经活络。

主治◇各类眼肌麻痹及重症肌无力症。

疗效◇治疗眼肌麻痹13例14眼。结果治愈10例，有效3例。疗程6~40天，平均20天。

§19 治闪辉性暗点秘方

19.1 舒络解痉汤

来源◇庞赞襄，《千家妙方·下》

组成◇吴茱萸、党参各12克，大枣2枚，干姜、半夏、桔梗各9克，甘草3克。

用法◇水煎服，每日1剂，日服2次。

功用◇温中散寒，益气通络。

主治◇闪辉性暗点。

加减◇虚寒重者，加附子、肉桂各9克；头痛不止，加川芎、白芷、羌活各9克；胁痛腹满者，加当归、白芍、青皮、枳壳、莱菔子各9克；口干欲饮，加麦冬、天花粉、乌梅各9克；眉棱骨痛，加夏枯草15克，荆芥、防风各9克；大便秘结，加番泻叶3~9克；大便溏，加苍术、白术各9克。

疗效◇临床屡用，均获良效。

19.2 疏肝活络解痉汤

来源◇石守礼，《中国当代中医名人志》

组成◇柴胡、川芎各10克，白芷、当归、香附、菊花各12克，丹参、磁石、赤白芍、益母草、鸡血藤各15克，钩藤30克（后下），甘草6克。

用法◇水煎服，每日1剂，日服2次。

功用◇疏肝理气，解痉止痛。

主治◇闪辉性暗点。

疗效◇屡用效佳。

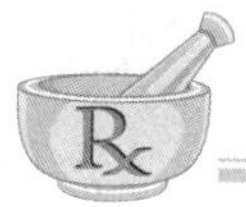

§20 治视网膜中央静脉血栓秘方

20.1 舒肝破瘀通脉汤

来源 庞赞襄，《中医眼科临床实践》

组成 当归、白芍、银柴胡、茯苓、白术、羌活、防风、蝉蜕、木贼草各9克，丹参、赤芍各12克，甘草3克。

用法 水煎服，每日1剂，日服2次。

功用 舒肝解郁，破瘀行血，健脾通络。

主治 视网膜中央静脉血栓（证属七情郁结者）。

加减 大便燥，加番泻叶3~9克；胃纳欠佳，加青皮、枳壳、焦三仙各9克；大便溏，加苍术9克，吴茱萸6克；口渴烦躁，去羌活，加生石膏、瓜蒌各15克，麦冬9克，沙参12克。

疗效 屡用效佳。

20.2 育阴潜阳通脉汤

来源 庞赞襄，《中医眼科临床实践》

组成 生地、珍珠母各15克，山药、麦冬、盐知母、盐黄柏、生龙骨、生牡蛎、怀牛膝、丹参、赤芍、蝉蜕、木贼草各9克，枸杞子、白芍、沙参各12克。

用法 水煎服，每日1剂，日服2次。

功用 滋阴益肾，平肝潜阳，破瘀行血。

方解 视网膜中央静脉血栓（证属阴虚阳亢者）。

主治 大便燥，加番泻叶9克；头痛眼胀，加钩藤、菊花各9克；心悸失眠，加远志、炒枣仁各9克；胸闷气结，加苏子9克，瓜蒌15克。

疗效 屡用皆效。

20.3 通络汤

来源 柏超然，《千家妙方·下》

组成 新会皮3~6克，甘菊花、毛冬青、紫丹参、酒炒黄芩各15~30克，粉葛根、生蒲黄（包）各9~15克，酒蒸大黄3~6克。

用法 水煎服，每日1剂，日服2次。

功用 平肝祛风，活血通络。

方解 视网膜静脉栓塞。

主治 阳亢者，酌加生石决明、钩藤；阴虚者，酌加生地、麦冬；湿重者，酌加茶树根、绛香；血滞者，酌加当归、焙地鳖虫；后期以柔肝为主，重用丝瓜络、苏梗、何首乌、甘菊花、童桑枝、制扶筋等。

疗效◇治疗194例，结果痊愈176例，显效18例，总有效率达100%。服药最少者21剂，最多218剂，平均治愈天数为59天。

§21　治近视眼秘方

21.1　桑螵蛸方

来源◇柏仲英，《名医治验良方》

组成◇桑螵蛸9克，覆盆子、菟丝子各15克，党参、白术各9克，怀山药15克，焦六曲16克。

用法◇每日1剂，水煎服，日服3次。

功用◇健脾、益肾、固精。

方解◇方中桑螵蛸入肝肾经、益阴生精、功专收涩；覆盆子入肝肾经、益肾固精、补肝明目；菟丝子不温不燥，平补阴阳而补肾养肝；党参补中益气、健脾助运；白术补脾燥湿；焦六曲消食和胃；怀山药益脾肾、培补先后天之本。诸药合用，健脾固肾涩精，补先天不足，精血充沛，神光发越而视远，可增强视功能，提高视力。本方用于青少年假性近视，疗效显著。对真性近视则能控制稳定，冀其视力提高。

主治◇青少年假性近视。

加减◇临床运用，可随证加味。

疗效◇临床屡用，疗效显著。

21.2　抗近视汤

来源◇柏超然，《上海中医药杂志》(1) 1985年

组成◇糯稻根、石楠叶、锦鸡儿、截叶铁扫帚各15克，荠苧30克，炒麦芽、炒白术、炙甘草各10克。

用法◇水煎服，每日1剂，日服3~4次。

功用◇益肾健脾。

主治◇学龄近视。

加减◇肾虚者，加覆盆子、菟丝子、金樱子、山萸肉各6克；脾虚者，加谷芽、建曲、青葙子、北柴胡各5克。

同时配用外治——抗近视眼药（爵床、制炉甘石、光明子、九制玛瑙、麝香、冰片。共研极细末，备用）点眼，每日点1~3次。

疗效◇治疗学龄近视403例，有效率为72%，治愈率为53%。

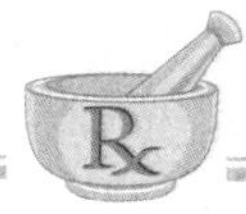

§22 治视网膜静脉周围炎秘方

22.1 宁血复明汤

来源◊李纪源，《中国中医秘方大全》

组成◊白芍、连翘、白茅根各20克，丹皮、茜草、旱莲草各12克，生地、藕节各15克，当归、女贞子各10克，川芎4克，甘草、三七粉（冲）各3克。

用法◊水煎服，每日1剂，日服2次。

功用◊平肝宁血，和营养阴。

主治◊视网膜静脉周围炎。

加减◊如大量出血，不能窥见眼底，加仙鹤草、陈棕炭、白及等；若积血不散，须减少清热凉血药，酌加活血理气之品，如赤芍，郁金、香附等；头目胀痛，加生石决、夏枯草、白蒺藜；阴虚火旺，加知母、黄柏；口苦咽干，加玄参、花粉；梦多失眠，加枣仁，柏子仁；眼内呈增殖性视网膜炎，加昆布、海藻、海浮石、鹿角粉等。

疗效◊治疗27例34眼，结果显效（眼内出血全部吸收，视力增进5行）20眼，进步（眼内出血显著吸收，视力增进3~4行）9眼，无效5眼。总有效率为85.29%。

22.2 滋阴解郁汤

来源◊庞赞襄，《中医眼科临床实践》

组成◊生地15克，山药、枸杞子、女贞子、知母、沙参、白芍、生龙骨、生牡蛎、栀子、蝉蜕、木贼、黄芩、旱莲草各9克，赤芍、甘草各3克。

用法◊水煎服，每日1剂，日服2次。

功用◊滋阴益肾，壮水制火，凉血解郁。

主治◊视网膜静脉周围炎。全身情况良好，出血仅限于视网膜。

加减◊口渴烦躁，加生石膏30克，瓜蒌15克；大便燥，加番泻叶9克；胃纳欠佳，加青皮、焦曲，麦芽、山楂各9克；便溏、吞酸，加吴茱萸、苍术、白术各9克；反复出血，加汉三七3克，阿胶9克；出血日久不吸收，加苍术、白术、羌活、银柴胡各9克。

疗效◊临床屡用，效果甚佳。

§23 治其他目疾秘方

23.1 瞳仁散大方

来源◊韦文贵,《韦文贵眼科临床经验选》

组成◊熟地 24 克，丹皮、山萸肉各 6 克，薄荷 5 克，山药、茯苓、白菊花、泽泻、五味子各 9 克，灵磁石 30 克（打碎、先煎）。

用法◊水煎服，每日 1 剂，日服 2 次。

功用◊镇肝益肾，滋阴明目，活血祛风。

方解◊方以六味地黄汤加薄荷、菊花，重用熟地滋阴补肾，取其阴虚而神散，非熟地之守，不足以聚之；薄荷轻清凉散上清风热，疏肝而不伤阴，下解郁滞而通玄府；菊花平肝祛风明目；加五味子以收敛耗散之精气；磁石以重镇安神，平肝明目，二者同用，有镇肝益肾滋阴缩瞳之效。诸药协同，共奏镇肝益肾、滋阴明目、活血祛风之功。

主治◊麻痹性瞳孔散大，外伤性瞳孔散大以及急性热病后双目青盲，肝风上扰之瞳孔散大。

加减◊兼头痛眼痛，加羌活、防风；眉棱骨痛，加蔓荆子、白芷；妇人月经不调，加香附、泽兰；痛经，加艾叶、木香。

疗效◊临床屡用，效果甚佳。

23.2 蒲银解毒汤

来源◊林义奎,《中医杂志》(3) 1985 年

组成◊蒲公英、紫花地丁、板蓝根、赤小豆各 18 克，金银花、夏枯草、赤芍各 15 克，连翘、丹皮各 9 克。

用法◊水煎服，每日 1 剂，日服 2 次。

功用◊清热解毒，消肿通壅散结。

方解◊眼眶蜂窝织炎，是眼科临床较严重的外障眼疾之一，多因风热毒邪，或肝脾之火上壅，气血凝滞不行所致。方中以蒲公英、紫花地丁、板蓝根、金银花、连翘清热解毒；赤芍、丹皮、夏枯草，化瘀通壅散结。合之共奏清热解毒，消肿通壅散结之效。

主治◊眼眶蜂窝织炎。

加减◊外用三黄散（陈明生方）：黄连、黄柏、大黄各等份，共研细末，酌以凉开水调敷患眼，每日二帖。

疗效◊临床屡用，疗效满意。

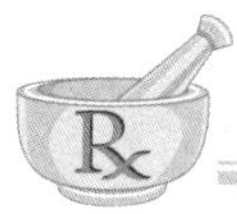

23.3 补气镇惊汤

来源◇路际平，《千家妙方·下》

组成◇炙黄芪24克，柏子仁12克，川芎、胆星各6克，远志、菖蒲、茯神、当归身、杭白芍、炒枣仁、半夏各10克，细辛3克，甘草4.5克。

用法◇水煎服，每日1剂，日服2次。

功用◇补气逐瘀，解痉化痰。

主治◇眼睑痉挛（眼睑跳动）。

疗效◇临床屡用效佳，一般7剂即效。

附记◇若因劳瞻竭视，视力疲劳而致双睑跳动者，可用“活血益气汤”，方为黄芪24克，党参15克，当归12克，川芎6克，白芍、炒白术、枸杞子、蔓荆子、升麻各9克，柴胡6克，紫荆皮4.5克，甘草3克。水煎服，每日1剂。效果颇佳。

23.4 温肾益脾汤

来源◇李树勋，《千家妙方·下》

组成◇党参20克，黄芪、仙茅各25克，芡实、金樱子、巴戟天各10克，肉桂5克。

用法◇水煎服，每日1剂，日服2次。

功用◇补脾益肾。

主治◇眼睑下垂（眼肌重症肌无力型）。

疗效◇治疗7例，均获得满意疗效。

23.5 增液润燥汤

来源◇李纪源，《千家妙方·下》

组成◇生地、元参、玉竹各20克，麦冬、党参各10克，乌梅、沙参、知母、地骨皮、白芍各15克，五味子、当归、天冬各12克，甘草3克。

用法◇水煎服，每日1剂，日服2次。

功用◇滋阴润燥，益气生津。

主治◇药物性角结膜干燥症。

疗效◇临床屡用，一般服30剂即可获愈。

23.6 通脉明目汤

来源◇李纪源，《中国当代中医名人志》

组成◇当归尾、红花、山甲、木通、刘寄奴各10克，赤芍、桃仁、路路通各12克，水蛭4克，土元6克，地龙15克。

用法 水煎服，每日 1 剂，童便或黄酒为引，日服 2 次。

功用 通脉活络，逐瘀明目。

主治 视网膜中央动脉阻塞（暴盲）。

疗效 验之临床，效果甚佳。

23.7 滋肾柔肝汤

来源 白光中，《千家妙方・下》

组成 熟地、山药各 20 克，枣皮、茯苓、丹皮、泽泻、菊花、当归各 10 克，枸杞子 15 克，白芍 60 克，何首乌、甘草各 30 克。

用法 水煎服，每日 1 剂，日服 2 次。

功用 滋肾柔肝。

方解 肝脉连目系，精之窠为眼，与肾关系密切。眼球转动失灵，乃肝肾阴亏，目系功能失职，故方用杞菊地黄汤加芍药、甘草以护肝肾之阴；当归、何首乌以养肝血；久病多瘀，故加丹参活络；细辛开窍；内湿生则加陈皮化湿；谷芽和胃，意在“补而不滞”，所谓“药随证迁”是也。

主治 麻痹性斜视。肝肾阴虚，目失所养。

加减 久病入络，加丹参、细辛；脾湿内生，加陈皮、谷芽。

疗效 临床屡用，效果颇著。

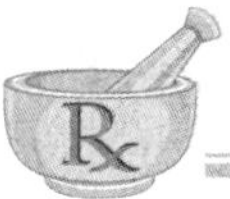

耳鼻喉科秘验方

§1 治耳鸣秘方

1.1 益气通窍汤

来源 ◊ 冼基岩，《广西中医药》（2）1989 年

组成 ◊ 黄芪、党参各 20 克，炙甘草、当归、白术各 10 克，升麻、通草各 8 克，橘皮、柴胡各 6 克，节菖蒲 5 克。

用法 ◊ 水煎服，每日 1 剂，分 2 次饭后半小时服。5 天为 1 疗程，连服 3 个疗程。

功用 ◊ 益气健脾，升清降浊，活血通窍。

主治 ◊ 耳鸣。

加减 ◊ 根据中医辨证分型加减，如气血亏虚型，加熟地 20 克，党参、黄芪增至 30 克；肾元亏损型，加枸杞子 15 克，菟丝子 12 克；肾阳虚衰明显加补骨脂 8 克，巴戟天 10 克；肝胆火旺型，加龙胆草 10 克，栀子 8 克；瘀血阻滞型，加五灵脂 9 克，丹参 10 克，赤芍 6 克。

疗效 ◊ 治疗 30 例，结果临床治愈 23 例，显效 2 例，好转 3 例，无效 2 例。总有效率为 93%。

1.2 耳鸣丸

来源 ◊ 张梦侬，《临证会要》

组成 ◊ 煅磁石粉 120 克，煅龙骨粉、煅牡蛎、山萸肉、泽泻、车前子、沙参、黄芪、胡芦巴、茯苓、制龟板各 60 克，制鳖甲、山药、熟地、玉竹各 120 克，丹皮 30 克。

用法 ◊ 上药共研细末，炼蜜为丸如梧桐子大，备用。每次服 50 丸。饭前用盐开水送服，每日服 2 次。须戒恼怒。如服后有效，可继续照方配制常服至愈止。

功用 ◊ 滋肾补肝，益气养血，育阴潜阳。

方解◇肝肾精气充足则耳目聪明，不足则发生耳鸣。耳鸣原因非一，如因肾虚所致者，故方用熟地滋肾填精、聪耳明目；佐以山萸肉安五脏、通九窍、秘气固精；山药益肾强阴，主治虚损劳伤；茯苓宁心益气、补脾助阳；丹皮泻血中伏火；泽泻泻肾中伏火、聪耳明目；加龙牡益肾养肝、固精止脱；龟板、鳖甲补心益肾、滋阴平肝；黄芪温三焦、补脾胃、大补元气；沙参补肺气、养肝阴、兼益脾肾；胡芦巴暖丹田、壮元阳、引火归元；磁石滋肾水、益精气、通耳明目；玉竹配参芪治一切不足之证；车前子强阴益精、泻膀胱湿热，利小便而不走气。诸药协同，共奏滋肾补肝、益气养血、育阴潜阳之功。且丸剂常服，必日见其功。

主治◇耳内经常如蝉叫虫鸣，昼夜不休，经年不愈。或更兼头目眩晕，或血压偏高，或睡眠不安。

疗效◇临床屡用，效果甚佳，一般1剂见效，最多3剂痊愈。

附记◇本方名为笔者拟加，笔者临床验证3例，连服3剂，均获痊愈。

§2　治内耳性眩晕秘方

2.1　眩晕片

来源◇蔡友敬，《名医治验良方》

组成◇天麻10克，双钩藤、泽泻、生石决明（先煎）各30克，半夏10克，茯苓15克，白术10克，甘草4克。

用法◇用法有二。一为汤剂量：以上8味，用清水3碗，先煎生石决明，俟煎至2碗时，再纳入诸药（除双钩藤外），煎至1碗时，再下双钩藤，煎至沸后1分钟后取汁，水煎两次，两汁混匀，日分2次服用。二为片剂量及制用法：上药用10倍或加倍剂量。先将泽泻研成细末，过筛，其余药煎汤浓缩（水煎3次取汁），然后拌入泽泻粉，压成片剂，糖衣包裹，每片含生药1.23克，每次服6~8片，日服3次，开水送下。

功用◇熄风解痉，平肝潜阳，健脾化痰。

方解◇本方以半夏白术天麻汤合泽泻汤为主，重用钩藤、石决明而成。方中半夏白术天麻汤具有熄风止痉、健脾化痰之功；泽泻汤乃仲景名方，专为痰饮眩晕而设，尤在泾言："水饮之邪，上乘清阳之位，则为冒眩。冒者，昏冒而神不清，如有物冒蔽之也；眩者，目眩转而乍见玄黑也。泽泻泻水气；白术补土气，以胜水也。"钩藤、石决明平肝潜阳，据现代药理实验证明，钩藤能抑制血管运动中枢，扩张外围血管，具有降压作用，对高血压引起的脑血管痉挛和内耳迷路积水有解除作用。泽泻可增大尿量，减轻内耳迷路积水，调节其内部平衡。因此，诸药合用，能使疗效倍增。

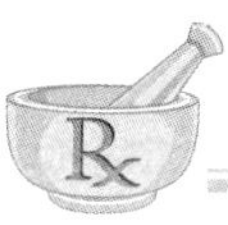

主治 ◊ 内耳性眩晕和高血压性眩晕。二者均有眩晕、耳鸣，泛泛欲吐，或恶心呕吐等症状。

加减 ◊ 凡痰饮上冒清阳，热象不显之眩晕，本方颇为适宜。若热象明显者，则加黄芩 10 克；偏湿者，加薏苡仁 30 克；偏风者，加僵蚕 10 克。随证施治，疗效亦佳。

疗效 ◊ 临床屡用，均取得明显疗效。

2.2 五味止眩汤

来源 ◊ 干祖望，《名医治验良方》

组成 ◊ 当归、淮山药、五味子、酸枣仁、桂圆肉各 10 克。

用法 ◊ 每日 1 剂，水煎服，日服 2 次。

功用 ◊ 填精益髓，滋养清窍。

方解 ◊ 眩晕乃"风动"之象，即肝风内动，阴不潜阳所致。方中药味虽少，但主以酸、甘，生津养液，并以桂圆肉益精填髓；当归、山药、五味子、酸枣仁镇静安神，润养清窍。合之则具有填精益髓、滋养清窍之功，对"髓海不足，则脑转耳鸣，胫酸眩晕，目无所见，懈怠安卧"（《灵枢·海论篇》）之耳源性眩晕，证药合拍，收益者颇多，堪称治耳源性眩晕之灵丹妙方。

主治 ◊ 耳源性眩晕（美尼尔氏综合征）。眩晕突然发作，自觉天眩地转，并伴有耳鸣、耳聋、恶心呕吐、心慌出汗等症，且时有反复发作。

疗效 ◊ 临床使用 40 余年，受益者颇多。

附记 ◊ 凡兼高血压症及上呼吸道有感染者，尤其咳嗽，应禁用本方。笔者临床验证多例，连服 15 剂左右即可见效，对其他顽固性眩晕者，亦可应用，效佳。

2.3 吴苓汤

来源 ◊ 陈镜开，《千家妙方·下》

组成 ◊ 吴茱萸 10~30 克，党参 15 克，羌活 3 克，大枣、茯苓、桂枝各 15 克，白术 10 克，炙甘草 6 克。

用法 ◊ 每日 1 剂，水煎服，日服 2 次。

功用 ◊ 补虚温中，健脾渗湿，祛痰。

方解 ◊ 本方是《伤寒论》中之吴茱萸汤与苓桂术甘汤合方。前者有温中散寒、降逆止呕作用，后者有健脾渗湿化痰饮之力。两方合用即成"吴苓汤"，共奏补虚温中、健脾渗湿、祛痰之功。

主治 ◊ 美尼尔氏综合征。

疗效 ◊ 屡用卓效，一般服药 1~3 剂即愈。

附记 ◊ 本方不仅治疗美尼尔氏综合征效佳，而且用治幽门梗阻（属机能性的）、溃疡病、高血压病、神经功能性头痛、肠道蛔虫、急性肠胃炎等因中焦虚寒痰饮所致的多种疾病均有一定疗效。吴茱萸用量宜大。

2.4 止眩除晕汤

来源◇王忠民，《中国中医秘方大全》

组成◇半夏12克，车前子（包煎）、牡蛎（先煎）各30克，桂枝、泽兰、陈皮各15克，川牛膝、生姜各12克，白术20克，丹参、茯苓各24克，琥珀6克（研末，冲服）。

用法◇每日1剂，水煎服，日服3次。

功用◇化痰，利湿，祛瘀。

方解◇方中半夏、陈皮、生姜化痰止呕；茯苓、白术、车前子健脾化湿利水；泽兰、丹参、桂枝、琥珀、牛膝不仅活血祛瘀，改善耳窝血循环，更兼利水消肿，改善和调节毛细血管的渗透性；配牡蛎以镇静、降逆。综观全方，本方对扩张血管、加快血流、促进体液循环、利尿镇静均有一定的作用。

主治◇耳源性眩晕。

加减◇呕吐频繁，重用生姜，加代赭石；面色苍白，汗出无力，加人参、黄芪。

疗效◇治疗64例，均获痊愈，平均服药5~6剂。

2.5 紫灵汤

来源◇赵芬，《名医名方录》第三辑

组成◇紫石英、灵磁石各40克（先煎），菊花、蝉蜕、甘草各15克，枸杞子、菟丝子、山药、党参、茯苓各15克，谷麦芽各30克。

用法◇每日1剂，方中紫石英、磁石先煎半小时，再入余药同煎。水煎两次，日早、晚各服1次。

功用◇平肝潜阳，益气健脾。

主治◇美尼尔氏综合征。凡眩晕为主症者均可用之，不必限于美尼尔氏综合征。

疗效◇多年使用，疗效显著。

附记◇笔者临床验证效佳，疗效可信。

2.6 加味定风化痰汤

来源◇雍履平，《脑病辨治》

组成◇天麻、钩藤、菊花、白芍、炒白术、淮山药、制半夏、茯苓、五味子各10克，泽泻30克，三七粉4克（冲服）。

用法◇每日1剂，水煎服，日服2次。连服10剂为1疗程。

功用◇定风化痰，健脾祛湿。

主治◇内耳眩晕病（或称美尼尔氏综合征）。

加减◇若耳鸣，口苦甚，加龙胆草，蝉蜕各6克，枸杞子10克；恶心呕吐频作，

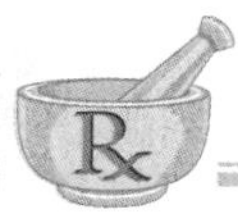

加代赭石30克（先煎），竹茹10克；脘痞纳呆，加藿香10克，白豆蔻6克（后下），薏苡仁30克；夜寐不安，加炒酸枣仁30克，远志10克，夜交藤40克。

疗效 ◊ 屡用效佳。1疗程结束后，多能临床治愈。

附记 ◊ 本方系由定风化痰汤加泽泻、三七粉而成。验之临床，确有良效。

2.7 定眩汤

来源 ◊ 吕同杰，《中国当代中医名人志》

组成 ◊ 台党参30克，白术、白芍各24克，泽泻15克，云茯苓30克，当归15克，川芎15克，柴胡12克，半夏、代赭石（先煎）各15克，荷叶15~30克，牡蛎、龙骨各30克（均先煎），甘草4.5克。

用法 ◊ 每日1剂，水煎服，日服3次。

功用 ◊ 益气活血，健脾祛湿，降逆止眩。

主治 ◊ 美尼尔氏综合征，高血压，脑动脉硬化，脑萎缩等多种疾病引起的眩晕，证属气血虚弱，痰浊上逆，升降失常者。

疗效 ◊ 临床屡用，效果颇著。

附记 ◊ 临证应用，可随病、随证加减。若加减得宜，证药合拍，疗效颇佳。

2.8 清泄肝胆方

来源 ◊ 印会河，《中医内科新论》

组成 ◊ 柴胡9克，黄芩15克，半夏12克，青皮、枳壳、竹茹、龙胆草、栀子各9克，蔓荆子12克，苍耳子9克，大青叶15克。

用法 ◊ 水煎服，每日1剂，日服3次。

功用 ◊ 清泄肝胆。

方解 ◊ 方用柴胡、黄芩、龙胆草、栀子清肝胆而泄火热；半夏、竹茹清除痰热而和胃；青皮、枳壳（实）下气降火而除痰热；大青叶清热解毒，以消内耳之炎症。

主治 ◊ 内耳性眩晕。

疗效 ◊ 临床屡用，疗效颇著。

附记 ◊ 本方已为印老“抓主症”的常用方，凡病见头目眩晕，羞明不敢睁眼者，率先用此，效果良好。

但须注意慎勿加入重镇潜阳之药。

2.9 晕得宁汤

来源 ◊ 毛如宝，《中国中医秘方大全》

组成 ◊ 代赭石30克（先煎），夏枯草、姜半夏、猪苓、钩藤（后入）各12克。

用法 ◊ 水煎服，每日 1 剂，日服 2 次。

功用 ◊ 平肝熄风，化痰泄浊。

方解 ◊ 朱丹溪有"无痰不作眩"，《素问·至真要大论》有"诸风掉眩，皆属于肝"之说。故本病治宜平肝熄风、化痰泄浊。方中代赭石、夏枯草，钩藤平肝熄风；姜半夏化痰止呕；又因水为痰之源，故佐猪苓利水；代赭石配半夏加强了降逆止呕作用。

主治 ◊ 耳源性眩晕。

疗效 ◊ 治疗 28 例，基本治愈 23 例，好转 5 例。一般服 3 剂后即见效。

2.10 天香汤

来源 ◊ 刘少林，《中国当代中医名人志》

组成 ◊ 天麻 10 克，青藤香 20 克，柴胡 10 克，当归、丹参、白芍各 12 克，枳实 4 克，白芷 2 克，石菖蒲 10 克，鸡血藤 25 克，马兰 30 克，白术 20 克，茯苓、砂仁各 10 克，木瓜 12 克。

用法 ◊ 每日 1 剂，水煎服，日服 3 次。饭前吞服。煎药方法：一次性掺水煎功效 95%，二次掺水煎功效 60%，三次掺水煎功效 40%。因此，煎药一次掺足水，服用 3 次，功效最佳。

功用 ◊ 调和肝胃，平肝熄风，祛瘀开窍，养血理气，通络祛湿。

主治 ◊ 眩晕症，头晕头痛，眩晕眼花，心烦耳鸣，失眠多梦，恶心呕吐，软弱无力，气血虚弱（美尼尔氏综合征）。

加减 ◊ 眩晕以天香汤随症加减；肝阳上亢型加石决明 30 克（先煎），夜交藤 25 克；气血亏虚型加黄芪 15 克，首乌 15 克；肾精不足型加菟丝子 20 克，骨碎补 10 克；痰浊中阻型加远志 12 克，清半夏 6 克。

疗效 ◊ 屡用屡验，疗效显著。

§3 治耳聋秘方

3.1 通窍益气汤

来源 ◊ 潘焕鹤，《江苏中医》（7）1988 年

组成 ◊ 蔓荆子、软柴胡、大川芎各 10 克，粉葛根、黄芪、丹参各 30 克，桃仁泥、红花、赤芍各 10 克，青葱管 5 支。

用法 ◊ 水煎服，每日 1 剂，日服 2 次。超过 1 个月症状未见改善为无效。

功用 ◊ 升阳通窍，益气活血。

方解 ◊ 本病与劳累、忧虑、情绪紧张有关，且清阳之气每有不足，所谓"下滞上竭"，耳之脉道遏闭、气道闭塞，则血亦随之而滞，故耳无所闻。治宜升发

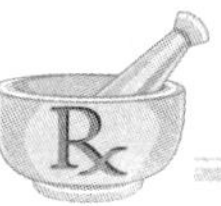

清阳、化瘀通窍，佐以益气以助通窍之力。方中以蔓荆子、葛根、柴胡升发清阳；丹参、赤芍、川芎、桃仁、红花活血化瘀；黄芪益气升阳；青葱管引诸药通耳窍之闭。诸药协同，共奏升阳通窍，益气活血之功，药证合拍，故收效较好。

主治 ◊ 突发性耳聋。

加减 ◊ 头晕胀痛，属肝火偏亢者，加龙胆草、细生地、石决明、焦山栀；头昏乏力，视物不清，属气血不足者，加党参、白术、枸杞子等。

疗效 ◊ 治疗 34 例，治疗 1 周症状消失者 15 例，2 周症状消失者 12 例，1 个月症状消失者 4 例，症状减轻者 2 例，无效 1 例。总有效率为 97.06%。

3.2 化瘀复聪汤

来源 ◊ 张青，《中国中医秘方大全》

组成 ◊ 丹参 30 克，赤芍、当归、三棱、郁金各 12 克，川芎、石菖蒲各 15 克，香附、地龙、路路通各 9 克，葛根 30 克。

用法 ◊ 水煎服，每日 1 剂，日服 2 次。

功用 ◊ 行气通窍，活血化瘀。

方解 ◊ 方用川芎、赤芍、当归、三棱活血化瘀；香附、郁金、行气通脉；地龙、路路通疏通经络；葛根、菖蒲宣通耳窍；再配以重剂丹参活血，合方既可行血分之瘀阻，又能解气机之郁滞。本方气血兼顾，重在化瘀，使耳脉得以灌注，耳聋复聪。

主治 ◊ 突发性耳聋。

疗效 ◊ 治疗 25 例，治愈（听力恢复正常范围或与健侧相近似，耳鸣减轻以至消失）9 例；显效（听力平均提高 20~30 分贝或达到实用水平）4 例，有效（听力提高 15~19 分贝以上）8 例，无效 4 例。总有效率为 84%。

3.3 新麻杏石甘汤

来源 ◊ 干祖望，《中医杂志》（10）1988 年

组成 ◊ 炙麻黄 3 克，石菖蒲、防己各 6 克，杏仁 10 克，葶苈子、甘草各 3 克。

用法 ◊ 水煎服，每日 1 剂，日服 2 次。

功用 ◊ 宣肺通窍。

方解 ◊ 方中炙麻黄、杏仁、葶苈子宣肺散邪；石菖蒲通窍；防己苦寒入肺、膀胱经，善能清热利尿通闭；甘草和中并调和诸药。合用共奏宣肺通窍之功。气机一开，上下通畅，耳聋复聪。

主治 ◊ 耳咽管阻塞（耳聋）。

加减 ◊ 症状严重者，加蝉蜕、路路通。

疗效 ◊ 治疗 81 例，临床治愈 36 例，显效 22 例，有效 17 例，无效 6 例。总有效率

为92.59%。服药最少5剂，最多105剂。

§4 治中耳炎秘方

4.1 柴胡白冬饮

来源◊贺军安，《四川中医》（5）1983年

组成◊柴胡、白芷、栀子、赤芍各15克，冬瓜仁、蒲公英各30克，泽泻20克，龙胆草10克，甘草6克（10岁以下儿童剂量酌减）。

用法◊水煎服，每日1剂，日服3次。

功用◊泻火解毒，利水通窍。

方解◊本病之起，多因内有肝胆郁火，或因胎遗热毒，外因时邪内犯，邪毒侵耳所致。治宜泻火解毒。方中以柴胡、龙胆草清肝泻火；蒲公英、甘草、栀子清热解毒泻火；冬瓜仁、泽泻利尿泄毒；白芷、赤芍祛风凉血，通窍止痛。诸药协同，共奏泻火解毒、利水通窍之功。热去毒解，则耳疾可愈。

主治◊急性化脓性中耳炎。

加减◊若头胀痛者，加川芎3克，菊花12克；头晕者，加僵蚕12克，钩藤20克；口渴者，加生石膏20克；体温高者，加黄芩12克，青蒿15克；耳痒者，加地肤子30克，防风12克。

同时配用虎耳草汁滴耳，每日3次。

疗效◊治疗23例，结果显效14例，有效7例，无效2例。总有效率为91.30%。服药最少者3剂，最多9剂。1月后复发4例，继服原方，仍然有效。

4.2 泽苓汤

来源◊孙佛全，《中国中医秘方大全》

组成◊泽泻、茯苓各15~30克，石菖蒲10~15克。

用法◊水煎服，每日1剂，日服3次。

功用◊利湿祛痰，开通耳窍。

方解◊方中泽泻有利水渗湿之功，使清气上升而除头目诸疾；茯苓健脾利水；助泽泻去痰湿；石菖蒲味辛性温，辛者串通九窍，温则化痰去痰湿，能助茯苓、泽泻化痰祛浊；且石菖蒲的开窍作用可能对咽鼓膜起到扩张作用。气道得通，水湿祛除，则耳能闻五音矣。

主治◊中耳积液。

加减◊气虚，加党参、炙黄芪各15克；痰热，加黄芩10克，龙胆草5克；外感风寒，加辛夷、防风、苍耳子各10克；外感风热，加桑叶、菊花各10克。

疗效◊治疗87耳，痊愈（耳闷胀消失，听力恢复正常，中耳积液阴性，3个月以

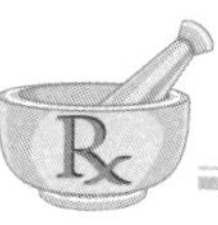

上未复发）60耳；显效（耳闷胀、听力减退明显好转，中耳积液阴性，1个月以上无复发）6耳；有效（诸症减退或好转）7耳；无效8耳。总有效率为90.1%。平均服药14剂。

4.3 升青流气饮

来源 ◊ 干祖望，《中国中医药报》

组成 ◊ 升麻3克，青皮6克，黄芪10克，木香3克，苏叶、大腹皮各10克，乌药6克，柴胡、川芎、菖蒲各3克，蔓荆子6克。

用法 ◊ 水煎服，每日1剂，日服2次。

功用 ◊ 调理气机，升清开窍。

方解 ◊ 本病是由于在大气压力下的变异环境中，鼓室内气压与外界气压极不平衡，由此而发生的中耳损伤，而出现耳痛、耳鸣、憋气和听觉障碍。四千年来中医尚无此病，但近年来航空工业发展迅速，此病亦因之日多。本方系根据《杂病广要·九气七气》的“阴阳虽大，未离乎气，故通天下一气耳。……吐纳，一动静，何所逃者，与气流通而已。故气平则宁，气不平则病”论点，从《疮疡经验全书》中二十首流气饮作蓝本而制订。方中升麻、柴胡，同样是升清降浊，但后者更有除头痛，治耳聋的作用，因为肝脏之络附耳。木香、乌药，皆具有消积滞、辟邪气、导滞气功能，但前者更能止痛除胀感。青皮、蔓荆子疏肝散结、破气止痛，而后者更有抑制脑鸣的特点。苏叶散发风气、顺气化痰。大腹皮协调寒热失和、疏瘀滞、开郁结。川芎行气开郁、上行头目、破瘀血、生新血。还有两味画龙点睛之药，用黄芪以益气，气盛则更能反映出诸药的作用；用菖蒲以开窍，航空性中耳炎，正是窍闭的典型病例。

主治 ◊ 航空性中耳炎。

加减 ◊ 虚弱及老人，倍加黄芪；高血压者慎用升麻、蔓荆子。重症每天可进两剂。全方十一味，不一定全部用上，可以根据病情，删去几味；有特殊情况者，也可增加几味。服药症状消失后，可再进六君子丸或补中益气丸持续服一周。

疗效 ◊ 多年临床使用，疗效卓著。

4.4 吹耳散

来源 ◊ 程爵棠，《光明中医》（1）1985年

组成 ◊ 蛀竹屑粉30克，五倍子（焙焦存性）、枯矾各15克，硼砂3克，青黛9克，川黄连、轻粉，冰片各3克。

用法 ◊ 先将蛀竹屑粉、五倍子、枯矾、青黛、硼砂、黄连共研细末，再入轻粉、冰片同研细末和匀，贮瓶备用，勿泄气。同时，在吹药前，先将患耳内脓液拭

净，急性用洗耳方（芙蓉叶15克，苦参9克，煎水取汁）洗耳；慢性用药棉棒，蘸氯霉素眼药水入耳腔内转动拭耳后，再取本散少许（约0.1克左右），均匀吹入患耳腔内。先洗后吹药，每日吹4~6次，证重者每2小时吹1次，10天为1疗程，未愈，停药1天，再继续如上法用药1疗程，至愈为止。

功用◊清热祛湿，祛腐排脓，解毒敛疮。

方解◊盖耳为清空之地，清阳交会之所，又肾开窍于耳，肾气通于耳，故耳与肾关系密切，又三焦、胆二经的经脉均经耳后入耳中出走耳前，故耳部有病往往出现三焦、胆经的症状。《辨证录》云："少阳胆气不舒，而风邪乘之，火不得散，故生此病。"说明本病致因虽多，但主要是由于风热湿毒之邪循少阳经上蒸，以致热郁血络，郁结不散与水衰火亢，肾气虚者，皆能为患。热郁血络则患耳红肿疼痛，熟腐肌膜则流脓，热灼鼓膜则穿孔。小儿为稚阳之体，故患此病者尤多。治宜清热祛湿，祛腐排脓，解毒敛疮。故方中君以蛀竹屑粉，消炎祛湿，排脓止痛，本品为民间治疗脓耳（即化脓性中耳炎）之有效单方，其消炎解毒、祛湿排脓之功颇著；臣以川黄连、青黛清热泻火解毒，且青黛尤善清肝胆之火毒，川连为近代治中耳炎的常用有效之佳品；硼砂、冰片、轻粉芳香通窍，消炎解毒，祛腐排脓；佐以五倍子、枯矾祛湿排脓，止痛敛疮。诸药配伍为用，共奏清热祛湿、祛腐排脓、解毒敛疮之功。

主治◊脓耳（急慢性化脓性中耳炎）。症见耳内疼痛难忍，流出黄色稠脓或淡黄色稀脓汁，或听力减退，舌质红，苔微黄，脉弦略数。

疗效◊总结用本方吹耳治疗急慢性化脓性中耳炎350例资料，其中：急性131例中，痊愈119例，显效11例，无效1例；慢性219例中，痊愈166例，显效36例，有效15例，无效2例。总有效率为99.14%。其中痊愈率为81.4%。

附记◊据临床观察，二十八年来，用本方治验甚多，无论急性或慢性化脓性中耳炎均有良效。若复发，仍用之同样有效。且具有药简效捷，复发少和无任何毒副作用的特点，是治疗化脓性中耳炎的有效良方。

方中蛀竹屑粉，即是新竹床，被虫蛀后所产的"竹粉"。即称"蛀竹屑粉"。

4.5 通耳窍方

来源◊谭敬书，《中国当代中医名人志》

组成◊柴胡、香附、川芎、石菖蒲各10克，当归15克，红花5克，泽兰、法半夏、茯苓各10克。

用法◊每日1剂，水煎服，日服2次。

功用◊祛瘀除痰，行气通窍。

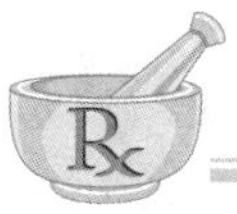

主治 ◊ 慢性非化脓性中耳炎。

加减 ◊ 若肺气虚合用玉屏风散；兼脾气虚，加党参、白术；兼肾阴虚者，加熟地、枸杞子；兼肾阳虚者，加制附子、肉桂。

疗效 ◊ 屡用屡验，效佳。

附记 ◊ 本方须连续服药 1 个月以上，同时应教会患者做外行捏鼻鼓气通窍法，鼓膜按摩法，及耳前后穴按摩法，早、晚坚持进行，数月不懈，其效始佳。

§5 治鼻衄秘方

5.1 清金止衄汤

来源 ◊ 俞军，《中国医药学报》（1）1988 年

组成 ◊ 桑白皮 30 克，黄芩、山栀炭、白茅根、茜草、侧柏叶、紫草、当归、旱莲草各 10 克，怀牛膝 6 克。

用法 ◊ 水煎服，每日 1 剂，日服 2 次。

功用 ◊ 清肺泄热，凉血止血。

方解 ◊ 鼻中隔前下方鼻衄，多因肺热壅盛或伴脾不统血、胃热炽盛或肝火上逆所致。鼻者，肺之窍，肺主气，宜清肃下降。火热犯肺，肺失清肃，气逆不降，上壅鼻窍，损伤脉络，血随气道而致。方中重用桑白皮，泻肺降气；黄芩、山栀炭清热止血；白茅根、茜草、侧柏叶、紫草，凉血止血；旱莲草养阴清热；当归、怀牛膝活血散血，且牛膝兼导热下行之功，使之肺热清、气降，则鼻衄自止。

主治 ◊ 鼻衄。

加减 ◊ 若伴鼻腔干燥，口干欲饮者，加芦根、天花粉养阴生津；出血量多、鼻黏膜充血明显者，加赤芍、丹皮、生地清热凉血止血；大便干结者，加生大黄通腑泻热；头晕头痛，口苦易怒者，加菊花、夏枯草、代赭石清肝降逆；病程较长，失血过多，面色无华者，加阿胶珠、炒白芍，黄芪益气养血摄血。待鼻衄停止后，再服 6 剂以巩固其效。

疗效 ◊ 治疗 143 例，结果治愈 110 例，好转 25 例，无效 8 例，总有效率为 94%。在治愈和好转的 135 例中，服药 1 剂鼻衄即止者 43 例，2~3 剂而止者 58 例，4~6 剂而止者 34 例。平均止血天数为 3.1 天。在无效的 8 天中，有 3 例孕妇，1 例尿毒症，1 例高血压。

5.2 清热止衄汤

来源 ◊ 王永钦，《中国中医秘方大全》

组成 ◊ 生石膏 20~30 克，桑白皮、栀子、黄芩各 12~15 克，白茅根、藕节 25~30

克，大蓟、小蓟、怀牛膝各15~20克，赤芍、丹皮各9~12克，生地10~15克，甘草3~6克（小儿剂量酌减）。

用法 水煎服，每日1剂，日服3次。

功用 清热泻火，凉血止血。

方解 临床所见，以实火居多，多由肺、胃、心、肝火热上蒸鼻窍，迫血妄行而致。方中以生石膏、桑白皮、黄芩、栀子清泄肺胃心肝火热，断火之源；辅以白茅根、藕节、大小蓟清热凉血止衄；以塞其流；赤芍、丹皮、生地凉血活血，清血脉之热，又能疏血中之滞、畅血之行，以防溢血留瘀；佐牛膝引血下行，折其火热上炎之势。诸药配伍，热清衄止。

主治 鼻衄。

加减 肺热盛者，重用桑白皮、生石膏；胃火盛者，重用栀子、生地，加生大黄；心火盛者，重用栀子、生地、丹皮；肝火盛者，重用黄芩、栀子、赤芍，加龙胆草。

疗效 治疗64例，结果痊愈（出血停止，半年内无复发）52例；显效（出血停止，半年内复发不超过2次）7例，好转（出血停止，半年内出血超过2次）3次，无效2例。总有效率为96.87%。

5.3 安血饮

来源 冉瑞金，《上海中医药杂志》（12）1986年

组成 白茅根20~30克，龙骨、牡蛎各15~25克，生三七粉3~5克（冲服），白及粉10~15克，生大黄6~10克。藕节炭20~30克（或藕汁）。

用法 上药用冷水浸泡30分钟，煮沸20分钟。水煎2次，分2次服，三七粉随药汁送吞。

功用 凉血止血，平肝潜阳。

方解 方中以白茅根、三七粉、白及粉、藕节炭凉血止血，血止而不留瘀；龙骨、牡蛎平肝潜阳；生大黄通腑泻热，使上炎之火得以下泄。血止火清则鼻衄可愈。

主治 鼻衄。

加减 素有过敏性鼻炎，加荆芥炭、侧柏叶炭各10克；干燥性鼻炎，加石斛12克，天冬10克，金银花炭12克；血热盛，加生地10~15克，牡丹皮12克；心火亢盛，舌赤糜烂，加焦栀子10~15克，竹叶、连翘各10克；气虚，加黄芪15~30克，阿胶、当归各6~10克。

疗效 治疗80例，结果显效50例，有效13例，进步9例，无效8例。总有效率为90.%。平均服药4剂。

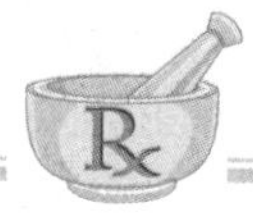

5.4 荆牡藕节汤

来源◊徐小圃，《上海中医药杂志》（7）1985 年

组成◊黑荆芥 6 克，薄荷炭 2.5 克，灵磁石 30 克（先煎）、生牡蛎 30 克（先煎），炒白术、绿豆衣各 12 克，茜草根炭、枳椇子、葛花各 9 克，藕节 15 克。

用法◊水煎服，每日 1 剂，日服 3~4 次。

功用◊清肺健脾，平肝潜阳，凉血止血。

方解◊肝常有余，脾常不足，乃小儿病理特点，因肝火旺盛，迫血上溢而犯肺窍，故鼻衄屡见；脾失健运，故多伴大便溏薄。方用磁石、牡蛎平肝潜阳；绿豆衣养血平肝；白术健脾和中；茜草根炭、藕节凉血止血；黑荆芥、薄荷炭二味，入肺肝二经，但炒炭后，其疏散、香窜之性大减，更能入血分而止血，故用治鼻衄可获佳效；葛花、枳椇子原为解酒常用之品，今用于鼻衄，取其清肺止血之功。

主治◊鼻衄。

疗效◊临床屡用，均获佳效。笔者临床验证 10 例，依本方，大便正常去白术；肺热盛，加桑白皮、丹皮。服药 5 剂内，均获痊愈。效佳。

5.5 健脾止血汤

来源◊叶明，《中国中医秘方大全》

组成◊党参、茯苓、白术、山药、生地、牛膝、藕节炭、焦山楂、焦麦芽、焦神曲各 10 克，白茅根 15 克，甘草 6 克。

用法◊水煎服，每日 1 剂，日服 3 次。

功用◊健脾益气，补血摄血。

方解◊鼻衄虚证，多因肝肾阴虚，脾不统血所致。若脾气虚弱，气不摄血，治宜健脾益气，凉血止血。故方用党参、茯苓、白术、山药益气健脾，所谓血不足者补之以气，寓阳生阴长之义；焦山楂、焦麦芽、焦神曲健脾和中，二者合用以培其本；生地、藕节炭、白茅根养阴生津，凉血止血以治其标；以牛膝引血下行；甘草调和诸药。诸药配伍，使气复血统、血热清而鼻衄自止。

主治◊鼻出血。

加减◊口鼻干燥，加地骨皮，天花粉；出血量多，加棕榈炭，仙鹤草。

疗效◊治疗 120 例，结果显效（出血止，3 个月以上未复发）96 例（占 80%），有效（出血止，但 3 个月内时有出血，但出血量、次数较少）15 例（占 12.5%），无效 9 例。总有效率为 92.5%。

5.6 鼻衄灵

来源◊吕敬仁，《上海中医药杂志》（7）1985 年

组成 ◊ 生石决明24克（先煎）、代赭石（先煎）、怀牛膝各20克，生地、生白芍各12克，粉丹皮6克，茜草10克，玄参15克，炒地榆、川楝子各9克。

用法 ◊ 水煎服，每日1剂，病重者一昼夜煎服一剂半。儿童及老人剂量酌减。

功用 ◊ 平肝降逆，凉血止血。

主治 ◊ 鼻衄。

加减 ◊ 若肺热偏甚，加桑白皮9克，地骨皮、黄芩各6克；心胃热盛，加生大黄3~5克同煎；脾胃不和，加广陈皮6克，云苓12克。

疗效 ◊ 治疗8例，均获痊愈。一般服药3~6剂即可奏效。2个月后有2例复发，但症轻，继服本方，仍有疗效。

§6 治过敏性鼻炎秘方

6.1 固表通窍汤

来源 ◊ 邓铁涛，《邓铁涛临床经验辑要》

组成 ◊ 五爪龙30克，木贼12克，菊花10克，玄参、白芍各15克，白蒺藜12克，桔梗10克，甘草6克，辛夷花10克，太子参15克，大枣4枚。

用法 ◊ 每日1剂，水煎服，日服3次。

功用 ◊ 益气固表，疏风通窍。

主治 ◊ 过敏性鼻炎（鼻鼽）。

疗效 ◊ 屡用效佳。

附记 ◊ 本方名为笔者拟加。方中五爪龙如缺，可用黄芪15克代。临证应用，可随证加减。

6.2 抗敏护卫汤

来源 ◊ 张梦侬，《临证会要》

组成 ◊ 生黄芪、炙黄芪各12克，党参、北辽参、龙牡粉各15克，当归、白芍、焦白术、炙甘草、茯苓、熟附片各10克，桂枝5克，生姜3片，大枣5枚。

用法 ◊ 上药用开水浸泡10分钟，用小火熬2小时，每日1剂，日服3次。可连服5~10剂。

功用 ◊ 益气固表，助阳护卫。

方解 ◊ 肺主气，外合皮毛，若肺气虚，卫阳弱，不能卫外，故对空气变异则过敏，风邪易入，客于鼻窍所致。本方系从十全大补汤合桂枝汤加减化裁而成。方用黄芪、党参、当归、白芍、白术、茯苓等益气固表；加熟附子补助护卫；北沙参（即条参）补阴；龙牡粉收敛精气而止汗；合桂枝汤（桂枝、白芍、甘草、姜枣）祛风止汗、调和营卫；加黄芪、当归，则为归芪建中汤，以

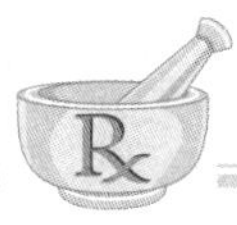

治阳虚汗出、恶风。诸药协同，能大补元阳，使营卫气血俱充，则病邪不攻自解，此即“扶正祛邪”之意。若以病小药大而议其非者，实不知此方之妙用。如经实践，方知此病用此方之疗效。

主治◊过敏性鼻炎。

疗效◊临床屡用，均获佳效。一般服3剂，最多10剂即获痊愈。

6.3 温阳止鼽汤

来源◊申斌，《中国中医秘方大全》

组成◊桂枝、白芍、防风各6克，黄芪10克，炙甘草、蝉衣各3克，藿香、乌梅、诃子肉、茜草、徐长卿、干地龙各10克。

用法◊水煎服，每日1剂，日服3次。

功用◊益气温阳，扶正止鼽。

方解◊方中以黄芪益气固表；桂枝、白芍、炙甘草通阳养阴，二者合用以扶正固表；防风祛风散邪；藿香芳香化浊以去邪；乌梅、诃子肉、茜草、徐长卿、蝉衣、干地龙收敛止鼽而抗敏。诸药合用，共奏益气固表、祛风通阳、抗敏止鼽之功。

主治◊鼻鼽。

加减◊气虚明显者，加党参、百合各10克；阳虚明显者，加荜茇、仙茅各10克，细辛2克。

疗效◊治疗39例，结果显效（服药14天，诸症消失，1年内无复发）3例，有效（服药14天，主要症状消失或减轻，1年内仍复发）28例；无效8例。总有效率为79.50%。

6.4 辛蒲汤

来源◊谷志平，《中国中医秘方大全》

组成◊生黄芪20克，白术、防风、当归、辛夷花、五味子、石菖蒲各10克，白芍15克，细辛3克，蝉蜕、甘草各6克。

用法◊水煎服，每日1剂，日服2次。

功用◊益气固表，开窍通络。

方解◊方中重用黄芪，与防风、白术相配以益气固表；辛夷花、细辛、蝉蜕、石菖蒲祛风通窍；当归、白芍有养血、活血通络之功；五味子能收敛耗散之肺气。全方相伍，使正气复、邪无所侵，故鼻鼽自愈。

主治◊过敏性鼻炎。

加减◊恶风怕冷、自汗，重用黄芪至30克；头痛，加白芷10克；黄脓涕，加黄芩10克，败酱草20克。

疗效◊治疗34例，临床治愈（症状消失，鼻黏膜恢复正常）26例；好转（症状好转、鼻黏膜略苍白）7 例，无效 1 例。总有效率为 97.06%。

附记 又上海名医董淑六用自拟鼻炎效方吹鼻治疗过敏性鼻炎、慢性鼻炎、副鼻窦炎，效果颇著。药用：鹅不食草、辛夷各 30 克，白芷、薄荷各 15 克，苍耳子 60 克，冰片 1 克（后入）。将上药共研极细末。再加冰片，同研。每取本散少许吹鼻，日吹二三次，不间隔。凡症见头痛鼻塞、流涕等症者均可用之。功能散风热、通鼻窍。故日久用之，疗效显著。

§7 治鼻窦炎秘方

7.1 辛前甘橘汤

来源 张赞臣，《中医杂志》（11）1984 年

组成 辛夷花、青防风各 6 克，嫩前胡，天花粉各 9 克，薏苡仁 12 克，白桔梗 4.5 克，生甘草 3 克。

用法 水煎服，每日 1 剂，日服 2 次。

功用 散风宣肺，开泄通窍。

方解 方中辛夷散风宣肺而通鼻窍；防风祛风解表；前胡降气化痰，开泄通窍；桔梗升清、祛痰、利咽，载药力上行；薏苡仁渗湿、清肺健脾；花粉滋阴、消肿胀；甘草泻火解毒、调和诸药。诸药配伍，共奏散风宣肺、开泄通窍之功。本方药性平和，宜于久服。

主治 鼻渊。症见鼻中常流浊涕，久则但流黄浊之物，如脓如髓，腥臭难闻。

加减 气虚明显者，加黄芪，白术；鼻塞重者，加藿香、细辛；分泌物清稀，加杏仁、浙贝；分泌物黄稠，加瓜蒌皮、冬瓜子；黏膜水肿甚者，加茯苓、泽泻；黏膜红肿者，加赤芍，丹皮；额部疼痛，加白芷、藁本；颞部疼痛，加白芷、白蒺藜；头顶或枕部疼痛，加蔓荆子；眼眶疼痛，加决明子，青葙子。

必要时，配以外治吹鼻之药，则奏效尤捷。

疗效 临床屡用，颇有效验。坚持服用必愈。

7.2 加味辛夷散

来源 张梦侬，《临证会要》

组成 辛夷花、藁本、黄芪、菊花、苦丁茶、防风、川芎、羌活、独活、白僵蚕、升麻、薄荷、甘草、白芷、荆芥各 30 克，苍耳子、蔓荆子各 60 克，细辛 15 克。

用法 上药共研细末，备用。每取 10 克，在临睡前用沸开水冲泡、取汁服，药渣于次日临睡前再冲泡服 1 次。

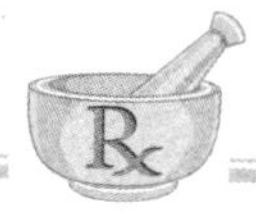

功用 ◊ 祛风泻火，托里败毒。

方解 ◊ 《素向·气厥论篇》云："鼻渊者，浊涕下不止也。"《灵枢·脉度》云："肺气通于鼻，肺和则鼻能知臭香矣。"今肺热上蒸，鼻窍壅塞，嗅觉失灵，故不闻香臭。方中以辛夷花、苍耳子、细辛，蔓荆子、羌独活、防风、白芷、升麻、薄荷、藁本、荆芥、僵蚕、川芎等之辛泻肺气而散火；佐以黄芪、甘草、菊花、苦丁茶之甘平泻火而益气。病因热郁化火，药用辛散，是用"火郁发之"之义。泡取汁服，是取其气之轻清，不欲其味之重浊，以利药力上行，直达病所，因而获效更捷。

主治 ◊ 鼻渊（鼻窦炎）。

疗效 ◊ 屡用效佳。笔者多年使用；颇得心应手。曾治疗 50 例，以本方为主，证重时配以外治，服药 1~2 剂，均获痊愈。

7.3 通鼻汤

来源 ◊ 王友至，《四川中医》（11）1990 年

组成 ◊ 升麻、穿山甲、王不留行、鹿角霜各 9 克，白芷 15 克，辛夷 12 克，鱼腥草、蒲公英、薏苡仁、花粉、黄芪各 18 克，甘草 3 克。

用法 ◊ 水煎服，每日 1 剂，日服 3 次。

功用 ◊ 祛风除湿，托里通窍。

方解 ◊ 慢性鼻窦炎（鼻渊），多因湿热较甚熏蒸清窍而成。但湿热久羁，必致气阴亦伤。故方用升麻、白芷、辛夷宣散升清，通窍散风；蒲公英、鱼腥草、薏苡仁以祛鼻窍之湿热；穿山甲、王不留行入厥阴、阳明两经，气辛而窜，由升麻、白芷引经而达病所，能通鼻窍，排出黄脓涕；用黄芪、花粉补气阴；且天花粉又能退肿散结；鹿角霜为血肉有情之品，温补督脉，强精益血；配黄芪、花粉调和阴阳，更能增强补气阴之功，亦能温通鼻窍。诸药协同，共奏祛风除湿、败毒排涕、托里通窍之功。本方用于小儿慢性鼻窦炎，症见湿热壅肺，兼气阴两伤者，确有较好疗效。

主治 ◊ 慢性鼻窦炎（鼻渊）。

加减 ◊ 若鼻流黄脓涕多者，加木通 8 克；鼻干者，重用花粉，再加知母 9 克；黄脓涕夹血者，加薄荷叶、白茅根各 18 克，赤芍 12 克；鼻塞重者，加路路通 12 克；前额胀痛者，重用白芷，再加粉葛根 15 克。

疗效 ◊ 治疗小儿慢性鼻窦炎 40 例，病程 8 个月至 3 年多。服药 12~25 天后，结果，痊愈 23 例，有效 14 例，无效 3 例。总有效率为 92.5%。

7.4 蒲黄败酱汤

来源 ◊ 陈超，《四川中医》（3）1988 年

组成 ◊ 蒲公英 13 克，生黄芪、夏枯草各 8 克，败酱草、辛夷花、苍耳子、没药、

丹皮各10克，鱼腥草20克，皂角刺6克，生甘草3克。

用法◊水煎服，每日1剂，日服3次。

功用◊清肺解毒，活血行瘀，托里排脓。

方解◊慢性鼻窦炎，在诸鼻窦炎中发病率最高，病程缠绵，治疗难奏良效。多因外感风火热毒内袭，阻于鼻窍，气血不畅所致。故方用鱼腥草、蒲公英、夏枯草、败酱草、生甘草清肺解毒；辛夷，苍耳泄热；没药、丹皮、皂角刺活血行瘀；加黄芪托里排脓。诸药相伍，切中病机，故收效颇著。

主治◊小儿慢性鼻窦炎（鼻渊）。

疗效◊治疗236例，均获得满意疗效。服药8~20剂即可痊愈。

7.5 清热消肿汤

来源◊谭慧珍，《中医杂志》（6）1986年

组成◊蒲公英30克，野菊花12克，黄芩、鱼腥草、败酱草、辛夷花、白芷各15克，板蓝根、苍耳子、蔓荆子、赤芍、桔梗各10克，川芎、藁本各6克，炙甘草3克

用法◊水煎服，每日1剂，分2次饭后1小时服。

功用◊疏风清热，活血消肿。

方解◊方中重用蒲公英、野菊花、鱼腥草、败酱草、黄芩、板蓝根清热解毒、抗菌消炎；兼佐以辛夷、苍耳子、白芷、桔梗、藁本、蔓荆子以祛风、排脓、止痛；因久病入血络，鼻黏膜呈慢性充血，肥厚，故加赤芍、川芎以活血消肿。诸药协同，共奏祛风清热、活血消肿之功。用之临床，疗效确切，且服后一般无不良反应。

主治◊慢性鼻窦炎（鼻渊）。

加减◊便秘，加酒大黄3~6克（后下）。

疗效◊治疗100例，结果显效（鼻腔通气良好，脓涕消失，中鼻道及嗅裂无脓性分泌物）71例；有效（鼻塞好转，脓涕消失，少有黏性分泌物）23例，无效（服药5剂以上无改善）6例。总有效率为94.%。

7.6 通窍汤

来源◊陈仁华，《集验百病良方》

组成◊金银花、苍耳子各15克，大蓟10克，辛夷、菊花、黄芩各9克，白芷、甘草各5克

用法◊水煎服，每日1剂，日服2次，8~10剂为1疗程。一般需1~2疗程，最多3疗程。

功用◊芳香通窍，祛风清热。

方解◊鼻渊多由外感风热之邪，或风寒侵袭，郁久化热，犯及鼻窍，内传于肺，邪

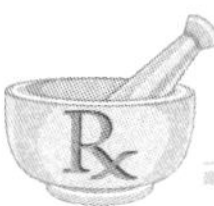

热循经上蒸，灼伤鼻窦所致。方中以苍耳子、辛夷、白芷辛散风邪，芳香通窍；黄芩、菊花、金银花清热解毒，使风热之邪得以从表而解；久病入络，脉络瘀阻，故用大蓟散瘀消肿。诸药相伍，共奏芳香通窍、祛风清热之功，使邪毒清、鼻窍利，鼻渊可愈。

主治◊鼻渊。

疗效◊治疗100例，结果痊愈52例，有效45例、无效3例，总有效率为97.%。

7.7 群芳煎

来源◊王建孚，《中国中医药报》

组成◊金银花、夏枯花各20克，野菊花、苦参各15克，辛夷花、黄芩、苍耳子、白蒺藜各12克，玉簪花6克。

用法◊水煎服，每日1剂，日服2次。

功用◊轻清上透、芳香宣窍。

方解◊方中金银花甘寒能解毒疗疮；夏枯花味苦可消瘰散结；辛夷花味甘可治鼻塞流涕、不闻香臭；野菊花之辛苦能消痈肿疔毒；玉簪花之甘辛寒可消痈肿，一般用根，而此方用花。并加黄芩苦寒，泻火清肺，苦参味苦，清热消痈；苍耳子味苦驱风除痹；白蒺藜味苦能平肝消风，再加十二月时令之花为引，得到生发之气，芳香化浊，花性轻清，升浮之力最强，故能直达肺之清窍。《诸病源候论》描述更详："肺主气。其经手太阴之脉也，其气通鼻，若肺脏调和，则鼻气通利，而知香臭。若风冷伤于脏腑，而邪气乘于太阴之经，其气蕴积于鼻者，则津液壅塞，鼻气不宣调，故不知香臭，而为鼻渊也。"诸药配伍，共奏轻清上透、芳香通窍之功，故用之收效颇捷。

主治◊鼻渊。

加减◊另加药引：每月一花，农历正月用迎春花9克，二月加白玉兰花9克，三月加白桃花9克，四月加白芍药花9克，五月加石榴花9克，六月加白凤仙花9克，七月加白荷花9克，八月加银桂花9克，九月加白菊花9克，十月加白鸡冠花9克，十一月加白芙蓉花9克，十二月加素心腊梅花9克（或绿萼梅花亦可）。花皆用白色者，因白色入肺，肺气通于鼻也，经云："西方白色，入通于肺，开窍于鼻"，又云："肺气通于鼻，肺和则鼻能知香臭矣。"故鼻渊脑漏，皆为鼻塞流涕不闻香臭之证。

疗效◊多年临床应用，治验颇多，仅守本方，按月加一花，均获痊愈或显效。

7.8 鼻脑方

来源◊向芳世，《新中药》(8) 1990年

组成◊法半夏、云茯苓、苍术、石菖蒲、炙黄芪、当归、郁金、丹参、陈皮、板蓝根、黄芩、葛根各10克，升麻、砂仁各3克。

用法◊上药加水500毫升煎至300毫升，分2次温服，每日1剂，5剂为1疗程，可连服1~5疗程，疗程间隔3日。同时配用开水泡中药方（辛夷、苍耳子、杭菊花各10克，生甘草3克），代茶饮，可服3~5剂巩固疗效。

功用◊燥湿化痰、益气健脾、清热解毒、活血化瘀。

方解◊病由脾虚痰湿，且与热毒内蕴、气滞血瘀有关。故方用法半夏、陈皮、云茯苓、苍术、石菖蒲燥湿化痰；炙黄芪、升麻、砂仁益气健脾升清；黄芩、葛根、板蓝根清热解毒；当归、郁金、丹参活血化瘀。本方攻补兼施、寒热并用、标本同治，使之达到脾健化痰、清阳得升、热毒自去、气血调和，而鼻通痛止。因方切病机，故收效颇捷。

主治◊控脑砂（鼻渊兼脑痛），症见鼻流臭秽浊涕，不闻香臭，头昏闷重胀痛、嗜睡乏力，恶心欲呕等症。本病包括现代医学之慢性鼻炎、副鼻窦炎、额窦炎以上颌窦炎等病。

加减◊如见全头痛，加白芷10克，炙甘草3克；前额痛甚，加白芷、元胡各10克；两侧痛甚，加柴胡、川芎各10克；头顶痛甚，加藁本、杭菊花各10克；头重甚、加厚朴、白蔻仁各10克；神疲嗜睡，加太子参12克，干姜6克；鼻塞流脓浊甚者，加辛夷花、苍耳子各10克；恶心欲呕者，加吴茱萸6克，竹茹10克。

疗效◊治疗32例，结果近期治愈25例，有效4例，无效3例，总有效率为90.6%。本病多为缠绵难愈之病，笔者验之临床，亦收良效。

7.9 鼻渊散

来源◊程爵棠，《四川中医》（2）1984年

组成◊芙蓉叶、香白芷、辛夷花各15克，细辛3克，冰片1.5克。

用法◊上药共研细末，贮瓶备用，勿泄气。临证用药前，先用药棉棒将鼻腔涕液拭干净后，再取本散适量（约0.15克）用吹药器吹入患侧鼻腔内或令患者用鼻吸入，每次吹2~3下。每日吹3次。

功用◊疏风泄热，宣肺通窍。

方解◊《辨证录》云："盖少阳生发之气，全赖肾水为之滋养，肾水虚则胆火无制而上逆于脑，胆热蒸蒸，气化浊涕，走空窍而外于鼻、臭不堪闻。"《外科证治全书》云："鼻流浊涕，经年累月不止，当明寒热，涕臭属热，……涕流不臭觉腥者，属虚寒。"盖肺开窍于鼻，又鼻为肺之门户，本病多因外感风寒，肺失宣发，风寒内郁，壅滞鼻窍，或因胆经之热移脑，壅滞鼻窍所致。病在鼻窍，内连肺与胆也。治宜疏风泄热，宣肺通窍。方用香白芷、辛夷花、细辛疏风散寒，宣肺通窍以复肺气宣发之用；入芙蓉叶、冰片清热消炎，通窍止痛以清泄伏热，通窍清脑。诸药配伍为用，一清一温，清温并用，共奏疏风泄热、宣肺通窍之功。又因外用，俾药力直达病所，故奏效

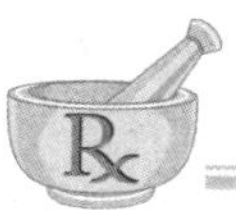

颇捷。

主治 ◊ 鼻渊（慢性鼻窦炎，副鼻窦炎）及急、慢性鼻炎、过敏性鼻炎、干燥性鼻炎、萎缩性鼻炎。症见单鼻或双鼻鼻塞，时流脓浊涕或稀涕，有腥臭味，多伴有头胀痛或头晕目眩，记忆力减退，易感冒，感冒后鼻塞加重，鼻液增多。

疗效 ◊ 笔者用本方治疗鼻渊300例，其中：急性鼻渊165例中，痊愈147例，显效14例，有效4例；慢性鼻渊135例中，痊愈108例，显效21例，有效4例，无效2例。总有效率达99.34%。

附记 ◊ 本方为程氏祖传秘方。据笔者临床观察，凡鼻渊，无论病之久暂，急性或慢性，证之寒热虚实，用之多获良效。三十多年来，用本方治验甚多，总有效率达99%以上，其中痊愈率为85%。本病，尤其慢性（鼻渊），必须坚持用药，切忌间断，方获良效。若兼感冒，必须先治感冒，或辅以汤剂，内外兼治，方为上策。且本方适用证广，疗程短、奏效快、疗效高、药简价廉，无任何毒副作用。

注意事项：忌用指甲挖鼻孔，以免损伤鼻腔黏膜，或带菌进入鼻腔。擤鼻涕时，不可同时按压鼻腔两侧，用力也不宜太重，忌烟、酒及辛热辛辣、肥甘之品。

7.10 通治鼻渊方

来源 ◊ 周执中，《名医治验良方》

组成 ◊ 辛夷5克，葛根、升麻各3克，黄芩、生石膏各10克，知母、苦丁茶各6克，山栀10克，羚羊角1.2克（研冲）。

用法 ◊ 每日1剂，水煎服，日服3次。

功用 ◊ 辛凉清热，开上宣郁。

主治 ◊ 鼻渊。此因胆热移于脑所致者。

疗效 ◊ 临床屡用，颇能应手取效，效佳。

附记 ◊ 若属鼻渊轻证，可用周氏家传苏叶汤：苏叶、杏仁、桔梗、枳壳、旋覆花、川防风各6克，前胡、生石膏各10克，辛夷、甘草各3克。水煎服，每日1剂。颇有效验。

§8 治额窦炎秘方

8.1 额窦炎丸

来源 ◊ 张运亭，《千家妙方·下》

组成 ◊ 黄柏、黄芩、白芷各60克，苍耳子120克，西瓜秧（未结西瓜）120克。

用法◊上药共研细末，炼蜜为丸，每丸9克重。一日3次，每次服1丸。急性额窦炎可用羌活10克，细辛6克，石膏15克，辛夷9克，煎水送服，每日1剂；慢性额窦炎可用川芎9克，黄芪15克，黄精10克，杞果12克煎水送服，每日1剂。

功用◊急性除风清热；慢性益气升阳、养血益阴。

主治◊额窦炎。

疗效◊治疗128例，急性86例中，服药后均获痊愈；慢性42例中、治愈38例、有效3例、无效1例。总有效率为99.22%，治愈率为96.88%。治愈病例，一般服药10~30天，最多为2个月。

8.2 川芎二白汤

来源◊谭敬书，《中国当代中医名人志》

组成◊苍耳子、白芷各12克，川芎15克，大蜈蚣2条、皂角刺、桃仁各10克，制草乌6克，白芍20克，生甘草10克，黄芩15克，鱼腥草20克，木通10克。

用法◊每日1剂，水煎服，日服3次。

功用◊逐瘀开痰，清热解毒，祛风止痛。

主治◊急性额窦炎，眉棱骨痛等病症。

疗效◊临床屡用，疗效显著。

附记◊本方名为笔者拟加。验之临床多效。

§9 治急慢性鼻炎秘方

9.1 鼻炎汤

来源◊龚志贤，《龚志贤临床经验集》

组成◊苍耳子30克，荆芥穗、防风各10克，菊花、蔓荆子各15克，白茅根、金银花各30克，桑白皮、蝉衣、僵蚕、桔梗、钩藤各12克

用法◊水煎服，每日1剂，日服2~3次。

功用◊祛风散寒，宣肺泄热。

方解◊方中苍耳子散风通窍；芥穗、防风祛风解表、散肺寒；菊花、蔓荆子疏散风热；白茅根清热凉血；桑白皮泻肺中之热；蝉衣散风热；僵蚕祛风散结；钩藤清热祛风；桔梗辛散苦泄、开肺利窍；金银花清热解毒。全方有祛风散寒、宣肺泄热之功。

主治◊鼻窒。症见鼻涕或多或少、或清或黄、重者鼻塞不通、伴有头昏头胀，咽部不适等症。

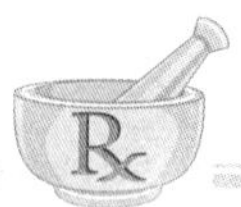

加减 ◊ 鼻流清涕者，去桑白皮、菊花，加羌活 10 克，白芷 12 克；鼻流黄脓涕者，去芥穗、防风，加黄芩 12 克。

疗效 ◊ 临床反复验证，治疗数十例，均获显效或痊愈。必要时，可辅以外治之方，其方药可详见《百病中医鼻脐疗法》。可随证选用。

9.2 慢性鼻炎汤

来源 ◊ 苏宗周，《集验百病良方》

组成 ◊ 苍耳子 10 克，白芷 20 克，葛根、黄芩各 15 克，麦冬 5 克，藁本、薄荷各 10 克。

用法 ◊ 水煎服，每日 1 剂，日服 2 次。

功用 ◊ 祛风清热、通利鼻窍。

方解 ◊ 肺开窍于鼻，肺气利则鼻窍通、嗅觉灵敏。方中以苍耳子、白芷能通鼻窍；薄荷、葛根、藁本祛风止头痛；黄芩清热；麦冬养阴润肺。诸药相伍，共奏祛风清热、通利鼻窍之功。

主治 ◊ 慢性单纯性鼻炎。

加减 ◊ 临床应用，可随证加减。

疗效 ◊ 治疗 41 例，结果痊愈 18 例，显效 6 例，好转 4 例，无效 13 例。一般用药 4 天后见效。

9.3 苍辛鱼芷汤

来源 ◊ 朱沛冉，《云南中医杂志》（5）1986 年

组成 ◊ 苍耳子、白芷、防风、川芎、甘草各 20 克，辛夷 7 克，鱼腥草 20 克，桔梗 6 克。

用法 ◊ 水煎服，每日 1 剂，日服 2 次。忌食发物。

功用 ◊ 疏风通窍。

方解 ◊ 慢性鼻炎以寒证居多。外邪侵犯，风为先导、夹寒、夹热、夹燥入侵肺系、客于鼻窍、邪气壅滞，则鼻塞不通。方用苍耳子、辛夷、白芷、防风散风邪、通鼻窍；川芎上行头面以助苍耳子、辛夷、白芷祛风之力；鱼腥草与桔梗相伍，清肺宣肺，肺气宣通，鼻窍自通。本方祛邪与通窍并用，相得益彰。效果颇佳。

主治 ◊ 慢性鼻炎。

加减 ◊ 鼻流清涕，遇冷加重者，加细辛、荆芥、桂枝；鼻涕色黄、量多，加黄芩、连翘、桑白皮、天花粉。

疗效 ◊ 治疗 52 例，服药 5~10 剂症状消失者 23 例，10~15 剂症状消失者 16 例，15 剂以上症状消失者 6 例；好转 5 例；无效 2 例。总有效率为 96.2%。

9.4 加味苍耳子散

来源◊李乐园,《中国当代中医名人志》

组成◊炒苍耳子12克，辛夷花10克，白芷、薄荷各6克，炒山栀、黄芩各10克，金银花20克，连翘12克，炒杏仁、桔梗、野菊花各10克，葱白（带须）3根。

用法◊每日1剂，水煎服，口服3次。

功用◊清肺、消炎、通窍。

主治◊急、慢性鼻炎。

疗效◊临床屡用，效果甚佳。

9.5 苡仁防风汤

来源◊刘教,《中国中医秘方大全》

组成◊苡仁15克，防风3克，木瓜9克，桔梗3克，细辛、薄荷（后下）各1.5克，金银花、鱼腥草、紫花地丁、赤芍各9克，蒲公英12克，川芎4.5克。

用法◊每日1剂，水煎服，日服2次。

功用◊祛风清热，宣肺通窍。

方解◊鼻室，多因风寒风热外袭，内犯于肺留而不去，以致肺气不利，邪滞鼻窍所致。方中防风、薄荷、细辛祛风通窍；金银花、紫花地丁、蒲公英清热解毒；鱼腥草、桔梗宣肺排脓；苡仁、木瓜利水渗湿；川芎、赤芍活血消肿。诸药合用，共奏祛风清热、宣肺通窍、利水渗湿、活血消肿之功。

主治◊慢性鼻炎。

加减◊鼻塞重者，加瓜蒌、皂角刺；口苦咽干、加柴胡、龙胆草、天花粉，沙参、麦冬。

疗效◊治疗388例，总有效率为94.8%，治愈率65.2%，显效率29.6%。

附记◊验之临床，疗效确切可靠。笔者临床验证数例，均获痊愈。

9.6 加减辛夷汤

来源◊李子质,《名医名方录》第三辑

组成◊辛夷、白芷、川芎、藁本、菊花、绿茶各10克，升麻、细辛、木通、防风、甘草、黄芩各5克，蒲公英15克。

用法◊每日1剂，水煎服，日早晚各服1次。

功用◊升清降浊，泻热解毒。

主治◊慢性鼻炎。

疗效◊屡用效佳。

附记◊又同书所载，广东名医王德鉴教授经验方——玉屏苍耳汤：黄芪25克，防

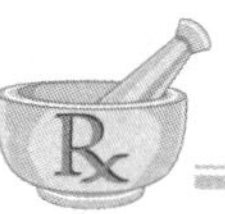

风、木通各10克，白术、苍耳子、辛夷、白芷、菊花、五味子、桑螵蛸各15克。每日1剂，水煎服，早、晚饭后服。屡用效佳。

§10 治鼻息肉秘方

10.1 息肉消化散

来源◊程爵棠，《辽宁中医杂志》（8）1987年

组成◊狗头骨灰50克，乌梅肉炭25克，人指甲炭9克，硼砂6克。

用法◊先将狗头骨（去净肉、不见生水）晾干后，放在备制的一新土瓦上，用另一土瓦盖住，置炭火中（文火为宜）焙煅，待骨头呈灰白色时连瓦取出放在地面上以祛火毒；乌梅（去核、取肉），人指甲（先洗净晾干）用同一方法，分别焙煅成炭（乌梅肉呈黑炭样，人指甲呈焦黄色）后取出。以上3味药分别研为极细末，称准，和匀后入硼砂同研细末、瓶装密封备用，勿泄气。用时取本散少许（约0.15克，双鼻加倍）均匀吹于鼻息肉上。每2小时吹1次，每日至少要吹6次。10天为1疗程。一疗程后，停药1天后再继续用药，直至痊愈。若为鼻腔深部息肉，可用玻璃棒蘸药末均匀点在息肉上；或用药棉蘸药末塞入患侧鼻息肉上，每次塞30~60分钟后，取出，每日6次。总之，无论何种上药方法，药要接触息肉。若病程长，息肉大者可加用本散内服，每次服3~6克，每日服3次。用辛夷花9克，薄荷6克，或苍耳子9克，蝉衣6克，细辛2克煎水冲服，则奏效尤捷。

功用◊消积毒、化息肉。

方解◊《张氏医通》云："上焦积热郁而生，……此厚味湿热，蒸于肺门，如雨露之地，突生芝菌也。"说明鼻息肉之起，多因湿热内郁，痰瘀凝结肺门所致。鼻息肉是一种顽固性慢性鼻病，病非一日，根治颇难。故现代医学多主张手术摘除治疗，且复发率高。治宜化息肉、消积毒，通过多方探索验证发现加以改进的祖传息肉消化散吹鼻治疗鼻息肉有良效。方中君以狗头骨灰化息肉，消污垢为主药；辅以乌梅肉炭是一味平胬肉主药，名医龚志贤氏治各种息肉的济生乌梅丸乃以本品为主药，用以化瘀平胬、清热消积；人指甲炭活血化瘀。三药合用，化息肉之功颇著。佐以硼砂消炎防腐。诸药配伍成方，共奏化息肉，消积毒之功。又因用药直达患部，故用之奏效颇捷。

主治◊各型鼻息肉或术后复发。症见单鼻或双鼻腔内生1枚或数枚息肉，不红不痛或微痛，形如圆柱，小如绿豆，大如黄豆样大小不等。息肉生长缓慢，待生长到一定程度后即自行停止。或术后复发。多伴有鼻塞，不闻香臭，时流清涕或浊涕，呼吸不畅，甚至呼吸困难，头痛头胀，食欲欠佳，易感冒，感冒后鼻塞头痛加剧，时流黄浊涕，舌质淡红，苔白腻或微黄，脉沉迟或浮数

无力。

疗效 经治85例，痊愈（息肉消失，诸证悉平，2年以上未见复发者）71例；显效（息肉消失，诸证悉平，2年内有复发者）7例；有效（息肉显著缩小，诸证基本消失）5例；无效2例。总有效率达97.6%。用药时间最短为1疗程，最长者8疗程，平均4疗程。

附记 (1) 据临床观察，三十多年来用本方治疗鼻息肉病例颇多，凡鼻息肉或术后复发，用之均有卓效，治愈率在80%以上，且具有"药简价廉，奏效快、疗效高，复发率低，使用方便"的特点。

(2) 若方中人指甲炭暂缺，可用枯矾6克代之，则忌内服，效果亦佳。

(3) 但要注意以下各点，否则影响疗效。①本散要均匀吹在息肉上，不要堆积在一处或非患部；②要连续用药，不可间断用用停停，每日至少要吹药6次；③要忌食油炸、辛辣食物。注意起居，避免风寒；④感冒停用。必要时（病重或兼证严重）加服对证汤剂，则奏效尤捷；⑤若用药8疗程后仍无效者应更方治疗。

10.2 息肉雾化汤

来源 干祖望，《辽宁中医杂志》(7) 1984年

组成 苍术20克，白芷20克，乌梅15克，五味子15克。

用法 水煎。蒸气吸入法：即先用厚纸做成一个漏斗样物，然后将上药加水煎煮，沸后将纸漏斗的大口罩在煎药器的上口，使不漏气，漏斗小口（直径约4厘米）靠近鼻孔部，闭口用鼻呼吸，使蒸汽从鼻孔（腔）吸入，每次熏吸30分钟。每剂可熏吸3~4次。每日1~2次，连续用药1~2个月。

功用 燥湿收敛，芳香通窍。

方解 方中苍术苦温性燥、辛香发散；白芷有辛散除湿、芳香通窍、消肿排脓之功；乌梅、五味子有酸敛收涩之效。蒸汽吸入鼻腔，使之"清气"对抗鼻窍中浊气而达到治疗目的。本方具有消除、缩小或控制复发的作用。

主治 鼻息肉、鼻息肉手术后、中鼻甲息肉变，下鼻甲肥大、慢性鼻窦炎、副鼻窦炎和肥大性慢性鼻炎。

疗效 疗效显著。一般须坚持用药20~30剂，方能收效，坚持用药，必获痊愈。

10.3 藕节散

来源 程爵棠，《中医杂志》(6) 1987年

组成 生藕节炭（连须）60克，乌梅肉炭30克，白矾15克，麝香1克（或以冰片3克，僵蚕9克代之）。

用法 共研细末。先将生藕节晒干，乌梅肉放在新土瓦上，用另一土瓦盖住并置于炭火上（文火）焙焦成黑炭样、研末、称准、合匀，入白矾、麝香（或冰

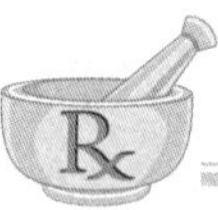

片、僵蚕）同研极细末，合匀，贮瓶备用，勿泄气。用时，每取少许（约0.1~0.15克）吹在鼻息肉上，每日吹6~8次。10天为1疗程，每疗程间隔停药1天，再继续用药，至痊愈为止。深部息肉可用玻璃棒点药。或用药棉蘸药塞鼻，每日3次。

功用 ◊ 逐瘀消积、散结通窍。

方解 ◊ 本病多因湿热内郁、痰瘀凝结所致，现代医学认为是由鼻腔慢性炎症刺激引起鼻黏膜水肿及组织浸润而成。治宜化积消息肉、消炎通窍。方中藕节炭，煅后药失寒涩之性而成散结化瘀止血化积之用，且能通窍，故为君药；臣以白矾消炎涤垢；乌梅肉炭，化积、消息肉；佐以麝香芳香通窍、消瘀化积，且药力强、俾药力直达病所（或冰片、僵蚕芳香通窍，消炎散结）。诸药配伍为用，共奏化积消息肉、消炎通窍之功，故用之奏效颇捷。

主治 ◊ 鼻息肉或术后复发。

疗效 ◊ 治疗35例，痊愈27例，显效5例，无效3例，总有效率达90%。疗效标准同息肉消化散。连续用药1疗程7例，2疗程11例，3疗程以上17例。

附记 ◊ 据临床观察，本方对于通窍、消化息肉和伴随症状的改善均有较好的疗效。用冰片、僵蚕代替麝香用之，效果亦佳。1985年通过临床实验研究，依本方加甘遂、杏仁各15克（名加味藕节散），经试验数例均获显效或痊愈，总有效率达96%以上，疗效比原方为优。

§11 治扁桃体炎秘方

11.1 范氏家方大黄附子细辛汤

来源 ◊ 范文虎，《近代中医流派经验选集》

组成 ◊ 生大黄、玄明粉、姜半夏各9克，淡附子3克，细辛1克，生甘草3克。

用法 ◊ 水煎服，每日1剂，日服2次。

功用 ◊ 解毒消肿。

方解 ◊ 方中附子、细辛辛热，善走散其寒；大黄、玄明粉（芒硝）苦寒通腑善散其热；半夏化痰降逆，甘草解毒和中。本方寒热并用，诸邪得解。故用之收效甚捷。

主治 ◊ 乳娥。症见咽喉肿痛、舌质微红、苔白或有寒包火之征象者。可用于急性扁桃体炎。

疗效 ◊ 临床屡用，收效甚捷，效果甚佳。

11.2 大青蚤休饮

来源 ◊ 蔡化理，《中西医结合儿科试用新方》

组成◊大青叶30克，蚤休、桔梗、玄参各9克，苏叶、薄荷、甘草各9克

用法◊水煎服，每日1剂，日服3次。

功用◊发汗解表，清热解毒。

方解◊方中大青叶、蚤休清热解毒；桔梗快膈利咽；玄参滋阴清热，苏叶、薄荷解表散热；甘草解毒和中。诸药相伍，其消炎解毒作用甚强，可适用于上呼吸道各种炎症性病变。

主治◊上呼吸道感染，急性扁桃体炎、疱疹性咽峡炎、呼吸道合胞病毒等。

加减◊高热惊厥，加钩藤、地龙各15克，蝉蜕12克；呕吐，加陈皮、竹茹各9克，神曲15克；腹泻，加白术、茯苓各9克，车前子15克；腹痛，加木香6克，元胡9克；颌下淋巴结肿大，加夏枯草30克，连翘12克；咳嗽，加百部15克，橘红9克。

疗效◊验之临床，均获良效。

11.3 金灯山根汤

来源◊张赞臣，《张赞臣临床经验选编》

组成◊挂金灯、山豆根、牛蒡子各9克，白桔梗、嫩射干各4.5克，生甘草3克。

用法◊上药加水600毫升，煎至300毫升，日服2次，每日1剂。

功用◊疏风化痰、清热解毒、消肿利咽。

方解◊凡热毒壅盛所致的咽喉肿痛诸症，方用挂金灯、山豆根、射干、桔梗均为清热利咽要药；生甘草具有清热解毒、甘缓利咽作用；牛蒡子配射干对痰涎壅盛、咽头堵塞，有宣畅利咽之功。方中清热利咽与清热解毒并用，共奏疏风化痰、清热解毒、消肿利咽之功。

主治◊咽喉红肿、乳娥、喉痈、喉风、咽痛诸症、均可用之。

加减◊凡见恶寒发热、脉浮数、表邪甚者，加荆芥、薄荷、蝉衣等；但热不寒、舌淡或舌尖红、苔薄黄、脉数、里热甚者，加赤芍、丹皮、知母、金银花等；痰涎多、舌苔腻者，加僵蚕、瓜蒌皮、地枯萝等；头目眩晕、两目红丝、肝火较旺者，加桑叶、夏枯叶、白芍等；大便干涩不爽者，加瓜蒌皮仁、火麻仁、芦根；大便秘结者，加元明粉；咽喉红肿甚者，加赤芍、丹皮；热毒久壅，脓成未溃者，加皂角刺、芙蓉花；体质阴虚火旺、舌红少津、口燥咽干者，加元参、麦冬、生地等。

疗效◊临床屡用，殊有卓效。

11.4 咽喉消肿汤

来源◊程爵棠，《湖北中医杂志》（1）1983年

组成◊金银花30克，山豆根12克，硼砂1.5克（研冲）、生甘草9克。

用法◊水煎服，每日1剂，病重2剂，日服3~6次。

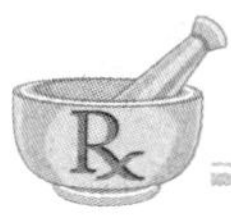

功用 ◊ 清热解毒、消肿利咽。

方解 ◊ 《疡科心得集》云："夫风温客热，首先犯肺，化火循经，上逆入络，结聚咽喉，肿如蚕蛾，故名乳娥。"由此可见，急性扁桃腺炎，多因热毒蕴于肺胃，循经上炎，结聚咽喉所致。临床所见，尤以风热诱发者居多。故方中君以重用金银花清热解毒，臣以山豆根以助银花清热解毒之功，且有利咽喉之效；佐以硼砂清热化痰、消炎防腐、善"破癥结喉痹"，生甘草清热解毒、和中利咽，并有调和诸药之性，故兼之为使。药仅四味，力专效宏，共奏清热解毒，消肿利咽之功。

主治 ◊ 乳蛾（急性扁桃体炎）或扁桃腺周围脓肿。

加减 ◊ 若热毒甚者，加板蓝根、蚤休；口渴甚，加麦冬、芦根、天花粉；小便黄赤，加木通、白茅根；咳嗽，加马兜铃、浙贝母；大便秘结，加生大黄、芒硝；兼表证者，加荆芥、防风、薄荷；兼阴虚者，加玄参，生地；扁桃体周围脓肿，加板蓝根、蒲公英、大青叶；脓成者，可加用皂角 50 克煎水，趁热入壶内，张口对壶嘴熏蒸咽喉患部，冷了再煎再熏，一日连熏蒸 3~5 次，熏后再用锡类散［犀牛黄 0.35 克，冰片、珍珠母各 0.1 克，人指甲 0.15 克，象牙屑（焙）0.1 克，青黛 0.2 克，壁钱（焙）20 个（土坯砖上者佳，木板上者不可用），共研细末］，每取少许吹患部。

疗效 ◊ 治疗急性乳蛾 187 例（其中扁桃腺周围脓肿 53 例），结果痊愈 151 例，显效 32 例，无效 4 例。总有效率为 97.9%。

附记 ◊ 三十多年来用本方加减，治疗急性乳蛾和扁桃体周围脓肿甚多，疗效均属满意，治愈率均在 80%以上。治疗期间、忌烟、酒、辛辣、油炸和鸡、虾等辛热发物。

11.5 蒲苇汤

来源 ◊ 林树芳，《新中医》（9）1984 年

组成 ◊ 苇茎、薏苡仁、冬瓜仁、玄参、紫花地丁、蒲公英各 30 克，桃仁 12 克，生石膏 60 克，甘草 10 克。

用法 ◊ 水煎服（多加水煎），每日 1 剂，日服 3~4 次（每次服 1 小碗）。小儿剂量酌减。

功用 ◊ 清肺解毒，养阴活血。

方解 ◊ 方中以苇茎、生石膏、玄参直清肺胃之郁热；辅以紫花地丁、蒲公英清热泻火，以助主药清热解毒之功；桃仁活血凉血；冬瓜仁、苡仁清热养阴排痰，以促使热清、瘀化、痰消、阴复，共为佐；甘草清热解毒，并调和诸药为使。诸药协同，共奏清热解毒、养阴活血之功。方用大剂，疗效始著。

主治 ◊ 风热乳蛾。

加减 ◊ 大便不通，加大黄 12 克。

疗效 ◊ 治疗风热乳蛾 94 例，结果显效 70 例，有效 12 例。无效 12 例，总有效率为 87.2%。

11.6 消蛾利咽汤

来源 ◊ 张晓光，《黑龙江中医药》(1) 1989 年

组成 ◊ 射干 1 克，马勃、象贝母、连翘、僵蚕、山豆根、甘草各 6 克，金银花、桔梗各 10 克（小儿剂量）

用法 ◊ 水煎服，每日 1 剂，日服 3 次。

功用 ◊ 疏散风热，解毒消肿。

方解 ◊ 乳蛾多因感受风邪热毒，与肺胃之热熏灼咽喉所致。或因脏腑津液亏损、阴虚火旺、上炎而致。方中以射干、山豆根、马勃同入肺经，为治喉痹咽痛之要药；金银花、甘草、连翘清热解毒；僵蚕、象贝既散风热，又能散结；桔梗开泄上焦、甘草调和诸药，全方共奏疏散风热、清热解毒、消肿利咽之功。

主治 ◊ 急性扁桃体炎。

加减 ◊ 风热较重者，加牛蒡子、荆芥、薄荷；热毒较甚者，加野菊花、板蓝根；阴虚者，加玄参、麦冬、生地。

疗效 ◊ 治疗 30 例，结果痊愈（诸症消失）26 例（其中 9 例服 2 剂，17 例服 4 剂）；有效（体温下降、咽喉红肿消退、喉核消退不明显）3 例（服药 4 例）；1 例因服药困难，1 剂后改西医治疗。总有效率为 96.67%。

11.7 消蛾汤

来源 ◊ 傅明光，《中国中医秘方大全》

组成 ◊ 蝉衣、白僵蚕、片姜黄、桔梗、山豆根、黄芩、蒲黄各 10 克，生大黄 9 克（后下）、玄参 15 克，甘草 6 克。

用法 ◊ 水煎服，每日 1 剂，日服 3 次。

功用 ◊ 清热消肿利咽。

方解 ◊ 方中僵蚕散风除湿、清热解郁；蝉衣透热达邪、解毒利咽；片姜黄行气散结、消肿止痛；大黄攻下热结，使郁火得降；桔梗升宣肺气、祛痰排脓；山豆根、黄芩清热解毒；玄参清热养阴、解毒散结；蒲黄助姜黄活血消肿。诸药相伍，清热解毒、宣泄郁火、升清降浊，三焦火热之邪得消、咽肿喉痛自愈。

主治 ◊ 急性扁桃体炎。

加减 ◊ 恶寒，加芥穗、豆豉；咽痛甚，加牛蒡子、马勃；壮热口渴，加生石膏、知母。

疗效 ◊ 治疗 100 例，治愈 97 例，3 例加用西药而愈。

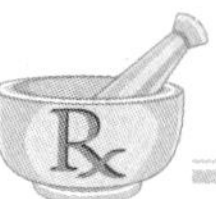

11.8 清咽解毒汤

来源◊吕同杰,《名医治验良方》

组成◊生地30克,玄参24克,麦门冬15克,板蓝根45~60克,山豆根、黄芩、丹皮、蝉衣、白芍、牛蒡子,浙贝母各15克,桔梗3~9克,薄荷、甘草各6克。

用法◊每日1剂,水煎服,日服3次。

功用◊清咽解毒。

方解◊急性扁桃体炎,临床上极为常见,多系风热毒邪侵犯肺胃,相搏于咽喉;或素有阴虚肺热、复感湿热之邪所致。方中用生地、玄参、白芍、丹皮、滋阴凉血泻火;牛蒡子、黄芩、板蓝根、山豆根,清热解毒,以利咽喉;蝉衣、薄荷、桔梗、浙贝母、甘草,轻清宣透、散结解毒,使邪有出路。现代药理实验证明,生地、玄参、麦冬、白芍等养阴药具有调节内分泌,促进造血功能,提高机体免疫功能及防御能力,同时具有很好的抗炎作用。板蓝根、黄芩、山豆根、丹皮等清热解毒药,具有较强的广泛抗菌谱,并能抑制病毒,提高机体内特异性免疫力、增强吞噬功能等作用。因此本方对急性扁桃体炎、咽炎等具有很好的治疗作用。

主治◊急性扁桃体炎。发病急骤,来势凶猛,始病即可出现高热、咽部肿疼(扁桃体肿大或化脓),吞咽困难,舌红、脉洪数,或急性咽炎。

加减◊若虚火上攻者,加肉桂1~2克,引火归元。

疗效◊临床屡用,疗效卓著。一般24小时内可控制病情,二三日即可痊愈。

附记◊临床使用本方,应注意以下几点:①此方为1日量,如病情较重,亦可日进2剂,以求迅速控制病情;②素体阴虚之人,往往津液亏耗,如突发咽喉肿痛,多系水不制火、虚火上攻之证,宜在大队滋阴生津、清热解毒的基础上,少佐肉桂1.5~3克引火归元,往往收效最捷。对脾胃虚弱、不耐寒凉之患者,使以肉桂或炮姜还可以防其苦寒伤胃之弊;③对小儿或年老体弱者,本方剂量可加减,以防产生腹泻。

11.9 乳蛾汤

来源◊宋祚民,《名医治验良方》

组成◊荆芥6克,薄荷10克(后下),生石膏18克(先煎),知母、炒山栀、桔梗、牛蒡子、石斛各6克,元参、天花粉各10克,马勃1.5~3克。

用法◊每日1剂,水煎服,日服3次。

功用◊祛风清热,养阴散结。

主治◊小儿乳蛾高热。

加减◊扁桃体紫赤者,加丹皮10克,赤芍6克;已化脓者,加蒲公英、紫花地丁

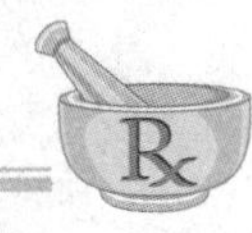

各6克或金银花、连翘各10克；咽肿痛剧者加山豆根5克或锦灯笼6克；音哑，加凤凰衣6克或蝉衣6克，木蝴蝶6克；只肿不红，加夏枯草、橘叶各5克；大便秘结者，加瓜蒌10克，元明粉3克（冲服）或生军1.5~3克（用开水泡兑服）；余热不尽有低热者，加玉竹10克。

疗效◇临床屡用，屡建殊功。

附记◇本方名为笔者拟加。验之临床，效果甚佳。

§12 治喉痹秘方

喉痹包括现代医学之急性、慢性咽炎、喉炎、咽喉炎、咽峡炎、会厌炎等病，临床较为常见。

12.1 清咽解毒汤

来源◇易玉泉，《易氏经验方》

组成◇润玄参、净连翘各9克，牛蒡子、金银花各12克，白僵蚕（姜制）、苦桔梗、淡黄芩、山栀子、山豆根各6克，生甘草3克。

用法◇水煎服，每日1剂，日服2次。

功用◇清热解毒、消肿止痛。

方解◇咽喉为肺气出入之门户，喉痹等证亦多因肺热熏蒸所致。故方中用黄芩、栀子、金银花、连翘清热解毒；玄参滋阴降火、凉血解毒；牛蒡子疏热透表、清咽消肿；白僵蚕祛风化痰、利咽排脓；山豆根清热解毒；桔梗宣肺祛痰、消肿止痛、善治咽喉疾病；甘草解毒、调和诸药。全方重在清热解毒、力专效宏，对于咽喉各种炎症（实热证），均有较为满意的疗效。

主治◇风热喉痹、乳蛾、喉风等。可用于急性咽喉炎症。

加减◇有畏寒发热表证者，酌加荆芥穗、薄荷叶：邪热炽盛者，加川黄连、生石膏；痰涎壅盛者，加嫩射干、全瓜蒌、浙贝母；红肿疼痛者，加牡丹皮、赤芍疗效颇著、板蓝根；有糜烂现象，加马勃；大便秘结，加生大黄；小便短黄，加木通、茯苓。

疗效◇临床屡用，疗效颇著。

12.2 清咽透表汤

来源◇程爵棠，《中医喉科精义》

组成◇荆芥、薄荷（后下）、连翘各9克，金银花15~30克，山豆根、浙贝母、牛蒡子各9克，桔梗、甘草各6克，生石膏15~30克（先煎）、硼砂1.5克（研冲）。

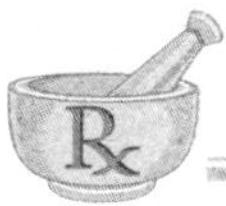

用法◊水煎服，每日1剂，日服3次。

功用◊辛凉透表，清热利咽。

方解◊咽喉之病，属火毒所致者为多。然病有久暂，证有轻重。凡病之初起、多是风热犯肺、上蒸咽喉，或因风热之初起，风热相搏，上迫咽喉所致。此时虽肺胃素有积热，尚不能为患，皆因复感风热而诱发所致，且风热偏盛触犯而起。治宜辛凉透表、清热利咽。方中用荆芥、薄荷、连翘、金银花、石膏等大队辛凉透表之品以疏解风热之毒邪，从表而解；辅以山豆根、金银花、连翘、生甘草清热解毒、消肿止痛；浙贝母、牛蒡子、桔梗清热化痰、宣肺利咽；佐以硼砂消炎防腐，甘草调和诸药，甘草配桔梗利咽止咳，且桔梗引药力上行、直达病所，故兼之为使。诸药配伍，共奏辛凉透表，清热利咽之功。

主治◊一切急性咽喉病，症见咽喉红肿疼痛，吞咽尤剧，甚则吞咽困难、头痛、发热、微恶风寒，自汗或无汗，或鼻塞流涕，或口渴欲饮，或声音嘶哑。脉浮数、苔薄白或薄黄。证属风热者。可用于喉痹，乳娥等咽喉诸疾。

加减◊若肺胃热毒盛者，重用金银花、生石膏、山豆根，或再加大青叶9克，板蓝根30克，桑白皮25克，黄芩9克；口渴唇干者，加鲜石斛、鲜芦根各30克；头痛甚者，加杭菊花9克，香白芷6克；咳嗽甚者，加前胡、桑白皮、马兜铃各9克；鼻塞、咽痛甚者，重用山豆根，加鱼腥草15克，辛夷花9克；咽喉红肿化脓者，重用桔梗，加皂角刺、穿山甲、鱼腥草、桑白皮各9克；大便秘结，加生大黄6~9克；小便短赤者，加木通；声音嘶哑者，加蝉衣、木蝴蝶各9克。

疗效◊三十多年来，用本方治疗风热型急性咽喉疾病甚多，无不立验。据临床观察，有效率达100%。

附记◊本方为程氏祖传秘方。本方药性平和，使用广泛，疗效显著，且无不良反应。是治疗急性咽喉病（风热型）的首选良方，为笔者所常用。治疗期间，忌食一切发物和辛热之品。

12.3 新定三黄凉膈散

来源◊程爵棠，《中医喉科精义》

组成◊黄芩9克，黄连6克，大黄6~15克，金银花、生石膏各15~30克，黑山栀、大青叶各9~15克，连翘、川贝母、玄参各9克，芒硝6~9克，薄荷（后下）、桔梗、甘草各6克。

用法◊水煎服，每日1剂（重2剂），日服3~6次。

功用◊清热解毒、泻火通便、消肿利咽。

方解◊凡咽喉急症，多由热毒内炽，上扰咽喉所致，腑结不通、其证尤重。其因有二：一因饮食不节或过食辛热之物，致热毒蕴结于胃腑；二因风热久蕴不解，内传肺胃。热毒蕴结，腑气不通、故使热毒不得下泄而上逆、冲击咽喉所致。此病每有顷刻之变，其证较重。遵“急则治其标”之旨，所以治宜釜底抽薪，以顿挫病势。每可转危为安。本方系从黄连解毒汤和凉膈散加减化裁，几经修订而定。故名：“新定三黄凉膈散”。故方中用大黄、芒硝泻火通便，急折上冲之火毒。腑气一通能使上冲之热毒荡涤而下、扬汤不如抽薪、其去痰清火之力亦非他药可比。辅以黄连解毒汤清热解毒，加生石膏、金银花、大青叶清热解毒、助硝黄以增强清热解毒、泻火通便之功。佐以连翘、薄荷辛凉透表以清泄在表之风热；玄参入肺胃肾、能养阴、清热、解毒、散结、为喉科要药、引诸药直达病所、直折上冲之火毒。川贝母、桔梗、甘草清热化痰、且甘草解毒和中；桔梗宣肺利咽、引药上行，直达病所，故兼之为使。诸药协同、共奏清热解毒、泻火通便、消肿利咽之功。本方力专效宏、解毒泻火作用甚强、故收效颇捷。

主治 ◊ 一切急性咽喉、口腔诸病。症见咽喉红肿疼痛、吞咽困难，或牙龈红肿疼痛，或口腔红肿疼痛、糜烂、口渴引饮、大便秘结不通、舌红苔黄、脉数有力，证属实证，热证者均宜。

加减 ◊ 若热甚动风者，加羚羊角粉 0.9~1.5 克（分 3 次冲服）、钩藤 15 克，土牛膝根 9~15 克；小便短赤者、加木通 6 克，生地、淡竹叶各 9 克；咳嗽痰多而稠黄者、加夏枯草、天竺黄、白茯苓各 15 克；口渴咽干者，加麦冬、天花粉各 9 克，鲜芦根 15~30 克；大便已通或不结者去芒硝，大黄改用 3 克。

疗效 ◊ 据临床观察，凡一切急性咽喉、口腔诸病、症属热毒蕴结而见大便秘结者，用之无不立验。一般连用 2~5 剂必效。二十多年来，治验甚多，总有效率达 100%。且奏效快、疗效高、且无不良反应。是笔者临床治疗急性咽喉、口腔诸病常用得意之良方。

12.4 咽喉消肿八味汤

来源 ◊ 倪合也《辽宁中医杂志》（3）1983 年

组成 ◊ 前胡、牛蒡子、炙僵蚕、光杏仁各 9 克，生甘草 3 克，野菊花 9~15 克，鲜芦根 30 克，土牛膝根 9~15 克。

用法 ◊ 水煎服，每日 1 剂（重 2 剂），日服 3~6 次。

功用 ◊ 清肺化痰、解毒消肿、利咽止痛。

方解 ◊ 方中用前胡、牛蒡子宣散风热、降气化痰利咽；芦根清肺胃热、祛痰排脓，性不滋腻、生津止渴，而不恋邪；甘草清热解毒甘缓利咽；土牛膝根、野菊花、炙僵蚕，清热泻火、消肿解毒、化痰散结、清利咽喉，现代药理证实，土牛膝根、野菊花对金葡菌、溶血性链球菌、白喉杆菌及流感病毒都有较强的抑制作用。杏仁入肺、大肠经具有降气定喘止咳、润肠通便之功。诸药协同，共奏清肺化痰、解毒消肿、利咽止痛之功。

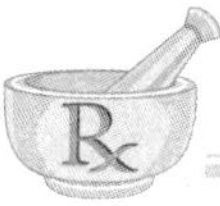

主治 ◊ 急性会厌炎（与中医的“紧喉风”相似）。

加减 ◊ 兼表证，加荆芥、薄荷等；发热或里热盛者，加赤芍、丹皮、黄芩、金银花等；痰涎壅盛、咳痰不爽者，加桔梗、地枯萝、象贝母，或重用土牛膝根等；脓肿形成或肿胀难以消退，加桔梗、花粉、皂角刺、穿山甲、芙蓉花等：体质衰弱、阴虚火旺者，加元参、花粉等；小便赤少、觉热，加淡竹叶等；大便干结难解，加瓜蒌皮仁、火麻仁、郁李仁等。

疗效 ◊ 治疗40例，辨证属风热、痰热两型。结果痊愈33例，无效7例，治愈率为82.5%。

12.5 玄麦甘橘汤

来源 ◊ 李旭蕃，《百病中医集验高效良方》

组成 ◊ 玄参15~30克，麦冬6~12克，甘草6~9克，桔梗6~12克。

用法 ◊ 每日1剂，水煎服，日服3次或代茶饮服。

功用 ◊ 滋阴泻火、祛痰排脓。

主治 ◊ 急、慢性咽喉炎。

加减 ◊ 兼风热表证者，加薄荷、桑叶；热毒甚，加金银花、连翘、黄芩；咽喉肿痛甚者，加山豆根、射干；兼气阴两虚者，加藏青果、沙参、党参、鸡蛋清（冲服）；咽外伤或骨头刺伤，上方冲蜜糖100~150毫升。

疗效 ◊ 治疗急性，慢性咽炎，喉炎，急、慢性扁桃体炎，咽部脓肿（喉痈）及喉部刺伤等病证160余例，均获良效。

附记 ◊ 注意事项：注意下列各点，对预防愈后复发是有一定作用的。即：A. 忌食一切急爆、油炸、煎炒及辛辣刺激食物；B. 避免高声谈唱；C. 预防感冒；D. 早、晚用淡盐水漱口等。

12.6 利咽解毒汤

来源 ◊ 彭述宪，《广西中医药》（2）1980年

组成 ◊ 桔梗15克，甘草4.5克，马勃9克，金银花、生石膏（先煎）各18克，贝母6克，蝉衣3克。

用法 ◊ 每日1剂，水煎服，日服2~3次。

功用 ◊ 清火解毒、疏风化痰，消肿利咽。

方解 ◊ 咽喉为肺胃之通道。肺胃积热，上攻咽喉，因而肿痛。方用甘橘汤清火利咽；石膏清肺胃火毒；马勃清肺散热，利咽消肿；金银花清热解毒；贝母化痰，蝉衣轻宣透达、疏散风热。因而用之效佳。

主治 ◊ 急性喉痹、喉蛾、喉痈。

加减 ◊ 伴有寒热头痛、加薄荷、连翘；高热，加山栀9克，大青叶15克；血热、舌绛，加丹皮、玄参各9克；大便秘结，加大黄6克（后下）；有湿热、苔

黄滑，加佩兰9克，苡仁12克；阴亏、舌红无津、脉细数，加生地、麦冬、石斛各12克：声嘶、加玉蝴蝶3克，胖大海9克。

疗效 ◊ 屡用效佳，一般连服3~5剂即愈。

12.7 丹栀射郁汤

来源 ◊ 耿鉴庭，《名医治验良方》

组成 ◊ 牡丹花瓣、栀子花、射干、郁金、连翘各10克，七叶一枝花12克，甘草6克，枇杷叶、陈萝卜缨各12克。

用法 ◊ 每日1剂，上药先用冷水浸泡后煎服，煎时以水量淹没全药为度，文火煎煮2次，首煎30分钟，二煎15分钟，取汁为300毫升，分2次服用。

功用 ◊ 通经络、活血脉、行水理气、解毒利咽。

方解 ◊ 此方以丹皮、栀子为主，重在入心包与三焦，但需用红色牡丹花瓣与栀子花。如一时无着，可用丹皮与栀子。取其凉血、清热，泻火之用；取射干、郁金为辅，主在散结开郁；射干取金黄色长杆者为佳，郁金则需用川郁金；连翘、七叶一枝花为佐，连翘入心，长于清热败毒，七叶一枝花入肝、但以去脓、解毒为优；甘草，枇杷叶、陈萝卜缨为使，甘草和中，调和诸药；枇杷叶走阳明入太阴，止呕下气，定咳消痰；陈萝卜缨、经特殊泡制后亦能下气消痰。数者配合，可起散肿解结清理食道之作用。若一时不能解，可先用金锁银开，漱喉、通血脉、消水肿。亦可加前胡、马勃之类，以通窍散结。此方本非耿家所制，乃来自东阿刘氏，每年春夏之交，受当地刘老医家指定，采此药数种及红牡丹花瓣、栀子花、射干（金杆蝴蝶花根）、陈萝卜缨等。知之既久，乃以秘不传人之法，告其先始祖，即丹栀射郁汤之来源。但不固定，直至其先伯祖始固定成为这一形势，毕竟能生卓效。

本方之有效适应证为：凡急病而不肿者，其肿必在关下，水谷难于吞咽，即是轻者也有爬坡之感，重者则不能下咽。

主治 ◊ 急性关下喉痹（急性会厌炎）。

疗效 ◊ 临床屡用，疗效卓著。

12.8 养阴利咽汤

来源 ◊ 张赞臣，《名医治验良方》

组成 ◊ 大白芍9克，川百合、南沙参、北沙参各10克，天花粉9克，白桔梗4.5克，生甘草2.5克，嫩射干4.5克。

用法 ◊ 每日1剂，水煎服，日服3次。

功用 ◊ 滋养肺胃、清热利咽。

方解 ◊ 咽喉是肺胃之门户，肺胃阴虚往往引起喉痹，出现咽部异物梗阻感，咽红干燥作痛、音哑等证候，乃是阴虚喉痹，亦即现代医学所谓“慢性咽喉炎”

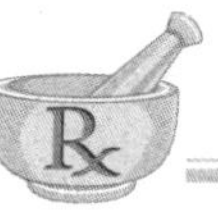

相近似的主要临床表现。故方中以南北沙参、川百合、天花粉滋养肺胃阴液，故为主药；而桔梗、甘草、射干乃治咽喉部位之要药以清热、利咽；方中白芍一味，虽不入肺胃二经，而其味苦酸，与甘润之品相配，可增加敛阴养津之力。此外，治疗阴虚喉痹，要避免使用辛燥伤阴、耗津之品，益气不可升阳，健脾不用温燥，这对素体阴虚者，尤应注意，故用药总在甘寒清润、酸甘敛阴、养胃生津的范围，以缓缓图功。

主治◊阴虚喉痹（慢性咽喉炎）。

加减◊如喉头无痰，而音哑者，加玉蝴蝶、凤凰衣、藏青果润肺开音；头晕目眩者，加穞豆衣、嫩钩藤、杭菊花以平肝益阴；两目红丝缠绕者，加粉丹皮、杭菊花凉肝明目；失眠者，酌加炙远志、淮小麦、合欢花、忘忧草，养心安神；胸闷者，加广郁金、麸炒枳壳、野蔷薇花理气解郁开胸；痰黏喉头，加川贝粉、地枯萝以清化痰热；纳少腹痛者，加广木香、土炒白术、台乌药理气健脾和中；肾虚遗尿者，加益智仁、制首乌、山萸肉益肾养阴；大便干燥者，选加瓜蒌仁、制首乌、桑椹子滋阴润肠通便；咽部嫩红、赤脉纹粗而色红者，加粉丹皮、赤芍、清热凉血，并配制珠黄青吹口散：珍珠、牛黄、薄荷叶、尿浸石膏（煅、水飞），人中白（水飞）、老月石、天竺黄、川黄连、西瓜霜、冰片、飞青黛、生甘草，诸药适量，共研极细末，备用。吹喉。咽底壁结节色淡而肥厚者，加生苡仁、茯苓、泽泻等淡渗利湿；对阴虚喉痹恢复期患者，常用珠儿参、白桔梗、生甘草、嫩射干等药适量，以开水泡代茶常饮之，以巩固其疗效。

疗效◊多年使用、治验甚多、疗效显著。

12.9 参梅含片

来源◊干祖望，《名医治验良方》

组成◊沙参、元参、乌梅、生地、天花粉各100克，薄荷60克，甘草30克。

用法◊方中除乌梅、甘草之外，可用不同方法提炼，制成片剂，约150片左右，瓶贮待用。虽无明确失效期，但最好不超过1年。此药为含化剂，每次含1片，随它化为水液、慢慢吞咽，每天6~10片。

功用◊养阴生津，润咽止痛。

方解◊此方源于《温病条辨》的增液汤，取其滋养肺肾，生津增液。但原方仅仅有利于急性病的“劫津”，对慢性病的“耗液”作用不大。于是辅以乌梅，其味酸，能强力收敛生津，此正补“耗液”的需要。而且还有抗菌、抗过敏作用，更适合于慢性咽炎。喉科曾有“盐梅”一方，方中加以改进以适今用。取用元参清燥热而利咽，薄荷疏风热而利咽，花粉消痰结而利咽、甘草调味而利咽。诸药合用，直达病所，相得益彰。

主治◊慢性咽炎及干燥综合征。

加减◊本方不宜加减而又难适合慢性咽炎之不同证型，故好在食药同源，在用药的同时，佐以食疗法来弥补。属肾亏者，可吃核桃，每天3个，临睡前生吃；肺虚者，可吃百合汤或白木耳；脾虚者，用山药粉与白术以1∶3比例煮粥吃，甜、咸均可；五志之火者，可吃绿豆粥或绿豆汤。

疗效◊屡用屡验，疗效显著。

附记◊又广东名医邓铁涛教授之治慢性咽喉炎方；五爪龙30克（如缺，可用太子参15克代），玄参15克，千层纸6克，桔梗10克，乌梅、甘草各6克。每日1剂，水煎服。主治慢性咽喉炎。功能益气养阴、利咽止痛。故用之效佳。

§13 治梅核气秘方

13.1 消梅十味饮

来源◊苗怀仁，《中医杂志》（12）1987年

组成◊苏子（梗）、香附各12克，半夏、陈皮、厚朴、桔梗、枳壳、乌药各10克，甘草6克，生姜3片。

用法◊水煎服，每日1剂，日服2次。

功用◊理气化痰、除逆除满、散结畅中。

分解◊梅核气病多发于女子，其病常因肝郁气滞、痰气凝结者居多。苗老宗半夏厚朴汤合香苏饮之意，化裁创"消梅十味饮"。方中用厚朴、陈皮、香附疏肝理气；半夏降逆化痰；桔梗宣肺利咽；苏子（梗）、枳壳、生姜和胃畅中、消痰下气；乌药、陈皮更加强理气开结、下气降逆之效。甘草解毒和中。诸药配伍，共奏理气化痰、降逆除满、散结畅中之动。配以针刺、咽喉壁浅刺放血，以疏通气血、散结利咽；更加外吹"利喉丹"，乃活血化瘀、消肿止痛、清利咽喉之妙品，故短期每获佳效。

主治◊梅核气。

加减◊若肺阴亏虚者，去枳壳、生姜，加沙参、麦冬、石斛等以养阴滋肺、化痰利咽；肝郁脾虚者，去桔梗、生姜，加当归、杭芍、柴胡、白术等以养血柔肝、理气健脾；肝郁血滞者，去生姜、甘草，加红花、桃仁、郁金等以疏肝解郁、活血通络；中气虚惫、清阳不升、浊阴上逆、结聚咽喉者，去枳壳、乌药，加党参、黄芪、白术、升麻等，以益气健中、升清降浊；若兼脏躁者，加怀小麦、大枣、茯神等以滋养心肝、须气化痰、消郁散结，以达脏躁、梅核气两病皆愈的目的。

同时配以外治，一是外吹"利喉丹"：月石250克，人中白25克，薄荷冰15克，黄连6克，青黛9克，梅片30克，青盐15克。制法：先将月石放铁

锅内加热炒熔、人中白火中煅透、青盐煅红、置阴凉一昼夜，以去火性，然后和黄连、薄荷冰、梅片、青黛放一起共研极细末，过200目细筛，制成极细药粉，贮瓶内密封备用。用法：用时以纸筒或喉头喷雾器吹入咽喉。每日吹3次。二是配以针刺，浅刺咽喉壁放血和取天突、人迎、内关、足三里或天突、气舍、合谷、太冲穴。两组交替使用、每日1次。

疗效◇临床屡用，治验甚多，疗效卓著。

13.2 三子消梅汤

来源◇王益民，《中国中医秘方大全》

组成◇苏子、莱菔子、白芥子、竹茹、远志各12克，菖蒲、僵蚕各9克，桔梗10克，牛膝15克。

用法◇水煎服，每日1剂，日服2次。

功用◇化痰散结。

方解◇本病以女性为多。多由肝郁犯脾、脾失健运、聚湿生痰、气痰上逆咽中而致。方用苏子、莱菔子、白芥子化痰降逆；再配以桔梗、远志、菖蒲、僵蚕以增强化痰之力；桔梗配白芥子散痰结；牛膝引药下行。合用共奏化痰散结之功。

主治◇梅核气。

加减◇脾虚湿重加白术、砂仁；气虚加党参；血虚加当归；心神不安加枣仁。

疗效◇治疗31例，均获痊愈。平均服药11剂。验之临床，确有良效。

§14 治喉喑（声带病）秘方

14.1 加味二陈汤

来源◇蔡福养，《千家妙方・下》

组成◇陈皮、茯苓、半夏各10克，甘草6克，苍术、白术、枳实、白芥子各9克。

用法◇水煎服，每日1剂，日服2次。

功用◇健脾和中、燥湿化痰。

方解◇脾失健运，聚湿生痰，湿邪上窜，壅滞声带而致肥厚，生长息肉。方中用二陈汤（前4味）加二术，助其健脾燥湿之力，加枳实理气化痰，使湿邪不得结于上；白芥子取其辛温，以化寒湿凝聚之痰。诸药合用，以达脾复健运、湿除痰化、息肉消散之目的。

主治◇声带息肉、肥厚，症见音哑、时吐黏痰、胸闷不适等症。

加减◇声带肥厚而息肉色红者，酌加当归、赤芍、怀牛膝等以活血化瘀。

疗效◇临床屡用，均获良效。一般服药15剂左右即可获愈。临床验证有效。

14.2 加味养阴汤

来源◊杨志仁，《千家妙方·下》

组成◊干地黄15克，玄参、龙利叶、瓜蒌皮各12克，麦冬、桔梗、桑白皮、柿霜、茜草根、赤芍各9克，红花、三七粉（冲服）各3克。

用法◊水煎服，每日1剂，日服2次。

功用◊养阴润肺、活血祛瘀。

方解◊平时大声讲话，高声歌唱较多、较久，耗伤肺阴，久之累及肾阴，而导致肺肾阴虚、虚火上炎。此方用地黄、麦冬养阴；龙利叶、柿霜润肺；桑白皮、瓜蒌皮清肺；甘草、桔梗利咽开音；茜草根、红花、赤芍活血化瘀消肿；玄参滋阴降火。诸药相伍，共奏养阴润肺、活血祛瘀之功。

主治◊声带息肉，症见声嘶较重、咽喉干燥、睡眠不宁、舌红苔少、脉细数。

加减◊辅以藏青果含服。每日4枚，以敛肺降火。

疗效◊屡用效佳。坚持服用，每收全功。

14.3 天龙饮

来源◊姚楚芳，《上海中医药杂志》（67）1987年

组成◊天谷精、龙须草、龙葵、石龙芮、白英、枸杞子、生地、熟地、白芍、党参各9克。

用法◊水煎服，每日1剂，日服2次或频次。

功用◊养阴益气、清热散结。

方解◊本病治当养阴益气、清热散结，切忌骤用寒凉、峻用苦寒。方中以天谷精为主药，功专散血；龙葵、白英散结解毒，三味合用散结，以治疗咽喉肿塞；石龙芮补阴润燥；龙须草散瘿结热气而利小便；又加白芍、枸杞子、生熟地、党参益肺气而养肾阴。诸药协同，共奏养阴益气、清热散结之功。徐徐频饮，渐见良效。

主治◊声带息肉和小结。

加减◊伴有乏力，形寒肢冷，加炮附子9克，干姜3克。

疗效◊治疗108例，结果治愈（息肉消失）29例，显效（音哽减轻、息肉明显缩小）34例、有效（音哽减轻、息肉轻度缩小）24例，无效21例、总有效率为80.6%。

14.4 清肺化瘀汤

来源◊刘松孙，《中医杂志》（3）1986年

组成◊凤凰衣、蝉衣各5克，木蝴蝶1克，胖大海、夏枯草各9克，赤芍、茯苓、丹参各10克，蒲公英30克，甘草3克。

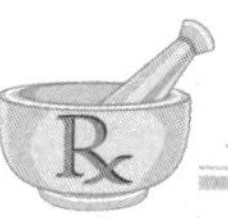

用法 ◊ 水煎服，每日 1 剂，日服 2 次，2 个月为 1 疗效。

功用 ◊ 清肺利咽、活血化瘀。

方解 ◊ 病由肺热，与瘀血有关。方用赤芍、丹参通络散瘀；夏枯草软坚散结；二者同用可使声带息肉与小结缩小或消失；胖大海、蝉衣、凤凰衣、木蝴蝶、蒲公英清热解毒、宣肺利咽；再配以茯苓利湿消肿。诸药合用，共奏清肺利咽、活血化瘀之功。

主治 ◊ 声带息肉和小结。

疗效 ◊ 治疗 20 例，痊愈 6 例，显效 7 例，好转 3 例，无效 4 例。总有效率为 80%。

14.5 清肝利咽汤

来源 ◊ 宋根信，《千家妙方・下》

组成 ◊ 柴胡、白芍、栀子、枳实、射干、半夏各 12 克，当归、桔梗、前胡、甘草各 10 克，蝉衣、白芥子各 9 克，苏子 15 克。

用法 ◊ 水煎服，每日 1 剂，日服 2 次。

功用 ◊ 清肝利咽、降逆化痰。

方解 ◊ 方中柴胡、栀子、射干清肝利咽；当归、白芍养血柔肝；半夏、苏子、白芥子、枳实降逆行气化痰；蝉衣祛风散结；桔梗、前胡、甘草开肺利咽。诸药合用，共奏清肝利咽、降逆化痰之功，故用之效佳。

主治 ◊ 声带息肉及声带水肿。

加减 ◊ 肝热偏重者，去半夏、白芥子，加黄芩、龙胆草、青果、丹皮；肝阴不足而肝阳偏盛者，去苏子、半夏、白芥子、前胡，加生地、丹皮、酸枣仁、五味子、降香，并可加重用白芍至 20 克；若湿痰为主者，则去栀子、射干，加茯苓、陈皮；因逆气壅肺，而化热伤津者，则去半夏、白芥子、前胡，加降香、生地、麦冬、腊梅花。

疗效 ◊ 临床屡用、观察，用本方对证加减化裁，治疗声带息肉或声带水肿或二者兼有者效果尚满意，治疗单纯声带水肿而失音者，疗程尤短，一般在 2~5 天；治疗声带息肉或兼有水肿而失音者、疗程稍长，一般声音恢复正常在 6~15 天左右，息肉完全消失在 15~45 天左右。若息肉较大（直径在 4 毫米以上）可能更长些。同时还发现息肉由红色逐渐变为淡红色、白色，同时由大变小，最后消失而痊愈。

§15 治牙痛秘方

15.1 齿痛验方

来源 ◊ 沈仲圭，《新编经验方》

组成 ◊ 生石膏 18 克，生地 15 克，粉丹皮 9 克，荆芥、防风、青皮各 6 克，甘草 3 克。

用法 ◊ 水煎服，每日 1 剂。

功用 ◊ 清热止痛、散风消肿。

方解 ◊ 气火上升所致牙痛。方用荆芥、防风、青皮祛风消肿；石膏清热；生地、丹皮凉血清热；甘草解毒和中。全方具清热止痛、散风消肿之功，用治风火牙痛，功效颇著。

主治 ◊ 气火上升、齿痛龈肿。

加减 ◊ 心火旺者，加焦山栀、麦冬各 9 克；相火旺者，加知母、黄柏各 9 克；肝火旺者，加龙胆草、黄芩各 9 克；便秘者，加制川军、枳壳各 6 克；恶寒头痛者，加羌活、白芷各 6 克。

疗效 ◊ 临床屡用，疗效颇著。

15.2 虚火牙痛汤

来源 ◊ 张梦侬，《临证会要》

组成 ◊ 肉桂末 1.5 克，熟地 15 克，熟附片、山萸肉、泽泻、丹皮、茯苓、牛膝、车前子各 10 克，细辛 2 克，玄参、山药各 15 克。

用法 ◊ 水煎服（先用开水泡 30 分钟，再慢火熬 2 小时），分 3 次饭前服，3 剂为度。

功用 ◊ 滋阴和阳，引火归元。

方解 ◊ 牙痛原因甚多，必须辨证施治。肾主骨，齿者骨之余。若肾中真阳不足，虚火上炎，致阴寒独盛于下，虚火浮越于上所致。此牙痛等症，要皆以两足逆冷如冰为特征。方用辛温大热之附子，甘辛大热之肉桂，辛温之细辛等入少阴以温肾补火；更入治无根浮游之火的玄参，引火下行之牛膝、车前子加入六味地黄汤中，补命门真火而祛下焦阴寒，养肝肾真阴而散浮游虚火，滋阴和阳，而奏引火归元之效。凡属阴盛于下，虚火浮于上，用之无有不效。

主治 ◊ 虚火牙痛，寒牙痛，并且能治虚火上炎所引起的慢性口疮、舌烂、咽喉溃疡腐烂等久治不愈。且牙痛不甚剧烈，牙龈不红不肿不热，牙根不动摇。脉沉细而数，伴下肢常冷，尤以冬春两季逆冷如冰者即可用之。

疗效 ◊ 临床屡用，疗效卓著。一般服 10 剂左右即获痊愈。

15.3 肾虚牙痛汤

来源 ◊ 龚志贤，《龚志贤临床经验集》

组成 ◊ 生地 20 克，丹皮、枣皮（或用女贞子 15 克代）、炒草果仁各 10 克，山药、茯苓、泽泻各 12 克，地骨皮 30 克。

用法 ◊ 水煎服，每日 1 剂，日服 2 次。

功用 ◊ 养肾阴，平虚火，理脾胃，除湿利水。

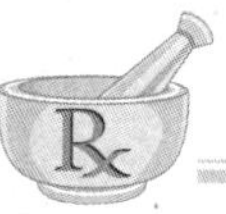

方解◇凡属阴虚火旺，脾胃虚弱兼湿热者，方中以生地、丹皮、地骨皮清热凉血；枣皮温养肝肾；佐丹皮清肝泻火；山药收摄健脾；茯苓缓渗利湿；生地还有滋肾阴以泻肝火之功；泽泻宣泄肾浊；草果仁理脾化湿。本方肾肝脾并治，共奏养肾阴、平虚火、理脾胃、除湿利水之功。

主治◇肾阴虚兼肝郁脾湿牙痛。

加减◇犬齿痛：阴虚火旺者，加炒黄柏 10 克，知母 12 克；臼齿痛，脾胃失调者，加焦三仙各 12 克，广藿香 12 克；牙龈红肿溃烂者，加贝母 12 克，天花粉 18 克。

疗效◇屡试屡验，一般服此方一二剂可见显效，愈后（痛止）再进 2~3 剂，以巩固疗效。

15.4 细辛碎补汤

来源◇彭开莹，《中国中医秘方大全》

组成◇细辛 3 克，骨碎补、连翘、牙皂各 9 克，白蒺藜 12 克，荆芥、牛蒡子各 6 克，薄荷 4.5 克，升麻 3 克。

用法◇水煎服，每日 1 剂，日服 3 次。

功用◇清热疏风、散结止痛。

方解◇暴患牙痛，多属风寒激动胃经实热上冲所致；久患牙痛属肾虚、虚火上浮所致。方中以细辛疏风解热，开窍止痛；骨碎补壮腰肾续筋骨、活血止痛；合细辛同为主药；配白蒺藜、连翘、荆芥、薄荷散寒清热，疏风止痛；牛蒡子、牙皂疏风消肿、散结止痛；升麻升阳透表，引药效直达病所。因此本方对实热或虚火牙痛均有清散止痛之功，故用之均效。

主治◇龋齿痛及冠周炎、牙龈炎等引起的牙痛。

加减◇牙痛肿胀者，加白芷、赤芍；牙痛反复者，加丹皮、山栀。

疗效◇治疗 100 余例，疗效满意。一般服 1~3 剂奏效，最多 4 剂即可完全止痛。效佳。

15.5 清胃解毒汤

来源◇彭述宪，《广西中医药》（2）1980 年

组成◇生石膏 15~30 克，知母、谷精草、金银花各 12 克，蝉衣 6 克，甘草 3 克。

用法◇水煎服，每日 1 剂，日服 3 次。

功用◇清胃解毒。

方解◇手阳明大肠经入下齿，足阳明胃经入上齿。胃腑蕴热，循经上蒸而致。方用白虎汤去粳米，清泻胃经邪热；谷精草疏散胃经风火；金银花清热解毒；蝉衣善散风热。诸药合用，共奏清胃解毒之功。

主治◇牙痛。

加减 ◊ 伴有寒热，加桑叶、薄荷各9克；齿龈焮肿，加大青叶、蒲公英各15克；便秘，加大黄9克；痛引头部、口苦、脉弦数，加钩藤15克，白菊花9克；肾阴不足，虚火上炎，舌红少苔，脉细数，去蝉衣，加熟地、龟板、牛膝各15克。

疗效 ◊ 临床屡用，效果颇佳，一般2~3剂即愈，有效率达100%。

15.6 消瘀清热汤

来源 ◊ 冯根源，《百病中医集验高效良方》

组成 ◊ 生地15~30克，牡丹皮、赤芍各15克，红花、薄荷各6克，黄芩10~15克，白芷、荆芥、防风、牛蒡子各10克。

用法 ◊ 水煎服，每日1次，日服2次，重者日服1剂半，每隔8小时服1次。

功用 ◊ 凉血散瘀，祛风清热。

主治 ◊ 牙痛。症见单个或多个牙齿疼痛，牙龈肿胀，痛甚者波及头面，咀嚼艰难，龈色红赤或紫青，或伴齿衄、口渴、心烦、便结、溺黄。

加减 ◊ 牙痛甚者，加细辛3克；齿龈肿胀明显者，加桃仁6~10克；热盛便秘，加大黄10克；痛及头面，加生赭石30克，牛膝13克，或双钩藤、僵蚕、夏枯草各12克；齿衄，加蒲黄6克；有脓肿形成者，加蒲公英30克。

疗效 ◊ 治疗52例，痊愈45例，好转6例，无效1例。疗程最短2天，最长20天。

15.7 牙痛得效方

来源 ◊ 陈谨，《名医秘方汇萃》

组成 ◊ 生地15~30克，淮山药15克，山萸肉6克，云茯苓、泽泻各10克，丹皮12克，丹参30克，骨碎补15克，金银花12克。

用法 ◊ 每日1剂，水煎服，日服2次，食后服。

功用 ◊ 养肾清肾固齿，滋阴降火。

方解 ◊ 本方以肾主骨，齿为骨之余的理论为指导，治牙病须以治肾为主乃能固齿的治疗原则，组方以六味地黄丸为基础而成。方中六味地黄丸养肾清肾固齿，滋阴降火治其本。入骨碎补益肾气、降浮火、强筋骨、疗齿痛，治牙齿松动，为治牙痛之要药；丹参去瘀生新，用以行瘀血、除血热、消邪定痛，与既清气分又清血分、清热解毒之品金银花相伍，其效益彰。

主治 ◊ 各种牙痛，尤以虚火牙痛为优。

加减 ◊ 症见牙齿隐隐作痛或微痛，牙齿浮动咬物无力，午后疼痛加重，兼见眩晕、耳鸣、失眠、咽干舌燥、腰膝酸痛、五心烦热，舌质红嫩，无浊苔，脉细数者，可投以本方。兼有外感风热之邪者、重用金银花，加连翘、知母、生石膏。

疗效 ◊ 屡用屡验，尤以虚火牙痛为佳。

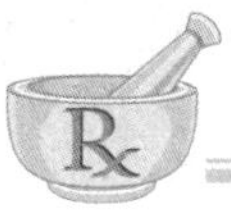

附记◇服药期间应忌烟、酒、辛辣等对口腔有刺激的食物。

15.8 定痛饮

来源◇程爵棠，《中国中医秘方大全》

组成◇倒垂柳树白皮50克，细辛10克，苦参15克，水豆腐50克。

用法◇先将倒垂柳树白皮（切碎）放入砂锅内加清水1000~1500毫升，煎至500毫升，去渣取汁入锅，再将细辛、苦参水煎2次，两汁混合，入水豆腐煮沸，取药汁，贮瓶备用。用时嘱患者先刷牙，保持牙齿清洁，再取本药汁15~30毫升，含漱，一次含漱5分钟，后吐出、连含漱3下。每日含漱3次，至愈为止。

功用◇解毒消肿，杀虫止痛。

方解◇盖肾主骨，"齿为骨之余，龈为胃之络"。若过食甜物，尤其儿童麻疹期过多食甜，或牙缝不洁，常夹有食物残渣，均易导致细菌入侵，久之郁积腐烂化热生虫，侵蚀齿面。甜伤肾，肾伤则牙齿抗菌力减弱。此虫牙之所生也。或肠胃积热上蒸而兼见牙龈红肿疼痛。治宜解毒消肿、杀虫止痛。方中君以倒垂柳树白皮清热解毒消肿，尤善杀虫止痛；臣以细辛祛风散寒止痛；苦参清热利湿杀虫止痛，合细辛止痛之功尤著。三药合用，其解毒消肿，杀虫止痛之功尤佳。又妙在佐以水豆腐，既能清解阳明之伏热，且能清心泻火，又能引诱牙虫而被杀之。且用药含漱，俾药力直达病所，故解毒消肿、杀虫止痛之功颇强。

主治◇龋齿（齿蛀孔作痛）。症见牙齿表面或中心处见大小不等蛀孔或黑点，蛀孔内及周围多呈现黑色圈，甚则牙齿齐牙龈断落，牙痛不休，或时痛时止，痛连前颊、眉骨。咀嚼时牙痛尤剧，甚至不能咀嚼食物。上下齿均可发生，一齿数齿不等。或牙龈红肿，大便秘结。脉舌正常，或苔黄，脉数。

加减◇若牙龈红肿，大便秘结加用清胃散加减内服。

疗效◇治疗虫牙痛174例，痊愈143例，有效29例，无效2例，总有效率达98.3%。一般用药3次，最多5次，牙痛必止。

附记◇据临床观察，用本方治验甚多，疗效显著，治愈率均在80%以上。本方药简效捷，无任何毒副作用。痛止后要继续用药1~2次，以巩固疗效。忌内服。

注意事项，要坚持早、晚刷牙，保持牙齿清洁，宜忌食或少食甜、酸、辣食物。

15.9 牙盐散

来源◇程爵棠，《上海中医药杂志》（7）1983年

组成◇苍耳子仁（焙黄研末）60克，生竹叶（去梗）500克，生姜120克，食用

白盐 180 克。

用法◊先将竹叶洗净，晾干，入锅内，加清水适量（以浸淹竹叶为度），用木炭火（先武火后文火）煮熬成浓汁后，再将生姜捣汁入锅内煮沸，过滤，去渣。药汁返入锅内，煮沸，将食盐徐徐投入，拌匀，熬干熄火，取出药层，与苍耳子仁共研极细末，贮瓶备用，勿泄气。用时，每次取本散少许外擦患牙处，并揉擦数遍，每日擦 3 次。

功用◊消炎固齿，杀虫止痛。

方解◊牙痛为口腔常见多发病，究其因，不外乎是风、火、寒、虫或肾虚、胃火相因为患。盖肾主骨，“齿为骨之余，龈为胃之络”，肠胃肝之经脉上循牙龈，故肝胃之实火，肾之虚火，或外感风火之邪，或饮食不节，过食辛热之物，食滞化热，积热于胃；或过食甜食，郁积生虫，火性上炎，均可引起牙痛之病发作也。治宜消炎固齿，杀虫止痛。方中君以苍耳子仁祛风燥湿、活血通气，通窍散结；臣以竹叶清烦热、降心火，又能导热下行；佐以生姜辛温止痛、解郁调中；尤妙在入食盐，咸能入肾固齿，又能解毒消炎，化虫止痛。又因药擦患部，直入病所，故止痛效果甚捷。诸药合用，共奏消炎固齿，杀虫止痛之功。

主治◊各种牙痛。此因风寒火之邪，虫和胃火，肾虚所致。症见牙痛不止或时痛时止，或隐隐作痛，遇冷热酸甜刺激则痛剧，或痛连前额，或牙齿松动，或牙龈红肿，大便秘结等。

加减◊若连用 5 次，其痛未止，可加用灯火疗法，取灯芯数根，蘸香油点燃，在耳尖处点烧，最多 3 下（左痛，点烧右耳尖，右痛点烧左耳尖）。继续擦药，其痛必止。

疗效◊总结用本方为主，或辅以灯火疗法，治疗各种牙痛 230 例，其中：风火牙痛 92 例中，痊愈 80 例，有效 10 例，无效 1 例；胃火牙痛 61 例中，痊愈 56 例，有效 4 例，无效 1 例，肾虚牙痛 19 例中，痊愈 16 例，有效 2 例，无效 1 例；虫牙痛 58 例中，痊愈 53 例，有效 3 例，无效 2 例。总有效率达 97.8%。

附记◊据临床观察，用本方治验甚多，疗效显著。本方看似平淡无奇，且多有药到痛止之效。一般牙痛用本方，即可取效，对少数顽固性牙痛，辅以灯火疗法，多可解除病痛之苦。又本方具药简价廉、使用方便、奏效快、疗效高、复发率低、无毒副作用的特点，是治疗牙痛的有效外治良方。

15.10 牙痛方

来源◊方仁三，《名医治验良方》

组成◊升麻 10 克，生石膏 30 克，白芷、细辛各 9 克，甘草 3 克，骨碎补 18 克（炒），川椒 6 克（炒），制川乌 10 克（先煎），淡竹叶 10 克。

用法 ◊ 每日 1 剂，水煎服，日服 3 次。

功用 ◊ 清胃温肾，散风消肿。

方解 ◊ 齿为骨之余，乃肾所主，牙龈属胃、阳明经循之，阳明为多血之腑，病多实热，少阴为多寒多虚之脏，牙龈血肉相连，互相影响，故牙病病机为寒热搏结（胃热肾虚）。治宜清胃温肾，消肿止痛。方中升麻、石膏、淡竹叶，寒凉清解，直入胃腑，以泻阳明郁火，透热解毒；制川乌、骨碎补、川椒、细辛入肾经以温少阴肾经之寒；白芷亦属祛风散寒之品，且以止痛见长。诸药合用，共奏清胃温肾，散风消肿之功，故用之多效。

主治 ◊ 风火，龋齿等牙痛。

加减 ◊ 若痛剧者，加羌活 9 克；肿甚者，加蒺藜 12~30 克；便秘者，加大黄 3~9 克（后下）；热甚者，石膏增至 60~100 克；湿盛者，加生苡仁 30 克；小便短少，加滑石 18~30 克；寒盛，加麻黄 3~9 克；胃阴虚者，加石斛 30 克，麦冬 18 克；肾虚，加生地 30 克，怀牛膝 30 克；血虚者，加当归、川芎各 10 克等。

疗效 ◊ 临床屡用，颇得心应手，均取得显著疗效。

§16 治牙疳秘方

16.1 牙疳散

来源 ◊ 单健民，《单健民医案》

组成 ◊ 白砒 3 克，人中白 2.1 克，枯矾、黄柏粉、轻粉、青黛各 2 克，梅片 0.4 克，黑枣 5 枚。

用法 ◊ 将黑枣去核，每枣纳入白砒 0.6 克，用丝线缠紧，置瓦上焙灰，焙至出尽白烟为度，后入乳钵内研细，再将其他药末混合，研至无声为度，加入梅片共研和匀，收贮备用。每取本散适量，外涂患处。

功用 ◊ 消炎杀菌，祛腐生肌。

方解 ◊ 方中白砒、轻粉杀虫、蚀疮去腐；人中白清热解毒、祛瘀止血；枯矾杀虫消炎、收敛防腐；黄柏、青黛、梅片清热解毒、消炎止痛，药以外用，直达病所，疗效甚佳。若配合内服清热解毒、凉血的药物，内外同治，扶正祛邪，能提高疗效。

主治 ◊ 口颊坏疽。可用于牙疳外治。

疗效 ◊ 验之临床，效果甚佳。

16.2 清热化疳汤

来源 ◊ 张梦侬，《临证会要》

组成 酒黄柏、胡黄连、龙胆草（酒炒）各6克，炒鹤虱、白芜荑、槟榔片、雷丸、炒健曲、焦山楂、炒麦芽、生石膏末各10克，薄荷3克。

用法 水煎代茶饮，2日1剂。

功用 清热化疳，消滞磨积，败毒泻火。

方解 食积脾胃，生湿酿热，腐蚀牙龈而成疳。故方用胡黄连、黄柏、石膏、龙胆草泻火，火平热毒自解；又用薄荷一味辛凉轻透助散郁火，取“火郁发之”之义，更佐鹤虱，芜荑、雷丸、槟榔、焦山楂、麦芽、神曲消滞化疳。故用外治，其效更捷。

主治 牙疳。症见牙龈腐烂，有时出血、口气臭秽。

加减 同时配用外治方：老白苋菜梗（烧灰存性）30克，煅枯矾3克，硼砂、枣信丹各10克（枣信丹系成药、系用红枣去核纳入信石末合拢入罐内盐泥封固，围以炭火，煅透存性，研细、备用）共研细末。先用二道淘米水洗净牙龈，后搽药末，张口流出涎水，一日数次。

疗效 验之临床，内外并治，疗效颇佳。

16.3 清热解毒汤

来源 验方，《中医外科临床手册》

组成 胡黄连3克，玄参、生山栀各9克，生石膏18克（打碎），竹叶4.5克，鲜生地、鲜芦根各30克，丹皮、赤芍、甘中黄（包）各9克。

用法 水煎服，每日1剂，日服3次。

功用 清热解毒。

方解 方中以胡黄连、玄参滋阴降火；生地、丹皮、赤芍清热凉血活血；芦根清热生津；生山栀、石膏、竹叶、甘中黄清热解毒。诸药协同，共奏清热解毒之功。

主治 走马牙疳。

加减 便秘者，加凉膈散（包）9克；泄泻者，加山药、茯苓、扁豆衣各9克，去生地、山栀；神志昏沉者，加紫雪丹2.4克（分2次冲服）或安宫牛黄丸2粒，分2次化服。

病重者，配合西医救治，并辅以外治之方。

疗效 屡用皆效。

§17 治口腔炎秘方

17.1 胡连汤

来源 许公岩，《名医治验良方》

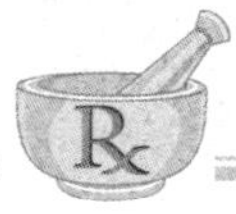

组成 胡黄连12克，当归10克，生甘草12克。

用法 每日1剂，水煎服，日服2次，早晚分服。

功用 清化湿浊。

方解 方中胡黄连苦寒，清热燥湿力强，依消化道长期水肿之病理，取其燥湿力大之特性，用以化湿消肿，则水湿即去。又以其服后有里急腹痛感觉，故辅以当归、生甘草权为缓解，则腹痛即减。待肿消水去，疮面即行愈合。

主治 口腔糜烂，持续不断，或长期反复发作。舌苔厚腻或黄腻，大便不爽等。

加减 本方适宜于因湿浊蕴结于肠胃，气机不畅所致的湿浊内阻之证。凡患者素嗜茶酒，积湿较甚而致口舌生疮、大便干燥不爽，均可使用本方。若舌苔白厚腻，可加泽泻30克，以驱除蕴积之水；若其人下唇红肿或舌质红，可加蒲公英15克；痰涎壅盛，则加入半夏曲15克，桔梗12克；脾湿偏重者，加苍术12克；如服后腹泻不畅，胡黄连可酌情加量至15克，直至疮口愈合。大便转为正常则说明水肿已消。口疮根治后，须严加忌口，不饮茶酒，不食生冷，以防反复。若寒湿伤脾，积湿滞肠，可加苍术10克，麻黄6克。

疗效 屡用屡验，疗效卓著，一般服7~10剂可愈。

17.2 口疮散

来源 李乐园，《中国当代中医名人志》

组成 炒五倍子15克，川连、黄柏各6克，大黄、青黛、儿茶各5克，硼砂、冰片各1克，珍珠0.5克。

用法 上药共研极细末，贮瓶备用，勿泄气。用时每取本散少许吹敷口腔溃疡处，每日2~3次。

功用 清热解毒，加速溃疡面愈合。

主治 急、慢性溃疡性口腔炎（口疮）。

疗效 临床屡用，疗效卓著。

附记 忌食辛辣刺激性食物，注意口腔清洁。

17.3 养阴清热汤

来源 徐治鸿，《中国中医药报》

组成 生熟地各15克，白芍、黄芩、丹皮、玄参、桔梗、山药、地骨皮、女贞子各12克，天冬、麦冬、栀子、生甘草各10克。

用法 水煎服，每日1剂，日服2次。

功用 滋阴清热。

方解 慢性口疮病，久病多虚，多呈虚火表现，尤以阴虚火旺多见。本方由六味地黄汤和甘露饮加减化裁而成。方中以生熟地、女贞子、二冬补益胃肾之阴，润肺生津，养血填精，滋阴凉血；黄芩、栀子清热除湿，降火除烦；丹皮清肝胆之火，凉血活血；山药补脾益肾；白芍柔肝养血；玄参滋阴降火、解毒散结；桔梗清热利咽，载药上行；地骨皮清热凉血、除虚热；生甘草清热解毒、调和诸药。诸药协同，共奏滋阴清热之功。

主治 复发生口疮，扁平苔藓，干燥综合征，白塞氏综合征等疾病阴虚火旺型患者。常伴有口燥咽干，口渴喜冷饮，头晕目眩，心烦急躁，手足心热，失眠多梦，腰膝酸软，便干尿黄，舌质红或舌尖红。苔薄黄，脉细弦或数。

加减 临证时亦可酌情选用生龙牡以加强平肝潜阳收敛之功；加知母，黄柏，以加强滋阴降火之功，滋阴降火，清中下焦之热；加茯苓、泽泻以增加健脾淡渗利湿之力。

疗效 验之临床，坚持服用，可收良效。

17.4 生白解毒汤

来源 张恒泉，《新中医》（3）1981 年

组成 生地 3 克，白蒺藜、钩藤各 2 克，木通 4 克，淡竹叶 3 克，蝉衣、甘草各 1 克（15 天内婴儿剂量）。

用法 每日 1 剂，水煎频饮。

功用 祛风清热，凉血解毒。

方解 方中以生地凉血解毒；钩藤、蒺藜、蝉衣祛风清热；木通、淡竹叶、甘草清热除湿解毒。诸药合用，共奏祛风清热、凉血解毒之功。再配以外治，奏效颇捷。本方为张氏家传喉科方，历传六代的有效方之一，历来所治病例，均取得满意效果。

主治 婴儿鹅口疮。

加减 便秘，加大黄；口干，加石斛。外用口末方（天然硼砂 50 克，明雄黄 20 克，牛黄、儿茶各 3 克，人中白 10 克。共研细末，收贮备用）。每治 1 例取 3~5 克足够。用洁净的竹片或纸片蘸黄豆大小药末于婴儿舌上即可，以除去口腔内的白膜防止消而再生。每日 2~3 次。

疗效 经 50 年的临床验证，治愈此病颇多，效果满意。

17.5 口腔解毒汤

来源 田儒钦，《云南中医杂志》（2）1990 年

组成 金银花、连翘各 5 克，薄荷 2 克，甘草 3 克。

用法 水煎频服，每日 1 剂。

功用 清热解毒。

方解 口腔炎，属中医口疮范畴。根据症状和部位不同。又有口疳、口糜、鹅口疮之分。口疳相当于疱疹性口炎、咽峡炎，口糜相当于膜性口炎，鹅口疮相当于假膜性念珠菌病。但三者病机相似，病以心脾二经为主，而且实证多于虚

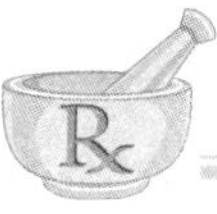

证，均以清热解毒为主法。方中以金银花、连翘清热解毒；薄荷疏散风热；甘草解毒和中。且四味平和无毒，又为清热解毒之良药。对小儿口疮最宜。

主治◊小儿口腔炎。

加减◊疱疹性口炎和咽峡炎全身反应重，高热者，可易金银花为羚羊角粉，或加山栀、黄芩、牛蒡子等；膜性口炎和念珠菌病，因见假膜，为湿浊之象，加黄芩、黄连、茯苓。二者若见阴虚，加生地、玄参、麦冬、石斛；便秘，加大黄；小便黄赤，加木通、滑石；易惊，加朱茯神、嫩钩藤。

同时配吹喉散外治：方用煅炉甘石 60 克，青黛 30 克，煅珍珠粉 2.1 克，硼砂 6 克，冰片 3 克，枯矾少许。共研细末，和匀备用。每取本散少许吹于口腔患处，日吹 4~5 次。本方与上方均为安庆五代祖传中医喉科主任医师田儒钦验方，疗效颇著。

疗效◊周景伟报道：用上二方内外合治小儿口腔炎 56 例，全部治愈。最少服药 2 剂，最多服药 10 剂。

17.6 溃疡散

来源◊蔡福养，《中医杂志》（11）1987 年

组成◊煅炉甘石 250 克，血竭、儿茶各 15 克，冰片 2 克，五倍子 20 克，乌贼骨（去粗皮）100 克。

用法◊上药共研细末，以 6 克塑料袋封装备用。分内外两种用法：内服：取本散 6 克（1 包），兑白开水冲服，日服 2 次，或用鸡蛋 1 枚，用本散拌匀加油，炒熟食之，或装胶囊内吞，均每日 2 次。外用：取本散吹撒患处，或用生蜜调和涂搽患处。每日均为 2~3 次。

功用◊方虽一个，治分内外，其功用各不同，内服清热除湿、通和血脉、消肿止痛；外用则化腐生肌、敛疮止血。

方解◊方中炉甘石除为明目去翳的要药外，同时具有消肿敛疮生肌之作用。血竭外用敛收疮口，内服散瘀除痛；儿茶外用治诸疮溃疡、久不收口；乌贼骨外用于外伤出血、湿疹多脓及耳炎等；内服除湿止带止血制酸；五倍子内服敛肺泻火，外用祛风湿杀虫；冰片辛香气窜，无处不到，专治火郁不散、九窍不通，内服开窍醒神、清热止痛。诸药配伍，功专力宏，故而用之效佳。

主治◊凡由湿热引起的周身黏膜红肿溃疡（如脓耳，口疮，牙龈红肿溃疡）流脓、流水等。

疗效◊临床应用 15 年，治验甚多，效果满意，笔者临床验证多例（口疮）亦获良效。

17.7 釜底抽薪散

来源◊黄明志，《名医治验良方》

组成◇吴茱萸15克，生大黄、胡黄连各6克，生南星3克。

用法◇上药共研细末，混匀贮瓶备用。用时每次取此散3~5克，用陈醋适量烧开放入散剂，调匀成糊状，敷于两侧涌泉穴，以塑料薄膜，或干净纱布覆盖，胶布固定。每日换药1次。

功用◇泻火解毒，引火归元。

方解◇方中吴茱萸为主药，入脾胃肝肾经，引火下行；生大黄味性寒，泻火解毒，调中化食，安和五脏，主治疮疡赤肿；胡黄连味苦性寒，解热清胃；生南星清热解毒燥湿；涌泉穴为足少阴肾经之穴，诸药敷于此，可泻火解毒、导热下行、引火归元，恰似"釜底抽薪"，且鸡蛋油味苦，有解热、收敛、生肌之效。故合而用之，对口疮疗效显著。

主治◇小儿口疮。

加减◇同时配用鸡蛋黄油外擦患处，方用鲜鸡蛋4~6枚，煮熟后去壳取蛋黄，再将蛋黄放在小铁锅内（或勺内），用文火炼出油即成。取此油涂口腔溃疡面处，每日涂3~4次。

疗效◇临床屡用，疗效颇佳。

附记◇笔者用本方临床验证多例，连用3~5日，均获痊愈。治成人口腔溃疡，效果亦佳。

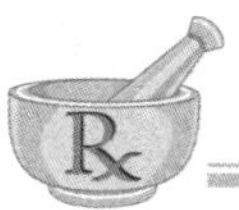

肿瘤科秘验方

§1 治肝癌秘方

1.1 加减参赭培气汤

来源◊段风舞,《名医秘方汇萃》

组成◊生赭石15克(先煎),太子参10克,生怀山药15克,天花粉、天冬各10克,鳖甲15克,赤芍、桃仁、红花各10克,夏枯草15克,生黄芪、枸杞子、焦山楂各30克,泽泻、猪苓、龙葵、白英各15克,白芍10克,焦六曲30克,三七粉3克(分冲)。

用法◊水煎服。视病情增减日服量。

功用◊调气,化瘀,利水,解毒。

方解◊段氏认为,肝癌一病是由于长期情志不舒,肝郁气滞,血行不畅,致使瘀血内停所致。瘀血阻滞气机,进一步加剧了血瘀,瘀久则水湿内停,水瘀互结,阻塞脉络,而成痞块、积聚。或因肝郁化火,或因嗜酒无度,湿热毒邪内生。阻塞脉道,瘀血内停,水毒内生,水瘀互结,痞积而成,所以治病求本,需调气、化瘀、利水,使瘀血去、水湿利而气调积消。方中生赭石,生新凉血、镇逆降气、祛痰止呕通便、引瘀下行;太子参、怀山药培中养胃,防止开破之药损伤脾胃;用天冬、天花粉,其病理实验,既有抗癌作用,且能护胃液,以防开破之药其力猛峻;桃仁,红花、鳖甲、赤芍活血化瘀、消肿止痛、兼以通络;泽泻、猪苓利水化瘀;生黄芪、枸杞子益气滋阴,培补肝肾;焦山楂、焦六曲健脾和胃;龙葵、白英清热解毒、凉血利尿。诸药合用,共奏调气、化瘀、利水、解毒、益肝肾之功。

主治◊肝癌。

加减◊有黄疸者,加茵陈30克;有腹水者,加商陆10克,牛膝10克,大腹皮10克;局部疼痛剧烈者,加郁金10克,元胡10克,凌霄花15克,八月札10

克；腹胀甚者，加大腹皮6克，川厚朴10克，木香6克；呕逆者，加旋覆花10克（包煎），柿蒂10克；口干渴者，加沙参10克，麦冬10克；大便干燥，数日不行者，加瓜蒌20克，郁李仁12克。

疗效 多年使用，坚持调治，疗效较佳。

附记 据有关资料统计：死于肝癌者，绝大多数与乙型肝炎病毒（HBV）感染有关。所以积极防治乙肝，尤其切断乙型慢性活动性肝炎（慢活肝）向肝癌发展是治疗上的突破口，值得重视。

1.2 健脾活血汤

来源 潘敏求，《中国中医秘方大全》

组成 黄芪、党参各15克，白术、云苓、柴胡、穿山甲、桃仁、丹参、苏木各9克，蚤休、牡蛎各30克，鼠妇12克。

用法 每日1剂，水煎服，日服2次。

功用 健脾理气，破血抗癌。

方解 《金匮要略》云："见肝之病，知肝传脾。"晚期肝癌，多呈现肝失条达，脾失健运，二脏同病，本方重用黄芪、党参、白术、云苓益气健脾；同时并用柴胡、穿山甲、桃仁、丹参、苏木、蚤休理气疏肝、活血破癥；鼠妇为平甲虫，具有破血、利水、解毒、止痛破血抗癌作用，故用之多效。

主治 原发性肝癌。

加减 气滞血瘀型加土鳖虫12克，莪术15克，三七、香附各9克；肝郁脾虚型加郁金12克，淮山药30克，陈皮9克，麦芽15克；肝胆湿热型加茵陈、败酱草，蒲公英各30克，黄芩12克，木通9克；阴虚内热型加丹皮12克，地骨皮15克，麦冬12克，鳖甲5克。

疗效 治疗60例中晚期原发性肝癌，临床分期，单纯型Ⅱ期32例，Ⅲ期5例，硬化型Ⅱ期16例，Ⅲ期3例，炎症型Ⅱ期1例，Ⅲ期3例。治后存活半年以上26例，1~2年12例，2年以上4例。

1.3 理气消癥汤

来源 刘嘉湘，《中国中医秘方大全》

组成 八月扎15克，金铃子9克，丹参12克，漏芦15克，白花蛇舌草30克，红藤15克，生牡蛎、半枝莲各30克。

用法 每日1剂，水煎服，日服2次。

功用 理气化瘀，清热解毒。

方解 初因肝郁气滞，久而化火生毒致瘀，气瘀毒互结乃成癥积，故治疗当以理气活血解毒为原则。方中八月扎、金铃子、丹参理气活血；白花蛇舌草、半枝莲、红藤清热解毒；结合辨证分别给予益气健脾、养血柔肝、滋补肝肾、清

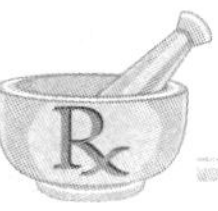

利湿热等方药，扶正以固本，攻邪以治标，所以治疗原发性肝癌有较好疗效。

主治◊原发性肝癌。

加减◊辨证加减：①肝气郁滞，症见肝区胀或隐痛，胸闷腹胀，纳差口苦，舌苔薄黄，脉弦细，加柴胡、当归、白芍、制香附、郁金、枳实、山楂、鸡内金。②气血瘀滞，症见右胁胀痛较甚，纳少乏力，形体消瘦，面色黧黑，舌质暗红或有瘀斑，脉弦细，加柴胡、当归、赤芍、莪术、三棱、桃仁、地鳖虫、延胡索、干蟾皮、郁金、石见穿、鳖甲、大黄。③脾虚湿阻，症见胸闷腹胀，肝区隐痛，纳呆便溏，尿少，倦怠乏力，脚肿腹水，舌淡胖，舌苔白腻，脉弦滑或濡滑，加党参、白术、茯苓、生苡仁、陈皮、半夏、大腹皮、石见穿、龙葵、广木香、了哥王、补骨脂、车前子等。④肝肾阴虚：症见胁下胀痛，头晕目眩，心烦不寐，口干，大便干结，小便短赤，低热，形体消瘦，舌质红，脉弦细，加北沙参、天冬、生地、龟板、生鳖甲、郁金、赤芍、丹皮。⑤肝胆湿热：症见黄疸、发热、右胁下痛、恶心、纳差、口苦、口渴不多饮、大便秘结、小便短赤、舌质红、苔黄腻、脉弦滑数，加茵陈、生山楂、卷柏、川郁金、赤芍、生苡仁、黄芩、金钱草、生大黄。

疗效◊治疗102例，其中Ⅲ期86例，Ⅱ期16期。治后存活1年以上31例，2年以上14例，3年以上6例，5年以上5例，1例存活最长为13年。Ⅱ期治后1年存活率为50%，Ⅲ期为26.74%。临床治愈2例，显效13例，有效37例，总有效率为51%。

1.4 消癌散

来源◊王连舫《千家妙方·下》

组成◊白术20克，当归、山慈菇各30克，昆布、海藻各12克，半枝莲30克，白花蛇舌草25克，三棱10克，太子参30克（人参效果更佳）。

用法◊每日1剂，水煎服，日服3次。同时配合饮用葵芯茶（向日葵秆内之芯，适量切片，泡茶饮，频频饮之）。

功用◊益气活血，软坚散结，清热解毒，解瘀行滞。

主治◊肝癌。

疗效◊应用上方治疗经确诊为肝癌病人，均延长了寿命。其中1例存活最长者为9年。

1.5 化癌散

来源◊陈茂梧，《豫章医萃——名老中医临床经验精选》

组成◊天然牛黄8克，田三七粉200克，藏红花80克，冬虫夏草120克。

用法◊上药共研细末，分成50包。每日1包，温开水送服，连服100包。

功用◇清热解毒，活血化瘀，扶正祛邪。

主治◇肝癌。

疗效◇临床证明有较好的疗效。如治一例，随访至今已6年有余，患者仍如常人一样工作生活，且无任何不适。

附记◇本方名为笔者拟加。笔者临床验证有效。

1.6 肝癌验方

来源◇陈延昌，《中国当代中医名人志》

组成◇柴胡15克，白术10克，白花蛇舌草、半枝莲各30克，赤、白芍各10克，白英40克，龙葵30克，莪术、鳖甲、焦山楂、神曲各15克，枳壳10克，元胡、川楝子各15克，斑蝥1个（去头足翅）、白蚤休15克，昆布、海藻、生黄芪，女贞子各20克，枸杞子15克，生苡仁20克。

用法◇每日1剂，水煎服，日服3次，或共研细末，每服10~15克，日服3次，温开水送服。

功用◇疏肝理气，活血化瘀，解毒消癥。

主治◇原发性肝癌，不能手术的中、晚期患者可单用此方。

加减◇治疗中，并可配合放疗或肝动脉插管化疗，出现尿急尿痛，可减去斑蝥，有黄疸或腹水者可酌情加减。

疗效◇临床屡用，均有较好的疗效。

§2 治肺癌秘方

2.1 培土生金除癌汤

来源◇邱钦成，《中国中医药报》1990年

组成◇太子参24克，白术、茯苓各9克，炙甘草3克，黄精24克，浙贝母、川贝母各9克，郁苏参30克，桔梗9克，鱼腥草15克，紫菀12克，款冬花15克，煮半夏、五味子各9克，白及、沙参各15克。

用法◇水煎服，每日1剂，日服2次。

功用◇培土生金，清热化痰，润肺止咳。

方解◇对肺癌治疗的关键在于处理好局部与整体的关系。中晚期肺癌的病人，机体免疫功能衰退，抗邪无力，影响脏腑功能衰退，以肺脾两虚为主，兼夹肺失肃降，痰湿毒蕴，故治需培土生金，方中太子参补气健脾、生津；白术、茯苓健脾除湿；黄精补肺益气、润肺益精、促其培土生金；佐以川贝母、浙贝母清热化痰止咳，消痈散结；郁苏参清热解毒抗癌；鱼腥草清热解毒，又能抑制癌细胞；桔梗宣肺化痰止咳，载药上行，宣通肺气；煮半夏燥湿化痰、

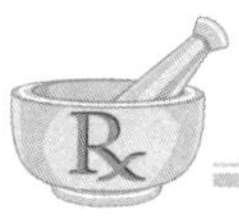

降逆止呕；紫菀、款冬花化痰止咳、清肺泄热，能“泄上炎之火，散结滞之气”；白及敛肺止血又能补肺；沙参生津止渴、养阴清热；五味子敛肺滋肾、生津敛汗。诸味配伍严谨，共奏培土生金、清热化痰、润肺止咳之功。

主治 中晚期肺癌，咳嗽，气短喘促，倦怠乏力，食欲不佳，口干，或痰中带血，咳声低弱，苔薄白，脉细弱。

疗效 多年使用，确有良效。

2.2 益肺消积汤

来源 刘嘉湘，《中国中医秘方大全》

组成 生黄芪 30 克，生白术 12 克，北沙参 30 克，天冬 12 克，石上柏、石见穿、白花蛇舌草各 30 克，金银花、山豆根、夏枯草、海藻各 15 克，昆布 12 克，生南星 30 克，瓜蒌皮 15 克，生牡蛎 30 克。

用法 水煎服，每日 1 剂，日服 2 次。3 个月为 1 疗程。

功用 益气养阴，清热解毒，软坚化痰。

方解 《医宗必读》谓：“积之成也，正气不足，而后邪气踞之。”说明正气虚损是肺癌发生的内在原因，肺癌到了晚期，患者正气虚损尤为显著。因此治疗应以扶正为主，祛邪为辅。方中黄芪，白术益气；天冬、北沙参养阴；石见穿、白花蛇舌草、山豆根、生南星、夏枯草等清热解毒、化痰软坚，再结合辨证加减治疗晚期肺鳞癌、腺癌取得了良效的疗效。

主治 原发性肺癌。

加减 阴虚去黄芪、白术，加南沙参、麦冬、元参、百合、生地；气虚去北沙参、天冬，加党参、人参、茯苓；肾阳虚加补骨脂、仙灵脾、菟丝子、肉苁蓉、锁阳。

疗效 治疗经细胞学或组织学检查证实的不能手术的晚期（Ⅲ、Ⅵ期）原发性肺鳞癌 60 例和晚期原发性肺腺癌 62 例，均于住院时各随机分为中药组和化疗组对比观察。中药组以本方辨证加减治疗肺鳞癌后 1、2、3 年生存率分别为 66. 7%、13. 3%、3. 3%；化疗组为 53. 3、3. 3%、0%；中位生存期中药组为 465 天，化疗组为 204 天，两组比较差异显著。肺腺癌治后 1、2、3 年生存率，中药组为 50%、13. 3%、13%，化疗组为 15%、6. 25%、4. 76%；中位生存期中药组为 350 天，化疗组为 200 天，两组比较差异显著。治后病灶稳定率、生存质量，中药组优于化疗组。实验研究表明，中药组治后 NK 细胞活性、巨噬细胞吞噬率、E 玫瑰花结形成率，CAMP 等免疫功能均有显著提高，化疗组则无变化。

2.3 参冬白莲汤

来源 王帼珍，《中国中医秘方大全》

组成 ◊ 沙参30克，天冬、麦冬各9克，茯苓12克，生地15克，怀山药30克，川贝母、知母、桑叶各9克，三七3克，阿胶9克（烊冲），甘草3克，鱼腥草、半枝莲各30克，白花蛇舌草50克。

用法 ◊ 水煎服，每日1剂，日服2次。

功用 ◊ 滋阴润肺，消瘤散结。

方解 ◊ 方中以沙参，天冬、麦冬、生地滋肺肾之阴，使金水得以相生；川贝润肺止咳；知母、桑叶滋阴清肺、化痰止咳；三七、阿胶止血活血；佐以茯苓、山药资脾胃化源；加鱼腥草、半枝莲、白花蛇舌草以清热解毒、活血化瘀、利水消肿、消瘤散结。诸药配伍丝丝入扣、药中病机，故用之多效。

主治 ◊ 气阴两虚型肺癌。

加减 ◊ 胸痛加赤芍、丹参、郁金、瓜蒌；胸水加龙葵、葶苈子、薏苡仁；咯血加藕节、白茅根、仙鹤草。

疗效 ◊ 治疗气阴两虚型肺癌30例，其中鳞癌22例，腺癌4例；Ⅲ期12例，Ⅳ期14例。治后存活1、2、3年分别为11例、5例、2例，最长者已存活5年。

2.4 养阴清肺消积汤

来源 ◊ 刘嘉湘，《中国中医秘方大全》

组成 ◊ 南沙参、北沙参各30克，天冬12克，元参15克，百部12克，鱼腥草、山海螺各30克，葶苈子12克，生苡仁30克，八日札、瓜蒌皮各15克，赤芍、苦参各12克，干蟾皮9克，夏枯草、海藻各12克，石上柏、芙蓉叶、白花蛇舌草、白毛藤各30克。

用法 ◊ 水煎服，每日1剂，日服2次。

功用 ◊ 养阴清肺，解毒散结。

方解 ◊ 正气不足，热毒痰瘀互结，聚积于肺，日积月累而成肺癌。肺为娇脏，不耐寒热，邪热一旦蕴肺，极易耗气伤阴，故肺癌患者以阴虚及气阴两虚为多见。方中用沙参、麦冬、元参养阴润肺；鱼腥草、白花蛇舌草、山海螺，石上柏等清热解毒；夏枯草、海藻、生苡仁化痰软坚散结；八月扎、瓜蒌皮理气宽胸、标本兼顾，使热毒清、痰瘀散、阴液复，则癌肿得以控制。且药理实验证明，养阴药能提高机体的免疫功能而达到抗癌作用，故用本方治疗阴虚型肺癌取得较好的疗效。

主治 ◊ 阴虚型肺癌。

加减 ◊ 咳嗽加前胡、杏仁、川贝、紫菀、款冬花；痰多加生南星、生半夏、青礞石；黄痰加桑白皮、黄芩、开金锁、海蛤壳，淡竹沥；痰血加黛蛤散、白及、生地榆、藕节炭、参三七；喘咳加蚕蛹、炙苏子；胸痛加望江南、徐长卿、延胡、全蝎、蜈蚣；胸水加龙葵、桑白皮、米仁根、控涎丹；低热加银柴胡、青蒿、地骨皮、竹叶；高热加生石膏、寒水石、牛黄、金银花。

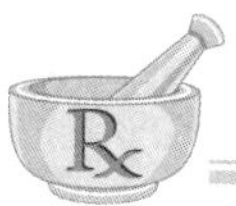

疗效 ◇ 治疗阴虚型晚期原发性肺癌 147 例，治后生存 1 年以上者 63 例（占 42.86%）；2 年生存率为 12.4%；3 年生存率为 5.15%；5 年生存率为 1.67%；最长 1 例已存活 10 年。其中 70 例鳞癌，1 年生存率为 48.6%；2 年生存率为 17.86%；3 年生存率为 6.82%；5 年生存率为 4.17%；腺癌 40 例，1 年生存率为 42.5%，2 年生存率为 9.1%；4 年生存率为 4.55%。

2.5 温化汤

来源 ◇ 罗本清，《中国中医秘方大全》

组成 ◇ 制附片 120 克（先煎 4 小时），黄芪 60 克，桂枝、王不留行各 30 克，大枣 12 枚、干姜 6 克，炙甘草，丹参、莪术各 15 克。

用法 ◇ 水煎服，每日 1 剂，日服 2 次。

功用 ◇ 温补脾肾，活血化瘀。

方解 ◇ 方中重用附子、黄芪、桂枝、干姜、大枣温补脾肾、除湿散寒；伍以王不留行、丹参、莪术活血化瘀，故用于治疗阳虚型肺癌有良好的近期疗效。

主治 ◇ 阳虚型肺癌。

加减 ◇ 咯血加茅根、地榆、儿茶、三七粉、白及粉、仙鹤草、花蕊石、侧柏叶；咳嗽加枇杷叶、百部、马兜铃、制南星；气虚加党参。

疗效 ◇ 治疗原发性肺癌 35 例（阳虚型），治后症状有所改善，病灶基本稳定 19 例，无效 16 例，有效率为 54%，1 年以上生存率为 14.28%；其中鳞癌 17 例，有效 10 例；腺癌 5 例，有效 3 例，未分化癌 3 例，有效 3 例，未定型 10 例，有效 4 例。

2.6 新症汤

来源 ◇ 雷永仲，《中国中医秘方大全》

组成 ◇ 生地 12 克，五味子 6 克，王不留行子、北沙参、麦冬各 12 克，蒲公英、石见穿各 30 克，百部 9 克，徐长卿、地骨皮各 30 克，南沙参 12 克，望江南、野菊花、怀山药、白花蛇舌草、煅牡蛎各 30 克，夏枯草 15 克，海藻、海带各 12 克，元参 15 克，天花粉 12 克，川贝母 9 克，丹参、炙山甲、炙鳖甲各 12 克，象贝 9 克，蜀羊泉 30 克，丹皮 9 克，鱼腥草、紫花地丁各 30 克。

用法 ◇ 水煎服，每日 1 剂，日服 2 次。

功用 ◇ 养阴清热，化痰软坚，活血化瘀。

方解 ◇ 方中生地、北沙参、麦冬、南沙参、元参、天花粉、炙鳖甲养阴生津润肺；川贝、象贝、五味子、百部、鱼腥草止咳平喘；夏枯草、海藻、海带、煅牡蛎软坚化痰；望江南、丹参、丹皮、炙山甲活血化瘀；蒲公英、石见穿、野菊花、徐长卿、地骨皮、白花蛇舌草、蜀羊泉、紫花地丁清热解毒，因此对肺癌在稳定病灶和延长生存期有一定疗效。

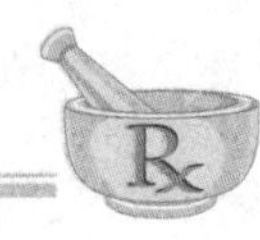

主治◇肺癌。

加减◇咳嗽痰黏加紫菀、款冬花、枇杷叶、淡竹沥；痰中带血加仙鹤草、白及、蒲黄、生地榆、紫草根、三七；低热起伏、加板蓝根、红藤、败酱草、金银花、连翘；胸胁疼痛加全瓜蒌、郁金、川楝子、元胡、赤芍、桃仁；肢节酸楚、加寻骨风、炙乳没、防己、桑寄生、怀牛膝、全蝎、地龙、蜈蚣；气虚加太子参、黄芪。

疗效◇治疗原发性肺癌204例，其中鳞癌108例，腺癌43例，未分化癌27例，未分型26例。治后存活1年以上76例。1年以上存活率鳞癌为40/85例（47.08%）；腺癌为13/34例（38.24%），未分化癌6/20例（30%）。其中3年存活率鳞癌3/156例（1.92%）、腺癌7/156例（4.49%）。

2.7 肺瘤方

来源◇高令山，《千家妙方·下》

组成◇①党参、黄芪、白术各9克，茯苓、猪苓、生苡仁各15克，陈皮9克，白花蛇舌草、鱼腥草，铁树叶各30克。②南沙参、北沙参各12克，天冬、麦冬各9克，百合、生地、金银花各15克，黄芩9克，白茅根、白花蛇舌草、鱼腥草、铁树叶各30克，生苡仁15克，陈皮9克。

用法◇随证选方。每日1剂，水煎服，日服3次。

功用◇①补脾益气化痰湿，佐以抗癌。②滋阴降火，清金保肺，佐以抗癌。

主治◇肺癌（证属脾虚气弱型用方①，肺阴不足，虚火上炎型选方②）。

加减◇方①加减法：如有怕冷，四肢不温，夜间多尿，腰肢酸软，舌质淡，脉沉细迟者为肾阳衰微、命门火衰，宜加仙灵脾12克，补骨脂15克，巴戟肉12克或肉桂3克，附子、鹿角片各9克等温补肾阳。方②加减法：如见舌红而干，苔光如镜面者，属肝肾阴枯，肺津枯竭之象，宜加元参15克，知母12克，鳖甲30克（先煎）、龟板30克（先煎），以填补肝肾之阴，（临床体会到，凡经化疗冲击后或放疗后的病人，因多伤津，常有如此表现）。

疗效◇实践证明，根据中医分型应用方①和方②治疗肺癌，对于改善患者的一般状况，稳定病情，减轻症状，延长生存时间是有肯定效果的，并各附治案1例，均存活4年以上和3年。

2.8 治肺癌方

来源◇段风舞，《中国当代中医名人志》

组成◇芦根、杏仁各10克，生苡仁30克，冬瓜仁、浙贝母、桔梗各10克，沙参15克，百部10克，生黄芪、枸杞子各30克，夏枯草15克，六曲、焦山楂、半枝莲、白花蛇舌草各30克，广郁金、元胡、车前草各10克。

用法◇每日1剂，水煎服，日服3次。

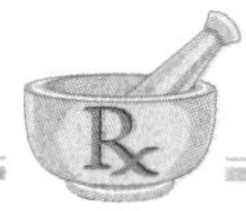

功用◊宣肺理气，化痰利湿，益气养阴，清热解毒。

主治◊肺癌。症见胸闷、胸痛、憋胀、咳嗽、吐痰不利。

加减◊咳血加仙鹤草、小蓟、白茅根各30克，五味子10克；口干明显加麦冬、天花粉各15克，玉竹10克；胸痛剧烈加瓜蒌15克，花椒、荜澄茄各10克，细辛3克；咳嗽较重加麻黄3克，苏子7克，莱菔子10克。

疗效◊临床屡用，均有较好疗效。

附记◊又上海名医王义明用自拟扶正养阴汤治疗原发性支气管肺癌有良效。药用生地黄、熟地黄、天门冬、麦门冬、京玄参各12克，生黄芪、潞党参各15克，漏芦、土茯苓、鱼腥草、升麻各30克。每日1剂，水煎服，日服2次。功能养阴扶正、清热解毒，故用之多效。

§3 治胃癌秘方

3.1 蟾皮莪术汤

来源◊刘嘉湘，《中国中医秘方大全》

组成◊干蟾皮、莪术各9克，生马钱子3克，八月扎12克，枸橘、瓜蒌、白花蛇舌草、白毛藤、煅瓦楞、生苡仁各30克，槟榔、赤芍、夏枯草各15克，广木香9克。

用法◊每日1剂，水煎服，日服2次。

功用◊解毒消肿，理气活血，软坚散结。

方解◊方中八月扎、枸橘、槟榔、木香理气畅中；莪术、赤芍、干蟾皮、马钱子化瘀散结；瓜蒌、瓦楞子、夏枯草软坚化痰；白毛藤、白花蛇舌草清热解毒。诸药相伍，具有导滞通腑消积之功，故取得良好效果。

主治◊胃癌。

疗效◊治疗18例，显效5例，有效3例，无效10例，治后生存2年以上7例，4年以上4例，5年及7年以上各1例。

3.2 行气消癌汤

来源◊赵葆昌，《千家妙方·下》

组成◊丹参25克，茯苓、郁金各20克，砂仁15克，寸麦冬20克，瓜蒌25克，半枝莲50克，干蟾蜍3只，生水蛭、荷叶各15克。

用法◊每日1剂，水煎服，日服2次，每次服100毫升，并用50毫升牛奶冲服。

功用◊理气逐瘀，甘寒润燥。

主治◊胃癌（气结伤阴型）。

加减◊临证应用，可随证加减。

疗效◊临床屡用，效果较好。

附记◊又江西省南昌市第二医院用白花蛇舌草、白茅根各75克，生薏苡仁30克，红糖90克，水煎，每日1剂，分3次服。共观察治疗81例胃癌病人，其中获临床治愈15例，显效7例，有效39例。

3.3 健脾补肾汤

来源◊余桂清，《中国中医秘方大全》

组成◊党参、枸杞子、女贞子各15克，白术、菟丝子、补骨脂各9克。

用法◊每日1剂，水煎服，日服2次。

功用◊健脾补肾。

方解◊胃癌患者化疗后均有不同程度影响消化吸收和骨髓造血功能。中医有“脾为后天之本”、“肾为先天之本”的理论。方用党参、白术健脾胃；枸杞子、女贞子、菟丝子、补骨脂补养肝肾。故本方具有健脾补肾之功能、增强消化吸收和骨髓造血功能，提高抗病的能力。根据临床和实验室研究，本方有调整机体免疫功能和提升白细胞的作用，故本方治疗化疗后的胃癌患者，具有较好的疗效。

主治◊胃癌。

疗效◊本方结合化疗治疗72例Ⅲ期胃癌患者，其中胃大部切除44例，次切除18例，姑息切除5例，根除3例，切端阳性2例，所有病例全部经病理证实。生存1~3年72例，3~5年36例，占70%，5年以上16例，占48.5%。

3.4 和胃化结汤

来源◊潘明继，《中国中医秘方大全》

组成◊党参15克，白术、茯苓各12克，甘草3克，黄芪15克，熟地、黄精各12克，大枣6枚、沙参、羊肚枣各10克，枸杞子9克，芡实、建莲肉各15克，田三七粉1.5克（研冲），白毛藤、白花蛇舌草各30克。

用法◊每日1剂，水煎服，日服2次。

功用◊益气和胃，养血消肿。

方解◊方中党参、白术、茯苓、大枣、建莲肉等调和脾胃；黄芪、黄精、枸杞子、沙参等补气养血、填精补肾；田三七活血化瘀，消癥化结；白花蛇舌草、白毛藤具有清热解毒的作用。本方重在扶正但不忘祛邪，扶正旨在祛邪，祛邪有助于扶正，相得益彰，结合手术、化疗，取得了较为满意的疗效。

主治◊胃癌。

加减◊脾胃虚弱加砂仁、蔻仁、附子，重用三七，酌减白毛藤、沙参、白花蛇舌草；气血两虚、白细胞下降加鸡血藤、女贞子、当归，重用生黄芪。

疗效◊本方结合手术与化疗治疗320例胃癌，其中根除术76例；姑息切除177例；

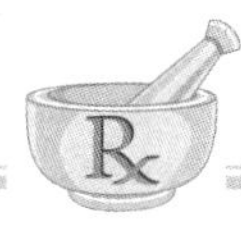

临床分期Ⅲ、Ⅳ期259例。根除术3年、5年、10年生存率分别为60.5%、47.4%、18.4%；姑息性手术3年、5年、10年生存率为分别为44.1%、23.2%、5%。

3.5 胃癌验方

来源 ◊ 陈延昌，《中国当代中医名人志》

组成 ◊ 生黄芪、苡仁、煅瓦楞各20克，喜树果30克，云茯苓20克，白术、枳壳各10克，女贞子20克，生梨根60克，焦山楂、神曲各15克，白英40克，赤、白芍各10克，白蚤休15克，白花蛇舌草30克，枸杞子12克。

用法 ◊ 每日1剂，水煎服，日服2次，或共研细末，每次服10~15克，日服3次，温开水冲服。可长期服用5年以上，防止复发、转移。

功用 ◊ 益气健脾，滋补肝肾，理气化瘀，解毒抗癌。

主治 ◊ 胃癌术后不能化疗者。

疗效 ◊ 长期服用，效果较好。

3.6 治胃癌方

来源 ◊ 段风舞，《中国当代中医名人志》

组成 ◊ 木香、砂仁各7克，白人参（先煎）、茯苓、白术各10克，檀香7克，急性子、鸡内金、清半夏各10克，广陈皮7克，龙葵、蛇莓、白英各15克。

用法 ◊ 每日1剂，水煎服，日服2次。

功用 ◊ 益气健脾，理气化痰，解毒抗癌。

主治 ◊ 胃癌，胸腔可触及硬块，饮食减少，咽下困难或呕吐不适。也可用于肠癌患者。

加减 ◊ 胃纳差加焦槟榔10克，六曲、焦山楂各30克；气虚乏力加生黄芪、枸杞子各30克，桂枝7克。

疗效 ◊ 临床屡用，均收到较好疗效。

§4 治食管癌秘方

4.1 理气化结汤

来源 ◊ 刘嘉湘，《中国中医秘方大全》

组成 ◊ 八月扎12克，枸橘、急性子各30克，干蟾皮12克，白花蛇舌草、丹参各30克，生马钱子4.5克，公丁香、广木香、生南星、蜣螂虫各9克，夏枯草15克，紫草根、苦参、瓦楞子各30克，天龙9克。

用法 ◊ 每日1剂，水煎服，日服2次。

功用◊理气化瘀，消肿散结。

方解◊中医认为，痰毒瘀血内结，食管狭窄，气机失畅，乃成噎嗝之证。方中以八月扎、枸橘、木香，丁香理气降逆；天龙、南星、半夏等化痰软坚；蟾皮、马钱子、白花蛇舌草、丹参、急性子等祛瘀通络、解毒消肿，并结合辨证酌加益气养阴、活血理气之品，标本兼顾，故对食管癌取得了良好的疗效。

主治◊食管癌。

加减◊呕吐黏液加旋覆花、代赭石、生半夏、茯苓、青礞石；胸痛加延胡索、乳香、没药、薤白、瓜蒌；大便秘结加瓜蒌仁、生大黄、元明粉；大便隐血加白及、生地榆、血见愁；化痰软坚加海藻、海带、山慈菇；活血祛瘀加桃仁、红花、地鳖虫、水蛭；清热解毒加山豆根、石见穿、黄连；扶正补虚加党参、太子参、黄芪、白术、当归；养阴生津加生地、沙参、麦冬。

疗效◊治疗37例（均经X线摄片及病理证实确诊），临床治愈2例，显效（指症状基本消失，病灶缩小50%以上）6例，有效（症状有所改善，病灶稳定在1个月以上）11例，无效18例，总有效率为51%。2例治愈病例均生存4年以上。

4.2 软坚降气汤

来源◊雷永仲，《中国中医秘方大全》

组成◊夏枯草15克，煅牡蛎30克，海带15克，海藻12克，急性子30克，蜣螂虫9克，川楝子、姜半夏、姜竹茹各12克，旋覆花9克，代赭石30克，广木香9克，公丁香6克，川厚朴9克，南沙参、北沙参各30克，当归9克，石斛15克。

用法◊每日1剂，水煎服，日服2次。

功用◊化痰软坚，理气降逆。

方解◊方中夏枯草、海藻、海带、煅牡蛎化痰软坚；姜竹茹、姜半夏化痰和胃降逆；急性子、蜣螂虫化瘀消肿，与化痰软坚相配则消肿散结之功益佳；旋覆花、代赭石、广木香、川厚朴、公丁香理气降逆；当归、石斛、沙参滋阴养血。本方攻补兼施，攻大于补，适用于痰瘀交阻、胃气失降，偏于实证的食管癌。

主治◊食管癌。

加减◊胃气上逆：加绛香12克，蔻仁6克，炙九香虫9克，刀豆子15克，青皮9克，藿香12克；吐黏痰，加生南星24克，山豆根12克，青礞石、板蓝根各30克；胸部疼痛，加延胡索15克，乳香、没药各9克，郁金12克，丹参30克，桃仁9克；呕血便血加白及12克，蒲黄9克，仙鹤草30克，藕节15克；体虚乏力，加太子参、黄芪各15克，白术、熟地各9克；软坚消癥，加石见穿30克，黄药子12克，七叶一枝花30克。

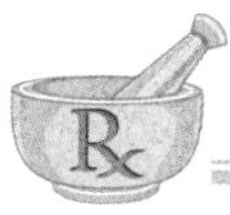

疗效 ◊ 治疗晚期食管癌182例，治后生存6个月以上96例，1年以上27例，2年以上4例，3年以上2例，4年以上1例。

4.3 食管癌验方

来源 ◊ 陈延昌，《中国当代中医名人志》

组成 ◊ 水蛭、绛香各10克，急性子15克，黄药子12克，天龙2条、生黄芪、女贞子、生苡仁、云苓各20克，赤、白芍各10克，石见穿30克，白蚤休15克，白英40克，昆布20克，莪术15克，水红花子10克，神曲15克，枳壳10克，海藻20克。

用法 ◊ 每日1剂，水煎服，日服2次，共研细末，每次服10~15克，日服3次，温开水送服。

功用 ◊ 活血化瘀，理气化痰，软坚散结，解毒抗癌。

主治 ◊ 食管癌。

疗效 ◊ 屡用有效。

附记 ◊ 又侯士林用加味开噎散治疗食管癌，大便不通，食水难进，屡获奇效。药用：雄黄1克，朱砂6克，山豆根、五灵脂各12克，硼砂6克，芒硝30~60克，射干12克，青黛9克。上药共研细末，以狗胆汁调水（改为蜂蜜，见效相同），分3次送服，一般服1剂见效，连进3剂，饮食如常。本方乃为师传验方与《医宗说药》中的开噎散合并加减而成。用本方开噎百验无失。用于贲门癌梗阻病例也能收良效（《千家妙方·下》）。

4.4 八角金盘汤

来源 ◊ 马吉福，《中国中医秘方大全》

组成 ◊ 八角金盘10克，八月扎30克，急性子、半枝莲各15克，丹参12克，青木香10克，生山楂12克。

用法 ◊ 每日1剂，水煎服，日服2次。

功用 ◊ 清热解毒，活血消肿。

方解 ◊ 方中八角金盘（即八角莲），其功效为清热解毒、化痰散结、祛瘀消肿，为本方君药。现代药理研究：八角莲含有鬼臼素及脱氧鬼臼素，具有明显的抗癌作用；半枝莲、石见穿清热解毒；八月扎疏肝理气；急性子、丹参活血化瘀；青木香理气止痛；生山楂消食化瘀。本方适宜于邪毒热盛，气滞血瘀的食管癌。

主治 ◊ 食管癌，贲门癌。

疗效 ◊ 治疗178例食管贲门癌。治后存活5年以上25例，存活3~5年为67例，存活2~3年为72例，存活1~2年及无明效果为14例。3年生存率为51.6%。

§5 治膀胱癌秘方

5.1 寄生猪苓汤

来源◊王小雄，《中国中医秘方大全》

组成◊沙苑子、山慈菇各15克，桑寄生、猪苓、白花蛇舌草各30克。

用法◊每日1剂，水煎服，日服2次。

功用◊补肾解毒，清热利水。

方解◊方中桑寄生滋补肝肾；山慈菇、猪苓、白花蛇舌草清利下焦湿热；沙苑子既能补肾又能泻邪湿去癥瘕，故治疗膀胱癌取得良好疗效。

主治◊膀胱癌。

加减◊气短、乏力、头晕，加党参15克，黄芪30克，茯苓30克，女贞子30克。

疗效◊治疗53例，临床治愈2例，显效33例，有效11例，无效7例，总有效率86.8%。其中有效的44例中，有37例加用膀胱镜电灼或电切。

5.2 知柏银蓟汤

来源◊庞泮池，《中国中医秘方大全》

组成◊知母9克，黄柏6克，大蓟、小蓟各9克，生地12克，蒲黄炭、泽泻、金银花各9克，山萸肉3克，琥珀末1.5克（吞服）。

用法◊每日1剂，水煎服，日服2次。

功用◊滋阴解毒，清热利湿。

方解◊方中用知母、黄柏、泽泻、金银花清热解毒、利湿；大小蓟、生地、蒲黄炭凉血止血；琥珀凉血化瘀、通淋利水，故对于因湿热毒邪下注、灼伤血络的膀胱癌具有良好的效果。

主治◊膀胱癌。

疗效◊治疗1例，取得显著疗效，已存活5年如正常人。

5.3 膀胱癌验方

来源◊陈延昌，《中国当代中医名人志》

组成◊白花蛇舌草30克，白茅根20克，石韦10克，瞿麦15克，萹蓄10克，猪苓、川牛膝各15克，仙鹤草30克，白英40克，龙葵30克，蛇莓15克，苦参20克，喜树果30克，大、小蓟各15克，焦山楂、神曲各15克，枳壳10克，生黄芪、女贞子、红花各20克。

用法◊每日1剂，水煎服，日服2次。均共研细末。每次服10~15克，日服3次，温开水送服。

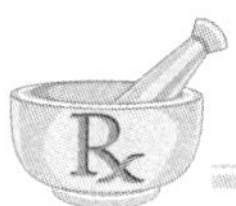

功用◊清热利湿，活血祛瘀，扶正抗癌。

主治◊膀胱癌术后复发或不能手术的患者。

疗效◊临床屡用，多收到较好的疗效。

5.4 僵蚕软坚汤

来源◊倪毓生，《中国中医秘方大全》

组成◊生牡蛎 60 克，昆布、海藻各 15 克，土木鳖 5 克，僵蚕 15 克，炮甲片 10 克，山慈菇 12 克，半枝莲 30 克。

用法◊每日 1 剂，水煎服，日服 2 次。

功用◊化痰软坚，散瘀消积，清热解毒。

方解◊方中生牡蛎软坚散结，所含碳酸钙及硒等微量元素可抑制肿瘤细胞的能量代谢；昆布、海藻化痰软坚，其中含海藻胶酸可提高机体细胞免疫功能，对肿瘤亦有抑制作用；山慈菇有清热解毒、止痛散结之功，所含秋水仙碱可使细胞有丝分裂停止于中期，阻断脱氧核糖酸（DNA），并抑制多种肿瘤细胞生长；穿山甲性走窜，消肿散结；半枝莲可抑制肿瘤生长。故辨病与辨证结合，以软坚、散结解毒为主，扶正祛邪、攻补兼施，取得较好疗效。

主治◊膀胱癌。

加减◊发热加鳖血炒柴胡、青蒿梗；胸部痞闷加佛手片、绿萼梅、玳玳花，玫瑰花；脾虚腹胀加砂仁、蔻仁、茯苓、白术、陈皮；尿血加炒槐花、地榆炭、十灰丸；纳谷不香者，加谷芽；大便秘结加大黄、番泻叶、麻仁丸；体弱虚羸者加人参、黄芪。

疗效◊治疗 13 例，治后生存 1~3 年 2 例，3~5 年 3 例，5~10 年 4 例，10~16 年 4 例。

§6 治肾癌秘方

6.1 蝎鳖蛎甲汤

来源◊胡安邦，《中国中医秘方大全》

组成◊牡蛎 15 克，穿山甲 12 克，全蝎、青皮各 6 克，木香 4.5 克，五灵脂、桃仁、杏仁各 9 克。另鳖甲煎丸 12 克（吞服）。

用法◊每日 1 剂，水煎服，日服 2 次。

功用◊攻坚破积，理气化痰，滋阴潜阳。

方解◊左胁下坚硬肿块，不能推动，此似《难经》所谓“肝之积”。方中以全蝎、鳖甲煎丸（中成药）为主药，软坚散结，辅以穿山甲等能行散、消积除肿；牡蛎软坚化痰、滋阴潜阳；青皮破气；木香行气；五灵脂活血破瘀；杏仁、桃仁通利润滑气血。诸药合用，共奏攻坚破积、理气化痰、滋阴潜阳之功。故用之取得了良好的疗效。

主治◊肾透明细胞癌。

加减◊头晕耳鸣加首乌、潼蒺藜、白蒺藜、菊花；腹部肿块胀痛加丹参、红花、川楝子、大腹皮。

疗效◊单用本方治疗1例因左腰腹部肿块经手术探查无法切除，取活检病理切片确诊为晚期肾透明细胞癌，服药5个月，腹块消失，情况良好，开始半天工作，8年后恢复全天工作。

§7 治宫颈癌秘方

7.1 蜈蚣软化汤

来源◊陈明信，《中国中医秘方大全》

组成◊蜈蚣3条、全蝎6克，昆布、海藻、当归、川续断、半枝莲、白花蛇舌草各24克，白芍、香附、茯苓各15克，柴胡9克，云南白药2克（吞服）。

用法◊水煎服，每日1剂，水煎3次，分2次服。

功用◊理气化瘀，软坚解毒。

方解◊方中以蜈蚣、全蝎活血化瘀；昆布、海藻软坚散结；半枝莲、白花蛇舌草清热解毒，现代药理研究证明有抑癌作用；柴胡、香附疏肝理气解郁；当归、白芍养血补血。合用共奏理气化瘀，软坚解毒，扶正攻癌之功。

主治◊子宫颈癌。

加减◊脾湿带下甚者，加怀山药、萆薢各24克；中气下陷者，加黄芪15克，升麻、白术各10克；肝肾阴虚者，加生地、玄参各15克；便秘甚者，加火麻仁24克；腹胀痛者，加沉香6克，枳壳、延胡索各15克。

疗效◊治疗子宫颈癌13例，结果存活20年者1例，13年以上者3例，8年以上者4例，2年以上者3例，半年存活2例。有效率达100%。

7.2 宫颈癌验方

来源◊陈延昌，《中国当代中医名人志》

组成◊土茯苓30克，贯众、苦参、生地榆各20克，川牛膝15克，栀子、黄柏各10克，苡仁、生黄芪、女贞子各20克，枸杞子15克，枳壳10克，莪术15克，白花蛇舌草30克，白茅根20克，当归15克，昆布、海藻各20克，白蚤休、山慈菇各15克。

用法◊每日1剂，水煎服，日服3次。

功用◊清热利湿，活血化瘀，软坚散结。

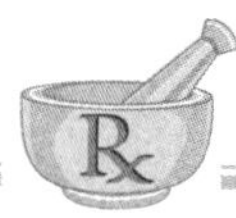

主治 ◊ 晚期宫颈癌或术后，放疗后局部复发转移者。

疗效 ◊ 临床屡用，多获得较好的疗效。

7.3 黄棱方

来源 ◊ 魏永和，《中国中医秘方大全》

组成 ◊ 黄芪 45 克，当归、三棱、莪术、知母、桃仁各 16 克，鸡内金、山甲、党参各 15 克，香附 12 克，水蛭 30 克。

用法 ◊ 上药共研细末，备用。每次服 3～6 克。日服 2～4 次，温开水送服。同时，外用三棱 35 克，莪术、乳香、没药各 15 克，铜绿 5 克，硇砂、砒石各 8 克，阿魏 10 克，蟾酥 0.6 克，麝香 0.15 克，冰片 0.3 克。共研细末，每取适量，外敷局部。

功用 ◊ 调气活血、破坚化瘀。

方解 ◊ 方中以黄芪、当归、三棱、莪术等调气活血、化瘀攻积，且有扶正抗癌作用。同时外用乳没、硇砂等化腐生新、燥湿生肌之品，在局部直接作用于癌组织，杀伤癌细胞，对子宫颈癌局部侵犯浅表且范围小者效果良好。

主治 ◊ 子宫颈癌。

疗效 ◊ 治疗 24 例，内外并治后有效 9 例，好转 3 例，无变化及无效 12 例。在有效 9 例中，生存三年以上者 3 例，两年半者 2 例，一年以上者 3 例。

§8 治乳腺癌秘方

8.1 公英汤

来源 ◊ 《中国中医秘方大全》

组成 ◊ 蒲公英 10 克，瓜蒌 60 克，甲珠 6 克，紫花地丁 10 克，夏枯草、金银花各 15 克，当归 30 克，黄芪 15 克，白芷、桔梗、薤白头各 15 克，天花粉、赤芍、甘草各 6 克，官桂、远志各 10 克。

用法 ◊ 水煎服，每日 1 剂，日服 2 次。

功用 ◊ 益气活血，清热解毒。

方解 ◊ 方中用蒲公英、瓜蒌、紫花地丁、夏枯草、金银花清热解毒；黄芪、当归、赤芍益气活血；甲珠、花粉养阴生津；薤白、远志、官桂温化痰浊。全方扶正抗癌并举，寒热温凉兼顾，药性较平和。但方中官桂、当归、赤芍有破血温中之力，故本方孕妇忌服。

主治 ◊ 乳腺癌。

加减 ◊ 淋巴结转移者，加薏苡仁 30 克，海藻 15 克，牡蛎、玄参各 24 克；肿瘤已溃烂者，去蒲公英、紫花地丁，倍用黄芪；体虚易汗、面色苍白者，加黄芪

30克；口干、便秘者，加枳实、青皮各10克；怕冷、带下色白、腰酸、四肢不温者，官桂用18克；面赤发热、口干心烦者，加黄芩、黄连各10克，柴胡15克。

同时局部配用外敷药（五灵脂、雄黄、马钱子、阿胶各等份。共研细末），用麻油调敷肿块上，每1~2日换药1次。

疗效◊治疗18例，结果痊愈6例，显效6例，无效6例。

附记◊本方为辽宁抚顺新宾人民医院经验方。

8.2 牛黄消肿方

来源◊《中国中医秘方大全》

组成◊人工牛黄10克，制乳香、制没药，海龙各15克，黄芪、山慈菇、香橼、炒三仙各30克，夏枯草、三七粉、首乌、薏苡仁、紫花地丁、莪术、仙灵脾各60克。

用法◊上药共研细末，水泛为丸。每次服3克，日服2次。温开水送服。

功用◊清热解毒，化瘀散结。

方解◊中医认为乳腺癌多系脾虚湿盛，肝郁气滞，痰凝瘀滞化热所致。治宜健脾益肾、清热解毒、化瘀散结。方用黄芪、首乌、海龙、薏苡仁等益气补血，健脾补肾；用人工牛黄、紫花地丁等清热解毒；莪术、三七粉、夏枯草、山慈菇等化瘀散结；乳香、没药等活血行气，共奏扶正祛邪之功。用治乳腺癌，药证相符，故能收到较好的疗效。

主治◊乳腺癌。

加减◊肝郁气滞者加柴胡、青皮、赤芍、白芍、郁金；脾虚痰湿者，加茯苓、白术、陈皮、半夏；气血两亏者、加党参、当归、阿胶、鸡血藤。

疗效◊治疗134例（16例手术切除，部分病人配合化疗、放疗），结果治后5年生存率为88.8%。

附记◊本方为北京中医研究院广安门医院肿瘤科经验方。

8.3 乳腺癌方

来源◊郁仁存，《中国当代中医名人志》

组成◊川郁金、玫瑰花各10克，青皮、陈皮各8克，橘叶、赤芍、白芍各10克，当归15克，瓜蒌30克。

用法◊每日1剂，水煎两次，取汁兑匀，分两次服用。

功用◊理气疏肝，消肿散结。

主治◊乳腺病，乳腺癌初起，或乳腺癌手术后。

疗效◊屡用屡验，效果良好。

附记◊又同书所载田兆黎治乳腺癌方：生黄芪30克，公英20克，白花蛇舌草30

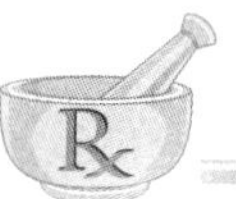

克，夏枯草 10 克，生牡蛎 30 克，全瓜蒌 15 克，青皮、陈皮、丹皮、女贞子、枸杞子、白术、炒麦芽各 10 克。每日 1 剂，水煎服，早晚分服。本方适宜于乳腺癌局部肿块不消或手术后局部复发、转移者。功能益气养阴、清热解毒，软坚散结。屡用多效。

§9 治鼻咽癌秘方

9.1 桃仁活血汤

来源 蔡伟明，《中国中医秘方大全》

组成 黄芪 15 克，赤芍、当归、川芎、桃仁、红花各 10 克，鸡内金 12 克，葛根 12 克，陈皮 9 克，丹参 15 克。

用法 每日 1 剂，水煎服，日服 2 次。

功用 益气补血，活血化瘀。

方解 方中黄芪、当归益气补血；红花、赤芍、桃仁、丹参活血化瘀；葛根生津散火；鸡内金、陈皮消食化痰。诸药合用，具补益气血、化瘀散结之功。实验研究证实，活血化瘀药物具有改善血液循环的作用，可以增加组织的血流量，减少组织纤维化，因而应用本方结合放疗能提高疗效。

主治 鼻咽癌。

疗效 本方结合放疗治疗 92 例，与单纯放疗治疗的 105 例作对照进行疗效观察。治后 1 年生存率分别为 91.3%和 80%；3 年生存率分别为 67.4%和 33.3%；5 年生存率分别为 32.5%和 24%。证明本方结合放疗的疗效较单纯放疗为优。

9.2 三参二冬汤

来源 潘明继，《中国中医秘方大全》

组成 麦冬、天冬各 12 克，沙参 10 克，元参 9 克，党参 12 克，生地 10 克，白茅根 12 克，玉竹、金银花各 9 克，白花蛇舌草、白毛藤各 30 克，茯苓、白术各 10 克，甘草 3 克，丹参 12 克。

用法 每日 1 剂，水煎服，日服 2 次。

功用 益气养阴，清热解毒。

方解 方中麦冬、天冬、沙参、元参、白茅根、玉竹、生地养阴生津，清热凉血；党参、白术、茯苓、甘草健脾益气；丹参活血化瘀；金银花、白毛藤、白花蛇舌草清热解毒。全方配伍合理，气阴双补，扶正祛邪。故本方不仅可以减轻鼻咽癌放疗的副作用，同时还可通过调节体内免疫功能，提高远期疗效。

主治 鼻咽癌。

加减◊脾胃虚弱加大枣、黄芪、砂仁，酌减白茅根、元参、麦冬、天冬、生地剂量；气血两虚、白细胞降低加枸杞子、生黄芪、鸡血藤；发热加黄芩、青蒿、连翘；食欲不振加麦芽、山楂、建曲、鸡内金；便秘加全瓜蒌、麻仁、大黄；失眠烦躁加枣仁、五味子、珍珠母。

疗效◊本方结合化疗治疗150例，结果3年生存率为72%；5年生存率为58%，10年生存率为30.8%。

9.3 鼻咽癌方

来源◊田兆黎，《中国当代中医名人志》

组成◊生黄芪30克，青黛10克，野菊花20克，马勃、粉丹皮各10克，侧柏叶15克，山慈菇10克，天花粉15克，白术、苡仁、沙参、苍耳子各10克。

用法◊每日1剂，水煎两次，早晚分服。

功用◊益气养阴、清解毒热。

主治◊鼻咽癌，流浊涕，头晕耳堵或涕中带血。

疗效◊多年使用，坚持服用，常能取得较好疗效。

§10 治喉癌秘方

10.1 白英清喉汤

来源◊裘渊英，《中国中医秘方大全》

组成◊白英、龙葵各30克，蛇莓、半枝莲各24克，猕猴桃根30克。

用法◊每日1剂，水煎服，日服3次。

功用◊清热解毒。

方解◊对于喉癌热毒壅盛者，当以清热解毒为治，故方中用白英、龙葵、蛇莓、半枝莲为主药、以清热解毒。据现代药理研究表明，方中药物均有一定的抗癌作用。

主治◊喉癌。

加减◊热毒壅盛者加一枝黄花9克，蒲公英、夏枯草各15克；热盛津伤者，加鱼腥草、石韦、岩珠、灯笼草各9克，玄参、麦冬各15克；气血亏虚者加党参、黄芪各15克，太子参9克，大枣30克。

疗效◊治疗1例喉癌（右侧声带鳞状细胞癌），治疗2个月后声音增大，咽痛痊愈，喉镜检查肿块消失，随访7年，未见复发。

10.2 喉菌丸

来源◊程爵棠，《光明中医》(3) 1988年

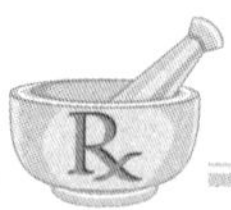

组成◊全蝎、蜈蚣各9克，壁虎（用粳米60克同炒至焦黄，去粳米不用）30条，硼砂30克，白矾、僵蚕、射干各15克，山慈菇、孩儿茶各30克，甘草9克。另用芦笋30克，大蒜汁15~30克配制成丸。

用法◊上药共研细末，用芦笋30克煎水兑大蒜汁15~30克，调和搓丸如梧桐子大，晾干，贮瓶备用，勿泄气。用时每取本丸3粒，令患者1次含咽，徐徐咽下，每日含咽3次。

功用◊解毒软坚，消癥抗癌。

方解◊《咽喉脉证通治》云："咽喉生物如蕈状。"本病多因素虚之体，始由气滞，继由痰瘀热毒互结凝聚咽喉，结而不散，郁积而成。治宜解毒软坚、消癥抗癌。方中君以全蝎、蜈蚣、壁虎以毒攻毒，尤善通络解毒，活络软坚；臣以硼砂消炎防腐，"消癥瘕喉痹"；山慈菇清热解毒、抗癌散结；僵蚕祛风热、化痰结；孩儿茶善清上膈痰热、凉血生肌，凡一切口疮、喉痹、时行瘟瘴……服之立能见效。佐以白矾消炎解毒，善涤污垢；射干清热解毒、消痰结利咽喉；又以芦笋、大蒜汁为制，其解毒、杀虫、抗癌之功颇著。甘草泻火解毒，并调和诸药之性，故兼之为使。据现代药理研究证明，方中全虫、蜈蚣、壁虎、山慈菇、孩儿茶、芦笋、大蒜等均有较强的抗癌治癌作用。故诸药配伍为用，其解毒软坚、消癥抗癌之功效颇著。

主治◊喉菌（喉癌），症见初起咽喉或附近部位上生一小块硬肿物，皮色不变，质地较硬，形如菌状，或如浮萍，咽中不适，略高而厚、咽中如有异物梗塞感，微痛，精神抑郁，食欲不振，继之硬肿益甚，溃破创面腐烂，时流腐浊之液，疼痛剧增，渐渐肿块表面不平，露现血丝，顶透紫色，形体日渐消瘦，或声音嘶哑，呼吸困难，或午后潮热等。

疗效◊屡用屡验，效果确切。若与对证汤剂同用能提高治疗效果，延长生存期。

附记◊①本人初期临证，凡治喉癌之类疾病，仅依据辨证论治选方用药，虽有效果，但总不够理想，每多沉思再三。后在一次翻阅祖传医籍中发现一方——家传喉菌丸治喉癌有效，即照方配制，随辨证用方交替服用，竟收奇效。后经多次修订而定方。又近期治愈数例，最短存活期也有1年以上。屡用屡验。疗效尚属满意。后又试用于其他癌症病例，亦提高了治疗效果。至于治癌机制，有待今后再加论证。②配用对证汤剂内服，即用自拟治癌汤：柴胡6克，当归、白芍、广郁金、浙贝母、山慈菇各9克，茯苓、制香附、黄药子、夏枯草、白花蛇舌草、天花粉各15克，皂角刺、射干各6~9克，穿山甲、莪术各6克，硼砂3克（研末、吞服）大蒜汁1.5克（冲服）。每日1剂，水煎服，日服3次，本方适用于癌症初期——喉癌、鼻咽癌及其他癌症等。临证使用，可随证加减。功能疏肝理气、活血化瘀、解毒抗癌。用之多效。③喉菌丸为笔者家传秘方。

§11 治甲状腺癌秘方

11.1 黄白汤

来源 《中国中医秘方大全》

组成 夏枯草、山豆根、生牡蛎、黄药子、白药子各15克，橘核、留行子、天葵子各12克，甲珠、苏梗、射干、马勃各9克，昆布30克。

用法 每日1剂，水煎服，日服3次。

功用 化痰软坚，解毒消核。

方解 中医学认为甲状腺癌可归属于“瘿瘤”、“痰核”等范畴，由气滞痰毒互结而成，方中用黄药子、山豆根等清热解毒；夏枯草、昆布、生牡蛎化痰软坚；留行子活血化瘀，故治疗甲状腺癌有一定疗效。

主治 甲状腺癌。

疗效 治疗11例，近期治愈1例，显效7例，无效3例。总有效率为72.7%。

附记 本方为湖北中医研究所经验方。临床验证有效。

11.2 橘核二仁汤

来源 《中国中医秘方大全》

组成 夏枯草、昆布、海藻、橘核、生牡蛎各15克，赤芍、甲珠、泽兰各9克，桃仁、留行子各12克，薏苡仁30克。

用法 每日1剂，水煎服，日服2次。

功用 活血化瘀，化痰软坚。

方解 方中用夏枯草、昆布、海藻、牡蛎具有化痰软坚、消核抗癌的作用；留行子、桃仁、泽兰、赤芍活血化瘀；橘核化痰软坚；苡仁健脾利湿，诸药相合，治疗甲状腺囊肿恶性病变有较好的疗效。

主治 甲状腺囊肿恶性病变。

疗效 治疗3例，获近期治愈2例，显效1例。笔者临床验证有效。

附记 本方为湖北中医学院附属医院经验方。笔者临床验证有效。

11.3 海莲汤

来源 贾堃，《中国当代中医名人志》

组成 海藻、昆布各12克，生牡蛎、夏枯草各30克，土贝母、黄药子各10克，半枝莲30克，清半夏15克，陈皮10克，料姜石60克。

用法 每日1剂，水煎服，日服2次。

功用 软坚散结，清热解毒，消炎化痰，解凝消瘿。

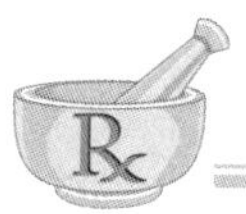

主治 ◊ 甲状腺癌。

疗效 ◊ 多年使用，常获得较好的疗效。

§12 治白血病秘方

12.1 化瘀消癥汤

来源 ◊ 周霭祥，《名医治验良方》

组成 ◊ 桃仁、红花各 10 克，当归 15 克，赤芍 10 克，川芎 12 克，丹参、鸡血藤各 20 克，三棱、莪术、青黛、香附各 12 克，广郁金 10 克，鳖甲 20 克。

用法 ◊ 每日 1 剂，水煎（方中青黛布包入煎）两次，日服 2 次。

功用 ◊ 活血化瘀，消癥散结。

方解 ◊ 骨髓增生性疾病，多合并腹中癥积，乃因气滞血瘀所致。中医认为气行血亦行，气滞血亦滞，故治疗此类疾病，须用行气、活血、化瘀、消磨之品组成方剂。方中前 9 味药有活血化瘀、消癥散结作用；青黛可解毒、消肿、散瘀，对白细胞高者适宜；鳖甲软坚消磨；香附、郁金行气，可增强活血化瘀作用。诸药合用可治多种血瘀证。

主治 ◊ ①各种骨髓增生性疾病，如慢性粒细胞白血病、真性红细胞增多症、血小板增多症等。②各种血瘀证。但对非骨髓增生性疾患的血瘀证不宜。

加减 ◊ 在应用本方时，如瘀血严重、红细胞或血小板显著增多者，可加水蛭、土鳖虫、虻虫，加强破血散瘀作用；白细胞明显增多者，青黛剂量可加大至 15~20 克，并加雄黄 1 克入煎，因雄黄可解毒、消积聚、化腹中之瘀血，但此药有毒，不宜久用。有肝肾疾患者禁忌。

疗效 ◊ 临床屡用，常获得较好的疗效。但须久用。

12.2 生生丹

来源 ◊ 胡青山，《名医治验良方》

组成 ◊ 青黛（4/10），天花粉（3/10）、牛黄（1/10），芦荟（1/10）。

用法 ◊ 上药按比例共为细末，制成水丸。每日服 3 克，分 2 次日服。

功用 ◊ 清髓热，解毒，开心窍，泻肝。

方解 ◊ 本方起源于《冷庐医话》所载靛花功用，悟出清髓中之热，不致壅瘀的机制。慢性粒细胞白血病是一组发生于造血干细胞水平上髓性细胞异常增殖和分化的血液系统恶性疾患，居白血病发病率的第三位。胡氏所拟“生生丹”始用于 1972 年，此方标本兼顾，每救人于危难，且无毒副作用。方中青黛清热解毒凉血为君；牛黄清心开窍解毒为臣；佐以芦荟泻火清肝解郁；使之天花粉清热生津。研究表明，青黛具有增强网状内皮系统功能，提高机体免疫能力，抑制白血病毒之作用，花粉对肿瘤细胞有较明显的抑制作用，芦荟有较高的抗癌效用。

主治◇慢性粒细胞白血病。症见发热，形体消瘦、口舌溃疡、大便干结、肝脾肿大，胁肋胀痛、胸痛、胫骨压痛。

疗效◇多年使用，多收良效。一般连服2个月即可见效。

附记◇又《中国中医秘方大全》所载黑龙江省中医学院附属医院血液病研究组之生生汤、即分丸剂与汤剂两方，丸剂即上方——生生丹，仅方中芦荟为(2/10)，余同上。汤剂：药用红花3克，黄芪18克，茯苓12克，生苡仁、生地各15克，玄参9克，甘草6克，山豆根、山慈菇、青黛各12克，紫草、黄药子各9克。每日1剂，水煎服，日服2次。主治急性白血病。功能清热解毒、益气养阴。用本方治疗急性白血病12例，完全缓解3例，部分缓解6例，未缓解3例。总有效率为75%。本组病例中急性淋巴细胞型白血病4例，急性单核细胞型白血病3例，急性粒细胞型白血病5例。部分病人曾配用不规则化疗。

12.3 黄芩龙胆汤

来源◇周国雄，《中国中医秘方大全》

组成◇龙胆草、黄芩、栀子、木通、当归、生地、柴胡、猪苓、泽泻各10克，鸡血藤、丹参各30克。

用法◇每日1剂，水煎服，日服2次。

功用◇清热泻火，养阴利湿。

方解◇急性白血病初期多以实证、热证、阳证为主。方中用龙胆草、黄芩、栀子、清热泻火；当归、生地、丹参、鸡血藤养阴活血，泻中有补，不致苦寒伤阴；柴胡疏肝；木通、猪苓、泽泻利湿。并加夏枯草、半枝莲等具有抗癌作用的清热解毒中药，协同攻邪抗癌而取得疗效。

主治◇急性白血病。

加减◇热重加五味消毒饮、黄连解毒汤、清瘟败毒饮、夏枯草、半枝莲、白花蛇舌草、山豆根等；湿重加藿朴夏苓汤、三仁汤、二陈汤、五苓散等；气阴两虚加人参、北沙参、党参、淮山药、白芍、甘草、麦冬、生地、龙骨、牡蛎、五味子、枣仁、山萸肉、浮小麦、大枣等补气养阴。

疗效◇治疗26例（部分病例配合间歇化疗），结果完全缓解14例，部分缓解10例，总缓解率为92.3%；未缓解2例。存活1年以上13例，2年以上3例。

12.4 二甲黄芪建中汤

来源◇蒲辅周，《千家名老中医妙方秘典》

组成◇生黄芪24克，当归尾6克，党参15克，苏木6克，生龟板、生鳖甲、石决

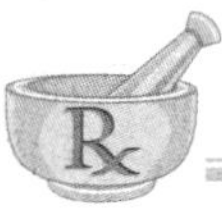

明各 15 克（三味先煎）、地骨皮 9 克，丹皮 6 克，干地黄 12 克，阿胶 12 克（烊化）。

用法 ◊ 每日 1 剂，水煎服，日服 2 次（早、晚分服）。

功用 ◊ 益气补血，通络消瘀。

主治 ◊ 慢性白血病，症见面色皖白、头晕、头痛、胸部闷痛、牙龈渗血、时有低热、纳少等。

疗效 ◊ 临床屡用，效果较好。

12.5 清化汤

来源 ◊ 秦伯未，《千家名老中医妙方秘典》

组成 ◊ 柴胡、黄芩、半夏各 9 克，黄连、知母、贝母、橘红各 6 克，川厚朴 8 克。

用法 ◊ 每日 1 剂，水煎服，日服 2 次。

功用 ◊ 清热泻火，化痰散结。

主治 ◊ 慢性粒细胞白血病，急性发作，表现发热、汗出不解，胸腹胀闷，食少纳呆，恶心等症。

疗效 ◊ 屡用有效。

附记 ◊ 又方，秦氏加减济川煎：黄芪 12 克，生地、熟地各 15 克，当归身 8 克，肉苁蓉 9 克，升麻 6 克，白术、泽泻各 9 克。每日 1 剂，水煎服，日服 2 次。用治慢性粒细胞白血病。用之多效。

§13 治胰腺癌秘方

13.1 祛瘀散结汤

来源 ◊ 刘嘉湘，《中国中医秘方大全》

组成 ◊ 八月扎、炮山甲、干蟾皮、香附各 12 克，枸杞、红藤、龙葵、平地木、夏枯草、蒲公英、石见穿各 30 克，丹参 15 克，郁金、川楝子、广木香各 9 克。

用法 ◊ 每日 1 剂，水煎服，日服 3 次。

功用 ◊ 清热解毒，祛瘀散结，理气止痛。

方解 ◊ 胰腺癌大多属于中医学“癥积”、“腹痛”、“黄疸”的范畴，由气滞血瘀、湿热邪毒积而成癥。本方用红藤、龙葵、石见穿等清热解毒；炮山甲、干蟾皮解毒软坚消积；八月扎、香附、木香、川楝子、丹参理气活血，药对其症，故取得了良好的疗效。

主治 ◊ 胰腺癌。

疗效 ◊ 治疗胰腺癌 3 例，显效 2 例，有效 1 例。

13.2 铁树牡蛎汤

来源◊雷永仲，《中国中医秘方大全》

组成◊煅牡蛎30克，夏枯草、海藻各15克，海带、漏芦各12克，白花蛇舌草、铁树叶各30克，当归、赤芍各12克，丹参18克，党参15克，白术12克，茯苓15克，川楝子、郁金各9克。

用法◊每日1剂，水煎服，日服2次。

功用◊活血化瘀，软坚消癥。

方解◊胰腺癌临床表现的证候属于中医学中“癥积”、“黄疸”等范畴。其病理机制主要是脾胃失调、湿热壅塞、气滞血瘀、积而成癥。方中用党参、白术健脾和胃；白花蛇舌草、茯苓清利湿热；当归、赤芍、丹参、川楝子、郁金理气活血；夏枯草、牡蛎、海藻软坚消癥，取得了良好疗效。

主治◊晚期胰腺癌。

加减◊活血化瘀，加桃仁、穿山甲、王不留行；软坚消癥，加炙山甲、望江南；健脾和胃加陈皮、木香、孩儿茶、黄芪、苡仁、山药；清利湿热加茵陈、车前草、金钱草、虎杖。

疗效◊治疗17例，治后存活2年以上4例，3年以上2例。

§14 治眼睑癌秘方

14.1 菊藻方

来源◊尚梓荣，《中国中医秘方大全》

组成◊菊花、海藻、三棱、莪术、党参、黄芪、金银花、山豆根、山慈菇、漏芦、黄连各100克，蚤休75克，制马钱子、制蜈蚣各50克，马蔺子75克，紫草25克，熟大黄15克。

用法◊上药共研细末，用紫石英1000克煅红置于2000毫升黄醋水中，冷却后将其过滤，以此醋为丸，如梧桐子大。每日服2~3次，每次服25~30粒。

功用◊清热解毒，软坚散结，活血化瘀，祛风止痛。

方解◊眼睑部肿瘤多属心经有火，脾肺有热，热毒壅阻于眼睑经络皮肤之间，气血凝滞。方中用菊花，金银花、山豆根、黄连、蚤休等清热解毒；三棱、莪术、熟大黄等活血化瘀；海藻、山慈菇、醋等软坚散结；马钱子、蜈蚣祛风止痛；病久正气易耗，故用党参、黄芪兼以扶正。诸药配合，使邪去而正不伤。现代药理研究海藻、莪术、山豆根、蚤休等药均有一定的抑瘤作用。

主治◊眼睑基底细胞癌。

加减◊热毒壅盛者，加服黄芩、金银花、川楝子、千里光、夏枯草、生地黄、山豆

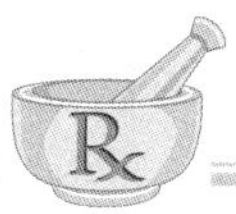

根等汤剂。

疗效 ◊ 治疗 2 例，均愈。分别随访 8 年和 10 年，均未见复发。

14.2 三莲汤

来源 ◊ 周跃曾，《中国中医秘方大全》

组成 ◊ 半边莲、半枝莲各 90 克，七叶莲 45 克，白花蛇舌草 90 克，山豆根、白英各 30 克，藤梨根 45 克，仙鹤草 90 克，玄参 30 克。

用法 ◊ 每日 1 剂，水煎服，日服 2 次。

功用 ◊ 清热解毒，抗癌消肿。

方解 ◊ 方中重用半边莲、半枝莲、七叶莲和白花蛇舌草等以清热解毒，据现代药理研究，本方中药物对实验性肿瘤均有一定抑制作用。

主治 ◊ 眼睑板腺癌。

疗效 ◊ 治疗 2 例，均获痊愈。分别随访 2 年和 8 年未见复发。

§15 治舌癌秘方

15.1 舌疖灵汤

来源 ◊ 田永淑，《中国中医秘方大全》

组成 ◊ 黄芪 30 克，党参、当归各 15 克，川芎 12 克，丹参 20 克，半枝莲 15 克，山慈菇、山甲珠各 10 克，三七 6 克，藕节 10 克，陈皮、金银花各 15 克，连翘、蒲公英各 12 克，黄连 10 克，砂仁 6 克，鸡内金、菟丝子、枸杞子各 10 克，甘草 3 克。

用法 ◊ 每日 1 剂，水煎服，日服 2 次。

功用 ◊ 气血双补，软坚化瘀，清热解毒。

方解 ◊ 舌癌属中医“舌菌”，方中以黄芪、党参补气以壮生机；当归补机体之阴血；川芎、丹参、藕节、三七活血化瘀；半枝莲、山慈菇、山甲珠软坚散结、抗癌平赘；金银花、连翘、蒲公英、黄连、甘草清热解毒、泻心火；陈皮、砂仁理气醒脾；枸杞子滋肾益精补先天，共成气血双补、理气活血，化瘀软坚、清热解毒之剂，故取得较好疗效。

主治 ◊ 舌癌。

疗效 ◊ 治疗 1 例舌体色素基底细胞癌，先后服药 130 多剂。治后肿物消失，舌体活动自如。

15.2 加味二陈汤

来源 ◊ 席梁丞，《千家妙方·下》

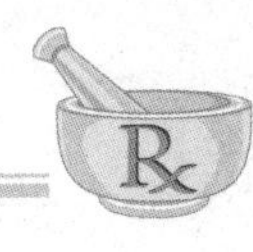

组成◊清半夏12克，茯苓、陈皮各9克，制川乌、制草乌各4.5克，贝母9克，元参、生牡蛎各15克。

用法◊每日1剂，水煎服，日服3次。

功用◊行气软坚，祛痰开结。

方解◊本方系由二陈汤去甘草加制川草乌、贝母、元参、牡蛎而成。方用二陈汤加贝母搜风祛痰；佐川乌、草乌直达痰巢，深入经肌，使风去痰行结散，核自消失；元参滋阴降火；牡蛎软坚散结，故用之收效颇佳。

主治◊舌体肿物。此由痰郁气滞，流注经络，结于舌体，形成痰核所致。

疗效◊治疗1例，在×医院检查疑为“舌癌”。服药30余剂后，肿物完全消失。半年后检查，未见复发。

§16　治扁桃体癌秘方

16.1　五鳖化结汤

来源◊华良才，《中国中医秘方大全》

组成◊①生蒲黄、五灵脂、土鳖虫各10克，穿山甲、当归各15克，乳香、没药各10克，全瓜蒌25克，川贝母、皂角刺、莪术、地龙各10克（或加血竭5克，夏枯草10克）。②山豆根120克，山慈菇120克，杏仁150克，急性子50克，孩儿茶150克。

用法◊方①每日1剂，水煎服，日服2次。方②研细末为丸，每丸重3克。每取1丸含化。

功用◊活血化瘀，祛痰散结。

方解◊肿瘤生于喉间，多为肺经郁热或肝气郁结、导致痰凝血瘀，治法当以化瘀祛痰散结为主。方中生蒲黄、五灵脂、土鳖虫等破血化瘀；瓜蒌、川贝母、皂角刺、地龙、夏枯草祛痰散结，同时含化丸药更增强了其解毒散结之功而取效。

主治◊扁桃体鳞状细胞癌。

加减◊大便干燥者加瓜蒌仁、杏仁、当归以润肠通便；便溏者加半夏、苡仁以健脾燥湿。

疗效◊用本方3个月，治愈1例扁桃体鳞状细胞癌。中医辨证为血瘀痰凝。治疗35天，肿块变软缩小。随访7年，未见复发。

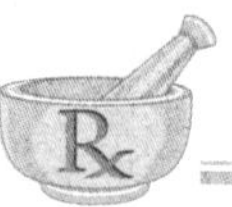

§17 治大肠癌秘方

17.1 清肠消肿汤

来源◊刘嘉湘，《中国中医秘方大全》

组成◊八月扎15克，广木香9克，红藤15克，白花蛇舌草、菝葜、野葡萄藤各30克，苦参15克，生薏苡仁30克，紫丹参15克，地鳖虫、乌梅各9克，瓜蒌仁、白毛藤各30克，凤尾草15克，贯众炭、半枝莲各30克。另用壁虎4.5克，研成粉末，分3次吞服。

用法◊每日1剂，水煎服，日服2次。同时并将本方煎剂的1/3（约200毫升）保留灌肠，每日1~2次。

功用◊理气化瘀，消肿解毒。

方解◊本病系湿毒蕴热下注于肠，气血瘀滞成积，故以清热解毒、理气化瘀、利湿导滞为本病基本治则。方中白花蛇舌草、野葡萄藤、菝葜、苦参、半枝莲、白毛藤、凤尾草清热解毒、消肿；八月扎、木香、生苡仁、瓜蒌仁理气利湿导滞；丹参、地鳖虫、壁虎活血祛瘀散结；乌梅、贯众炭敛肠解毒止血。采用口服与保留灌肠并用的治疗方法，充分发挥了药物作用，所以取得了良好的疗效。

主治◊直肠癌、结肠癌，并适用于胃癌和肝癌。

加减◊气虚加黄芪、党参、白术、扁豆；伴有脾肾阳虚者，伍用补骨脂、菟丝子、薜荔果、益智仁、熟附块；血虚加当归、白芍、阿胶；阴虚加北沙参、麦冬、川石斛、生地、鳖甲；便脓血加生地揄、槐花炭、血余炭、乌蔹莓、黄柏；便次多加诃子、升麻、补骨脂、扁豆、赤石脂、禹余粮、御米壳；大便秘结体实者加生大黄、枳实、元明粉；体虚者加柏子仁、郁李仁、火麻仁；腹部肿块加夏枯草、海藻、昆布、生牡蛎、木鳖子。

疗效◊治疗50例（均经病理检查证实）大肠癌患者，疗程均在3个月以上，治后1年生存率为80%，2年为43.5%，3年为31.7%，5年为20%，10年为9.1%，其中有5例治后病情消失获临床治愈。

17.2 八角山蛇汤

来源◊马吉福，《中国中医秘方大全》

组成◊八角金盘12克，山慈菇20克，蛇莓、八月扎、石见穿、败酱草、薏苡仁各30克，黄芪、鸡血藤、丹参各15克，大黄6克，枳壳10克。

用法◊每日1剂，水煎服，日服2次。3个月为1疗程。

功用◊清热解毒，活血化瘀，消肿排脓。

方解 本方为攻积破结、解毒化瘀之剂。方中重用八角金盘（即八角莲）、山慈菇、八月扎、石见穿、蛇莓等具有活血化瘀、解毒消肿的作用为主；配以败酱草、生苡仁解毒散瘀、消肿排脓；黄芪、鸡血藤补气血；丹参、大黄、枳壳行气活血、导滞逐瘀。诸药相合，共奏祛邪扶正之功，所以治疗本病取得了良好疗效。

主治 直肠癌。

加减 便血加槐花炭、侧柏炭；里急后重，加川黄连、木香、赤芍；腹痛腹胀加白芍、乌药、炒莱菔子、川厚朴；大便不通加瓜蒌仁、皂角子。

疗效 治疗5例（Ⅲ期2例，Ⅳ期3例），其中1例Ⅲ期直肠癌服药90余剂，痛除泻止，饮食增加，续服半年，诸恙均消，经随访存活7年仍健在。

§18 治前列腺癌秘方

18.1 参芪蓉仙汤

来源 方伯英，《中国中医秘方大全》

组成 生黄芪15克，潞党参、仙灵脾各12克，甜苁蓉、巴戟天各6克，枸杞子、制首乌各12克，穿山甲15克，牛膝12克，制大黄6克，炒黄柏10克，知母6克，土茯苓15克，七叶一枝花12克，白花蛇舌草15克，杭白芍12克，炙甘草6克。

用法 每日1剂，水煎服，日服2次。

功用 益气补肾，行气散结。

主治 前列腺癌。

加减 血尿加重者加小蓟、旱莲草、生地、阿胶等补虚止血；小便不畅，加沉香、郁金、台乌药等；小便疼痛加重者，加延胡索、王不留行、三棱、莪术等；小便黄浊、下焦湿热，加车前子、萹蓄、瞿麦、金钱草、滑石、萆薢等。

疗效 用本方治疗1例前列腺癌伴左侧髂窝淋巴结转移患者，经过1年多治疗，各项症状基本消失或减轻，髂窝部肿块消失，两次前列腺液沉淀物检查均未找到癌细胞，取得近期治愈的效果。

§19 治卵巢癌秘方

19.1 双石方

来源 周慕白，《中国中医秘方大全》

组成 阳起石60克，云母石120克，三棱、莪术、土鳖虫各90克，桃仁、红花、当归、赤芍各60克，枳壳30克，大黄60克。

用法 ◊ 上药共研细末，饭糊为丸、备用。日服3次，每次服18克，吞服。

功用 ◊ 温肾祛寒、破血逐瘀。

方解 ◊ 方中重用阳起石、云母石温肾祛寒。《本草纲目》记载："云母石，治身痹死肌"、"阳起石，破子脏中癥瘕结气"。同时用三棱、莪术、桃仁、红花、土鳖虫等破血逐瘀，故可获良效。

主治 ◊ 卵巢黏液性囊腺癌。

加减 ◊ 治疗1例，经剖腹探查发现盆腔广泛转移而无法切除。服本方2月余，肿块逐渐缩小，全身状况好转。随访17年仍健在。

19.2 蛇莲地鳖汤

来源 ◊ 《中国中医秘方大全》

组成 ◊ 白花蛇舌草、半枝莲各60克，橘核、昆布、桃仁、地龙各15克，土鳖虫、川楝子、小茴香各9克，莪术、党参各12克，红花3克，生苡仁30克。

用法 ◊ 每日1剂，水煎服，日服2次。

功用 ◊ 清热解毒，疏肝理气，软坚散结。

方解 ◊ 方中白花蛇舌草、半枝莲清热解毒；桃仁、莪术、红花活血化瘀；昆布、土鳖虫化痰软坚；川楝子、小茴香、橘核疏肝理气、通络止痛；地龙、搜风通络止痛；党参、苡仁益气健脾，故对于肝郁气滞、痰瘀毒邪互结所致的卵巢癌具有一定的疗效。

主治 ◊ 卵巢癌。

疗效 ◊ 治疗卵巢癌及卵巢囊肿恶性病变5例，其中4例系统观察，显效2例，有效1例，无效1例总有效率为75%。

附记 ◊ 本方为湖北中医学院附属医院经验方。笔者临床验证有效。

§20 治绒毛膜上皮癌秘方

20.1 三石母汤

来源 ◊ 田映碧，《中国中医秘方大全》

组成 ◊ 当归9克，红花6克，桃仁9克，三七6克，花蕊石15克，大黄、丹皮各6克，紫草30克，地黄15克，党参12克，海浮石30克，瓜蒌15克，薏苡仁、珍珠母、代赭石、土茯苓、半枝莲各30克。

用法 ◊ 每日1剂，水煎服，日服2次。

功用 ◊ 活血化瘀，养阴益气。

方解 ◊ 张景岳在《妇人血证》中说："瘀血留滞作证，惟妇人有之，……气虚而血滞。”方中用地黄、党参等以养阴益气；桃仁、红花、三七等活血化瘀。诸药合用可补其气虚而祛其瘀滞，故有较好的临床疗效。

主治 绒毛膜上皮癌。

加减 阴虚肝旺加牛膝、青黛、地龙；脾虚湿盛加白术、茯苓；肺转移咯血加杏仁、贝母、青黛。

疗效 治疗绒毛膜上皮癌2例，恶性葡萄胎7例，结果痊愈8例，1例绒毛膜上皮癌无效。

20.2 五灵红花汤

来源 蒋玉伯，《中国中医秘方大全》

组成 五灵脂6克，红花3克，海螵蛸30克，蒲黄粉、茜草根各6克，台乌药3克，射干9克，丹参15克，当归、山慈菇、蒲黄炒阿胶、乳香、没药各9克，甘草6克。

用法 每日1剂，水煎服，日服2次。

功用 养血行气，逐瘀攻毒。

方解 方中用当归、阿胶养血；乌药、乳香以行气；山慈菇、丹参、五灵脂、蒲黄、红花逐瘀攻毒，故取得较好疗效。

主治 绒毛膜上皮癌。

加减 肝郁血热者加香附9克，黄芩炭3克，葛根9克；气郁血滞者加枳实、桃仁各9克，藏红花1.5克。

疗效 治疗1例，获愈。随访3年未见复发。

§21 治恶性淋巴瘤秘方

21.1 慈菇海藻汤

来源 潘敏求，《中国中医秘方大全》

组成 当归、川芎、赤芍各10克，生地、元参、山慈菇、黄药子、海藻、昆布、夏枯草各15克，牡蛎、蚤休各30克。

用法 每日1剂，水煎服，日服2次。

功用 养血化瘀，软坚散结。

方解 恶性淋巴瘤，属中医“瘰疬”范围，多因肝肾阴亏，虚火内动，灼津为痰，痰火凝结而成。方中当归、川芎、赤芍、生地滋养肝肾；元参滋阴降火；牡蛎益阴潜阳、软坚化痰；山慈菇、黄药子、昆布、海藻消痰结；蚤休、夏枯草入肝经而泻肝火，合而用之消散之力更强。

主治 恶性淋巴瘤。

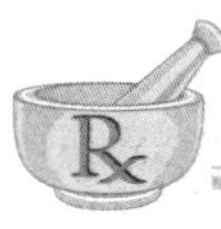

疗效 ◊ 治疗10例（临床分期为Ⅰ期4例，Ⅱ期2例，Ⅲ期1例，Ⅳ期3例）。结果：单纯中药治疗7例中，肿块消失3例，基本消失1例，缩小1/2以上者2例，肿块保持不变1例。治疗后观察时间半年1例，1年1例，2年3例。中药结合化疗组3例中，2例肿块消失，1例基本消失。

21.2 慈菇消瘤汤

来源 ◊ 陈林才，《中国中医秘方大全》

组成 ◊ 白花蛇舌草30克，山慈菇、三棱、莪术、炒白术各15克，僵蚕、夏枯草、昆布、煅牡蛎、煅瓦楞各30克，炮山甲、黄药子各9克，全蝎6克。

用法 ◊ 每日1剂，水煎服，日服2次。

功用 ◊ 清热消散，软坚散结。

方解 ◊ 方中山慈菇、昆布、僵蚕、牡蛎等化痰、软坚散结；白花蛇舌草清热解毒；三棱、莪术活血化瘀、止痛，故对痰瘀凝结所致的恶性淋巴瘤有效。

主治 ◊ 恶性淋巴瘤。

加减 ◊ 气虚加黄芪、党参；血虚加当归、紫河车；胃阴虚加石斛、麦冬、玉竹；肝肾阴虚加龟板、鳖甲、生地、枸杞子；阳虚加附子、桂枝、补骨脂、棉花根；实热加生石膏、知母、黄芩、黄连；偏寒加炮姜、附子、桂枝；偏热加狗舌草、天葵子。肿块处可外敷独角莲或者鲜蟾皮。

疗效 ◊ 治疗11例，治后存活1年以上9例，存活3年以上5例，存活5年以上4例，存活10年以上2例。

21.3 复方健脾术苓汤

来源 ◊ 朱仁康，《千家妙方·下》

组成 ◊ 苍术、白术、赤苓、猪苓、泽泻、陈皮、淮山药、扁豆衣、炒苡仁、萹蓄、萆薢，六一散（包）各9克。

用法 ◊ 每日1剂，水煎服，日服2次。

功用 ◊ 健脾利湿。

主治 ◊ 淋巴管瘤。

疗效 ◊ 治疗1例，连服60剂，告愈。

§22 治滑膜肉瘤秘方

22.1 参芪紫银汤

来源 ◊ 秦厚生，《中国中医秘方大全》

组成 ◊ 生黄芪15克，党参10克，透骨草30克，金银花藤15克，牛膝、伸筋草各

30克，野于术10克，紫草18克。另用独角莲4.5克，研细末，分3次吞服。

用法 每日1剂，水煎服，日服3次。

功用 扶正祛毒。

方解 滑膜肉瘤，属中医“痈疽”范畴，《灵枢》云：“虚邪之入于身也，深寒与热相搏，久留而内者。”故扶正祛毒（邪）是治疗恶性肿瘤的主要方法之一。方中用黄芪、党参益气托毒；银花藤、紫草清热解毒；独角莲性味辛温有毒，有逐邪解百毒的功用；内服外敷独角莲有解毒攻毒的作用，以整体与局部，攻与补相结合，故治疗本病取得了较好的疗效。

主治 滑膜肉瘤。

加减 肿物溃破用独角莲30克加轻粉6克同研制成生毒散。取本散外敷患处，每日换药1次，或隔2~3日1次。

疗效 治疗1例经病理活检证实为左下肢滑膜肉瘤，因不愿截肢，服中药5个月，获临床治愈，经1年随访观察，未见复发及转移。

22.2 滑膜肉瘤方

来源 田兆黎，《中国当代中医名人志》

组成 草河车、半枝莲各30克，夏枯草12克，络石藤15克，郁金9克，忍冬藤、全瓜蒌各30克，葶苈子9克，猫爪草、女贞子各30克，郁李仁6克，山慈菇30克，独角莲3克，生黄芪30克。

用法 上药共研细末，备用。每次服3克，每日早晚各服1次，用凉开水送下。

功用 清热解毒，软坚散结。

主治 滑膜肉瘤，术后复发或肿块不消退者。

疗效 临床屡用，均收到较好的疗效。

§23 治纤维肉瘤秘方

23.1 参芪蛇舌汤

来源 《中国中医秘方大全》

组成 生黄芪、党参、白术、熟地、枸杞子、淮山药、天门冬各15克，茯苓12克，甘草4.5克，首乌、黄精各9克，白花蛇舌草30克，木香4.5克，大枣5枚。

用法 每日1剂，水煎服，日服2次。

功用 益气养血，补益肝肾，清热解毒。

方解 中医认为“邪之所凑，其气必虚”。正虚是癌症发病的内在因素，故方用党

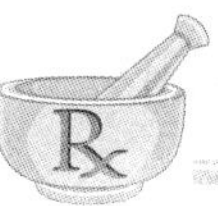

参、黄芪、熟地、枸杞子、白术、首乌、黄精调补气血、补益肝肾；白花蛇舌草清热解毒；茯苓、大枣、甘草与党参、白术相伍，益气健脾，使正气复，邪毒清则癌肿渐消。故用本方治疗纤维肉瘤有一定疗效。

主治◊纤维肉瘤。

疗效◊本方配合化疗治疗1例确诊为右髂窝深部纤维肉瘤，治疗1年多，原发灶及转移灶均消失，除稍感疲劳外，无其他不适，已恢复正常工作。

附记◊本方为福建省福州市第一人民医院经验方。

§24 治骨肿瘤秘方

24.1 蛇虫参藤汤

来源◊赵茂初，《中国中医秘方大全》

组成◊地鳖虫、白花蛇舌草、当归、徐长卿各10克，露蜂房、炙甘草各6克，蜈蚣3克，党参、黄芪各12克，熟地、鸡血藤各15克，乳香、没药各9克。

用法◊每日1剂，水煎服，日服2次。

功用◊益气活血，祛瘀通络，消肿散结。

方解◊方中地鳖虫、白花蛇舌草、露蜂房、蜈蚣搜剔邪毒，驱风透骨；伍以徐长卿、乳香，没药活血祛瘀止痛；党参、黄芪、当归、熟地、炙甘草补益气血；鸡血藤舒筋活血，故用本方治疗恶性骨肿瘤，收到了良好的疗效。

主治◊骨癌。

疗效◊治疗转移性骨癌3例，其中1例为前列腺癌骨转移，化疗后疼痛甚剧，活动明显受限。连服本方3个月后，疼痛明显缓解，活动无明显限制，肌肤不仁消失，X线示骨质破坏较前好转。此后以补养气血为主，随访3年稳定。

24.2 鳖甲凤尾汤

来源◊胡安邦，《中国中医秘方大全》

组成◊柴胡、龙胆草各9克，夏枯草15克，炙鳖甲24克，地骨皮12克，凤尾草24克，板蓝根15克，漏芦6克，僵蚕、蝉衣、地龙各12克，生姜2片。

用法◊每日1剂，水煎服，日服2次。

功用◊软坚化痰，清热解毒。

方解◊中医认为本病多因肝胆风火夹痰毒上升入络，郁结为瘤所致。故本方用鳖甲、地骨皮清泻肝经血分伏火；柴胡、龙胆草以疏泄肝经气分郁火；凤尾草、板蓝根、漏芦凉血解毒；僵蚕、蝉衣化痰散结；地龙入络通瘀，又佐一味生姜辛散辟秽以开胃，从而取得较好疗效。

主治◊多发性骨血管瘤。

疗效 治疗1例多发性骨血管瘤患者，枕部10×8厘米盘曲状肿块，左额部7×5×3厘米肿块，中央可触及骨质缺损，有搏动感，左眼仅能挣开一条线，颅骨片示颅骨弥漫性、溶骨性及成骨性病变，治后获愈。

24.3 黄芪海昆汤

来源 林芹壁，《中国中医秘方大全》

组成 当归15克，郁金9克，川楝子5克，黄芪30克，党参15克，白术12克，金银花、连翘、蒲公英各30克，赤芍12克，海藻、昆布各15克，陈皮、半夏各9克。

用法 每日1剂，水煎服，日服3次。

功用 益气托毒，清热消肿。

方解 方中黄芪、党参、白术益气健脾，尤以重用黄芪益气托毒；金银花、连翘、蒲公英等清热解毒；海藻、昆布、陈皮、半夏软坚化痰，故获得临床治愈。

主治 晚期股骨肉瘤。

疗效 治疗1例晚期股骨肉瘤，患者左大腿后上方6×6厘米溃疡，高出皮肤，菜花样外翻，左腹股沟5×4厘米硬质肿块，病理诊断为左股骨肉瘤，腹股沟淋巴结转移。因拒绝截肢，服上方3个多月，伤口愈合，腹股沟淋巴结消失，随访10年仍健在。

§25 治脑瘤秘方

25.1 补肾化痰汤

来源 钱伯文，《中国中医秘方大全》

组成 姜半夏、制南星各15克，石菖蒲、当归、山萸肉各9克，赤芍10克。

用法 依法制成糖浆，口服。同时随证加服汤剂。

功用 补肾固本，软坚逐瘀。

方解 颅内肿瘤，其本在肝肾虚亏，髓海不足，其标则为痰凝气滞，瘀毒凝聚，故治宜标本兼顾。方中半夏、南星化痰软坚；石菖蒲化痰开窍；当归、赤芍活血化瘀；山萸肉滋补肝肾。诸药相合，共奏化痰软坚，活血逐瘀，滋补肝肾之功，故取得良好疗效。

主治 脑瘤。

加减 痰湿内阻，治以燥湿化痰，以温胆汤、涤痰汤、导痰汤，指迷茯苓丸加减；肝胆实热，治以清肝泻火，用龙胆泻肝汤加减；肝肾阴虚，治以滋补肝肾，用杞菊地黄丸、一贯煎加减；气血郁结，治以活血化瘀，用血府逐瘀汤、补阳还五汤加减；肝风内动，治以镇肝熄风，用镇肝熄风汤、羚羊钩藤汤、天

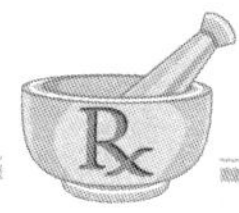

麻钩藤汤加减，水煎服，每日 1 剂。

疗效 ◊ 治疗颅内肿瘤 213 例，其中已手术 29 例。治后 5 年生存率为 29.7%（19/64），3 年生存率为 34.9%（29/83），1 年生存率为 71.2%（141/198）。临床症状均有不同程度的减轻、好转或消失。

25.2 南星蚕夏汤

来源 ◊ 于敏，《中国中医秘方大全》

组成 ◊ 生南星、生半夏、夏枯草各 15 克，僵蚕 9 克，石菖蒲 6 克，地龙 15 克，蜈蚣 2 条，壁虎 2 条，地鳖虫 9 克，猪苓、茯苓、决明子各 15 克，菊花、青葙子各 9 克。

用法 ◊ 每日 1 剂，水煎服，日服 2 次。每疗程为 3 个月。

功用 ◊ 化痰祛瘀，平肝熄风。

方解 ◊ 方中用半夏、南星、僵蚕、地鳖虫、蜈蚣等化痰祛瘀；石菖蒲、地龙、菊花、决明子等平肝熄风。药理研究证实，化痰、平肝、熄风药物能抑制小鼠肿瘤细胞恶性生长，提高自身免疫机制，故本方对中枢神经系统肿瘤具有改善症状、延长生存期的效用。

主治 ◊ 颅内肿瘤。

加减 ◊ 偏瘫加黄芪、赤芍、当归；畏寒肢冷加炮姜，小茴香、吴茱萸；阳痿加菟丝子、仙茅、仙灵脾；闭经加当归、川芎、王不留行、穿山甲；失眠加灯芯草、远志；恶心呕吐加木香、竹茹、陈皮、九香虫、旋覆花；阴虚潮热加北沙参、石斛、龟板、鳖甲、生地；纳呆加陈皮、焦楂曲、生苡仁、鸡内金；形羸体虚加黄芪、太子参、当归、麦冬、生地。

疗效 ◊ 治疗 67 例原发性中枢神经系统肿瘤，其中 41 例曾行肿瘤部分切除术，2 例曾行减压术，24 例未行手术。结果临床治愈 5 例（占 7.46%），显效 16 例（占 23.88%）；有效 31 例（占 46.27%）；无效 15 例（占 22.39%），总有效率为 77.61%。有 10 人恢复工作，16 人能正常活动，19 人能生活自理或基本自理。并对其中 20 例胶质瘤进行随访，1 年生存率为 90%，2 年生存率为 85%，5 年生存率为 80%，10 年生存率为 30%。生存中数为 7.27 年。

25.3 通络熄风散

来源 ◊ 雍履平，《脑病辨治》

组成 ◊ 土鳖虫 50 克，制番木鳖 6 克，蕲蛇、制川乌各 20 克，丹参、川芎、全蝎、蜈蚣、僵蚕、地龙各 40 克。

用法 ◊ 上药共研细末，过筛，瓶装。每次服 4.5 克，日服 3 次，以透骨草 100 克煎水送服。1 个月为 1 疗程。

功用 ◊ 通络熄风，活血止痛。

主治◇脑转移癌，剧烈头痛。

疗效◇屡用有效，配服对证汤剂，效果更好。

附记◇又良性脑肿瘤，用鳖甲煎丸（中成药），以白花蛇舌草、半枝莲、半边莲各60克，煎水送服鳖甲煎丸，每次服5克，日服3次。连服3个月为1疗程，效。

又江西名医陈茂梧治疗恶性脑胶质瘤，常在祛痰化湿、消风活血内服汤药的基础上，再辅以自拟“抗癌散”：大黄、芒硝、槐花、黄柏、甘草各60克，黑砂10克，共研细末，分60~120天服，日服2次。效果较好。

25.4 治脑瘤方

来源◇段凤舞，《中国当代中医名人志》

组成◇龙胆草3克，清半夏、云茯苓各10克，陈皮7克，磁石30克（先煎），蜈蚣5条，海浮石、乌梢蛇、天麻各10克，钩藤、夏枯草各15克，昆布、海藻、丝瓜络、浙贝母各10克，生黄芪、枸杞子各30克，焦三仙各10克。

用法◇每日1剂，水煎服，日服3次。

功用◇清热化痰，软坚散结，扶正抗瘤。

主治◇脑肿瘤。症见头痛时作，或剧烈作痛，或肢体麻木，运动失灵，或记忆力减退，甚至神志模糊不清。

加减◇头痛剧烈加细辛3克，花椒10克；肢体麻木加桂枝7克，牛膝10克；神志不清另加服局方至宝丹，每日1丸。

疗效◇屡用屡验，对改善脑肿瘤患者的自觉症状，抑制脑瘤生长有较好疗效。

§26 治甲状腺腺瘤（肉瘿）秘方

26.1 川芎天葵汤

来源◇王绪鳌，《中国中医秘方大全》

组成◇当归、川芎、乌药各6克，玄参、海浮石各12克，海藻、昆布、土贝母、天葵子各10克，八月扎9克。

用法◇水煎服，每日1剂，日服2次。

功用◇化痰理气，活血祛瘀，软坚散结。

方解◇病为气滞、痰瘀凝结所致，故方用川芎活血化瘀、行气止痛，上行于头面颈项，为血中之气药；当归养血；海藻、昆布、天葵子、土贝母、海浮石消痰软坚，为治瘿瘤要药，与疏肝理气的八月扎、乌药配合，使软坚散结作用得以加强；玄参滋阴降火解毒、利咽消肿。诸药合用，共奏化痰理气、活血祛瘀、软坚散结之功。药符病机，用之多效。

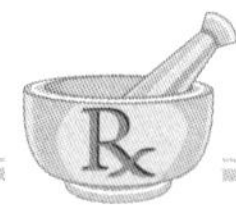

主治◊甲状腺腺瘤。

加减◊阴虚口燥咽干，舌光，脉细，酌加北沙参、生地、石斛；甲状腺腺瘤囊内出血伴感染，加金银花、连翘、白茅根、仙鹤草、夏枯草；病久肿块质硬，加炮山甲、皂角刺、丹参；情志失调、肝气郁结，加柴胡、生白芍、合欢皮、佛手花、玫瑰花；伴甲亢，加钩藤、石决明、珍珠母、灵磁石、滁菊花。

疗效◊治疗80例，痊愈（肿瘤完全消失）42例；显效（肿瘤缩小一半以上）12例；有效（肿瘤缩小不到一半）20例，无效6例。从42例痊愈病例看，服药时间半月6例，半月~1月11例，1~2月14例，2~3月8例，3~4月1例，6个月以上2例。

26.2 海藻昆布汤

来源◊欧阳可钧，《中国中医秘方大全》

组成◊海藻、昆布各20克，生牡蛎、海浮石、黄药子、夏枯草各15克，当归、炮穿山甲、三棱、莪术各10克，木香6克。

用法◊水煎服，每日1剂，日服2次。

功用◊化痰软坚，理气消瘿。

方解◊方中夏枯草、木香疏肝理气；当归、三棱、莪术、穿山甲活血祛瘀；海藻、昆布、牡蛎、海浮石、黄药子化痰软坚消瘿，更兼辨证加减，获得良效。

主治◊甲状腺瘤。

加减◊腺瘤疼痛者，加制乳香、制没药各10克；心悸、失眠者，加酸枣仁、柏子仁各10克，珍珠母15克；气虚者，加党参15克，炙黄芪20克；血虚者，加熟地黄20克，制首乌15克；气滞者，加青皮8克，枳壳10克；食欲减退者，加炒鸡内金、焦山楂各10克；并发甲亢、白细胞减少者，加生黄芪30~40克，鸡血藤20克；鹿角胶15克，丹参10克，枸杞子15克。

疗效◊治疗甲状腺瘤60例，痊愈（腺瘤全部消失，随访2年以上未见复发）55例；好转（腺瘤缩小一半，随访2年以上不增大）3例；无效（服药15剂以上未见消退）2例。总有效率为96.6%。治疗中无1例发生副作用或其他不良反应。

26.3 三海汤

来源◊李映权，《千家妙方·上》

组成◊海藻、昆布各15克，海浮石12克，金银花15克，连翘12克，蒲公英30克，紫花地丁、土贝母各15克，金果榄10克，蚤休、三棱、莪术、没药、乳香各6克，夏枯草10克。

用法◊水煎服，每日1剂，日服2次。

功用◊清热解毒，活血化瘀，软坚散结。

方解◇甲状腺瘤属于中医的“瘿瘤”范畴。《医宗金鉴》云：“凡瘿多生于肩项两颐，瘤则随处有之。”病由痰气交结所致，治宜理气化痰、软坚散结为法，故方用海藻、昆布、海浮石咸寒软坚；三棱、莪术、乳香、没药活血化瘀止痛；金果榄清肺利咽；金银花、连翘、蚤休、蒲公英、紫花地丁、土贝母、夏枯草清热解毒、软坚散结。诸药用之，共奏清热解毒、活血化瘀、软坚散结之功。

主治◇甲状腺炎（湿痰瘀滞，郁久化火）。

疗效◇多年使用，效果满意。

26.4 鳖甲消瘤方

来源◇文琢之,《中国中医秘方大全》

组成◇玄参12克，牡蛎30克，川贝、鳖甲各9克，半枝莲、白花蛇舌草、丹参各15克，木香、昆布、海藻、郁金、夏枯草各9克。

用法◇上药制成浸膏片，每片0.25克。每次服2片，1日服3次。1个月为1疗程，可连服3个月。

功用◇软坚散结，行滞活血，清热解毒。

方解◇方中玄参、牡蛎、川贝、鳖甲、昆布、海藻等有软坚散结的作用；木香、丹参、郁金有行气活血的效果；夏枯草、半枝莲、白花蛇舌草清热解毒、散结消瘿。诸药相伍为方，能治疗痰浊、瘀血、积滞之患，用治各种肿瘤包块，有较好疗效。

主治◇各种良性肿瘤包块（纤维瘤，脂肪瘤、血管瘤、甲状腺腺瘤、神经纤维瘤）以及淋巴结核、乳腺小叶增生。

疗效◇治疗156例，其中纤维瘤40例，脂肪瘤18例，血管瘤6例，甲状腺腺瘤24例，淋巴结核30例，乳腺小叶增生38例。结果痊愈（肿块消失）36例，显效（肿块约1/2以上）56例；进步（肿块变软、自觉症状减轻）53例，无效11例。

26.5 甲瘤汤

来源◇李冠泽,《千家妙方·下》

组成◇柴胡10克，青皮6克，甲珠10克，当归、夏枯草各12克，皂刺10克，僵蚕6克，海藻12克，浙贝母10克，法半夏6克。

用法◇每日1剂，水煎服，日服2次。

功用◇疏肝理气，和血散结。

方解◇方中柴胡、青皮疏肝理气；当归、甲珠和血；夏枯草、皂刺、僵蚕、海藻、浙贝母、法半夏化痰软坚散结。据一些资料记载，皂刺、甲珠、夏枯草、海藻、僵蚕、南星、蚤休芍药均有不同程度的抗肿瘤作用。甲状腺瘤能消之，

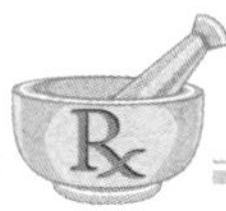

可谓与此类药物有密切关系也。实践中体会，皂刺、甲珠等对于消散肿块作用更为显著。

主治◊甲状腺腺瘤。

疗效◊治疗3例，其中女性2例，男性1例。最多服药32剂，最少服药15剂，均达肿瘤消失，未见复发。

附记◊若加用生南星、蚤休各等分，用醋磨，涂搽肿瘤处，每日2次，则奏效尤捷。

26.6 内消腺瘤汤

来源◊黄斯盛，《千家妙方·下》

组成◊土茯苓30克，苦参、天花粉、皂刺、半夏各10克，陈皮6克，桔梗、夏枯草、郁金、柴胡各10克，甘草6克。

用法◊每日1剂，水煎服，日服2次。

功用◊涤痰清热，理气散结。

主治◊甲状腺腺瘤。

加减◊痰多者可加川贝母10克或白芥子10克。

疗效◊治疗10例，结果痊愈9例，1例已随访8年未见复发。

附记◊①用本方治“甲瘤”，一般治愈须服6~30剂。②此方对于治疗颈部淋巴结炎、乳腺增生症等亦有较好效果。

又山东名医王树元自拟消瘿汤：元参15克，生牡蛎30克（先煎），浙贝母9克，夏枯草15克，海浮石、香附各12克，青皮9克，当归18克，海藻、昆布各24克，柴胡9克，红花、半夏各12克。每日1剂，水煎服，日服2次。功能理气化痰、活血散瘀。观察治疗6例甲状腺腺瘤病人，均收到满意效果。本方乃由程忠龄老中医所传“消瘿方”加味化裁而成。疗效较原方为优。

§27 治甲状腺囊肿秘方

27.1 漏芦汤

来源◊王法昌，《千家妙方·下》

组成◊漏芦、刘寄奴、蒲公英、紫花地丁、金银花、连翘各30克，柴胡13克，海藻15克，元参、香附、大贝母各12克，皂刺10克。

用法◊每日1剂，水煎3次去渣，合并浓缩为600毫升，分4次服，6小时服1次。

功用◊以清解肺胃之热毒为主，配以理气活血、软坚散结，佐以疏肝解郁化痰。

主治◊甲状腺囊肿。

加减 ◊ 头痛眩晕者加川芎、菊花；热象不明显者，去蒲公英、紫花地丁，减漏芦用量；气虚者，加黄芪；心悸失眠者，加柏子仁、生石膏、生牡蛎；心烦者，加山栀等。

疗效 ◊ 治疗 12 例，服药 6~16 剂，有 9 例肿块消小，3 例肿块减消大半。

附记 ◊ 用本方加减对治疗地方性甲状腺肿亦有一定疗效。

27.2 消囊汤

来源 ◊ 杨泳仙，《千家妙方·下》

组成 ◊ 控涎丹 2.5 克（分吞），昆布、海藻各 6 克，炒白芥子 4.5 克，海浮石 9 克，苏子 6 克，象贝母 10 克，夏枯草、炒天虫各 6 克，桔梗 2 克，陈海蜇 12 克，地栗 2 枚。

用法 ◊ 每日 1 剂，水煎服，日服 2 次。

功用 ◊ 宣络消痰。

主治 ◊ 甲状腺囊肿。

加减 ◊ 临床应用，可随证加减。

疗效 ◊ 自 1935 年起即应用本方治疗甲状腺囊肿已数十年，临床上取得了满意的疗效。

§28 治血管瘤秘方

28.1 阿魏消瘤汤

来源 ◊ 张文明，《千家妙方·下》

组成 ◊ 阿魏 1.5 克，柴胡 1.5 克，甘草 1.5 克，当归尾 1.5 克，赤芍 4.5 克，桔梗 3 克（本方用量为婴儿分量，周岁以下者服用，年龄稍大者须增加分量，特别要增加阿魏的分量）。

用法 ◊ 每日 1 剂，水煎服。3 岁小孩此药可作丸吞服。

功用 ◊ 理血清瘤。

主治 ◊ 血管瘤（婴儿）。

疗效 ◊ 治疗 4 例（其中肋部、头顶部、乳部、目眶部各 1 例），均见著效。

附记 ◊ 本方丸剂，服之以大便通利为度。方中桔梗一味是引经药，可视其瘤生部位适当更换。

28.2 活血化瘤丸

来源 ◊ 钟新渊，《千家妙方·下》

组成 ◊ 生地 8.1 克，丹皮 45 克，茜草根 18 克，丹参 15 克，羚羊角 3 克，川黄连

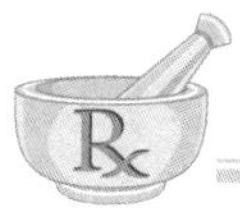

13.5 克，甘草 15 克，山慈菇 27 克，侧柏叶 45 克，荆芥炭 8 克。

用法◊上药共研细末，以米饭适量为丸，如绿豆大，每日服 3 次，每次服 1.5 克（上为儿童量）。

功用◊清热解毒，凉血活血，化瘤散结。

方解◊方中以生地、丹皮、丹参、茜草根凉血活血，养阴、清透血中所伏热结为主；佐以荆芥炭入血；侧柏叶寒涩凉血收敛，取其行中有止；山慈菇味辛气寒，善散热结，主痈肿疮瘘，故用以化瘤散结；羚羊角、川黄连性寒，其味或咸或苦，咸能软坚，苦能清热，对血中热毒有清解之功；选甘草一味调和诸药并护胃气。全方有清热解毒、凉血活血、散结化瘤之功，而着眼于清血分郁热之毒，以澄本清源，故不专攻瘤而瘤可化。

主治◊血管瘤。

疗效◊屡用效佳。一般要连服半年始见其功。

§29 治食管瘤秘方

29.1 化坚散结汤

来源◊赵振兴，《千家妙方·下》

组成◊海藻 30 克，甘草 6 克，海浮石 12 克，连翘 30 克，王不留行 15 克，丹参 30 克，赤芍 9 克，山慈菇 12 克，穿山甲、皂刺各 5 克，陈皮 3 克。

用法◊每日 1 剂，上药先于冷水中浸泡 50 分钟，以浸透生药为度，后文火煎之。日服 2 次。

功用◊软坚散结，活血化瘀。

主治◊食管瘤（食管良性肿物）以及各种良性瘤。

疗效◊临床实践证明，用本方治疗食管瘤及各种良性瘤都有较好的效果。食管瘤一般连服 38 剂可愈。多数良性肿瘤经服此方后均能收效，且可望完全消失，如神经纤维瘤等，亦有完全消除的病例。

附记◊本方可适用于各种良性瘤，特别是对于一些不愿接受手术治疗或不适合手术治疗的病人，应用此方治疗且更妥。

§30 治恶性肿瘤秘方

30.1 治癌散

来源◊边同华，《中国当代中医名人志》

组成◊①黄芪 15 克，附子、升麻各 10 克，龙骨粉、牡蛎各 15 克，马子舌、沙奂翅各10克，山甲、海参各15克，藤黄、乳香、没药、炙甘草各10克。②桃仁、红花、柴胡、人参、土鳖虫各10克，麝香0.5克，牛膝、龟板、乳香、没药、山豆根、鸦胆子粉、元胡粉、炙甘草各10克。③熟地、山萸肉、猪苓各15克，泽泻、丹皮各10克，鹿角胶粉15克，血竭10克，青虫粉、紫河车各15克，川芎、燕窝、枳壳、炙甘草各10克。④黄芪、当归各15克，升麻、柴胡各10克，茯苓15克，蟾酥片粉、莪术各10克，青虫粉、熊胆各15克，灵芝10克，板蓝根15克，三七5克，炙甘草10克。

用法◊上列4方，按方共研细末，贮瓶备用。每次服5克，日服2次。服用时，可根据病情辨证应用。服用时加入10%纯蜂蜜更佳。

功用◊①益气助阳，软坚散结，祛瘀攻毒；②活血化瘀，解毒止痛；③滋补肝肾，活血利水；④益气活血，祛瘀解毒。

主治◊各种癌症，包括放疗、化疗和手术治疗均可服用。偏阳气虚患者用方①，气滞血瘀型用方②，肝肾阴虚型用方③，气血不足型用方④。

疗效◊屡用有效。服药后7~10天食欲增加，精神状态好转，睡眠平稳。

附记◊本系列方剂，特点是：易服用；不具毒性（虽方中个别药物有毒性，但入方中，服时分量少）；可辨证服用；适用范围广；服该药无恶心、呕吐等副作用。

30.2 加味犀黄丸

来源◊张代钊，《中国当代中医名人志》

组成◊人工牛黄10克，麝香3克，炙乳香、炙没药各15克，三七粉、山慈菇、生苡仁、砂仁、鸡内金各30克，海马15克。

用法◊上药共为细末，装入胶囊内。每日服2~3次，每次服3~4粒。

功用◊解毒抗癌。

主治◊常见癌瘤。

疗效◊屡用有效。

附记◊又同书中郁仁存之加味犀黄散，即本方减生苡仁、砂仁、鸡内金、海龙，加北豆根、人参。组成为牛黄3克（另研）、麝香9克（另研）、乳香（去油）、没药（去油）、北豆根、山慈菇、三七、人参各30克。后6味共研为细末，与前两味混匀。每服2~3克（装胶囊服），日服2次。或以黄酒送服。功能解毒消肿、活血止痛、主治各种癌症。根据病情不同，可按比例加减调整药味。

30.3 解毒消瘤汤

来源◊郁仁存，《中国当代中医名人志》

组成◊半枝莲、龙葵草、草河车各30克，白花蛇舌草60克，北豆根10克。

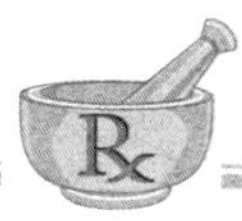

用法◊每日1剂，水煎服，日服2次（温服）。

功用◊清热解毒，抗癌消瘤。

主治◊各种癌症，具有毒热征象者。

疗效◊坚持服用，有一定的疗效。

附记◊又北京日坛医院用龙葵500克（鲜品，干品用120克）。每日1剂，水煎服。用治癌症胸腹水4例病人。治后其胸腹水明显减少。

§31 治癌症疼痛秘方

31.1 止痛搽剂

来源◊陈晓平，《千家妙方·下》

组成◊硼砂10克，枯矾15克，冰片45克，95%酒精500毫升。

用法◊先将冰片溶化于酒精内，后再投入硼砂、枯矾，混合后即可外用（放置时间越久，则效果越好）。在癌瘤引起之疼痛部位擦用，每日应用次数视病情而定。

功用◊理气，通瘀，止痛。

主治◊晚期癌瘤疼痛。

疗效◊临床应用于食管癌、胃癌、胰腺癌等癌瘤的止痛效果较满意，一般擦用一次可止痛6~8小时，晚期病人则可止痛2~3小时。肺癌、肝癌等癌瘤引起的疼痛效果较差。

附记◊本方乃为家传方。经长期应用，证明确有对晚期癌瘤病人止痛的效果，减少病人的痛苦，但不能达到治疗癌瘤延长病人寿命的效果。

31.2 姜桂行气方

来源◊胡安黎，《中国中医秘方大全》

组成◊姜黄、枳壳、桂心、当归、红藤、厚朴、蜈蚣、郁金、柴胡、丹参各30克，制南星、半夏、大黄各18克，白芍60克，炙甘草12克。

用法◊上药共研细末，备用。每次服5~15克，日服2~3次，以黄酒送服。

功用◊化痰散结，理气化瘀，通络止痛。

方解◊方中当归、桂心、姜黄、丹参、大黄温经、活血、止痛；枳壳、厚朴行气消胀；柴胡、郁金疏肝理气；南星、半夏、蜈蚣化痰散结；芍药、甘草缓急止痛。诸药合用，具有理气化瘀、散结止痛之功。

主治◊肝癌疼痛。

疗效◊治疗肝癌疼痛44例，治疗2天后疼痛消失者9例，3天后疼痛消失者14例，4天后疼痛消失者10例。

附记 ◊ 用法中，所服剂量、次数、药引（黄酒）为笔者拟加。笔者应用，依本方加元胡 30 克，麝香 1.5 克，用如上法，用之临床，止痛效果有所提高。

31.3 四黄止痛方

来源 ◊ 方松韵，《中国中医秘方大全》

组成 ◊ 大黄、姜黄、黄柏、皮硝、芙蓉叶各 50 克，冰片、生南星、乳香、没药各 20 克，雄黄 30 克，天花粉 100 克。

用法 ◊ 上药共研细末，备用。每取本药适量，以凉开水调和成糊状，外敷于肿块处，并包扎固定，每日换药 1 次。

功用 ◊ 解毒消肿，活血止痛。

方解 ◊ 方中大黄、黄柏、芙蓉叶、姜黄、冰片清热解毒；生南星、天花粉、雄黄解毒消肿；皮硝软坚散结；乳香、没药活血止痛。诸药相配，具有解毒消肿、活血止痛之功，故对于瘀热邪毒所致肝癌疼痛有止痛效果。

主治 ◊ 肝癌疼痛。

疗效 ◊ 治疗 13 例，均有不同程度止痛效果。

31.4 冰片藤黄方

来源 ◊ 管寄生，《中国中医秘方大全》

组成 ◊ 冰片、藤黄各 3 克，麝香 0.3 克，生南星 20 克。

用法 ◊ 上药分别研为细末再混匀备用。上为 1 次量，以醋酒各半调和成糊状，外敷疼痛处。

功用 ◊ 解毒散结，活血止痛。

方解 ◊ 方中麝香、冰片芳香走窜，行气止痛；藤黄、南星化痰散结、解毒消肿。诸药配合为用，具有解毒消肿、活血止痛之功，对痰毒凝滞所致的胃癌等癌瘤疼痛有一定的止痛效果。

主治 ◊ 癌症疼痛。

疗效 ◊ 临床屡用，均收到较好的止痛效果。

§32 防治化疗、放疗毒副反应秘方

32.1 参芪补血汤

来源 ◊ 殷凤舞，《中国中医秘方大全》

组成 ◊ 生黄芪 15~30 克，太子参 15~30 克，白术 10 克，陈皮 6~10 克，半夏、山药、当归各 10 克，枸杞子、女贞子、何首乌、黄精各 15 克，知母 6 克，鸡血藤 15~30 克，石韦 30 克，参三七粉 3 克（分冲），大枣 5 枚。

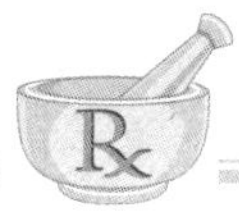

用法◇每日1剂，水煎服，日服3次。

功用◇健脾补肾，益气生血。

主治◇化疗引起的白细胞减少。

加减◇若血小板降低加商陆15克，五味子10克；若服上方取效不显，则用鹿茸3克，人参15克，参三七3克，紫河车、阿胶各15克（本方原无剂量，此剂量系编者拟加），共研细末。每次服5克，日服3次。

疗效◇临床应用多例，多有效。

附记◇殷氏在防治化疗引起的白细胞减少症中，特别注重用参三七，认为在益气养血药中加入参三七行血，可促进新血生长，提高疗效。

32.2 玄参连桃汤

来源◇刘浩江，《中国中医秘方大全》

组成◇生地13克，玄参、麦冬、南沙参各15克，生石膏60克，连翘、桃仁、丹皮、甘草各10克，金银花30克。

用法◇每日1剂，水煎服，日服2次。

功用◇养阴清热。

方解◇食管癌放射治疗后可出现口干、胸痛、吞咽困难等症状，是由于放疗后阴津不足，热毒内蕴，兼有瘀血所致。方中生地、玄参、麦冬、沙参养阴生津；石膏、金银花、连翘、甘草清热解毒；桃仁、丹皮凉血破瘀。对食管癌放疗后食管壁水肿充血等炎症反应，本方具有清热解毒、养阴活血之功用，使放疗顺利进行。

主治◇放疗后毒副反应。

加减◇气虚加党参15克，黄芪30克；血虚加当归、何首乌各10克；胸痛加延胡索、川楝子各10克；恶心呕吐加代赭石30克，旋覆花10克；纳差加神曲10克，谷芽、麦芽各30克。

疗效◇治疗食管癌放疗反应42例，结果显效29例，好转9例，无效4例，总有效率为90.4%。

32.3 芪精补血汤

来源◇翟范，《中国中医秘方大全》

组成◇生黄芪、黄精、生苡仁各30克，枸杞子15克，补骨脂10克，炙甘草6克。

用法◇每日1剂，水煎服，日服2次。

功用◇健脾益气，补肾养血。

方解◇方中用黄芪健脾补气；生苡仁渗湿健脾，使脾气旺盛，运化得健，气旺则生血；枸杞子、补骨脂养血温肾，使得阳升而源泉不竭，鼓舞气血生长，促进骨髓造血功能的恢复；炙甘草升提中气，调和诸药。

主治 化疗、放疗引起的白细胞减少。

加减 纳少便溏、身倦乏力、自汗面浮加当归6克，鸡血藤、女贞子、党参各10克；头晕目眩、咽干、手足心热，去苡仁，加女贞子、制首乌、肥玉竹各10克，干地黄12克；面色皖白、畏寒肢冷、腰膝酸软加肉桂3克，川续断、鸡血藤各10克，党参5克。

疗效 治疗化疗、放疗引起的白细胞减少84例，经过1~3周治疗，66例达到正常值，12例未达到正常值，但比治疗前升高50%以上，无效6例。

32.4 提高血象汤

来源 田兆黎,《中国当代中医名人志》

组成 生熟地各20克，赤、白芍各20克，川芎、当归各10克，茜草15克，鸡血藤30克。

用法 每日1剂，水煎服，早、晚各服1次。

功用 和血生血。

主治 癌瘤患者在接受化疗期间出现血象下降。

疗效 多年使用，均有较好疗效。

32.5 化疗扶正方

来源 郁仁存,《中国当代中医名人志》

组成 生黄芪、太子参各30克，白术、鸡内金、半夏、菟丝子各10克，茵陈、女贞子、枸杞子各15克，焦三仙、鸡血藤各30克。

用法 每日1剂，文火煎至大半杯，水煎两次，取汁混匀，分两次服。

功用 健脾补肾，调和肝胃。

主治 配合化疗，能减少化学药物治疗的毒副作用和反应。

加减 根据不同反应，可酌情加减。

疗效 屡用有效。

32.6 放疗扶正方

来源 郁仁存,《中国当代中医名人志》

组成 北沙参、鸡血藤各30克，天冬、麦冬、石斛、天花粉、女贞子、生黄芪各15克，陈皮、竹茹、鸡内金、麦稻芽各10克，五味子6克，生甘草5克。另西洋参6克（另煎兑服）。

用法 每日1剂，水煎服，日服2次。

功用 益气养阴生津，清热和胃。

主治 放射线治疗引起的毒副反应。

疗效 用于放射线治疗的同时，配以此方，能减轻放疗的毒副反应，效果确切。

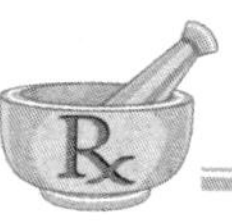

32.7 扶正祛邪方

来源 郁仁存，《中国当代中医名人志》

组成 生黄芪、太子参各30克，白术、茯苓、陈皮、补骨脂各10克，半枝莲、白英、白花蛇舌草、藤梨根、焦三仙各30克，草河车、龙葵各15克。

用法 每日1剂，水煎两次，取汁混匀，分2次服用。

功用 健脾补肾，解毒抗癌。

主治 各种癌症手术后，放、化疗后的间歇期和恢复期，作维持和巩固疗效，防止复发用。

疗效 临床屡用，均收到了较好疗效。

32.8 姜茹半夏汤

来源 封菊秋，《中国中医秘方大全》

组成 红参15克（或党参20克）、姜半夏15克，枳实15克，陈皮15克，茯苓20克，竹茹20克，生姜20克，甘草10克。

用法 每日1剂，水煎服，日服2次。

功用 健脾理气，和胃降逆。

方解 方中陈皮、半夏、茯苓为健脾化湿祛痰之要药；甘草和中；枳实宽中行气；竹茹、半夏清胃热、止呕吐；入红参大补元气，调营养卫。诸药合用，共奏健脾理气、和胃降逆之功。

主治 化疗引起的胃肠道毒副反应。

加减 腹泻者加御米壳15克；腹胀喜按加砂仁、焦三仙各15克；气虚多汗加黄芪15克，白术10克；胃脘不适、泛酸、吐苦水、嘈杂加黄连10克。

疗效 治疗各种肿瘤患者化疗中的胃肠道毒副反应，分两组，各组100例。本方治疗组未出现胃肠道反应占43%，重度胃肠道反应仅占19%；而单纯化疗组（即对照组）未出现胃肠道反应占18%，重度胃肠道反应则占51%。两组有显著性差异。

声　明

中医药学是一门不断发展的学科，随着临床经验的不断积累，在中药的运用上，也出现了一些新的变化，本书的编者根据他们自己的临床经验，并参考了已发表的各类文献，编成此书。本书所提供的所有资料都是准确、完整、可靠的，但是本书的编者、出版者在此郑重声明：他们对因使用本书资料而引起的任何医疗差错和事故一律不能负责。同时，天然药物的使用，应遵循保障生物物种多样化的原则，对濒危物种在临床上的药用，应遵循国家法律之规定，鼓励使用替代品。